AF542180

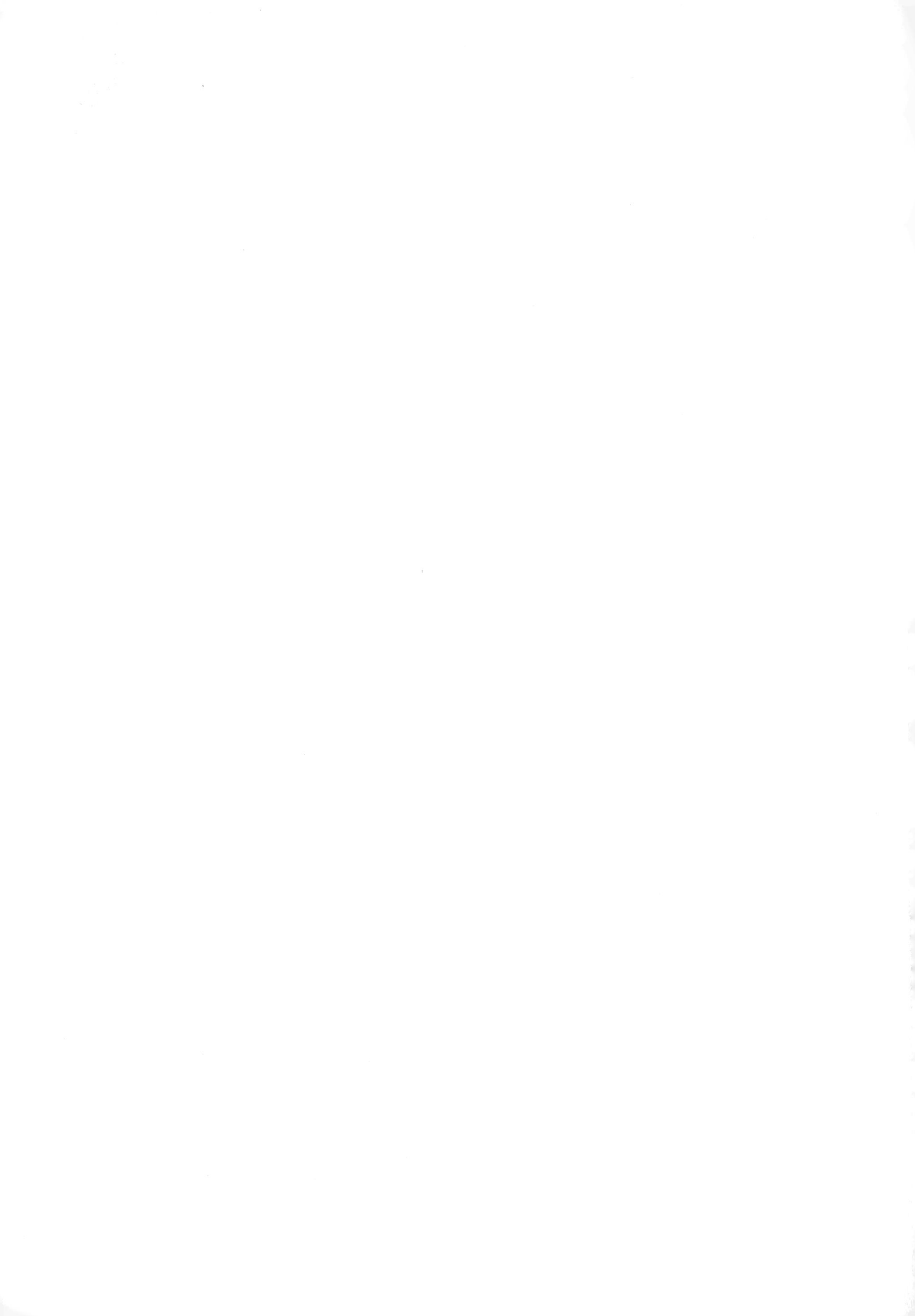

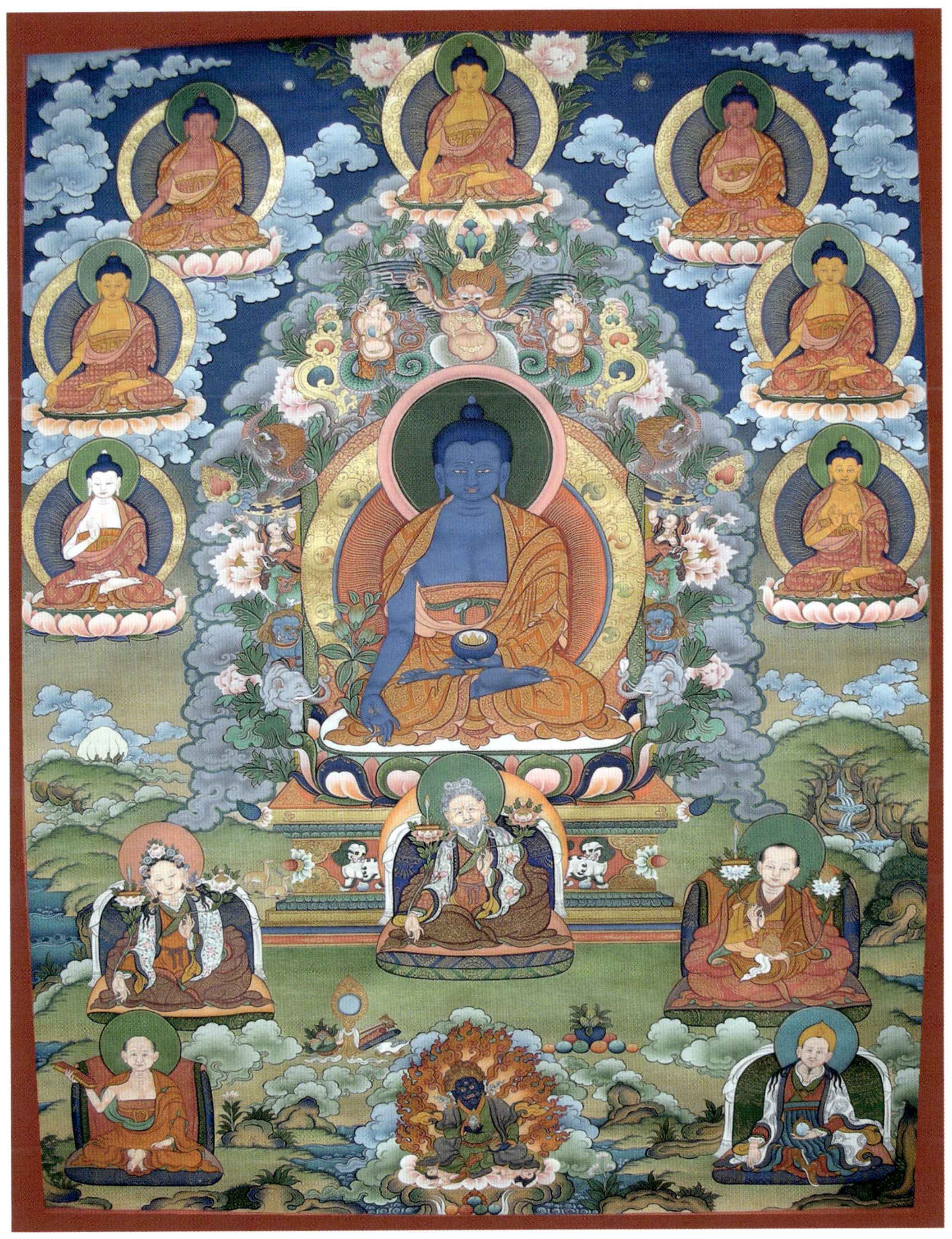

Im oberen Teil des Thangkas befinden sich acht Medizin-Buddhas.
Unterhalb des Medizin-Buddhas im Uhrzeigersinn:
1. Yuthok Yonten Gonpo-I 2. Desi Sangye Gyatso 3. Jangpa Namgyal Draksang
4. Schützer der Medizin 5. Surkhar Nyamnyi Dorjee 6. Yuthok Yonten Gonpo-II.

Herausgeber der englischen Ausgabe:

Men-Tsee-Khang (Institut für Tibetische Medizin und Astrologie unter der Schirmherrschaft des XIV. Dalai Lama) Dokumentations- und Publikationssabteilung
Gangchen Kyishong, Potala Road, Dharamsala - 176215, H.P. Indien
Tel: 0091-1892-223222/223113 Fax: 0091-1892-224116
E-Mail: docpub@men-tsee-khang.org
Website: www.mentsee.org (Tibetisch)
www.men-tsee-khang.org (Englisch)
www.men-tsee-khang-cn.org (Chinesisch)
www.men-tsee-khang-export.org

Buch-Layout: Tsering Lhamo (Dokumentations- und Publikationsabteilung)

Erste Auflage, Indien 2017 (1000 Stück)

ISBN: 978-93-83086-12-2

Herausgeber der deutschen Übersetzung

BACOPA Handels- & Kulturges.m.b.H., BACOPA VERLAG
4521 Schiedlberg/Austria, Waidern 42
E-Mail: verlag@bacopa.at, office@bacopa.at
www.bacopa.at

printed in the European Union

ISBN: 978-3-903071-97-1

1. Auflage, 2021

Das Tantra der mündlichen Überlieferung der vier Tantras der Tibetischen Medizin 1. Teil

Mit einem Vorwort des XIV. Dalai Lama

Eine Übersetzung des Buches
„The Oral Instruction Tantra From the Four Tantras of Tibetan Medicine“
basierend auf der Men-Tsee-Khang Publikation (2017)

Herausgegeben von Florian Ploberger

Übersetzung:
Mag. Ursula Derx; Univ.-Lektor Dr. med. Florian Ploberger B. Ac., MA

Tantra der mündlichen Überlieferung der geheimen mündlichen Unterweisung über die acht Zweige des Nektars der Medizin

von

Yuthok Yonten Gonpo

Übersetzung ins Englische von der
Übersetzungsabteilung, Dokumentations- und Publikationsabteilung,
Men-Tsee-Khang, Dharamsala

Übersetzer:	Dr. Sonam Dolma	Dr. Pema Tsetso
	Dr. Namdol Lhamo	Dr. Chime Dolkar
	Dr. Tenzin Choying	Dr. Norchung

Mitglieder der medizinischen Kommission:

1. Dr. Tsewang Tamdin, CMO, Men-Tsee-Khang, Dharamsala
2. Dr. Dorjee Rabten Neshar, RCMO, Men-Tsee-Khang Klinik-Außenstelle, Bangaluru
3. Dr. Jamyang Dolma, RCMO, Men-Tsee-Khang Klinik-Außenstelle, Salugara
4. Dr. Passang Wangdu, Hauptdozent, Men-Tsee-Khang College, Dharamsala
5. Dr. Tsultrim Kalsang, Stellvertretender Leiter, Materia Medica Abteilung, Men-Tsee-Khang, Dharamsala
6. Dr. Rigzin Sangmo, Leiter der Forschungsabteilung, Men-Tsee-Khang, Dharamsala

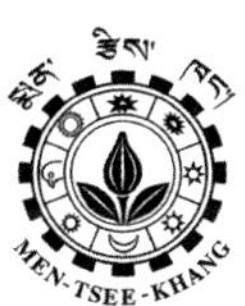

Men-Tsee-Khang

Widmung

Wir widmen diese Übersetzung
Seiner Heiligkeit,
dem Vierzehnten (XIV.) Dalai Lama,
für seine unerschütterlichen Bemühungen
zur Förderung von Liebe, Frieden
und Harmonie auf der ganzen Welt.

Tantra der mündlichen Überlieferung

Anhänge

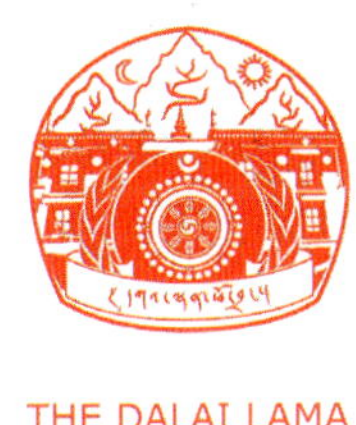

THE DALAI LAMA

Vorwort des XIV. Dalai Lama

Die Tibetische Medizin - wir nennen sie gso ba rig pa - ist eines der wichtigsten Vermächtnisse der tibetischen buddhistischen Gesellschaft. Dieses ganzheitliche System zur Heilung von Krankheiten ist eng mit der buddhistischen Praxis verbunden und betont die Abhängigkeiten zwischen Geist, Körper und Lebenskraft. Obwohl ich kein ausgebildeter Arzt bin, kann ich als jemand, der seit Jahren der Tibetischen Medizin sein Vertrauen schenkt, mit Überzeugung behaupten, dass das Tibetische Medizinsystem ganzheitlich wirksam ist und auf einer fundierten wissenschaftlichen Basis beruht.

Seit Jahrhunderten steht die Tibetische Medizin den Tibetern und allen Menschen des Himalaya-Gebiets als integriertes System zur Gesundheitspflege zur Verfügung. Ich bin überzeugt, dass sie den Erhalt der Gesundheit von Körper und Geist unterstützt und der ganzen Menschheit von großem Nutzen sein kann.

Die grundsätzlichen Abhandlungen der Tibetischen Medizin sind die Vier Tantras der Medizin. Die Nachricht, dass das Institut für Tibetische Medizin und Astrologie (TMAI) eine zweisprachige Ausgabe des ersten Bandes des Tantras der mündlichen Überlieferung in tibetischer und englischer Sprache herausbringt, erfüllt mich mit großer Freude. Das Buch ist zweifellos für Forschende und Studierende des Tibetischen Medizinsystems sehr wertvoll und bringt allen anderen interessierten Lesern die wichtigsten Aspekte des kulturellen Vermächtnisses Tibets näher.

18. August 2017

༄༅། །བདུད་རྩི་སྙིང་པོ་ཡན་ལག་བརྒྱད་པ་གསང་
བ་མན་ངག་གི་རྒྱུད་ལས་དུམ་བུ་
གསུམ་པ་མན་ངག་རྒྱུད་ཅེས་
བྱ་བ་བཞུགས་སོ། །

Dritter Teil, welcher
„Tantra der mündlichen Überlieferung
der geheimen mündlichen Unterweisung
über die acht Zweige des Nektars der Medizin“
genannt wird.

Vorwort des Herausgebers der deutschen Ausgabe

Liebe Leser/Innen,

Um die Werte der Tibetischen Medizin einem breiten Publikum zugänglich zu machen, hat das Men-Tsee-Khang (Institut für Tibetische Medizin und Astrologie unter der Schirmherrschaft des XIV. Dalai Lama in Dharamsala, Nordindien) verschiedene Initiativen ergriffen. So entstand in den letzten Jahren die Übersetzung der ersten beiden (von insgesamt vier) Tantras der sogenannten *rgyud bzhi* in englischer Sprache. Der Titel dieses im July 2008 erschienenen Werkes lautet *„The Basic Tantra and The Explanatory Tantra from the* Secret *Quintessential Instructions on the Eight Branches of the Ambrosia Essence Tantra"* und wurde von mir nach Überarbeitung mit dem tibetischen Orginaltext in deutscher Sprache mit dem Titel „*Wurzeltantra und Tantra der Erklärungen der tibetischen Medizin*" publiziert.
Nachdem vom Men-Tsee-Khang im März 2011 anlässlich einer Konferenz, die das fünfzigjährige Bestehen dieses Institut im indischen Exil feiern sollte, in Anwesenheit Seiner Heiligkeit des XIV. Dalai Lama neben der zweiten, leicht überarbeiteten Auflage des oben angeführten Buches (jedoch mit einem abgeänderten Titel: „*The Basic Tantra and The Explanatory Tantra of Tibetan Medicine*") eine englische Übersetzung des Letzten Tantras mit dem Titel „*The Subsequent Tantra From the Four Tantras of Tibetan Medicine*" präsentiert wurde, bin ich von Dr. Tsewang Tamdin, dem Direktor des Men-Tsee-Khang in den Jahren 2010 bis 2012 mit der Übersetzung dieses so interessanten Abschnittes der *rgyud bzhi* beauftragt worden.

2017 erfolgte nun von Direktor Tashi Tsering Phuri der Auftrag, einen weiteren Abschnitt (die ersten 27 Kapitel des dritten Teiles) zu übersetzen.
In diesen 27 Kapiteln werden wichtige Krankheitsbilder der Tibetischen Medizin incl. deren Ursachen, Diagnosemethoden, Unterteilungen sowie Behandlung im Detail beschrieben.

Die *rgyud bzhi* sind sicherlich der bedeutendste Text der Tibetischen Medizin. Sie dienen seit dem 12. Jahrhundert als Grundlagentext in der Ausbildung der tibetischen Ärzte und werden noch heutzutage von angehenden Medizinern teilweise auswendig gelernt. Dementsprechend hat es mich mit großer Freude erfüllt, dieses Werk übersetzen, überarbeiten und in deutscher Sprache herausgeben zu dürfen.

Mit großer Dankbarkeit, aber auch viel Hochachtung, habe ich diesen Vorschlag angenommen!

Um sowohl der bereits geleisteten Übersetzungsarbeit des „Translation Department" des Men-Tsee-Khang den gebührenden Respekt zu erweisen, als auch dem tibetischen Quellentext möglichst nahe zu kommen, wurde wie bei den ersten beiden sowie dem

letzten Tantra die folgende Herangehensweise gewählt: Zu Beginn hat Frau Mag. Ursula Vene die englische Version, die 2017 vom Men-Tsee-Khang herausgegeben wurde, in wunderbar präziser Weise und mit viel Engagement in die deutsche Sprache übersetzt. Dieser Text wurde daraufhin von mir mit Hilfe des tibetischen Orginaltextes sowie diverser *rgyud bzhi*-Kommentare in intensiver Weise überarbeitet. Ich habe versucht, dem Orginaltext möglichst zu entsprechen, und dennoch für die Leser des nun vorliegenden Textes nicht nur eine gute Lesbarkeit, sondern auch ein gutes Verständnis zu ermöglichen. Dabei war es von entscheidender Bedeutung, mit tibetischen Primärquellen zu arbeiten, um eine gute Übersetzungsarbeit für dieses so wichtige Werk leisten zu können. Hauptsächlich wurden dabei drei der noch heute benutzen *rgyud bzhi*-Kommentare als Informationsquelle benutzt: (1) der „Blaue Beryl“[1] von dem Regenten des V. Dalai Lama, bedeutenden Politker, Historiker und Medizinschriftsteller Desi Sangye Gyatso (1653-1705), (2) der *rgyud bzhi* -Kommentar[2] des tibetischen Arztes der Zurkhar-Tradition, Kyempa Tsewang (15. Jh.), verfasst im Jahr 1479, und (3) der bedeutendste *rgyud bzhi*-Kommentar des vergangenen Jahrhundertes, die „Mündliche Unterweisungen der Weisen“[3] von Khenpo Troru Tsenam (1928-2004).
Darüber hinaus war der wunderbare, kluge Kommentar vo Vene n Dr. Pema Dorjee (1950-2015), u.a. ehemaliger Leiter des „Sorig Literary Research Department“ des Men-Tsee-Khang, überaus hilfreich.[4] Dr. Pema Dorjee hat in diesem Werk die wichtigsten, schwer verständlichen Passagen des Tantra der mündlichen Überlieferung feinsinnig analysiert bzw. erklärt.

Die übersetzten Fußnoten der englischen Version befinden sich jeweils im unteren Bereich der entsprechenden Seite. Zudem habe ich Anmerkungen, die sowohl dem besseren Verständnis des Materials dienen, als auch zusätzliche Informationen geben, jeweils am Ende der Kapitel aufgeführt.
Um Wiederholungen zu vermeiden, sei für Begriffe, die bereits im Buch „*Wurzeltantra und Tantra der Erklärungen der tibetischen Medizin*“ erklärt wurden, auf dieses Werk verwiesen.

Nach Absprache mit dem Men-Tsee-Khang habe ich mir erlaubt, sämtliche im hinteren Teil des Buches befindlichen Stichwortregister, Literaturverzeichnise etc. komplett zu überarbeiten.

Wie bei früheren Übersetzungen habe ich versucht, bei der Übersetzung tibetischer Krankheitsbezeichnungen auf Begriffe der westlichen Biomedizin zu verzichten. Statt-

1 Der tibetische Titel dieses Textes von Sangye Gyatso lautet: *gso ba rig pa'i bstan bcos sman bla'i dgongs rgyan rgyud bzhi'i gsal byed baidur sngon po'i malli ka* (rgya mtsho, sangs rgyas ([1687-88] 1982).

2 Der tibetische Titel dieses Textes von Kyempa Tsewang lautet: *mkhas dbang skyem pa tshe dbang mchog gis mdzad pa›i rgyud bzhi›i ‹grel pa* (skyem mpa tshe dbang ([1479] 1997).

3 Der tibetische Titel dieses mehrbändigen Werkes von Khenpo Troru Tsenam lautet: *gso rig rgyud bzhi'i 'grel chen drang srong zhal lung* (khro ru tshe rnam 2000).

4 Der tibetische Titel dieses Textes von Dr. Pema Dorjee lautet: sA ra'i thugs bcud gso rig rgyud chen man ngag rgyud kyi dka' 'grel zhes bya bzhugs so (pad+ma rdo rje 2011).

dessen wurden diese Bezeichnungen wörtlich bzw. erklärend übersetzt. Tibetische Krankheiten werden mit entsprechenden Ursachen, Diagnosemethoden inklusive des Urin- und Pulsbefundes, Symptomen, oft sogar diversen Untergruppen, etc. präzise beschrieben. Nur weil es in Teilbereichen Übereinstimmungen mit schulmedizinischen Krankheitsbildern gibt, bedeutet dies ja nicht, dass sie identisch sind. Auf naheliegende, aber nicht vollständig korrekte Begriffe zurückzugreifen, würde eine starke Simplifizierung bedeuten, und auch, dass man beiden System nicht gerecht werden würde.

Anregungen, Kritik, Korrekturvorschläge etc. bezüglich der Übersetzung sind erbeten und durchaus erwünscht!

Um ein besseres Verständnis zu gewährleisten und weitere Forschungsarbeit zu erleichtern, wurde bei vielen Begriffen - anders als in der englischen Ausgabe - eine Transliteration der tibetischen Worte angeführt.
Hierbei wurde das von Turrell Wylie entwickelte System verwendet (Wylie 1959: 261–276). Dieses System ermöglicht ein leichtes Auffinden der tibetischen Begriffe in diversen (auch digitalen) Wörterbüchern.
In der englischen Version des Men-Tsee-Khang sind anstelle der Transliterationen phonetische Umschreibungen tibetischer Begriffe zu finden, die für eine englischsprachige Leserschaft erstellt wurden und für deutschsprachige Leser nicht wirklich geeignet sind.

Nach intensiven Gesprächen – speziell mit Dr. Tsultrim Kalsang, dem Leiter des Materia Medica Department des Men-Tsee-Khang – habe ich mir erlaubt, bei den im Text vorkommenden Pflanzen neben einer Transliteration der tibetischen Bezeichnungen auch botanische Namen anzuführen.[5] Diese wurden leicht verändert von der englischen Version des Men-Tsee-Khang übernommen und sind im hinteren Teil des Buches zu finden.

Für die vorliegende Übersetzung wurden hauptsächlich folgende Wörterbücher zu Rate gezogen:
„The New Tibetan-English Dictionary Of Modern Tibetan" (Goldstein 2004), „Glossary of Standardised Terms" (Department of Education/CTA, Terminology Project 2009), „Glossary of Standardised Terms, Serial 2" (Department of Education/CTA, Terminology Project 2010), „Glossary of Standardised Terms, Serial 3" (Department of Education/CTA, Terminology Project 2011), „Glossary of Standardised Terms, Serial 4" (Department of Education/CTA, Terminology Project 2012), „Glossary of Standardised Terms, Serial 5" (Department of Education/CTA, Terminology Project 2012), „Glossary of Standardised Terms, Serial 7" (Department of Education/CTA, Terminology Project 2014), „Glossary of Standardised Terms, Serial 9" (Department of Education/CTA, Ter-

5 Für die wissenschaftlichen Namen von Pflanzenarten, -gattungen, -familien und weiteren taxonomischen Rangstufen wird das von Carl von Linné 1753 in seinem Werk Species Plantarum begründete binäre Namensgebungssystem verwendet, das heute durch den „Internationalen Code der Nomenklatur für Algen, Pilze und Pflanzen" (ICN/ICNafp) – bis 2011 „Internationaler Code der Botanischen Nomenklatur" (ICBN) – geregelt ist.

minology Project 2016), „Glossary of Standardised Terms, Serial 10“ (Department of Education/CTA, Terminology Project 2017), das „Tibetan-English Dictionary of Tibetan Medicine and Astrology“ (Drungtso 2005), die in tibetischer Sprache erschienenen Werke „Das große *dung dkar* Tibetisch-Chinesisch Wörterbuch” mit dem tibetischen Titel *„dung dkar tshig mdzod chen mo”* (dung dkar blo bsang 'phrin las 2002b), „Das große Wörterbuch der tibetischen Heilkunde” mit dem tibetischen Titel *„bod lugs gso rig tshig mdzod chen mo”* (bod rang skyong ljongs sman rtsi khang 2006), „Das große Tibetisch-Chinesisch Wörterbuch” mit dem tibetischen Titel *„bod rgya tshig mdzod chen mo”* (krang dbyi sun 2003) sowie „Das Wörterbuch der tibetischen Heilkunde - Vollkommen klarer Spiegel“ mit dem tibetischen Titel *„bod kyi gso rig tshig mdzod rab gsal me long“* (le 'dod mos 2009).
Darüber hinaus kam das „Rangjung Yeshe Tibetan-English Dictionary“ in seiner im Internet zugänglichen Form, sowie die online Wörterbücher der THL Webseite zur Anwendung.

Für die botanischen Namen der Pflanzen dienten, wie oben beschrieben, diverse Informationsquellen. Die Wichtigsten waren: „Tibetan Medicinal Plants“ (Kletter und Kriechbaum 2001), „A Clear Mirrow of Tibetan Medicinal Plants, First bzw. Second Volume“ (Dawa 1999 bzw. 2009), „Tibetan Medicine“ (Molvray 1988), das „Dictionary Of Tibetan Materia Medica“ (Yonten 1998), sowie die in tibetischer Sprache erschienenen Bücher *„bod kyi gso rig dang a yur we dha krung dbyi'i sman gzhung bcas las bstan b'i skye dngos sman rdzas kyi dpar ris dang lag len btus“* von Dr. Tsultrim Kalsang (tshul khrims skal bzang 2008) und *„'khrungs dpe dri med shel gyi me long“* von Gawa Dorje (dga' ba'i rdo rjes 1995).

Die nun in englischer Sprache vorliegende *rgyud bzhi*-Übersetzung des Men-Tsee-Khang und auch dieses Buch basieren auf einer Abschrift eines Holzdruckes der *rgyud bzhi* aus dem Jahr 1892, die unter der Bezeichnung „Chagpori-Holzdruck“ bekannt ist. Die in der Version des Jahres 1892 enthaltenen Fehler wurden, wie bei Tibetern traditionell üblich, aus Respekt vor den alten Texten unverändert übernommen.

Danksagung

Mein herzlicher Dank gilt:

... Seiner Heiligkeit, dem XIV. Dalai Lama. Er hat die nun vorliegende Übersetzung in weiser, voraussehender Art und Weise angeregt und unterstützt. Möge Er ewig leben!

... Mag. Ursula Derx für ihre erste Version der Übersetzung. Sie hat meine Arbeit wie schon in den Jahren zuvor bei dem Werk „Wurzeltantra und Tantra der Erklärungen" durch ihre angenehme und gleichzeitig präzise Vorgangsweise sowie gekonnte Wortwahl ungemein bereichert und zu einem überaus großen Anteil zu der Veröffentlichung dieses Buch beigetragen!

... Tashi Tsering Phuri, Direktor des Men-Tsee-Khang seit 2012 für seine Unterstützung sowie die angenehme Zusammenarbeit. Er hat die vorliegende Übersetzung möglich gemacht.

... Dr. Tsewang Tamdin, Direktor des Men-Tsee-Khang in den Jahren 2010 bis 2012. Er hat die vorliegende Übersetzung schon im Jahr 2007 angeregt.

... Sienna R. Craig, Ph.D., „Dartmouth College, South House Professor, Dean of the College". Sie hat während der letzten Jahre immer wieder überaus inspirierende, interessante Gespräche mit mir bzgl. der Übersetzung geführt und das vorliegende Werk durch eine wunderbare, tiefgründige Einleitung bereichert. Die zuvor geführten Gespräche waren wahrlich eine Freude und Inspiration!

... Dr. Tsering Wangdue, ehemaliger „Lecturer of the Tibetan Medicine College" des Men-Tsee-Khang, für seinen früheren freundschaftlichen, täglichen Privatunterricht während meiner zahlreichen Aufenthalte in Dharamsala.

... dem früheren Team des „*rgyud bzhi*-Translation Department" Dr. Sonam Dolma, Dr. Namdol Lhamo, Dr. Tenzin Choying, Dr. Pema Tsetso, Dr. Chime Dolkar und Dr. Norchung, sowie der ab dem Jahr 2017 im „*rgyud bzhi*-Translation Department" mit viel Engagement und Freude am Detail alleine arbeitenden Dr. Sonam Dolkar Oshoe für gute Zusammenarbeit, konstruktiven Austausch, lebhafte Diskussionen sowie zahlreiche Hilfeleistungen.

... Dr. Barbara Gerke, Institut für Südasien-, Tibet- und Buddhismuskunde (ISTB) der Universität Wien, für ihre überaus willkommenen, kritischen sowie konstruktiven Anregungen. Sie hat durch ihre Tätigkeit meine Arbeit bereichert und die Qualität des nun vorliegenden Werkes gehoben.

... Dr. Dawa, Direktor des Men-Tsee-Khang in den Jahren 2004 bis 2010. Er hat bereits im Jahr 2009 den Grundstein für die nun vorliegende Übersetzung gelegt.

... Taklung Tsetrul Rinoche (1926-2015). Er hat mir im Jahr 2009 im Nechung-Kloster in Dharamsala *gyu thog snying thig* („Yuthog Nyingtik")-*dbang* („Empowerment"), und -*lung* („Oral transmission") erteilt.

... Dr. Nida Chenagtsang. Er hat mir im Jahr 2015 im Shechen-Kloster in Kathmandu *gyu thog snying thig* („Yuthog Nyingtik")-*lung* („Oral transmission") erteilt.

... Dr. Wabe (?-2015) und Dr. Machik aus Amdo. Sie haben mir im Jahr 2014 im Shechen-Kloster in Kathmandu *lung* („Oral transmission") des 1., 2. und 4 Tantras der *rgyud bzhi* erteilt.

... Seiner Heiligkeit, dem XVII. Karmapa Orgyen Trinley Dorje. Er hat mir vor seiner Flucht in das indische Exil im Jahr 1998 in seinem Kloster in Tsurphu nahe Lhasa in überaus großzügiger Weise sowohl Medizin-Buddha-*dbang* („Empowerment"), als auch -*lung* („Oral transmission") und -*khrid* („Instruction") erteilt. In den folgenden Jahren durfte ich durch Tenga Rinpoche (1932-2012) im Benchen Monastery in Kathmandu; Trogawa Rinpoche (1932-2005), damals Direktor des „Chagpori Tibetan Medical Institute", in Darjeeling; Thrangu Rinpoche in Wien sowie Dzogchen Ponlop Rinpoche in Südfrankreich zusätzliche, vertiefende *dbang*, *lung*, *khrid* erhalten.

... Dr. Pema Dorjee (1950-2015), u.a. ehemaliger Leiter des „Sorig Literary Research Department" des Men-Tsee-Khang, für seine beratende Tätigkeit. Ihn habe ich sehr gerne immer dann konsultiert, wenn alle anderen zur Verfügung stehenden Quellen kein klares Ergebnis erbringen konnten. Nun konsultiere ich immer wieder sehr gerne den von ihm Verfassten *rgyud bzhi*-Kommentar, der wirklich die schwer verständlichen Passagen dieses alten Textes hervorragend erläutert.

... dem Team der LTWA - Library of Tibetan Works & Archives unter der Leitung von Geshe Lhakdor für zahlreiche Hilfeleistungen, insbesondere das zur Verfügung stellen mehrerer Kommentare der *rgyud bzhi* sowie weiterer schwer beziehbarer Werke, die sich mit dem Thema Tibetische Medizin befassen.

... Frau Nyima Dekyi, sie ist für den Tibetisch-Unterricht der LTWA verantwortlich, sowie Acharya Sangye Tandar Naga, Leiter der „Cultural Research and Publications"-Abteilung. Beide sind immer wieder als überaus kompetente, niemals enden wollende Quellen des Wissens zur Verfügung gestanden.

... Herrn Tseten Dorjee, „Personal Assistent" des Direktors des Men-Tsee-Khang. Immer wieder hat er, bedingt durch sein Wissen über die Abläufe im Men-Tsee-Khang sowie der Exilregierung, in den letzten Jahren dazu beigetragen, Projekte Realität werden zu lassen.

... Dr. Tsultrim Kalsang, Leiter des „Materia Medica Department“ des Men-Tsee-Khang; für seine beratende Tätigkeit.

... Mag. Walter Fehlinger vom Bacopa-Verlag für unsere langjährige, freundschaftliche Zusammenarbeit.

In der Hoffnung, den Ansprüchen der interessierten Leser/Innen gerecht zu werden, verbleibe ich in tiefer Dankbarkeit, mich intensiv mit diesem Text beschäftigt haben zu dürfen,

Florian Ploberger
Wien, im Juli des Metall-Ratten-Jahres 2020

Dr. Ploberger

Einleitung von Univ.-Prof. Dr. Sienna R. Craig (deutsch)

„Wie die Begegnung mit einer geliebten Person“:
Mündliche Überlieferung und die Praxis des Übersetzens

Sienna R. Craig
Abteilung für Anthropologie
Dartmouth College
6047 Silsby Hall
Hanover, NH 03755 USA
Sienna.R.Craig@Dartmouth.edu

Eine geistvolle Übersetzung ist eine Dichtung, eine Schöpfung.
– Suzanne Jill Levine [6]

Jeder, der die *Vier Tantras (rgyud bzhi)* kennt, weiß, dass es sich bei diesem Grundlagenwerk der Tibetischen Medizin nicht um eine einzelne Geschichte handelt. Es ist vielmehr ein Dialog, ein Wortwechsel zwischen Meister und Schüler. Dieses Gespräch ist kunstvoll in Versen gedichtet und mit aussagekräftigen Metaphern gespickt und eröffnet eine Welt der Gesundheit und Krankheit, der Diagnose und Behandlung.
Eine Übersetzung kann auf ähnliche Art beschrieben werden. Der schottische Schriftsteller und Übersetzer Alastair Reid sagte einmal, dass „die ideale Übersetzung im persönlichen Gespräch“ stattfindet.[7] Diese Art der Übersetzung würde vielfache Sichtweisen aller Textelemente ineinandergreifen lassen: nicht nur spezifische Worte und Phrasen, sondern auch einen Spannungsbogen voller Ideen, die wie Wolken in einer „Wissensatmosphäre“ vorbeiziehen.
Dr. Florian Ploberger und ich haben verschiedene Muttersprachen: seine ist Deutsch, denn er ist Österreicher. Ich bin englischsprachig in den USA aufgewachsen und dort ansässig. Beide beschäftigen wir uns mit der tibetischen Sprache, wohl auf unterschiedlichem Niveau und in verschiedenen Bereichen der Sprache bewandert. Dr. Ploberger

6 Suzanne Jill Levine ist eine amerikanische Schriftstellerin, Dichterin, Literaturübersetzerin und Gelehrte. Zu ihren bekanntesten Übersetzungen zählen Werke von Jorge Luis Borges und Guillermo Cabrera Infante.

7 Dieses Reid-Zitat und der oben genannte Sinnspruch stammen aus einem Interview mit Suzanne Jill Levine: www.wordswithoutborders.org/article/an-interview-with-suzanne-jill-levine. Ich hatte das Glück, Suzanne Jill Levine und Alastair Reid kennenzulernen, da sie Kollegen meiner Mutter, der Künstlerin Mary Heebner, sind.

kennt aus seinem beruflichen Umfeld die Sprache der Biomedizin, der Traditionellen Chinesischen Medizin (TCM) und der Tibetologie. Meine eigenen sprachlichen Schwerpunkte liegen in der Sozialwissenschaft, den medizinischen Humanwissenschaften und der kulturellen Anthropologie. Als mich Dr. Ploberger fragte, ob ich die Einleitung zu seiner deutschen Übersetzung der ersten 27 Kapitel des *Tantras der mündlichen Überlieferung* (*man ngag rgyud*) schreiben würde, war ich begierig, mehr über die Zusammenhänge zu erfahren und herauszufinden, wie er dieses gewaltige Werk mit Wissen, Engagement, ja sogar Hingabe vollbracht hat. Auch war ich neugierig auf dieses Übersetzungskonzept als eine Art Dialog über Zeiten, Räume und Kulturen.
Zu Beginn schlug ich ein Gespräch vor, um zu erfahren, wie man einen solchen Text übersetzt, der nicht nur ein wissenschaftliches Meisterstück, sondern auch ein traditionelles Objekt der Verehrung und ein Leitfaden für die Praxis ist. Dieser Dialog sollte mir bei der Strukturierung meiner Einleitung helfen. Dieser Wunsch entpuppte sich als produktive und erfreuliche Idee. Ich erfuhr, dass Dr. Ploberger bei seiner Arbeit in der deutschen Sprache tatsächlich auf Zusammenarbeit setzte. Diese Herangehensweise spiegelt die übergeordnete Lehre, die der Text vermittelt. Das *Tantra der mündlichen Überlieferung* unterstreicht mehr als alle anderen drei Bände der Vier Tantras, dass Wörter auf einer gedruckten Seite notwendig sind, aber nicht zur Überlieferung des Wissens ausreichen. Die Art des Textes rückte parallel zu meinen Fragen und seinen Antworten deutlich in den Mittelpunkt: seine Weisheit, sein Rhythmus, seine Auslassungen, die Notwendigkeit von Kommentaren und Erläuterungen eines Lehrers, ja vieler Lehrer.
Das Gespräch, das ich mit Dr. Ploberger führte, brachte auch die Dankbarkeit ans Licht, die jeder von uns empfindet. Sie gilt den Praktizierenden der Tibetischen Wissenschaft der Heilung, *Sowa Rigpa*, mit denen wir arbeiteten und von denen wir lernten, obgleich mit der jedem eigenen Art der Anfrage und Erfahrung: meine als Anthropologin, seine als Kliniker und Textgelehrter. Das brachte mich auf den Gedanken, wie ungeheuer wichtig Zuhören sowohl für Textübersetzung als auch für ethnografische Feldarbeit ist. Für beides muss man sich darauf einstimmen, was gesagt und was nicht gesagt wird, auf Nuancen, Rhythmus und Kontext. Trotzdem verlangen beide Praxis- und Daseinsformen laufende Entscheidungen: Wo ist die Betonung zu setzen, wie ist es zu interpretieren und was ist der grundsätzlichen Bedeutung zuzuschreiben.
Das führte mich zu der Überlegung, dass das Herz des Textes möglicherweise gar nicht der Text ist. Vielleicht ermöglichen es die Zwischenräume zwischen den Wörtern, die gelesen, gehört und aufgenommen werden, dass das vermittelte Wissen nutzbringend angewendet werden kann.
In diesem Sinne zeige ich hier eine leicht bearbeitete Zusammenfassung der Geschichte, die aus unserem Gespräch hervorging.

Wie hat dieses Projekt der Übersetzung der* Vier Tantras *ins Deutsche Gestalt angenommen?

Diese Arbeit begann 2003, als ich mein erstes Buch über Tibetische Medizin schrieb.[8] Ich studierte die tibetische Sprache und die buddhistische Philosophie in der Bibliothek der Tibetischen Arbeiten & Archive in Dharamsala und ging danach zum Men-Tsee-Khang [nachfolgend MTK], wo ich private Forschungen betrieb. 2007 wurde ich eingeladen, am MTK eine Vorlesung abzuhalten. Thema war der Vergleich zwischen TCM und den tibetischen medizinischen Phytotherapien. Dies war der Ausgangspunkt meiner Bekanntschaft mit den Ärzten am MTK.
Später veröffentlichte das MTK ein Buch in englischer Sprache: *Fundamentals of Tibetan Medicine*. Ich bat um die Genehmigung, es ins Deutsche zu übersetzen. Damals verbrachte ich jährlich vier bis fünf Monate in Dharamsala. Die erste Übersetzung war eine interessante und freudvolle Aufgabe. Nach der Veröffentlichung des Buches schlug Dr. Tsewang Tamdin, einer der leitenden MTK-Ärzte, vor: „Warum übersetzen Sie nicht die *rgyud bzhi*?" Ich dachte: „Aber ja, das ist eine gute Idee."

Das muss sehr aufregend gewesen sein, hat Sie aber vielleicht auch eingeschüchtert. Welche* rten 'brel[9] *haben sich gezeigt, die dieses Projekt ermöglicht haben? Wie haben Sie begonnen? Wie war Ihre Vorgehensweise?

Damals war Dr. Dawa Direktor des MTK-Instituts. Obwohl er mich sehr unterstützte, war es zu Beginn schwierig, die erforderlichen Genehmigungen zu erhalten. Zustimmen mussten das Privatbüro Seiner Heiligkeit des Dalai Lama [nachfolgend HHDL], das Gesundheitsministerium der Exilregierung, der Zentralrat für Tibetische Medizin (CCTM) und MTK. Dr. Dawa benötigte einige Zeit, bis die Vertragspapiere unterzeichnet werden konnten. In allen Aspekten dieses Projekts spielte Geduld eine wichtige Rolle.
Als ich im Jahr 2003 das Buch über Tibetische Medizin schrieb und HHDL um ein Vorwort bat, sagte sein Privatbüro, dass dieses auf Deutsch verfasste Buch interessant war, aber sie konnten doch nicht verstehen, was ich geschrieben hatte. [Um Verständnis und Vertrauen zu erleichtern,] ließ ich das Buch ins Englische übersetzen und sandte dem Privatbüro HHDL diese Version. Danach befand Seine Heiligkeit das Manuskript als gut, ich sollte jedoch nochmals nach Dharamsala kommen und den Text mit den tibetischen Ärzten genau überprüfen. Er schlug vor, dass ich mit Dr. Pema Dorjee, dem damaligen Leiter der Abteilung des MTK für Sorig Literaturforschung, zusammenarbeite. Wir gingen den Text gemeinsam durch. Dr. Tenzin Namdul war damals Leiter der MTK-Forschungsabteilung. Diese beiden Fachärzte waren extrem hilfreich. Im Grunde waren diese Sitzungen für mich ein hervorragender Privatunterricht in englischer und tibetischer Sprache.
In vielerlei Hinsicht war es der Beginn meiner Übersetzungsarbeit der *rgyud bzhi*, als ich begann, die tibetische Sprache zu lernen. Dr. Tenzin Namdul sagte: „Beginnen wir ganz vorne, mit dem ersten Kapitel der *rgyud bzhi*." Das war eine großartige Idee! Ich befreundete mich auch mit Dr. Wangdue, der am Tibetischen Medizinkolleg unterrich-

8 Ploberger, Florian. 2005. *Tibetische Medizin*. Mit einem Vorwort des XIV. Dalai Lama, Schiedlberg: Bacopa.

9 *rten 'brel* bedeutet „abhängiges Entstehen, gegenseitige Beziehungen, zusammenhängende Verhältnisse."

tete. Er wurde mein Privatlehrer. Wenn ich in Dharamsala war, studierten wir täglich ab 17 Uhr, wenn er mit seinem Unterricht fertig war. Wir studierten also von 17:15 Uhr bis 19 Uhr. Wir begannen mit der ersten Seite und machten weiter, bis wir die letzte Seite erreicht hatten. Das dauerte 12 Jahre, und im Laufe dieses Studiums hörte ich seine mündliche Überlieferung.

Zum Zeitpunkt, als die formale Übersetzungsarbeit der *rgyud bzhi* begann, hatte ich also den Text bereits mehrere Jahre studiert. In dieser Zeit hörte ich viele genaue Erläuterungen zu den *rgyud bzhi*, schrieb mir eine Menge Fußnoten auf und betrieb weiterhin Forschung über die *rgyud bzhi* und deren Kommentare mit Dr. Wangdue. Trotzdem schrieb ich kein einziges Wort der neuen deutschen Übersetzung, bis wir den unterschriebenen Vertrag unter Dach und Fach hatten. Das war sehr wichtig.

Zu Beginn war die Übersetzung der *Vier Tantras* ins Deutsche nicht allzu schwierig, da das MTK die ersten beiden Tantras bereits in die englische Sprache übersetzt hatte und den Text 2008 veröffentlichte, und zwar unter dem Titel *The Basic Tantra and The Explanatory Tantra from the Secret Quintessential Instructions on the Eight Branches of the Ambrosia Essence Tantra*. Es war also der logische nächste Schritt, diesen Text ins Deutsche zu übersetzen. Ich wollte ihn jedoch philologisch so genau wie möglich übersetzen[10] und erhielt Hilfe von vielen verschiedenen Menschen, nicht nur vom MTK und vom HHDL-Privatbüro, sondern auch von anderen, wie meiner Universität in Österreich und unserer gemeinsamen Kollegin, der Anthropologin Dr. Barbara Gerke, die in Indien viele Jahre lang mit Praktizierenden der Tibetischen Medizin zusammengearbeitet hat. Dieses Projekt fühlte sich an, als wäre ich der Mittelpunkt eines *Mandala*. Viele Menschen halfen mir und stehen mir noch immer zur Seite.

So begann also dieses Projekt, ich möchte aber auch betonen, dass ich die Tibetische Medizin liebe. Dies alles ist Teil der *rten 'brel*. Zu meiner persönlichen Geschichte: Anfang der 1990er Jahre begann ich mit dem Studium der Chinesischen Medizin und Biomedizin. Mein Ziel war immer, in Österreich offiziell als Arzt Chinesische Medizin zu praktizieren. Sobald ich meine Ausbildung abgeschlossen hatte, begann ich 2003 als Arzt mit den Methoden der Chinesischen Medizin in Österreich zu arbeiten. Meine Praxis wurde sofort von Patienten besucht. Die meisten dieser Patienten waren mit dem zufrieden, was ich für sie tun konnte, aber nach einiger Zeit hatte ich den Eindruck, dass ich ihnen nicht helfen konnte. Zum Beispiel gab ich Patienten Kräuter gegen Krebs, sie starben aber trotzdem. Die Art und Weise, wie ich mit Patienten arbeitete, stellte mich nicht zufrieden. Nach zweijähriger Bedenkzeit schloss ich 2007 meine Praxis, obwohl sie gut besucht war.

Durch diese Entscheidung war es mir möglich, regelmäßig nach Dharamsala zu gehen. Ich begann die buddhistische Literatur und Philosophie zu studieren und stellte dabei insbesondere die Frage: „Warum werden Menschen krank?" Am interessantesten für mich war die Sichtweise der Tibetischen Medizin, dass es verschiedene Arten von Krankheiten gibt, nämlich von *gdon* (Geistern) verursachte Krankheiten, vom *Karma* aus früheren Leben verursachte Krankheiten, vom Verhalten des Körpers, der Sprache

10 Da der Originaltext wie ein Gedicht in getakteten Strophen geschrieben ist, könnte man anmerken, dass jede Übersetzung im Wesentlichen ein Kommentar ist. Dies ist einer der Gründe, warum Dr. Ploberger den Text philologisch übersetzen wollte.

und des Geistes verursachte Krankheiten usw. Es half mir, mir diese philosophische Sichtweise anzueignen. 2011 eröffnete ich meine österreichische Praxis erneut. Ich kann nicht jedem helfen, aber ich habe jetzt diese nützliche Lehre im Kopf. Auch in schwierigen Fällen kann man immer etwas tun, wenn man die Situation der Krankheit anhand der buddhistischen Sichtweise analysiert. Die philosophische Betrachtung der Tibetischen Medizin ist wirklich sehr sinnvoll, wenn man mit schweren Krankheiten konfrontiert ist. Als biomedizinisch ausgebildeter Arzt, inklusive TCM-Ausbildung, bin ich berechtigt, chinesische Arzneimittel und Akupunktur zu verschreiben. Aber für meine persönliche Einstellung als Heilender ist die Tibetische Medizin sehr vorteilhaft. Es ist eine gute Vorbeugung gegen ein Burnout als Arzt, sich die Konzepte der Tibetischen Medizin zu vergegenwärtigen.

Auf welche Art und Weise fand im Verlauf dieses Projekts der Wissensaustausch zwischen Ihnen und den tibetischen Ärzten statt? Können Sie uns Beispiele geben?

Als ich begann, am MTK Vorlesungen zu halten und Forschung zu betreiben, waren die tibetischen Ärzte sehr zurückhaltend, vielleicht einfach nicht interessiert an diesem Übersetzungsprojekt. Über die Jahre stellten sie jedoch fest, dass ich zum Text interessante Fragen stellte. Vielleicht war es [für sie] auch vorteilhaft, dass ich als biomedizinischer Arzt und TCM-Arzt ausgebildet bin. Umgekehrt gaben sie mir sehr interessante und nützliche Antworten. Nach einiger Zeit wurden unsere Gespräche sehr ergiebig. Zum Beispiel erläutert der tibetische Text im zweiten Kapitel des *bshad rgyud*, zu welchen Zeitpunkten eine Frau ein Kind empfangen kann. Im tibetischen Text besteht jeder Satz aus neun Silben. Viele wichtige Silben sind ausgelassen [bzw. abzuleiten]. Anfangs übersetzte das MTK in ihrer englischen Version die gesamte Stelle im Sinne der biomedizinischen Sichtweise und berücksichtigte auch den Kommentar von Dr. Khenpo Troru Tsenam aus dem Jahr 2004. Die Bedeutung des tibetischen Textes unterscheidet sich jedoch sehr [vom Text der englischen Version], und alle anderen, älteren Kommentare interpretierten diese Stelle vollkommen anders. Als ich dieses spezielle Beispiel vorbrachte, dachten die MTK-Ärzte intensiv darüber nach. Meine Frage rief intensive Diskussionen zwischen ihnen hervor. In der deutschen Übersetzung schrieb ich eine lange Fußnote über alle Ansichten, die sie zur Sprache brachten.

Gab es Kämpfe oder Hindernisse im Übersetzungsprozess? Und vielleicht auch Momente großer Freude?

Zu Beginn war die Übersetzung für mich wirklich harte Arbeit. Ich musste herausfinden, wie die alten tibetischen medizinischen Ausdrücke zu übersetzen sind, Pflanzennamen, Pulsmerkmale usw. Ich versuchte verschiedene Lösungen, fand aber nichts zufriedenstellend. Erst nach etwa sechs Monaten traf ich die Entscheidung, wie diese Begriffe zu übersetzen sind. Ich wollte den Text nicht auf die gleiche Art übersetzen wie das MTK, speziell hinsichtlich der phonetischen Schreibweise. So hatte ich mehrere Besprechun-

gen mit Dr. Dawa und Dr. Tamdin zu diesem Thema, wie die deutsche Übersetzung durchgeführt werden sollte und welche Unterschiede es zwischen der englischen und der deutschen Version geben würde. Das war nicht immer leicht.
Eine besondere Herausforderung waren die verschiedenen Pulsmerkmale. Ich bin in der Chinesischen Medizin ausgebildet, wo die Terminologie der Pulsmerkmale und die Übersetzung ins Englische und ins Deutsche sehr genau ist. Ich hätte für die Übersetzung der tibetischen Pulsmerkmale die gleiche Terminologie verwenden können wie in der Chinesischen Medizin, versuchte jedoch, so lange wie möglich weiter zu forschen, um die ideale deutsche Übersetzung [der tibetischen Originalbegriffe] zu finden. Schließlich wurde die Arbeit an der Übersetzung der Pulsmerkmale, die in den *rgyud bzhi* erwähnt werden, zu einer meiner Lieblingsbeschäftigungen.
Ich erinnere mich an einen anderen Moment großer Freude [obwohl dieser nicht direkt mit dem Projekt zusammenhängt], als Dr. Dawa ins Institut für Südasien-, Tibet- und Buddhismuskunde (ISTB) an der Universität Wien eingeladen wurde. Dies fand im Jahr 2006 oder 2007 statt. Nach seiner Vorlesung gingen wir gemeinsam mit dem Leiter unserer Abteilung in ein asiatisches Restaurant. Ich saß neben Dr. Dawa und wir sahen uns die Speisekarte an. Als ich ihn fragte, was er essen wolle, sagte er: „Sie kennen mich gut, bitte bestellen Sie für mich." Das war für mich eine sehr persönliche, berührende Aussage von ihm. Diese Art der persönlichen Beziehung ist im Verlauf des Übersetzungsprozesses entstanden.
Wenn ich heute die *rgyud bzhi* übersetze, beschleunigt sich mein Puls. Es fühlt sich an, wie eine geliebte Person zu treffen, die man schon lange nicht mehr gesehen hat. Das Übersetzen wird leichter. Wenn ich am Text arbeite, bin ich vollkommen konzentriert. Zuhause in Österreich arbeite ich normalerweise ein bis zwei Stunden täglich an der Übersetzung, da es sonst zu erschöpfend wäre. Ich liebe es aber, die *rgyud bzhi* zu übersetzen und die Kommentare zu studieren! Manchmal mache ich mir in Österreich Notizen mit Fragen über unklare Begriffe und stelle dann den MTK-Ärzten diese Fragen, wenn ich nach Dharamsala komme. Es ist mir eine große Freude, diese Punkte mit ihnen zu besprechen, während wir in ihrem Büro Tee trinken.
Die Freude stammt auch zum Teil aus dem Verständnis, wie gut die *rgyud bzhi* strukturiert sind. Es erstaunt mich, wie der ganze Text organisiert ist. Das *Wurzeltantra* besteht nur aus sechs Kapiteln. Die *rgyud bzhi* sind so prägnant und gut geschrieben, dass die meisten Teile der restlichen 150 Kapitel Erweiterungen und Analysen dieser grundlegenden sechs Kapitel sind. Das *Tantra der mündlichen Überlieferung* ist eine ausführliche Auslegung des *Wurzeltantras*. Ich bin wirklich erstaunt, wie schön die *rgyud bzhi* zusammengestellt sind. Alle vier Texte scheinen vom selben Autor geschrieben zu sein, und dieser hatte einen sehr genauen Plan.

Können Sie Ihre Arbeitsmethode beim Übersetzen etwas näher erläutern?

Der Übersetzungsprozess ist nicht linear, sondern zyklisch. Normalerweise lese ich die vom MTK veröffentlichte englische Version genau durch und gebe das Word-Dokument der englischen Version dann Mag. Ursula Derx, einer biomedizinischen wissenschaftli-

chen Übersetzerin in Wien. Sie übersetzt sehr genau aus dem Englischen ins Deutsche. Wenn ich von Mag. Ursula Derx die deutsche Version erhalte, beginne ich an meiner Übersetzung zu arbeiten.
Normalerweise verwende ich mindestens drei verschiedene *rgyud bzhi*-Kommentare: einen von Desi Sangye Gyatso, *gso ba rig pa'i bstan bcos sman bla'i dgongs rgyan rgyud bzhi'i gsal byed baidur sngon po'i malli ka* (rgya mtsho, sangs rgyas ([1687–88] 1982); einen von Kyempa Tsewang aus der Zurkhar-Tradition, *mkhas dbang skyem pa tshe dbang mchog gis mdzad pa'i rgyud bzhi'i ‚grel pa* (skyem mpa tshe dbang ([1479] 1997); und einen modernen Kommentar von Dr. Khenpo Troru Tsenam, *gso rig rgyud bzhi'i ‚grel chen drang srong zhal lung* (*khro ru tshe rnam* 2000).[11]
Ich gehe die deutsche Version, die aus dem Englischen übersetzt wurde, durch und überarbeite den gesamten Text, indem ich das tibetische Original als Referenz heranziehe. Es ist für mich sehr hilfreich, den Text am Computer zu haben, wenn ich beginne. Ich drucke ihn aber auch aus und mache mir Notizen auf der Papierversion. Wenn ich am Computer an der deutschen Übersetzung arbeite, versuche ich, so genau wie möglich zu sein, als ob diese Version in Stein gemeißelt sei. Wenn ich an diesen Punkt gelangt bin, möchte ich nichts mehr ändern. Ich versuche, mein Bestes zu geben und möchte keine Fragen offenlassen. Manchmal dauert es sehr lange, einen einzigen Satz zu übersetzen. Wenn ich Fragen habe, spreche ich manchmal mit Dr. Wandue über Skype oder reise nach Dharamsala zu weiteren Nachforschungen.
Mit diesem Band sind nun 27 der 92 Kapitel des *Tantras der mündlichen Überlieferung* übersetzt.[12] Im Laufe der letzten 12 Jahre haben wir drei Fünftel der gesamten *rgyud bzhi* übersetzt. Ich hoffe, dass wir alle 92 Kapitel des *Tantras der mündlichen Überlieferung* in diesem Leben fertigstellen können! Die Chance ist meiner Meinung nach hoch, dieses Projekt innerhalb der nächsten 10 bis 15 Jahre abzuschließen.

Eine letzte Frage: Wie würden Sie den Akt des Übersetzens definieren?

Für mich ... da muss ich überlegen. Das bringt mich auf verschiedene Gedanken. Wenn man einen Text übersetzt, befindet man sich in einem Lernprozess, man lernt die Sprache und die Kultur, aus der sie stammt. Zusätzlich benötigt man ein gutes, hilfreiches Netzwerk. Die Person, die für die Übersetzung verantwortlich ist, wird von der Art ihrer Ausbildung und ihrer Denkweise vollkommen beeinflusst.
Wenn ich über diese Frage nachdenke, bekomme ich richtig Gänsehaut. Für mich ist der Übersetzungsprozess eine Art von Praxis. Es ist so .... es ist so ähnlich, wie wenn tibetische Ärzte die *rgyud bzhi* als Teil ihrer Ausbildung auswendig lernen. Der gesamte Text wird Teil von Körper und Geist. Man wird mit dem Text eins. Der Text verändert den Menschen, weil er so schön ist. Für Übersetzer ist es ein großes Glück, wenn der Text, den sie übersetzen, so schön ist.

11 Dies sind auch die drei wichtigsten Kommentare, die Studenten des Kachupa-Abschlussprogramms am medizinischen Kolleg der MTK benutzen sollen, um die Bedeutung der *rgyud bzhi* im Laufe ihrer Studien zu verstehen und zu interpretieren.

12 Das MTK hat ebenfalls nur von den ersten 27 Kapiteln englische Übersetzungen veröffentlicht.

Ich habe einige Bücher über die Chinesische Medizin geschrieben. Das ist eine gute Arbeit, ich habe jedoch keinen Zweifel, dass es in den nächsten 30 Jahren viele bessere Bücher über Chinesische Medizin geben wird. Wahrscheinlich bin ich in 50 Jahren nicht mehr am Leben, aber die deutsche Version der *rgyud bzhi* wird es noch immer geben. Vielleicht wird sie auch in 100 oder 200 Jahren noch gelesen werden. Der Text bleibt länger bestehen als der Übersetzer.

Vielleicht würde ich den Akt des Übersetzens auf diese Art definieren. Er ist wie ein Diamant, ein versteckter Edelstein, der zum Vorschein kommt. Dieser Edelstein sollte aufgedeckt werden, aber dabei keinen Schaden nehmen, sodass er für Menschen zugänglich ist und zukünftig bestehen bleibt.

Introduction by Sienna R. Craig, Ph.D., Associate Professor (englisch)

"Like Meeting a Beloved": Oral Transmission and the Practice of Translation

Sienna R. Craig
Department of Anthropology
Dartmouth College
6047 Silsby Hall
Hanover, NH 03755 USA
Sienna.R.Craig@Dartmouth.edu

The gifted translator is a poet, a maker.
—Suzanne Jill Levine[13]

As anyone who is familiar with the *Four Tantras* (*rgyud bzhi*) knows, this foundational work of Tibetan medical thinking is not a singular narrative. It is, rather, a dialogue. Words pass between master and disciple. In and through this conversastion, itself crafted in verse and threaded with potent metaphors, a world of health and illness, diagnosis and treatment takes shape.

Translation might be thought of in a similar way. The Scottish writer and translator Alastair Reid once said that "the ideal translation would be face to face."[14] This mode of translation-as-encounter would make possible the engagement of multiple perspectives on all elements of a text: from specific words and phrases to the arc of ideas, passing like clouds within a certain atmosphere of knowing.

Dr. Florian Ploberger and I do not share a native tongue: his is German, as it manifests in Austria; mine is English, as it manifests in the United States; we share Tibetan, albeit with different levels and spaces of fluency. Dr. Ploberger's professional languages are those of biomedicine, Traditional Chinese Medicine (TCM), and Tibetology; mine are the languages of social science, medical humanities, and cultural anthropology. When Dr. Ploberger asked if I would write the introduction to his German translation of the first twenty-seven chapters of the *Oral Instruction Tantra* (*man ngag rgyud*), I was in-

13 Suzanne Jill Levine is an American writer, poet, literary translator, and scholar whose best-known translations include works by Jorge Luis Borges and Guillermo Cabrera Infante.

14 This quote attributed to Reid is featured in an interview with Suzanne Jill Levine, from which the epigraph is also taken: www.wordswithoutborders.org/article/an-interview-with-suzanne-jill-levine. I have had the good fortune of meeting both Levine and Reid, as they are colleagues and collaborators with my mother, artist Mary Heebner.

spired to learn about the context in which he has undertaken this massive work of skill and dedication – even devotion. I was also curious about this concept of translation as a form of dialogue across time, space, and culture.
As a starting point, I suggested that we have our own conversation – about the nature of translating a text that is at once a scholarly masterpiece, a venerated traditional object, and a guidebook for practice – and that this dialogue between us might help to structure my introduction. My inclination turned out to be productive and enjoyable. I learned that Dr. Ploberger's efforts to render this work in German has indeed been a collaborative act that mirrors the overarching lesson of this text itself. The *Oral Instruction Tantra,* more than any of the other three volumes within the *Four Tantras,* drives home the point that words on a page are necessary but not sufficient for the transmission of understanding. In a parallel fashion, between my questions and his answers, an awareness came into focus about the nature of this text: its wisdom, its rhythm, its elipses, its need for commentary and elucidation by a teacher – even many teachers.
The conversation I had with Dr. Ploberger also brought into focus the gratitude we each have for the practitioners of *Sowa Rigpa*, the Tibetan science of healing, with whom we have worked and from whom we have learned, albeit through distinct modes of inquiry and experience: mine as an anthropologist, his as a clinician and textual scholar. This made me think about how both textual translation and ethnographic fieldwork are radical acts of listening. They demand forms of attunement to what is and is not verbalized, to nuance, cadence, context. Even so, both forms of scholarly practice and being-in-the-world require judgment calls: where to place emphasis, how to interpret, what to acribe foundational meaning.
This led me to the consideration that perhaps the heart of a text is not text at all. Perhaps it is the space between that which is read, heard, and embodied, such that the knowledge contained within a book might be put to use.
In this spirit, I offer a condensed and lightly edited version of the story that unfolded through the conversation between us.

How did this project of translating the Four Tantras *into German take shape?*

This work began in 2003, the year I wrote a first book about Tibetan medicine.[15] I used to study Tibetan language and Buddhist philosophy at the Library of Tibetan Works & Archives in Dharamsala and then I went to the Men-Tsee-Khang [hereafter MTK], where I did private research. In 2007, I was invited to give a lecture at MTK about the comparison between TCM and Tibetan medical phytotherapies. From that point, doctors at the MTK came to know me and I came to know them.
Later, MTK published a book, *Fundamentals of Tibetan Medicine,* in English. I asked for permission to translate it into German. At that time, I was spending four or five months in Dharamsala every year. This first translation project was an interesting and joyful task.

15 Ploberger, Florian. 2005. Tibetische Medizin. Mit einem Vorwort des XIV. Dalai Lama, Schiedlberg: Bacopa..

After the book was published, Dr. Tsewang Tamdin, one of the senior MTK physicians, suggested, "Why don't you translate the *rgyud bzhi.*" I thought, "Wow, this is a good idea."

This must have been very exciting but perhaps also intimidating. What sorts of **rten 'brel**[16] ***manifested to make this project possible? How did you begin? What did the process involve?***

At that time, Dr. Dawa was the director of MTK. Despite the fact that he was really helpful, it was initially difficult to get approval of the private office of His Holiness the Dalai Lama [hereafter HHDL], the government-in-exile Health Department, the Central Council of Tibetan Medicine (CCTM), and MTK. It took Dr. Dawa some time until the agreement paper was signed. In all aspects of this project, patience has played an important role.

When I wrote the book about Tibetan medicine in 2003 and asked HHDL for a preface, his private office said that this book, written in German, was interesting but they could not understand the meaning of what I had written. [In order to facilitate trust and understanding,] I had it translated into English and sent this version to the private office of HHDL. Afterwards, His Holiness said the manuscript was good, but that I should come to Dharamsala again to check the text thoroughly with his Tibetan doctors. He suggested that I work with Dr. Pema Dorjee, head of the Sorig Literary Research Department of MTK at that time. We went through the text together. Dr. Tenzin Namdul was then leading the MTK Research Department. Both of these expert physicians were extremely helpful. Essentially, these sessions were excellent private teachings that I received in English and Tibetan.

In many ways, my translation of the *rgyud bzhi* started when I began to learn the Tibetan language. Dr. Tenzin Namdul said, "Let us start at the beginning, at the first chapter of the *rgyud bzhi.*" That was a brilliant idea! I had also become friends with Dr. Wangdue, who was teaching at the Tibetan Medical College. He became my private teacher. When I was in Dharamsala, we studied together every day after he finished teaching at the college at 5pm. We began at 5:15 and studied until 7pm, starting from the first page until we reached the last page. This lasted for twelve years. Through this process, I received his oral transmission.

So, by the time that the formal translation work of the *rgyud bzhi* began, I had already been studying the text for some years. Over this time, I had heard many detailed explanations about the *rgyud bzhi*, had written many footnotes and kept doing research about the *rgyud bzhi* and its commentaries with Dr. Wangdue. However, before I ever started to write a single word of a new German translation, I always waited until we had a signed agreement paper. This was very important.

In the beginning, work on the *Four Tantras* translation into German was not too difficult because MTK had already translated the first two tantras into English and published this text in 2008 with the title, *The Basic Tantra and The Explanatory Tantra*

16 *rten 'brel* means "dependent arising, mutual relationship, interconnected conditions".

from the Secret Quintessential Instructions on the Eight Branches of the Ambrosia Essence Tantra. It was just the next step to translate this text into German. However, I wanted to translate it philologically, as accurately as possible.[17] I got help from many different people, not only from MTK and HHDL's private office, but also from others, including my university in Austria and our mutual colleague, anthropologist Dr. Barbara Gerke, who has worked with Tibetan medicine practitioners in India for many years. It is as if I have been in the middle of a *mandala* for this project. Many people helped me and are still very helpful.

So this is how the project began, but I also want to say that I love Tibetan medicine. This is part of the *rten 'brel*. My personal story is that I started to study Chinese medicine and biomedicine in the early 1990s. I always aimed to work officially as a Chinese medical doctor in Austria. Once I finished my education, in 2003 I began working as a Chinese medicine doctor in Austria. Immediately patients came to my clinic. Most of these patients were satisfied with what I did for them, but after some time I had the impression that I was not able to help them. For example, I gave herbs against cancer, but patients were still dying. I was not satisfied with the way that I was working with patients. So in 2007, after two years of consideration, despite the fact that my practice was full, I closed my clinic.

By making this decision, it became possible for me to go to Dharamsala regularly. I began to study Buddhist literature and philosophy, especially focusing on the question: "Why do people get ill?" What I found most interesting is that from the perspective of Tibetan medicine there are different kinds of diseases, diseases caused by *gdon* (spirits), diseases caused by the *karma* of past lifetimes, diseases caused by the behavior of body, speech, and mind etc. Adopting this philosophical perspective helped me. I reopened my Austrian clinic in 2011. I can't help everyone, but now I have this very useful concept in my mind. Now, even in severe cases, if you analyze the situation of illness from a Buddhist perspective, there is always something to be done. Philosophically Tibetan medicine is really useful when facing severe diseases. As a biomedically trained doctor also with TCM training, I am legally allowed to prescribe Chinese medicines as well as acupuncture. But considering my own mindset as a healer, Tibetan medicine is very beneficial. Having the Tibetan medical concepts in mind is a very good preventive method against physician burnout.

What are some of the ways that you've engaged in exchange of knowledge with Tibetan physicians through this project? Can you provide an example?

When I began giving lectures and doing reseach at MTK, the Tibetan doctors were shy, or maybe not that interested in this translation project, but through the years they noticed that I asked interesting questions about the text. Maybe it was also beneficial [to them] that I am trained as a biomedical doctor and in TCM. In turn, they started to

17 Since the text is written in poetic metered stanzas, one could note that any translation, in essence, becomes a commentary. This is one of the reasons why Dr. Ploberger aimed to translate the text philologically.

give me very interesting and useful answers. After some time, our discussions became very fruitful.
For example, in the second chapter of the *bshad rgyud*, the Tibetan text explains about when a woman is able to conceive a child. In the Tibetan text, each sentence consists of nine syllables. Many important syllables are deleted [or inferred]. Initially, in their English version, MTK translated the whole passage according to a biomedical point of view, drawing also on Dr. Khenpo Troru Tsenam's 2004 commentary. But the meaning of the Tibetan text is quite distinct [from what was written in the English version] and all the other older commentaries interpreted this passage completely differently. When I raised this specific example, the MTK doctors really thought about it. My question generated useful discussion for them. I wrote a long footnote in the German translation with all the opinions that they expressed.

What about struggles or obstacles in the translation process? And some of the moments of joy?

I was really struggling at the beginning of the translation period. I had to figure out how to translate the old Tibetan medical terms, plant names, pulse qualities, etc. I tried several ways to translate the text but did not find them satisfying. Then, after about six months or so, I came to a resolution on how to translate all of these terms. I didn't want to translate the text in the same way as MTK, specifically concerning the use of phonetics. I had several meetings with Dr. Dawa and Dr. Tamdin in which we discussed how the German translation should be done and the differences between the English and the German version. This was not always easy.
The different pulse qualities were very challenging. I am trained in Chinese medicine, where the terminology of pulse qualities and how they are translated into English and German is precise. I could have used the same terminology as in Chinese medicine to translate Tibetan pulse qualities; instead, I tried to do as much research as possible to find ideal German translations [for the Tibetan original]. Eventually, figuring out how to translate the pulse qualities that are mentioned in the *rgyud bzhi* became one of my favorite experiences.
One other moment of joy that comes to mind, [though it is not about the project directly,] is a memory of when Dr. Dawa was invited to the Institute of South Asian, Tibetan, and Buddhist Studies (ISTB) at the University of Vienna. This was in 2006 or 2007. After his lecture, we went to a Chinese restaurant, together with the head of my department. I was sitting beside Dr. Dawa and we were going through the menu. When I asked him what he wanted to eat, he said, "You know me well. Please order for me." This was a very personal, touching statment from him. These kinds of human relationships have come from this process of translation.
Nowadays, when I translate the *rgyud bzhi*, my heartbeat goes up. It is a feeling like meeting a beloved person that one has not met for a long time. The translation becomes easier. When I am working on the text, I am completely focused. When I am at home in Austria, I normally only work for one or two hours a day on the translation, because

otherwise it would be too exhausting. But I just love to translate the *rgyud bzhi* and study its commentaries! Sometimes I make notes with questions about unclear words in Austria and then, when I travel to Dharamsala, I will ask MTK doctors about these questions. It is really joyful to discuss these points, drinking tea in their office.
Part of the joy of translation comes from understanging how well the *rgyud bzhi* is structured. I am amazed by how the whole text is organized. The *Root Tantra* consists of just six chapters. The *rgyud bzhi* is so concise and well written that most parts of the remaining 150 chapters are extensions and analyses of these foundational six chapters. The *Oral Instruction Tantra* is a detailed exegesis of the *Root Tantra*. I am truly amazed at how beautifully composed the *rgyud bzhi* is. All four texts do seem to have been written by the same author who had a very precise plan.

Can you explain a bit more about your working method for translation?

The process of translation is is not linear; it is cyclical. Normally I read the English version that is published by the MTK carefully and then give the Word document of this English version to Mag. Ursula Derx, a biomedical scientific translator in Vienna who translates it very precisely from English into German. After receiving the German version from Mag. Derx, I start to work on my translation.
Normally I use at least three different *rgyud bzhi* commentaries: one written by Desi Sangye Gyatso, *gso ba rig pa'i bstan bcos sman bla'i dgongs rgyan rgyud bzhi'i gsal byed baidur sngon po'i malli ka* (rgya mtsho, sangs rgyas ([1687-88] 1982); one written by Kyempa Tsewang from the Zurkhar tradition, *mkhas dbang skyem pa tshe dbang mchog gis mdzad pa'i rgyud bzhi'i 'grel pa* (skyem mpa tshe dbang ([1479] 1997); and a modern commentary by Dr. Khenpo Troru Tsenam, *gso rig rgyud bzhi'i ,grel chen drang srong zhal lung* (khro ru tshe rnam 2000).[18]
I go through the German version that was translated from English and then revise the entire text, with constant reference to the Tibetan original. It is helpful for me to have the text on the computer when I start, but I also print it out and make comments in hard copy. When working on the German translation on the computer, I try to be as precise as possible – as if this version was carved in stone. Once I get to this point, I don't want to change it. I try to give my best effort. I do not want to leave any questions open. Sometimes it takes a long time to translate a single sentence. Sometimes, if I have questions, I Skype with Dr. Wangdue or travel to Dharamsala to do further research.
With this volume, 27 of 92 chapters of the *Oral Instruction Tantra* are translated.[19] Over the last twelve years, we have translated and published three-fifths of the entire *rgyud bzhi*. I hope we can finish all 92 chapters of the *Oral Instruction Tantra* in this lifetime! I think that the chance is still there to finish this project within the next ten to fifteen years.

18 These are also the three main commentaries that students in the Kachupa degree program at MTK's medical college are expected to use for understanding and interpreting the meaning of the *rgyud bzhi* through their studies.

19 The MTK has also only published English translations of the first 27 chapters.

One final question: How would you define the act of translation?

For me ... wow. That makes me think about different kinds of things. Whenever you translate a text, you are still in the process of learning, including the language and the culture it comes from. Besides that, you need a good helping network. The person who is responsble for the translation is completely influenced by the way he is educated and thinks.
Actually, I get goose bumps when I think about this question. I consider the translation process as a kind of practice. It is like ... it is like when Tibetan medical doctors are memorizing the *rgyud bzhi* as part of their education. The whole texts becomes part of your body and mind. You become one with the text. The text changes your system because it is so beautiful. Translators are very fortunate if the text that they translate is so beautiful.
I have written several books about Chinese medicine. This is good work, but I have no doubt that there will be much better books available about Chinese medicine in thirty years. Most likely, I will not be alive in fifty years, but the German version of the *rgyud bzhi* will still exist. Maybe people will still read it in 100 or 200 years. The text will last longer than its translator.
Maybe I would define the act of translation in this way: It is like a diamond, a hidden gem, being exposed. This gem should be revealed without being destroyed so that it can then be made accessible to people and endure into the future.

Anmerkung des Herausgebers der englischen Ausgabe

Das System der Traditionellen Tibetischen Medizin beinhaltet breit gefächerte, uransässige medizinische Kenntnisse und Praktiken. Es bietet eine ganzheitliche Behandlung mit dem Ziel, das Gleichgewicht der funktionellen Prinzipien von Körper und Geist zu erhalten und zu regulieren. Diese Prinzipien stehen mit den Eigenschaften der elementaren Energien in Zusammenhang. Daher kann jede Störung im Umfeld einer Person die Gesundheit dieser Person direkt oder indirekt beeinflussen. Dass die Tibetische Medizin in der modernen Welt wichtig und relevant ist, zeigt sich nicht nur anhand ihrer langen Geschichte und ihrer soliden Grundlage, sondern auch durch die zunehmende Popularität, die sie genießt. Dieser wertvolle medizinische Schatz findet sich in den renommierten *rgyud bzhi* (vier Tantras der Tibetischen Medizin) mit ihren tiefgründigen, facettenreichen und vollständigen Texten, die ungekürzte Theorien und Praktiken der Tibetischen Medizin beinhalten. Die Texte sind das Werk hervorragender tibetischer Gelehrter aus alter Zeit. Sie entstanden aus ihrer intellektuellen Weisheit anhand ihrer Praxis, ihres Erfindungsgeists und ihrer stetigen Entwicklung. Vor dem Hintergrund der praktischen Erfahrungen mit den uralten medizinischen Kenntnissen der Tibeter, die ihre einzigartige Kultur, ihre Sitten und Gebräuche sowie ihre Umwelt widerspiegeln, stellte der legendäre *Yuthok Yonten Gonpo*, Vater der Tibetischen Medizin, die *rgyud bzhi* zusammen, indem er die Kernpunkte der damals bekannten asiatischen Medizinsysteme wie Ayurveda, Chinesische und Griechische Medizin zusammenfasste und daraus eines der ältesten, umfangreichsten und verlässlichsten Medizinsysteme der Welt schuf.

Die Tibetische Medizin bietet ein vollständiges System an Diagnose- und Behandlungsmethoden auf Basis einer umfangreichen Materia medica mit komplexen und systematischen Herstellungsprozessen. Die grundlegenden Prinzipien der Tibetischen Medizin sind Harmonie und Gleichgewicht, und damit hat sie eine besondere Relevanz für die Gesundheitsprobleme der modernen Welt, nicht zuletzt zur Prävention verschiedener psychosomatischer Krankheiten. Die Lehren und Praktiken der Tibetischen Medizin sind hauptsächlich auf Tibet ausgerichtet, jedoch sind sie auch im gesamten Umkreis der Himalaya-Region, in Indien, in der Mongolei, in Kalmückien und Burjatien sowie in einigen Westlichen Ländern bekannt.

Durch die weltweit wachsende Popularität der Tibetischen Medizin interessieren sich immer mehr Menschen für diese Disziplin, und die Zeit ist nun, wie es sich Seine Heiligkeit der Dalai Lama immer gewünscht hat, reif für die Weitergabe dieser konkreten Kenntnisse und Anleitungen. Wir wollen Kenntnisse und Praktiken der Tibetischen Medizin insbesondere den Menschen außerhalb von Tibet zur Verfügung stellen, damit diese von englischsprachigen medizinischen Fachkräften, Wissenschaftlern und Forschenden, die sich die Pflege der Gesundheit aller Menschen zur Aufgabe gemacht haben, umfangreich genutzt werden können. Daher ließ das Men-Tsee-Khang alle eng begrenzten Einstellungen zur Abschottung und Geheimhaltung hinter sich und begann ein Übersetzungsprojekt, um eine authentische Wiedergabe der Tibetischen Medizin allen interessierten Menschen zugänglich zu machen. In der Folge können damit neue Gedanken und Methoden in die tägliche Praxis aufgenommen werden und für die Menschen dieser Welt von noch größerem Nutzen sein.

Vor einigen Jahren startete das Men-Tsee-Khang das Übersetzungsprojekt der Vier Tantras. 2008 veröffentlichten wir in Serie die englische Übersetzung des *Wurzeltantra und Tantra der Erklärungen,* 2011 die englische Übersetzung des *Letzten Tantra. Das Tantra der mündlichen Überlieferung*, das letzte der vier, enthält 92 Kapitel mit ausführlichen und umfangreichen Beschreibungen der Krankheitsursachen, Klassifikationen, Anzeichen und Symptome sowie Behandlungen für zahlreiche Krankheiten. Auf Bitte unserer interessierten Leserinnen und Leser und in Anbetracht des gewaltigen Umfangs des Buches sahen wir uns veranlasst, dieses Tantra in drei Bänden zu veröffentlichen. Wir haben nichts unversucht gelassen, unsere nächste Übersetzung für unsere geschätzten Leserinnen und Leser so bald wie möglich herauszubringen und freuen uns, nun den ersten Band des *Tantra der mündlichen Überlieferung* mit den Kapiteln 1-27 vorzustellen. Band zwei und drei werden ebenfalls bald zur Verfügung stehen.

Anmerkung zur Übersetzung

Die englische Übersetzung des Tantra der mündlichen Überlieferung benutzt die Chagpori-Druckausgabe von 1893 als Grundlage. Jedoch gab es laut diesbezüglichen Kommentaren bei einigen original tibetischen Wörtern einige Tippfehler. Diese wurden zur späteren Analyse im Text in Klammern gesetzt. Wir sind sehr bestrebt, die Intention des Originaltexts so genau wie möglich wiederzugeben.

Wie bei keinem anderen Projekt erforderte die Arbeit an der Übersetzung der *rgyud bzhi* ein hohes Maß an Engagement, Zeit und Energie, um ein möglichst genaues Ergebnis zu erhalten. Eine Kommission leitender Ärzte am Men-Tsee-Khang überprüfte die gesamte Rohübersetzung sorgfältig, damit die Übersetzung zuverlässig die Bedeutung des Ausgangstextes vermittelt. Da wir kein professionelles Übersetzerteam sind, mag es vielleicht keine elegante Übersetzung sein, wir sind aber zuversichtlich, dass sie originalgetreu ist.

Zur Vereinheitlichung der phonetischen Schreibweise wurde eine sorgfältige Untersuchung durchgeführt, um die bestmögliche phonetische Schreibweise der tibetischen Aussprache zu finden. Die Namen der medizinischen Substanzen sowie medizinische Begriffe sind kursiv geschrieben, wobei die phonetische Schreibweise den einzigen Zweck verfolgt, allen, die des Tibetischen nicht mächtig sind, das Lesen zu erleichtern. Um Lesen und Erforschen des Tibetischen zu erleichtern, steht im Anhang eine Gegenüberstellung der Transliteration (Wylie) mit der phonetischen Schreibweise des Tibetischen zur Verfügung. Die wissenschaftlichen und allgemeinen Bezeichnungen der in diesem Buch erwähnten medizinische Bestandteile stammen aus der Materia Medica Abteilung des Men-Tsee-Khang.

Die Tibetische Medizin ist mit der Buddhistischen Philosophie eng verbunden, und der Buddhismus lehnt es ab, jeglichem Lebewesen Schaden zuzufügen. In der Vergangenheit bestand kein Bedarf für eine Massenproduktion Tibetischer Heilmittel und die Anwendung von Tierprodukten war vernachlässigbar. Nachdem wir ins Exil gekommen waren, zeigten sich weltweit ein starkes Umweltbewusstsein und eine zunehmende Hinwendung zu einer vegetarischen Lebensweise, sodass die Verwendung von Tierprodukten in der Tibetischen Medizin durch gleicherweise wirkstarke Kräuteranwendungen ersetzt wurde. Trotzdem wird die Wirksamkeit von Tierprodukten in dieser Übersetzung, dem Quellentext getreu, dargestellt, um den Reichtum des Tibetischen medizinischen Wissens und den therapeutischen Wert dieser Tierprodukte darzustellen.

Danksagungen

Großen Dank schulden wir dem Verwaltungsausschuss des Men-Tsee-Khang für die umfangreiche Unterstützung für dieses Projekt und dessen erfolgreiche Fertigstellung. Herzlich danken wir den Mitgliedern der medizinischen Kommission, die uns betreuten und den kompletten Entwurf mit großer Verantwortung und höchster Aufmerksamkeit überprüften. Für das Lektorat danken wir Frau Celine Cavallo, die eng mit uns zusammenarbeitete und uns für der Bearbeitung des Übersetzungsentwurfs mit großem Engagement ihre Zeit widmete. Dr. Tsering von der Materia Medica Abteilung des Men-Tsee-Khang danken wir für die Thangka-Malerei, die auf der Vorderseite dieses Buchs abgebildet ist. Unser Dank geht auch Herrn Bhuchung von der Materia Medica Abteilung für seine wunderbare Zeichnung „Kostbares *a ru ra* in der Schale“, die zu Beginn jedes Kapitels abgebildet ist. Damit wollen wir symbolisch den großen Weisen unsere Opfergaben und Verehrung darbieten.

Wir freuen uns über Kommentare und Vorschläge, um für zukünftige Auflagen dieses Buchs am Text feilen zu können.

Übersetzungsabteilung
Dokumentations- und Publikationssabteilung
Men-Tsee-Khang
Dharamsala - 176215
District Kangra.
Himachal Pradesh, Indien

Die Vier Tantras
156 Kapitel

Wurzeltantra 2 + 4 Kapitel	**Tantra der Erklärungen** 31 Kapitel	**Tantra der mündlichen Überlieferung** 92 Kapitel		**Das letzte Tantra** 25 + 2 Kapitel
	Die 11 Abschnitte	**Die 8 Zweige**	**Die 15 Sparten**	**Die 4 Zusammenfassungen**
	1. Zusammenfassung		Bitte um Lehren	1. Untersuchung von Puls und Urin
Grundlage der Erörterung	2. Die Gestaltung des Körpers		1. Heilung der drei *nyes pa*	2. Beruhigende Arzneimittel
Aufzählung der behandelten Themen	3. Krankheiten		2. Heilung von inneren Beschwerden	3. Ausleitende Anwendungen
1. Grundlage von Gesundheit und Krankheit	4. Verhaltensregeln		3. Heilung von heißen Krankheiten	4. Äußere Anwendungen
2. Diagnose anhand von Symptomen	5. Ernährung	1. Krankheiten des Körpers	4. Heilung von Krankheiten im Bereich des Oberkörpers	*Schlusskapitel*
3. Therapeutische Methoden	6. Pharmakologie		5. Heilung von Krankheiten der Voll- und Hohlorgane	*Über den Schüler, der mit der Lehre betraut werden kann*
4. Aufzählung unter Verwendung von Metaphern	7. Chirurgische Instrumente		6. Heilung von Geschlechtskrankheiten	
	8. Erhaltung der Gesundheit		7. Heilung von nicht klassifizierten Beschwerden	
	9. Diagnostisches Vorgehen		8. Heilung von gleichzeitig auftretenden Wunden	
	10. Therapeutische Methoden	2. Kinderkrankheiten	9. Heilung von Kinderkrankheiten	
		3. Frauenkrankheiten	10. Heilung von Frauenkrankheiten	
		4. Von Geistern verursachte Erkrankungen	11. Heilung der von Geistern verursachten Erkrankungen	
		5. Von Waffen verursachte Verletzungen	12. Heilung der von Waffen verursachten Verletzungen	
		6. Von giftigen Substanzen verursachte Krankheiten	13. Heilung der von giftigen Substanzen verursachten Krankheiten	
		7. Heilung älterer Menschen mit Elixieren und Verjüngungsmitteln	14. Heilung älterer Menschen mit Elixieren und Verjüngungsmitteln	
		8. Wiederherstellung von Virilität und die Heilung der Unfruchtbarkeit	15. Wiederherstellung von Virilität und die Heilung der Unfruchtbarkeit	

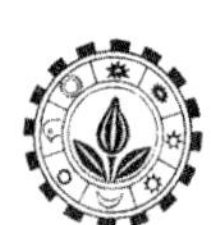

MEN-TSEE-KHANG (SOWA – RIGPA)
Tibetisches Medizinisches & Astrologisches Institut
Seiner Heiligkeit des Dalai Lama
Gangchen Kyishong, Dharamsala, Distt. Kangra,
H.P. 176 215, INDIEN
(1916 gegr. durch den XIII. Dalai Lama,
1961 neu gegr. durch den XIV. Dalai Lama)

Tel: 0091-1892-223113/223222
Fax: 0091 1892 224116
E-Mail: info@men-tsee-khang.org
Internet: www.men-tsee-khang.org
www.mentsee.org
www.men-tsee-khang-cn.org

ANMERKUNG DES HERAUSGEBERS DER ENGLISCHEN AUSGABE

Ich möchte dem Ärzteteam der Dokumentations- und Publikationsabteilung des Men-Tsee-Khang herzlich zum Erscheinen der ersten, aus dem Tibetischen ins Englische übersetzten Ausgabe des dritten Tantra, des Tantra der mündlichen Überlieferung, gratulieren. Es ist dies eines der vier Tantra der Tibetischen Medizin (*Sowa Rigpa*), das die praktische Anwendung zur Diagnose und Heilung der 101 Krankheiten beschreibt. Es handelt von allen Beschwerden, die an jedem Teil des menschlichen Körpers, von Kopf bis Fuß, auftreten können.

In dieser Ausgabe wurden 27 von 92 Kapiteln aus dem Tibetischen ins Englische übersetzt.

Die Schätze der Weisheit können nicht in Grenzen eingepfercht werden. Daher zeigt sich in westlichen wissenschaftlichen Kreisen, auch bei jenen, welche die Tibetische Medizin nicht in tibetischer Sprache studieren können, steigendes Interesse an der Traditionellen Tibetischen Medizin.

So groß auch Motivation und Einsatz sind, dieses Wissen ohne Zweideutigkeit allen Interessierten in englischer Sprache zugänglich zu machen, so konnte möglicherweise doch die weite und tiefgründige Bedeutung bestimmter Begriffe nicht vollständig wiedergegeben werden, da die Tibetische Medizin aus vielen ausgeprägten und abgeschiedenen Werten hervorgegangen ist. Men-Tsee-Khang steht immer gerne zur Verfügung, Sie bei Ihrer Wissenssuche im Bereich der Tibetischen Medizin zu unterstützen.

Dharamsala
11. September 2017

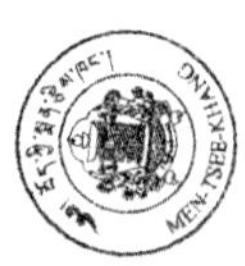

Dr. Tsewang Tamdin
Leitender Arzt

Ein gemeinnütziges Kultur- und Schulungsinstitut,
registriert nach dem Registrierungsgesetz für Gesellschaften XXI von 1860.

༄༅། །བདུད་རྩི་སྙིང་པོ་ཡན་ལག་བརྒྱད་པ་གསང་
བ་མན་ངག་གི་རྒྱུད་ལས་དུམ་བུ་
གསུམ་པ་མན་ངག་རྒྱུད་ཅེས་
བྱ་བ་བཞུགས་སོ། །

Dritter Teil, welcher
„Tantra der mündlichen Überlieferung
der geheimen mündlichen Unterweisung
über die acht Zweige des Nektars der Medizin“
genannt wird.

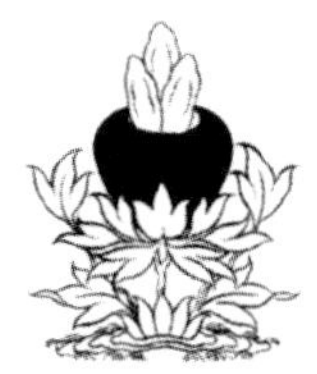

༄༅། །དེ་ནས་སྟོན་པ་བཅོམ་ལྡན་འདས་འཚོ་མཛད་སྨན་གྱི་བླ་བཻ་ཌཱུརྻ་འོད་ཀྱི་རྒྱལ་པོ་དེ་ས་ཏིང་ངེ་འཛིན་དེ་ལས་བཞེངས་ཏེ། དགོས་འདོད་འབྱུང་བ་ཞེས་བྱ་བའི་སྨན་གྱི་ཏིང་ངེ་འཛིན་ལ་སྙོམས་པར་ཞུགས་སོ། །སྙོམས་པར་ཞུགས་མ་ཐག་ཏུ་སྐུའི་ལྟེ་བ་ལས་འོད་ཟེར་ཁ་དོག་བརྒྱ་སྟོང་དུ་མ་ཕྱོགས་བཅུར་འཕྲོས་པས་ཕྱོགས་བཅུའི་འགྲོ་བ་སེམས་ཅན་ཐམས་ཅད་ཀྱི་ཕོངས་པའི་སྡུག་བསྔལ་བསལ། ཕྱི་ནང་གི་ནད་ཐམས་ཅད་ཞི་བར་བྱས་ཏེ་སླར་སྐུའི་ལྟེ་བར་འདུས་པ་ལས། སྤྲུལ་པའི་སྟོན་པ་དྲང་སྲོང་རིག་པའི་ཡེ་ཤེས་ཞེས་བྱ་བ་ཞིག་ཡོན་ཏན་ལས་སྤྲུལ་ཏེ་མདུན་གྱི་བར་སྣང་ལ་ཞུགས་པ་ལས།

Danach erwachte der Meister, der siegreiche Eroberer, der große Heiler, der Medizinbuddha und König des aquamarinblauen Lichts aus seiner meditativen Versenkung und begab sich in die heilende Meditation namens „Erfüllung von Bedürfnissen und Wünschen". Unmittelbar, nachdem er diesen Zustand erreichte, strahlten hunderte und tausende bunte Strahlen aus seinem Nabel in zehn Richtungen, die dort die Leiden der Entbehrungen aller fühlenden Wesen ausmerzten. Als die Strahlen alle von inneren und äußeren Faktoren verursachten Krankheiten befriedet hatten, zogen sie sich wieder in seinen Nabel zurück. Danach stand die aus Weisheit entstandene Emanation des Meisters *rig pa'i ye shes* vor ihm im Raum.

གསུང་གི་སྤྲུལ་པ་དྲང་སྲོང་ཡིད་ལས་སྐྱེས་ཞེས་བྱ་བ་དེས་སྟོན་པ་ལ་ཕྱག་དང་སྐོར་བ་བྱས་ནས་འདི་སྐད་ཅེས་ཞུས་སོ། །ཀྱེ་སྟོན་པ་དྲང་སྲོང་རིག་པའི་ཡེ་ཤེས་ལགས། །རྒྱས་པར་བཤད་རྒྱུད་དེ་ལྟར་གསུངས་ལགས་ན། །མན་ངག་རྒྱུད་ལ་ཇི་ལྟར་བསླབ་པར་བགྱི། །འཚོ་མཛད་སྨན་པའི་རྒྱལ་པོས་བཤད་དུ་གསོལ། །

Der Weise *yid las skyes,* die Emanation der Sprache des Buddhas, machte vor dem Meister Niederwerfungen, umrundete ihn auf Knien und stellte die folgende Frage: „O Meister, du Weiser *rig pa'i ye shes,* nun, da du uns das Tantra der Erklärung erläutert hast, wie kann man das Tantra der mündlichen Überlieferung erlernen? Heiler und König der Ärzte, erkläre es uns bitte.“

ཞེས་ཞུས་པ་དང་། ཡོན་ཏན་ལས་སྤྲུལ་པའི་དྲང་སྲོང་རིག་པའི་ཡེ་ཤེས་དེས་འདི་སྐད་ཅེས་གསུངས་སོ། །ཀྱེ་དྲང་སྲོང་ཆེན་པོ་ཡིད་ལས་སྐྱེས། །གསུམ་པ་མན་ངག་རྒྱུད་ལ་བསླབ་པ་ནི། །

Als er diese Worte hörte, sprach der Weise *rig pa'i ye shes*, die Emanation der Weisheit: „Großer Weiser *yid las skyes*, das dritte Tantra, das Tantra der mündlichen Überlieferung, ist wie folgt zu erlernen:

འགྲོ་མཆོག་གཙོ་བོར་གྱུར་པའི་མི་ལུས་ཀྱང་། །མ་རིག་འཁྲུལ་པའི་དབང་གིས་འཁོར་བར་འཁྱམ། །གཏི་མུག་དབང་གིས་སྐྱོན་ཡོན་རྒྱུ་མ་ཤེས། །འདོད་པའི་དབང་གིས་སྡིག་པའི་ལས་མང་སྤྱད། །ཞེ་སྡང་དབང་གིས་གཞན་ལ་གནོད་དུ་བཙུགས། །ཕྲག་དོག་དབང་གིས་མཐོ་ལ་འགྲན་སེམས་བསྐྱེད། །ང་རྒྱལ་དབང་གིས་དམའ་ལ་ཁྱད་དུ་བསད། །རིག་པ་སྦྱང་པས་ཚོམ་པ་ཀུན་ལ་འདུག །མདོ་དོན་ཆུང་བས་ཡུན་གྱི་སྲིད་མ་རྙེད། །

Sogar die Menschen, die höchsten aller Lebewesen, wandeln in zyklischen Leben und können aus Unwissenheit die Ursachen von Fehlern und Verdiensten nicht erkennen. Aus Begierde begehen sie zahlreiche untugendhafte Taten, fügen anderen aus Zorn absichtlich Schaden zu, stehen aus Eifersucht im Wettstreit mit Vorgesetzten, machen Untergebene aus Stolz herunter, verfolgen trotz ihrer Intelligenz bedeutungslose Ziele und können aus Mangel an Durchhaltevermögen die höchste Erleuchtung nicht erreichen.

ལས་ངན་བག་ཆགས་རྒྱུན་འཁྲིགས་བསགས་པ་ཡིས། །འཁོར་བའི་ཁ་བརྒྱུད་ལུས་ངན་སྣ་ཚོགས་བླངས། །དེ་ཕྱིར་ལས་དང་ཉེས་པ་ལས་བྱུང་བའི། །བཞི་བརྒྱ་རྩ་བཞིའི་ནད་དུ་གྲགས་པ་ཡིས། །བདེ་བའི་བར་སྐབས་མེད་པར་ལུས་སེམས་གདུངས། །

Infolge einer ständigen Anhäufung der Eindrücke von untugendhaften Taten irren Menschen in zyklischen Daseinsformen und werden immer wieder unglücklich geboren. Sie leiden daher ohne kurzes Glück physisch und mental an „vierhundertundvier“ Krankheitsarten, die [negativem] Karma und *nyes pa* zuzuschreiben sind.

དེ་ལ་ཉེས་པ་ཁོང་ནད་ཚད་པ་དང་། །ལུས་སྟོད་དོན་སྣོད་གསང་བ་འཐོར་བུའི་ནད། །ཕྲན་སྐྱེས་

ཛ་བརྒྱད་ལུས་སྤྱིར་གསོ་བར་སྟོན། །བྱིས་པ་མོ་ནད་གདོན་མཚོན་དུག་ནད་དང་། །རྒས་པ་རོ་ཙ་ཡན་ལག་བརྒྱད་པོ་ཡིས། །སྤྱི་བོའི་གཙུག་ནས་རྐང་མཐིལ་ཡན་ཆད་ཀྱི། །ནད་ཀྱི་རིགས་སུ་གྱུར་པའི་བཅོས་ཐབས་ཀུན། །ལག་ལེན་མན་ངག་རྒྱུད་ཆེན་འདི་ནང་དུ། །བརྩེ་བའི་སེམས་ཀྱིས་དྲང་སྲོང་ཁྱོད་ལ་བཤད། །གུས་པས་ཉོན་ལ་ཡིད་ལ་ཟིན་པར་གྱིས། ། དྲིགས་མེད་བྱམས་པའི་སེམས་ཀྱིས་ནད་པ་གསོས། །

Diese Krankheiten werden in acht Zweigen gruppiert und erläutert: allgemeine Erkrankungen des Körpers, Kinderkrankheiten, Frauenkrankheiten, von Geistern verursachte Erkrankungen, Wunden, Vergiftungen, Alterskrankheiten und Unfruchtbarkeit. Die allgemeinen Erkrankungen des Körpers werden in acht Abschnitten genauer erklärt: *nyes pa*, Stoffwechselkrankheiten, Hitze-Krankheiten, Krankheiten des Oberkörpers, Krankheiten der Vollorgane und Hohlorgane, Erkrankungen des Genitaltraktes, nicht klassifizierte Krankheiten und endogene Krankheitsherde. Mit liebevoll fürsorglichen Gedanken möchte ich dir, o Weiser, die praktischen Unterweisungen zur Behandlung aller Krankheiten, vom Scheitel bis zu den Fußsohlen, erläutern. Höre aufmerksam zu, behalte alles, was gelehrt wurde, im Gedächtnis und heile die Patienten mit Mitgefühl ohne jegliche Arglist.

ཀྱི་དྲང་སྲོང་ཆེན་པོ་ཡིད་ལས་སྐྱེས། །བློ་རབ་དོན་དུ་རྩ་རྒྱུད་མདོར་བསྡུན་བཤད། །བློ་འབྲིང་དོན་དུ་བཤད་རྒྱུད་རྒྱས་པར་བཤད། །ཐ་མའི་དོན་དུ་ཞིབ་ཏུ་རྒྱས་པ་ཡི། །དམར་ཁྲིད་ལག་ལེན་གཅིག་ཏུ་ཁྲིགས་བསྡེབས་པའི། ། མན་ངག་རྒྱུད་འདི་བཅོ་ལྔའི་སྐབས་ཀྱིས་དབྱེ། །དེ་ལ་རླུང་མཁྲིས་བད་ཀན་སྣ་དྲངས་ནས། །ནད་རིགས་གང་ལ་གསོ་ཐབས་གང་དགོས་པ། །ཁྱོད་ཀྱིས་དྲིས་ཤིག་ང་ཡིས་བཤད་ལུང་སྦྱིན། །

Großer Weiser *yid las skyes*, das Wurzel-Tantra wurde als Zusammenfassung für jene mit besonderer Auffassungsgabe zusammengestellt, und das Tantra der Erklärung in umfangreicher Form für jene mit mittlerem Auffassungsgabe. Für jene mit geringerer Auffassungsgabe wird das Tantra der mündlichen Überlieferung, eine gut ausgearbeitete, systematische Anleitung für praktische Anwendungen, in 15 Kategorien erklärt. Du kannst mich fragen, welche Behandlungen für *rlung*, *mkhris pa* und *bad kan* sowie für alle anderen Krankheiten erforderlich sind, und ich werde dir die überlieferten Auslegungen darstellen.“

ཞེས་གསུངས་པ་དང་། དྲང་སྲོང་ཡིད་ལས་སྐྱེས་ཀྱིས་འདི་སྐད་ཅེས་ཞུས་སོ། །དྲང་སྲོང་ཆེན་པོ་

རིག་པའི་ཡེ་ཤེས་ལགས། །ཁྱོད་ནི་འགྲོ་ཀུན་དཔལ་དུ་ཤར་བས་ན། །དང་པོ་མདོ་གནས་རྩ་རྒྱུད་བསྡུས་པར་གསུངས། །དེས་མ་གྲོལ་ལ་བཤད་རྒྱུད་རྒྱས་པར་གསུངས། །ད་ནི་དེ་ཡི་ལག་ལེན་མན་ངག་རྒྱུད། །སྐབས་ཀྱི་དབྱེ་བ་བཅོ་ལྔར་གསུངས་པ་ལས། །ཉེས་གསུམ་གསོ་བའི་སྐབས་ལ་ཇི་ལྟར་བསླབ། །རླུང་དང་མཁྲིས་པ་བད་ཀན་རྣམ་གསུམ་གྱི། །རྒྱུ་རྐྱེན་དབྱེ་བ་རྟགས་དང་བཅོས་ཐབས་རྣམས། །འཚོ་མཛད་སྨན་པའི་རྒྱལ་པོས་བཤད་དུ་གསོལ། །ཀྱེ་ཧོ་འགྲོ་བའི་དོན་དུ་བཤད་དུ་གསོལ། །གྲོགས་ཀྱི་དམ་པར་དགོངས་ལ་བཤད་དུ་གསོལ། །ཅེས་ཞུས་སོ། །

Nachdem dies gesagt wurde, stellte der Weise *yid las skyes* die folgende Frage: „Großer Weiser *rig pa'i ye shes*, du hast dich zum Vorteil aller [fühlenden] Wesen offenbart und zuerst das Wurzel-Tantra als Zusammenfassung, danach das Tantra der Erklärung in detaillierterer Form für jene erläutert, welche die Zusammenfassung nicht verstanden haben. Wie können wir nun aus dem Tantra der mündlichen Überlieferung mit seinen 15 Kategorien praktischer Anleitungen zum vorherigen Tantra die Kategorie zur Heilung der drei *nyes pa* erlernen? [1] Möge der Heiler der höchsten Erleuchtung, der König der Ärzte uns bitte die Ursachen, [mit Krankheit in Zusammenhang stehende] Umstände, Klassifikationen, Zeichen und Symptome sowie Behandlungsmethoden für *rlung*, *mkhris pa* und *bad kan* erläutern. Ja, bitte erkläre uns dies zum Wohle aller [fühlenden] Wesen, indem du sie alle als deine höchsten Freunde betrachtest!" Solcherart wurde gebeten.

བདུད་རྩི་སྙིང་པོ་ཡན་ལག་བརྒྱད་པ་གསང་བ་མན་ངག་གི་རྒྱུད་ལས་མན་ངག་རྒྱུད་ཞུས་པའི་ལེའུ་སྟེ་དང་པོའོ།

Dies ist das erste Kapitel, die „aufrichtige Bitte um Offenbarung des Tantras der mündlichen Überlieferung" aus dem Tantra der geheimen mündlichen Unterweisung über die acht Zweige des Nektars der Medizin.

Anmerkung des Herausgebers der deutschen Ausgabe:

1 Einer alten, seit zahlreichen Generationen überlieferten Anekdote aus der Geschichte der Tibetischen Medizin ist zu entnehmen, dass eines Tages der mit umfangreichem Wissen versehene Lehrer – es war Jivaka, der Arzt des Buddha, sein tibetischer Name war *'tsho byed gzhon nu* – die um ihn versammelten Schüler aufforderte, den Unterrichtsraum zu verlassen, um in der Umgebung nach Pflanzen Ausschau zu halten, die keinerlei Heilwirkung aufweisen. Mit diesem Auftrag versehen, machten sich die Schüler auf den Weg.
Einige der Ausgesandten kamen bereits nach kurzer Zeit zurück. Sie trugen diverseste Wurzeln, Früchte eines Baumes, Blüten, etc. in der Hand. Andere benötigten etwas länger. Doch einer der Schüler, er war mit besonderen Talenten versehen, konnte, so sehr er sich auch bemühte, keinerlei Pflanze ohne Heilwirkung finden, und kam aus diesem Grund am dritten Tag mit leeren Händen wieder zu seinem Lehrer zurück. Natürlich pries ihn sein Lehrer,da laut seinen Ausführungen in der Natur nichts ohne Heilqualitäten zu finden sei.

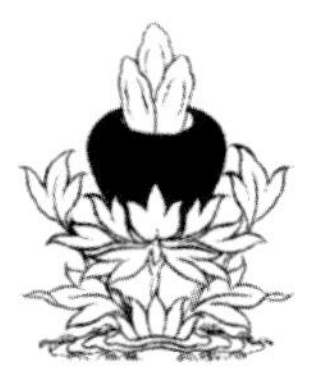

དེ་ནས་སྟོན་པ་དྲང་སྲོང་རིག་པའི་ཡེ་ཤེས་ཀྱིས་འདི་སྐད་ཅེས་གསུངས་སོ། །ཀྱེ་དྲང་སྲོང་ཆེན་པོ་ཉོན་ཅིག །

Danach sprach der Meister, der Weise *rig pa'i ye shes* die folgenden Worte: „O großer Weiser, höre mir zu.

དང་པོ་ཉེས་གསུམ་གསོ་བའི་སྐབས་བསྟན་པ། །རླུང་དང་མཁྲིས་པ་བད་ཀན་གསུམ་དུ་བཤད། །

Die Kategorie zur Heilung der drei *nyes pa* wird in den drei Kapiteln *rlung*, *mkhris pa* und *bad kan* erörtert.

དེ་ལ་རླུང་ནི་ནད་ཀུན་འཁྲུག་པའི་རྒྱུ། །སྔ་འདྲེན་མཇུག་སྡུད་འཁོར་དང་ཁྱབ་པར་བྱེད། །རང་རྒྱུད་གདུག་ཅིང་ནད་མང་རྩུབ་པའི་ཕྱིར། །ཐོག་མར་རླུང་གི་བཅོས་ཐབས་བཤད་པར་བྱ། །

Unter diesen wird die Behandlung von *rlung*-Krankheiten zuerst erläutert, denn *rlung* ist die Ursache, die alle Krankheiten stört [1]. Es [verursacht] den Beginn und das Ende [einer Krankheit], verteilt und verbreitet sie, und ist von schädlicher Art, da [*rlung*] aufgrund seiner rauen Merkmale bei vielen Krankheiten Störungen verursacht.

ཀྱེ་དྲང་སྲོང་ཆེན་པོ་མ་ཡེངས་གུས་པས་ཉོན། །

Großer Weiser, höre ehrerbietig und ohne dich abzulenken zu.

རླུང་གི་ནད་ལ་རྒྱུ་རྐྱེན་དབྱེ་བ་དང་། །རྟགས་དང་བཅོས་ཐབས་རྣམ་པ་ལྔ་ཡིས་བསྟན། །

rlung-Krankheiten werden in fünf Abschnitte eingeteilt: Ursachen, [mit Krankheit in Zusammenhang stehende] Umstände, Klassifikation, Anzeichen und Symptome sowie Behandlungsmethoden.

རྒྱུ་ནི་མ་རིག་ལས་བྱུང་འདོད་ཆགས་ཀྱིས། །བསྐྱེད་རླུང་མཚན་ཉིད་དྲུག་ལྡན་ཐ་མལ་གནས། །

rlung ist die Ursache von *rlung*-Krankheiten, es entsteht aus der durch Unwissenheit verursachten Begierde und ist im ausgeglichenen Stadium mit sechs Eigenschaften ausgestattet.

དེ་རྐྱེན་ཁ་དང་ཡང་རྩུབ་བསྟེན་དྲགས་དང་། །ཆགས་པས་དུབ་དང་ལྟོ་དང་གཉིད་ཆག་དང་། །ལྟོ་སྟོང་ལུས་ངག་བྱ་བ་དྲག་ཤུལ་དང་། །ཁྲག་མང་ཟགས་དང་འཁྲུ་སྐྱུགས་དྲག་པོས་བཏབ། །བསིལ་བུས་བུས་དང་ག་ཆད་ངུས་པ་དང་། །སྨྱུ་ངན་སེམས་ལས་ཁ་ཡི་ལས་ཆེས་དང་། །བཅུད་མེད་ཁ་ཟས་ཡིན་ལ་གཏད་པ་དང་། །ཤུགས་བཀག་པ་དང་ནན་གྱིས་བཙིར་བ་ཡི། །

Die [mit Krankheit in Zusammenhang stehende] Umstände sind übermäßige Einnahme von Nahrungsmitteln mit bitterem Geschmack sowie leichter und rauer Potenz, Erschöpfung durch Verausgabung in sexuellen Aktivitäten, Nahrungs- oder Schlafentzug, anstrengende körperliche Tätigkeiten und unermüdliches Sprechen auf leeren Magen, starke Blutungen, schwerer Durchfall und starkes Erbrechen, zu langer Aufenthalt im kühlen Wind, Erschöpfung durch zu langes Weinen, Erfahrung von extremem Kummer, ein Übermaß an geistigen Aktivitäten und zu langes Sprechen, Einnahme von nicht nahrhafter Nahrung über lange Zeit und gewaltsames Zurückhalten oder Auspressen der körperlichen Ausscheidungen.

རྐྱེན་དེས་དང་པོར་རང་གནས་འཕེལ་ཞིང་གསོག །རང་གི་ནུས་སྟོབས་རྒྱས་ནས་རྐྱེན་ཕྲད་སློང་། །རྐྱེན་དྲག་གསོག་ལྡང་དུས་གཅིག་བྱེད་པའང་ཡོད། །ལངས་ནས་འཇུག་སྒོ་དྲུག་ཞུགས་རང་རྟགས་སྟོན། །བདེ་མེད་རླུང་ནད་དྲུག་ཅུ་རྩ་གསུམ་འགྱུར། །

Diese [mit Krankheit in Zusammenhang stehende] Umstände führen anfangs zu vermehrtem *rlung*, welches sich an seinen angestammten Lokalisationen ansammelt. Sobald das angesammelte *rlung* sich weiterentwickelt und auf unmittelbare Umstände trifft, manifestiert es sich. Wird es mit schwerwiegenden Umständen konfrontiert, kann seine Ansammlung und Manifestation gleichzeitig erfolgen. Nach seiner Manifestation durchläuft *rlung* sechs Arten des Eintritts und zeigt Anzeichen und Symptome, welche schließlich zur den Leiden der 63 Arten von *rlung*-Krankheiten werden.

དེ་ལ་དབྱེ་ན་སྤྱི་དང་བྱེ་བྲག་གཉིས། །སྤྱི་ལ་དབྱེ་ན་རིགས་དང་གནས་སུ་སྦྱར། །

[*rlung*-Krankheiten] werden in zwei Arten klassifiziert: allgemeine und spezifische. Die allgemeinen [Krankheiten] werden in zwei weitere Gruppen nach Art und Lokalisation klassifiziert.

རིགས་ནི་གཞན་རྒྱུད་ཡོག་པའི་ལམ་ཞུགས་པ། །

[*rlung*-Krankheiten], die nach ihrer Art klassifiziert werden, sind abhängige Krankheiten: Sie treten gemeinsam mit anderen auf und kreuzen deren Verlauf.

རླུང་ནད་ཨ་ཝརྟ་དང་ད་རྐན་གཉིས། །འགྲམ་པ་ཉམས་དང་ལྕེ་ལྡི་བ་ཕྱོགས་གཅིག་གུག །རྩ་འཛིན་གཞོགས་ཕྱེད་སྐམས་དང་ལུས་ཀུན་སྐམས། །ཤིང་རེངས་དཔུང་འཇའ་བི་ཤ་ཙེ་དང་ནི། །སྲ་འཐེང་དང་ནི་བརླ་རེངས་ཅེ་སྤྱང་མགོ །ཚེར་མ་གཟུགས་འཁུམས་ཁ་ལི་རྐང་བརྩེ་དང་། །རྐང་པ་ཚ་བ་ཞེས་བྱ་ཉི་ཤུར་བཤད། །

Die 20 Arten der *rlung*-Krankheiten sind *a warta*, die zwei *da rgan phyir dgye* und *da rgan nang gug, 'gram pa nyams pa, lce ldib, phyogs gcig gug, rtsa 'dsin, gzhogs phyed skams, lus kun skams, shing rengs, dpungs 'ja', bi sha tse, sra 'theng, brla rengs, ce spyang mgo, tsher ma, gzugs 'khums, kha li, rkang brtse* und *rkang pa tsha ba.*[2]

མདོར་བསྡུས་རེངས་འཁུམས་སྐམས་དང་སྐྲོས་པ་དང་། །འཕྱེས་གཟེར་འཕྱོས་དང་བོག་པ་བརྒྱད་དུ་བསྡུ། །

Diese können in acht Kategorien zusammengefasst werden: Steifheit, Kontraktion, Trockenheit, Schwellung, Lähmung [3], scharfer Schmerz, unkontrollierte Bewegungen und Bewusstlosigkeit [4].

གནས་ནི་རང་རྒྱུད་གནོད་བྱ་ལ་ཞུགས་པ། །

[*rlung*-Krankheiten], die nach Lokalisation klassifiziert werden, sind unabhängige Krankheiten, da sie nur das jeweilige Objekt des Leidens befallen.

ལྤགས་གྲམ་ཤར་རྒྱས་རྩ་རུ་རྒྱུ་བ་དང་། །རུས་ལ་ཞེན་དང་དོན་བབས་སྣོད་དུ་ལྷུང་། །དབང་པོ་ལྔ་ལ་མེ་ཏོག་ཤར་བའོ། །

Diese [*rlung*-Krankheiten] verbreiten sich auf der Haut, entwickeln sich in Muskelgewebe, zirkulieren durch die Gefäße, haften den Knochen an, befallen Vollorgane, sinken in die Hohlorgane und manifestieren sich in den fünf Sinnesorganen [5].

དེ་ལ་དང་པོ་ལྤགས་ལ་གྲམ་པ་གཅིག །གཉིས་པ་ཤ་དང་ཚིལ་ལ་ཞུགས་པ་གཉིས། །གསུམ་པ་རྩ་རྒྱུ་ཁྲག་ལ་ཞུགས་པ་གསུམ། །བཞི་པ་རུས་ཚིགས་རྐང་དང་བཅུད་ཞུགས་བཞི། །ལྔ་པ་གློ་སྙིང་མཆིན་མཆེར་མཁལ་ཞུགས་ལྔ། །དྲུག་པ་ཟས་དང་མ་ཞུ་ཞུ་བའི་གནས། །མཁྲིས་པ་བཤང་གཅི་མངལ་དུ་ཞུགས་པ་བདུན། །དབང་པོ་མགོ་མིག་རྣ་བ་སྣ་སོ་དང་། །ཀུན་ལ་ཞུགས་དང་ཉི་ཤུ་བརྒྱད་དུ་བཤད། །

Die erste [dieser Krankheiten] verbreitet sich auf der Haut. Die zweite befällt zwei [Bereiche], nämlich Muskel und Fettgewebe. Die dritte tritt an drei [Bereichen] auf, in Leitbahnen, an Bändern und im Blut. Die vierte greift vier [Bereiche] an, Knochen, Gelenke, Knochenmark und Fortpflanzungssubstanzen. Die fünfte beeinträchtigt fünf [Bereiche], Lunge, Herz, Leber, Milz [6] und Niere. Die sechste betrifft sieben [Bereiche], nämlich Magen, Bereiche der unverdauten Nahrung, Bereiche der verdauten Nahrung, Gallenblase, Enddarm, Harnblase und Gebärmutter. [Mit weiteren *rlung*-Krankheiten], welche Kopf, Augen, Ohren, Nase, Zähne und den gesamten Körper befallen, ergeben sich insgesamt 28 [Krankheitsbereiche].

མདོར་བསྡུས་མགོ་རླུང་སྙིང་རླུང་གློ་རླུང་དང་། མཆིན་རླུང་ཕོ་རླུང་ལོང་རླུང་མཁལ་རླུང་བདུན། །

Diese können in sieben Gruppen zusammengefasst werden: *rlung*-Krankheiten mit Bezug zu Kopf, Herz, Lunge, Leber, Magen, Dickdarm und Niere.

བྱེ་བྲག་དབྱེ་བ་སྲོག་འཛིན་གྱེན་རྒྱུ་དང་། །ཁྱབ་བྱེད་མེ་མཉམ་ཐུར་སེལ་རྒྱུད་པ་ལྔ། །བད་ཀན་མཁྲིས་པར་འདྲེས་པས་བཅུ་རུ་བཤད། །

Die spezifische Kategorie enthält fünf Arten von *rlung* – lebenserhaltendes *rlung*, aufsteigendes *rlung*, durchdringendes *rlung*, feuerbegleitendes *rlung* und abwärts treibendes *rlung* – sowie die zehn kombinierten Krankheiten, indem [jede dieser fünf Arten] mit *bad kan* und *mkhris pa* in Kombination auftritt.

བརྟག་པའི་ཐབས་ལ་རྣམ་པ་གསུམ་ཡིན་ཏེ། །སློང་བ་རྒྱུ་ཡི་སྒོ་ནས་བརྟག་པ་དང་། །མཚན་ཉིད་རྟགས་ཀྱི་སྒོ་ནས་བརྟག་པ་དང་། །ཕན་གནོད་གོམས་པའི་སྒོ་ནས་བརྟག་པའོ། །

Es gibt drei Arten von Diagnosemethoden: Diagnose anhand der Ursachen [und der Krankheit in Zusammenhang stehenden Umstände], Diagnose anhand der Anzeichen bzw. Symptome sowie Diagnose anhand der Einschätzung der zuträglichen und abträglichen Einflüsse [von Ernährung und Verhalten].

དང་པོ་སློང་བ་རྒྱུ་ལ་བརྟག་པ་ནི། །གོང་གི་ཟས་དང་སྤྱོད་ལམ་རྐྱེན་རྣམས་ཀྱིས། །བསླང་ནས་ན་ན་རླུང་ལས་གཞན་མི་སྲིད། །དེ་ཕྱིར་དང་པོ་རྒྱུ་བརྟག་གཅེས་པ་ཡིན། །

Erstens, bei der Diagnose anhand der Ursachen, wird überprüft, ob Ernährung und Verhalten wie oben erwähnt die Krankheit verschlimmern. Ist dies der Fall, kann es sich nur um eine *rlung*-Krankheit handeln. Es ist daher entscheidend, zuallererst die Ursachen der Krankheit zu untersuchen.

མཚན་ཉིད་རྟགས་ལ་སྤྱི་དང་བྱེ་བྲག་གཉིས། །

Es gibt zwei Arten der Diagnose anhand der Anzeichen und Symptome: allgemein und spezifisch.

སྤྱི་རྟགས་རྩ་ནི་སྟོང་ལ་རྒྱལ་བ་དང་། །ཆུ་ནི་ཆུ་འདྲ་དྭངས་ལ་ལོག་རྗེས་སྐྱ། །འགྲོ་འདོད་ཤུགས་འདེབས་ཞེས་པ་ཡང་ལ་འཕྱོ། །མགོ་བོ་ཟེ་འཁོར་རྣ་བ་འུར་ལ་འཁྲིག །ལྕེ་སྐམ་དམར་རྩུབ་ཁ་རོ་བསྐ་བ་བྲོ། །གཟེར་འཕོ་གྲང་འདར་འགུལ་ཁྱབ་ཟུག་དང་སྐྱོམ། །རེངས་འཁུམས་བྱེ་ཆག་འབྱིན་དང་དཀྲིས་སྙམ་བྱེད། །འགུལ་ན་ཟུག་ཆེ་སྤུ་བརྩེ་ཕུམ་བསེར་ཁྱེར། །གཉིད་མེད་གཡལ་འདར་རྒྱང་འདོད་ཚིག་པ་ཟ། །དཔྱི་རྐེད་རུས་ཚིགས་མ་ལུས་བརྡུངས་སྙམ་བྱེད། །ལྟག་པ་བྲང་དང་མྱུར་འགྲམ་ཟུག་ཅིང་གཟེར། །རླུང་གསང་རྣམས་ནི་ཁ་བྱེ་མནན་ན་ན། །སྟོང་སྐྱུགས་བྱེད་ཅིང་ཐོ་རངས་ལྡུ་གསོབ་ལ། །སྣོ་འཁྲིག་དགོངས་དང་ཐོ་རངས་ཞུ་རྗེས་ན། །

Die allgemeinen Anzeichen und Symptome von rlung-Krankheiten sind folgende: leerer und oberflächlicher Puls; Urin, der wie Wasser und transparent ist, der nach dem Prozess der Transformation heller wird; Bewegungsdrang; Seufzen; unruhiger, delierender Geist; Benommenheit; Ohrensausen; trockene, rötliche und raue Zunge; adstringierender Geschmack im Mund; wechselhafte Schmerzen; Zittern vor Kälte; sich bei Bewegung ausbreitender Schmerz; Abgeschlagenheit; Steifheit und Kontraktionen der Glieder; das Gefühl, als wären Muskeln oder Knochen voneinander getrennt oder Knochen gebrochen; hervortretende Augen; das Gefühl, als wäre der Körper angekettet; Druckempfindlichkeit der Haarfollikel; Schüttelfrost; Schlaflosigkeit; Gähnen; Zittern;

Gliederstrecken; Reizbarkeit; Gefühl, als ob Hüfte, Taille und Gelenken ausnahmslos geschlagen werden; scharfer Schmerz in Nacken, Brust und Kiefer; Öffnungen der *rlung*-Punkte schmerzen bei Druck; trockenes Würgen; Auswurf von schäumendem Schleim bei Tagesanbruch; aufgetriebener und knurrender Bauch; Verschlechterung der Zustände bei Tagesanbruch, bei Einbruch der Dunkelheit und nach der Verdauung.

བྱེ་བྲག་བརྟག་པ་རླུང་གིས་སྒྲུར་པོར་བསྡུས། །འཁྲུན་ཞིང་དྲན་མེད་མིག་ཏར་དབུགས་འབྱིན་དཀའ། །དེ་མིང་རླུང་ནད་ཨ་ཝརྟ་ནར་བཤད། །

Die spezifischen Anzeichen und Symptome von *rlung*-Krankheiten sind folgende: Typisch für *a warta* ist eine gekrümmte Körperhaltung, Stöhnen, Gedächtnisverlust, ein starrer Blick sowie Schwierigkeiten beim Ausatmen aufgrund von *rlung*.

ད་རྒན་ཕྱིར་དགྱེ་བྲང་འབུར་གཉའ་བ་བསྡུངས། །སྙག་པ་དགྱེ་ལ་སོ་འཆའ་ལྦུ་བར་སྐྱུག །མགོ་དང་འགྲམ་པ་རྒྱབ་ན་སྐད་མི་ཕྱིན། །མིག་ཏར་གཡལ་འབྱུང་རྩིབ་ལོགས་གཉིས་སུ་ཟུག །

da rgan phyir dgye zeigt sich durch einen vorgewölbten Brustkorb; verkürzten Hals; klappernde Zähne; schaumiges Erbrechen; Schmerzen im Bereich von Kopf, Wangen und oberem Rücken; Unfähigkeit zu sprechen, starren Blick, Gähnen und Schmerzen an beiden Seiten des Rippenbogens.

ད་རྒན་ནང་གུག་ན་ཚུལ་དེ་འདྲ་ལ། །སྐེ་བསྡུངས་བྲང་དུ་བསྡུས་ཏེ་རོ་སྟོད་འབུར། །

Die Symptome von *da rgan nang gug* sind ähnlich wie oben genannte. Der Hals wird eingezogen, der Brustkorb nach innen gewölbt, was zu einer buckligen Haltung führt.

འགྲམ་པ་ཉམས་པ་འཐམས་འཕྱང་འབྱེད་འཛུམ་ཉམས། །

Bei *'gram pa nyams pa* ist die Beweglichkeit des Kiefergelenks wegen einer Verkrampfung oder Sperre des Unterkiefers eingeschränkt.

ལྕེ་ལྡིབ་བཟའ་བཏུང་སྨྲ་དཀའ་ལྐུགས་ལྡིབ་ཐེན། །

lce ldib zeigt sich durch Schwierigkeiten beim Essen, Trinken und Sprechen sowie durch Stummheit, unartikuliertes Sprechen bzw. Stottern.

གཞོགས་གཅིག་གུག་པ་ཁ་ཡོ་མགོ་བོ་འདར། །ཚིག་ཐོགས་མིག་རེངས་དྲན་ཉམས་གཉིད་ལོག་
དངངས། །

Merkmale von *gzhogs gcig gug* sind Gesichtslähmung, Zittern des Kopfes, Stottern, starre Augen, ein schwaches Gedächtnis und Ängste beim Aufwachen.

རྩ་འཛིན་རླུང་ཁྲག་སྤྱི་བོའི་རྩར་ཞུགས་ཏེ། །ནད་ཚབས་དྲག་ལ་སྤྱི་གཙུག་ཤ་མདོག་ནག །

rtsa 'dsin ist ein akuter Zustand: *rlung* und Blut infiltrieren in die Zerebralgefäße und verursachen eine Verdunkelung am Scheitel.

གཞོགས་ཕྱེད་སྐམས་པ་ཚོར་མེད་བྱ་བ་ཉམས། །

Bei *gzhogs phyed skams* kommt es auf einer Körperseite zu Gefühllosigkeit und motorischer Fehlfunktion.

ལུས་ཀུན་སྐམས་པ་ཐམས་ཅད་དེ་དང་འདྲ། །

lus kun skams beeinträchtigt den gesamten Körper und zeigt ähnliche Symptome wie *gzhogs phyed skams.*

ཤིང་རེངས་དགྱེ་དགུ་མི་ཤེས་ཤིང་ལྟར་རེངས། །

Im Zustand von *shing rengs* ist [der Körper] steif wie ein Stock und man kann sich weder strecken noch beugen.

དཔུང་འཇའ་ཕྲག་ཞུགས་འདེགས་སོགས་བྱ་ཉམས་ན། །

dpung 'ja' wirkt sich auf die Schultern aus und verursacht einen eingeschränkten Bewegungsradius, zum Beispiel beim Heben.

བི་ཤ་ཙེ་ནི་ལག་སོར་བྱ་བ་ཉམས། །

bi sha tse äußert sich durch Fehlfunktion der Fingerbeweglichkeit.

སྲ་འཐེང་བརླ་ནང་ཆུ་བ་ལ་ཞུགས་པས། །འགྲོ་འདར་ཚིགས་ལྷོད་འཐེང་ཞིང་རྐང་པ་འཁྱེས། །

sra 'theng beeinträchtigt die Bänder im Bereich der Oberschenkel und verursacht damit ein Zittern beim Gehen, schlaffe Gelenke, Hinken und Lähmung der Beine.

བརླ་རེངས་བད་ཀན་ཚིལ་འཕེལ་བརླ་རུས་ཞེན། །གྲང་ཞིང་ཚོར་མེད་འདེགས་དཀའ་ལྕི་བའོ། །

Anzeichen für *brla rengs* sind Kältegefühl, Gefühllosigkeit, Schwierigkeiten beim Heben [der Beine] und Schweregefühl aufgrund einer übermäßigen Ansammlung von *bad kan* und Fett im Bereich der Oberschenkel.

རླུང་ཁྲག་པུས་མོར་སྤུངས་པ་ཅེ་སྤྱང་མགོ །

ce sphyang mgo zeigt sich durch eine Schwellung der Knie, die durch die Ansammlung von *rlung* und Blut verursacht wird.

ལོང་མོར་ཞུགས་པ་རླུང་ནད་ཚེར་མ་སྟེ། །

tsher ma ist ein Zustand, der die Knöchel beeinträchtigt.

ཧེང་ཆུར་ཞུགས་ན་བྱིན་རེངས་གཟུགས་འཁུམས་ཡིན། །

gzugs 'khums zeigt Auswirkungen auf die Bänder der Knie und verursacht Steifheit der Wadenmuskeln.

གཟུགས་འཁུམས་བི་ཤ་ཙེ་འདོམ་ཁ་ལིར་བཤད། །

kha li ist eine Kombination von *gzugs 'khums* und *bi sha tse.*

རྐང་པ་བརྩེ་བ་རྐང་བརྩེ་ཞེས་བྱ་སྟེ། །

rkang pa brtse zeigt sich typischerweise in stechenden Empfindungen in den Füßen.

རྐང་པ་ཚ་བ་རྡོད་བཅས་འགྲོ་ཚེ་ཚ། །

Bei *rkang pa tsha ba* kommt es zu warmen Füßen mit brennenden Empfindungen beim Gehen.

མདོར་བསྡུས་རེངས་འཁུམས་དགྱེ་དགུ་བརྐྱང་བསྐུམ་ཉམས། །སྐམས་པ་ཚོར་མེད་བྱ་ཉམས་ཞ་ཐུགས་འབྱར། །སྲོས་པ་གཡོ་ཞིང་སྐྲངས་ལ་འཕེལ་འགྲི་བྱེད། །འཕྱེས་པ་སྨད་བཤལ་རྐང་པ་ལྕི་ལ་ཐེམ། །གཟེར་བ་ཀར་ཟུག་ནད་དྲག་ངེས་མེད་འཕོ། །འཕྱོས་པ་གཉིད་མེད་མང་སྨྲ་ངུ་བྲོ་དགོད། །ལྐུགས་པ་སྟོབས་དང་དྲན་ཉམས་སྨྲ་མི་ཤེས། །

Kurz gesagt äußern sich Steifheit und Kontraktion durch Verlust der Beweglichkeit wie Strecken und Beugen von Körper und Gliedern. Trockenheit führt zu Gefühllosigkeit, Fehlfunktion und Auszehrung. Kennzeichen der Schwellung sind nicht lokalisierte Schwellungen, die wandern. Typisch für Lähmung sind die Fehlfunktion der unteren Extremitäten, Schweregefühl und Taubheit der Füße. Scharfer Schmerz äußert sich durch qualvolle, nicht lokalisierte Schmerzen. Delirium verursacht Schlaflosigkeit, Geschwätzigkeit und Weinen, Tanzen und Lachen. Merkmale der Stummheit sind ein schwacher Körper, schlechtes Gedächtnis und die Unfähigkeit zu sprechen.

གནས་དང་སྦྱར་ན་ཐུགས་ལ་རླུང་གྲམ་པ། །གས་སྐམ་རིག་པ་རྩུབ་ལ་བརྩེ་བ་ཡིན། །ཤར་ཞུགས་སྐྲངས་རྩུབ་མདོག་འགྱུར་འབུམ་པ་འབྱུང་། །ཚིལ་ཞུགས་ཡིད་འཆུས་ལུས་སྐྲངས་རྨེན་བུ་སྐྱེད། །རྩར་ཞུགས་རྩ་དེ་སྟོང་ལ་སྦོམ་པོར་སྐྲངས། །ཁྲག་ཞུགས་གཉིད་ཆེ་རྩ་དམར་མདོག་མི་སྡུག །ཆུ་བར་ཞུགས་པ་ཞ་རེངས་འཐེང་པར་བྱེད། །རུས་ཞུགས་ཟུག་ཆེ་ཤ་སྐམས་ཉམ་སྟོབས་འཛད། །ཚིགས་ཞུགས་སྟོང་སྦོབ་སྐྲངས་ནས་ད་ཀན་འགྱུར། །རྐང་ཞུགས་གཉིད་མེད་དཀྲིས་སེམ་བཙིར་ན་ཕན། །ཁུ་བར་ཞུགས་པ་སྐམ་མམ་མདོག་འགྱུར་ལུག །སྙིང་ཞུགས་སྟོད་གང་ཤུས་འདེབས་ཤེས་པ་འཕྱོ། །གློ་ཞུགས་བྱད་སྐྲངས་མི་ཁོགས་ལྷུ་གསོབ་ལུ། །མཆིན་ཞུགས་བཀྲེས་དུས་གཡལ་མང་འཕྱོངས་ནས་ན། །མཆེར་ཞུགས་ལུས་སྐྲངས་སྒྲོ་འཁྲིག་སྙེ་ང་དུ་གཟེར། །མཁལ་ཞུགས་མཁལ་རྐེད་ན་ཞིང་རྣ་བ་འོན། །ཟས་ལ་རླུང་ཞུགས་ཁ་ཟས་ཞིམ་རྗེས་ན། །མ་ཞུའི་གནས་ཞུགས་སྐྲིག་སྐྲུག་ཡི་ག་འགག ། སྒྲོ་འཁྲིག་སྒོམ་དད་ཆེ་ལ་དབུགས་མི་བདེ། །ཞུ་བའི་གནས་ཞུགས་གཟེར་ཞིང་སྒྲོ་འཁྲིག་བྱེད། །བཤང་འགག་ཆུ་སྲི་རྐེད་པ་མཐུག་ཏོ་ན། །མཁྲིས་ཞུགས་སྒྲོ་གཟེར་འཛུ་དཀའ་མིག་སྤྲིན་སེར། །བཤང་ཞུགས་རླུང་འཁྱིལ་རྟུག་སྐམ་སྒྲ་བཅས་འཁྲུ།

།གཅིན་ཞུགས་ལྷང་པ་བསིལ་སྦོ་སྦྲི་འམ་སྒྲི། །མངལ་ཞུགས་འབུར་འདྲིལ་མངལ་ཁྲག་སྡོམ་མམ་འཛག །མགོར་ཞུགས་མགོ་འཁོར་ཟྲེ་འཁྱིམ་བརྟད་མི་ཚུགས། །མིག་ཞུགས་རྩ་དམར་ལུག་སྐམ་བསེར་བུ་གནོད། །རྣ་བར་ཞུགས་པ་འུར་འཁྲིག་སྙོང་སྐམ་གཟེར། །སྣར་ཞུགས་སྣ་འགག་ཆུ་འཛག་དྲི་མི་ཚོར། །སོར་ཞུགས་ཕེར་བ་ཡངས་ནས་ན་ཞིང་སྐྲངས། །ལུས་ཀུན་ཞུགས་པ་ཀུན་ཁྱབ་སྤྲི་རྟགས་འདུ། །

Die nach Lokalisation klassifizierten *rlung*-Krankheiten haben folgende Anzeichen und Symptome: Die Verteilung [der *rlung*-Krankheit in die Haut] verursacht raue, gereizte und aufgesprungene Haut. Dringt [die *rlung*-Krankheit] in das Muskelgewebe ein, verursacht sie Schwellungen, Rauheit, Verfärbung und Mitesser. Das Durchsickern ins Fettgewebe führt zu Appetitlosigkeit, Schwellung des Körpers und Wachstum von Lymphknoten. Erreicht sie die Leitbahnen, werden diese leer und ausgedehnt. Das Eindringen ins Blut verursacht übermäßiges Schlafen, eine Rötung der Blutgefäße und ein unattraktives Aussehen. Gelangt sie an die Bänder, werden Lähmung, Steifheit und Hinken verursacht. Sind die Knochen betroffen, kommt es zu starken Schmerzen, Gewichtsabnahme und einer Schwächung der Körperkraft. Bei Eindringen in die Gelenke entsteht in diesen ein Gefühl der Hohlheit und aufgeblähter Schwellung, die Folge ist eine anomale Krümmung der Wirbelsäule. Gelangt [die Krankheit] ins Knochenmark, folgen Schlaflosigkeit, ein ziehendes Gefühl, das durch Druckanwendung erleichtert wird. Einsickern in die reproduktiven Flüssigkeiten verursacht Ausdünnung, farbliche Veränderungen und übermäßige Absonderung. Das Eindringen ins Herz bewirkt eine Druckeinwirkung auf den oberen Rücken, Seufzen und mentale Instabilität. Sind die Lungen betroffen, kommt es zu [Gesichts]-Schwellung, Schwierigkeiten beim Aushusten und Sabbern von schäumendem Schleim. Gelangt die Krankheit in die Leber, sind übermäßiges Gähnen bei Hunger sowie Schmerzen die Folge, als ob die Leberfunktion nachlässt. Dringt sie in die Milz ein, verursacht sie eine Schwellung des Körpers, einen aufgeblähten Bauch und Magenknurren sowie [Milz]-Schmerzen. Sickert sie in die Nieren ein, bewirkt sie Schmerzen in den Nieren und im Taillenbereich sowie Schwerhörigkeit. Wenn die Nahrung in Bereich des Magens von *rlung*-Krankheiten infiltriert wird, kommt es zu Schmerzen nach der Nahrungsaufnahme. Das Eindringen in Bereiche unverdauter Nahrung verursacht Aufstoßen, Erbrechen, Anorexie, Blähbauch und Magenknurren, extremen Durst und Atemschwierigkeiten. Das Eindringen in Bereiche verdauter Nahrung verursacht scharfe Schmerzen, Blähbauch und Magenknurren, Verstopfung, spärliches Wasserlassen und Schmerzen in Taille und Steißbein. Sickert [die Krankheit] in die Gallenblase ein, kommt es zu Blähbauch, scharfen Schmerzen, schlechter Verdauung und gelber Sklera. Erreicht sie den Stuhl, entsteht ein *rlung*-Wirbel [7] sowie Verstopfung oder geräuschvoller Durchfall. Ist der Urin betroffen, wird die Blase kalt und aufgebläht mit spärlichem oder häufigem Wasserlassen. Gelangt [die Krankheit] in die Gebärmutter, verursacht sie Klumpen aus Menstruationsblut, ein Ausbleiben der Regelblutung oder eine verlängerte Monatsblutungsdauer. Infiltriert [die Krankheit] den Kopf, sind Benommenheit, Schwindel und Gleichgewichtsstörungen die

Folge. Dringt sie in die Augen ein, führt sie zu blutunterlaufenen Augen, einem Gefühl vorstehender Augenäpfel und wird bei Einwirkung von Zugluft bzw. Wind schlimmer. Sind die Ohren betroffen, kommt es zu Ohrensausen, einem Gefühl der Leere und [Ohren]-Schmerzen. Das Einsickern [die Krankheit] in die Nase bewirkt eine verstopfte Nase, eine rinnende Nase und den Verlust des Geruchsinns. Gelangt sie in die Zähne, zeigen sich Taubheit, Schmerzen und Schwellungen. Breitet sich [die Krankheit] im ganzen Körper aus, sind allgemeine Symptome aller *rlung*-Krankheiten die Folge.

མདོར་བསྡུས་མགོ་རླུང་མགོ་འཁོར་རྣ་བ་འུར། །སྐྱུག་ཅིང་ལངས་ན་འགྱེལ་ལ་བུབ་ཕྱི་ཡུ་ལ་འཁྱོམ།
།སྙིང་རླུང་ལུས་འདར་སྟོད་རྒྱངས་ཤེས་པ་འཁྲུལ། །སྨྲ་འཆལ་མགོ་འཁོར་གཉིད་ཆུང་ཤུ་ཡིས་
འདེབས། །གློ་རླུང་གཉིད་ཆུང་ཁོགས་དཀའ་ལྦུ་གསོབ་ལུ། །ལུས་རྒྱངས་སྐྱུག་དང་མིག་སྒྲངས་
ཉུབ་སློ་མང་། །མཆིན་རླུང་སྐྲིག་ཅིང་སྟོད་གཟེར་བཤུལ་ཤ་ན། །ཁ་ཟས་ཡི་གར་མི་འོང་མིག་མི་
གསལ། །དགོངས་དང་ཐོ་རངས་མཆིན་པ་འཕྱོང་ཐག་ཆད། །ཕོ་རླུང་དབུགས་ཆོད་སྦོ་ལ་སྟོང་
སྐྲིག་བྱེད། །ཕོ་བ་འབྲབ་སྐམ་ཟོས་རྗེས་བདེ་བར་མངོན། །ལོང་རླུང་སྒོ་འཁྲིག་འཁྲུ་དང་འོག་
རླུང་མང་། །མཁལ་རླུང་མཁལ་རྐེད་ན་ཞིང་རྣ་བ་འུར། །

Zusammengefasst verursachen *rlung*-Krankheiten des Kopfes Ohrensausen, Erbrechen, Ohnmacht und Schwindel beim Aufstehen. *rlung*-Krankheiten des Herzens verursachen Zittern des Körpers, Druck am Oberkörper, Halluzinationen, inkonsequentes Reden, Leichtfertigkeit, Schlaflosigkeit und Seufzen. *rlung*-Krankheiten der Lunge verursachen Schlafstörungen, Schwierigkeiten beim Aushusten, Sabbern von schäumendem Schleim, Druckeinwirkung auf den Oberkörper, Übelkeit, vorstehende Augen und häufiges nächtliches Husten. *rlung*-Krankheiten der Leben verursachen Aufstoßen, scharfe Schmerzen im oberen Rücken und der Rückenmuskeln, Appetitmangel, getrübte Sicht und das Gefühl einer nachlassenden Leberfunktion bei Tagesanbruch und bei Einbruch der Dunkelheit. *rlung*-Krankheiten des Magens verursachen Atemlosigkeit, Blähbauch, leeres Aufstoßen, stechende Empfindungen und ein Nachlassen der Symptome nach der Nahrungsaufnahme. *rlung*-Krankheiten des Dickdarms verursachen Blähbauch, Magenknurren, Durchfall und übermäßige Flatulenz. *rlung*-Krankheiten der Niere verursachen Schmerzen in Nieren und Taille sowie Ohrensausen.

ནང་ཚོགས་རླུང་ནད་རྣམ་ལྔ་ནད་གྱུར་རྟགས། །

Die fünf Arten von *rlung*-Krankheiten haben folgende Symptome:

སྲོག་རླུང་ཟས་རྩུབ་སྐྱུང་དང་དྲག་ཤུལ་ལས། །ཤུགས་བཀག་བཙིར་བས་འཁྲུགས་ཏེ་མགོ་ཡོ་འཁོར། །སྙིང་འཕྱོས་དབུགས་རྔུབ་དཀའ་ཞིང་མིད་མི་ཐུབ། །

Lebenserhaltendes *rlung* wird durch eine Ernährung mit rauer Potenz gestört, sowie durch Fasten, anstrengende Tätigkeiten und das Unterdrücken oder gewaltsame Herauspressen natürlicher Dränge. Es zeigen sich Symptome wie Schwindel, mentale Instabilität und Schwierigkeiten beim Einatmen und Schlucken.

སྟོད་རྒྱུ་སྒྱིག་སྐྱུག་བཀག་དང་ངུ་དགོད་དྲགས། །ཁུར་ལྗི་བཏེག་པས་འཁྲུགས་ཏེ་དིག་ཅིང་ལྐུགས། །སྨྲ་དཀའ་སྟོབས་ཆུང་ཁ་ཡོ་དྲན་པ་ཉམས། །

Aufsteigendes *rlung* wird durch das Unterdrücken von Aufstoßen und Erbrechen gestört, sowie durch übermäßiges Weinen oder Lachen und das Heben schwerer Lasten. Die Symptome sind u.a. Stottern, Taubheit, Schwierigkeiten beim Sprechen, ein schwacher Körper, Gesichtslähmung und ein schlechtes Gedächtnis.

ཁྱབ་བྱེད་འགྲོ་འདུག་རྩེད་མོ་དྲགས་པ་དང་། །འཇིགས་དང་ཡིད་མུག་ཁ་ཟས་རྩུབ་པས་འཁྲུགས། །སྙིང་སྒྱུགས་བརྒྱལ་འབོག་མང་དུ་སྨྲ་བ་དང་། །འགྲོ་འདོད་འཇིགས་སྐྲག་མི་སྙན་ཚིག་གིས་སློང་། །

Durchdringendes *rlung* wird durch übermäßiges Gehen oder Sitzen gestört, sowie durch anstrengende sportliche Aktivitäten, Ängste, Depressionen und eine Ernährung mit rauer Potenz. Es kommt zu Symptomen wie das Gefühl, als wäre das Herz verdreht, Ohnmacht, Gesprächigkeit, Unruhe, Angst und Panik. Die Symptome verschlimmern sich, wenn man unangenehme Worte hört.

མཉམ་གནས་འཇུ་དཀའི་ཟས་དང་ཉིན་གཉིད་ཀྱིས། །འཁྲུགས་པས་ཕོ་བ་གྲང་ཞིང་ཟས་མི་ལེན། །སྐྱུག་ཅིང་ཁ་ཟས་མི་འཇུ་གསུས་ཁྲག་འདྲེས། །

Feuerbegleitendes *rlung* wird durch die Einnahme von unverdaulichen Nahrungsmitteln und untertags Schlafen gestört. Es zeigen sich Symptome wie ein kalter Magen, Appetitmangel, Erbrechen, Verdauungsstörungen und eine Vermischung von Blut- und Nahrungspartikeln [im Magen aufgrund einer Blockade der Magen-Leitbahnen].

ཐུར་སེལ་བཤང་གཅི་ཕྱེན་དང་ཁུ་བ་ཡི། །ཤུགས་བཀག་བཙིར་བས་འཁྲུགས་ཏེ་རུས་མིག་ཁོལ། །ཡན་ལག་འབྲུལ་འཕྱེས་དབུགས་ངན་དྲི་ཆུ་སྡོམ། །

Abwärts treibendes *rlung* wird durch gewaltsames Unterdrücken oder Herauspressen von Stuhl, Urin, Blähungen und reproduktiven Flüssigkeiten verursacht. Die Symptome sind u.a. nicht lokalisierte Schmerzen in den Gelenken des Unterkörpers, schlaffe Gelenke, Lähmung und Blockade von Blähungen, Stuhl und Urin.

དེ་དག་གང་ཡང་མཁྲིས་པར་འདྲེས་པ་ཡིས། །ཚ་བ་སྐྱེ་ཞིང་མིག་ཆུ་སེར་བར་བྱེད། །བད་ཀན་འདྲེས་པས་ལྕི་བསིལ་སྨྱོངས་པར་འགྱུར། །

Alle diese *rlung*-Krankheiten verstärken in der Kombination mit *mkhris pa* die Hitze des Körpers und lassen Augen und Urin gelb werden. Bei Kombination mit *bad kan* verursachen sie einen schweren und kühlen Körper und mentale Unlust.

ཕན་གནོད་བརྟེན་པའི་སྒོ་ནས་བརྟག་པ་ནི། །ཤ་ཆང་བུ་རམ་མར་བཅུད་བསྙེན་པ་དང་། །བསྐུ་མཉེ་མེ་ཉིས་དྲོས་ཤིང་འགྲངས་ན་བདེ། །ཆུ་གྲང་བ་དར་འོ་ཤུར་གཡེར་མ་ཇ། །བཀྲེས་སྐོམ་གྲངས་དང་སྨྲ་བརྗོད་ཉལ་པོ་དང་། །གཉིད་ཆག་སེམས་ལས་གནོད་པས་ལྷུང་དུ་ཤེས། །

Die Diagnose einer *rlung*-Krankheit anhand der Einschätzung von günstigen und schädlichen Auswirkungen von Ernährung oder Verhalten bestätigt sich durch ein Wohlgefühl bei Einnahme von wärmenden, nahrhaften Nahrungsmitteln wie Fleisch, *chang*, Melasse und Butter, bei Verabreichung einer Ölmassage, Warmhalten mittels Feuer oder Sonne und bei vollem Magen. Sie bestätigt sich durch Verschlimmerung der Zustände bei Einnahme von kaltem Wasser, Buttermilch von der Kuh, schalem Blattgemüse, Guineapfeffer, Tee, bei Hunger, Durst, Kälte, übermäßigem Sprechen und sexuellen Aktivitäten, Schlafmangel und mentalem Stress.

མདོར་བསྡུས་དང་པོ་ཟས་སྤྱོད་གནོད་པས་བསླང་། །བར་དུ་རྩ་སྟོང་ཆུ་དྭངས་གཡལ་འདར་སྐྱང་། །སྤུ་བརྗེ་དགོངས་དང་ཐོ་རངས་ཞུ་རྗེས་ན། །ཐ་མ་བསིལ་གནོད་དྲོད་བཅུད་ཕན་འགྱུར་བ། །ནད་གང་ཡིན་ཡང་རླུང་གི་མི་འགྱུར་རྟགས། །

Zusammengefasst gilt: die Krankheitsursachen sind nicht bekömmliche Nahrungsmittel und abträgliches Verhalten; Anzeichen und Symptome sind leerer Puls, klarer Urin, Gähnen, Zittern, Gliederstrecken und Druckempfindlichkeit der Haarfollikel; die Verschlechterung der Zustände bei Einbruch der Dunkelheit und bei Morgendämmerung sowie nach der Verdauung von Nahrungsmitteln sowie beim Kontakt mit Kälte. Ein Wohlgefühl tritt bei Kontakt mit Wärme und nahrhaften Nahrungsmitteln auf. Dies sind die typischen Merkmale einer *rlung*-Krankheit.

བཅོས་པའི་ཐབས་ལ་སྤྱི་དང་བྱེ་བྲག་གཉིས། །

Es gibt zwei Arten der Behandlungsmethoden: allgemein und spezifisch.

སྤྱི་ལ་བཅོས་ཐབས་ཟས་སྤྱོད་སྨན་དཔྱད་བཞི། །

Die vier Arten der allgemeinen Behandlung sind: Ernährung, Verhalten, Medikamente und äußere Anwendungen.

དང་པོ་ཟས་ཀྱི་སྒོ་ནས་བཅོས་པ་ནི། །ཟྭ་དང་བཙོང་སྒོག་ཟན་སྐམ་རུས་ཚོད་དང་། །ལུག་ཤ་རྟ་བོང་འཕྲེ་བ་མི་ཡི་ཤ། །ལོ་ཡིབ་བུ་རམ་མར་རྙིང་འབྲུ་མར་དང་། །ཟན་དྲོན་འོ་མ་ཆང་དང་བུར་ཆང་སོགས། །དྲོ་ཞིང་སྣུམ་བཅུད་ཟས་ཀྱིས་བཅོས་པར་བྱ། །

Die Behandlung mittels Ernährung beinhaltet die Verabreichung von Nahrungsmitteln mit warmen, öligen und nahrhaften Eigenschaften wie Brennnessel, Zwiebel, Knoblauch, getrocknetem [*rtsam pa*]-Brei, Knochensuppe, Fleisch vom Schaf, Pferd, Affen oder Murmeltier, Mensch [8], gut konserviertem abgelagerten Fleisch, Melasse, abgelagerter Butter, Kernöle, warmem gekochten [*rtsam pa*]-Brei, Milch, *chang* und *bur chang*.

གཡེང་བ་མེད་པའི་མུན་ཁུང་དྲོ་བའི་གནས། །གོས་མཐུག་གཉིད་ལོག་སྙན་ཚིག་སྨྲ་བ་དང་། །ཡིད་དུ་འོང་བའི་གྲོགས་ཀྱིས་བཅོས་པར་བྱ། །གནོད་ཅིང་སྐྱེད་པའི་ཟས་སྤྱོད་དུས་ཀུན་སྤང་། །

Die Behandlung mittels Verhalten umfasst den Aufenthalt an einem dunklen, warmen Ort ohne Ablenkung, sich warm anziehen, schlafen, angenehme Worte sprechen und von geliebten Menschen umgeben sein. Schädliche Ernährung und Verhaltensweisen, welche die Krankheit hervorrufen, sollten immer vermieden werden.

སྨན་ནི་ཁྲུ་བ་ཆང་དང་འདོན་སྦྱོར་དང་། །ཕྱེ་མ་སྨན་མར་ལྡེ་ལས་དང་པོ་ནི། །སྲེ་ལོང་སོག་ཡུ་གཞུག་ཆུང་བསྡུས་ཁྲུ་འམ། །རུས་པ་སྣ་ཚོགས་བསྡུས་ཁུར་སྒོད་བཏབ་བཏང་། །རླུང་ནད་མ་ལུས་

ཀུན་ལ་ཕན་པ་ཡིན། །ཤ་མར་བུར་རྙིང་ཆང་དུ་བསྐུས་པའི་ཐང་། །རླུང་ནད་ཀུན་སེལ་མཆོག་ཏུ་སོ་ལ་ཕན། །ཛྙ་ཏི་ཁ་རུ་ཚྭ་དང་ཤིང་ཀུན་བཏང་། །སྙིང་དང་སྲོག་རྩར་ཞུགས་པའི་རླུང་རྣམས་སེལ། །ལུག་མགོ་ལོ་གསུམ་ལོན་པའི་བསྐུས་ཁུ་ལ། །ཤིང་ཀུན་སྒ་དང་རྒྱམ་ཚྭ་ཁ་ཚར་བཏབ། །རླུང་ནད་ཀུན་འཇོམས་ཁྱད་པར་མགོ་རླུང་སེལ། །སྒ་དང་ཤིང་ཀུན་བསྐུས་པའི་ཁུ་བ་ལ། །ཁ་རུ་ཚ་བཏབ་རླུང་ནད་ཀུན་ལ་ཕན། །ཁྱད་པར་ཕོ་ལོང་རླུང་དང་སྙིང་རླུང་སེལ། །སྒ་དང་གོ་སྙོད་ཛྙ་ཏི་བསྐུས་པའི་ཐང་། །རླུང་ནད་མ་ལུས་འཇོམས་ཤིང་དྲན་པ་གསལ། །

Es gibt fünf Arten von Medikamenten: Suppe, *chang*, ausleitende Mittel, Pulver und medizinische Butter. Die erste Art besteht aus der Verabreichung einer aus Knochen des Sprunggelenkes und den unteren Teilen von Schulterblatt und Steißbein hergestellten Suppe oder aus einer aus allerlei Knochen unter dem Zusatz von Gewürzen gekochten Suppe. Dies hilft bei allen *rlung*-Krankheiten. Ein Dekokt aus *chang* mit dem Zusatz von Fleisch, Butter und abgelagerter Melasse heilt alle *rlung*-Krankheiten und ist besonders gut für die Zähne. Der Zusatz von *dzA ti*, *kha ru tswha* und *shing kun* zu oben genanntem Dekokt ist heilsam für *rlung*-Krankheiten, die ins Herz und in die Lebens-Leitbahn eingedrungen sind. Eine Suppe aus einem drei Jahre lang konservierten Schafskopf mit dem Zusatz von *shing kun*, *sga* und *rgyam tshwa* [9] entfernt alle *rlung*-Krankheiten und heilt insbesondere *rlung*-Krankheiten des Kopfes. Ein Dekokt aus *sga* und *shing kun* mit dem Zusatz von *kha ru tshwa* dient zur Behandlung aller *rlung*-Krankheiten und ist besonders heilsam für *rlung*-Krankheiten von Magen, Dickdarm und Herz. Ein Dekokt aus *sga*, *go snyod* und *dzA ti* heilt alle *rlung*-Krankheiten und schärft das Gedächtnis.

ཆང་ནི་ལྕ་བ་ར་མཉེ་ཟན་ཆང་ལ། །གྲོ་ཡི་ཆང་བསྲེངས་རླུང་ནད་མ་ལུས་འཇོམས། །མཆོག་ཏུ་མཁལ་རྐེད་སྨད་ཀྱི་རླུང་ལ་ཕན། །བུ་རམ་ཆང་གིས་རླུང་ནད་ཐམས་ཅད་འཇོམས། །དེ་བཞིན་མར་ཆང་གྲང་རླུང་སེལ་བར་བྱེད། །གཟེ་མའི་ཆང་གིས་རུས་རླུང་མཁལ་རླུང་སེལ། །ཐོང་ཆེར་རུས་ཆང་རུས་པའི་རླུང་ལ་ཕན། །

Man erzeuge *chang* aus *lca ba*, *ra mnye* und [*rtsam pa*]-Brei und füge Weizen-*chang* und verdünnten Rückstand [von *chang*] hinzu. Dieses Präparat behandelt alle Arten von *rlung*-Krankheiten und wirkt speziell gegen *rlung*-Krankheiten von Niere, Taille und Unterkörper. *chang* aus Melasse heilt alle Arten von *rlung*-Krankheiten, während *chang* aus Butter gegen *rlung*-Kälte-Krankheiten wirksam ist. *chang* aus *gze ma* hilft bei *rlung*-Krankheiten der Knochen und der Niere. *chang* aus den Knochen eines zweijährigen Lammes ist vorteilhaft bei *rlung*-Krankheiten der Knochen.

འདོན་ལ་དཀར་འདོན་དམར་འདོན་སྐྱུར་འདོན་དང་། །སྒོག་འདོན་བཞི་ལས་དང་པོ་ཅག་བཅད་མར། །ཚོམས་ཕྱེ་འོལ་སྐོམ་སྦྱར་བ་འོ་མར་བཙོས། །སྒ་དང་རྒྱམ་ཚྭ་བཏབ་པ་དཀར་འདོན་ཡིན། །ལུག་ཤའི་ཁུ་བར་སྦྱར་བ་དམར་འདོན་ནོ། །སྐྱུར་འདོན་ཁུགས་པའི་གླུམ་ལ་ཉེ་ཝུ་བྲུས། །མར་རྙིང་བུ་རམ་སྒ་བཏབ་བཙོས་པའོ། །སྒོག་འདོན་སྒོག་སྐྱ་ཚོས་པར་བཙོས་ལ་བསྣུར། །མར་དང་རུས་ཁུ་རྒྱམ་ཚྭའི་ཕྱེ་བཏབ་བཙོ། དེ་རྣམས་གང་ཡང་རླུང་ནད་མ་ལུས་འཇོམས། །ལུས་ཀྱི་སྟོབས་སྐྱེད་དབང་ཤེས་གསལ་བར་བྱེད། །རི་ཐང་མཚམས་ཀྱི་རླུང་ལ་བདུད་རྩི་འདྲ། །

Es gibt vier Arten von ausleitenden Mitteln: Milchprodukte, Fleisch, *chang* und Knoblauch. Das ausleitende Mittel aus Milchprodukten wird zubereitet, indem eine Paste aus gerösteter Gerste und geklärter Butter in Milch gekocht und *sga* und *rgyam tshwa* hinzufügt wird. Ein ausleitendes Mittel aus Fleisch wird aus einer Kombination des obigen Milchpräparats mit einer Suppe aus Schaffleisch hergestellt. Für ein ausleitendes Mittel aus *chang* werden die destillierten Extrakte von abgelagertem *chang* aufgekocht und abgelagerte Butter, Melasse und *sga* hinzugefügt. Das ausleitende Mittel aus Knoblauch erzeugt man durch Aufkochen von vorgegartem, zerstoßenem Knoblauch unter Zusatz von Butter, Knochensuppe und *rgyam tshwa*. Jedes dieser ausleitenden Mittel behandelt alle *rlung*-Krankheiten, unterstützt die Körperkraft und klärt die Sinne. Die Mittel dienen als Nektar zur Behandlung von *rlung*-Krankheiten an der Grenze zwischen „Berg und Ebene" bzw. zwischen kalten und heißen Erkrankungen.

ཕྱེ་མ་ཛཱ་ཏི་ཤིང་ཀུན་ཁ་རུ་ཚྭ། །ཙབས་རུ་ཚྭ་དང་རྒྱམ་ཚྭ་ཚ་བ་གསུམ། །ཤིང་ཚ་སེ་འབྲུ་སུག་སྨེལ་ཨ་རུ་ར། ། སླེ་ཏྲེས་སྒོག་སྐྱ་བུར་ཀར་བརྒྱད་འགྱུར་སྦྱར། །ཛཱ་ཏི་ཤིང་ཀུན་གང་རུང་གཙོ་བོར་བཏང་། །རུས་བཅུད་གསུམ་མམ་བཅུད་བཞིའི་ཁུ་བས་དབུལ། །སྟོད་སྨད་ཕྱི་ནང་རླུང་ཀུན་འདི་ཡིས་འཇོམས། །

Medizinisches Pulver bereite man durch Vermischen von *dzA ti*, *shing kun*, *kha ru tshwa*, *tsabs ru tshwa*, *rgyam tshwa*, den drei heißen Arzneien, *shing tsha, se 'bru, sug smel, a ru ra*, *sle tres* und *sgog skya* mit weißer Melasse in achtfacher Menge der Gesamtmenge, indem man entweder *dzA ti* oder *shing kun* als Hauptzutat benutzt. Wird es entweder mit einer Suppe aus den drei nahrhaften Knochen oder einer Suppe aus den vier Essenzen eingenommen, vertreibt es alle *rlung*-Krankheiten, die Ober- oder Unterkörper sowie das Körperäußere oder - innere beeinträchtigen.

སྨན་མར་ཁ་རུ་ཚྭ་དང་པི་པི་ལིང་། །ཨ་རུ་འབྲི་མར་རླུང་ནད་སྟོང་ལ་ཕན། །སེ་འབྲུ་ཝུ་སུ་སྒ་

དང་ཙི་ཏྲ་ཀ།། །པི་པི་ལིང་དང་འབྲི་མར་རླུང་རྣམས་འཇོམས། །མེ་དྲོད་སྐྱེད་ཅིང་སྐེམ་པོ་རྒྱས་
པར་བྱེད། །སྒོག་སྐྱ་བུ་རམ་མར་སྦྱར་བ་ནས་གསེབ་མནན། །རླུང་ནད་མ་ལུས་འཇོམས་པའི་སྨན་
མཆོག་ཡིན། །ཛཱ་ཏི་ཁ་རུ་ཚྭ་དང་ཤིང་ཀུན་དང་། །ཨ་རུ་ར་དང་འབྲི་མར་རླུང་རྣམས་འཇོམས།
།དེ་བཞིན་བཙན་དུག་རུས་ཆེན་འབྲས་བུ་གསུམ། །རྩ་བ་ལྔ་ཡི་སྨན་མར་སྦྱར་བར་བྱ། །

Medizinische Butter aus *kha ru tshwa*, *pi pi ling, a ru ra* und *'bri*-Butter ist bei vielen *rlung*-Krankheiten heilsam. Medizinische Butter aus *se 'bru*, *'u su*, *sga*, *tsi tra ka*, *pi pi ling* und *'bri*-Butter hilft bei allen *rlung*-Krankheiten, erzeugt Hitze des Verdauungstraktes und unterstützt die Gewichtszunahme. Die medizinische Butter, zu deren Herstellung eine Mischung aus *sgog skya,* Melasse und Butter unter einem Haufen Gerste gelagert wird, ist die beste Medizin gegen alle *rlung*-Krankheiten. Medizinische Butter aus *dzA ti*, *kha ru tshwa*, *shing kun* und *a ru ra* vermischt mit *'bri*-Butter hilft gegen alle *rlung*-Krankheiten. Medizinische Butter kann genauso auch aus *btsan dug* [10], *rus chen,* den drei Myrobalanfrüchten [11] und den fünf Wurzeln [12] zubereitet werden.

དཔྱད་དུ་མར་རྙིང་དྲོད་ཀྱི་འཇམ་རྩི་བཏང་། །ཨ་རུ་ར་དང་སྒོག་སྐྱ་རྒྱམ་ཚྭ་དང་། །ཞུན་མར་
སྦྱར་བའི་རེ་ངབུས་སྨད་རླུང་སེལ། །ནད་གཞན་གེགས་བྱས་སྣུམ་ལྡན་འཇམ་པོས་སྦྱང་། །འབྲུ་
མར་རྙིང་པས་ལུས་ཀུན་བྱུགས་ལ་མཉེ། །གཟེར་སར་འབའ་ཚ་རུས་རྙིང་བཙོས་པས་བདུག
།སྣ་ཚོགས་རུས་པ་བཙོས་པའི་རླངས་ལུམས་བྱ། །དེ་ཡི་ཞག་གིས་ལུས་ཀུན་བྱུག་ཅིང་མཉེ།
།སྣུམ་འཚོས་དུགས་ཀྱིས་གཟེར་དང་བརྩེ་བ་འཇོམས། །རེངས་འཁུམས་ལ་སོགས་ཇི་ལྟར་འདོད་
པ་འགུགས། །སྟོབས་འཕེལ་དྲོད་འབར་སྐེམ་པོ་རྒྱས་པར་བྱེད། །ནད་གཞན་འདྲེས་ན་དེ་ལྟར་
མ་ཡིན་སྤང་། །སྤྱི་གཙུག་ཨན་སྟོང་ཚིགས་པ་དང་པོ་དང་། །དྲུག་བདུན་བཅུ་དྲུག་དཀར་ནག་
མཚམས་རྣམས་བསྲེག །

Als äußere Anwendungen empfehlen sich milde Einläufe aus warmer, abgelagerter Butter sowie ein Einlauf aus *a ru ra*, *sgog skya* und *rgyam tshwa* vermischt mit geklärter Butter zur Behandlung von *rlung*-Krankheiten des Unterkörpers. Falls andere Krankheiten sich verschlimmern, führe man eine milde Purgation (Ausleitung über den Darm) mit Öl durch. Man massiere den gesamten Körper mit altem Kernöl. Man behandele den schmerzhaften Bereich mit einer Kompresse aus gekochtem *'ba' cha* und alten Knochen. Nach einem Dampfbad, das mit allerlei gekochten Knochen zubereitet wird, massiere man den gesamten Körper mit dem Fett der gekochten Knochen. Diese Öltherapien und Kompressen helfen gegen scharfe Schmerzen und Empfindlichkeit der Haarfollikel, erleichtern das Strecken und Beugen des Körpers nach Gutdünken, vermehren die Körperkraft, fördern die Hitze des Verdauungstraktes und unterstützen die Gewichtszunahme. Man vermeide diese Therapien, falls die *rlung*-Krankheit mit anderen Krankheiten verbunden ist. Am Scheitel des Kopfes, am ersten, sechsten, siebten und 16. Wirbel sowie an [*brang gzhung*] *dkar nag mtshams* führe man eine Moxibustion durch.

དེ་ལྟར་ཆོ་ག་འདི་རྣམས་བརྟེན་གྱུར་ན། །རླུང་ནད་དུ་མ་མ་ལུས་འཇོམས་པར་ངེས། །

Wenn man alle diese therapeutischen Verfahren anwendet, können damit unzählige Arten von *rlung*-Krankheiten erfolgreich geheilt werden.

བྱེ་བྲག་གསོ་ཐབས་རིགས་གནས་ནང་ཚན་གསུམ། །

Es gibt drei spezifische Behandlungsmethoden nach Art, Lokalisation und Unterarten.

རླུང་ནད་རིགས་ཀྱི་སྒོ་ནས་བཅོས་པ་ནི། །

Für die nach Art klassifizierten *rlung*-Krankheiten gibt es folgende Behandlungen:

ཨ་ཝ་རྟ་ལ་སྣུམ་དུགས་བྱས་པའི་རྗེས། །སྣ་སྦྱོངས་རྣོ་བས་དབུགས་རྒྱུའི་བུ་ག་བསལ། །དེ་ཡི་རྗེས་ལ་རྒྱ་ཤུག་འོ་མ་ཞོ། །ཤ་ཁུ་མར་ཁུ་བསྐོལ་བའི་དྭངས་མ་བླུད། །རྒྱ་ཤུག་ཐང་ཤིང་སླེ་ཏྲེས་རྩ་བ་ལྔ། །རུ་རྟ་རྒྱ་སྤོས་ཀཎྜ་ཀ་རི་དང་། །ཤ་ཁུ་འོ་མ་བུར་རྩབས་སྣུམ་བཞི་བསྐོལ། །མར་དེ་བྱུག་བདུག་སྣ་སྨན་འཇམ་རྩེར་བཏང་། །རླུང་དེ་བད་ཀན་འདྲེས་ན་སྙིང་ག་དང་། །རྩིབ་ལོགས་ན་ལ་གཡེར་མ་ཨ་རུ་ར། །ཤིང་ཀུན་རྒྱམ་ཚ་ཤིང་ཚ་ཁ་རུ་ཚ། །མ་ནུ་ནས་བསྐོལ་ཁུ་བ་སྦྲང་སྦྱར་བླུད། །ཤིང་ཀུན་བཅའ་སྒ་སེ་འབྲུ་ཁ་རུ་ཚ། །རུ་རྟ་བསྐོལ་བའི་ཁུ་བ་བླུད་པར་བྱ། །མཁྲིས་པར་འདྲེས་ན་སྣ་སྨན་ཁྲུས་ཀྱིས་སྦྱོང་། །

Zur Behandlung von *a wa rta*[13], wird nach Anwendung einer Öltherapie und Kompressen eine Reinigung der Atemwege mit scharfen abführenden nasalen Medikamenten durchgeführt. Danach verabreiche man eine Essenz aus in Milch, tibetischem Joghurt und Fleischsuppe gekochtem *rgya shug* sowie geschmolzener Butter. Man bereite ein Präparat, ähnlich einer medizinischen Butter, durch Kochen von *rgya shug*, *thang shing*, *sle tres*, der fünf Wurzeln, *ru rta*, *rgya spos* und *kaN+Da ka ri* in Fleischsuppe, Milch, abgelagerter Melasse, getrocknetem tibetischen Joghurt und den vier Fetten und benutze dieses als örtliche Anwendung, zum Inhalieren, als nasales Medikament oder milden

Einlauf. Falls es sich um eine Kombination von [von *a wa rta*] und einer *bad kan*-Krankheit handelt, kommt es zu Schmerzen im Bereich von Herz und Rippenbogen. Dies wird mit einem Dekokt behandelt, der aus *gyer ma*, *a ru ra*, *shing kun*, *rgyam tshwa*, *shing tsha*, *kha ru tshwa*, *ma nu* sowie mit Honig vermischter Gerste [oder] aus *shing kun*, *bca' sga*, *se 'bru*, *kha ru tshwa* und *ru rta* zubereitet wird. Falls [*a wa rta*] mit einer *mkhris pa*-Krankheit kombiniert ist, behandele man [die Krankheit] mit einem abführenden nasalen Medikament und einer Purgation.

ད་རྒན་ཕྱིར་དགྱེ་ནང་གུག་འགྲམ་ཉམས་དང་། །ཕྱོགས་གཅིག་གུག་དང་དཔུང་པ་འཇའ་བ་ལ། །སྣ་སྨན་བརྟ་བ་བཏང་ཞིང་སྤྱི་བོ་དང་། །མིག་དང་རྣ་བར་ཏིལ་མར་བསྐུ་ཞིང་དགང་། །སྐྲངས་ན་སྐྱུགས་བཏང་དམར་ཚ་གཏར་ཀ་གདབ། །

Zur Behandlung von *da rgen phyir dgye*, *da rgen nang gug*, *'gram pa nyams pa*, *phyogs gcig gug* und *dpung pa 'ja'*, verabreiche man starke nasale Medikamente und reibe den Scheitel mit Sesamöl ein und träufele es in Augen und Ohren. Bei Schwellungen löse man Erbrechen aus, bei Rötungen und brennendem Gefühl hilft ein Aderlass.

བརླ་རེངས་མ་ཞུ་བད་ཚིལ་སྐྱེས་པའི་ཕྱིར། །དེ་ལ་སྣུམ་འཚོས་སྤངས་ལ་རྩུབ་བཅོས་བྱ། །ནས་དཀར་སོ་བ་སྲེ་ཟན་སྐམ་སའི་ཤ །སྦྲང་རྩི་སྐྱུར་རྩབས་ཚོད་མ་ཚྭ་མེད་བྱིན། །འབྲས་བུ་གསུམ་དང་ཙ་བྱ་པི་པི་ལིང་། །ཧོང་ལེན་སྦྲང་དང་སྦྱར་བའི་ལྡེ་གུ་བཏང་། །ཙ་བྱ་ཙི་ཏྲ་ཀ་དང་ཨ་རུ་ར། །སྒྲོན་ཤིང་སྦྲང་རྩི་སྦྱར་བའི་ལྡེ་གུ་བཏང་། །གུ་གུལ་བྲག་ཞུན་ཨ་རུ་བ་གཅིན་བླུད། །གླ་སྒང་ཙི་ཏྲ་ཀ་དང་ཚ་བ་གསུམ། །གུ་གུལ་འབྲས་བུ་གསུམ་དང་བྱི་ཏང་ག །ཆ་མཉམ་ཕྱེ་མས་ཚིལ་དང་བད་ཀན་སེལ། །ཀརྐ་དང་ཡུངས་ཀར་བ་གཅིན་བྲུག །ཚིལ་དང་བད་ཀན་ཟད་བྱའི་དྲག་ཤུལ་བརྩམ། །ཟད་ནས་ཁ་ཟས་སྒྲོད་དེ་སྣུམ་འཚོས་བྱ། །

Da *brla rengs* von Verdauungsstörungen verursacht wird und die Vermehrung von *bad kan* und Fetten mit sich bringt, vermeide man Öltherapien und wende raue Behandlungen an. Günstig sind Nahrungsmittel wie gekochter Brei aus weißer Gerste, dickschaliger Gerste und Gerstengraupen sowie Fleisch von Tieren aus trockenen Gebieten, Honig, saure Nahrungsmittel, *rtsabs*,[20] und gekochtes, ungesalzenes Gemüse. Man verabreiche eine Paste aus den drei Myrobalanfrüchten, *tsa bya, pi pi ling* und *hong len* vermischt mit Honig, eine Paste aus *tsa bya, tsi tra ka*, *a ru ra* und *sgron shing* vermischt mit Honig oder ein Präparat aus *gu gul, brag zhun* und *a ru ra* vermischt mit Kuhharn. Ein Pulver aus *gla sgang*, *tsi tra ka*, den drei heißen Arzneien, *gu gul*, den drei Myrobal-

20 *rtsabs* bezeichnet hier Substanzen, die zur Herstellung von tibetischem Joghurt verwendet werden.

anfrüchten sowie *byi tang ga,* alles zu gleichen Teilen, verbrennt [überschüssige] Fette und *bad kan. ka rany+dza* und *yungs dkar* [14] vermischt mit Kuhharn werden äußerlich angewendet. Anstrengende körperliche Aktivitäten unterstützen die Verbrennung von [überschüssigem] Fett und *bad kan.* Sobald *bad kan* und Fette verbrannt sind, können Öltherapien verabreicht und die Ernährungseinschränkungen gelockert werden.

གཟུགས་འཁུམས་སྲ་འཐེང་བི་ཤ་ཙེ་སོགས་ལ། །ར་སྣ་མཱུ་ལ་དོང་གྲ་ཙི་ཏྲ་ཀ། །པི་པི་ལིང་དང་ཟུར་པ་མ་ནུ་ཡི། །ཕྱེ་མ་མར་བསྐོལ་ཐོགས་མེད་འགྲོ་ནུས་འགྱུར། །བི་ཤ་ཙེ་དང་གཟུགས་འཁུམས་གར་ཡོད་དོས། །མཐེའུ་ཆུང་སྲིན་ལག་རྒྱབ་ཀྱི་རྒྱུས་པ་ལ། །སེར་པོ་སྐུལ་མ་འདྲ་བ་ཡོད་དེ་བཅད། །

Zur Behandlung von Krankheiten wie *gzugs 'khums, sra 'theng* und *bi sha tse,* dient die Verabreichung eines Präparats aus dem in Butter gekochten Pulver folgender Zutaten: *ra sna mAu la*[21], *dong gra, tsi tra ka, pi pi ling, zur pa*[22] und *ma nu.* Dieses Präparat unterstützt beschwerdefreies Gehen. Wenn die Gliedmaßen von *bi sha tse* und *gzugs 'khums* befallen sind, ist ein Schnitt durch die gelbliche, fadenähnliche Sehne durchzuführen, die sich zwischen den hinteren Rändern von kleinem Finger und Ringfinger bzw. kleiner Zehe und vierter Zehe befindet.

སྲ་འཐེང་ལ་སོགས་ཕྱི་མའི་རླུང་རྣམས་ཀུན། །རྒྱུ་ལས་བརྟགས་ལ་སྣུམ་དུགས་གཏར་བ་དང་། །སྦྱོང་དང་བྱུག་སོགས་ཅི་རིགས་སྦྱར་བར་བྱ། །རྒྱ་སྤོས་རུ་རྟ་སུག་སྨེལ་ཤུ་དག་གཉིས། །ཙན་དན་དམར་པོ་རྡོ་དྲེག་སྤང་སྤོས་དང་། །ཤུ་ཏི་ཏིལ་མར་ཀ་ར་སྦྱར་བའི་མར། །རྩ་འཛིན་ཤིང་རེངས་སྲ་འཐེང་ལ་སོགས་པའི། །རླུང་ནད་ལྷག་མ་མ་ལུས་འཇོམས་པར་བྱེད། །སྨྱོ་བརྗེད་སྐྲན་དང་སྐྱིག་རླུགས་སེལ་བར་འགྱུར། །

Nach der Untersuchung der Ursachen der übrigen *rlung*-Krankheiten wie *sra 'theng* erfolgt die Anwendung von Öltherapien, Kompressen, Aderlass, Purgation bzw. die Durchführung äußerer Anwendungen. Eine medizinische Butter aus *rgya spos, ru rta, sug smel,* den zwei Arten von *shu dag, tsan dan dmar po, rdo dreg, spang spos, shu ti* und Sesamöl vermischt mit weißem Zucker heilt alle übrigen *rlung*-Krankheiten wie *rtsa 'dsin, shing rengs* und *sra 'theng.* Diese behandelt ebenfalls Psychosen, Vergesslichkeit, gutartige Tumore und Leistenbruch.

21 *ra sna mAu la* bezeichnet die Wurzel von *thang ma sgron shing.*

22 *zur pa* ist ein Synonym für *shu zur.*

གནས་ཀྱི་སྒོ་ནས་བཅོས་པར་བྱ་བ་ནི། །

Für die nach der Lokalisation klassifizierten *rlung*-Krankheiten gibt es folgende Behandlungen:

ཤ་ལྤགས་ལ་ཞུགས་བསྐུ་མཉེ་བྱུག་དུགས་བྱ། །ཚིལ་ཞུགས་བརླ་རེངས་ཕྱུག་པོའི་རླུང་ལྟར་གསོ། །རུས་དང་རྐང་ཞུགས་སྣུམ་དུགས་བྱ་བ་དང་། །སྣུམ་བཞི་བཟའ་དང་བྱུག་དང་འཇམ་རྩི་བཏང་། །བཅུད་ལ་རླུང་ཞུགས་ད་བྱིད་སྐྱིན་གོར་སྦྱར། །རྒྱུས་པ་ཚིགས་དང་རྩར་ཞུགས་སྣུམ་དུགས་དགྲི །ཆུ་བ་འཁྲུམས་ལ་མོན་སྲན་དྲེའུ་དང་། །རྒྱམ་ཚ་ཏིལ་མར་སྦྱར་ཏེ་བསྐོལ་བ་བྱུག །ཁྲག་ལ་རླུང་ཞུགས་སྣུམ་འཚོས་བྱས་ལ་གཏར། །ཁྲག་ཟགས་རྗེས་སུ་ཚོར་མེད་གྱུར་པ་ལ། །དུད་པ་རྒྱམ་ཚ་ཏིལ་མར་སྦྱར་བས་བྱུག །

Bei Eindringen von *rlung*-Krankheiten in Muskelgewebe und Haut sind Ölmassagen durchzuführen und Kompressen anzulegen. Dringt *rlung* in das Fettgewebe ein, wende man die gleichen Behandlungen an wie für *brla rengs* oder *phyug po'i rlung.*[23] Gelangt die Krankheit in Knochen und Knochenmark, lege man Kompressen auf, verabreiche die vier Arten von Öl und wende diese äußerlich an und verabreiche milde Einläufe. Zur Behandlung einer Krankheitsinfiltration in die reproduktiven Flüssigkeiten verabreiche man das Präparat *da byid skyin gor.* Sickert die Krankheit in Sehnen, Gelenke und Leitbahnen, führe man eine Öltherapie durch und wickele eine Kompresse fest um die betroffene Stelle. Zur Behandlung gestauchter Bänder dient eine gekochte Paste aus *mon sran dre'u, rgyam tshwa* und Sesamöl. Gelangt die Krankheit ins Blut, wird mit Öltherapie und Aderlass behandelt. Wenn aufgrund einer Blutung ein Gefühlsverlust auftritt, behandele man mit einer Mischung aus Ruß, *rgyam tshwa* und Sesamöl.

དོན་བབས་སྙིང་རླུང་ཤིང་ཀུན་གསུམ་ཐང་བཏང་། །འབྲས་བུའི་མར་དང་སྨན་ཆེན་སྨན་མར་སྦྱར། །གློར་ཞུགས་སྟར་བུ་བཞི་པའི་ཕྱེ་མ་དང་། །ཨ་རུ་འབྲི་རྐང་སུར་ཕུག་སྨན་མར་སྦྱར། །མཆིན་ཞུགས་ཏིང་ཁྲོལ་མཆིན་པ་སྦྱོད་བྲན་བཏང་། །མཚེར་ཞུགས་ཚ་བ་གསུམ་དང་ཞུན་མར་སྦྱར། །མཁལ་ཞུགས་རྩ་བ་ལྔ་དང་གཟེ་ཚང་བྱིན། །ཀུན་ལ་རྒྱབ་ཀྱི་ཚིགས་པའི་རང་གསང་བསྲེག །

Wenn Vollorgane von *rlung*-Krankheiten betroffen sind, verabreiche man *shing kun gsum thang* und medizinische Butter aus den drei Myrobalanfrüchten oder *sman chen* gegen die Infiltration der Krankheit ins Herz. Man verabreiche *star bu bzhi pa*-Pulver

23 *phyug po'i rlung* ist eine *rlung*-Krankheit, die aufgrund der Lokalisation, saisonaler Änderungen und des Alters bei Personen auftritt, die im Überfluss schwimmen und reichhaltige Nahrung gewöhnt sind.

und medizinische *sur phug*-Butter aus *a ru ra* [15] und *'bri rkang*[24] zur Bekämpfung einer Infiltration in die Lungen. Bei Eindringen in die Leber verabreiche man ein *ting khrol*-Präparat, das mit Gewürzen versehen wurde. Gelangt die Krankheit in die Milz, hilft die Verabreichung eines Präparats aus den drei heißen Arzneien und geklärter Butter. Ist die Niere betroffen, wird mit den fünf Wurzelarzneien und *chang* aus *gze ma* behandelt. Für alle Vollorgane wende man eine Moxibustion an den entsprechenden Punkten an der Wirbelsäule an.

ཟས་དང་མ་ཞུའི་གནས་ཞུགས་སྐྱུགས་སྨན་བཏང་། །འཇུ་བྱེད་མེ་དྲོད་སྐྱེད་བྱེད་ཟས་སྨན་སྦྱར། །ཞུ་གནས་འཇམ་རྩི་ཟས་སྔོན་ཞུན་མར་བཏང་། །མཁྲིས་ཞུགས་དྲོད་བསྐྱེད་བཤལ་དང་མེ་བཙས་བཙོས། །མངལ་དུ་རླུང་ཞུགས་མོ་ནད་ལྟ་བུར་གསོ། །བཤང་ཞུགས་དནྡའི་མར་སྦྱར་འཇམ་རྩི་བཏང་། །གཅིན་ཞུགས་སྣུམ་ལྡན་དུགས་དང་ཆུ་སྨན་སྦྱར། །

Dringen *rlung*-Krankheiten in die Nahrung und in Bereiche unverdauter Nahrung ein, verabreiche man Brechmittel sowie Nahrungsmittel und Arzneien zur Förderung der Verdauung und der Hitze des Verdauungstraktes. Sind Bereiche verdauter Nahrung betroffen, verabreiche man vor dem Essen einen milden Einlauf und geklärte Butter. Man fördere die Hitze des Verdauungstraktes und führe eine Purgation sowie Moxibustion durch, wenn die Gallenblase betroffen ist. Gelangen *rlung*-Krankheiten in die Gebärmutter, behandele man dies wie gynäkologische Krankheiten. Zur Behandlung einer Infiltration in den Stuhl wende man milde Einläufe mit medizinischer *dan+da*-Butter an. Dringt die Krankheit in den Harn ein, verabreiche man Ölkompressen und Diuretika.

མགོར་ཞུགས་བྱུག་པ་མེ་བཙའ་མགོ་ཁྲོལ་བསྟེན། །རྣ་བར་ཞུགས་ན་དུགས་བྱ་ཞུན་མར་དགང་། །མིག་དང་སྣར་ཞུགས་ཞུན་མར་དྭངས་མ་བླུག །སོར་ཞུགས་དུགས་དང་མེ་བཙའ་བཅུད་བཞིའི་ཐང་། །དབང་པོ་ཀུན་ལ་འབྲས་བུའི་སྨན་མར་མཆོག །

Wenn der Kopf betroffen ist, hilft Öl und Moxibustion sowie die Verabreichung von *mgo khrol*. Wenn die Krankheit auf die Ohren schlägt, wird mit Kompressen behandelt und geklärte Butter [in die Ohren] eingetropft. Gelangen *rlung*-Krankheiten in Augen und Nase, wird geklärte Butter [in Augen und Nase] eingetropft. Wenn die Zähne betroffen sind, helfen Kompressen und Moxibustion und die Verabreichung eines Dekokts aus den vier Essenzen. Als ausgezeichnetes Heilmittel für alle Sinnesorgane dient medizinische Butter aus den drei Myrobalanfrüchten.

24 *'bri rkang* bezieht sich hier auf die Samen von *ba ru ra*.

ལུས་ཀུན་ལ་ཞུགས་སྤྱི་བཅོས་རང་གིས་འཇེམས། །

Wenn sich die Krankheit im gesamten Körper ausbreitet, kann die allgemeine Behandlung von *rlung*-Krankheiten angewendet werden.

དེ་ནས་ནང་ཚོགས་རླུང་ལྔའི་སྒོས་བཅོས་ལ། །

Für die fünf Unterarten von *rlung*-Krankheiten gibt es danach folgende Behandlungen:

སྲོག་འཛིན་རླུང་ལ་ཏིལ་མར་བསྐུ་མཉེ་བྱ། །སྣ་སྨན་འཇམ་པོ་བཏང་ལ་རླུང་གསང་བསྲོ། །

Zur Behandlung von lebenserhaltenden *rlung*-Krankheiten dienen Massage mit Sesamöl, milde nasale Medikamente und Erwärmung der *rlung*-Punkte.

སྟོད་རྒྱུ་བྲང་དང་སྡུད་སྒོར་སྣུམ་གྱིས་བདུག །སྨན་མར་རུས་ཐང་བཏང་ཞིང་གསང་གསུམ་བསྲེག །

Bei aufsteigenden *rlung*-Krankheiten helfen Ölkompressen auf der Brust sowie *sdud sgo*, die Verabreichung von medizinischer Butter und Knochensuppe sowie eine Moxibustion auf den drei *rlung*-Punkten.

ཁྱབ་བྱེད་ཛཱ་ཏི་ཞོ་ཤའི་སྨན་མར་བཏང་། །བུར་ཆང་ལོ་ཤ་ཤ་ཆེན་ཚ་བ་བསྟེན། །

Durchdringende *rlung*-Krankheiten werden mit der Einnahme von medizinischer Butter aus *dzA ti* und *snying zho sha* behandelt. Zusätzlich empfehle man *bur chang*, abgelagertes Fleisch, *sha chen* und Suppe.

མེ་མཉམ་དུགས་བྱ་ཤིང་ཀུན་ཅུར་ནིས་སྦྱར། །བཅུ་གསུམ་པ་དང་མེ་མཉམ་གསང་ལ་བསྲེག །

Zur Behandlung von feuerbegleitenden *rlung*-Krankheiten wende man Kompressen an, verabreiche ein *shing kun cur nis*-Präparat und eine Moxibustion am 13. Wirbel sowie *me mnyams gsang*.

ཐུར་སེལ་རླུང་ལ་འཇམ་རྩི་བསྐུ་མཉེ་དུགས། །དྲོད་བཅུད་ཟས་བསྟེན་བཅུ་དྲུག་མདོ་རུ་བསྲེག །

Bei abwärts treibenden *rlung*-Krankheiten wende man milde Einläufe an sowie Ölmassagen und Kompressen. Man empfehle wärmend wirkende und nahrhafte Nahrungsmittel und führe eine Moxibustion am unteren Teil des 16. Wirbels durch.

མཁྲིས་པར་འདྲེས་ལ་སྦྱོངས་དང་བསིལ་བཅུད་བསྟེན། །བད་ཀན་འདྲེས་ལ་སྐྱུགས་དང་ཡང་དྲོ་སྦྱར། །

Bei einer kombinierten [*rlung*]- und *mkhris pa*-Krankheit führe man eine Purgation durch und geben kühlend wirkende und nahrhafte Heilmittel. Bei kombinierten [*rlung*]- und *bad kan*-Krankheiten helfen Brechmittel und die Verabreichung von leichten und wärmend wirkenden Heilmitteln.

ཀྱེ་དྲང་སྲོང་ཆེན་པོ་མ་ཡེངས་གུས་པས་ཉོན། །རླུང་ནད་མདོར་བསྡུས་བཅོས་ཐབས་འདི་ལྟར་བྱ། །

Großer Weiser, höre ehrerbietig zu und lasse dich nicht ablenken. Die zusammengefassten Kategorien von *rlung*-Krankheiten haben folgende Behandlungsmethoden:

རེངས་འཁུམས་སྣུམ་འཚོས་བྱ་ཞིང་ལུམས་ཀྱིས་གདུལ། །སྐམས་པ་སྣུམ་དུགས་རྩ་བཤལ་ཆུ་ལུམས་བྱ། །སྐྲོས་པ་སྣུམ་འཚོས་རྗེས་ལ་བཤལ་གྱིས་སྦྱོང་། །འཕྱེས་པ་སྣུམ་འཚོས་སྤྱངས་ལ་རྩུབ་བཅོས་བྱ། །གཟེར་བ་སྣུམ་ལྡན་དུགས་དང་མེ་ཡིས་བཅག །འཁྲུལ་པ་བཅུད་བཞིའི་སྣུམ་མར་མེ་ཐུར་མནན། །ལྐུགས་པ་སྣུམ་འཚོས་འཇམ་རྩི་མེ་བཙས་བསལ། །

Zur Behandlung von Steifheit und Kontraktion helfen Öltherapie und medizinische Bäder. Bei Trockenheit werden Öltherapien und Kompressen angewendet sowie eine Reinigung der Leitbahnen und Bäder durchgeführt. Man wende eine Öltherapie an und leite dann die Krankheit mittels Purgation ab, um Schwellungen zu lindern. Bei Lähmungen sind Öltherapien zu vermeiden, jedoch raue Behandlungen anzuwenden. Zur Linderung von scharfen Schmerzen lege man Kompressen auf und führe eine Moxibustion aus. Bei Delirium wird medizinische Butter aus den vier Essenzen verabreicht sowie Moxibustion durchgeführt und operativ behandelt. Taubheit wird mit Öltherapie, mildem Einlauf und Moxibustion behandelt.

མགོ་རླུང་དེ་ལ་མར་ཤིང་ཀུན་སྣ་སྣན་བཏང་། །སོ་མ་ར་ཛ་སྔོག་སྐྱ་ཁ་རུ་ཚ། །མར་སྦྱར་དུགས་ལ་གྲོད་གཏུམས་དཀྲིས་མས་བརྡུམ། །སྙ་དང་ཤིང་ཀུན་བསྡུས་པའི་ཐྲངས་ལུམས་བྱ། །སྣ་ཚོགས་རུས་ཁུ་ལོ་མར་ལུག་ཚིལ་ཀྲང་། །བུ་རམ་ཤ་ཁུར་སྦྱར་བླུད་རྡུ་ལ་དབྱུང་བྱ། །ཐིག་ཁུང་ཁ་གསུམ་

ཚིགས་པ་གསུམ་པ་བསྲེག །

Zur Behandlung von *rlung*-Krankheiten des Kopfes verabreiche man nasale Medikamente aus Sesamöl und *shing kun*. Man trage eine Mischung aus *so ma ra dza*, *sgog skya*, *kha ru tshwa* und Butter [auf dem Kopf] auf, umwickele [den Kopf] mit einem getrockneten Tiermagen, den man mit einer Schnur befestigt. Man mache Dampfbäder aus *sga* und *shing kun*. Mit der Verabreichung von Suppe aus allerlei Knochen, abgelagerter Butter, Schafsfett, Knochenmark und Melasse vermischt mit Fleischsuppe wird Schwitzen herbeigeführt. Man führe an den drei horizontalen Punkten am Nacken und am dritten Wirbel Moxibustion aus.

སྙིང་རླུང་ཞོ་ཤ་གསུམ་དང་འབྲས་བུ་གསུམ། །འབྲི་མར་བུ་རམ་སྦྱར་བའི་སྨན་མར་ལ། །ཚ་བ་གསུམ་དང་ཚྭ་སྣ་གསུམ་བཏབ་བཏང་། །རུས་སྣའི་ཞག་དང་ལོ་མར་བུ་རམ་ལ། །དྲོད་སྨན་ཚྭ་སྣ་ཚོགས་ཆད་སྦྱར་ལ་བཏང་། །དྲུག་བདུན་དཀར་ནག་མཚམས་དང་བྱ་མིག་བསྲེག །

Zur Behandlung von *rlung*-Krankheiten des Herzens verabreiche man eine medizinische Butter aus *zho sha gsum*, den drei Myrobalanfrüchten, *'bri*-Butter und Melasse unter Hinzufügung der drei heißen Arzneien und der drei Arten von Salz. Man verabreiche ein Präparat aus dem Fett von allerlei Knochen, abgelagerter Butter und Melasse unter Zugabe von wärmend wirkenden Medikamenten und allerlei Salzen. Hilfreich ist eine Moxibustion am sechsten und siebten Wirbel, an *brang gzhung dkar nag mtshams* [16] und *bya rog mig*.

གློ་རླུང་སྟར་བུ་ཅུ་གང་ཟི་ར་དཀར། །སུག་སྨེལ་ཁ་རུ་ཚ་དང་ཀ་ར་སྦྱར། །བཟང་པོ་བཞི་དང་ཚ་གསུམ་སྦྲང་སྦྱར་བཏང་། །སེ་འབྲུ་བཞི་དང་ནཱ་ག་ཟི་ར་དང་། །པ་ཏྲ་ཨུ་སུ་ལ་ལ་ཕུད་དང་སྒ། །ན་ལེ་ཤམ་དང་ཀར་སྦྱར་གསར་འཛམ་དབུལ། །བཞི་ལྔ་བྱ་རོག་མིག་དང་སྐེ་སྟོང་བསྲེག །ཡིབ་མ་གར་ཆང་མི་བཏང་ཤ་གསར་དང་། ། གྲོ་ཆང་སྲོ་ལོས་བསིངས་དང་གསར་འཛམ་བཏང་། །

Bei *rlung*-Krankheiten der Lunge verabreiche man ein Präparat aus *star bu*, *cu gang*, *zi ra dkar po*, *sug smel* und *kha ru tshwa* vermischt mit weißem Zucker oder ein Präparat aus den vier hervorragenden Heilmitteln und den drei heißen Arzneien vermischt mit Honig. Man erzeuge ein Präparat aus *se 'bru bzhi pa*, *nA ga* [*ge sar*], *zi ra* [*dkar po*, *ma nu*] *pa tra*, *'u su*, *la la phud*, *sga* und *na le sham* [17] vermischt mit weißem Zucker und verabreiche es mit frischem, lauwarmem *chang*. Hilfreich ist eine Moxibustion am vierten und fünften Wirbel, an *bya rog mig*, und *ske stong tsa khung*. Verdorbenes Fleisch und starkes *chang* sind zu vermeiden, zu empfehlen sind frisches Fleisch, nach Zugabe eines *sro lo*-Aufgusses gefiltertes Weizen-*chang* und frisches, lauwarmes *chang*.

མཆིན་རླུང་མཆིན་སྣ་སྐམས་ཕྱེའི་སྨན་མར་ལ། །ཁ་རུ་ཚ་དང་གུར་ཀུམ་བཏབ་ལ་བཏང་། །བྲག་
ཞུན་སྨན་མར་འབྲི་རྐང་སྨན་མར་སྦྱར། །རུས་སྣའི་ལུམས་བྱ་དགུ་པ་རྩིབ་སྣེ་ང་བསྲེག །

Zur Behandlung von *rlung*-Krankheiten der Leber verabreiche man eine medizinische Butter aus dem Pulver von allerlei getrockneten Leberstücken unter Zugabe von *kha ru tshwa* und *gur kum* oder eine medizinische Butter aus *brag zhun* oder *'bri rkang*. Hilfreich ist eine medizinische Bädertherapie aus allerlei Knochen und die Moxibustion am neunten Wirbel und an den Rippen.

ཕོ་བའི་རླུང་ལ་བུ་རམ་དྲིང་ཁྲོལ་བཏང་། །སེ་འབྲུ་ཤིང་ཚ་དྲོད་གསུམ་ཚྭ་སྣ་གསུམ། །ཟི་ར་དཀར་
ནག་གཉིས་དང་ཚ་བ་གསུམ། །ལ་ལ་ཕུད་དང་བུ་རམ་ཆང་གིས་དབུལ། །བུར་ཆང་སྦྱར་བཏང་ཕོ་
དཀྱིལ་བཅུ་གསུམ་བསྲེག །

Konzentrierte Melasse wird zur Behandlung von *rlung*-Krankheiten des Magens verabreicht. Man erzeuge ein Präparat aus *se 'bru*, *shing tsha*, den drei wärmenden Arzneien, den drei Arten von Salz, *zi ra dkar po* und *zi ra nag po*, den drei heißen Arzneien und *la la phud* vermischt mit Melasse und verabreiche es mit *chang*. Man verabreiche *bur chang* sowie eine Moxibustion am zentralen Punkt des Magens und am 13. Wirbel.

ལོང་གི་རླུང་ལ་སེ་འབྲུ་ཚ་བ་གསུམ། །ཁ་རུ་ཚ་དང་གྲོ་མ་འབོས་ལོ་དང་། །བུ་རམ་སྦྱར་བཏང་
སྒོག་སྐྱའི་སྨན་མར་བྱིན། །སླེ་ཏྲེས་ཀཎྜ་ཀ་རི་ཤུ་དག་དང་། །བཙོད་དང་ཛཱ་ཏི་སུག་སྨེལ་པི་པི་
ལིང་། །ཡུང་བ་ཤུ་མོ་ཟ་དང་ར་མར་གྱི། །འཇམ་རྩི་བཏང་ཞིང་ལོང་ཕུགས་གཡས་གཡོན་བསྲེག །

rlung-Krankheiten des Dickdarms behandelt man mit der Verabreichung eines Präparats aus *se 'bru*, den drei heißen Arzneien, *kha ru tshwa*, *gro ma* und *'bos lo*[25] vermischt mit Melasse und medizinischer *sgog skya*-Butter. Man verabreiche milde Einläufe aus *sle tres*, *kaN+Da ka ri*, *shu dag*, *btsod*, *dzA ti*, *sug smel*, *pi pi ling*, *yung ba*, *shu mo za* und Ziegenbutter. Eine Moxibustion wird am rechten und linken *long phugs gsang* durchgeführt.

མཁལ་རླུང་མགོ་ཚོད་ཤུ་མོ་ཟ་བཏབ་བཏང་། །རུས་སྣའི་ཁུ་བ་བུ་རམ་སྦྱར་བསྡུས་སམ། །བོང་
ཤ་སྲམ་ཤ་བུར་ཆང་ཟན་ཆང་དང་། །རྩ་བ་ལྔ་ཡི་མར་སྦྱར་བཅུ་བཞི་བསྲེག །

Zur Behandlung von *rlung*-Krankheiten der Niere verabreiche man Suppe aus [Schafs]-

25 *'bos lo* bezeichnet die Wurzel von *tsi tsi sa 'dzin*.

Kopf vermischt mit *shu mo za*. Man gebe eine Suppe aus allerlei Knochen vermischt mit Melasse oder Affen- oder Otterfleisch vermischt mit *bur chang* oder *zan chang* und eine medizinische Butter aus den fünf Wurzeln. Man führe eine Moxibustion am 14. Wirbel durch.

དེ་ལ་སོགས་ཏེ་རླུང་ནད་དུ་མ་ཡང་། །ནད་གཞན་འདྲེས་ན་དེ་ཡི་ཁ་འཛིན་གཅེས། །རྐྱང་པ་རྣམས་ལ་སྤྱི་བཅོས་ཁོག་ཕུབ་ལ། །རང་རང་ནད་ཀྱི་གསོ་ཐབས་མདེ་ཁར་གདགས། །སྣུམ་བཅུད་དྲོད་ཀྱིས་མི་སེལ་རླུང་གཞན་མེད། །རླུང་ནི་ཚ་གྲང་གཉིས་ཀའི་ཟུང་དུ་འཇུག །མཁྲིས་ཚད་འབུད་ཅིང་བད་ཀན་གྲང་བ་འཁྱུག །དམུ་འོར་སྐྲ་ཐབ་གཡོ་ཞིང་སྐྲན་རྣམས་སྒྲོང་། །བསགས་པའི་ནད་རྣམས་ཐམས་ཅད་རླུང་གིས་སློང་། །ཕྱིར་བའི་ནད་ཀུན་སྣ་འདྲེན་རླུང་གིས་བྱེད། །ཚད་གཞུག་ཕལ་ཆེར་ཐོར་བུའི་རླུང་གིས་འབུད། །དེ་ཕྱིར་རླུང་གི་ནད་ལ་བྱ་ར་སྒྲིམས། །ཞེས་གསུངས་སོ། །

Bei der Behandlung verschiedener Arten von *rlung*-Krankheiten, die mit anderen Krankheiten kombiniert sind, ist es wichtig, passende ergänzende Zutaten hinzuzufügen. Bei allen unabhängigen *rlung*-Krankheiten geht man wie bei der allgemeinen Behandlung vor, während spezifische Krankheiten mit den jeweils passenden Heilmitteln behandelt werden. Es gibt keine *rlung*-Krankheit, die nicht mit öligen, nahrhaften und wärmend wirkenden Heilmitteln zu behandeln ist. *rlung* umfasst sowohl heiße als auch kalte [Energien], da es die Hitze von *mkhris pa* verstärkt und die Kälte von *bad kan* zum Frieren bringt. Es lässt Aszites, Ödeme 2. Grades und 1. Grades anschwellen und verfestigt gutartige Tumore. *rlung* erregt alle Arten von krankhaften Ansammlungen und fördert ebenso die Verbreitung von Krankheiten. Verstreutes, mildes *rlung* facht zumeist die Reste von Hitze-Krankheiten an. Man muss daher *rlung*-Krankheiten Beachtung schenken.“ So wurde gesprochen.

བདུད་རྩི་སྙིང་པོ་ཡན་ལག་བརྒྱད་པ་གསང་བ་མན་ངག་གི་རྒྱུད་ལས་རླུང་གི་ནད་གསོ་བའི་ལེའུ་སྟེ་གཉིས་པའོ། །

Dies ist das zweite Kapitel, die „Behandlung von *rlung*-Krankheiten“ aus dem Tantra der geheimen mündlichen Unterweisung über die acht Zweige des Nektars der Medizin.

Anmerkungen des Herausgebers der deutschen Ausgabe:

1 Die eigentliche Bedeutung von *'khrug pa* ist „stören, aufmischen, streiten" (Goldstein 2004: 169). Wenn bereits Dysbalancen vorhanden ist, ist *rlung* dafür verantwortlich, dass diese gestört bzw. verstärkt werden.

2 In der englischen Übersetzung des Men-Tsee-Khang ist dieser Absatz im tibetischen Text angeführt, fehlt jedoch in der englischen Übersetzung darunter (Men-Tsee-Khang 2017: 9).

3 *'phyes pa*: Bedeutungen: 1. Lähmung, 2. Kriechen, krabbeln (Goldstein 2004: 706), 3. Krankheit, bei der man nicht gehen kann; wie ein Krüppel, bei dem der Unterkörper schwer und unbeweglich ist.

4 Zuerst heftige, unkontrollierte Bewegung (*'phyos*) und danach vollkommene Erschlaffung des Körpers (*bog pa*), wie beispielsweise nach einem epileptischen Anfall. *bog pa*: intr. pf. von *'bog pa* („einen Anfall haben, ohnmächtig werden, hinfallen, verrückt sein") (Goldstein 2004: 765); das Bewusstsein verlieren aufgrund einer *rlung*-Krankheit.

5 Grammatikalisch ist der fehlende *tsheg* (silbentrennender Punkt) zwischen *ba* und *'o* korrekt, es wurde in diesem Vers jedoch das übliche Versmaß von 9 Silben nicht aufrechterhalten.

6 Im tibetischen Text dieses Werkes findet sich das Wort *mcher* (Men-Tsee-Khang 2017: 9) mit der Bedeutung „Milz". Alternativ ist auch folgende Schreibweise des Wortes „Milz" möglich: *mtsher pa* (Goldstein 2004: 895). Am 21.7.2018 bestätigt Dr. Sonam Dolkar Oshoe aus dem „*rgyud bzhi*-Translation Department" während eines Gespräches in Dharamsala, dass sowohl *mcher* als auch *mtsher pa* mögliche Schreibweisen für das Wort „Milz" sind, wobei *mcher* die gebräuchlichere Schreibweise ist. Dies bestätigt ebenfalls ein Blick in „Das große Wörterbuch der tibetischen Heilkunde" (bod rang skyong ljongs sman rtsi khang 2006: 254 bzw. 732).

7 Es entsteht ein *rlung*-Wirbel im Bereich des abwärts treibenden *rlung* (vgl. pad+ma rdo rje 2011: 17).

8 *mi yi sha*: Hier ist das Fleisch des von einem Blitz getroffenen, gestorbenen Menschen gemeint. In der englischen Übersetzung des Men-Tsee-Khang bleibt der Begriff unübersetzt (Men-Tsee-Khang 2017: 20).

9 *tshwa*: Dieses Wort mit der Bedeutung „Salz" gehört, wie an dieser Stelle richtig angeführt, mit *wa zur* geschrieben, also: *tshwa*. Dies bestätigt Dr. Sonam Dolkar Oshoe aus dem „*rgyud bzhi*-Translation Department" während eines Gespräches am 12.6.2019 in Dharamsala. Manches Mal findet man fälschlicher Weise auch Formen ohne *wa zur*, also: *tsha*.

10 *bong nga nag po* (Aconitum richardsonianum L.).

11 Die drei Myrobalanfrüchte sind Terminalia chebula (*a ru ra*), Terminalia belerica (*ba ru ra*) und Terminalia embelica (*skyu ru ra*) (Drungtso 2005: 315).

12 Die fünf Wurzeln sind Bleurospermum tibeticum (*lca ba*), Polygonatum officinalis (*ra mnye*), Asparagus racemosus (*nye shing*), Tribulus terristeris (*gze ma)* und Withania somnifera (*ba spru*) (Drungtso 2005: 362).

13 Im tibetischen Text dieses Werkes findet sich das Wort *a wa rta* (Men-Tsee-Khang 2017: 24). Häufiger ist folgende Schreibweise: *a warta* (vgl. sangs rgyas rgya mtsho 1982: 51). Es ist davon auszugehen, dass die unterschiedliche Schreibweise dieses Krankheitsbildes auf der unterschiedlichen Aussprache dieses Sanskritbegriffes auf Tibetisch basiert.

14 Im tibetischen Text dieses Werkes befindet sich ein Schreibfehler. Korrekt wäre *yungs dkar* statt *yungs kar* (Men-Tsee-Khang 2017: 25).

15 In ihrem Abstrakt anlässlich dem „Fifteenth Seminar of the International Association for Tibetan Studies" (IATS) im July 2019 in Paris schreibt Dr. Ronit Yoeli-Tlalim (London) unter dem Titel: „Arura: Die Entstehung eines eurasischen Allheilmittels": „Die Geschichte von Arura (Chebulic Myrobalan) als Droge überschneidet Bereiche der Pharmakologie, des Handels, der Vorstellungskraft und der Religion. Seine lange eurasische Geschichte lässt sich durch indische Vorstellungen als Quelle wundersamer Drogen und medizinischen Wissens, buddhistische Erzählungen über den Medizinbuddha, die medizinischen Dokumente und Handelsdokumente aus Kairo, Maimonides Verbindungen mit Indien bis hin zum modernen Tibet verfolgen. Die Analyse wundersamer Drogen erlaubt es uns, Substanzen wie „Knotenpunkte in Wissenssystemen, um die sich Bedeutung und Praxis kohärieren und zusammenballen" (Pamela Smith, im Druck) zu betrachten, in denen sich simultane Spuren kreuzen: die Sprachspur, die Märchenspur, die Handelspfad, Pharmakologiepfad und Ritualpfad. Wenn wir also die eurasische Biographie von Myrobalanen nachzeichnen, müssen wir uns zwischen den Ebenen bewegen: der des Objekts, der Pflanze selbst, ihrer chemischen Zusammensetzung und ihrer natürlichen Eigenschaften. Weiters die Konstruktionen, die es definieren: die Geschichten, seine Handelspraktiken und die pharmakologischen Texte, die es diskutieren. Diese verschiedenen Ebenen kreuzen, informieren und konstruieren sich gegenseitig. Die Anthropologie und das aufstre-

bende Gebiet der Placebo-Studien haben uns gelehrt, dass es in einem Arzneimittel mehr gibt als nur Wirkstoffe. Es gibt eine feine, aber aussagekräftige Grenze zwischen einem sehr nützlichen Medikament und einem Allheilmittel – einer Substanz, die als Allheilmittel gilt." (Von mir aus der englischen in die deutsche Sprache übersetzt).

16 In der Mitte zwischen linker und rechter Brustwarze.

17 Am 25.7.2018 hatte ich ein ausführliches Gespräch mit Dr. Tsultrim Kalsang, Leiter des Materia Medica Department des Men-Tsee-Khang in Dharamsala, in dem er mitteilte, dass es speziell für Pflanzen aus der Himalaya-Region schwierig sei, korrekte botanische Bezeichnungen zu finden, da auf diesem Gebiet noch viel zu wenig Forschung betrieben worden sei.

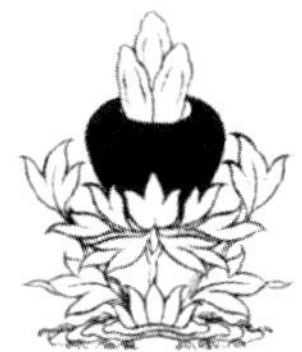

དེ་ནས་ཡང་དྲང་སྲོང་རིག་པའི་ཡེ་ཤེས་ཀྱིས་འདི་སྐད་ཅེས་གསུངས་སོ། །ཀྱེ་དྲང་སྲོང་ཆེན་པོ་ཉོན་ཅིག །

Danach sprach der Weise *rig pa'i ye shes* die folgenden Worte: „O großer Weiser, höre mir zu.

མཁྲིས་པའི་ནད་ལ་རྒྱུ་རྐྱེན་དབྱེ་བ་དང་། །རྟགས་དང་བཅོས་ཐབས་རྗེས་བཅད་དྲུག་གིས་བསྟན། །

mkhris pa-Krankheiten werden in sechs Abschnitte eingeteilt: Ursachen und (mit Krankheit in Zusammenhang stehende) Umstände, Klassifikation, Anzeichen und Symptome, Behandlungsmethoden und Nachbehandlung.

རྒྱུ་ནི་ནད་གཞི་སྣོད་ཀྱི་མཁྲིས་པ་ལ། །

Die Ursache von *mkhris pa*-Krankheiten ist *mkhris pa* und das Hohlorgan Gallenblase.

སློང་རྐྱེན་གནད་དུ་མཚོན་བསྣུན་འགྲམས་པ་དང་། །ཟས་སྐོམ་ཚ་སྐྱུར་མི་འཕྱོད་མ་ཞུ་དང་། །ཞེ་སྡང་མི་གཙང་ལྷ་བསྙོལ་འདྲེ་གཡོས་པས། །གསོ་དཀའ་མཁྲིས་ནད་བཞི་བཅུ་བདུན་དུ་འགྱུར། །

Die (mit Krankheit in Zusammenhang stehenden) Umstände von *mkhris pa*-Krankheiten sind Verletzungen von verwundbaren Organen durch Waffen, übermäßige Einnahme von heißen und sauren Nahrungsmitteln und Getränken, Verdauungsstörungen durch Einnahme von unverdaulichen Nahrungsmitteln, Hass, [Beschmutzung durch] unreine Dinge, Zorn der Schutzgötter auf das menschliche Verhalten und schädliche Einflüsse von bösen Geistern. Die Ursachen und die (mit Krankheit in Zusammenhang stehenden) Umstände führen zur Entwicklung der 47 schwer zu behandelnden *mkhris pa*-Krankheiten.

དེ་ལ་དབྱེ་བ་སྤྱི་དང་བྱེ་བྲག་གཉིས། །སྤྱི་ལ་རིགས་དང་གནས་ཀྱིས་དབྱེ་བ་གཉིས། །རིགས་ཀྱི་
སྒོ་ནས་དབྱེ་ན་རྣམ་བཞི་སྟེ། །ནད་གཞིའི་མཁྲིས་པ་ཐང་ལ་ལྷགས་པ་དང་། །མེ་དྲོད་མཁྲིས་པ་
གཞན་གྱི་གནས་གྱུར་དང་། །སྣོད་ཀྱི་མཁྲིས་པ་ཁ་ལུད་ཁ་ཤོར་དང་། །ཐུན་མོང་མཁྲིས་པ་རྩ་རུ་
རྒྱུ་བའོ། །

mkhris pa-Krankheiten werden in zwei Arten klassifiziert: allgemeine und spezifische. Die allgemeinen Krankheiten werden in zwei weitere Gruppen nach Art und Lokalisation klassifiziert. Die Klassifizierung nach Art betrifft vier Gruppen: *mkhris pa*, welches das ausgeglichene Stadium überschritten hat; die Lokalisation von verdauendem *mkhris pa* wird von anderen [Krankheiten] besetzt; Überlaufen und Ausschütten von Galle aus der Gallenblase [1] sowie Galle oder verdauendes *mkhris pa*, das in die Leitbahnen fließt.

དང་པོ་རྐྱེན་བཞིས་མཁྲིས་པ་འཕེལ་བ་སྟེ། །ཚད་པ་གསོ་བའི་སྐབས་སུ་རྒྱས་པར་སྟོན། །

Erstens wird *mkhris pa*, welches aufgrund der vier (mit Krankheit in Zusammenhang stehenden) Umstände das ausgeglichene Stadium überschritten hat, in der Kategorie über die Behandlung von Hitze-Krankheiten näher erläutert.

གཉིས་པ་རླུང་དང་མ་ཞུ་བད་ཀན་ཁྲག །འཛུ་བྱེད་མཁྲིས་པའི་ཡུལ་དུ་ཞུགས་པ་ཡིས། །མཁྲིས་
པའི་གོ་ཕྲོགས་ཕྱི་རུ་བྱེར་བའོ། །

Wenn, zweitens, *rlung*, Verdauungsstörungen, *bad kan* oder Blut in die Lokalisation von verdauendem *mkhris pa* infiltrieren, nehmen sie dessen Platz ein und erzwingen das Ausströmen von *mkhris pa*.

གསུམ་པ་ཕོ་མཆིན་སྐྲན་གྱིས་མཁྲིས་པ་བཙིར། །ཡང་ན་མཁྲིས་པ་རང་ལ་སྐྲན་ཞུགས་
པས། །མཁྲིས་པ་དབང་མེད་ཕྱི་རུ་ཁ་ལུད་དམ། །འགྲམས་སམ་རླུང་གིས་མཁྲིས་ཁ་ཤོར་བའོ། །

Drittens wird das unkontrollierte Überlaufen von Galle durch den von einem gutartigen Magen- oder Lebertumor verursachten Druck oder durch das Wachstum eines gutartigen Tumors direkt in der Gallenblase bewirkt. Das Ausschütten von Galle kann auch infolge einer Verletzung oder durch *rlung* hervorgerufen werden.

བཞི་པ་སྣོད་མཁྲིས་འཛག་བྱེད་གང་ཡང་རུང་། །འགྲམས་འབྲུགས་རིམས་རྐྱེན་མཁྲིས་པ་འཕེལ་བ་

འམ། །ཟས་སྤྱོད་རྐྱེན་གྱིས་འཕེལ་ཏེ་ཚར་ལུད་པས། །ཤ་སེར་མིག་སེར་རྣམ་པ་གཉིས་སུ་འགྱུར། །

Viertens wird eine Zunahme von Galle oder verdauendem *mkhris pa* durch verbreitete, unruhige und epidemische Hitze-Krankheiten verursacht, oder nicht bekömmliche Ernährung und abträgliches Verhalten führt zum Überlaufen von *mkhris pa* in die Leitbahnen und verursacht zwei Zustände: ikterische Haut und Augen.

མཁྲིས་ནད་བཅུ་གསུམ་རིགས་ཀྱི་དབྱེ་བར་འདོད། །མདོར་བསྡུས་ཐོག་མཐའ་རང་རྒྱུད་ཚ་བའི་ནད། །བར་པ་གཉིས་པོ་གཞན་དབང་ལྡན་པ་ཡིན། །

Diese 13 *mkhris pa*-Krankheiten werden der Klassifizierung nach Art zugeordnet. Kurz gesagt, handelt es sich bei der ersten und der letzten um unabhängige Hitze-Krankheiten, während die mittleren beiden abhängige sind.

གནས་ཀྱིས་དབྱེ་ན་ལྤགས་ལ་གྲམ་པ་དང་། །ཤ་ལ་རྒྱས་དང་རྩ་རུ་རྒྱུ་བ་དང་། །རུས་ལ་ཞེན་དང་དོན་བབས་སྣོད་དུ་ལྷུང་། །དབང་པོ་ལྔ་ལ་མེ་ཏོག་ཤར་བའོ། །དོན་ནི་གློ་སྙིང་མཆིན་མཆེར་མཁལ་མ་ལྔ། །སྣོད་ནི་ཕོ་ལོང་རྒྱ་མ་ལྒང་པ་མངལ། །དབང་པོ་མགོ་མིག་རྣ་བ་སྣ་ལྕེའོ། །དེ་ལྟར་བཅུ་དགུ་གནས་ཀྱི་དབྱེ་བར་འདོད། །

Die Klassifizierung nach Lokalisation wird folgendermaßen getroffen: [*mkhris pa*], das sich in der Haut verbreitet, im Muskelgewebe gedeiht, durch die Leitbahnen zirkuliert, an den Knochen anhaftet, die Vollorgane befällt, in die Hohlorgane sinkt und sich in den fünf Sinnesorganen manifestiert. Die fünf Vollorgane sind Lunge, Herz, Leber, Milz und Niere; Hohlorgane sind Magen, Dickdarm, Dünndarm, Harnblase und Gebärmutter. Die fünf Sinnesorgane sind Kopf, Augen, Ohren, Nase und Zunge. Diese 19 werden der Klassifizierung nach Lokalisation zugeordnet. [2]

བྱེ་བྲག་འཇུ་བྱེད་སྒྲུབ་བྱེད་མདངས་སྒྱུར་དང་། །མཐོང་བྱེད་མདོག་གསལ་རྣམ་ལྔར་གྱུར་པའོ། །རླུང་དང་བད་ཀན་འདྲེས་པས་བཅུ་རུ་འགྱུར། །

Zur spezifischen Kategorie gehören fünf Arten [*mkhris pa*] – verdauendes [*mkhris pa*], verwirklichendes [*mkhris pa*], Farbe regulierendes [*mkhris pa*], sehend machendes [*mkhris pa*] und die Farbe der Haut klärendes [*mkhris pa*] – sowie die zehn kombinierten [Krankheiten], die sich aus der Kombination jeder dieser fünf Arten mit *rlung* und *bad kan* ergeben.

ཀུན་ཀྱང་མདོར་བསྡུས་ཚ་གྲང་གཉིས་སུ་འདུས། །ཁྲག་དང་མཁྲིས་པ་འཕེལ་བ་ཚ་བ་སྟེ། །མ་ཞུ་བད་རླུང་ཡུལ་ཕྱོགས་གྲང་བའོ། །

Alle diese Krankheiten können in zwei [Wesensarten] zusammengefasst werden: Hitze und Kälte. Übermäßiges Blut und *mkhris pa*-Krankheiten sind Hitze[-Erscheinungen], während die Lokalisation von verdauendem *mkhris pa*, die von Verdauungsstörungen, *bad kan* und *rlung* besetzt ist, mit Kälte zusammenhängt.

དེ་ཡི་རྟགས་ལ་སྤྱི་དང་བྱེ་བྲག་གཉིས། །

Es gibt zwei Arten von Anzeichen und Symptomen von *mkhris pa*-Krankheiten: allgemeine und spezifische.

སྤྱི་རྟགས་མིག་སྤྲིན་བཞིན་ལྤགས་ཆུ་མདོག་སེར། །ལྟོ་ཆེ་མཁྲིས་པ་འབྲུ་སྐྱུག་ཟ་འཕྲུག་བྱེད། །དེ་ཡང་མཁྲིས་པ་ཚ་བ་སྐོམ་དད་ཆེ། །རྩ་གྲིམས་ཆུ་ཡི་རླངས་ཆེ་ཀུ་ཡ་མཐུག །ཁ་ཁ་ལུས་ཚ་གཉིད་ཆུང་བཤང་བ་སེར། །ཤ་ཆང་མར་རྙིང་བུ་རམ་དྲོད་བག་གནོད། །མཁྲིས་པ་གྲང་བ་དེ་ལས་གོ་ལོག་སྟེ། །མེ་དྲོད་འཇུ་སྟོབས་ཆུང་ལ་བཤང་བ་དཀར། །

Die allgemeinen Anzeichen und Symptome sind folgende: gelbliche Farbe der Sklera, Gesicht, Haut und Urin, großer Appetit, Durchfall und Erbrechen von Galle sowie Juckreiz. Hitze-*mkhris pa* äußert sich zudem durch extremen Durst, einen gespannten Puls, großen Dampf und schweres *ku ya* im Urin, einen bitteren Geschmack im Mund, erhöhte Körpertemperatur, leichten Schlaf und gelblichen Stuhl. Selbst die Einnahme von kleinen Mengen wärmender Nahrungsmittel wie Fleisch, *chang*, abgelagerter Butter oder Melasse verschlimmert den Krankheitszustand. Kälte-*mkhris pa* zeigt die gegenteiligen Symptome mit schwacher Hitze des Verdauungstraktes, schwacher Verdauung und weißlichem Stuhl.

བྱེ་བྲག་ཚ་བ་རྒྱུ་བརྟག་གོམས་པས་བརྟག །

Insbesondere wird Hitze-*mkhris pa* anhand der Ursachen, Anzeichen und Symptome sowie der Auswirkungen der verabreichten Behandlung diagnostiziert.

རླུང་གི་གནས་གྱུར་སྦོ་འཁྲིག་རྟུག་པ་སྐམ། །གཡལ་མང་དྲོད་བཅུད་ཟློས་རྗེས་བདེ་བར་མཚོན།

།མ་ཞུ་བད་ཀན་གང་གི་གནས་གྱུར་ཀྱང་། །ལུས་ལྕི་གཉིད་ཆེ་སྙིད་སྐྱུར་འདུག་སྙིང་འདོད། །ཟས་སྐོམ་སྤྱོད་ལམ་བསིལ་ལ་གནོད་དྲོ་ན་བདེ། །ཁྱད་པར་དྲི་མ་སྐྱ་ལ་གསོབ་པ་ཡིན། །ཁྲག་གི་གནས་གྱུར་སྨུག་པོའི་རྒྱུ་བྱས་ཏེ། །དྲི་མ་ནག་སྨུག་སྐམ་ལ་ཤ་རིལ་འདྲ། །

Wenn die Lokalisation [des verdauenden *mkhris pa*] von *rlung* besetzt ist, kommt es zu Blähbauch, Magenknurren, hartem [Stuhl] und häufigem Gähnen. Die Einnahme von wärmenden und nahrhaften Nahrungsmitteln bessert [den Krankheitszustand]. Wenn die Lokalisation des verdauenden *mkhris pa* von Verdauungsstörungen oder *bad kan* besetzt ist, sind Schweregefühl des Körpers, übermäßiges Schlafen, Lethargie und der Drang, am selben Ort zu verweilen, die Folge. Kühlende Ernährung und kühlendes Verhalten verschlimmert [den Krankheitszustand], während mit wärmenden Nahrungsmitteln und wärmendem Verhalten Besserung eintritt. Insbesondere zeigt sich blasser, weicher Stuhl. Wenn die Lokalisation [des verdauenden *mkhris pa*] von Blut besetzt ist, verursacht dies *bad kan smug po*, was sich durch Rotwilddung-ähnlichen, dunkelbraunen, harten Stuhl zeigt.

མཆིན་པའི་སྐྲན་ནམ་མཆིན་པ་རྒྱས་པ་ཡིས། །མཁྲིས་ཡུལ་ཐྲོགས་ན་མྱངས་པས་དངོས་སུ་གསལ། །ཕོ་བའི་སྐྲན་གྱིས་ཡུལ་ཐྲོགས་ཟས་སྐོམ་འཁྲིན། །མཁྲིས་པའི་སྟེང་དུ་སྲ་ཞིང་མནན་མི་བཟོད། །མཁྲིས་པ་རང་ལ་སྐྲན་ཞུགས་ལུས་ཤེད་ཆུང་། །ལུས་ཀྱི་མདོག་སེར་ཟ་འཕྲུག་དང་ག་འགག །བཤལ་དང་གཏར་ལ་ནད་ཐོན་བཅོས་སྐྱིད་མེད། །ནད་འདི་འཆི་བདག་ཁ་རུ་ཚུད་དང་འདྲ། །ཁ་ཤོར་ཤེད་མེད་མཁྲིས་པ་འཁྲུ་སྐྱུག་བྱེད། །

Wenn sich ein gutartiger Lebertumor oder eine Lebervergrößerung an die Lokalisation der Gallenblase drängt, erkennt man dies deutlich durch eine Tastung. Wenn ein gutartiger Magentumor diese Lokalisation einnimmt, verursacht er Gelüste nach Essen und Trinken, welches nach der Einnahme sofort erbrochen wird, sowie eine harte Stelle an der Gallenblase sowie Unerträglichkeit von [lokalem] Druck. Ein gutartiger Tumor in der Gallenblase verursacht körperliche Schwäche, gelbliche Haut, Juckreiz und Appetitverlust. Zeigen sich nach Purgation und Aderlass keine Anzeichen der Besserung, ist dies ein Hinweis auf einen Krankheitszustand, in dem der Patient todgeweiht ist. Das Ausschütten [von Galle] verursacht körperliche Schwäche sowie Durchfall und Erbrechen von Galle.

མཁྲིས་པ་འགྲམས་སམ་འཁྲུགས་ཚད་མཁྲིས་པར་བབས། །རིམས་ནད་མཁྲིས་པར་བབས་པའི་ཙར་རྒྱུག་གསུམ། །དེ་དག་བཅོས་ཐབས་རང་རང་ལེའུར་བལྟ། །རང་བཞིན་ཟས་སྤྱོད་རྐྱེན་གྱིས་

མཁྲིས་འཕེལ་བའི། །རྩར་རྒྱུག་དག་ལ་ཤ་སེར་མིག་སེར་གཉིས། །

Die Behandlungen für das Überlaufen von *mkhris pa* in die Leitbahnen infolge der drei [Faktoren] Absinken von verbreiteten, unruhigen sowie epidemischen Hitze-Krankheiten in die Gallenblase werden in den jeweiligen Kapiteln erläutert. Das Überlaufen von überschüssigem *mkhris pa* in die Leitbahnen infolge von nicht bekömmlicher Ernährung und abträglichem Verhalten führt zu zwei [Krankheitszuständen]: ikterische Haut und Augen.

མཁྲིས་པ་ཤ་སེར་ཤེད་ཆུང་གཉིད་མི་ཐུབ། །ལུས་ལྗི་ཞོ་དར་ཆུ་སོགས་གང་ཡང་ཁ། །ཤ་མདོག་
གསེར་འདྲ་རྫས་དཀར་སེར་པོར་མཐོང་། །སྔ་དྲོ་བསིལ་ཕེབས་བདེ་ལ་ཉིན་དགུང་ན། །

Ikterische Haut zeigt sich durch gelbliche Färbung der Haut, körperliche Schwäche, unkontrolliertes Schlafen, Schweregefühl des Körpers, einen bitteren Geschmack im Mund nach Einnahme von Getränken wie tibetischem Joghurt, Buttermilch und Wasser und eine Goldtönung der Haut. Weiße Gegenstände werden gelblich gefärbt wahrgenommen. Der Zustand bessert sich morgens und bei kühler Witterung und verschlechtert sich mittags.

མཁྲིས་པ་མིག་སེར་མིག་སྤྲིན་སེན་མོ་སེར། །ལུས་རྡུལ་ཉམ་ཆུང་ཁོང་ཚ་མིག་རྟུས་ན། །ཁ་ཟས་
ཡི་གར་མི་འོང་སྐོམ་དད་ཆེ། །སྐྱུག་པ་སྣམ་བྱེད་མིག་སྔར་སྔོ་དམར་མཐོང་། །

Ikterische Augen zeigen eine gelbliche Sklera. [Auch] die Nägel sind gelblich verfärbt. [Weitere Anzeichen sind] Schwitzen, Schwäche, ein brennendes Gefühl im Körper, Schmerzen in den Augenhöhlen, Appetitverlust, extremer Durst, Brechreiz und die Wahrnehmung von blauen und roten [Farbflecken] vor den Augen.

ཀུན་ཀྱང་ཡུན་རིང་རྒྱས་ནས་སྨིན་པའི་དུས། །ཀྵ་ཡ་ནག་པོར་གྱུར་ནས་ཟ་འཕྲུག་བྱེད། །ལྤགས་
མདོག་སྔོ་ནག་སྤྲ་དང་སྨིན་མ་འབྱི། །ཤེད་མེད་ཤ་སྐམ་སེན་མོ་ནག་ཐིག་ཆགས། །འདི་དུས་
མཁྲིས་པས་ཤ་རྡུས་ཐམས་ཅད་ཁྱབ། །གཤིན་རྗེའི་ཞགས་པས་ཟིན་པས་འཚོ་མི་འགྱུར། །འདི་
ལ་བཅོས་ཐབས་མི་བརྩམ་ཚོགས་གསོག་བསྐྱལ། །

Wenn sich diese Störungen längere Zeit hinziehen und ausreifen, kommt es zu *k+Sha ya nag po*. Die Symptome davon sind Juckreiz, dunkelblaue Färbung der Haut, Ausfall von Haaren und Augenbrauen, Energielosigkeit, dünner Körper und schwarzen Flecken auf den Nägeln. In diesem Stadium hat sich *mkhris pa* in alle Bestandteile des Körpers wie Muskelgewebe und Knochen verteilt. Man wende keine weitere Behandlung an und ermutige den Patienten, Verdienste anzuhäufen, da kein Überleben mehr möglich und der Patient todgeweiht ist.

མཁྲིས་པ་ལྤགས་ལ་གྲམ་པ་ཟ་འཕྲུག་བྱེད། །

Die Verteilung von *mkhris pa* in der Haut verursacht Juckreiz.

ཤ་ལ་རྒྱས་པ་ཤུ་བ་ཐོར་པ་འབྱུང་། །ཕྲུགས་ན་ཆུ་སེར་ཁྲག་དང་མཁྲིས་པ་འཛག །

Wenn sich [*mkhris pa*] in den Muskelgeweben entwickelt, entstehen Ekzem, Mitesser und durch das Kratzen wird *chu ser*, Blut und *mkhris pa* abgesondert.

རྩ་རུ་རྒྱུ་བ་ཚིགས་གཞི་ནུ་གཞི་དང་། །དྲོ་སར་ཟ་ཞིང་རྒྱས་ནས་ལུས་ཀུན་ཟ། །རྩ་མིག་མཁྲིས་
པས་གང་ཕྱིར་ལྤགས་མིག་སེར། །གཏར་ན་ཁྲག་མེད་མཁྲིས་པ་ཟང་མར་འོང་། །

Durch die Zirkulation von [*mkhris pa*] in den Leitbahnen entsteht in den Gelenken, den Wadenmuskeln und an den wärmeren Körperteilen Juckreiz. Verschlechtert sich der Zustand, kommt es am gesamten Körper zu Juckreiz, gelblicher Haut und gelblichen Augen, da sich übermäßig viel Galle in den Leitbahnen befindet. Beim Aderlass wird anstatt Blut reine Galle abgesondert.

རུས་ལ་ཞེན་པ་ཚིགས་པ་ཐམས་ཅད་ན། །ཁོལ་བུར་ན་ཞིང་ཤ་སྐམ་ཚིགས་ཐོག་སྐྲངས། །

Die Anhaftung an den Knochen verursacht Schmerzen aller Gelenk, wechselhafte Schmerzen, Gewichtsabnahme und Schwellungen der Gelenke.

སྙིང་ལ་ཞུགས་ན་གློ་སྙིང་སྟོད་མི་བདེ། །ལྕེ་སེར་གཉིད་ཆུང་སྙིང་ལ་གྲང་མོ་འདོད། །གློ་ལ་
ཞུགས་ན་སྣབས་ལུད་སེར་པོར་འོང་། །མཆིན་པར་ཞུགས་ན་ཤ་སྦོ་མཆིན་སྙེ་ང་ན། །མགོ་ན་
མིག་ཚ་མཆིལ་མ་སྐྱ་ལ་འདྲིལ། །མཆེར་པར་ཞུགས་ན་ལྕེ་ཁྲ་ཁྲག་ཐྲན་འཁྲུ། །སྤྲོ་རྫིང་རྐང་པ་
གཡོན་སྐྲངས་ལྷུ་ཚིགས་ན། །མཁལ་མར་ཞུགས་ན་རྐང་པ་ལྷི་ལ་སྦྲིད། །མཁལ་རྐེད་ན་ཞིང་ཆུ་
རྒྱབ་སེར་པོར་འགྱུར། །

Durch Infiltrierung ins Herz entstehen Beschwerden in Lunge, Herz und oberem Rücken, [der Patient hat eine] gelbliche Zunge, schläft weniger und heftiges Verlangen nach kalten Dingen. Bei Infiltrierung in die Lunge kommt es zu gelblichem Nasensekret und Schleim. Eindringen in die Leber verursacht eine bläuliche Farbe der Haut, Schmerzen an der Oberfläche der Leber, Kopfschmerzen, ein brennendes Gefühl in den Augen und dicken, klebrigen Speichel. Das Eindringen in die Milz zeigt sich durch ein vielfarbiges Aussehen der Zunge, blutigen Durchfall, Blähbauch und Magenknurren, ein geschwollenes linkes Bein und Gelenkschmerzen. Wird die Niere infiltriert, kommt es zu Schwere- und Taubheitsgefühlen in den Beinen, Schmerzen in Niere und Taille sowie einer gelblichen Verfärbung hinter den Ohren.

ཕོ་བར་ཞུགས་ན་མཁྲིས་པ་འཁྲུ་སྐྱུག་བྱེད། །ལོང་དང་རྒྱ་མར་ཞུགས་ན་མཁྲིས་པ་འཁྲུ། །གློང་པར་ཞུགས་ན་ཆུ་ཁ་སྲི་འཐམ་སྐྱི། །མངལ་དུ་ཞུགས་ན་མཁྲིས་པ་འཛག་གམ་འདྲིལ། །

Eine Infiltration in den Magen verursacht Durchfall und das Erbrechen von Galle. Eindringen in Dick- und Dünndarm verursacht Durchfall mit Galle. Das Eindringen in die Harnblase zeigt sich durch spärliche und häufige Miktion. Eine Infiltration in die Gebärmutter verursacht Ausscheiden oder Bildung von kleinen festen Stücken von Galle.

མགོ་ལ་ཞུགས་ན་མཚོགས་མ་ཀླད་པ་ན། །ཉི་མ་ཞོག་དང་ཞོ་འབྲུངས་སྟོན་དུས་ལྡང་། །མིག་ཞུགས་མདོག་སེར་ཚ་ཞིང་མཆི་མ་མང་། །རྣར་ཞུགས་ཟུག་ཆེ་ཚ་ལ་ཆུ་སེར་འཛག །སྣར་ཞུགས་སྣབས་ཀྱི་མདོག་སེར་མཚུལ་པ་འགག །ལྕེ་ལ་ཞུགས་ན་ལྕེ་སེར་རོ་ཀུན་ཁ། །

Wird der Kopf infiltriert, kommt es zu Schmerzen [im Bereich] der großen Fontanelle des Schädels und des Gehirns. Der Zustand verschlechtert sich bei Sonnenbestrahlung, Einnahme von tibetischem Joghurt und in der herbstlichen Jahreszeit. Das Eindringen in die Augen verursacht eine gelbliche Sklera, ein brennendes Gefühl und übermäßigen Tränenfluss. Bei Eindringen in die Ohren kommt es zu starken Schmerzen, einem brennenden Gefühl und den Ausfluss von *chu ser*. Wird die Nase infiltriert, kommt es zu einem gelben Ausfluss aus der Nase und zu Verstopfung im Nasenrachenraum. Die Infiltration in die Zunge führt zu einer gelblichen Zunge und einem anhaltenden bitteren Geschmack bei Einnahme jedweder Nahrungsmittel.

ཀུན་ལ་མིག་ཆུ་སེར་ན་མཁྲིས་པར་བརྟག །

Wenn alle erwähnten Zustände mit gelben Augen und gelbem Urin einhergehen, können sie als *mkhris pa*-Krankheiten diagnostiziert werden.

བྱེ་བྲག་མཁྲིས་པ་ལྔ་ལས་འཇུ་བྱེད་ནི། །ནད་དུ་གྱུར་ན་ལྕེ་སེར་སྐོམ་དད་ཆེ། །ཁ་ཟས་མི་འཇུ་དང་ག་འགག་པར་འགྱུར། །མདངས་སྒྱུར་ནད་གྱུར་ཆུ་སེར་ཕོ་བ་ལྟེམ། །ལུས་པོ་ལྕི་ལ་ཤེད་ཉམ་ཆུང་བ་ཡིན། །སྒྲུབ་བྱེད་སྙིང་སྒྲུགས་དབུགས་རྔོད་སྐོམ་དད་ཆེ། །དང་ག་མི་བདེ་ལུས་འདར་གློ་སྙིང་ཚ། །མཐོང་བྱེད་ནད་གྱུར་མགོ་ན་ཆང་འཐུངས་གཟེར། །མིག་སེར་མིག་གིས་ཉེ་མཐོང་རིང་མི་མཐོང་། །མདོག་གསལ་ནད་གྱུར་ལུས་ཀྱི་ཤ་དྲོད་ཆེ། །ཤ་ལྤགས་སྔོ་ནག་ཚ་ལ་རྩུབ་པའོ། །རླུང་དང་བད་ཀན་གང་འདྲེས་དེ་རྟགས་སྟོན། །

Wenn sich von den fünf *mkhris pa*-Arten das verdauende *mkhris pa* im Ungleichgewicht befindet, sind gelbliche Zunge, extremer Durst, Verdauungsstörungen und Appetitmangel die Folge. Ein Ungleichgewicht des Farbe regulierenden *mkhris pa* zeigt sich durch einen aufgeblähten Bauch, schweren Körper und Schwäche aufgrund der übermäßigen Ansammlung von *chu ser*. Ist das verwirklichende *mkhris pa* im Ungleichgewicht, entsteht der Eindruck, als wäre das Herz verdreht [3], sowie Atemlosigkeit, extremer Durst, Appetitmangel, Zittern und ein brennendes Gefühl in Lunge und Herz. Ungleichgewicht des sehend machenden *mkhris pa* verursacht Kopfschmerzen, starke Schmerzen nach Einnahme von *chang*, gelbe Augen und Kurzsichtigkeit. Ist die Farbe der Haut klärendes *mkhris pa* im Ungleichgewicht, so wird die Körper-Hitze verstärkt und es kommt zu einer dunkelblauen Verfärbung der Haut, einem brennenden Gefühl und Rauheit. Wenn [eine dieser Krankheiten] mit *rlung* oder *bad kan* kombiniert auftritt, zeigen sich die jeweiligen Symptome.

བཅོས་པའི་ཐབས་ལ་སྤྱི་དང་བྱེ་བྲག་གཉིས། །

Es gibt zwei Arten der Behandlungsmethoden: allgemein und spezifisch.

སྤྱི་བཅོས་མཁྲིས་ནད་ཚ་གྲང་གཉིས་སུ་བསྡུ། །

Die allgemeine Behandlung von *mkhris pa*-Krankheiten kann in zwei Wesensarten zusammengefasst werden: Hitze und Kälte.

གཉེན་པོ་སྨན་དཔྱད་ཟས་དང་སྤྱོད་ལམ་བཞི། །

Es gibt vier Arten von heilenden Maßnahmen: Medikamente, äußere Anwendungen, Ernährung und Verhalten.

མཁྲིས་ནད་ཚ་བའི་སྨན་ནི་ཏིག་ཏ་དང་། །གསེར་གྱི་མེ་ཏོག་ཀྱི་ལྕེ་བ་ཤ་ཀ། །བོང་ང་དཀར་པོ་བསྐོལ་གྲང་ཐང་དུ་བཏང་། །དྲོད་ཆུང་འཇུ་བ་དཀའ་ན་དྲོད་སྨན་བསྣན། །དེ་འོག་གསེར་གྱི་མེ་ཏོག་ཏིག་ཏ་གསུམ། །བོང་ང་དཀར་པོ་རུ་རྟ་པར་པ་ཏ། །རྩ་མཁྲིས་ཧོང་ལེན་སྐྱེར་ཤུན་ཀ་ར་སྦྱར། །ཕྱེ་མ་ཆུས་འཕྱུལ་མཁྲིས་ནད་མ་ལུས་འཇོམས། །རུ་ཐུང་གཤའ་རིངས་སྣོད་ཀ་གང་བབས་གཏར། །

Zur Behandlung von Hitze-*mkhris pa*-Krankheiten verabreiche man ein kaltes Dekokt aus *tig ta, gser gyi me tog, kyi lce, ba sha ka* und *bong nga dkar po*. Ist die Verdauung wegen schwacher Hitze des Verdauungstraktes gestört, gebe man zusätzlich wärmende Medikamente. Danach verabreiche man ein medizinisches Pulver aus *gser gyi me tog,* den drei Arten von *tig ta, bong nga dkar po, ru rta, par pa ta, rtsa mkhris, hong len,* der Rinde des Stammes von *skyer pa* und weißem Zucker. Die Einnahme dieses Pulvers mit Wasser heilt alle Arten von *mkhris pa*-Krankheiten. Soweit notwendig führe man einen Aderlass an *ru thung, gsha' rings* oder *snod ka* durch.

དེས་མ་ཞི་ན་བསྡུ་སྦྱང་ཞི་གསུམ་སྦྱར། །

Wenn die oben genannten Behandlungen keine beruhigende Wirkung zeigen, sind die drei folgenden Methoden anzuwenden: Ansammeln, Ausleiten und Beruhigen.

དང་པོ་བྲག་ཞུན་ནིམ་པ་བ་ཤ་ཀ། །སྤ་འབྲུ་ཏིག་ཏ་ཨ་བ་རྒུན་འབྲུམ་དང་། །ལྕུམ་རྩ་ཤིང་མངར་སྐྱེར་ཤུན་ཀ་ར་སྦྱར། །གསེར་གྱི་མེ་ཏོག་བ་ཆུར་སྦྲངས་ཁུས་དབུལ། །འདུས་རྟགས་མིག་ཆུ་བཞིན་མདངས་སྐྱར་བས་དཀར། །སྐོམ་སྐེག་དང་ག་འགགས་ན་སྦྱང་བར་བྱ། །

Erstens, bereite man ein Präparat aus *brag zhun, nim pa, ba sha ka, spa 'bru, tig ta, a ba, rgun 'brum, lcum rtsa, shing mngar* und der Rinde des Stammes von *skyer pa* vermischt mit Zucker. Man verabreiche es mit einem Aufguss mit *gser gyi me tog* in Kuhharn. Hellerwerden der gelblichen Augen, des Urins und der Hautfarbe zeigt an, dass [die Krankheit] unter Kontrolle kommt. Stellt sich Appetitlosigkeit ein, obwohl Durst verspürt wird, führe man eine ausleitende Therapie durch.

ཁྲོན་བུ་ཚ་ལ་གསེར་གྱི་མེ་ཏོག་ཕྱེ། །དྲི་ཆུར་སྦྱར་བཏང་བ་ཆུའི་ལྕུག་གིས་བསྐྱུལ། །འབྲས་ཐུག་རྗེས་གཅོད་ཟས་སྐོམ་བསིལ་བ་གཅེས། །

Dafür verabreiche man ein medizinisches Pulver aus *khron bu, tsha la* und *gser gyi me tog* mit Urin vermischt, wobei als auslösender Wirkstoff Kuhharn und als Nachbehandlung Reisbrei zur Anwendung kommt. Sehr zu empfehlen sind kühlende Nahrungsmittel und Getränke.

དེ་རྗེས་ནད་ལྷག་རོ་ལ་དུ་བསད་པའི་ཕྱིར། །གསེར་གྱི་མེ་ཏོག་སྤྱི་ཞུར་ཀ་ར་སྦྱར། །བ་འོས་འཕུལ་བསྟེན་དེ་རྗེས་ཏིག་ཏ་གསུམ། །གསེར་གྱི་མེ་ཏོག་ལྕགས་ཕྱེ་བོང་ང་དཀར། །སྐྲ་བཟང་བྱི་ཏང་ག་དང་ཀ་ར་སྦྱར། །ཕྱེ་མ་གངས་ཆུས་འཕུལ་ལ་གསུམ་ཡར་བཏང་། །དེ་རྗེས་ཚ་བའི་ལྷག་མ་ལུས་སྲིད་ན། །ཁྲག་མཁྲིས་ཤས་ཆེ་ཉི་ཤུ་རྩ་ལྔ་སྦྱར། །རླུང་ཤས་ཆེ་ན་ཏིག་ཏའི་སྨན་མར་ཤིས། །

Danach, um die restliche Krankheit komplett auszukurieren, verabreiche man ein Präparat aus *gser gyi me tog, spyi zhur* und weißem Zucker mit Kuhmilch. Danach bereite man ein medizinisches Pulver zu, bestehend aus den drei Arten *tig ta, gser gyi me tog,* Eisenpulver, *bong nga dkar po, skra bzang* und *byi tang ga*, vermischt mit weißem Zucker, und verabreiche es dreimal täglich mit Schneewasser. Falls die Möglichkeit einer noch nicht vollkommenen Gesundung besteht, verabreiche man danach das Präparat *ga bur nyi shu rtsa lnga* zur Behandlung einer vorherrschenden Blut-*mkhris pa*-Erkrankung sowie medizinische Butter aus *tig ta* zur Behandlung einer vorherrschenden *rlung*-Krankheit.

ཁ་ཟས་བ་ལང་རི་དྭགས་ཤ་གསར་དང་། །མར་གསར་ཁུར་མངས་འབྲས་དང་ནས་སྔོན་ཟན། །གངས་ཆུ་བ་རའི་ཞོ་དར་ཆབ་ཚ་སོགས། །བསིལ་ལ་ཡང་བའི་ཟས་སྐོམ་བསྟེན་པར་བྱ། །

Die geeignete Ernährung besteht aus kühlenden und leichten Nahrungsmitteln und Getränken, wie frisches Fleisch von der Kuh und von pflanzenfressenden Wildtieren, frische Butter, *khur mangs*, Reis, warmer gekochter Brei aus blauer Gerste, Schneewasser, tibetisches Joghurt und Buttermilch von Kuh und Ziege sowie einfacher leichter Haferbrei.

སྤྱོད་ལམ་མེ་ཉི་ཞེ་སྡང་དྲག་ཤུལ་སྤང་། །ཡིད་འོང་སྙན་ཚིག་བསིལ་གནས་ངལ་བར་འདུག །ཁྲུས་བྱ་མགོ་བཀྲུ་གོས་གསར་དྲི་མེད་བགོ །

Als geeignetes Verhalten sind die Einwirkung von Feuer und Sonnen[bestrahlung], Hass und anstrengende Tätigkeiten zu vermeiden. Der Patient verbringe seine Zeit in Gesellschaft mit geliebten Menschen, höre angenehmen Worten zu, entspanne sich an einem kühlen Ort, wasche Körper sowie Kopfhaar und trage neue oder saubere Kleidung.

གྲང་མཁྲིས་སྨན་ལ་སེ་འབྲུ་ཤིང་ཚ་དང་། །སྐྱུ་རུ་ར་དང་ནིམ་པ་སྟར་བུ་དང་། །ཕག་རིལ་ཐལ་བ་བུར་དཀར་ཆུ་སྐོལ་དབུལ། །

Zur Behandlung von *mkhris pa*-Kälte-Krankheiten bereite man ein Präparat aus folgenden Bestandteilen zu: *se 'bru, shing tsha, skyu ru ra, nim pa, star bu* und *phag ril*-Asche vermischt mit weißer Melasse. Dieses verabreiche man mit gekochtem Wasser.

དེས་མ་ཞི་ན་ཆ་མཉམ་བཞི་པའི་སྟེང་། །ཏིག་ཏ་བསྣན་ལ་ཀར་སྦྱར་ཆུ་སྐོལ་དབུལ། །དེ་ཡིས་མཁྲིས་པ་བད་ཀན་སྡུད་དང་འདུལ། །

Falls dies keine Linderung bringt, verabreiche man das Präparat *cha mnyam bzhi thang* unter Hinzufügung von *tig ta* und weißem Zucker mit heißem Wasser. Dies unterstützt die Genesung und löst *mkhris pa* und *bad kan auf*.

དེ་ནས་གསེར་གྱི་ཕུད་བུ་རི་ཤོ་བ། །རྒྱམ་ཚྭ་པི་པི་ལིང་དང་དུར་བྱིད་རྣམས། །ཞོ་བ་བཏགས་འོ་མ་སྦྱར་བཏང་ནད་ཀུན་འདྲེན། །ཡང་ན་རྒྱམ་ཚྭ་ཨ་རུ་མཆུ་སྙུང་དང་། །ལྕུམ་རྩ་ཟངས་རྩི་བ་དང་པི་པི་ལིང་། །གསེར་གྱི་མེ་ཏོག་ཐང་གི་རྒྱུན་སྦྱོངས་བཏང་། །རྗེས་ལ་ཟས་སྐོམ་དྲོད་ཀྱིས་བཅད་པ་གཅེས། །

Danach verabreiche man ein fein zerstoßenes Pulverpräparat aus *ser gyi phud bu, ri sho ba, rgyam tshwa, pi pi ling* und *dur byid* mit Milch. Damit werden alle Krankheiten ausgemerzt. Alternativ hilft eine ausleitende Therapie mit einem Dekokt aus *rgyam tshwa, a ru mchu snyung, lcum rtsa, zangs rtsi, pi pi ling* und *gser gyi me tog*. Danach empfehle man die Einnahme von wärmenden Nahrungsmitteln und Getränken zur Unterstützung nach der Purgation (Ausleitung über den Darm).

དེ་འོག་སེ་འབྲུ་སྒ་སྐྱ་པི་པི་ལིང་། །ཏིག་ཏ་གསེར་གྱི་མེ་ཏོག་དུག་མོ་ཉུང་། །མ་ནུ་ཀ་ར་སྦྱར་བ་ཆུ་སྐོལ་དབུལ། །རྗེས་གསོད་ནད་རྣམས་མཐའ་དུ་འདུག་པར་བྱེད། །

Als Nachbehandlung zur vollständigen Genesung verabreiche man dann ein Präparat aus *se 'bru, sga skya, pi pi ling, tig ta, gser gyi me tog, dug mo nyung* und *ma nu*, vermischt mit Zucker, mit gekochtem Wasser.

གསོ་དཀའ་བརྒྱད་དགུ་བཅུ་གཉིས་ཡོང་ཐེར་བསྲེག །ཁ་ཟས་བ་ར་མཛོ་མར་གསར་པ་དང་། །ལུག་

ཤ་གསར་པ་ཉ་ཤ་ཤ་རྙིང་སྐམ། །ཟན་དྲོན་སྒོག་སྐྱུའི་ཚ་མིག་གསར་འཇམ་བསྟེན། །

Ist [die Krankheit] schwierig zu behandeln, führe man eine Moxibustion am achten, neunten und zwölften Wirbel sowie am *long ther* durch. Zu empfehlen sind Nahrungsmittel aus frischer Kuhmilch-, Ziegen- und *mdzo*-Butter sowie frisches Schaffleisch, Fisch, abgelagertes getrocknetes Fleisch, gekochter warmer Brei, Knoblauchsuppe und frische, weiche Nahrungsmittel.

སྤྱོད་ལམ་རླན་གྲང་བསིལ་བུས་གྲང་པ་སྤངས། །སྐམ་སར་མི་རྔུལ་རྩམ་དུ་བཅག་པར་བྱ། །

Als geeignetes Verhalten sind Feuchtigkeit, kalte Aufenthaltsorte und kühler Luftzug zu vermeiden. Geeignet sind körperliche Übungen an einem trockenen Ort bis kurz vor dem Einsetzen des Schwitzens.

དེ་ནས་ཁྱེ་བྲག་བཅོས་ཐབས་ཐང་ལ་ལྷགས། །ཚ་བ་སྤྱི་བཅོས་ལེ་འུར་བསྟེན་པར་བྱ། །

Die spezifische Behandlung von *mkhris pa*, das den ausgeglichenen Zustand überschritten hat, wird im Kapitel zur Behandlung von allgemeinen Hitze-Krankheiten erläutert.

རླུང་གི་གནས་གྱུར་ལུག་ཤ་མར་གསར་ཆང་། །དྲོད་བཅུད་ཟས་བསྟེན་སེ་འབྲུ་པི་པི་ལིང་། །ཏིག་
ཏ་ཤིང་ཀུན་བཙའ་སྒ་ཁ་རུ་ཚྭ། །ཨ་རུ་བུ་རམ་སྦྱར་བ་ཆུ་སྐོལ་དབུལ། །མར་གསར་འཇམ་རྩི་
བདུད་རྩི་ལྟ་བུར་བརྡུགས། །ཚིགས་པ་དང་པོ་དགུ་པ་མེ་ཡིས་བསྲོ། །མ་ཞུ་བད་ཀན་གང་གི་
གནས་གྱུར་ཀྱང་། །སེ་འབྲུ་བཞི་འམ་ཏོག་མ་ཁ་ཡི་ཕྱེས། །མ་ཞུ་འཇུ་ཞིང་ཡོ་བའི་མེ་དྲོད་སྐྱེད།
།དེ་རྗེས་སྐྱུགས་བཤལ་གང་འཚམ་ཡོང་བཞིན་བསྟེན། །དེ་འོག་ཏིག་ཏ་གསེར་གྱི་མེ་ཏོག་དང་།
རྒྱམ་ཚྭ་ཡོང་ལ་བསྣན་པས་ནད་ལྷག་གདོན། །གསུམ་པ་བཅུ་གསུམ་མེ་མཉམ་ལྷེན་གསང་བསྲེག
།ཁྲག་གི་གནས་གྱུར་བད་ཀན་སྨུག་པོར་བཅོས། །རྗེས་ལ་བརྒྱད་དགུ་མེ་ཡིས་མནན་པ་གཅེས།
།མདོར་ན་ཞུགས་པའི་ནད་དེ་བཅོས་པ་ཡིས། །རང་གནས་མཁྲིས་པ་རང་སོར་འགྱུར་བ་ཡིན།
།རྒྱུ་མ་བསལ་བར་འབྲས་བུ་ཁེགས་མི་སྲིད། །

Wenn der Bereich [des verdauenden *mkhris pa*] von *rlung* besetzt ist, empfehle man wärmende, nahrhafte Nahrungsmittel, wie Schaffleisch, frische Butter und *chang*, and verabreiche ein Präparat aus *se 'bru, pi pi ling, tig ta, shing kun, bca' sga, kha ru tshwa, a ru ra* und Melasse mit gekochtem Wasser. Zur Anwendung kommt ein mildes Zäpfchen aus frischer Butter, da es wie Nektar wirkt, und eine Moxibustion am ersten und neunten Wirbel. Wenn der Bereich [des verdauenden *mkhris pa*] von Verdauungsstörungen oder *bad kan* besetzt ist, verabreiche man ein Pulver aus *se 'bru bzhi pa* oder *rgod ma kha* zur Verdauung des Unverdauten und zur Unterstützung der Hitze des Verdauungstraktes. Danach löse man Erbrechen aus oder führe eine Purgation (Ausleitung über den Darm) wie oben beschrieben durch. Um die restliche Krankheit auszumerzen, füge man *tig ta, gser gyi me tog* und *rgyam tshwa* zu obigem Präparat hinzu. Man führe eine Moxibustion am dritten und 13. Wirbel sowie an den Punkten *me mnyams gsang* und *lhen gsang* durch. Wenn der Bereich [des verdauenden *mkhris pa*] von Blut besetzt ist, ist die gleiche Behandlung wie bei *bad kan smug po* durchzuführen. Wichtig ist es, am achten und neunten Wirbel eine Moxibustion durchzuführen. Kurz gesagt, kehrt [das verdauenden *mkhris pa*] in seinen Bereich zurück, sobald die diesen Bereich besetzende Krankheit behandelt ist. Es ist unmöglich, eine Folgeerkrankung zu kurieren, ohne die zugrunde liegende Ursache auszumerzen.

མཆིན་པ་རྒྱས་སམ་མཆིན་ཁྲག་ཁ་ལུད་ན། །ཅུ་གང་བརྒྱད་སྦྱར་དེ་རྗེས་རུ་ཐུང་ངམ། །སྣོད་ཀ་
གཤའ་རིངས་མང་གཏར་ཁྲག་སྟོབས་དབྲི། །དེ་འོག་སྦྱངས་ཏེ་མེ་ཡིས་བཅད་པར་བྱ། །

Zur Behandlung des Überlaufens von Galle aufgrund einer Vergrößerung der Leber oder übermäßig viel Blut in der Leber verabreiche man das Präparat *cu gang brgyad pa* sowie danach einen häufigen Aderlass an *ru thung, snod ka* oder *gsha' rings*, um die Kraft des Blut[flusses] zu reduzieren. Als Unterstützung nach der Behandlung führe man eine ausleitende Therapie und Moxibustion durch.

སྐྲན་གྱི་ཁ་ལུད་འགྲོན་བུའི་ཐལ་བ་དང་། །མདའ་རྒྱུས་ཤུ་དག་སྤྱང་ཚེར་རྒྱམ་ཚྭ་དང་། །ཐལ་སྨན་
སྦྱར་བའི་རིལ་བུས་བཞིག་ལ་སྦྱང་། །རུ་ཐུང་གཤའ་རིངས་ཙུང་ཟད་གཏར་བར་བྱ། །རྗེས་ལ་
ལྷེ་ན་གསང་དགུ་པ་ཁ་གསུམ་བསྲེག །མཁྲིས་སྐྲན་མི་དང་ཕག་བྱུན་བསྲེགས་ཐལ་ལ། །ཀ་ར་སེ་
འབྲུ་ཀླུ་སྦྱར་ཆུ་སྐོལ་དབུལ། །སྐབས་སུ་ཏིག་ཏ་བརྒྱད་སྦྱར་ཙུང་ཟད་གཏར། །རྗེས་དཔྱད་བརྒྱད་
དགུ་བཅུ་གཉིས་པོ་གསང་བསྲེག །

Zur Behandlung des Überlaufens von Galle aufgrund eines gutartigen Tumors [an der Gallenblase], wird der Tumor mit Pillen aus Kaurischneckenasche, *mda' rgyus, shu dag, spyang tsher, rgyam tshwa* und medizinischer Asche[26] aufgelöst und danach mit einer ausleitenden Therapie entfernt. Man führe einen leichten Aderlass an *ru thung* und *gsha' rings* durch, sowie eine Moxibustion an *lhen gsang* und den drei horizontalen Punkten des neunten Wirbels. Bei Überlaufen der Galle wegen eines Gallensteins füge

26 Medizinische Asche bezeichnet hier das im letzten Tantra angeführte mittlere Präparat aus medizinischer Asche.

man menschlichen Stuhl und Schweinemist sowie weißen Zucker dem Präparat *se 'bru lnga pa* hinzu und verabreiche es mit gekochtem Wasser. Man verabreiche das Präparat *tig ta brgyad pa* und führe gelegentlich einen leichten Aderlass durch. Danach wende man eine Moxibustion am 8., 9., 12. Wirbel sowie am Magenpunkt an.

མཁྲིས་པ་ཤ་སེར་ཏིག་ཏ་དུག་མོ་ཉུང་། །གསེར་གྱི་མེ་ཏོག་ཧོང་ལེན་བ་ཤ་ཀ། །བོང་ང་དཀར་པོ་བ་ལེ་ཀ་ཐང་བཏང་། །རྩེ་ཆུང་དྲུག་འགོ་གཤའ་རིངས་གསུམ་ག་གཏར། །ཏིག་ཏའི་ དུག་མོ་ཉུང་ཀྱི་ལྕེ་དུར་བྱིད་ བཤལ་བྱ་ཕྱི་རྗེས་བསིལ་ཤས་བཅད། །གུར་ཀུམ་བདུན་པ་སྦྱར་བཏང་ཞོ་དཀྲུགས་བྱིན། །

Zur Behandlung von ikterischer Haut verabreiche man ein Dekokt aus *tig ta, dug mo nyung, gser gyi me tog, hong len, ba sha ka, bong nga dkar po* und *ba le ka* sowie gleichzeitig einen Aderlass an den drei [Lokalisationen] *rtse chung, drug 'go* und *gsha' rings*. Man führe eine Purgation (Ausleitung über den Darm) mit *tig ta, dug mo nyung, kyi lce* und *dur byid* durch und gebe danach kühlendes Fleisch als Unterstützung. Man verabreiche das Präparat *gur kum bdun pa* sowie gut verrührtes tibetisches Joghurt.

མཁྲིས་པ་མིག་སེར་ཏིག་ཏའི་གྲང་ཐང་བཏང་། །འབྲས་བུ་ གསུམ་དུར་བྱིད་དོང་ག་ལྕུམ་རྩ་ཀྱི་ལྕེ་རྒུན་འབྲུམ་ཧོང་ལེན་བོང་ང་སླེ་ཏྲེས་ འི་ཐང་གིས་མཁྲིས་ཚད་འོར་དུ་སྐྱུར། །མཆིན་མཁྲིས་འདོམ་རྩ་རྩེ་ཆུང་གཤའ་རིངས་གཏར། །སླེ་ཏྲེས་ཏིག་ཏ་སྒ་སྐྱ་ཨ་རུ་ར། །ཧོང་ལེན་དུག་མོ་ཉུང་དང་ཀ་ར་སྦྱར། །ག་བུར་ ཙུ་གང་གུར་ཀུམ་ཙནྡན་་བ་ཤ་ཀ་ཧོང་ལེན་པདྨ་གེ་སར་ཏེ་ བདུན་པ་ཀ་ར་སྦྱར་བ་བཏང་། །

Zur Behandlung von ikterischen Augen verabreiche man ein Dekokt aus *tig ta* in kaltem Zustand sowie ein Dekokt aus den drei Myrobalanfrüchten, *dur byid, dong ga, lcum rtsa, kyi lce, rgun 'brum, hong len, bong nga* und *sle tres*, um den Schweregrad von *mkhris pa*-Krankheiten zu lindern. Man führe einen Aderlass an *mchin mkhris 'dom rtsa, rtse chung* und *gsha' rings* durch. Man verabreiche ein Präparat aus *sle tres, tig ta, sga skya, a ru ra, hong len* und *dug mo nyung*, vermischt mit weißem Zucker, sowie das mit Zucker vermischte Präparat *ga bur bdun pa* aus *ga bur, cu gang, gur kum, tsan dan, ba sha ka, hong len* und *pad+ma ge sar*.

མཁྲིས་པ་ཤ་ལྷགས་གཉིས་ལ་རྒྱས་པ་ལ། །ཁ་ལུད་ལ་སོགས་ནད་གང་ཡིན་ཡང་རུང་། །རྒྱ་སྤོས་སྤང་སྤོས་བྲག་སྤོས་ཨ་རུ་ར། །ཤུག་པ་ལྕུ་བ་ཏང་ཀུན་བ་ལུ་དང་། །ཤུ་དག་རུ་རྟ་བ་ཆུར་སྦྱར་བ

འམ། །ཡང་ན་སྔོན་བུ་སྲུབ་ཀ་ཞོ་སྦྱར་བྱུག །དེས་མ་སོས་ན་ཟོ་མར་སྒོག་སྐྱ་ཚ། །ཆུ་དྲོན་བཀྲུས་
རྗེས་བྱུགས་ལ་ཉི་མར་བསྲེག །སེན་མོས་བྲད་པས་མཁྲིས་པ་ཟང་མར་ཐོན། །ཤུག་ཚེར་སྤ་མ་སྲད་
མའི་ལོ་མ་གསུམ། །ཚྭ་སྦྱར་བྱུགས་བསྲེགས་སེན་མོས་བྲད་ཅིང་བཞར། །ཡང་ཡང་བསྐྱར་བས་
ཆུ་སེར་རྩད་ནས་འདོན། །དེས་ཀྱང་མ་སེལ་དུར་བྱིད་སྔོན་བུ་དང་། །ཨ་རུ་ར་གསུམ་བསྡུས་པའི་
དྭངས་མ་ལ། །ཆུ་སེར་སྨན་གསུམ་བཏབ་པའི་རྒྱུན་སྦྱོངས་བྱ། །མཆིན་མཆེར་ཆུ་སེར་མཁྲིས་རྩ་
མང་དུ་གཏར། །ཆུ་ལུམས་བྱས་རྗེས་སེང་ལྡེང་སྨན་མར་ཕན། །

Zur Behandlung der Ansammlung von *mkhris pa* in Muskeln und Haut oder bei jeglicher Art von Krankheiten wie Überlaufen von *mkhris pa* verabreiche man ein mit Kuhharn vermischtes Präparat aus *rgya spos, spang spos, brag spos, a ru ra, shug pa, lca ba, tang kun, ba lu, shu dag* und *ru rta*. Alternativ kommt eine Paste aus *sngon bu, srub ka* und tibetischem Joghurt zur Anwendung. Tritt keine Besserung ein, verabreiche man Bäder in lauwarmem Wasser, eine Paste aus *zo mar, sgog skya* und Salz sowie Sonnenbäder. Wenn beim Kratzen reine Galle aus der Haut austritt, verabreiche man eine Paste aus den drei Blättern von *shug pa tsher can, spa ma, srad ma* und Salz, Sonnenbäder und empfehle starkes, wiederholtes Kratzen der Haut, um *chu ser* komplett auszumerzen. Tritt auch nach dieser Behandlung keine Gesundung ein, führe man eine Purgation (Ausleitung über den Darm) mit den beim Kochen von *dur byid, sngon bu* und *a ru ra* unter Hinzufügung von *chu ser sman gsum* gewonnenen Essenzen durch. Es folgt der wiederholte Aderlass von Venen, die mit der Leber, der Milz, mit *chu ser* und der Gallenblase in Zusammenhang stehen. Sehr wirksam ist eine nach dem medizinischen Bad verabreichte medizinische Butter aus *seng ldeng*.

རྩར་ཞུགས་ཏིག་ཏ་དུག་ཉུང་བ་ལེ་ཀ། །བ་ཤ་ཀ་དང་ཀྱི་ལྕེ་གསེར་མེ་ཏོག །འོམ་བུ་ཏིག་ཏའི་ཐང་
བཏང་རྩ་མང་གཏར། །དེ་འོག་སྦྱངས་རྗེས་ཉི་ཤུ་རྩ་ལྔ་སྦྱར། །

Zur Behandlung der Infiltration [von *mkhris pa*] in die Leitbahnen verabreiche man ein Dekokt aus *tig ta, dug mo nyung, ba le ka, ba sha ka, kyi lce, gser gyi me tog,* und *'om bu,* und führe an den betroffenen Venen wiederholte Aderlässe durch. Danach führe man eine ausleitende Therapie durch und verabreiche das Präparat *ga bur nyi shu rtsa lnga*.

རུས་ལ་ཞེན་ན་ཏིག་ཏའི་ གསུམ་དང་འབྲས་བུ་གསུམ་བྲིན་བུ་ལྕུ་མ་རྩ་སྟབ་སེང་བསྡུས་པ་ རྒྱུན་
སྦྱོང་བཏང་། །ཉི་ཤུ་རྩ་ལྔ་མཁྲིས་སྨན་ཁ་བསྐྱུར་སྦྱར། །ཁ་ཟས་བསིལ་བསྟེན་ཆུ་ལུམས་མཆོག་
ཏུ་བརྟགས། །ཤ་ཁྲག་རྒྱས་པ་སྐམས་པ་གསོ་བའི་ཕྱིར། །ག་བུར་ཙན་དན་དཀར་དམར་གེ་སར་

གསུམ། །ཨུཏྤལ་བ་མར་ཀར་སྦྲང་ལྡེ་གུ་བཏང་། །མདོར་ན་མཁྲིས་པ་ཕྱིར་བྱེར་ཆུ་སེར་བཅོས། །

Zur Behandlung der Anhaftung an den Knochen führe man eine Purgation (Ausleitung über den Darm) mit einem Dekokt aus *tig ta*, den drei Myrobalanfrüchten, *khron bu, lcum rtsa* und *stab seng* durch. Man verabreiche das Präparat *ga bur nyi shu rtsa lnga* mit ergänzenden *mkhris pa*-Medizinen und empfehle Nahrungsmittel mit kühlender Wirkung. Medizinische Bäder sind sehr zu empfehlen, da sie zur Behandlung dieser Krankheit sehr wirksam sind. Zur Wiederherstellung von ausgedünnten Muskeln, Blut und Sehnen verabreiche man eine medizinische Paste aus *ga bur, tsan dan dkar po, tsan dan dmar po*, den drei Arten von *ge sar, ut+pal* und Kuhmilchbutter vermischt mit Zucker und Honig. Kurz gesagt, behandle man *mkhris pa,* das sich in andere Körperbereiche verteilt hat, ebenso wie *chu ser*.

དོན་ལྔར་མཁྲིས་པ་ཞུགས་པའི་སྤྱི་སྨན་དུ། །ཏིག་ཏ་གསུམ་དང་གསེར་གྱི་མེ་ཏོག་དང་། །དུག་ཉུང་རྒུན་འབྲུམ་ཀྱི་ལྕེ་བོང་ང་དཀར། །སྙིང་ལ་ཛྙ་ཏི་རུ་རྟ་ཨ་རུ་ར། །གློ་ལ་ཤིང་མངར་ཅུ་གང་ཨ་ཀྲོང་བསྣན། །མཆིན་པར་བྲག་ཞུན་གུར་ཀུམ་བ་ཤ་ཀ། །མཆེར་པར་རུ་རྟ་སེ་འབྲུ་པི་པི་ལིང་། །མཁལ་མར་ཤུག་ཚེར་སུག་སྨེལ་དམར་པོ་གསུམ། །ཀ་ར་སྦྱར་བཏང་རང་རང་རྩ་ལ་གཏར། །ཚ་བ་ཆོམས་ནས་ཚིགས་གསང་མེ་ཡིས་བསྲམ། །སྣོད་ལྷུང་གང་ཡང་བཤལ་ལས་ལྷག་པ་མེད། །

Zur Behandlung einer Infiltration in die fünf Vollorgane verwende man die drei Arten von *tig ta, gser gyi me tog, dug mo nyung, rgun 'brum, kyi lce* und *bong nga dkar po* als übliche Medizin. Bei Infiltration des Herzens füge man *dzA ti, ru rta* und *a ru ra* hinzu; *shing mngar, cu gang* und *a krong* zur Behandlung einer Infiltration der Lunge; *brag zhun, gur kum* und *ba sha ka* zur Behandlung der Infiltration in die Leber; *ru rta, se 'bru* und *pi pi ling* zur Behandlung der Infiltration in die Milz; *shug pa tsher can, sug smel* und die drei roten Heilmittel zur Behandlung der Infiltration in die Niere. Man verabreiche diese Präparate mit weißem Zucker vermischt und führe an den betroffenen Venen einen Aderlass durch. Wenn das Fieber nachlässt, führe man an den Punkten der Wirbel eine Moxibustion durch. Zur Behandlung einer Infiltration von *mkhris pa* in die Hohlorgane gibt es keine wirksamere Methode als Purgation (Ausleitung über den Darm).

མགོ་ལ་ཁ་ལུད་བཤལ་སྐྱུགས་གཏར་བ་དང་། ། ཏིག་ཏ་བརྒྱད་པའི་ ཕྱེ་མ་ཆུ་ལྕུག་ སྤྱད་སྒོ་གསུམ་ལ་ མེ་བཙའ་ འབྲས་བུ་གསུམ་གྱི་ སྨན་མར་བཅོས། །མིག་ལ་དཔྲལ་རྩ་གཏར་ཞིང་སྐྱེར་ཁཎ་བྱུག །རྣ་བར་རུ་རྟ་སྲན་མའི་མེ་ཏོག་དང་། །གསེར་གྱི་མེ་ཏོག་ཨར་བར་ཁྲུ་བ་བླུག །སྣ་ལ་སྣ་སྦྱོར་བཏང་རྗེས་གུར་ཀུམ་བླུག །ལྕེ་ལ་སྐབ་རྩ་གཏར་དང་མངར་བས་དགང་། །

Zur Behandlung des Überlaufens [von *mkhris pa*] in den Kopf, führe man Purgation (Ausleitung über den Darm) und Aderlass durch, löse Erbrechen aus und verabreiche das Pulverpräparat *tig ta brgyad pa*, man benetze den Kopf mit kaltem Wasser, führe eine Moxibustion an *sdud sgo gsum* durch und verabreiche medizinische Butter aus den drei Myrobalanfrüchten. Zur Behandlung der Augen erfolgt ein Aderlass an *dpral rtsa* und die Anwendung von *skyer pa'i khaN+Da*. Zur Behandlung der Ohren tropfe man einen Aufguss aus *ru rta, sran ma'i me tog, gser gyi me tog, a ru ra* und *ba ru ra* in die Ohren. Zur Behandlung von Nasen[krankheiten] tropfe man nach Durchführung einer nasenreinigenden Therapie *gur kum* in die Nase. Der Aderlass an *sgab rtsa* und Gurgeln mit süßen Flüssigkeiten dient der Behandlung von Zungen[krankheiten].

ཁྱད་པར་མཁྲིས་པ་འཇུ་བྱེད་ནམ་གྱུར་ན། །རྒྱམ་ཚྭའི་ གསུམ་པ་ ཐང་བཏང་གསེར་ཕུད་
སྐྱུགས་ཀྱིས་དྲངས། །མདངས་སྒྱུར་བཤལ་ཏེས་རྒོད་མ་ཁ་ཕྱེ་ལ། །ཏིག་ཏ་བསྣན་བཏང་མཁྲིས་
རྩ་མང་དུ་གཏར། །སྒྲུབ་བྱེད་ཨ་གར་ ཛཱ་ཏི་གུར་གུམ་ཏིག་ཏ་ཨ་རུ་ར་ནཱ་ག་གེ་སར་ཀ་ར་དང་
དྲུག་སྦྱར་རྩེ་ཆུང་བསྣོལ། །མཁྲིས་པའི་རྩ་གཏར་སྙིང་གར་ཆུ་ལྕུག་བཏེག །མཐོང་བྱེད་ནད་ལ་
ཏིག་ཏའི་ལྡེ་གུ་སྦྱར། །གསེར་མདུང་གཏར་ལ་ཆུ་ལྕུག་མང་དུ་བཏེག །མདོག་གསལ་ནད་ལ་ཙན་
དན་གུར་གུམ་བྱུག །གསེར་གྱི་མེ་ཏོག་ཙན་དན་སོ་མ་ར། །ར་གསུམ་ཀར་སྦྱར་ཆུས་བྲན་རྩ་ཕྲན་
གཏར། །བད་རླུང་གང་འབྲེལ་དེ་ཡི་གཉེན་པོ་བསྟེན། །

Zur spezifischen Behandlung von *mkhris pa*-Krankheiten verabreiche man *rgyam tshwa'i gsum pa thang* und wende Brechmittel aus *ser gyi phud pa* an. Zur Behandlung von Krankheiten des Farbe regulierenden *mkhris pa* verabreiche man das Pulverpräparat *rgod ma kha* unter Hinzufügung von *tig ta* nach Durchführung einer Purgation (Ausleitung über den Darm) sowie des wiederholten Aderlasses von *mkhris rtsa*. Zur Behandlung von Krankheiten des verwirklichenden *mkhris pa* verabreiche man das Präparat *a gar drug pa*, bestehend aus *a gar, dzA ti, gur kum, tig ta, a ru ra* und *nA ga ge sar,* vermischt mit weißem Zucker, und führe einen Aderlass von *rtse chung* [an der rechten Seite des Halses] durch, [wenn der Schmerz links auftritt und an der linken Seite des Halses, wenn der Schmerz rechts auftritt]; führe einen Aderlass von *mkhris pa gsha' rings* durch und sprenkle Wasser auf das Herz.[4] Zur Behandlung von Krankheiten des sehend machenden *mkhris pa* verabreiche man eine medizinische Paste aus *tig ta,* führe einen Aderlass an *gser mdung* durch und besprenkle die Augen wiederholt mit Wasser. Zur Behandlung von Krankheiten des die Farbe der Haut klärenden *mkhris pa* verabreiche man eine Paste aus *tsan dan* und *gur kum* und verabreiche ein Präparat aus *gser gyi me tog, tsan dan, so ma ra dza, a ru ra, skyu ru ra* und *ba ru ra* vermischt mit weißem Zucker. Man bespritze den Körper mit Wasser und führe einen Aderlass an *mkhris rtsa phran bu* durch. Wenn eine dieser Krankheiten mit *bad kan* oder *rlung* kombiniert ist, wende man die entsprechenden Heilmittel an.

ཕྱིར་ན་ནད་འདི་གདོན་ཆེ་བཅོས་སྔོན་དུ། །སྐུ་མདོས་སྔོ་མདོས་གསེར་མདོས་ལ་སོགས་བརྟགས། །

Da diese Krankheiten weitgehend dem Einfluss von bösen Geistern unterliegen, ist vor der eigentlichen Behandlung die Durchführung von rituellen Handlungen sehr wichtig, zum Beispiel *sku mdos*[27], *sngo mdos*[28] und *gser mdos*.[29][5]

ཐ་མ་མི་ལྡོག་ཕྱི་རྗེས་བཅད་པའི་ཐབས། །ནད་ལྷག་ཙུང་ཟད་ལུས་ཀྱང་ལོག་འགྱུར་བས། །བཤལ་ཀྱིས་རྗེས་བཅད་མི་དོམ་ཉ་མཁྲིས་གསུམ། །གུར་གུམ་ཀ་ར་སྦྱར་ལ་བ་འོས་འཕུལ། །དེ་རྗེས་ཀ་ར་སྤྱི་ཞུར་གསེར་མེ་ཏོག །བ་དམར་འོ་མས་འཕུལ་བས་ཕྱིར་མི་ལྡོག །བཅུ་གསུམ་བཅུ་དགུ་ཁ་གསུམ་མེ་ཡིས་བསྲེག །ཟུངས་ངན་རླུང་ཆེ་ཏིག་ཏའི་སྨན་མར་སྦྱར། །ལོ་གཅིག་ཟས་སྤྱོད་གཟབ་པས་བརྟན་པར་འགྱུར། །ཞེས་གསུངས་སོ། །

Als Nachbehandlung zur Verhütung eines Rückfalls eignen sich schließlich folgende Methoden: Da sogar der kleinste Rest einer Krankheit einen Rückfall bewirken kann, führe man als Nachbehandlung eine Purgation (Ausleitung über den Darm) durch. Man verabreiche ein Präparat aus *mi mkhris*, Bären- und Fischgalle, *gur kum* und weißem Zucker mit Kuhmilch sowie ein Präparat aus Zucker, *spyi zhur* und *gser gyi me tog* mit Milch einer roten Kuh, um einen Rückfall zu vermeiden. Man führe an den drei horizontalen Punkten am 13. und am 19. Wirbel eine Moxibustion aus. Bei schwacher Körperkraft und einem *rlung*-dominierten Typus verabreiche man medizinische *tig ta*-Butter. Durch sorgfältige Überwachung der Ernährung und des Verhaltens über den Zeitraum eines Jahres wird das Rückfallrisiko abgewehrt." So wurde gesprochen.

བདུད་རྩི་སྙིང་པོ་ཡན་ལག་བརྒྱད་པ་གསང་བ་མན་ངག་གི་རྒྱུད་ལས་མཁྲིས་པའི་ནད་བཅོས་པའི་ལེའུ་སྟེ་གསུམ་པའོ། །

Dies ist das dritte Kapitel, die „Behandlung von *mkhris pa*-Krankheiten" aus dem Tantra der geheimen mündlichen Unterweisung über die acht Zweige des Nektars der Medizin.

27 *sku mdos* ist eine rituelle Handlung, bei der eine Figur der *dpal ldan lha mo* aufgestellt wird.

28 *sngo mdos* ist ein rituelles Opfer für *mtsho sman rgyal mo*.

29 *gser mdos* ist eine rituelle Handlung, bei der *ma mo byang sman* ein goldener göttlicher Palast dargebracht wird.

Anmerkungen des Herausgebers der deutschen Ausgabe:

1 Dieser Satz wurde mit Hilfe diverser Kommentare übersetzt. (Vgl. u.a. khro ru tshe rnam 2000: 70, pad+ma rdo rje 2011: 45).

2 Diese Aufzählung der fünf Sinnesorgane ist auch in diversen Kommentaren zu finden. (Vgl. u.a. khro ru tshe rnam 2000: 72, sangs rgyas rgya mtsho 1982: 589).

3 Was dazu führt, dass das Herz sehr schnell schlägt (khro ru tshe rnam 2000: 83).

4 In ihrem Abstrakt anlässlich dem „Fifteenth Seminar of the International Association for Tibetan Studies" (IATS) im July 2019 in Paris schreibt Mag. Dr. phil. Dr. med. Katharina Anna Sabernig (Wien) unter dem Titel: „Metaphern in der tibetischen medizinischen Sprache": „Metaphern spielen in jeder medizinischen Sprache eine wichtige Rolle. In diesem Artikel untersuche ich anatomische Metaphern, die auf traditionellen Bezeichnungen basieren, und bewerte die neue „Tibetan terminologia anatomica". Sowohl die klassische als auch die moderne tibetische Anatomiesprache verwenden unterschiedliche Arten von Metaphern. Im traditionellen Vokabular finden wir metaphorische Namen von verletzlichen Blutgefäßen, die mit dem Magen in Verbindung stehen, wie „Schlangenauge" *(sbrul mig)* oder „Eselsattel-Riemen" *(bong rmed)*. Es gibt eine Sehne des Musculus brachialis, die „Froschkopfsehne" *(sbal mgo'i chu ba)* genannt wird. In der modernen Anatomie finden wir auch biologische, technische, militärische, architektonische und „autoanatomische" Metaphern. Diese Begriffe wurden auf der Grundlage bestehender Anpassungen der biomedizinischen Nomenklatur auf Chinesisch ins Tibetische übersetzt. Ein Beispiel für eine biologische Metapher ist der neuroanatomische Begriff „Hippocampus", ein gepaarter Teil des limbischen Systems, der wie ein Seepferdchen aussieht. Über das chinesische „Seepferdchen" (haima, 海马) wurde es als *mtsho rta* übersetzt, bestehend aus „See" oder „Meer" *(mtsho)* und „Pferd" *(rta)*." (Von mir aus der englischen in die deutsche Sprache übersetzt).

5 Mehr Details zu den rituellen Handlungen *sku mdos, sngo mdos* sowie *gser mdos* sind im „Blauen Beryl" zu finden. (sangs rgyas rgya mtsho 1982: 599).

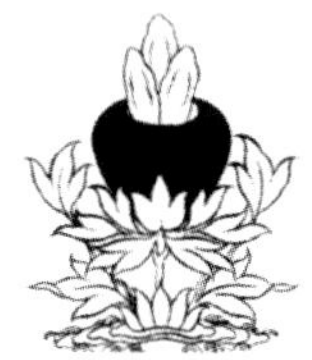

དེ་ནས་ཡང་དྲང་སྲོང་རིག་པའི་ཡེ་ཤེས་ཀྱིས་འདི་སྐད་ཅེས་གསུངས་སོ། །ཀྱེ་དྲང་སྲོང་ཆེན་པོ་ཉོན་ཅིག །

Danach sprach der Weise *rig pa'i ye shes* die folgenden Worte: „O großer Weiser, höre mir zu.

བད་ཀན་ནད་ལ་རྒྱུ་རྐྱེན་དབྱེ་བ་དང་། །རྟགས་དང་བཅོས་ཐབས་རྣམ་པ་ལྔ་ཡིས་བསྟན། །

bad kan-Krankheiten werden in fünf Abschnitte eingeteilt: Ursachen, (mit Krankheit in Zusammenhang stehende) Umstände, Klassifikation, Anzeichen und Symptome sowie Behandlungsmethoden.

རྒྱུ་ནི་མ་རིག་གཏི་མུག་ལས་བྱུང་བའི། །བད་ཀན་ཐ་མལ་མཚན་ཉིད་བདུན་ལྡན་དེ། །

bad kan ist die Ursache von *bad kan*-Krankheiten, es entsteht aus der durch Unwissenheit verursachten Verblendung und ist im ausgeglichenen Stadium mit sieben Eigenschaften ausgestattet.

སློང་རྐྱེན་ཁ་མངར་ལྕི་བསིལ་སྣུམ་བརྟེན་དུགས། །འགྲངས་རྗེས་དལ་བར་བསྡད་དང་ཉིན་གཉིད་ལོག །རླན་སྔེང་ཉལ་དང་ཆུར་བཞུགས་གོས་སྲབ་འཁྱུགས། །གྲོ་སྲན་གསར་ཐོག་སེར་ཅན་སུངས་པ་དང་། །ར་སྐྱོམ་ཤ་རིད་ཚིལ་བུ་འབྲུ་མར་དང་། །རྩི་མར་རུལ་པ་ལོ་ཤུར་ལ་ཕུག་རས། །རི་སློག་ལ་སོགས་རྗེན་ཟས་ཐ་དག་དང་། །མ་ཚོས་པ་དང་ཚིག་པོ་ཁེངས་པོའི་ཟས། །ཁ་རའི་འོ་མ་ཞོ་དར་ཆུ་གྲང་ཇ། །བཟའ་བཏུང་ཆེས་ཏེ་ཚད་ལས་འདས་པའམ། །རྙིང་མ་མ་ཞུ་ཕྱི་མ་ཟོས་པ་ཡིས། །རྐྱེན་དེ་རྣམས་ཀྱིས་བད་ཀན་གྲང་ནད་སློང་། །

Zur Verschlechterung von *bad kan* Kälte-Krankheiten tragen folgende (mit der Krankheit in Zusammenhang stehende) Ursachen bei: übermäßige Einnahme [von Nahrungsmitteln] mit bitterem und süßem Geschmack sowie schweren, kühlen und öligen Potenzen; Ruhen mit vollem Magen; Schlafen während des Tages; Schlafen an einem feuchten Ort und Unterkühlung durch zu langes Baden in kaltem Wasser oder wegen zu leichter Kleidung; Einnahme von frischem, rohem oder schalem Weizen oder ebensolchen Bohnen; Essen vom Fleisch einer schwachen Ziege oder eines *skom po*; Essen von Fetten, Kernölen, Butter, verdorbenen Nahrungsmitteln, welkem Blattgemüse, schalem Rettich, wildem Knoblauch und sonstigen rohen Nahrungsmitteln; Essen von ungekochten Speisen, verbrannten und schalen Nahrungsmitteln; Trinken von Kuh- und Ziegenmilch [1], tibetischem Joghurt, Buttermilch, kaltem Wasser und Tee; übermäßiges Essen und Trinken; Einnahme von Nahrung, bevor das vorherige Mahl verdaut ist.

དབྱེ་བ་རང་རྒྱུད་ཅན་དང་གཞན་རྒྱུད་ཅན། །

[*bad kan*-Krankheiten] werden in unabhängiges und abhängiges [*bad kan*] eingeteilt.

རང་རྒྱུད་ཅན་ལ་སྤྱི་དང་བྱེ་བྲག་གཉིས། །

Unabhängige [*bad kan*-Krankheiten] werden in zwei Arten klassifiziert: allgemein und spezifisch.

སྤྱི་ལ་རིགས་དང་གནས་ཀྱི་དབྱེ་བ་གཉིས། །

Die allgemeinen [Krankheiten] werden in zwei [weitere Gruppen] nach Art und Lokalisation klassifiziert.

རིགས་ཀྱི་སྒོ་ནས་དབྱེ་ན་བད་ཀན་ལྷེན། །བད་ཀན་ལྕགས་དྲེག་མེ་དྲོད་ཉམས་པ་དང་། །བད་ཀན་མགུལ་འགགས་གྲུམ་བུ་དཀར་པོ་དང་། །བད་ཀན་འཇུ་སྐེམ་ནད་དང་རྣམ་པ་དྲུག །

Für die Klassifizierung nach Art gibt es sechs Arten: *bad kan lhen, bad kan lcags dreg, bad kan me nyams, bad kan mgul 'gags, bad kan grum dkar* und *bad kan 'ju skem.*

གནས་ཀྱིས་དབྱེ་ན་ལྷགས་ཁྲམ་ཤ་ལ་རྒྱས། །རྩར་རྒྱུ་རུས་ཞེན་དོན་བབས་སྣོད་དུ་ལྷུང་། །དབང་པོ་ལྷ་ལ་མེ་ཏོག་ཤར་བའོ། །དོན་ནི་གློ་སྙིང་མཆིན་མཆེར་མཁལ་མ་ལྔ། །སྣོད་ནི་ཕོ་ལོང་རྒྱུ་མ་མཁྲིས་པ་དང་། །སྣང་པ་མངལ་དུ་ཞུགས་དང་རྣམ་པ་དྲུག །དབང་པོ་མགོ་མིག་རྣ་བ་སྣ་ལྕེའོ། །

Die Klassifizierung nach Lokalisation erfolgt folgendermaßen: Die Krankheit durchdringt die Haut, entwickelt sich im Muskelgewebe, zirkuliert durch die Leitbahnen, haftet den Knochen an, befällt Vollorgane, sinkt in die Hohlorgane und manifestiert sich in den fünf Sinnesorganen. Vollorgane sind Lunge, Herz, Leber, Milz und Niere; Hohlorgane sind Magen, Dickdarm, Dünndarm, Gallenblase, Harnblase und Gebärmutter. Die fünf Sinnesorgane sind Kopf, Augen, Ohren, Nase und Zunge.

བྱེ་བྲག་ནང་ཚོགས་རྟེན་བྱེད་མྱག་བྱེད་དང་། །མྱོང་བྱེད་ཚིམ་བྱེད་འབྱོར་བྱེད་རྣམ་པ་ལྔ། །རླུང་
དང་མཁྲིས་པར་འདྲེས་པས་བཅུ་རུ་འགྱུར། །བཞི་བཅུ་རྩ་གཅིག་རང་རྒྱུད་དབྱེ་བར་འདོད། །

Zur spezifischen Kategorie gehören fünf Arten von *bad kan*, das sind stützendes *bad kan*, zersetzendes *bad kan*, schmeckend machendes *bad kan*, zufriedenstellendes *bad kan* und verbindendes *bad kan* sowie die zehn kombinierten Krankheiten aus der Kombination jeder dieser fünf Arten mit *rlung* und *mkhris pa*. So können insgesamt 41 [*bad kan*–Krankheitsbilder] unterschieden werden. [2]

གཞན་རྒྱུད་ཅན་ལ་སེར་པོ་སྨུག་པོ་གཉིས། །

Abhängige *bad kan*-Krankheiten werden in zwei Arten klassifiziert: *bad kan ser po* und *bad kan smug po*.

དེ་ཡི་རྟགས་ལ་སྤྱི་དང་བྱེ་བྲག་གཉིས། །

Es gibt zwei Arten von Anzeichen und Symptomen von *bad kan*-Krankheiten: allgemeine und spezifische.

སྤྱི་རྟགས་སློང་བ་རྒྱུ་ལ་བརྟག་པ་དང་། །མཚན་ཉིད་རྟགས་ཀྱི་སྒོ་ནས་བརྟག་པ་དང་། །ཕན་གནོད་
གོམས་པའི་སྒོ་ནས་བརྟག་པ་གསུམ། །

Die allgemeinen Anzeichen und Symptome werden anhand von drei Methoden untersucht: Diagnose anhand der Ursache [und (mit der Krankheit in Zusammenhang stehenden) Umstände], Diagnose anhand der Anzeichen und Symptome und Diagnose anhand der Einschätzung von günstigen und schädlichen Einflüssen der Ernährung und des Verhaltens.

དང་པོ་སློང་བྱེད་རྒྱུ་ལས་བརྟག་བྱ་ན། །གོང་གི་བད་ཀན་སྐྱེད་པའི་ཟས་སྤྱོད་རྣམས། །བརྟེན་རྗེས་ན་ན་བད་ཀན་ཡིན་པར་བཤད། །

Für die Diagnose anhand der Ursache weisen die oben angeführten, eine Krankheit verschlechternde Nahrungsmittel und Verhalten auf eine *bad kan*-Krankheit hin.

ནད་རྟགས་རྩ་ནི་བྱིང་གུད་ཞར་བ་དང་། །ཆུ་ནི་མདོག་དཀར་དྲི་དང་རླངས་པ་ཆུང་། །ཁ་མངལ་ལྕེ་རྙིལ་སྐྱ་ལ་མིག་དཀར་སྐྲངས། །སྣབས་ལུད་མང་ཞིང་མགོ་འཐོམ་ལུས་སེམས་ལྕི། །དང་ག་མི་བདེ་དྲོད་མེད་འཇུ་སྟོབས་ཆུང་། །མཁལ་རྐེད་མི་བདེ་ལུས་སྦོ་ལྦ་བ་སྐྱེ། །རྩམ་པ་བད་ཀན་སྐྱུག་ཅིང་འཁྲུ་བ་དང་། །གཏར་ན་ཁྲག་མདོག་དམར་སྐྱ་འབྱར་བག་དང་། །དྲན་པ་མི་གསལ་གཉིད་ཆེ་སྙིད་པ་སྐྱུར། །གཡའ་མཁྲང་ཚིགས་དམ་ཤ་རྒྱས་ལས་མཐའ་རིང་། །ནམ་ཞོད་སྲོད་དང་ཟ་དྲོ་ཟོས་ཐོག་ལྡང་། །

Anzeichen und Symptome sind folgende: tiefer, leerer und unklarer Puls, weißlicher Urin mit wenig Geruch und Dampf, Verlust des Geschmackssinns, blasse Zunge und blasser Gaumen, verschwollene Augen mit blasser [Sklera], übermäßig viel Nasensekret und Schleim, Verwirrung, Schweregefühl in Körper und Geist, Appetitverlust, Verlust der Körper-Hitze, schwache Verdauung, Beschwerden im Bereich der Niere und der Taille, geschwollener Körper, Kropf, Durchfall oder Erbrechen von Schleim und unverdautem Essen, beim Aderlass Ausfluss von blass-rotem, klebrigem Blut, unklares Gedächtnis, übermäßiges Schlafen, Lethargie, Juckreiz, verhärtete und steife Gelenke, Gewichtszunahme und [die Neigung], Arbeiten aufzuschieben. Die Krankheit manifestiert sich bei starkem Regen, in der Abenddämmerung, frühmorgens und unmittelbar nach dem Essen.

ཕན་གནོད་ཟས་སྤྱོད་རྩུབ་ཡང་དྲོ་བ་འཕྲོད། །ལྕི་བསིལ་བསྟེན་པས་ཁྲུད་པར་ན་ལས་གསལ། །

[Eine *bad kan*-Krankheit] wird unter Beurteilung der günstigen und schädlichen Wirkungen diagnostiziert und zeigt sich, wenn raue, leichte und wärmende Nahrungsmittel und Verhaltensweisen die Beschwerden lindern, und wenn bei übermäßigem Konsum von schweren und kühlenden Speisen und Verhaltensweisen eine Verschlechterung eintritt.

བྱེ་བྲག་རིགས་ཀྱི་སྒོ་ནས་བརྟག་པ་ལ། །

Die spezifischen [Anzeichen und Symptome] beruhen auf folgenden Arten der Erkrankung:

དང་པོ་བད་ཀན་ལྷེན་ཞེས་བྱ་བ་ནི། །རྟེན་དང་མ་གོམས་མི་འཕྲོད་ངོ་བོ་བཞིའི། །རྒྱུན་གྱིས་མ་ཞུ་བད་ཀན་བེ་སྣབས་འཕེལ། །བེ་སྣབས་ལྷེན་སྣའི་འོག་ཏུ་ཚོགས་པ་ལ། །ལྷེན་ཞེས་བྱ་སྟེ་ཉམས་ལ་འདྲིལ་སྣམ་བྱེད། །ཧྲོང་ངེ་ན་ལ་མནན་ན་འདྲིལ་བ་མེད། །དང་ག་མི་བདེ་ཁ་ཟས་འཇུ་བ་དཀའ། །ཟོས་དུས་ན་ཞིང་ལྟོགས་ན་བདེ་བར་མངོན། །

Erstens, *bad kan lhen* ist ein Zustand, bei dem Verdauungsstörungen wegen der vier Faktoren – Körperkonstitution, ungewohnte Ernährung, unverträgliche Ernährung und Art der Ernährung – zu einer Vermehrung von *bad kan* und Schleim führt, wodurch es zu einer Ansammlung von Schleim unterhalb des Schwertfortsatzes kommt. Der Zustand äußert sich durch offensichtliche Schmerzen mit einer rollenden Empfindung und einem Gefühl der Besserung bei Abtastung mit Druck, ohne einer rollenden Empfindung; Appetitverlust, Schwierigkeiten bei der Verdauung von Lebensmitteln, Schmerzen bei der Verdauung und einem wohligen Gefühl bei Hunger.

ལྕགས་དྲེག་ཅེས་བྱ་གོང་ལྟར་མ་ཞུ་བས། །བེ་སྣབས་འཕེལ་ཏེ་ཕོ་བའི་ནང་སྲུལ་ལ། །ལྕགས་དྲེག་ཆགས་པས་ཕོ་བའི་མེ་དྲོད་ཉམས། །སྐྱིག་འཚང་ཕོ་བ་ཐམས་ཅད་ཏྲེམ་མེ་ན། །དང་ག་མི་བདེ་ཤ་སྐམ་སྙོད་སྙིང་འདོད། །བེ་སྣབས་བད་ཀན་ཁ་ཟས་ཟོས་ཚད་སྐྱུག །

bad kan lcags dreg ist ein Zustand, bei dem sich aufgrund der Ansammlung von Schleim bei Verdauungsstörungen Eisenschlacke-ähnlicher Schleim in den Magenfalten bildet. Dieser Zustand verursacht eine verminderte Hitze des Verdauungstraktes, Aufstoßen, einen schmerzhaft aufgeblähten Magen, Appetitverlust, Gewichtsabnahme, Ruhebedürfnis und Erbrechen von Schleim, *bad kan* und unverdauten Nahrungsmitteln.

བད་ཀན་མེ་ཉམས་གྲང་རླུང་ཤས་ཆེ་ལ། །ཁ་ཟས་འཇུ་དཀའ་བསིལ་ཕྱོགས་ཚད་ལས་ཐལ། །གོས་སྲབ་ལུས་གྲང་ཆུ་ཡི་ལས་མང་བྱས། །ཚད་ཞུགས་བསིལ་ཐལ་སྦྱོངས་གཏར་དྲགས་པ་ཡིས། །མཁྲིས་པ་འཇུ་བྱེད་མེ་མཉམ་རླུང་མཐུ་ཉམས། །ལུས་ཀྱི་དྲོད་ཆུང་ཁ་ཟས་འཇུ་ར་མི་འདོད། །སྤོ་འཁྲིག་འཚང་སྐྱིག་ཁ་ཟས་མ་སྨིན་འཐྲུ། །སྟོབས་ཆུང་ཤ་སྐམ་མཛུག་ཏུ་དམུ་སྐྲན་འགྱུར། །

bad kan me nyams ist ein Zustand, in dem sich verdauendes *mkhris pa* und Feuer begleitendes *rlung* zurückbilden. Dazu kommt es, wenn Menschen mit kalter und *rlung*-dominierter Veranlagung übermäßig unverdauliche und kühlende Nahrungsmittel zu sich nehmen, den Körper mit zu leichter Kleidung unterkühlen, eine mit Wasser in Verbindung stehende Arbeit verrichten oder zu viele kühlende Mittel, Purgationen und Aderlasse gegen Hitze-Krankheiten anwenden. Dies verursacht den Verlust von Körper-

Hitze, eine schwache Verdauung, Blähbauch, Magenknurren, aufgeblähten Magen, Aufstoßen, Durchfall mit Resten unverdauter Nahrungsmittel im Stuhl, schwache Körperkraft und einen dünnen Körper. Diese Krankheit verschlimmert sich und entwickelt schließlich Aszites und das Wachstum von gutartigen Tumoren.

བད་ཀན་མགུལ་འགགས་ཞེས་པ་ཕོ་བ་དང་། །བྲང་དང་གློ་བར་བད་ཀན་རྒྱས་པ་ཡིས། །བད་ཀན་
རླངས་པ་གློ་ཡུ་མིད་པར་ཆགས། །དཔེར་ན་དོང་པའི་ཡོགས་ལ་ཟེ་ཆགས་འདྲ། །དེས་རྐྱེན་མིད་
པ་འཆུས་ནས་ཟས་མིད་དཀའ། །དབུགས་རྔུབ་མི་བདེ་ཤ་སྐམ་ལུས་སྟོབས་འཚོར། །ཟས་སྐོམ་
མེད་པས་ཕོ་བ་ཆ་ནས་རུབ། །མཇུག་ཏུ་མིད་པ་འགགས་ནས་འཆི་བ་ཡིན། །

bad kan mgul 'gags ist ein Zustand, in dem *bad kan* sich in Magen, Brust und Lunge ansammelt und sich in weiterer Folge der *bad kan*-Dampf an die inneren Schichten von Luftröhre und Speiseröhre anlegt, ähnlich wie cremige Butter die Ränder eines Butterfasses auskleidet. Dieser Zustand verursacht eine Blockade der Speiseröhre mit Schwierigkeiten beim Schlucken und Einatmen, einem dünnen Körper, Verlust der Körperkraft und Schrumpfen des Magens aufgrund mangelnden Essens und Trinkens. Schlussendlich führt der Zustand durch den Verschluss der Speiseröhre zum Tod.

བད་ཀན་གྲུམ་བུ་དཀར་པོ་ཞེས་བྱ་བ། །མ་ཞུ་རང་གནས་བད་ཀན་འཕེལ་བ་ཡིས། །ཕོ་བ་མཆིན་
པ་གང་ཡིན་ཆ་མེད་ན། །ཁ་ཟས་ཅི་ཟོས་མི་ཞིམ་འབྲུ་སྐྱུག་བྱེད། །ཉ་གཞི་མིག་རུས་ན་ཞིང་ཆུ་
ཚན་འབྱུང་། །མཇུག་ཏུ་ཡན་ལག་ལ་བྱེར་གྲུམ་བུར་འགྱུར། །

bad kan grum bu dkar po ist ein Zustand, in dem sich aufgrund von Verdauungsstörungen *bad kan* im Magen ansammelt. Es kommt zu unklaren Schmerzen in Magen und Leber, Durchfall, Erbrechen wegen des unangenehmen Geschmacks der unverdauten Nahrungsmittel, Schmerzen in den Extremitäten und Augenhöhlen sowie saurem Reflux. Schließlich kommt es zu Arthritis, weil sich die Krankheit in die Glieder verteilt.

བད་ཀན་འཇུ་སྐེམས་ཞེས་བྱ་འགྲངས་པ་མེད། །སྟོབས་ཆུང་ཤ་སྐམ་གསུས་པ་ཤིན་ཏུ་ཆེ། །བྱིན་
པ་འདར་ལ་སྙིད་པ་སྙུར་བ་ཡིན། །

bad kan 'ju skem ist ein Zustand mit unersättlichem Appetit, schwacher Körperkraft, einem dünnen Körper, großem Bauch, Zittern der Waden und Lethargie.

བད་ཀན་ལྤགས་གྲམ་དྲོད་བྲལ་བས་ལྤགས་གཡའ། །ཤ་རྒྱས་དྲོད་མེད་སྲོ་གསོབ་དྲེག་པ་ཆགས། །གཉིད་ཆེ་ལུས་ལྕི་སྙིད་སྨྱུར་རྨེན་བུ་འོང་། །རྩར་ཞུགས་རྩ་རྒྱུད་གྲང་བསིལ་ཀྱོང་ལ་ལྕི། །རུས་ལ་ཞེན་ན་རུས་པ་གྲང་ཞིང་ན། །ཚིགས་ཁ་གཡོ་ཞིང་བརྐྱང་བསྐུམ་འགྲོ་འདུག་ཀྱོང་། །

Das Durchdringen von *bad kan* in der Haut verursacht den Verlust der Körper-Hitze, blasse Haut, wie von einer Kuh abgeschleckt, und Juckreiz. Entwickelt es sich in den Muskelgeweben kommt es zum Verlust der Körper-Hitze, Verlust der Festigkeit der Muskelgewebe, zur Bildung von Verunreinigungen auf der Haut, zu übermäßigem Schlaf, einem Schweregefühl des Körpers, Lethargie und dem Wachstum von Lymphknoten. Die Infiltration in die Leitbahnen verursacht ein kühles Gefühl in den Leitbahnen mit Steifheit und Schweregefühl. Haftet *bad kan* den Knochen an, entstehen ein kühles Gefühl und Schmerzen in den Knochen sowie Gelenksschwellungen und Steifheit beim Beugen und Strecken, Gehen und Sitzen.

སྙིང་ལ་བབས་ན་དྲན་པ་རྨོངས་པར་བྱེད། །དང་ག་མི་བདེ་སྟོད་རྒྱངས་ལུས་སེམས་ལྕི། །གློར་བབས་སྟོད་རྒྱངས་མགོ་འཁོར་ཟས་མི་འདོད། །བེ་སྣབས་སྔོ་ལྡོབ་མང་དུ་ལུ་བར་བྱེད། །མཆིན་པར་བབས་ན་ཟོས་རྗེས་མཆིན་པ་ན། །སྲིན་བུ་ལྡོག་ཅིང་ཁ་ནས་ཆུ་སྔོན་འཛག །མཆེར་བབས་གཉིད་ཆེ་དབུགས་རྒོད་ཁོང་པ་སྦོ། །རྒྱ་ཞིང་སྙིད་པ་སྨྱུར་ལ་ཟས་མདོག་འཁྲུ། །མཁལ་བབས་མཁལ་རྐེད་ན་ཞིང་དྲི་ཆུ་སྲི། །རྣ་བ་འཐིབ་ཅིང་རླན་གྲང་ཁྱད་པར་གནོད། །

Das Eindringen [von *bad kan*] ins Herz verursacht ein unklares Gedächtnis, Appetitverlust, Druck im Bereich des oberen Rückens und Schweregefühl von Körper und Geist. Eindringen in die Lunge verursacht Druck im Bereich des oberen Rückens, Benommenheit, Appetitverlust und reichlichen Auswurf von klebrigem bläulichem Schleim. Eindringen in die Leber verursacht Leberschmerzen nach der Nahrungsaufnahme, *srin*-Reflux und Ausspucken von bläulichem Wasser aus dem Mund. Eindringen in die Milz verursacht übermäßigen Schlaf, Hecheln, aufgeblähten Bauch, allgemeine Schwäche, Lethargie und Durchfall von unverdauter Nahrung. Eindringen in die Niere verursacht Schmerzen in Niere und Taille, spärliche Miktion, Taubheit und eine Verschlechterung des Zustands unter feuchten und kalten Bedingungen.

ཕོ་བར་ལྷུང་ན་ཕོ་བ་མི་བདེ་ལྕི། །བྲང་ཚ་ཆུ་ཚན་འབྱུང་ཞིང་ཟས་མི་འཇུ། །ལོང་ལྷུང་སྲོ་འཁྲིག་བྱེད་ཅིང་ཟོས་ཆེ་ན། །རྒྱུ་མར་ལྷུང་ན་བེ་སྣབས་འཁྲུ་ཞིང་ལྕི། །མཁྲིས་པར་ལྷུང་ན་མིག་སེར་འཛུ་བ་དཀའ། །ལུས་ལྕི་སྙིད་པ་སྨྱུར་ལ་གཉིད་དུ་འཐེང་། །སྣང་པར་ལྷུང་བས་བད་ཀན་ཟ་ཁུར་

འགྱུར། །མངལ་ལྷུང་སྣད་གྲང་ཟླ་མཚན་གཅིན་བག་འཛག །

Das Absinken [von *bad kan*] in den Magen verursacht Magenbeschwerden, Schweregefühl, Sodbrennen, sauren Reflux und Verdauungsprobleme. Absinken in den Dickdarm verursacht aufgeblähten Bauch und Magenknurren sowie Schmerzen bei der Nahrungsaufnahme. Das Absinken in den Dünndarm verursacht Durchfall mit Schleim und ein Schweregefühl [im Darmbereich]. Das Absinken in die Gallenblase verursacht gelbe Augen, schlechte Verdauung, ein Schweregefühl des Körpers, Lethargie und Schläfrigkeit. Das Absinken in die Blase verursacht eine *bad kan*-dominierte, krankhafte Ausscheidung von Sediment-enthaltender Flüssigkeit. [3] Absinken in die Gebärmutter verursacht ein Gefühl von Kälte im Unterkörper und schmierigen Scheidenausfluss in Bereich von Monatsblutung und Urin.

བད་ཀན་མགོ་ལ་ཞུགས་ན་མགོ་བོ་ལྗི། །གཉིད་ཆེ་དང་ག་མི་བདེ་ཡི་ག་འགག །མིག་ལ་ཞུགས་ན་སྐྲངས་ཤིང་མཆི་མ་འཛག །རྣ་བར་ཞུགས་ན་གྲང་ཞིང་ལྗི་ལ་འཐིབ། །སྣ་ལ་ཞུགས་ན་སྣ་འགག་མཇུལ་པ་ལྗི། །ལྕེ་ལ་ཞུགས་ན་ལྕེ་གྱོང་རོ་མི་ཚོར། །

Die Infiltration von *bad kan* in den Kopf verursacht ein Schweregefühl des Kopfes, übermäßigen Schlaf, Magenbeschwerden und Appetitverlust. Infiltration in die Augen verursacht geschwollene [Augenlider] und das Vergießen von Tränen. Die Infiltration in die Ohren verursacht ein Kältegefühl und ein Schweregefühl in den Ohren sowie Hörverlust. Bei Infiltration in die Nase kommt es zur Blockade der Nase und einem Schweregefühl in der Nase. Die Infiltration in die Zunge verursacht Geschmacksverlust aufgrund der Steifheit der Zunge.

བྱེ་བྲག་བད་ཀན་རྟེན་བྱེད་ནད་གྱུར་ན། །དང་ག་མི་བདེ་སྟོད་རྒྱངས་མདུན་རྒྱབ་གཟེར། །བྲང་ཚ་ཚུ་སྐྱུར་བྱུང་ཞིང་དང་ག་འགག །བད་ཀན་མྱག་བྱེད་འཇུ་དཀའ་བཅུད་མི་ལེན། །ཁ་ཟས་མི་འཇུ་སྐྱིག་ཅིང་ཕོ་བ་གྱོང་། །མྱོང་བྱེད་ཁ་ཟས་བྲོ་མེད་སྐོམ་དད་ཆུང་། །ལྕེ་གྲང་མཚུ་ན་སྐད་འཛེར་ཟས་མི་ལེན། །ཚིམ་བྱེད་མགོ་འཁྲོམ་མིག་ཟེ་རྣ་བ་འགག །སྦྲིད་པ་སྣབས་མང་ཆམ་འདེབས་མཆོག་མ་ལྗི། །འབྱོར་བྱེད་བརྒྱང་བསྐུམ་དཀའ་ཞིང་ཚིགས་མགོ་སྦོམ། །རྐང་ལག་ལྷུ་ཚིགས་ན་ཞིང་ཚིགས་ཁ་གཡོ། །རླུང་དང་མཁྲིས་པ་གང་འདྲེས་དེ་རྟགས་སྟོན། །

Spezifische *bad kan*-Krankheiten haben folgende Symptome: Ist das stützende *bad kan* im Ungleichgewicht, kommt es zu Magenbeschwerden, Druck im Bereich des Oberkörpers, Brustschmerzen und Rückenschmerzen, Sodbrennen, sauren Reflux und Appetitverlust. Ein Ungleichgewicht des zersetzenden *bad kan* verursacht eine schlechte Verdauung, mangelnde Absorption der Inhaltsstoffe der Nahrung, Verdauungsstörungen, Aufstoßen und Verhärtung des Magens. Ist das schmeckend machende *bad kan* im Ungleichgewicht, folgen Geschmacksverlust, leichter Durst, kaltes Gefühl auf der Zunge, Lippenschmerzen, Heiserkeit und Verdauungsstörungen. Das Ungleichgewicht des zufriedenstellenden *bad kan* verursacht Schwindel, getrübte Sicht, verstopfte Ohren, häufiges Niesen, übermäßiges Nasensekret und ein Schweregefühl am Scheitel wie bei einem grippalen Infekt. Ist das verbindende *bad kan* im Ungleichgewicht, folgen Schwierigkeiten beim Strecken und Beugen, Anschwellen der Gelenke sowie Schmerzen und Schwellungen an den Gelenken der Gliedmaßen. Wenn eine dieser Krankheiten mit *rlung* oder *mkhris pa* kombiniert auftritt, zeigen sich die jeweiligen Symptome.

བད་ཀན་སེར་པོ་མཁྲིས་པའི་ཁ་ལུད་ཡིན། །རྩ་ནི་དལ་ལ་སྟོང་ཞིང་ཆུ་མདོག་སེར། །ཕོ་བ་ལྟེམ་ཞིང་ཟས་ལ་དང་ག་ཞན། །ཆང་འཐུངས་དྲོས་ཚེ་མཚོག་མ་མིག་རུས་ན། །བྲང་ཚ་ཆུ་སྐྱུར་འབྱུང་ཞིང་མཁྲིས་པ་སྐྱུག །ས་རླན་རུལ་སྐྱུར་ཟོས་རྗེས་འཁྲུ་ཡང་སྲིད། །གྲོ་ཡོས་ར་ཤ་མར་རྙིང་ཆང་སྐྱུར་གནོད། །མཇུག་ཏུ་སྨུག་པོའམ་མཁྲིས་པའི་ནད་དུ་འགྱུར། །

Der Zustand von *bad kan ser po* wird durch das Überlaufen von Galle verursacht. [Dafür gibt es folgende Anzeichen und Symptome]: langsamer und leerer Puls, gelblicher Urin, Völlegefühl im Magen, schlechter Appetit, Schmerzen am Scheitel und in den Augenhöhlen, wenn sich der Körper nach der Einnahme von *chang* erwärmt, Sodbrennen, saurer und galliger Reflux, möglicherweise Durchfall nach dem Aufenthalt an feuchten Orten und der Einnahme von verdorbenen und sauren Lebensmitteln sowie die Verschlechterung des Zustands nach der Einnahme von geröstetem Weizen, Ziegenfleisch, alter Butter und saurem *chang*. Dieser Zustand führt schließlich zu *bad kan smug po*- oder *mkhris pa*-Krankheiten.

བད་ཀན་སྨུག་པོ་ཁྲག་གི་སྙིགས་མ་ཡིན། །ཕོ་མཆིན་རྒ་སྟོད་ན་ཞིང་རྒྱ་བཤལ་སྐྱུག །ལུས་ལྕི་སྙིད་པ་སྐྱུར་ལ་སྙིང་མི་དགའ། །འགྲངས་ལྟོགས་གྲང་དང་དྲོ་བ་གང་ཡང་གནོད། །དོན་མེད་ན་ཞིང་བྱས་མེད་བདེ་བར་མངོན། །

bad kan smug po ist ein Zustand infolge von Rückstand von Blut. [Er hat folgende Anzeichen und Symptome]: Schmerzen in Magen, Leber und oberem Rücken, gelbes Erbrochenes ähnlich wie der Saft von *rgya tshos*, Schweregefühl des Körpers, Lethargie, Traurigkeit, Verschlechterung des Zustands bei leerem oder vollem Magen und unter kalten oder warmen Bedingungen, Schmerzen ohne Ursachen und Verbesserung des Zustands ohne jegliche Behandlung.

བཅོས་པའི་ཐབས་ལ་སྤྱི་དང་བྱེ་བྲག་གཉིས། །

Es gibt zwei Arten der Behandlungsmethoden: allgemein und spezifisch.

དང་པོ་བད་ཀན་ངོ་བོ་བསིལ་བའི་ཕྱིར། །སྨན་དཔྱད་ཟས་སྤྱོད་རྣམ་བཞི་དྲོད་དུ་སྦྱག །ས་འདྲ་
གཉེན་པོའི་ཁ་ན་ལྕི་བའི་ཕྱིར། །ལན་རེས་མི་སེལ་ཡུན་དུ་བསྟེན་པ་གཅེས། །

Erstens sollte *bad kan*, da es kühl ist, mit vier wärmenden Therapien behandelt werden: Arznei, äußere Therapien, Ernährung und Verhalten. Da *bad kan* Erde-ähnlich und schwer ist, spricht es auf Heilmittel langsam an. Es ist daher wichtig, eher langfristige Heilmittel anzuwenden als eine einmalige Behandlung.

དང་པོ་ཟས་ཀྱི་སྒོ་ནས་བཅོས་པ་ནི། །འབྲུ་རྙིང་ཟན་དྲོན་ཆང་ནར་སྨིན་པ་དང་། །ཆུ་སྐོལ་སྒ་ཆུ་
ལུག་དང་ཉ་ཤ་དང་། །གཡག་རྒོད་བྱ་རྒོད་གཡི་དང་སྤྱང་ཀིའི་ཤ། །དྲོ་ཞིང་ཡང་ལ་རྩུབ་པའི་ཟས་
སྐོམ་རྣམས། །འགྲངས་ཆེས་མ་ཡིན་འཇུ་སླ་ཉུང་ཟས་བསྟེན། །

Erstens gehört zur Behandlung die Ernährung mit wärmenden, leichten und rauen Nahrungsmitteln und Getränken, wie Brei aus abgelagertem Getreide, altes *chang*, gekochtes Wasser, Knochblauchaufguss und Schaffleisch, Fisch sowie Fleisch vom wilden Jak, Adler, Luchs und Wolf. Statt zu völlern, sollten diese Speisen zur leichteren Verdauung in kleinen Mengen zu sich genommen werden.

སྤྱོད་ལམ་མེ་ཉི་དྲོ་ཞིང་གོས་དྲོར་བགོ །སྐམ་སར་ལུས་ངག་རྩོལ་བཙག་གཉིད་མི་ལོག །མྱོང་བར་
བྱེད་རྐྱེན་ཟས་སྤྱོད་དུས་ཀུན་སྤང་། །

Zur Behandlung anhand des Verhaltens sollte der Patient sich am Feuer oder an der Sonne warmhalten, wärmende Kleidung tragen und körperliche und verbale Betätigungen an einem trockenen Ort ausüben. Regelmäßiges Schlafen während des Tages und abträgliche Ernährung und Verhalten sind zu vermeiden.

སྨན་དུ་རྒྱམ་ཚྭ་གསུམ་དང་བཞི་ཐང་བཏང་། །རྒྱམ་ཚྭ་བྲེ་ག་པི་པི་ལིང་གི་ཐང་། །ཚ་བ་གསུམ་
དང་རྒྱམ་ཚྭའི་ཐང་ལ་སོགས། །བསྡུས་པའི་ཁུ་བ་ཚན་མོ་བཏང་བར་བྱ། །ཕྱེ་མ་སེ་འབྲུ་བཞི་
དང་བརྒྱད་པ་དང་། །ད་ལིས་བདུན་དང་གོད་མ་ཁ་རྣམས་སྦྱར། །ཚ་བ་ལྡེ་དང་ཁ་རུ་ཚྭ་ཡི་ཕྱེ།

།མ་ཞུ་ལྷེན་དང་ལྕགས་དྲེག་དང་ཁ་འགྲིབ། །མེ་དྲོད་ཉམས་དང་གྲང་ནད་སྟོང་ལ་ཕན། །སེ་འབྲུ་བཞི་སྨེ་ང་ཟི་ར་ཁ་རུ་ཚྭ། །བཅའ་སྒའི་ཕྱེ་མས་དྲོད་སྐྱེད་ཡི་ག་འབྱེད། །ཟས་འཇུ་སྐྲེག་དང་ཕོ་བའི་ཟུག་གཟེར་འཇོམས། །ཚ་བ་ལྔ་དང་སེ་འབྲུ་བཞི་པ་དང་། །བྱི་ཏང་ག་དང་རྒྱམ་ཚྭ་ཁ་རུ་ཚྭ། །ཕྱེ་མས་བད་ཀན་གྲང་བ་མ་ལུས་འཇོམས། །ཀུན་ལ་བུར་དཀར་ཧ་སྦྱར་ཆུ་སྐོལ་དབུལ། །སྨན་གྱིས་མགོ་ནོན་རྩ་བ་མ་ཐོན་ན། །གྱེན་ཐུར་གང་ཉེའི་ལམ་ནས་སྦྱང་བར་བྱ། །དེ་རྗེས་ནད་ལྷག་གང་འཕྲོད་ཕྱེ་མས་གདོན། །

Geeignete Arzneimittel zur Behandlung sind u.a. *rgyam tshwa gsum thang*, *rgyam tshwa bzhi thang*, ein Dekokt aus *rgyam tshwa*, *bre ga* und *pi pi ling* sowie ein Dekokt aus den drei heißen Heilmitteln und *rgyam tshwa* in warmem Zustand. Zur Behandlung von Verdauungsstörungen, *bad kan lhen*, *bad kan lcags dreg*, Appetitlosigkeit, schwacher Hitze des Verdauungstraktes und zahlreichen Kälte-Krankheiten dient die Verabreichung von medizinischen Pulvern wie *se 'bru bzhi pa*, *se 'bru brgyad pa*, *da lis bdun pa*, *rgod ma kha*, den fünf heißen Heilmitteln und *kha ru tshwa*. Ein medizinisches Pulver unter Zugabe von *zi ra*, *kha ru tshwa* und dem Präparat *bca 'sga* zu *se 'bru bzhi pa* stärkt Körper-Hitze, Appetit und Verdauung und behandelt Aufstoßen und Magenschmerzen. Ein medizinisches Pulver aus den fünf heißen Heilmitteln, dem Präparat *se 'bru bzhi pa* sowie aus *byi tang ga*, *rgyam tshwa* und *kha ru tshwa* behandelt alle Arten von *bad kan* Kälte-Krankheiten. Man füge allen oben genannten Präparaten weiße Melasse hinzu und verabreiche sie mit gekochtem Wasser. Falls diese Arzneien die Krankheit lediglich unterdrücken, ohne sie auszumerzen, ist die Krankheit entweder über den oberen oder über den unteren Weg, je nach Lokalisation der Krankheit, auszuleiten. Danach leite man die Reste der Krankheit mit geeigneten medizinischen Pulvern aus.

དཔྱད་དུ་ཚྭ་དང་བོང་བ་སྲུ་དུགས་བརྟེན། །གྲང་བ་ཤིན་ཏུ་རྒྱས་ན་མེ་ཐུར་བྱ། །

Zur Behandlung mittels äußerer Therapien benutze man warme Kompressen aus Salz, Erdklumpen und Fell. Wenn sich die Kälte-Krankheit sehr verstärkt, wende man Moxibustion und chirurgische Verfahren an.

བྱེ་བྲག་བཅོས་ཐབས་རིགས་གནས་ནང་ཚེགས་དང་། །གཞན་དབང་བཞི་ལས།

Die spezifischen Behandlungen werden je nach Art, Lokalisation, spezifischen Arten und abhängigen Krankheiten angewendet.

རིགས་ཀྱིས་བཅོས་པ་ནི། །དང་པོ་བད་ཀན་ལྷེན་ལ་ཚ་བ་གསུམ། །རྒྱམ་ཚྭ་ཁ་རུ་ཚྭ་ཡི་བསྐོལ་ཐང་བཏང་། །ཚྭའམ་བོང་བ་བསྲེགས་པའི་དུགས་ཀྱིས་བདུག །དེས་མ་སེལ་ན་ཚྭ་བསྲེག་སྦྱོར་བ་བྱ། །སྨན་རྗེས་སྐྱུགས་དྲང་ལྷེན་གསང་ཁ་གསུམ་བསྲེག །གལ་ཏེ་ལྷེན་དེ་རྒྱ་ཆགས་འདྲིལ་བ་ན། །མནན་ན་སྲ་ཞིང་འཕར་ལ་བཟོད་པ་ཆུང་། །ཁ་ཟས་ལེན་དུ་མི་སྟེར་ཟོས་ཚད་སྐྱུག །འདི་ཉིད་བད་ཀན་ལྷེན་སྐྲན་ཞེས་བྱ་སྟེ། །ཅོང་ཞི་སོལ་བའི་མེ་ལ་འཚོས་པར་བསྲེག །དར་བར་དང་བསད་ཐལ་བ་བྱ་རྒོད་བྲུན། །ཨ་རུ་ར་དང་པི་པི་ལིང་དུ་སྦྱར། །ཀ་རས་ཏ་བྱས་ཆུ་བསྐོལ་འཕྱུལ་ལ་བཏང་། །མ་ཞུ་ལྷེན་སྐྲན་ཐལ་བར་རློག་པར་བྱེད། །ཡང་ན་ཐུན་སུམ་ཚ་བའི་རིལ་བུས་བཞིག །ཞིག་ནས་ནད་རོ་བཤལ་ལམ་སྐྱུགས་ཀྱིས་སྦྱང་། །

Es gibt folgende spezifischen Behandlungen nach Art: Erstens verabreiche man zur Behandlung von *bad kan lhen* ein Dekokt aus den mit *rgyam tshwa* und *kha ru tshwa* gekochten drei heißen Heilmitteln und appliziere Kompressen aus heißem Salz oder Erdklumpen. Bleibt dies ohne Erfolg, verabreiche man das Präparat *tshwa bsreg*, leite die Krankheit durch das Auslösen von Erbrechen aus und führe eine Moxibustion an den drei horizontalen Punkten von *lhen gsang* durch. Falls sich Schleim ansammelt und aufsteigt, kommt es bei Druckausübung zu einem harten, pochenden Gefühl, unerträglichen Schmerzen, die eingenommene Nahrung kann nicht behalten werden und wird sofort unverdaut erbrochen. Dieser Zustand heißt *bad kan lhen skran.* Man bereite ein Präparat aus *cong zhi*-Asche, Adlerkot, *a ru ra*, *pi pi ling* und weißem Zucker als Trägersubstanz. Die *cong zhi*-Asche erhält man durch richtiges Verbrennen von *cong zhi* [4] über einem Kohlenfeuer und Eintauchen in Buttermilch zur Reduzierung der Intensität der Hitze. Das fertige Aschepräparat wird mit gekochtem Wasser verabreicht und löst *lhen skran* und Verdauungsstörungen zu Asche auf. [5] Oder man löse es mit *thun sum tsha ba'i ril bu* auf.[30] Nach dem Auflösen der Krankheit leite man die Reste der Krankheit entweder durch Purgation (Ableitung über den Darm) oder durch Auslösen von Erbrechen aus.

ལྕགས་དྲེག་ཆགས་ན་ཅོང་ཞིའི་ཐལ་སྨན་སྦྱར། །ཡང་ན་ཐལ་སྨན་རྣོན་པོ་བསྟེན་ལ་བཏེ། །དེ་འོག་བཤལ་སྐྱུགས་སྦྱངས་རྗེས་སེ་འབྲུ་སྦྱར། །ཞི་དཀའ་བོ་གསང་མདུན་རྒྱབ་མེ་ཡིས་བསྲེག །

Zur Behandlung von *bad kan lcags dreg* verabreiche man das *cong zhi*-Aschenpräparat oder scharfe Aschenpräparat[31], um schlackenähnliche Schleimschichten zu entfernen.

30 *thun sum tsha ba'i ril bu* bezeichnet ein medizinisches Pillenpräparat aus folgenden drei medizinischen Bestandteilen: allerlei Salze, die drei Myrobalanfrüchte und die drei heißen Heilmittel.

31 Das scharfe Aschenpräparat bezeichnet hier ein Präparat aus dem Horn vom wilden Jak, den drei heißen Gewürzen, *shu dag* und *shing kun.* Diese Zutaten werden zu einem glatten medizinischen Aschenpräparat verarbeitet, das im letzten Tantra beschrieben wird.

Danach leite man die Krankheit mittels Purgation (Ableiten über den Darm) oder durch Auslösen von Erbrechen aus und verabreiche *se 'bru*-Präparate. Bleibt dies ohne Erfolg, verabreiche man Moxibustion an den vorderen und hinteren Magenpunkten.

མེ་ཉམས་རྒོད་མ་ཁ་ཡི་ཕྱེ་མ་སྦྱར། །སེ་འབྲུ་ཚ་བ་ལྔ་དང་བཟང་པོ་གསུམ། །བྱི་ཏང་ག་དང་སྲུབ་ཀ་ཀ་རཉྫ། །རྒྱམ་ཚྭ་ཁ་རུ་ཚྭ་དང་བུ་རམ་སྦྱར། །ཆུ་སྐོལ་ལ་འཕུལ་བས་ཕོ་བའི་མེ་དྲོད་སྐྱེད། །རྒྱམ་ཚྭ་ལ་ལ་ཕུད་དང་ཨ་ཟ་མོ། །པི་པི་ལིང་དང་སྒ་རྣམས་རིམ་པས་བསྐྱེད། །ཀུན་དང་མཉམ་པའི་ཨ་རུའི་ཐལ་སྨན་སྦྱར། །མེ་ནི་མངོན་སུམ་ཉིད་དེ་དྲོད་སྐྱེད་མཆོག །ཤིང་ཀུན་ཁ་རུ་ཚྭ་དང་ཚ་བ་གསུམ། །སྒོག་སྐྱ་མར་རྙིང་རེང་བུས་མེ་དྲོད་སྐྱེད། །བཅུ་གཉིས་མེ་མཉམ་གསང་ལ་མེ་ཐུར་བྱ། །

Zur Behandlung von *bad kan me nyams* verabreiche man ein Pulver aus dem *rgod ma kha*-Präparat und ein Präparat aus *se 'bru,* den fünf heißen Heilmitteln, den drei hervorragenden Heilmitteln, *byi tang ga*, *srub ka, ka rny+dza*, *rgyam tshwa*, *kha ru tshwa* und Melasse mit gekochtem Wasser, um die Hitze des Verdauungstraktes anzufachen. Wie ein richtiges Feuer zum Anfachen der Hitze des Verdauungstraktes wirkt ein Präparat aus *rgyam tshwa*, *la la phud*, *a za mo*, *pi pi ling* und *bca' sga* mit jeweils zunehmender Menge der jeweiligen nächsten Zutat und unter Hinzufügung von medizinischer *a ru ra*-Asche in gleicher Menge wie der Gesamtmenge der obigen Zutaten. Die Anwendung eines Zäpfchens aus *shing kun*, *kha ru tshwa*, den drei heißen Heilmitteln und *sgog skya* vermischt mit alter Butter facht die Hitze des Verdauungstraktes an. Man verabreiche eine Moxibustion oder *thru ma* (ein chirurgisches Instrument) am 12. Wirbel und an *me mnyam gsang*.

བད་ཀན་མགུལ་འགགས་ནད་ལ་ཚ་བ་ལྔ། །བཟང་པོ་བཞི་དང་ཤིང་ཀུན་བྱི་ཏང་ག །རྒྱམ་ཚྭས་སྣ་དྲངས་ཚྭ་སྣ་ཚོགས་ཚད་དང་། །སྲུབ་ཀ་ལྕེ་ཚའི་ཕྱེ་མ་སྦྲང་རྫོད་སྦྱར། །ཅོང་ཞི་རྒོད་བཏུལ་ཐལ་སྨན་རྣོན་པོ་དང་། །ཞང་ཆུབ་ལྷག་པ་སྤྲད་ལ་ཆུ་སྐོལ་དབུལ། །ཉ་ཤ་ཨོལ་མགོང་ཚ་བ་ཁོང་དུ་བསྟེན། །སྨན་རྗེས་བཤལ་སྐྱུགས་སྦྲགས་ལ་སྦྱོང་བ་བྱ། །ཀྱེ་ན་གསང་སྐྱེ་སྟོང་ཚིགས་པ་བཞི་པ་བསྲེག །

Zur Behandlung von *bad kan mgul 'gags* bereite man ein medizinisches Pulver aus den fünf heißen Heilmitteln, den vier hervorragenden Heilmitteln, *shing kun*, *byi tang ga,* allerlei Salzen wie *rgyam tshwa,* [des Weiteren] *srub ka*, *lce tsha* und unverarbeitetem Honig sowie ein Präparat unter Zugabe von *cong zhi rgod btul* zum scharfen Aschenpräparat. Man verabreiche diese Präparate mit gekochtem Wasser entweder morgens oder abends. Man empfehle die Einnahme von Fisch und Suppe aus den Schilddrüsenknorpeln (eines Schafs). Nach der Einnahme dieser Arzneimittel leite man die Krankheit mittels Purgation (Ableiten über den Darm) und gleichzeitigem Auslösen von Erbrechen aus. Man verabreiche eine Moxibustion an *lhen gsang*, *ske stong tsa khung* und dem vierten Wirbel.

བད་ཀན་གྲུམ་བུ་དཀར་པོ་བཅོས་པ་ནི། །རྡོ་འམ་ཕུ་བྲ་བསྲོས་པའི་དུགས་ཀྱིས་བདུག །ཤིང་ཀུན་རྒྱ་ཚྭ་དབྱི་མོང་བསྐོལ་ཐང་བཏང་། །སུག་སྨེལ་ལ་རུ་རྟ་རྒྱམ་ཚྭ་པི་པི་ལིང་། །གླ་རྩི་བྱི་ཏང་ག་ཡི་ཕྱེ་མ་བསྟེན། །སེ་འབྲུ་ཚ་བ་གསུམ་དང་ཨ་རུ་ར། །རྒྱམ་ཚྭ་མ་ནུ་འུ་སུ་ད་ཏྲིག་དང་། །མ་རུ་རྩེ་དང་བུ་རམ་སྦྲང་སྦྱར་བཏང་། །ཁྱད་པར་རླན་མེད་དྲོ་སར་བཅག་པ་བསྟེན། །

Zur Behandlung von *bad kan grum bu dkar po* appliziere man Kompressen aus erhitzten Steinen oder Taubenkot. Man verabreiche ein Dekokt aus *shing kun*, *rgya tshwa* und *dbyi mong* sowie ein medizinisches Pulver aus *sug smel*, *ru rta*, *rgyam tshwa*, *pi pi ling*, *gla rtsi* und *byi tang ga*. Man verabreiche ein Präparat aus *se 'bru*, den drei heißen Heilmitteln, *a ru ra*, *rgyam tshwa*, *ma nu, 'u su, da trig,* und *ma ru tse* vermischt mit Melasse [oder] Honig. Dem Patienten wird besonders empfohlen, sich an einem warmen Ort ohne jegliche Feuchtigkeit zu bewegen.

བད་ཀན་འཇུ་སྐེམས་བཅའ་སྒ་ཁ་རུ་ཚྭ། །ཨ་རུ་སྐྱུ་རུ་བུ་རམ་དཀར་སྦྱར་ལ་བཏང་། །སྤྱང་ཚེར་སྐྱུགས་བྱ་ལྷེན་གསང་མེ་ཡིས་བསྲེག །

Zur Behandlung von *bad kan 'ju skem* verabreiche man ein Präparat aus *bca' sga*, *kha ru tshwa*, *a ru ra, skyu ru ra* und weißer Melasse, löse mit *spyang tsher* Erbrechen aus und wende eine Moxibustion an *lhen gsang* an.

ཀུན་ལ་ཟས་སྐོམ་ཡང་དྲོ་ཆུང་བས་བཅོས། །

Zur Behandlung aller [Arten von *bad kan*-Krankheiten] dient die Einnahme von kleinen Mengen leichter und wärmender Speisen und Getränke.

ལྤགས་གྲམ་ཚ་བ་གསུམ་དང་ཟེ་མར་སྦྱར། །ཉི་མས་བསྲེག་ཅིང་མཉེ་ཕྱུག་འཐེམ་པར་བྱ། །ཞར་རྒྱས་ཡོལ་གོང་པ་ཡི་ཚ་བ་བཏང་། །སེ་འབྲུ་བརྒྱད་སྦྱར་ལྡེ་དཀྱུག་རྩོལ་བ་སྦྱད། །ཙར་རྒྱ་ཚྭ་སྣའི་ཐང་བཏང་མེ་དུགས་བསྟེན། །རུས་ཞེན་བུར་ཆང་ཚ་བ་གསུམ་སྦྱར་བཏང་། །ཕྱུ་བྲ་བསྲོས་པའི་དུགས་བྱ་བོང་ཤ་བཟའ། །ཟེ་མར་ཕྱུགས་མཉེ་ཆིགས་དམིགས་གྲང་སར་བསྲེག །

Zur wirksamen Behandlung [von *bad kan*], das sich in die Haut verteilt, dienen eine Mischung aus den drei heißen Heilmitteln und *zo mar*, Aufenthalt im Sonnenlicht und Massagen. Die Entwicklung [von *bad kan*] im Muskelgewebe wird mit Suppe aus den Schilddrüsenknorpeln (eines Schafs) und danach mit dem Präparat *se 'bru brgyad pa* behandelt. Außerdem sind körperliche Übungen und Fasten zu empfehlen. Zur Behandlung einer Infiltration [von *bad kan*] in die Leitbahnen verabreiche man ein Dekokt aus allerlei Salzen und wärme den Patienten am Feuer. Zur Behandlung der Anhaftung an die Knochen verabreiche man *bur chang* vermischt mit den drei heißen Heilmitteln, appliziere Kompressen aus erhitztem Taubenkot, empfehle die Einnahme von Eselfleisch, Massagen mit *zo mar* und führe eine Moxibustion an kalten Gelenken durch.

གློ་སྙིང་གང་ལ་བབས་ཀྱང་སྐྱུགས་ཀྱིས་དྲངས། །དེ་རྗེས་སེ་འབྲུ་བཞི་པ་གཙོ་བོ་ལ། །སྙིང་ལ་ཛཱ་ཏི་
ཤིང་ཀུན་ཁ་རུ་ཚྭ། །གློ་ལ་སྣར་བུ་རུ་ཏ་ཙུ་གང་སྟེ། །སྦྲང་དང་བུར་དཀར་ཏ་བྲུས་ཆུ་སྐོལ་དབུལ།
།ཡང་ན་སྙིང་ལ་ཛཱ་ཏི་ཚ་བ་གསུམ། །སུག་སྨེལ་ཟི་ར་ནག་པོ་ཀ་ཀོ་ལ། །བུར་དཀར་སྦྱར་བཏང་གློ་
ལ་སེ་འབྲུ་དང་། །ཚ་བ་གསུམ་དང་ཟི་ར་དཀར་ནག་གཉིས། །ཤིང་ཚ་སུག་སྨེལ་བུ་རམ་སྦྱར་ལ་
བཏང་། །དེ་རྗེས་ཚིགས་པ་བཞི་ལྔ་དྲུག་བདུན་བསྲེག །མཆིན་བབས་ཚ་བ་གསུམ་དང་སེ་འབྲུ་དང་།
།ཤིང་ཚ་ཁ་རུ་ཚྭ་དང་གུར་གུམ་དང་། །ཀ་ར་སྦྱར་བཏང་དགུ་པ་མེ་ཡིས་བསྲེག །མཆེར་བབས་སེ་
འབྲུ་རྒྱམ་ཚྭ་ཚ་བ་གསུམ། །ཐལ་ཚྭ་ཁ་རུ་ཚྭ་དང་ལྕེ་མྱང་ཚྭ། །བུར་དཀར་སྦྱར་བཏང་བཅུ་གཅིག་
མེ་ཡིས་བསྲེག །མཁལ་བབས་ཚྭ་དང་བྱེ་མ་སྲྀ་དུགས་བརྟེན། །ཚ་བ་གསུམ་དང་སུག་སྨེལ་ཀྲྀ་ཚྭ་
དང་། །ལྟེམ་པ་རྡིག་སྲིན་གསེར་གྱི་བྱེ་མ་དང་། །འབྲས་སྣ་གསུམ་དང་བུ་རམ་ཚང་གིས་དབུལ།
།གསལ་དང་སྦྲང་གི་སྲམ་དང་བོང་ཤ་བརྟེན། །རྗེས་ལ་ཚིགས་པ་བཅུ་བཞི་སྲྀ་བས་མནན། །

Bei Eindringen [von *bad kan*] in Vollorgane wie Lunge und Herz wird die Krankheit durch das Auslösen von Erbrechen ausgeleitet. Man verabreiche das Präparat *se 'bru bzhi pa* als Hauptzutat. Danach füge man zur Behandlung eines Eindringens ins Herz *dzA ti*, *shing kun* und *kha ru tshwa* vermischt mit Honig als Trägersubstanz oder *dzA ti*, die drei heißen Heilmittel, *sug smel*, *zi ra nag po* und *ka ko la* vermischt mit weißer Melasse hinzu. Zur Behandlung eines Eindringens in die Lunge ergänze man die Hauptzutat mit *se 'bru,* den drei heißen Heilmitteln, *zi ra dkar po*, *zi ra nag po*, *shing tsha* und *sug smel* vermischt mit weißer Melasse. Danach wende man eine Moxibustion am vierten, sechsten und siebten Wirbel an. Zur Behandlung des Eindringens in die Leber verabreiche man ein Präparat aus den drei heißen Heilmitteln, *se 'bru*, *shing tsha*, *kha ru tshwa* und *gur kum* mit weißem Zucker und führe eine Moxibustion am neunten Wirbel durch. Zur Behandlung des Eindringens in die Milz verabreiche man ein Präparat aus *se 'bru*, *rgyam tshwa*, den drei heißen Heilmitteln, *thal tshwa*, *kha ru tshwa* und *lce myang tshwa* vermischt mit weißer Melasse und führe eine Moxibustion am elften Wirbel durch. Zur Behandlung eines Eindringens in die Niere benutze man Kompressen aus erhitztem Salz, Sand und Fell und verabreiche ein Präparat aus den drei heißen Heilmitteln, *sug smel*, *rgya tshwa*, *lcam pa*, Krabben, *gser gyi bye ma* und *'bras sna gsum* mit *bu ram chang*. Man empfehle die Einnahme von Fleisch vom Schneeleoparden, Wolf, Otter und Esel und führe danach eine Moxibustion am 14. Wirbel durch.

ཕོ་བར་ལྷུང་ན་སེ་འབྲུ་ལྔ་པའམ། །ཁ་རུ་ཚྭ་དང་ད་ཏྲིག་ཤིང་ཀུན་སྦྱར། །རྗེས་ལ་མདུན་རྒྱབ་གང་བབས་གསང་དུ་བསྲེག །རྒྱུ་ལོང་ལྷུང་ན་ཤིང་ཚ་ཚ་བ་ལྔ། །བྱི་ཏང་ག་དང་ཤིང་ཀུན་ཁ་རུ་ཚྭ། །བུ་རམ་སྦྱར་བཏང་མདུན་རྒྱབ་གསང་ལ་བསྲེག །མཁྲིས་པར་ལྷུང་ན་སེ་འབྲུ་བཞི་པ་དང་། །རྒྱམ་ཚྭ་གསེར་གྱི་མེ་ཏོག་སྒ་སྐྱ་སྦྱར། །སྦྱོངས་བྱ་ཚིགས་པ་དགུ་དང་བཅུ་པ་བསྲེག །ལྒང་པར་ལྷུང་ན་རྒྱམ་ཚྭ་ཚ་བ་གསུམ། །སུག་སྨེལ་ལྕམ་པ་ཆང་དང་སྦྱར་ལ་བཏང་། མངལ་ལྷུང་ཐུན་གསུམ་ཚ་བའི་རིལ་བུ་སྦྱར། །དྲོད་དུགས་མེ་བཙའ་ཆང་དང་བོང་ཤ་བསྟེན།

Zur Behandlung des Absinkens [von *bad kan*] in den Magen verabreiche man das Präparat *se 'bru lnga pa* oder ein Präparat aus *kha ru tshwa*, *da trig* und *shing kun*. Danach führe man eine Moxibustion je nach Lokalisation der Krankheit entweder an den vorderen oder an den hinteren [Magen]punkten durch. Zur Behandlung des Absinkens in den Dünn- und Dickdarm verabreiche man ein Präparat aus *shing tsha*, den fünf heißen Heilmitteln, *byi tang ga*, *shing kun* und *kha ru tshwa* vermischt mit Melasse und führe eine Moxibustion an den entsprechenden vorderen und hinteren Punkten durch. Zur Behandlung des Absinkens in die Gallenblase verabreiche man ein Präparat aus *se 'bru bzhi pa, rgyam tshwa*, *gser gyi me tog* und *sga skya* und führe eine Purgation (Ableiten über den Darm) und danach eine Moxibustion am neunten und zehnten Wirbel durch. Zur Behandlung des Absinkens in die Harnblase verabreiche man ein Präparat aus *rgyam tshwa*, den drei heißen Heilmitteln, *sug smel* und *lcam pa* vermischt mit *chang*. Zur Behandlung des Absinkens in die Gebärmutter verabreiche man *thun gsum tsha ba'i ril bu* [6], appliziere Kompressen und Moxibustion und empfehle danach die Einnahme von *chang* und Eselfleisch.

མགོར་ཞུགས་སྐྱུགས་བྱ་སེ་འབྲུ་བརྒྱད་པ་སྦྱར། །མིག་ལ་ར་གན་དུད་བྱུགས་ཉ་ཤ་བཏང་། །རྣ་བར་ཞུགས་ན་ཤིང་ཀུན་རྒྱ་ཚྭ་སླུག །སྣ་ལ་སྣ་སྦྱོར་དུད་པ་རྣོན་པོས་བདུག །ལྕེ་ལ་ཞུགས་ན་ཚ་བའི་མཁུར་བཀང་བཅང་། །

Zur Behandlung einer Infiltration in den Kopf löse man Erbrechen aus und verabreiche das Präparat *se 'bru brgyad pa*. Zur Behandlung einer Infiltration in die Augen verabreiche man Ruß, den man mittels Verbrennen von Messing gewinnt, und empfehle die

Einnahme von Fisch. Zur Behandlung einer Infiltration in die Augen träufele man *shing kun* und *rgya tshwa* in die Ohren. Zur Behandlung einer Infiltration in die Nase führe man eine nasenreinigende Therapie durch und empfehle eine starke Naseninhalation. Zur Behandlung einer Infiltration in die Zunge empfehle man das Gurgeln mit einem Dekokt aus heißen Heilmitteln.

བྱེ་བྲག་ནང་ཚོགས་བད་ཀན་རྟེན་བྱེད་ལ། །སྤྱང་ཚེར་སྐྱུགས་བྱ་སེ་འབྲུ་ལྔ་པའམ། །ཅོང་ཞི་དྲུག་སྦྱར་ཚིགས་པ་བརྒྱད་པ་བསྲེག །མྱག་བྱེད་སེ་འབྲུ་རྒྱམ་ཚྭའི་ཕྱེ་སམ་སྦྱར། །བཅུ་གསུམ་དགུ་པ་ཕོ་གསང་གང་རིགས་བསྲེག །མྱོང་བྱེད་ནད་ལ་འབྲས་བུ་གསུམ་ཐང་བཏང་། །སྟར་བུ་སྒེ་གཤེར་ཤིང་མངར་འབྲས་བུ་གསུམ། །སྦྲང་དང་སྦྱར་བཏང་སྐེ་སྟོང་དང་པོ་བསྲེག །ཚིམ་བྱེད་སྐྱུགས་བྱ་སྣ་སྨན་བཞི་པ་བཏང་། །མཚོག་མའི་གསང་དབྱེ་འདུས་སོ་གསུམ་དུ་བསྲེག །འབྱོར་བྱེད་ཨ་རུའི་ གླ་རྩི་སྒ་བོ་ཆེ་བོང་ཁྲག་ ཕྱེ་མ་བཏང་བར་བྱ། །ཐལ་ཀ་རྡོ་རྗེ་ཞོ་མར་བསྐུ་མཉེ་དང་། །ཆུ་སེར་མེར་སར་ཛབས་རུ་མེ་ཐུར་བྱ། །རླུང་མཁྲིས་གང་འབྲེལ་དེ་ཡི་གཉེན་པོ་བསྟེན། །

Bei den spezifischen Arten von *bad kan*-Krankheiten werden Krankheiten des stützenden *bad kan* durch Auslösen von Erbrechen mittels *spyang tsher*, die Verabreichung von *se 'bru lnga pa* oder des Präparats *cong zhi drug pa* und eine Moxibustion am achten Wirbel behandelt. Bei Krankheiten des zersetzenden *bad kan* verabreiche man das medizinische Pulverpräparat *se 'bru* oder *rgyam tshwa* und führe eine Moxibustion entweder am 13. oder am 9. Wirbel oder an den Magenpunkten durch. Krankheiten des schmeckend machenden *bad kan* behandele man mit einem Dekokt aus den drei Myrobalanfrüchten und einem Präparat aus *star bu*, *sge gsher*, *shing mngar* und den drei Myrobalanfrüchten vermischt mit Honig und führe danach eine Moxibustion an *ske stong tsa khung* und dem ersten Wirbel durch. Zur Behandlung von Krankheiten des zufriedenstellenden *bad kan* löse man Erbrechen aus und verabreiche *sna sman bzhi pa*, einen Aderlass an *mtshogs gsang* und eine Moxibustion an *'dus so gsum*. Zur Behandlung von Krankheiten des verbindenden *bad kan* verabreiche man das medizinische Pulverpräparat *a ru ra* [aus *a ru ra*], *gla rtsi*, *sga* und Eselblut und eine Massage mit einer Mischung aus *thal ka rdo rje* und *zo mar*. Eine Ansammlung von *chu ser* behandelt man mit einem Sauge-Horn [7], Moxibustion und chirurgischem Instrument. Bei einer Kombination von *bad kan* mit *rlung* oder *mkhris pa* wende man die dementsprechenden Heilmittel an.

གཞན་དབང་ཅན་གྱི་བད་ཀན་སེར་པོ་ལ། །ཆ་མཉམ་བཞི་ཐང་སེ་འབྲུ་བརྒྱད་པ་སྦྱར། །གསེར་ཤུན་སྐྱུགས་དང་མ་ནུའི་ ཨ་རུ་སླེ་ཏྲེས་ཀཎྜ་ཀ་རི་སྣ་དོང་ག་ལྫུམ་རྩ་ རྡོད་བཤལ་བཏང་། །གསེར་མདུང་གཏར་ཞིང་ཅོང་ཞི་དྲུག་པ་སྦྱར། །ཤ་གསར་མར་གསར་བ་མཛོའི་འོ་མ་བསྟེན། །

Es gibt folgende Behandlungen für abhängiges *bad kan*: Zur Behandlung von *bad kan ser po* verabreiche man die Präparate *cha mnyam bzhi thang* und *se 'bru brgyad pa*, löse mit *gser phud* Erbrechen aus und führe eine wärmende Purgation (Ableiten über den Darm) mit *ma nu, a ru ra, sle tres, kaN+Da ka ri, sga, dong ga* und *lcum rtsa* durch. Man führe einen Aderlass an *gser mdung* aus, verabreiche das Präparat *cong zhi drug pa* und empfehle die Einnahme von frischem Fleisch und Butter, Kuhmilch und *mdzo*-Milch.

བད་ཀན་སྨུག་པོ་སེ་འབྲུ་བསེ་ཡབ་དང་། །སྟར་བུ་སྐྱུ་རུ་ར་དང་སྒ་སྐྱ་དང་། །མ་ནུ་འུ་སུ་ཨུཏྤལ་པི་པི་ལིང་། །ཀ་ར་སྦྱར་ལ་ཆུ་སྐོལ་འཕུལ་ལ་བཏང་། །

Zur Behandlung von *bad kan smug po* bereite man ein Präparat aus *se 'bru, bse yab, star bu, skyu ru ra, sga skya, ma nu, 'u su, ut+pal, pi pi ling* und weißem Zucker zu und verabreiche es mit gekochtem Wasser.

སྤྱིར་ན་བད་ཀན་ལྕི་རྟུལ་བསིལ་བའི་ཕྱིར། །ཁོང་ནད་ཀུན་གྱི་རྩ་བ་བད་ཀན་བྱེད། །ཤ་ལྤགས་རྩ་ཚིགས་ཕྱི་རུ་བྱེར་བ་ཉུང་། །རང་གི་གནས་ལས་གཞན་དུ་ཞུགས་པ་དཀོན། །ཕལ་ཆེར་མ་ཞུ་ཕོ་བར་རྒྱས་པའི་ས། །དེ་ཕྱིར་ཕོ་བའི་ཁ་འཛིན་གཅེས་པ་ཡིན། །ཞེས་གསུངས་སོ། །

Da *bad kan* schwere, stumpfe und kühle Eigenschaften hat, ist es die ursprüngliche Wurzel alle Stoffwechselkrankheiten. Es verbreitet sich selten in die äußeren Körperteile wie Muskelgewebe, Haut, Leitbahnen und Gelenke und infiltriert auch selten eine andere Lokalisation als die eigene. Es entwickelt sich hauptsächlich im Magen, der als Bereich der unverdauten Nahrung betrachtet wird. Daher ist es wichtig, Heilmittel zum Schutz des Magens anzuwenden.“ So wurde gesprochen.

བདུད་རྩི་སྙིང་པོ་ཡན་ལག་བརྒྱད་པ་གསང་བ་མན་ངག་གི་རྒྱུད་ལས་དུམ་བུ་གསུམ་པ་མན་ངག་རྒྱུད་ཀྱི་ཉེས་གསུམ་གྱི་ནད་ཚན་བད་ཀན་གྱི་ནད་བཅོས་པའི་ལེའུ་སྟེ་བཞི་པའོ། །

Dies ist das vierte Kapitel, die „Behandlung von *bad kan*-Krankheiten“, eines der drei *nyes pa*, aus dem dritten Teil der geheimen mündlichen Unterweisung über die acht Zweige der Wissenschaft der Medizin.

Anmerkungen des Herausgebers der deutschen Ausgabe:

1 Im tibetischen Text dieses Werkes findet sich die Übersetzung „Ziegenmilch" (Men-Tsee-Khang 2017: 55). Am 15.11.2018 berichtet Dr. Wangdue während eines Gespräches in Wien, dass hier diverse Milcharten gemeint seien.

2 In der englischen Übersetzung des Men-Tsee-Khang ist dieser Absatz im tibetischen Text angeführt, fehlt jedoch in der englischen Übersetzung darunter (Men-Tsee-Khang 2017: 56).

3 Dieser Satz wurde am 15.11.2018 in Absprache mit Dr. Wangdue übersetzt. Mit dieser Übersetzung wird versucht, abweichend von der englischen Version des Men-Tsee-Khang, auf schulmedizinische Bezeichnungen zu verzichten. In der englischen Übersetzung des Men-Tsee-Khang wurde dieser Satz folgendermaßen übersetzt: „descent into the urinary bladder leads to *baekan*-dominated diabetes" (Men-Tsee-Khang 2017: 61).

4 In ihrem Abstrakt anlässlich dem „Fifteenth Seminar of the International Association for Tibetan Studies" (IATS) im July 2019 in Paris schreibt Dr. Barbara Gerke unter dem Titel: „Die Potenz der Substanzen in *Sowa Rigpa* steigern: Chongzhi *(Cong Zhi)*, die „Essenz der Steine":
„Chongzhi *(Cong Zhi)* ist der tibetische Name für eine Vielzahl von Calcit enthaltenden Steinen, die als „Essenz der Steine" *(rdo)* gelten. Es wird weit verbreitet sowohl in medizinischen Formeln als auch in Mendrup *(Sman Grub)* Ritualen verwendet. Seine Verarbeitung bietet ein interessantes Beispiel für die Untersuchung der Schnittstellen von materiellen, medizinischen, astrologischen und rituellen Aspekten, die alle seine Potenz modulieren *(nus pa)*. Wie bei anderen 'Steinarzneimitteln' *(rdo'i sman)* kann *Cong Zhi* nicht ohne Vorverarbeitung *('dul thabs')* angewendet werden. *Sowa Rigpa*-Praktizierende verarbeiten es in der Regel einmal im Jahr und setzen es dem Herbstvollmondlicht aus, nachdem sie es mit verschiedenen Substanzen gekocht haben *(cong zhi zla od)*. Auf der Grundlage von Textanalysen und ethnografischen Recherchen mit Amchis und Ritualspezialisten in Indien wird in diesem Artikel untersucht, wie Chongzhi durch eine Reihe qualifizierter Aktivitäten „glatt" und „potent" wird. Wie lernen die Praktizierenden Chongzhi als wirksam kennen und / oder wahrnehmen? Wie wird die Potenz in der Praxis durch Einbeziehung der Sinne (Geruch, Geschmack, Berührung, Sehen usw.), astrologischer Konstellationen und ritueller Aktivitäten moduliert und gesteigert? Am Beispiel von Chongzhi argumentiere ich, dass das, was eine potente Substanz in *Sowa Rigpa* ausmacht, auf mehreren Ebenen beruht, die aktiv an der Umwandlung von Materialien in nützliche medizinische Inhaltsstoffe beteiligt sind. Diese Arbeit ist Teil eines dreijährigen Projekts an der Universität Wien zum Verständnis der Wirksamkeit von *Sowa Rigpa* und buddhistischen Ritualen." (Von mir aus der englischen in die deutsche Sprache übersetzt).

5 *thal bar rlog par byed,* hier mit „zu Asche auflösen" übersetzt, drückt in diesem Zusammenhang die förmlich vollständige Auflösung aus.

6 Sowohl die Schreibweise *thun gsum tsha ba'i ril* als auch *thun sum tsha ba'i ril* sind möglich.

7 *rngabs ru* wurde hier mit „Sauge-Horn" übersetzt. Laut Dr. Wangdue am 15.11.2018 wurden hiermit diverse Hörner von Kuh, *mdzo mo* (Kreuzung aus Jak und Rind) sowie Jak bezeichnet. Diese Hörner der im Idealfall 2 bis 3-jährigen Tiere wurden verwendet, um diverse Flüssigkeiten aus dem menschlichen Körper mittels Saugen zu entfernen. Hierfür wurden die Spitzen der Hörner zuvor abgeschnitten.

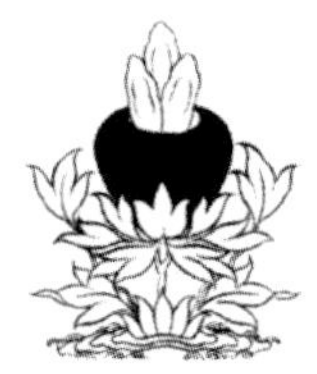

དེ་ནས་ཡང་དྲང་སྲོང་ཡིད་ལས་སྐྱེས་ཀྱིས་འདི་སྐད་ཅེས་ཞུས་སོ། །ཀྱེ་དྲང་སྲོང་ཆེན་པོ་རིག་པའི་ཡེ་ཤེས་ལགས། །རླུང་མཁྲིས་བད་ཀན་བཅོས་ཐབས་དེ་ལྟར་ན། །འདུས་པའི་ནད་ལ་གསོ་ཐབས་ཇི་ལྟར་བགྱི། །མཚོན་བྱེད་མིང་དང་དབྱེ་བ་ཇི་ལྟར་ལགས། །འཚོ་མཛད་སྨན་པའི་རྒྱལ་པོས་བཤད་དུ་གསོལ། །

Der Weise *yid las skyes* äußerte wiederum folgende Bitte: „O großer Weiser *rig pa'i ye shes*, nachdem nun die Behandlungsmethoden für *rlung*, *mkhris pa* und *bad kan* erläutert wurden, möge der Heiler, der König der Ärzte, bitte die Behandlungsmethoden, symbolischen Namen und Klassifikationen von *'dus pa*-Krankheiten erklären."

ཞེས་ཞུས་པ་ལས། སྟོན་པས་གསུངས་པ། ཀྱེ་དྲང་སྲོང་ཆེན་པོ་ཡིད་ལས་སྐྱེས། །འདུས་པའི་ནད་ལ་གསུམ་གས་བཅོས་པ་སྟེ། །འོན་ཀྱང་རང་བཞིན་རྒྱུ་ཡིས་འདུས་པ་དང་། །བྱུང་ཚུལ་དུས་ཀྱི་སྒོ་ནས་འདུས་པ་དང་། །འདུ་བ་འཁྲུགས་པའི་སྒོ་ནས་འདུས་པ་གསུམ། །ཕྱི་མ་མ་སྨིན་ཚ་བ་དུག་ནད་དེ། །དང་པོ་མཚོན་བྱེད་བད་ཀན་སྨུག་པོར་བཏགས། །དེ་ལ་རྒྱུ་རྐྱེན་གནས་དུས་རིགས་དང་རྟགས། །བཅོས་པའི་ཐབས་དང་རྗེས་བཅད་བརྒྱད་དུ་བཤད། །

Auf diese Bitte antwortete der Meister: „O großer Weiser *yid las skyes*, *'dus pa*-Krankheiten werden mit allen Heilmitteln der drei *nyes pa* behandelt. Es gibt jedoch drei Arten von *'dus pa*-Krankheiten, je nach ursächlicher Art der Krankheit, Zeitpunkt der Krankheitsentstehung und Störfaktoren der Krankheit. Die beiden letzten Krankheiten sind unausgereifte Hitze-Krankheiten bzw. Vergiftungen, [während] die erste Krankheit mit dem symbolischen Namen *bad kan smug po* bezeichnet wird. *bad kan smug po* wird unter acht Titeln beschrieben: Ursachen, (mit der Krankheit in Zusammenhang stehende) Umstände, Lokalisation, Phasen, Arten, Anzeichen und Symptome, Behandlungsmethoden und Nachbehandlung.

རྒྱུ་ནི་བད་ཀན་ཁྲག་མཁྲིས་རླུང་དང་བཞི། །ནད་ཀུན་འདུས་ཕྱིར་འདུས་ནད་རྟགས་བཅོས་དཀའ། །

Es gibt vier Ursachen [für *bad kan smug po*]: *bad kan*, Blut, *mkhris pa* und *rlung*. Diagnose und Behandlung von *bad kan smug po* sind komplex, da es sich um eine Kombination aller Krankheiten handelt.

དེ་ལ་སྐྱེད་པའི་རྐྱེན་ནི་ཚ་གྲང་གཉིས། །

Die Umstände, die *bad kan smug po* hervorrufen, sind zweierlei: Hitze und Kälte.

ཚ་རྐྱེན་འགྲམས་ཁྲག་ལྷག་དང་མཚོན་ཁྲག་ལུས། །དེ་ཉིད་མཆིན་པའི་སྙིང་དུ་ལྷུང་པ་འམ། །ཚ་སྐྱུར་ཟས་ཀྱིས་ཁྲག་འཕེལ་མཆིན་པ་རྒྱས། །དེ་དག་ཟུངས་སུ་འགྱུར་དུ་མ་འདོད་པར། །མཆིན་གནས་ཕོ་བར་བབས་པས་བད་ཀན་འདྲེས། །ཁྲག་དང་བད་ཀན་རྟུ་ལ་ནས་རྒྱུ་མར་ལྷུང་། །མཁྲིས་པར་འདྲེས་པས་ཁ་དོག་དུད་ཁུར་འགྱུར། ། དེ་ཉིད་ལོང་དུ་འཕྱུགས་པས་རླུང་དང་བསྡོངས། །དེ་ལ་སྨུག་པོ་ཡས་བབས་ཞེས་སུ་འདོད། །

Heiße (mit der Krankheit in Zusammenhang stehende) Umstände entwickeln sich wie folgt: durch Absinken von Blutresten aus von Verletzungen oder Waffen zugefügten Wunden in die Leber, Vergrößerung der Leber verursacht durch die Vermehrung des Blutes nach übermäßiger Einnahme von heißen oder sauren Nahrungsmitteln, Unvermögen des Blutes sich in die körperlichen Bestandteile zu transformieren. Das dermaßen beeinträchtigte Blut sinkt dann in den Magen ab, wo es sich mit *bad kan* verbindet und sich zersetzt. Danach befällt es den Dünndarm, vermischt sich mit *mkhris pa* und wird rußfarben. Es dringt weiter nach unten in den Dickdarm und verbindet sich mit *rlung*. Dieser [Umstand] heißt *smug po yas babs*.

གྲང་རྐྱེན་འཇུ་དཀའ་མི་འཕྲོད་ཟས་བསྟེན་པ། །ཕོ་བར་མ་ཞུ་དེ་ཡིས་བེ་སྣབས་འཕེལ། །མེ་མཉམ་རླུང་དང་འཇུ་བྱེད་མཐུ་ཉམས་པས། །དྭངས་སྙིགས་མ་ཕྱེད་མཆིན་པའི་གནས་སུ་ཤོར། །ཟུངས་སུ་མ་གྱུར་ཁྲག་ངན་མཆིན་པར་རྒྱས། །ཁ་ལུད་གོང་བཞིན་ཕོ་བར་ལྷུང་བ་དེ། །མ་ཞུས་རྒྱུ་བྱུས་བད་ཀན་གྲང་ཤས་ཆེ། །སྨུག་པོ་གབ་པས་ཕ་ལྷར་གཞའ་བར་བྱེད། །དེ་ལ་སྨུག་པོ་མས་ཆགས་ཞེས་བྱར་འདོད། །

Kalte (mit der Krankheit in Zusammenhang stehende) Umstände entwickeln sich wie folgt: Ansammlung von Schleim im Magen aufgrund von Verdauungsstörungen durch die Einnahme von schwer verdaulichen oder unverträglichen Nahrungsmitteln, Schwächung der funktionellen Kraft des Feuer begleitenden *rlung* und verdauenden [*mkhris pa*]. Die Trennung von Inhaltsstoffen der Nahrung und körperlichen Ausscheidungen kann in der Folge nicht stattfinden und Ausscheidungsstoffe gelangen in die Leber. Da sich das Blut nicht in die körperlichen Bestandteile transformieren kann, sammelt sich unreines Blut in der Leber an und fließt wie oben erwähnt in den Magen zurück. In diesem Stadium wird *bad kan smug po* von kaltem *bad kan* dominiert, da es durch Verdauungsstörungen hervorgerufen wird und daher wie ein getarnter Fuchs latent vorhanden ist. Dieser Umstand heißt *smug po mas chags*.

སྨུག་པོའི་གནས་ལ་རང་གནས་གཞན་གནས་གཉིས། །

Als Lokalisation von *bad kan smug po* gibt es zwei Arten: primäre und sekundäre.

རང་གནས་ཕོ་མཆིན་རྒྱུ་ལོང་རྣམ་པ་བཞི། །ཕོ་བར་གནས་པས་བད་ཀན་ནད་དང་འདྲ། །མཆིན་པར་གནས་པས་ཁྲག་གི་ནད་དང་འདྲ། །རྒྱུ་མར་གནས་པས་མཁྲིས་པའི་ནད་དང་འདྲ། །ལོང་དུ་ལྷུང་བས་རླུང་གི་ནད་དང་འདྲ། །

Die vier primären Lokalisationen von *bad kan smug po* sind Magen, Leber, Dünn- und Dickdarm. Befindet sich *bad kan smug po* im Magen, ähnelt es einer *bad kan*-Krankheit; ist es in der Leber angesiedelt, ähnelt es einer Blutkrankheit, im Dünndarm einer *mkhris pa*-Krankheit und im Dickdarm einer *rlung*-Krankheit.

གནས་གཞན་བྱེར་ལ་ཕྱི་ནང་རྣམ་པ་གཉིས། །ཕྱི་གནས་ཤར་རྒྱས་ལྤགས་གྲམ་ས་བདག་འདྲ། །རྩར་བྱེར་དུག་འདྲ་ཚིགས་ལ་གྲུམ་བུར་བྱེད། །ནང་གནས་སྲོག་རྩ་མཆིན་ལམ་ཁྲག་ལ་ཞོན། །སྲོག་རྩ་རྫོང་ལ་ཚིགས་པ་མཁར་དུ་འདོད། །ཡར་ལ་མགོ་ལ་འཕྱུར་བས་མགོ་ནད་བྱེད། །གློ་ལ་གློ་ནད་སྙིང་ལ་སྙིང་རླུང་བྱེད། །མཆེར་པར་མཆེར་ནད་མཁལ་མར་མཁལ་ནད་བྱེད། །

Es gibt zwei Arten von sekundären Lokalisationen: äußere und innere. Bei äußeren Lokalisationen entwickelt sich *bad kan smug po* im Muskelgewebe und dringt in die Haut ein, ähnlich wie schädliche Einflüsse der *sa bdag* (Geister der Erde). Verteilt es sich in die Leitbahnen und befällt die Gelenke, so ähnelt es einer Vergiftung bzw. Arthritis. Bei inneren Lokalisationen gelangt [*bad kan smug po*] mit Blut durch die Leber-wege in die Lebens-Leitbahn. Die Lebens-Leitbahn ist wie eine sichere Burg, die von Bollwerken, nämlich den Wirbeln, umgeben ist. Gelangt [*bad kan smug po*] in den Kopf, kommt es zu Kopfkrankheiten. Ebenso kommt es bei Eindringen in die Lunge, ins Herz, in die Milz und in die Niere jeweils zur Erkrankung der Lunge, *rlung*-Krankheit des Herzens oder zu Milz- bzw. Nierenkrankheiten.

སྨུག་པོའི་དུས་གསུམ་དང་པོ་ཚ་བའི་དུས། །བར་དུ་ཚ་གྲང་འཐབ་པའི་དུས་ཡིན་ཏེ། །ཐ་མ་གྲང་བ་ལྷིང་ཆད་པ་དང་གསུམ། །

[*bad kan*] *smug po* hat drei Stadien: die Hitze-Phase zu Beginn, Konfrontation zwischen Hitze und Kälte im mittleren Stadium sowie ausgeprägte Kälte im Endstadium.

དང་པོ་སྨུག་པོ་ཚ་བ་སྐྱེས་པ་ལས། །ཁྲག་མཁྲིས་འཕེལ་བས་རྒྱས་ཏེ་ཚ་བའི་དུས། །གྲང་བ་སྐྱེས་ན་དང་པོ་རང་གནས་གབ། །བར་དུ་ཁྲག་མཁྲིས་ཚ་ལ་བད་རླུང་གྲང་། །དེ་དག་ཤེད་སྙོམས་ཚ་གྲང་འཐབ་པར་བྱེད། །ཐ་མར་ཁྲག་མཁྲིས་ཚ་བའི་སྟོབས་ཟད་ནས། །བད་རླུང་རྒྱས་པས་གྲང་བར་འགྱུར་བ་ཡིན། །

Im Anfangsstadium produziert die Krankheit – aufgrund vermehrten Blutes und *mkhris pa* im Verlauf einer Hitze-Krankheit – die Hitze-Phase von *bad kan smug po*. Entwickelt sich in diesem Stadium eine Kälte-Krankheit, verbleibt sie anfangs latent an der primären Lokalisation. Im mittleren Stadium, wenn heißes Blut und *mkhris pa* sowie kaltes *bad kan* und *rlung* gleich stark ausgeprägt sind, findet eine Konfrontation zwischen Hitze und Kälte statt. Im Endstadium verstärkt sich die Kraft von *bad kan* und *rlung*, da *mkhris pa* an Stärke nachlässt, und es entwickelt sich eine Kälte-Krankheit.

སྨུག་པོའི་རིགས་ལ་བྱེར་རྒྱུས་འགྲིངས་འདྲིལ་བཞི། །

Es gibt vier Arten von [*bad kan*] *smug po*: sich verteilend, fortschreitend, stagnierend und rollend.

བྱེར་ལ་ཕྱིར་བྱེར་བ་དང་ནང་བྱེར་གཉིས། །སྨུག་པོ་རྒྱུས་ལ་རྡོལ་དང་མ་རྡོལ་གཉིས། །སྨུག་པོ་འགྲིངས་ལ་གབ་དང་མ་གབ་གཉིས། །སྨུག་པོ་འདྲིལ་ལ་གསར་དང་རྙིང་པ་གཉིས། །

Es gibt zwei Arten des sich verteilenden [*bad kan smug po*]: äußeres und inneres. Es gibt zwei Arten des fortschreitenden [*bad kan*] *smug po*: ausbrechend und nicht ausbrechend. Es gibt zwei Arten von stagnierendem [*bad kan*] *smug po*: versteckt und nicht versteckt. Es gibt zwei Arten von rollendem [*bad kan*] *smug po*: sich neu entwickelnd und chronisch.

དེ་རྣམས་བརྟག་ཐབས་སྤྱི་དང་བྱེ་བྲག་གཉིས། །

Für [*bad kan smug po*] gibt es zwei Diagnosemethoden: allgemein und spezifisch.

སྤྱི་ལ་རྩ་ཆུ་ནད་རྟགས་ལོ་མ་དང་། །ཕན་གནོད་བརྟེན་པའི་སྒོ་ནས་བརྟག་པ་བཞི། །

Die vier Arten der allgemeinen Diagnosemethoden sind Diagnose anhand von Puls und Urin, anhand der Anzeichen und Symptome, mittels der „Blätter [der drei Stadien]“[32] sowie durch Feststellung der günstigen und schädlichen Wirkungen [von Ernährung und Verhalten].

རྩ་ལ་ངོས་བཟུང་སྦོམ་ཁེངས་ཀན་རྩ་ཞར། །གྲང་བས་བསྐྱེད་ན་ཕལ་ཆེར་ཕྲ་ལ་གུད། །ཆུ་མདོག་སྨུག་དུགས་སྐ་ལ་རྙོག་མ་ཅན། །ཡང་ན་དམར་སྨུག་ལྗང་ཡང་སྲིད་པ་ཡིན། །

Bei der Pulsdiagnose ist der Puls dick, voll und unter dem Mittelfinger unklar. [Wenn jedoch die Krankheit] auf kalten Umständen beruht, ist der Puls hauptsächlich dünn und leer. Die Urinprobe ist braun gefärbt, riecht übelriechend, ist konzentriert und trüb. Die Farbe kann auch rötlich braun oder grün sein.

ན་ལུགས་ཕོ་མཆིན་ཁ་འཁོར་རོ་རྒྱབ་སྦྲག །ལུས་ལྕི་བྱིན་པ་མི་ཐེག་སྒལ་ཚིགས་ན། །ངང་ག་མི་བདེ་ཁ་མངལ་ཉ་དྲི་བྲོ། །བྲང་ཚ་སྐྱུག་སྣམ་བྱེད་ཅིང་སྐྱུག་པ་དཀའ། །སྐབས་སུ་ཁོང་ཚ་མགོ་དང་མིག་རུས་ན། །རྔུལ་གྲངས་རྗེས་ལ་གླང་ཐབས་ལྡང་བ་དང་། །དྲི་མ་སྨུག་ལ་སྐམ་ཞིང་ཤ་རི་ལ་འདྲ། །འགྲངས་ཀྱང་ན་ལ་ལྟོགས་ཀྱང་ན་བ་དང་། །གྲངས་ཀྱང་ན་ལ་དྲོས་ཀྱང་ན་སྣམ་བྱེད། །རྐྱེན་མེད་ན་ལ་བྱས་པ་མེད་པར་དྲག །ཕལ་ཆེར་སྟོན་དཔྱིད་དུས་ན་ལྡང་བ་ཡིན། །

Es zeigen sich folgende Anzeichen und Symptome: Schmerzen im Bereich von Magen und Leber, gleichzeitige Schmerzen am vorderen Oberkörper und Rücken, Schweregefühl des Körpers, Schwierigkeit die Unterschenkel zu heben, Wirbelsäulenschmerzen, Appetit- und Geschmacksverlust, anhaltender Fischgeruch und -geschmack, Sodbrennen, Gefühl der Übelkeit aber mit Schwierigkeiten zu erbrechen, zeitweiliges brennendes Gefühl im Bauchraum, Kopfschmerzen und Schmerzen in den Augenhöhlen. Auch treten Unterbauchkrämpfe auf, wenn der Körper nach dem Schwitzen auskühlt und der Stuhl erscheint braun und trocken, ähnlich wie Wilddung. Der Zustand verschlechtert sich sowohl bei leerem als auch bei vollem Magen sowie sowohl unter kalten als auch warmen Bedingungen. Schmerzen treten ohne [offensichtliche] Ursache auf und versiegen ohne jegliche Behandlung. Die Krankheit manifestiert sich meist im Herbst und im Frühling.

32 „Blätter der drei Stadien“ bezieht sich hier auf die Anzeichen und Symptome, die in den drei Stadien der Krankheit auftreten.

འདི་ལ་དུས་ཀྱི་ལོ་མ་རྣམ་གསུམ་འབྱུང་། །དང་པོ་འཛུག་དུས་ཆུ་ཚན་ཆུ་སྐྱུར་སྐྱུག །བར་དུ་སྨིན་ནས་སེར་པོ་ཀྱ་བཤལ་སྐྱུག །ཐ་མར་རྒྱས་ནས་ཁྲག་རུལ་དུད་ཁུར་སྐྱུག །

Das Manifestieren der Krankheit erfolgt in den Blättern der drei Stadien. Im Anfangsstadium verursacht die beginnende Erkrankung warmen und sauren Reflux. Im mittleren Stadium reift die Erkrankung und verursacht gelbliches oder rötliches Erbrochenes. Im Endstadium ist die Krankheit voll entwickelt und verursacht Erbrechen von geronnenem Blut und Ruß-ähnlichem Material.

གསར་ཐོག་འབྲུ་དང་གྲོ་ཡོས་ཕྱེ་སུངས་ཟན། །མར་རྙིང་ཁྲག་ཚོད་འབྲུ་མར་ར་ཤ་དང་། །གནག་ཤ་རུལ་སུངས་ཉ་ཕག་ཤ་པེམ་དང་། །ཆང་སྐྱུར་སྒོག་སྐྱ་ཞོ་མ་ལངས་ལ་སོགས། །སྣུམ་ལྕིའི་ཟས་དང་བསིལ་དྲོད་དྲགས་པ་གནོད། །གནའ་དགོ་བ་ལང་ཤ་གསར་རྙིང་པའི་འབྲུ། །སྲན་མ་བ་ར་མཛོ་ཞོ་དར་བ་དང་། །ཉ་ཤ་ཕག་ཤ་སོལ་བ་ལ་སོགས་པ། །ཟས་སྐོམ་ཡང་རྩུབ་བསིལ་དྲོད་སྙོམས་པ་འཕྲོད། །

Die Krankheit verschlechtert sich bei Einnahme von öligen, schweren sowie kühlenden oder wärmenden Speisen, wie frisch geerntetem Getreide, Brei aus schalem geröstetem Weizenmehl, alter Butter, Suppe aus Tierblut, Kernöl, abgelagertem Fleisch von Ziege und Jak, verdorbenem Fisch oder Schweinefleisch, saurem *chang*, wildem Knoblauch und tibetischem Joghurt, das sich noch nicht gesetzt hat. Eine Verbesserung des Zustands tritt ein bei Einnahme von leichten, rauen und mittelmäßig kühlenden bzw. wärmenden bzw. Speisen und Getränken, wie frischem Fleisch von Blauschaf, tibetischer Gazelle oder Kuh, abgelagertem Getreide, Hülsenfrüchten, tibetischem Joghurt und Buttermilch von Kuh, Ziege und *mdzo* sowie frischem Fisch und Schweinefleisch.

བྱེ་བྲག་གནས་ས་ཡུལ་ལ་བརྟག་པ་དང་། །གནས་སྐབས་དུས་དང་ནད་རིགས་སྒོ་ནས་བརྟག །

Die spezifische Diagnose wird anhand Lokalisation, Progressionsstadium und Art der Erkrankung gestellt.

དང་པོ་གནས་ས་ཕོ་མཆིན་རྒྱུ་ལོང་བཞི། །ཕོ་བར་གནས་ཚེ་སྦྲིག་སྐྱུག་ཟོས་རྗེས་ན། །འཇུ་དཀའ་ཆང་ཏན་ཆང་གསར་ཞེ་ཤ་གནོད། །ཏ་ཅང་དྲོད་དྲགས་རླན་གྲང་དུས་ན་ལྡང་། །མཆིན་པར་གནས་ཚེ་མཆིན་དྲི་རོ་རྒྱབ་ན། །ཚིགས་པ་བཀན་ཞིང་མཉེས་ན་ཕན་སྐམ་བྱེད། །མེ་ཉེ་དྲོད་བཙུད་རུལ་སྐྱུར་དག་ལས་ལྡང་། །མཆིན་པར་རྒྱས་ན་སྤྲ་ཁེངས་སྐྲན་ལྟར་ན། །རྒྱུ་མར་གནས་ཚེ་ན་ཞིང་འགྱུ་

བ་དང་། །འདྲི་ལ་ནས་ན་ཞིང་མིག་དང་ཆུ་མདོག་སེར། །ཡོང་དུ་གནས་ཚེ་སྐྱོ་འཁྲིག་འུར་བ་དང་།
།དགོང་དང་སྐྱུར་འབྱུངས་དུས་ན་ཁྲུད་པར་སྐྱོ། །གྱུར་རླུང་དྲི་ཆེ་དྲོད་འཕྲོད་གྲང་བ་གནོད། །

Erstens kann die Lokalisation der Krankheit in vier Arten eingeteilt werden: Magen, Leber, Dünndarm und Dickdarm. Befindet sich die Krankheit im Magen, verursacht sie Aufstoßen, Erbrechen und Schmerzen nach dem Essen. Eine Verschlechterung tritt ein bei Einnahme von unverdaulichen Nahrungsmitteln, altem oder frischem *chang* und Fleisch von toten Tieren, während der Aufenthalt in extrem warmen oder feuchten und kalten Bedingungen die Krankheit auslöst. Befindet sich die Krankheit in der Leber, verursacht sie Schmerzen im Bereich des Zwerchfells und des oberen Rückens. Eine Erleichterung tritt ein, wenn die Wirbel gedrückt und massiert werden. Die Krankheit verschlechtert sich bei Aufenthalt in der Hitze des Feuers oder der Sonne und bei Einnahme von wärmenden und nahrhaften Nahrungsmitteln sowie verdorbenen und sauren Speisen. Wenn sich die Krankheit in der Leber intensiviert, verhärtet die Leber und schwillt an, als ob ein Geschwür die Ursache wäre. Bei Lokalisation im Dünndarm verursacht die Krankheit Schmerzen, ein Gefühl von peristaltischen Bewegungen, drehende Schmerzen sowie gelbe Sklera und gelben Urin. Wenn sich die Krankheit im Dickdarm befindet, verursacht sie einen Blähbauch und Darmgeräusche, insbesondere am Abend und nach der Einnahme von sauren Getränken. Luft aus dem Darm riecht faulig und der Patient fühlt sich unter warmen Bedingungen wohl und im Kalten unwohl.

དུས་ཀྱི་བརྟག་པ་དང་པོ་ཚ་བའི་དུས། །རྩ་ཁྲིམས་ཆུ་མདོག་སྨུག་ལ་དྲི་རླངས་ཆེ། །ལྕེ་སྐམ་གྱོང་
ལ་ཁ་ཁ་དང་ག་འགག །ལུས་ལྕི་གཉིད་ཆེ་གདོང་སྣུམ་མིག་སྤྲིན་དམར། །མཆིན་དྲི་རོ་རྒྱབ་གཉིས་
སུ་སྡུག་ཅིང་གཟེར། །མགོ་དང་མིག་རྟུས་ན་ཞིང་མཚོག་མ་ལྕི། །མེ་དང་ཉི་མས་དྲོས་ཚེ་ཁྲུད་པར་
ན། །རྡུལ་སྐྱུར་དྲག་ཤུལ་རྗེས་ལ་ལྡང་བ་ཡིན། །དེ་ཉིད་སྨུག་པོའི་ཚ་བ་རྒྱས་ཞེས་བྱ། །

Die Diagnose anhand der Stadien wird folgendermaßen gestellt: Erstens zeigen sich im Hitze-Stadium ein gespannter Puls, bräunlicher Urin mit starkem Geruch und Dampf, eine trockene und steife Zunge, ein bitterer Geschmack im Mund, Appetitverlust, Schweregefühl des Körpers, übermäßiges Schlafen, ein öliges Gesicht, eine rötliche Sklera, gleichzeitige Schmerzen im Zwerchfell und im entsprechenden Bereich am Rücken, Kopfschmerzen, Schmerzen in den Augenhöhlen und ein Schweregefühl im Bereich der großen Fontanelle des Schädels. Schmerzen treten speziell unter Wärmeeinwirkung von Feuer und Sonne auf. Die Krankheit verschlechtert sich durch Einnahme von verdorbenen und sauren Nahrungsmitteln und körperliche Anstrengung. Diesen Zustand nennen wir die entwickelte Hitze-Krankheit von *bad kan smug po*.

འཐབ་པ་སྨུག་པོས་མཉམ་གནས་ལམ་བཀག་པས། །མཉམ་གནས་སྣོད་ཀྱི་རྩ་ནང་ཀུན་ཏུ་ཞུགས།

།རླུང་ཁྲག་ཕར་འབོར་ཚུར་འབོར་འདེད་ཅིང་རྒྱུ། །དུས་མེད་རྒྱུན་དུ་ཟུག་ཆེ་གླང་ཐབས་ལྡང་། །ཉིན་མོ་ཅུང་བདེ་མཚན་མོ་རྒྱུན་དུ་ན། །ལྟོགས་ཤིང་དུགས་བྱས་དུས་ན་བདེ་སྙམ་བྱེད། །ཤ་ཞུ་པགས་པ་སྐམས་ལ་རྩ་རྣམས་རྒྱས། །བསིལ་དྲོད་ཟས་སྨན་ཅིས་ཀྱང་ཕན་གནོད་ཆུང་། །འདི་ནི་སྨུག་པོ་འཁྲུགས་པ་ཞེས་བྱ་སྟེ། །གསོ་དཀའ་ཕལ་ཆེར་འཆི་བ་མང་བ་ཡིན། །

In dem darauffolgenden Stadium der Konfrontation blockiert *bad kan smug po* den Fluss des feuerbegleitenden *rlung* und verursacht das Überlaufen von *rlung* in die Leitbahnen der Hohlorgane und damit zu einem ungewöhnlichen Blutfluss [durch das Überlaufen von] *rlung*. [1] Dieser Zustand führt zu regelmäßigen Koliken und zeitweisen Unterbauchkrämpfen. Der Patient fühlt sich besser während des Tages, während die Beschwerden in der Nacht anhalten, Erleichterung stellt sich bei Hunger sowie bei Anwendung von Kompressen ein. Die Krankheit verursacht auch Muskelschwund, trockene Haut und vorstehende Blutgefäße. Weder kühlende noch wärmende Nahrungsmittel und Arzneien verbessern oder verschlechtern den Zustand. Diese Krankheit heißt „gestörtes *bad kan smug po*" und ist so schwer zu behandeln, dass sie in den meisten Fällen zum Tod führt.

ཐ་མར་ལུས་གྲང་ཉམ་ཆུང་ཟས་མི་འཇུ། །སྒྲེག་སྐྱུག་འགྲངས་རྗེས་ན་ལ་འཁྲུ་ཡང་སྲིད། །སྒྲོ་འཁྲིག་འགྱིང་ཞིང་ཆུ་དང་སིངས་སླེག་གནོད། །

Charakteristisch für das Endstadium [von *bad kan smug po*] sind Abkühlung des Körpers, Schwäche, Verdauungsstörungen, Aufstoßen, Erbrechen, Schmerzen nach schwerem Essen mit möglichem Durchfall, Blähbauch und Darmgeräuschen sowie die Stagnation der Krankheit. Einnahme von Wasser und *chang*-Resten verschlechtert den Zustand.

རིགས་ཀྱི་སྒོ་ནས་བརྟག་ན་བྱེར་བ་ནི། །མགོ་དང་མིག་རྡུས་ན་ཞིང་ལུས་ཀུན་བརྗེ། །ལུས་ལྕི་སྙིད་པ་སྐྱུར་ལ་ཤེད་ཉམ་འབྲི། །མཆིན་དྲི་རོ་རྒྱབ་རྩིབ་ལོགས་གཟེར་ཞིང་འཁྱུག །སྒལ་ཚིགས་བརྫིས་ན་ཕན་སྙམ་བཤུལ་ཤ་འཕྲིག །ལུད་པ་ཁྲག་བཅས་སྨུག་པོ་ལུ་བར་བྱེད། །མཁལ་རྐེད་བརླ་སུལ་ཚིགས་གཞི་ཟིན་ཉ་ན། །ངེས་མེད་འཕོ་ཞིང་ན་ལ་སྐྱུག་སྐམ་བྱེད། །

Die Diagnose nach Art wird folgendermaßen gestellt: Verteilendes [*bad kan smug po*] verursacht Kopfschmerzen, Schmerzen in den Augenhöhlen, Irritation des gesamten Körpers, Schweregefühl des Körpers, Lethargie, Verlust der Körperkraft, ausstrahlende Schmerzen im Bereich von Zwerchfell, oberem Rücken und Rippenbogen, ein Gefühl der Erleichterung, wenn Druck auf die Wirbel ausgeübt wird, ein pulsierendes Gefühl im Bereich von *bshul sha*,[33] Auswurf von rötlich braunem Schleim mit Blut, Schmerzen im Bereich von Nieren, Hüfte, äußeren Oberschenkeln, Gelenken und Waden, nicht lokalisierte Schmerzen und Übelkeit.

ཁྱད་པར་མགོ་ལ་བྱེར་ན་མཚོག་མ་ལྗི། །མིག་རུས་ན་ཞིང་སྣ་ཁྲག་མི་ཆོད་འཛག །སྙིང་ལ་
བྱེར་ན་སྨྱོ་འདར་སྙིང་མི་དགའ། །གཉིད་མེད་ཆང་འཐུངས་དུས་ན་སྲན་མི་བཟོད། །སྟོད་
རྐྱངས་དྲོད་བཅུད་མེ་བཙས་ཕན་སྐྱེད་མེད། ། གློར་བྱེར་རོ་རྒྱབ་ཚ་ལྗི་དུམ་རེ་ན། །ལུད་
པ་ཁྲག་བཅས་སྣུག་ཁམ་ཡུན་དུ་འབྱུང་། །གཏར་སྨན་གློ་བཅོས་སྐྱེད་མེད་དྲོད་བཅུད་གནོད།
།མཆེར་པར་བྱེར་པ་གཡོན་གཟེར་དྲོས་ཚེ་ན། །ཞེ་འཁྲུན་བྱེད་ཅིང་གདོང་པ་སྨུག་པོར་འགྱུར།
།མཁལ་བྱེར་རྐེད་པ་འཁོར་ཞིང་རྐང་པ་ལྗི། །བརླ་སུལ་མཁལ་རྩ་འཕྲིག་ཅིང་ཆུ་མདོག་དམར།
།བསམ་སེར་བྱེར་ན་ཕོ་མོའི་མཚན་མ་ནས། །ཁྲག་རྣག་མི་ཆོད་རྒྱུན་དུ་འབྱམས་པ་ཡོད། །ཤ་
ལྤགས་ལ་བྱེར་ཀོ་ལེར་ཚ་ཞིང་ན། །རྩར་བྱེར་རྩ་རྒྱས་མདོག་ནག་སྲིད་ཅིང་སྐྲངས། །ཚིགས་
བྱེར་བརྐྱང་བསྐུམ་དཀའ་ཞིང་ཚིགས་མགོ་སྦོམ། །ལྗི་ཞིང་དྲོད་ཆེ་བཅུད་གནོད་གྲུམ་རྟགས་ན།
།མཁར་བྱེར་ཚིགས་པའི་རྒྱུད་ན་བཤུལ་ཤ་འཕྲིག །ཁ་བྱེ་མནན་བཙིར་བཀན་ན་ཕན་རྨ་བྱེད། །

Insbesondere wenn sich die Krankheit in den Kopf verbreitet, verursacht sie ein Schweregefühl an der großen Fontanelle des Schädels, Schmerzen in den Augenhöhlen und anhaltendes Nasenbluten. Wenn sich die Krankheit ins Herz verbreitet, verursacht sie Irresein, Zittern, ein Gefühl der Abscheu, Schlaflosigkeit, unerträgliche Schmerzen nach dem Trinken von *chang* sowie ein Druckgefühl am oberen Rücken. Die Behandlung mit wärmenden und nahrhaften Heilmitteln oder mit Moxibustion verbessert den Zustand nicht. Wenn sich die Krankheit in die Lunge verbreitet, verursacht sie ein brennendes Gefühl, Schweregefühl und anhaltende Schmerzen am oberen Rücken sowie den Auswurf von dunkelbraunem Schleim mit Blut über eine längere Zeitspanne hinweg. Aderlass und Lungenmedikamente führen zu keiner Besserung und die Einnahme von warmen und nahrhaften Nahrungsmitteln verschlechtert den Zustand. Eine Verbreitung der Krankheit in die Milz führt zu Schmerzen an der linken Körperseite, Übelkeit, Stöhnen vor Schmerzen und einer bräunlichen Verfärbung des Gesichts, wobei sich der Zustand bei Erwärmung verschlechtert. Wenn sich die Krankheit in die Niere verbreitet, verursacht sie Schmerzen im Hüftbereich, ein Schweregefühl der Beine, ein zuckendes Gefühl an den äußeren Schenkeln und den Nierenleitbahnen sowie rötlichen Urin. Bei Verbreitung der Krankheit in das *bsam se'u* verursacht sie anhaltendes Ausscheiden von Blut und Eiter der Genitalien. Verbreitet sich die Krankheit in die Muskelgewebe und die Haut, führt sie zu einem nicht lokalisierten brennenden Gefühl und Schmerzen. Bei Verbreitung in die Leitbahnen verursacht die Krankheit eine Erweiterung, Verdunke-

33 *bshul sha* bezeichnet quadratische Lendenmuskeln und Darmbein-Rippen-Muskeln.

lung, Taubheit und ein Anschwellen der Leitbahnen. Wenn sich die Krankheit in die Gelenke verbreitet, kommt es zu Schwierigkeiten beim Strecken und Beugen, zu einem Anschwellen der Gelenke und einem Schweregefühl des Körpers. Bei Einnahme von extrem warmen und nahrhaften Nahrungsmitteln verschlechtert sich der Zustand. Es zeigen sich auch ähnliche Symptome wie bei Arthritis. Eine Verbreitung der Krankheit in die Wirbelsäule bewirkt Wirbelsäulenschmerzen, ein zuckendes Gefühl im Bereich von *bshul sha* und ein Gefühl der Erleichterung, wenn die geöffneten Punkte gedrückt, zusammengepresst oder auseinandergezogen werden.

དེ་ལྟར་བྱེར་རྟགས་སྣ་ཚོགས་ཅི་འདྲ་ཡང་། །མདོར་ན་ཕོ་མཆིན་ནད་དང་བསྡོངས་པས་ཤེས།
།རེ་མོས་ན་འམ་སྔར་དུས་ཕོ་མཆིན་ན། །ཕྱིས་གཞན་ནད་བྱུང་སྔར་ནད་མེད་ན་ངེས། །

Kurz gesagt kann [*bad kan smug po*] aufgrund der gleichzeitig auftretenden Beschwerden des Magens und der Leber diagnostiziert werden, unabhängig von den vielen verschiedenen Anzeichen und Symptomen der im Körper verbreiteten Krankheit. [*bad kan smug po*] kann mit Sicherheit festgestellt werden, wenn sich die oben beschriebene verbreitete Krankheit mit dem Auftreten von Magen- und Leberbeschwerden abwechselt, oder wenn sich zuerst Magen- und Leberbeschwerden einstellen, die später verschwinden, wenn sich die Art der im Körper verbreiteten Krankheit zeigt.

སྨུག་པོ་རྒྱས་ལ་རྡོལ་དང་མ་རྡོལ་གཉིས། །

Es gibt zwei Arten eines entwickelten *bad kan smug po*: nicht ausbrechend und ausbrechend.

མ་རྡོལ་སྨུག་པོའི་ཁྲག་ཚད་རྒྱས་པའི་རྟགས། །དང་པོ་ཚ་བའི་དུས་ཀྱི་སྐབས་སུ་བསྟན། །ཤིན་ཏུ་
རྒྱས་ན་ཁྲག་རྣུལ་རྡོལ་འགྱུར་ཏེ། །དེ་ཡང་མ་ཞུའི་གནས་རྒྱས་དུད་ཁུ་སྐྱུག །ཞུ་བའི་གནས་སུ་
རྒྱས་ན་ཁྲག་ནག་འཁྲུ། །བར་དུ་རྒྱས་ན་གཉིས་ཀར་རྡོལ་བར་འགྱུར། །

Nicht ausbrechendes *bad kan smug po* bezieht sich auf die Intensität der Blut- und Hitze-Krankheit [des *bad kan smug po*. Die Anzeichen und Symptome sind jene], die in der Beschreibung des Hitze-Stadiums aufgelistet sind. Wenn sich die Krankheit übermäßig intensiviert, zeigt sich eine Beeinträchtigung des Blutes und innere Blutungen. Die Entwicklung der Krankheit im unverdauten Bereich verursacht rußiges Erbrechen, während die Krankheitsentwicklung im verdauten Bereich schwärzlich blutigen Durchfall mit sich bringt. Die Entwicklung der Krankheit zwischen dem verdauten und dem unverdauten Bereich verursacht sowohl Erbrechen als auch Durchfall.

ཁྱེན་ཐུར་གཉིས་པོ་གང་དུ་ཉོལ་གྱུར་ཀྱང་། །དེ་ལ་ཁྲག་ལམ་ཆོད་དང་མ་ཆོད་གཉིས། །ངོ་བོ་ཟད་དང་རྣམ་པ་གསུམ་དུ་འགྱུར། །

Das Ausbrechen [von *bad kan smug po*] über den oberen oder den unteren Weg kann auf dreierlei Art erfolgen: kontrollierte Blutung, unkontrollierte Blutung und Verminderung des Blutes.

ལམ་ཆོད་ཟུངས་ཁྲག་མ་ཤོར་ནད་ཁྲག་ཐོན། །ཟུག་མེད་ལུས་ཡང་དང་ཁ་བདེ་ན་འཚོ། །ཁྲག་ལམ་མ་ཆོད་མང་དུ་སྐྱུགས་ཁྲུས་ཧེས། །ཁྲག་ནག་དུད་ཁུ་མ་ཟད་བདེ་སྟོབས་མེད། །དང་ག་འགགས་ན་ཕལ་ཆེར་གསོ་བ་དཀའ། །

Bei einer kontrollierten Blutung wird unreines Blut ohne Verlust von gesundem Blut abgestoßen. Wenn keine Schmerzen auftreten, sich der Körper leicht anfühlt und sich guter Appetit einstellt, wird der Patient überleben. Wird bei einer unkontrollierten Blutung dauerhaft Ruß-ähnliches Blut ausgeschieden und zeigt sich nach übermäßigem Erbrechen und Durchfall ein Verlust von Körperkraft und Appetit, so weist dies in den meisten Fällen auf einen schwer zu behandelnden Zustand hin.

ངོ་བོ་ཟད་པ་ཕལ་ཆེར་ཟུངས་ཁྲག་ཤོར། །ཆུ་དམར་ལྦུ་བ་ཆེ་ལ་རྩ་སྟོང་རྒྱུག །གློ་སྙིང་མི་བདེ་དབུགས་འདེག་སྤྲ་འདབ་འདར། །ལྕེ་མཆུ་སེན་མོའི་བཀྲག་ཤོར་གདོང་པ་སེར། །སྙེ་རྩ་སྤྲུག་ཅིང་བོལ་གོང་ཅུང་ཟད་གཡོ། །སྐོམ་དད་ཆེ་ལ་སྙིང་ལ་གྲང་མོ་འདོད། །ཕལ་ཆེར་འཆི་ལ་འཚོ་བ་འགའ་འབྱུང་སྲིད། །

Bei einer Verminderung des Blutes handelt es sich hauptsächlich um einen Verlust von gesundem Blut. In diesem Fall ist der Urin rötlich und bildet große Blasen, der Puls ist leer und schnell und es kommt zu Symptomen wie Herz- und Lungenbeschwerden, Kurzatmigkeit, Zittern der Haare, glanzlose Zunge, Lippen und Nägel, ein blasses Gesicht, starkes Pulsieren der Halsschlagadern, leichtes Anschwellen der dorsalen Bereiche der Füße, extremer Durst und Gelüste nach kalten Dingen. Sehr wenige Patienten können überleben, die meisten jedoch erliegen dieser Erkrankung und sterben.

སྨུག་པོ་འཁྱེངས་ལ་གབ་དང་མ་གབ་གཉིས། །མ་གབ་རྟགས་དང་བཅོས་ཐབས་སྔ་དང་འདྲ། །གྲང་བས་མགོ་བྱེ་བས་སྨོད་ཚད་གབ་པ་ནི། །རྩ་རྒྱུད་ཕྲ་ལ་བྱིང་ཞིང་ཆུ་མདོག་ལྷང་། །ལུས་ལྕི་སྒྲིད་པ་སྐྱུར་ལ་དང་ག་འགྲིབ། །མཆིན་དྲི་རོ་རྒྱབ་ན་ཞིང་སྐྲིག་པ་འབྱུང་། །ཁ་དྲི་མངལ་ལ་སྐྱུགས་ན་ཕན་

སྙམ་བྱེད། །རྫུ་ལ་གྲང་ཞོ་དར་གྲངས་རྗེས་སླང་ཐབས་ལྡང་། །ཟས་དང་སྤྱོད་ལམ་དྲོ་ན་བདེ་བར་
མངོན། །འཇུ་དཀའ་ཕོ་བ་འཚིང་ལ་དྲི་མ་སྐམ། །

Es gibt zwei Arten von stagnierendem *bad kan smug po*: versteckt und nicht versteckt. Die Anzeichen und Symptome des nicht versteckten [*bad kan smug po*] und dessen Behandlung sind ähnlich wie jene bei allgemeinem [*bad kan smug po*]. Verstecktes *bad kan smug po* ist ein Zustand, bei dem sich unter kalten Umständen Hitze-Krankheiten der Hohlorgane entwickeln. Folgen dieser Erkrankung sind ein dünner und tiefer Puls, grünlicher Urin, Schweregefühl des Körpers, Appetitverlust, Schmerzen im Bereich des Zwerchfells und des oberen Rückens, Aufstoßen, Mundgeruch, Verlust des Geschmackssinns und ein Gefühl der Erleichterung nach dem Erbrechen. [Verstecktes *bad kan smug po* verursacht] auch Unterbauchkrämpfe, wenn der Körper durch Schwitzen auskühlt, der Patient kalten Umständen ausgesetzt ist oder tibetisches Joghurt und Buttermilch einnimmt, während er sich nach wärmender Ernährung und wärmendem Verhalten wohlfühlt und sich Verdauungsschwierigkeiten, Blähbauch und ein trockener Stuhl einstellen.

སྨུག་པོ་སྐྲན་དུ་འདྲིལ་ན་མཆིན་པ་དང་། །མཆེར་པ་ཕོ་ལོང་རྒྱུ་མའི་གནས་སུ་འབྱུང་། །སྲ་
འདྲིལ་གཟེར་ཞིང་ན་ལ་མནན་ན་འཕར། །གནས་དེ་ཚ་ཞིང་སྟོབས་འཇོད་དང་ག་འགག །རྩ་
རྒྱུད་ཕྲ་མགྱོགས་ཆུ་མདོག་དམར་བར་འོང་། །གསར་དུས་ཆགས་སོད་མཆིན་པ་ལྷ་བུར་གཉན།
།རྙིངས་ཤིང་རུལ་ནས་གསོ་བར་སླ་བ་ཡིན། །འདྲིལ་བ་ཟགས་ན་གདོང་དང་རྐང་བོལ་གཡོ།
།གསུས་པ་ལྕི་ལྡིར་གསུས་པའི་རྩ་རྣམས་བཀྲ། །སྨུག་པོ་ཟགས་པའི་ཚ་ཆུ་མི་འཚོ་སྤང་། །ཅི་ཕྱིར་
སྨན་རོ་བཞིག་ཚད་ཆུ་རུ་གསོག །བསྐམས་པས་མི་སྐེམས་རྒྱུ་ལས་འཛག་པ་ཡིན། །

Wenn *bad kan smug po* einen gutartigen Tumor bildet, so entsteht dieser in Leber, Milz, Magen, Dünn- und Dickdarm. Dabei bildet sich eine harte Masse, es treten stechende Schmerzen auf, ein zuckendes Gefühl auf Druckausübung, ein brennendes Gefühl an der betroffenen Stelle, Verlust von Körperkraft und Appetit, ein dünner und schneller Puls sowie rötlicher Urin. Wenn [der gutartige Tumor] sich frisch entwickelt hat, erscheint er schwer heilbar, wie eine Leberkrankheit, und wenn er bereits chronisch und nekrotisch ist, ist er leicht heilbar. Wenn der gutartige Tumor ausläuft, entsteht ein Hitze-artiges Ödem 3. Grades (Aszites) mit Schwellungen im Gesicht und an den dorsalen Bereichen der Füße, einem Schweregefühl im Bauch und einem Hervortreten der Blutgefäße. In diesem Fall sollten jegliche Behandlungen vermieden werden, da ein Überleben unmöglich ist. Wenn sich der gutartige Tumor nämlich dermaßen auflöst, kommt es zur Ansammlung von Aszitesflüssigkeit, die auch unter der Behandlung mit Arzneimitteln nicht trocknet, sondern sich weiter ansammelt.

ཁོང་ནད་ཕལ་ཆེར་སྨུག་པོའི་རྒྱུ་ཡིས་སྐྱེད། །མི་མཁས་སྨྱོངས་པས་དུག་ཏུ་འཛིན་པ་ཡོད། །ལ་ལས་ཚ་བ་ལ་ལས་གྲང་བར་འཛིན། །ལ་ལས་ས་བདག་གདོན་དུ་འཛིན་པའང་ཡོད། །དེ་ཕྱིར་སྨུག་པོའི་ནད་ལ་བྱ་ར་སྒྲིམས། །

Obwohl die meisten Stoffwechselerkrankungen den ursächlichen Faktoren von *bad kan smug po* zuzuschreiben sind, stellen manche unerfahrene Ärzte ohne die genauen Kenntnissen über diese Krankheit bei *bad kan smug po* eine Fehldiagnose und meinen, es handelt sich um Vergiftung, Hitze-Krankheit, Kälte-Krankheit oder sogar um einen schädlichen Einfluss von *sa bdag*. Daher muss man bei der Diagnose dieser Krankheit sehr sorgfältig vorgehen.

བཅོས་པའི་ཐབས་ལ་སྤྱི་དང་བྱེ་བྲག་གཉིས། །

Es gibt zweierlei Arten von Behandlung: allgemein und spezifisch.

སྤྱི་ལ་བཅོས་ཐབས་ཟས་སྤྱོད་སྨན་དཔྱད་བཞི། །

Die allgemeine Behandlung erfolgt auf vier Arten: Ernährung, Verhalten, Arzneimittel und äußere Therapien.

དང་པོ་ཟས་སྤྱོད་སྒོ་ནས་བཅོས་པ་ནི། །ཉ་དང་ཕག་པ་གྲ་མའི་ཤ་གསར་དང་། །མཛོ་ཡི་ཞོ་དར་གནའ་དགོ་བ་ལང་ཤ། །སྲན་མ་ཇ་དང་བསྐོལ་གྲང་ཆུ་ལ་སོགས། །སྨུག་པོ་ཚ་བ་རྒྱས་པའི་ཟས་སུ་བཤད། །དྲོད་བཅུད་དྲག་ཤུལ་ཀུན་ཏུ་སྤང་བར་བྱ། །གཙང་ཉ་རྒོད་གཡག་ཤ་དང་ལུག་ཤ་གསར། །གསར་འཛམ་སྐམ་སའི་ཟན་དྲོན་ལ་སོགས་པ། །སྨུག་པོ་གྲང་རྙིན་གབ་པའི་ཟས་སུ་བཤད། །འཇུ་དཀའ་ལྕི་བསིལ་ཉིན་གཉིད་གྲང་བ་སྤང་། །ཆུན་མེད་དོ་སར་ཏུ་ལ་མ་ཐོན་ཙམ་བཅག །

Erstens, verabreiche man zur Behandlung mittels Ernährung und Verhalten Nahrungsmittel wie frisches Fleisch vom einjährigen Fisch oder Schwein, tibetisches Joghurt und Buttermilch aus *mdzo*-Milch, Fleisch von Blauschaf, tibetischer Gazelle und Kuh, Hülsenfrüchte, Tee und abgekühltes gekochtes Wasser zur Behandlung der entwickelten Hitze-Krankheit von *bad kan smug po*. Immer sind wärmende und nahrhafte Nahrungsmittel sowie anstrengende Tätigkeiten zu vermeiden. Zur Behandlung des von kalten Bedingungen verursachten versteckten *bad kan smug po* empfehle man Nahrungsmittel wie Flussfische, Fleisch vom wilden Jak, frisches Schaffleisch, leichtes frisches *chang* und warmen Brei mit Getreide aus trockenen Gebieten. Nahrungsmittel, die unverdaulich, schwer und kühlend sind, sowie Schlafen während des Tages und die Einwirkung von Kälte sind zu vermeiden. Man empfehle körperliche Betätigung an einem trockenen, warmen Ort, bis man zu schwitzen beginnt.

སྨན་གྱིས་བཅོས་པ་རྩི་རྡོ་སྔོ་དང་གསུམ། །

Es gibt drei Arten der Behandlung mit Arzneimitteln: *rtsi sman*, Steine und Kräuter.

རྩི་སྦྱོར་ཨ་རུ་བྲག་ཞུན་འདུ་བ་སྙོམས། །ཅུ་གང་གུར་ཀུམ་གློ་མཆིན་ཁ་གནོན་ཡིན། །སེ་འབྲུ་བསེ་ཡབ་སྟར་བུ་ཨུ་སུ་དང་། །མ་ནུ་ཨུཏྤལ་པི་པི་ལིང་དང་བདུན། །བད་ཀན་ཚ་བ་འཇོམས་པའི་གཉེན་པོ་ཡིན། །ཏིག་ཏ་བ་ཤ་ཀ་ཡིས་ཁྲག་མཁྲིས་གསོད། །ཚ་སྟོབས་ཆེ་ན་གི་ཝཾ་ཙན་དན་བསྣན། །གྲང་བ་ཆེ་ན་ད་ལིས་སྒེ་གཤེར་བསྣན། །སྟོད་སྨད་བར་གནས་བུ་རམ་དཀར་སྦྲང་རྩིས་བསྒྱུར། །སྨུག་པོ་མ་ལུས་འཇོམས་པའི་སྤྱི་སྨན་ཡིན། །ཁྱད་པར་སྨུག་པོ་ཚ་བ་རྒྱས་ལ་བརྟགས། །

rtsi sman ist ein Präparat aus *a ru ra* und *brag zhun*, um alle *nyes pa* ins Gleichgewicht zu bringen, wobei *cu gang* für die Lunge und *gur kum* für die Leber hinzugefügt werden. Man benutze das Präparat *gnyen po bdun sbyor* aus *se 'bru*, *bse yab*, *star bu*, *'u su*, *ma nu*, *ut+pal* und *pi pi ling* zur Ausmerzung von *bad kan*-Hitze-Krankheiten sowie *tig ta* und *ba sha ka* zur Heilung von Blut- und *mkhris pa*-Krankheiten. Wenn eine Hitze-Krankheit dominierend ist, füge man *gi wam* [2] und *tsan dan* hinzu, bei vorwiegender Kälte-Krankheit jedoch *da lis* und *sge gsher.* Man benutze Melasse, wenn die Krankheit den Unterkörper befallen hat, weißen Zucker für die Körpermitte und Honig für den Oberkörper. *rtsi sman* ist ein übliches Arzneimittelpräparat zur Behandlung aller Arten von *bad kan smug po* und ist besonders bei entwickelten Hitze-Krankheiten von *bad kan smug po* geeignet.

རྡོ་སྦྱོར་གངས་ཐིག་ཨ་རུ་བྲག་ཞུན་རྒྱལ། །བཙུན་མོ་བ་ཤ་ཀ་དང་རེ་སྐོན་པ། །ཅོང་ཞི་ཐྲས་ལ་གློན་པོ་གཉེན་པོ་ མ་ནུ་ཨུ་སུ་སྟར་བུ་ གསུམ། །སྨུག་པོ་མ་ལུས་གསོ་བའི་སྤྱི་སྨན་ཡིན། །ཛཱ་ཏི་ཨ་ག་རུ་དང་ཙན་དན་བསྣན། །སྨུག་པོ་སྙིང་དང་སྲོག་རྩར་འཁྱེར་བ་འཇོམས། །གི་ཝཾ་ཙན་དན་དཀར་པོ་བསིལ་གསུམ་བསྣན། སྨུག་པོ་གསར་དུས་ཚ་བ་རྒྱས་པ་སེལ། །ཅུ་གང་རྒུན་འབྲུམ་ཤིང་མངར་དོམ་མཁྲིས་བསྣན། །སྨུག་པོ་གློ་ལ་འཁྱེར་བ་འཇོམས་པར་བྱེད། །བོང་ང་དོམ་མཁྲིས་གསེར་གྱི་མེ་ཏོག་བསྣན། །སྨུག་པོ་ཚ་བ་སྟོད་དུ་གཡབ་པ་འཇོམས། །ལྡུམ་བུ་ཕག་ཁྲག་སྐྱེར་པའི་བར་ཤུན་བསྣན། །རྩ་ཚིགས་འཁྱེར་བ་དུག་དང་འདྲ་བ་འཇོམས། །རྒྱ་སྐྱེགས་པུ་ཤེལ་འབྲས་

ཡོས་གྱེན་རྡོ་ལ་གཅོད། །ད་ཏྲིག་བྱ་རྐང་དུག་ཉུང་ཐུར་རལ་སྡོམ། །སྟར་བུ་རྒྱམ་ཚྭ་སྦྲུལ་ཤས་འདྲིལ་བ་འཇིག །ད་ལིས་སེ་འབྲུ་དྲོད་སྨན་གབ་པ་སེལ། །སྨན་ཧྲ་ཀ་ར་བུ་རམ་སྦྲང་རྩིས་བསྐྱུར། །འདུས་ནད་གསོ་དཀའ་སྨུག་པོ་འཇོམས་པའི་མཆོག །

Unter den medizinischen Präparaten aus Steinen wird ein übliches Arzneimittel zur Behandlung alles Arten von *bad kan smug po* aus dem König-gleichen *gangs thigs* sowie *a ru ra* und *brag zhun,* dem Königin-ähnlichen *ba sha ka* und *re skon,* dem Prinz-gleichen *cong zhi* und den Minister-ähnlichen drei Heilmitteln (*ma nu, 'u su* und *star bu*) zubereitet. Hinzufügen von *dzA ti*, *a ga ru* und *tsan dan* heilt *bad kan smug po*, das sich zum Herzen und in die Lebens-Leitbahn verbreitet hat. Der Zusatz von *gi wam*, *tsan dan* und den drei kühlen Heilmitteln hilft gegen die zunehmende Hitze von *bad kan smug po* im Anfangsstadium. Der Zusatz von *cu gang*, *rgun 'brum*, *shing mngar* und Bärengalle behandelt *bad kan smug po*, das sich in die Lunge verbreitet hat. Der Zusatz von *bong nga*, Bärengalle und *gser gyi me tog* hilft gegen die Hitze von *bad kan smug po*, die sich in den Hohlorganen versteckt. Hinzufügen von *ldum bu re ral*, Schweineblut und *skyer pa*-Rinde des Stammes heilt *bad kan smug po*, das sich in Leitbahnen und Gelenken wie Gift verbreitet hat. *rgya skyegs*, *pu shel rtse* und gerösteter Reis beenden den Ausbruch von *bad kan smug po* über den oberen Weg. *da trig*, *bya rkang* und *dug mo nyung* stoppt den Ausbruch von *bad kan smug po* über den unteren Weg. *star bu*, *rgyam tshwa* und Schlangenfleisch löst rollendes *bad kan smug po* auf. *da lis, se 'bru* und *drod sman* heilen verstecktes *bad kan smug po*. Man verwende weißen Zucker, Melasse und Honig als Trägersubstanz, um die Arzneimittelpräparate zu steuern. Diese Präparate können *bad kan smug po*, eine schwer zu behandelnde *'dus pa*-Krankheit, wirksam heilen.

སྔོ་སྦྱོར་པྲི་ཡངྐུ་དང་ཁུར་མང་དང་། །སེ་རྒོད་བར་ཤུན་སྟར་བུ་ཡུང་བ་ལྔ། །གོང་མ་ཆ་བསྐྱེད་གཙོ་ཡིན་དེ་ཡི་འཁོར། །ད་ལིས་ཤིང་ཚ་སུག་སྨེལ་ར་མཉེ་བ། །སླེ་ཏྲེས་ཞིབ་བཏགས་ཀ་རས་ཏ་བྱུས་ལ། །ཚ་གྲང་ཆུ་བསིལ་བསྙིལ་བས་འཕུལ་ལ་བཏང་། །སྨུག་པོ་ཀུན་འཇོམས་ཁྱད་པར་འཐབ་པ་སེལ། །ཙན་དན་ཏུ་གང་གུར་གུམ་མ་ནུ་དང་། །འུ་སུ་ཀ་ར་སྦྱར་བ་ལྷག་པ་སྦྲད། །སྨུག་པོ་ཁྲག་ཚད་རྒྱས་པ་སེལ་བར་བྱེད། །ཆ་མཉམ་བཞི་ཐང་ལྷག་སྦྲད་སྦོ་སྦྲིག་འཇོམས། །གུར་གུམ་དོམ་མཁྲིས་རྒྱ་སྐྱེགས་པུ་ཤེལ་རྩེ། །འབྲས་ཡོས་ཀ་ར་སྦྲང་གིས་སྐྱུག་པ་གཅོད། །ཅོང་ཞི་རེ་སྐོན་ད་ཏྲིག་དུག་མོ་ཉུང་། །པྲི་ཡངྐུ་རྣམས་འབྲས་ཐུག་ལ་བཏབ་སྟེ། །ལྷག་པ་སྦྲད་པས་ཐུར་དུ་འཁྲུ་བ་གཅོད། །འདུས་ནད་སྨུག་པོའི་གྲོང་ཁྱེར་འཇོམས་པར་བྱེད། །

Als Kräutermedizin erzeuge man ein Präparat aus den fünf Hauptzutaten *pri yang+ku*, *khur mang, se rgod*-Rinde des Stammes, *star bu* und *yung ba* – in der Reihe nach abnehmender Menge. Ähnlich einem Gefolge füge man *da lis, shing tsha, sug smel, ra mnye* und *sle tres* sowie weißen Zucker als Trägersubstanz hinzu. Man verabreiche das Präparat bei einer Hitze-Krankheit mit kaltem Wasser und bei einer Kälte-Krankheit mit kochendem Wasser. Dies hilft bei allen Arten von *bad kan smug po*, insbesondere im Stadium der Konfrontation von *bad kan smug po*. Man verabreiche dies abwechselnd mit einem Präparat aus *tsan dan, cu gang, gur kum, ma nu* und *'u su*, vermischt mit weißem Zucker, zur Behandlung der sich verstärkenden Blut- und Hitze-Krankheit von *bad kan smug po*. Man verabreiche dies abwechselnd mit *cha mnyam bzhi thang* zur Erleichterung von Blähbauch und Aufstoßen. Ein Präparat aus *gur kum*, Bärengalle, *rgya skyegs, pu shel rtse* und geröstetem Reis, vermischt mit weißem Zucker und Honig, hilft gegen Erbrechen. Eine Mischung aus *cong zhi, re skon, da trig, dug mo nyung* und *pri yang+ku* mit Reisbrei beendet bei abwechselnder Verabreichung den Ausbruch von *bad kan smug po* über den unteren Weg. Diese Präparate wirken unterstützend für die Ausmerzung des gesamten *bad kan smug po*.

མེ་ཏོག་དང་པོ་ཆུ་སྐྱུར་སྐྱུག་དུས་སུ། །སེ་འབྲུ་མ་ནུ་གུར་གུམ་པི་པི་ལིང་། །སུག་སྨེལ་ཅོང་ཞི་ཀ་རས་ཁ་སླངས་བཏང་། །ཡང་ན་སེ་འབྲུ་སྟར་བུ་སྐྱུ་རུ་ར། །ད་ཏྲིག་སྐྱེར་འབྲུ་ཆུ་རྐང་སྦྱར་བ་བཏང་། །སེར་པོ་མཁྲིས་ཐབས་སྐྱུག་དུས་དུག་མོ་ཉུང་། །ཏིག་ཏ་ཤིང་མངར་འུ་སུ་ཀ་ཀོ་ལ། །དོམ་མཁྲིས་ཀ་ར་སྦྱར་བས་ཞི་བར་འགྱུར། །ཡང་ན་ཤིང་མངར་གསེར་གྱི་མེ་ཏོག་དང་། །ཏིག་ཏ་སེ་འབྲུ་དམར་པོ་གསུམ་ཐང་བཏང་། །རྒྱ་བཤལ་སྐྱུག་དུས་ཙན་དན་གུར་གུམ་དང་། །ཅུ་གང་ཏིག་ཏ་ཨུཏྤལ་བ་ལེ་ཀ། །སྐྱུ་རུ་ར་དང་སྐྱེར་ཤུན་ཀ་ར་སྦྱར། །རྒྱ་སྐྱེགས་ཁུ་བས་འཕྱུལ་བཏང་ཞི་བར་བྱེད། །ཁྲག་རུལ་དུད་ཁུ་སྐྱུག་དུས་སེ་འབྲུ་དང་། །བཙོད་དང་འུ་སུ་སུག་སྨེལ་པི་པི་ལིང་། །བསེ་ཡབ་ཤིང་མངར་དོམ་མཁྲིས་སྦྲང་སྦྱར་བཏང་། །

Es gibt folgende Behandlungen der Symptome, die aus den Blättern der drei Stadien wie Blüten wachsen: Im Anfangsstadium bei saurem Reflux verabreiche man ein Präparat aus *se 'bru, ma nu, gur kum, pi pi ling, sug smel* und *cong zhi* unter Zugabe von weißem Zucker oder ein Präparat aus *se 'bru, star bu, skyu ru ra, da trig, skyer pa*-Samen und *chu rkang*.[34] Bei gelblichem, galligem Reflux verabreiche man zur Linderung ein Präparat aus *dug mo nyung, tig ta, shing mngar, 'u su, ka ko la*, Bärengalle und weißem Zucker oder ein Dekokt aus *shing mngar, gser gyi me tog, tig ta, se 'bru*, und den drei roten Heilmitteln. Kommt es zu Erbrechen von rötlichem Material, ähnlich dem Saft von *rgya tshos*, bereite man ein Präparat aus *tsan dan, gur kum, cu gang, tig ta, ut+pal, ba le ka, skyu ru ra, skyer pa*-Rinde vom Stamm und weißem Zucker und verabreiche es zur Linderung mit dem Dekokt *rgya skyegs*. Kommt es schließlich zu Erbrechen von eitrigem Blut und Ruß-ähnlichem Material, verabreiche man ein Präparat aus *se 'bru*,

34 *chu rkang* bezeichnet den Strunk von *chu ma rtsi*.

btsod, 'u su, sug smel, pi pi ling, bse yab, shing mngar, Bärengalle und Honig.

དཔྱད་དུ་གཏར་ག་བཤལ་དང་མེ་བཙའ་དུགས། །གང་དགོས་ནད་ཀྱི་སྐབས་དང་སྦྱར་ཏེ་བཅོས། །

Die Behandlung mit äußeren Therapien umfasst, abhängig von der Art der Krankheit, Aderlass, Purgation (Ableiten über den Darm), Moxibustion oder Kompressen.

དེ་ནས་བྱེ་བྲག་བཅོས་ཐབས་རྣམ་གསུམ་སྟེ། །གནས་དང་དུས་དང་རིགས་དང་སྦྱར་ཏེ་བཅོས། །

Danach gibt es drei Gruppen spezifischer Behandlungsmethoden, nämlich nach Lokalisation, Stadium und Art der Krankheit.

དང་པོ་གནས་དང་སྦྱར་ཏེ་བཅོས་པ་ནི། །ཕོ་བར་གནས་ཚེ་བད་ཀན་གཙོ་བོར་བཅོས། །དང་པོ་མ་ནུ་བཞི་ཐང་གཏོང་བ་བརྟགས། །ཕྱི་སྨན་སེ་འབྲུ་བཞི་དང་ལྷག་པ་སྦྱོར། །ཡང་ན་སེ་འབྲུ་བཞི་དང་གུར་ཀུམ་དང་། །མ་ནུ་འུ་སུ་སྟར་བུ་སྦྱར་ལ་བཏང་། །མཆིན་པར་གནས་ཚེ་ཁྲག་ནད་གཙོ་བོར་བཅོས། །དང་པོ་ཏིག་ཏ་རུ་རྟ་བ་ཤ་ཀ། །མ་ནུ་པུ་ཤེལ་རྩེ་ཡི་བསྐོལ་གྲང་བཏང་། །ཕྱེ་མ་གུར་ཀུམ་བདུན་དང་ཅུ་གང་བརྒྱད། །རུ་ཐུང་སྔོན་ཀ་ཁྲག་ཆོད་སྦྱར་ལ་གཏར་(བཏང་) ། །ཕྱེ་མ་གཏར་གྱིས་མ་ཞི་དུར་བྱེད་དང་། །ཧོང་ལེན་ཚ་ལའི་རི་ལ་བུས་ཟུངས་སྦྱར་སྦྱང་། །རྒྱུ་མར་གནས་ཚེ་མཁྲིས་པ་གཙོ་བོར་བཅོས། །ཏིག་ཏ་མ་ནུ་དུག་ཅུང་བསྐོལ་གྲང་བཏང་། །ཡང་ན་ཨིནྡྲ་བཞི་ཐང་ཤེས་པ་ཡིན། །ཕྱེ་མ་བྲག་ཞུན་དུག་ཅུང་པོང་ང་དཀར། །དོམ་མཁྲིས་མ་ནུ་འུ་སུ་ཨ་རུ་ར། །ག་དུར་ཀ་ར་སྦྱར་བའི་ཕྱེ་མ་བརྟེན། །ཞི་བར་མ་ནུས་གོང་ལྷར་བཤལ་གྱིས་སྦྱང་། །ལོང་དུ་གནས་ཚེ་རླུང་ཉིད་གཙོ་བོར་བཅོས། །དང་པོ་མ་ནུ་བཞི་ཡི་བསྡུས་ཐང་བཏང་། །སེ་འབྲུ་ཚ་བ་གསུམ་དང་བཟང་པོ་གསུམ། །གུར་ཀུམ་ཤིང་ཚ་ཟེ་ར་ཨ་རུ་ར། །རྒྱམ་ཚྭ་ཁ་རུ་ཚྭ་དང་བུ་རམ་སྦྱར། །ཆུ་ཚན་འཕྱུལ་བས་སྒོ་འཁྲིག་ལོང་རླུང་འཇོམས། །སྨད་དུ་ཟུག་ཆེ་འགགས་ན་མས་འདྲེན་བྱ། །

Erstens gibt es folgende Behandlungen nach Lokalisation: Befindet sich die Krankheit im Magen, ist in erster Linie die *bad kan*-Krankheit zu behandeln. Anfangs ist die Verabreichung von *ma nu bzhi thang* zu empfehlen und danach wechselweise *se 'bru bzhi pa,* ein übliches Präparat. Oder man verabreiche dieses *se 'bru bzhi pa*-Präparat unter Zugabe von *gur kum*, *ma nu*, *'u su* und *star bu*. Befindet sich die Krankheit in der Leber, ist in erster Linie die Blut-Krankheit zu behandeln. Erstens verabreiche man ein kaltes

Dekokt aus *tig ta*, *ru rta*, *ba sha ka*, *ma nu* und *pu shel rtse* sowie Pulverpräparate aus *gur kum bdun pa* und *cu gang brgyad pa*. Man führe einen Aderlass an *ru thung* und *snod ka* durch, je nach Zustand des Blutes. Wenn die Krankheit mit den Pulverpräparaten und dem Aderlass nicht beruhigt werden kann, leite man sie mit Pillen aus *dur byid*, *hong len* und *tsha la* in Übereinstimmung mit dem Zustand der körperlichen Bestandteile ab. Befindet sich die Krankheit im Dünndarm, ist vorwiegend *mkhris pa* zu behandeln. Man verabreiche ein kaltes Dekokt aus *tig ta*, *ma nu* und *dug mo nyung* oder empfehle *in+dra bzhi thang* 3. Man verabreiche ein medizinisches Pulver aus *brag zhun*, *dug mo nyung*, *bong nga dkar po*, Bärengalle, *ma nu*, *'u su*, *a ru ra*, *li ga dur* und weißem Zucker. Kann diese Medikament die Krankheit nicht heilen, leite man sie mittels Purgation (Ableiten über den Darm) wie oben beschrieben ab. Befindet sich die Krankheit im Dickdarm, ist in erster Linie *rlung* zu behandeln. Erstens verabreiche man *ma nu bzhi yi bsdus thang*. Danach verabreiche man ein Präparat aus *se 'bru*, den drei heißen Heilmitteln, den drei hervorragenden Heilmitteln, *gur kum*, *shing tsha*, *zi ra*, *a ru ra*, *rgyam tshwa*, *kha ru tshwa* und Melasse mit heißem Wasser, um Blähbauch, Darmgeräusche und die *rlung*-Krankheiten des Dickdarms zu beheben. Bei stechenden Schmerzen und einer Blockade im Unterleib muss die Krankheit über den unteren Weg abgeleitet werden.

སྨུག་པོ་དུས་ཀྱིས་བཅོས་པ་ཚ་བའི་དུས། །རུ་རྟ་ཏིག་ཏ་བ་ཤ་ཀ་པུ་ཤེལ་རྩེ་མ་ནུ་ལྔ་ཐང་སྨུག་པོའི་འཕྲུལ་ཟུག་གཅོག །ཕྱེ་མ་ཙན་དན་གི་ཝཾ་གུར་གུམ་དང་། །ཅུ་གང་མ་ནུ་ཨུ་སུ་བ་ཤ་ཀ། །ཨུཏྤལ་རེ་སྐོན་ཏིག་ཏ་བྲག་ཞུན་རྣམས། །ཀ་ར་སྦྱར་ལ་སུམ་ཡར་བཏང་བར་བྱ། །ཡང་ན་ཨ་རུ་བྲག་ཞུན་རེ་སྐོན་པ། །ཀྱི་ལྕེ་བོང་ང་སྤང་རྩི་པྲི་ཡངྐུ། །ཀ་ར་སྦྱར་བཏང་ཡང་ན་ཙན་དན་དཀར། །གི་ཝཾ་བསིལ་གསུམ་ཏིག་ཏ་བ་ཤ་ཀ། །རུ་རྟ་བྲག་ཞུན་ཨ་རུ་ཀ་ར་སྦྱར། །ཆུ་གྲང་འཕུལ་བས་སྨུག་པོ་རྒྱས་པ་འཇོམས། །སྣོད་ཀ་རུ་ཐུང་ལོང་རྩ་གནས་སྦྱར་གཏར། །ཕྱེ་མ་གཏར་གྱིས་མ་ཞི་གོང་ལྟར་སྦྱང་། །

Es gibt für *bad kan smug po* je nach Stadium der Krankheit folgende Behandlungen: Während des Hitze-Stadiums verabreiche man *ru rta lnga thang* aus *ru rta, tig ta, ba sha ka, pu shel rtse* und *ma nu,* um plötzliche Schmerzen zu lindern. Man verabreiche ein Pulverpräparat aus *tsan dan, gi wam, gur kum, cu gang, ma nu, 'u su, ba sha ka, ut+pal, re skon, tig ta, brag zhun* und weißem Zucker dreimal täglich oder ein Präparat aus *a ru ra, brag zhun, re skon, kyi lce, bong nga, spang rtsi do bo, pri yang+ku* und weißem Zucker oder ein Präparat aus *tsan dan dkar po, gi wam*, den drei kühlen Heilmitteln, *tig ta, ba sha ka, ru rta, brag zhun, a ru ra* und weißem Zucker. Wenn diese Präparate mit kaltem Wasser verabreicht werden, kann damit die entwickelte Hitze-Krankheit *bad kan smug po* kuriert werden. Man führe einen Aderlass an *snod ka, ru thung* und *long rtsa* in Übereinstimmung mit der Lokalisation der Krankheit durch. Wenn [*bad kan smug po*] mit medizinischen Pulvern und Aderlass nicht zu beheben ist, leite man die Krankheit wie oben beschrieben ab.

བར་དུ་འཁྲུགས་ཏེ་རླུང་ཁྲག་འཐབ་པའི་དུས། །མ་གྲང་བཅག་ཅིང་བསིལ་ཟློད་ཁྲིའུར་བཏང་། །སེ་འབྲུ་མ་ནུ་སྟར་བུ་པི་པི་ལིང་། །བ་ཤ་ཀ་དང་ཀ་ར་སྦྱར་བ་བཏགས། །ཡང་ན་ཅུ་གང་བདེ་བྱེད་ཆུང་ངུ་ལ། །མ་ནུ་འུ་སུ་སྟར་བུ་བསྡེབས་ཏེ་བསྟེན། །ཆུ་བ་ཧ་བོའི་དུགས་ཀྱིས་འཕྲལ་ཟུག་བཅག །དེ་ལ་བདེ་སྐྱེད་ཆུང་ཡང་སྟོབས་བཟང་ན། །སྔོན་འགྲོ་ཡུན་བསྲིང་འཇམ་རྩིས་རླུང་བསལ་ལ། །དུར་བྱིད་སྟར་བུ་དུང་ཐལ་སྦྲུལ་གྱི་ཤ། །རྒྱ་ཚྭ་བུ་རམ་སྦྱར་བའི་བཤལ་གྱིས་སྦྱང་། །སྦྱང་བའི་ཟུངས་མེད་འཇམ་རྩི་ནི་རུ་སྤེལ། །ལན་གྲངས་བདུན་དགུ་ཅི་རིགས་བཏང་བྱས་ན། །རླུང་མལ་གཞུག་ཅིང་ལོང་ཞུགས་ཁྲག་སྐམ་དབྱུང་། །རུ་ཐུང་རྩེ་ཆུང་ལོང་རྩ་ཁ་ཕྱེ་ལ། །ཨན་སྟོང་བཅུ་གསུམ་ལོང་གསང་མེ་ཡིས་མནན། །དེ་ཡིས་འཐབ་པ་གནས་སུ་ཞི་བར་འགྱུར། །

Danach ist während des Stadiums der Konfrontation von *rlung* und Blut aufgrund des gestörten *bad kan smug po* Bewegung unter Vermeidung von Abkühlung und die wechselweise Einnahme von wärmenden und kühlenden Nahrungsmitteln zu empfehlen. Man verabreiche ein Präparat aus *se 'bru, ma nu, star bu, pi pi ling, ba sha ka* und weißem Zucker oder ein Präparat bestehend aus der milden Mischung *cu gang bde byed* unter Zugabe von *ma nu, 'u su* und *star bu*. Die Anwendung von Kompressen aus *chu ba* und *brag skya ha bo* erleichtert plötzlich auftretende Schmerzen. Obwohl die folgenden Behandlungen nur minimal nützen, wenn der Patient stark ist, verabreiche man die vorbereitenden Behandlungen über einen längeren Zeitraum und verabreiche danach milde Einläufe zur Behandlung der *rlung*-Krankheit. Man leite die Krankheit mittels Purgation (Ableiten über den Darm) aus *dur byid, star bu,* Meeresschneckenasche, Schlangenfleisch, *rgya tshwa* und Melasse ab. Falls der Patient zu schwach ist, um eine Purgation (Ableiten über den Darm) zu vertragen, wende man wechselweise milde Einläufe und stärkere Abführmittel an. Werden diese Therapien sieben- oder neunmal durchgeführt, wird *rlung* beruhigt und trockene Blutreste werden aus dem Dickdarm ausgeschieden. Mittels mildem Aderlass an *ru thung*, *rtse chung* und *long rtsa* und Moxibustion am 13. Wirbel und an den Dickdarmpunkten kann das Stadium der Konfrontation von [*bad kan smug po*] an seiner angestammten Lokalisation gelindert werden.

ཐ་མ་གྲང་བ་ལྷིང་ཚད་བཅོས་པ་ནི། །རྒྱམ་ཚྭ་གསུམ་དང་བཞི་པའི་ཐང་མང་བཏང་། །ཕྱེ་མ་སེ་འབྲུ་བཞི་སྙིང་ཕོ་བ་རིས། །མ་ནུ་འུ་སུ་སྣ་དང་ཀ་ར་སྦྱར། །ཡང་ན་མ་ནུ་འུ་སུ་རྒྱམ་ཚྭ་བསྣན། །བུ་རམ་སྦྱར་བ་ཆུ་ཚན་འཕྱུལ་ལ་བཏང་། །འཇམ་རྩི་ནི་རུ་ཧ་སྤེལ་སྐབས་སུ་བཏགས། །ཕོ་བ་

ཡོང་གསང་དུག་བདུན་བརྒྱད་པ་བསྒོ། །གཏར་བཤལ་བསིལ་ཕྱོགས་རླན་གྲང་བསེར་བུ་སྤང་། །རྡོ་ལ་བཙུད་པས་བད་རླུང་ཞི་བར་བྱ། །

Während des ausgeprägten Kältestadiums von [*bad kan smug po*] verabreiche man schließlich oftmals *rgyam tshwa gsum thang* und *rgyam tshwa bzhi thang*. Man verabreiche folgendes Pulverpräparat: *pho ba ris, ma nu, 'u su, sga* sowie weißer Zucker oder *ma nu, 'u su, rgyam tshwa* und Melasse wird mit gekochtem Wasser zu *se 'bru bzhi pa* hinzugefügt. Es ist empfehlenswert, gelegentlich wechselweise milde und stärkere Einläufe anzuwenden. Man wende an den Magen- und Dickdarmpunkten sowie am 6., 7. und 8. Wirbel Moxibustion an. Man vermeide Aderlass, Purgation (Ableiten über den Darm) und kühlende Heilmittel sowie den Aufenthalt an feuchten und zugigen Orten. Man empfehle eine wärmende und nahrhafte Ernährung und ebensolches Verhalten, um *bad kan* und *rlung* zu beruhigen.

རིགས་ཀྱིས་བཙོས་པ་སླུག་པོ་བྱེར་བ་ལ། །གུར་ཀུམ་ཅུ་གང་ཨུ་ཏྤལ་བ་ལེ་ཀ། །ཏིག་ཏ་སྐྱུ་རུ་སྐྱེར་ཤུན་ཀ་ར་སྦྱར། །གང་བབས་རྩ་གཏར་བྱེར་ཆུང་དེ་ཡིས་སེལ། །བྱེར་ཚབས་ཆེ་ན་བསྡུ་བཤད་སྦྱོང་བར་བྱ། །བསྡུ་བ་ཕག་ཁྲག་མ་ནུ་འུ་སུ་དང་། །སྟར་བུ་ཀ་ར་སྦྱར་བས་བྱེར་བ་སྡུད། །ཡང་ན་སེ་འབྲུ་སེ་རྒོད་བར་ཤུན་དང་། །རི་རལ་ཕག་ཁྲག་ཀ་ར་བ་འོས་དབུལ། །ཡང་ན་ཚ་ལ་འོ་མ་སྦྱར་བས་བསྡུ། །དེ་དག་ཀུན་གྱིས་སླུག་པོ་སྐྱེ་རུ་སྡུད། །སེར་པོ་གསུམ་ཐང་སྔོན་དུ་བྱེར་བ་སྡུད། །ཚ་ལ་ཚོས་གསུམ་ཐང་གིས་སླད་བྱེར་སྡུད། །འདུས་རྟགས་ལུས་ལྕི་ཁ་སྐམ་དང་ག་འགག །ཕོ་བ་ན་ལ་རྩ་ཆུའི་ཚ་བ་སྐྱེ། །དེ་དུས་སྤྱི་སྨན་རྩི་སྦྱོར་བསྟེན་ཏེ་བཤད། །དེ་རྗེས་དུར་བྱེད་རྟོང་ལེན་ཚ་ལས་སྦྱང་། །ནད་སྟོབས་ཆེ་ན་རིམ་པ་ཅི་རིགས་བསྐྱར། །ཆུང་ན་སྦྱངས་རྗེས་ཕྱེ་མས་བཤད་པར་བྱ། ། མ་འདུས་བྱེར་བ་རང་སར་བཤད་པ་ནི། །སླུག་པོ་སྤྱི་སྨན་བར་པའི་མདེ་ཁ་སྦྱར། །ཡང་ན་རྒྱས་པའི་སྐབས་ཀྱི་ཕྱེ་མ་ལ། །མགོར་བྱེར་དོམ་མཁྲིས་ཏིག་ཏ་མཆེ་ལྡུམ་བསྣན། །སྙིང་ལ་སྤོས་དཀར་ཛཱ་ཏི་ཨ་གར་བསྣན། །གློ་ལ་ཅུ་གང་ཤིང་མངར་མཚལ་དཀར་བསྣན། །མཆིན་པར་བྲག་ཞུན་གུར་ཀུམ་བ་ཤ་ཀ། །རྒྱ་སྐྱེགས་སྤངས་པའི་ཁུ་བས་འཕྱུལ་ལ་བཏང་། །མཆེར་པར་ལི་ཤི་གསེར་མེ་པི་པི་ལིང་། །མཁལ་མར་སླ་རྩི་སུག་སྨེལ་ལྕུམ་པ་བསྣན། ། བསམ་སེར་ཚོས་གསུམ་བསྣན་ཏེ་བྱིན་ལོང་གཏར། །དོན་ལྔ་རང་རང་རྩ་ལ་གཏར་བ་སྟེ། །མགོ་ལ་གསེར་མདུང་མཆོག་གསང་རྩེ་ཆུང་གཏར། །ནང་རྩར་བྱེར་ན་རྩ་ཧོ་སྨྲགས་ལ་སྦྱང་། །ཤ་ཐུགས་རྩ་རུས་ཕྱི་རུ་བྱེར་བ་ལ། །ཁོང་ནད་བསལ་ལ་དེ་རྗེས་ཆུ་ལུམས་བྱ། །

Es gibt folgende Behandlungen für [*bad kan*] *smug po* nach Art der Krankheit: Man verabreiche ein Präparat aus *gur kum, cu gang, ut+pal, ba le ka, tig ta, skyu ru ra, skyer pa*-Rinde vom Stamm und weißem Zucker und führe zur Behandlung von [*bad kan smug po*], das sich nicht weit verbreitet hat, einen Aderlass an den betreffenden Venen durch. Ist die Krankheit stark verbreitet, behandele man durch Ansammeln, Ausmerzen und Ableiten. Zum Ansammeln der verbreiteten Krankheit verabreiche man ein Präparat aus Schweineblut, *ma nu, 'u su* und *star bu* mit weißem Zucker oder ein Präparat aus *se 'bru, se rgod*-Rinde vom Stamm, *re ral,* Schweineblut sowie weißem Zucker mit Kuhmilch oder ein Präparat aus *tsha la* und Milch. Diese Präparate bewirken eine Ansammlung von verbreitetem *bad kan smug po* an einem Punkt. *ser po gsum thang* ist ein Präparat, das die in den Oberkörper verbreitete Krankheit ansammelt, während ein Dekokt aus *tsha la* und *tshos gsum* die im Unterkörper verbreitete Krankheit ansammelt. Die Anzeichen für angesammeltes *bad kan smug po* sind Schweregefühl des Körpers, trockener Mund, Appetitverlust, Magenschmerzen sowie Puls- und Urinzeichen einer Hitze-Krankheit. In diesem Stadium ist *bad kan smug po* mittels Verabreichung des Präparats *spyi sman*, das als übliches Medikament [für *bad kan smug po*] bereits erwähnt wurde, auszumerzen. Danach leite man die Krankheit mit *dur byid, hong len* und *tsha la* ab. Im Falle einer schweren Erkrankung wiederhole man die oben angeführten Behandlungen in entsprechender Reihenfolge. Ist die Krankheit nur leicht, führe man die Ableitung durch und merze sie danach mit einem medizinischen Pulver aus. Die Krankheit kann an der Lokalisation, wohin sie sich verbreitet hat, ohne sie vorher anzusammeln ausgemerzt werden, indem man geeignete Bestandteile zu dem bei den üblichen Arzneimitteln [für *bad kan smug po*] erwähnten Steinpräparat hinzufügt. Alternativ können folgende Bestandteile zu dem zur Behandlung [von entwickeltem *bad kan smug po*] als Hauptzutat verwendetem medizinischen Pulver hinzugefügt werden: Man ergänze Bärengalle, *tig ta* und *mtshe ldum* zur Behandlung einer in den Kopf verbreiteten Krankheit und *spos dkar, dzA ti* und *a gar* zur Behandlung einer ins Herz verbreiteten Krankheit. Man ergänze *cu gang, shing mngar* und *mtshal dkar* zur Behandlung einer in die Lunge verbreiteten Krankheit. Man ergänze *brag zhun, gur kum* und *ba sha ka* und verabreiche es mit einem *rgya skyegs*-Aufguss zur Behandlung einer in die Leber verbreiteten Krankheit. Man ergänze *li shi, gser gyi me tog* und *pi pi ling* zur Behandlung der in die Milz verbreiteten Krankheit und *gla rtsi, sug smel* und *lcam pa* zur Behandlung einer in die Niere verbreiteten Krankheit. Man ergänze *tshos gsum* und führe einen Aderlass an *byin gzhug* und *long rtsa* zur Behandlung der im Bereich *bsam se'u* verbreiteten Krankheit durch. Zur Behandlung der in die fünf Organe verbreiteten Krankheit führe man einen den Organen entsprechenden Aderlass durch. Ein Aderlass an *gser mdung, mtshogs gsang* und *rtse chung* behandelt die in den Kopf verbreitete Krankheit. Man führe gleichzeitig eine Reinigung der Leitbahn und eine Purgation (Ableiten über den Darm) durch, um die in die viszeralen Leitbahnen verbreitete Krankheit abzuleiten. Zur Behandlung der in die äußeren Körperteile wie Muskeln, Haut, Leitbahnen und Knochen verbreiteten Krankheit behandele man die von Verdauungsstörungen verursachte chronische Erkrankung und wende anschließend medizinische Bäder an.

སྨུག་པོ་རྒྱས་ལ་རྡོལ་དང་མ་རྡོལ་གཉིས། །

Es gibt zwei Arten von entwickeltem [*bad kan*] *smug po*: ausbrechend und nicht ausbrechend.

མ་རྡོལ་རྒྱས་པའི་བཅོས་ཐབས་གོང་དུ་བསྟན། །

Die Behandlung von nicht ausbrechendem entwickeltem *bad kan smug po* wurde oben beschrieben.

ཤིན་ཏུ་རྒྱས་ཏེ་མཆོ་རྡོལ་ལ་གྱེན་ཐུར་གཉིས། །

Wenn sich [*bad kan smug po*] stark intensiviert, bricht die Krankheit über zwei Wege aus: nach oben und nach unten.

གྱེན་རྡོལ་སྟོབས་ལྡན་ཁ་ཟས་ཆུད་པ་ལ། །མི་བཅད་བྲུག་བདུག་རུས་ཁུ་བུར་ཆུ་སོགས། །ལུས་ཟུངས་བསྲུངས་ལ་ནད་ཁྲག་སྐྱུག་ཏུ་གཞུག །ཁྲག་ལམ་མ་ཆོད་ཟུངས་མེད་བཅད་དགོས་ན། །འབྲས་བཀྲུས་ཁུ་བར་སྐྱུ་རུ་པུ་ཤེལ་རྩེ། །སྦྲང་རྩི་སྦྱར་བཏང་ཙན་དན་པུ་ཤེལ་རྩེ། །བ་ལེ་ཀ་དང་ག་དུར་པར་པ་ཏ། །བསྙོལ་གྲང་ཐང་བཏང་པྲི་ཡངྐུ་བསྲེགས་པའི། །ཐལ་བ་ཞུན་མར་སྦྱར་ཏེ་བཏང་བར་བྱ། །ཅུ་གང་གུར་གུམ་དོམ་མཁྲིས་བ་ཤ་ཀ། །ཟབ་ཐལ་འགྲོན་ཐལ་སྨན་མའི་མེ་ཏོག་སྦྱར། །ཙན་དན་དམར་པོ་ར་ཁྲག་པུ་ཤེལ་རྩེ། །སྣང་ཟེལ་འབྲས་ཡོས་ཕྱེ་དང་ཀ་ར་སྦྱར། །མ་ཆོད་ལོག་ནོན་དུར་བྱེད་པྲི་ཡངྐུ། །ཁུ་བ་སྦྲང་དང་སྦྱར་བས་སྦྱོང་བར་བྱ། །ཡང་ན་དུར་བྱེད་འབྲས་གསུམ་པྲི་ཡངྐུ། །པི་པི་ལིང་དང་སྦྲང་སྦྱར་སྦྱོང་བ་མཆོག །རྗེས་ལ་སེ་འབྲུ་སྐྱུ་རུ་འབྲས་ཡོས་ཕྱེ། །མར་དང་སྦྱར་བའི་སྐྱོ་མ་བླུད་པར་བྱ། །

Wenn der Krankheitsausbruch über den oberen Weg erfolgt, sind bei Patienten, die stark und von gutem Appetit sind, die körperlichen Bestandteile mittels Massagen und Inhalationen von *gsur* sowie der Verabreichung von Knochensuppe und Melasseaufgüssen zu erhalten, ohne den Ausbruch der Krankheit zu stoppen. Es wird empfohlen, den Patienten das gesamte erkrankte Blut erbrechen zu lassen. Wenn die Blutung wegen des ständigen Ausbruchs und Erschöpfung der körperlichen Bestandteile gestillt werden muss, verabreiche man folgende Präparate: ein Präparat aus *skyu ru ra, pu shel rtse* und Honig unter Hinzufügung von Reiswasser; ein kaltes Dekokt aus *tsan dan, pu shel rtse, ba le ka, li ga dur* und *par pa ta;* ein Präparat aus der durch Verbrennen erzeugten Asche von *pri yang+ku* vermischt mit geklärter Butter; ein Präparat aus *cu gang, gur kum,* Bärengalle, *ba sha ka*, Seidenasche, Kaurischneckenasche und *sran ma'i me tog* und ein Präparat aus *tsan dan dmar po*, Ziegenblut, *pu shel rtse, stang zil*, zu Pulver gemahlenem geröstetem Reis und weißem Zucker. Wenn diese Präparate die Blutung nicht stillen, wird dringend empfohlen, die Krankheit mit einem Präparat aus *dur byid*, *pri yang+ku*-Aufguss und Honig oder mit einem Präparat aus *dur byid*, den drei Myrobalanfrüchten, *pri yang+ku, pi pi ling* und Honig abzuleiten. Danach verabreiche man eine Paste aus zu Pulver gemahlenem *se 'bru, skyu ru ra* und geröstetem Reis, vermischt mit Butter.

ཐུར་དུ་རལ་བ་ཟུངས་ཡོད་གོང་མ་བཞིན། །ཕྱིས་ལ་འཁྲུར་གཞུག་གལ་ཏེ་ཟུངས་ངན་ན། །བཙད་
དགོས་ཐ་རམས་བྱ་རྐང་རྒྱ་སྐྱེགས་བསྐུས། །ཁུ་བར་དུ་ཏྲིག་དོམ་མཁྲིས་པྲི་ཡངྐུ། །རེ་སྐོན་ཀ་ར་
བཏབ་ལ་བཏང་བ་འམ། ། འབྲས་ཐུག་རེ་སྐོན་ཅོང་ཞི་ཀར་སྦྱར་བཏང་། །ཡང་ན་བ་ཤ་ཀ་དང་
པྲི་ཡངྐུ། །ནག་མཚུར་སེང་ཕྲོམ་སྐྱེར་པའི་ཁཎྜ་ཡི། །བསྐུས་ཐང་གྲང་མོ་སྦྲང་དང་སྦྱར་ལ་བཏང་།
།འབྲས་སྣ་གསུམ་དང་ཀ་པེད་མོན་ཆ་ར། །འབྲས་ཡོས་ཕྱེ་དང་ཀ་ར་སྦྱར་ལ་བཏང་། །བྱིན་ཉ་ཆུས་
བསྲང་ལོང་གསང་མདུན་རྒྱབ་བསྲེ། །མ་ཆོད་ལོག་ནོན་སོན་ཆའོ་མ་སྦྲང་། །སྐྱུགས་བྱས་ཛེས་ལ་
སེ་འབྲུ་པུ་ཤེལ་རྩེ། །སེང་ཕྲོམ་ཙན་དན་དམར་པོ་འབྲས་ཐུག་བླུད། །བ་འམ་ར་ཡི་འོ་མ་གསོན་
ཁྲག་ལ། །པུ་ཤེལ་བཏབ་པའི་འཇམ་རྩི་བཏང་བར་བྱ། །

Wenn der Ausbruch der Krankheit bei Patienten mit guten körperlichen Bestandteilen über den unteren Weg erfolgt, behandele man wie oben beschrieben und lassen den Patienten das unreine Blut als Durchfall ausscheiden. Bei Personen mit schwachen körperlichen Bestandteilen ist die Blutung mittels Verabreichung folgender Präparate zu stillen: Man füge *da trig*, Bärengalle, *pri yang+ku, re skon* und weißen Zucker zu einem Dekokt aus *tha rams, bya rkang* und *rgya skyegs* hinzu oder man mixe Reisbrei mit *re skon, cong zhi* und weißen Zucker. Oder man verabreiche ein Dekokt aus *ba sha ka, pri yang+ku, nag mtshur, seng phrom, skyer pa'i KhaN+Da* und Honig oder ein Präparat aus *'bras sna gsum, ka ped, mon cha ra,* geröstetem Reispulver und weißem Zucker. Man benetze die Waden mit Wasser und wende eine Moxibustion an den vorderen und hinteren Dickdarmpunkten an. Falls diese Behandlungen die Blutung nicht stillen, verstärke man die Behandlung durch Auslösen von Erbrechen mit *son cha,*[35] Milch und Honig. Danach verabreiche man Reisbrei mit *se 'bru, pu shel rtse, seng phrom* und *tsan dan dmar po* und wende einen milden Einlauf aus einer Mischung von Kuh-/Ziegenmilch und frischem Tierblut mit *pu shel rtse* an.

35 *son cha* ist ein Synonym für *po so bya.*

ངོ་བོ་ཟད་པའི་རྟགས་བྱུང་བ་ར་ཡི། །འོ་མ་ཀ་ར་མར་སྐོལ་རླུང་དུས་བཏང་། །གསར་བཅུད་གསུམ་དང་མངར་གསུམ་ཧྲིང་ཁྲོལ་བྱིན། །དཀར་འདོན་སྦྱོར་བ་ཅུ་གང་བདེ་བྱེད་སྦྱོར། །

Bei Symptomen einer Verminderung des Bluts verabreiche man in der Zeit der Manifestation von *rlung* mit weißem Zucker und Butter gekochte Kuh- [oder] Ziegenmilch. Man verabreiche ein Präparat aus den gut gekochten drei frischen Essenzen und den drei medizinischen Süßstoffen und verabreiche ein austreibendes Milchpräparat und das *cu gang bde byed*-Präparat.

སྨུག་པོ་གབ་ཅིང་འཁྱིངས་ན་བཟང་དྲུག་དང་། །ཅོང་ཞི་ཚ་སྦྱོར་བཤིག་ལ་དེ་རྗེས་སྦྱོང་། །ཡང་ན་ཨ་རུ་བྲག་ཞུན་རེ་སྐོན་གསུམ། །རིམ་པས་ཕྱེད་སྐྱུངས་སྐྱུ་རུ་བ་ཤ་ཀ། །རུ་རྟ་བོང་ང་ཀར་བུར་སྦྲང་གིས་བསྐྱུར། །ཕྱེ་མ་བྲིད་དེ་ཆུ་སྐོལ་འཕྱུལ་ལ་བཏང་། །འཇུ་དཀའ་སེ་འབྲུ་བཞི་དང་ལྷག་པ་སྦྲད། །ཡང་ན་གངས་ཐིགས་ཨ་རུ་བྲག་ཞུན་དང་། །གི་ཝཾ་ཙན་དན་མི་རུས་བཙའ་མ་དང་། །དོམ་མཁྲིས་ཡུང་བ་ཁུར་རྩ་དྲི་ཆེན་དང་། །བཟང་དྲུག་ཀར་སྦྲུར་རིམ་པས་བསྐྱེད་དེ་བཏང་། །འཁྲོག་འགྱུར་འབྲུ་སྐམ་བྱེད་ན་ཁ་ཟས་དབྲི། །སྨན་ཐུན་བསྐྱེད་ལ་ཆུ་སྐོལ་ཚན་མོས་དབྱུལ། །ནད་འཁྱིངས་ཞོ་ལྟར་ཆགས་པ་ཐུར་དུ་སྦྱོང་། །འབྲུར་མ་འདོད་ཀྱང་རང་གི་གནས་སུ་འཇོམས། །ཡང་ན་སྣར་བུ་ཞོ་གསུམ་རྒྱམ་ཚྭ་གཉིས། །མ་ནུ་འུ་སུ་ཐུན་རེ་ཀ་ར་སྦྲུར། །ཆུ་ཚན་འཕྱུལ་བས་སྨུག་པོ་འཁྱིངས་པ་བཤིག །དུར་བྱེད་སྣར་བུ་ཚ་ལ་བུ་རམ་གྱི། །རིལ་བུས་སྦྱངས་ཏེ་རྒྱམ་ཚྭ་སྣར་བུ་དང་། །རུས་ཁུའི་ཐུག་བསྟེན་བསིལ་ཟློད་སྤེལ་ཏེ་བཅད། །

Wenn [*bad kan*] *smug po* stagniert und versteckt bleibt, löse man die Krankheit mit einem Präparat aus den drei hervorragenden Heilmitteln und *cong zhi tsha sbyor* auf und leite sie danach ab. Oder man bereite ein medizinisches Pulver wie folgt zu: Man füge in jeweils um die Hälfte abnehmender Menge *a ru ra, brag zhun* und *re skon* zu *skyu ru ra, ba sha ka, ru rta* und *bong nga* hinzu, vermische dies mit weißem Zucker, Melasse oder Honig als medizinische Trägersubstanz und verabreiche die Arznei in ansteigender Häufigkeit mit gekochtem Wasser. Wenn dadurch Schwierigkeiten bei der Verdauung auftreten, verabreiche man wechselweise das Präparat *se 'bru bzhi pa*. Oder man verabreiche ein Präparat aus *gangs thigs, a ru ra, brag zhun, gi wam, tsan dan, mi rus btsa' ma*, Bärengalle, *yung ba, khur rtsa, dri chen*, den sechs hervorragenden Heilmitteln und weißem Zucker, und zwar in dieser Reihenfolge in jeweils ansteigender Menge. Entstehen dadurch Darmgeräusche und Anzeichen von Durchfall, erhöhe man die Dosis und verabreiche sie mit gekochtem Wasser, während gleichzeitig die Nahrungsaufnahme zu reduzieren ist. Dieses Arzneimittel leitet die stagnierende Krankheit ab, die sich wie Joghurt abgesetzt hat. Selbst wenn die Behandlung die Krankheit nicht ableiten kann, lindert sie die Krankheit an der Lokalisation, an der sie stagniert. Oder man verabreiche ein Präparat aus drei *zho* vom *star bu*, zwei *zho* vom *rgyam tshwa*, je ein *zho* vom *ma nu* und *'u su,* sowie weißem Zucker mit heißem Wasser, um das stagnierende *bad kan smug po* aufzulösen. Man leite die Krankheit mit Pillen aus *dur byid, star bu, tsha la,* und Melasse ab und setze einen auslösenden Wirkstoff aus *rgyam tshwa*, *star bu* und Knochensuppe ein. Zum Schluss verabreiche man wechselweise wärmende und kühlende Nahrungs- und Arzneimittel.

སྨུག་པོའི་ཁྲག་སྐྲན་འདྲིལ་ན་ཚྭ་བསྲེགས་སྦྱར། །ཡང་ན་ཅོང་ཞི་ཚ་སྦྱོར་བསྟེན་དེ་བཀོག །ཡང་ན་ཟེ་ཚྭ་ཞོ་གསུམ་མཚལ་གྱིས་བསྒྱུར། །ལུག་གི་ཀླད་པ་བཙོས་ཏེ་སྦྱར་ལ་བཏང་། །ཁ་ཟས་ཕག་སྦྲུལ་ཉ་ཤས་བཤིག་པར་བྱ། །ཞིག་ན་དྲོ་བོ་ཅུང་ཟད་སྙི་ཏུ་མངོན། །དང་ག་འགག་ཅིང་རྩ་ཆུའི་ཚ་བ་སྐྱེ། །དུར་བྱིད་རྒྱམ་ཚྭ་སྟར་བུ་སྦྲུལ་ཤ་དང་། ། བུ་རམ་སྦྱར་བའི་རིལ་བུས་སྐྲན་རོ་སྦྱང་། །ཤིན་ཏུ་རྙིངས་ཤིང་བཤིག་དཀའ་སྨན་གཏར་སྦྱོངས། །ཚ་བ་བསལ་ལ་ཐུར་རྗེས་བཤལ་གྱིས་སྦྱང་། །

Wenn [*bad kan*] *smug po* sich zu einem gutartigen Bluttumor formt, verabreiche man ein Präparat aus *tshwa bsregs* oder *cong zhi tsha sbyor*, um den gutartigen Tumor zu entwurzeln. Oder man verabreiche ein Präparat, das aus einem *zho* vom *mtshal,* drei *zho* vom *ze tshwa* und gekochtem Schafhirn vermischt wird. Man empfehle, Schweine- und Schlangenfleisch sowie Fisch zu sich zu nehmen, um den Tumor aufzulösen. Wenn sich der Tumor auflöst, erscheint er etwas weich, es tritt Appetitverlust ein und Puls- und Urinmerkmale zeigen eine Hitze-Krankheit an. Dann verabreiche man Pillen aus *dur byid, rgyam tshwa, star bu,* Schlangenfleisch und Melasse, um die Reste des Tumors abzuleiten. Falls der Tumor sich als chronisch erweist und schwer aufzulösen ist, verabreiche man zur Behandlung der Hitze-Krankheit Arzneimittel und führe einen Aderlass sowie eine Purgation (Ableiten über den Darm) durch. Danach benutze man *thur ma* (ein chirurgisches Instrument) und leite die Krankheit mittels Purgation (Ableiten über den Darm) ab.

ལར་ནི་སྨུག་པོ་འདུས་པའི་ནད་ཡིན་པས། །ས་འདྲ་གསོ་དཀའ་ནད་སྟུ་ར་ལྕི་བའི་ཕྱིར། །ལན་རེས་ཞི་བར་མི་འགྱུར་བཅོས་རྣམས་བསྐྱར། །ཟུངས་མ་བསྲུངས་པར་སྨན་དཔྱད་བརྟུད་དྲགས་ན། །གསེར་ཟད་གཡའ་ཟད་ནད་ཟུངས་དུས་གཅིག་འཛད། །དེ་ཕྱིར་ནད་སྟོབས་ཅུང་ཟད་བྲི་བའི་སྐབས། །གསར་བཅུད་ཟས་ཀྱིས་ལུས་ཟུངས་བསྲུང་ཞིང་བཅོས། །

Als *'dus pa*-Krankheit ist [*bad kan*] *smug po* im Allgemeinen von schwerer, Erd-ähnlicher Natur und ist daher schwer zu kurieren. Deshalb sollte die Krankheit wiederholt behandelt werden, da ihr mit einer einmaligen Behandlung nicht beizukommen ist. Die wiederholte Anwendung von Arzneimitteln und äußeren Therapien ohne Stärkung der körperlichen Bestandteile entfernt jedoch nicht nur die Krankheit, sondern auch die körperlichen Bestandteile, genauso wie Gold beim Putzen auch mit abgekratzt werden kann. Wenn sich daher der Schweregrad der Erkrankung leicht bessert, stärke man die körperlichen Bestandteile durch die Einnahme von frischer und nahrhafter Nahrung und behandele die Krankheit.

ཐ་མ་མི་བཟློག་ནད་རྗེས་གཅོད་པའི་ཐབས། །བཤལ་དང་ཕྱེ་མས་ནད་ལྷག་མེད་པར་སྦྱང་། །སྲོག་རྒྱ་ཕོ་ལོང་མཆིན་གསང་མེ་ཡིས་བཙམ། །མི་འཕྲོད་ཟས་སྤྱོད་ལོ་དུས་བར་དུ་བསྲུང་། །དེ་ཡིས་མི་བཟློག་བརྟན་པར་འགྱུར་བ་ཡིན། །ཞེས་གསུངས་སོ། །

Um schließlich einen Rückfall zu vermeiden, leite man die Krankheit mithilfe einer Nachbehandlung aus und entferne alle Reste mittels Purgation (Ableiten über den Darm) und der Verabreichung von medizinischem Pulver. Man setzte eine Moxibustion an den Punkten von Lebens-Leitbahn, Magen, Dickdarm und Leber und vermeide ein Jahr lang unbekömmliche Ernährung und abträgliches Verhalten. Mit diesen Maßnahmen kann ein Rückfall dauerhaft vermieden werden.“ So wurde gesprochen.

བདུད་རྩི་སྙིང་པོ་ཡན་ལག་བརྒྱད་པ་གསང་བ་མན་ངག་གི་རྒྱུད་ལས་འདུས་ནད་བད་ཀན་སྨུག་པོ་བཅོས་པའི་ལེའུ་སྟེ་ལྔ་པའོ། །

Dies ist das fünfte Kapitel, die „Behandlung von *bad kan smug po*“, eine der *’dus pa* -Krankheiten, aus dem Tantra der geheimen mündlichen Unterweisung über die acht Zweige des Nektars der Medizin.

Anmerkungen des Herausgebers der deutschen Ausgabe:

1 Dieser Satz wurde mit Hilfe eines Kommentares übersetzt. (Vgl. u.a. khro ru tshe rnam 2000: 145).

2 In ihrem Abstrakt anlässlich dem „Fifteenth Seminar of the International Association for Tibetan Studies“ (IATS) im July 2019 in Paris schreibt Dr. Carmen Simioli (Venedig) unter dem Titel: „Medizinischer und magischer Gebrauch von Bezoaren in der tibetischen vormodernen Medizin:
„In der alten und frühneuzeitlichen tibetischen medizinischen Literatur wurden Bezoarsteine (*gi wang*) als wirksame Substanzen angesehen, die sehr wirksam gegen 'Gifte' (*dug*) und 'ansteckende Fieber' (*rims tshad*) sind. In maßgeblichen Werken wird empfohlen, Bezoare nach genauen Rezepten zuzubereiten: Wenn sie mit mehreren Substanzen (Pflanzen, Edelsteinen, tierischen und menschlichen Substanzen) kombiniert werden, werden sie nicht nur zu den perfekten Gegenmitteln (*gnyen po*) für Gifte, sondern bieten sogar Schutz vor dämonische Kräfte und böse Beschwörungen. Medizinische Sammlungen umfassen Zaubersprüche und Schutzrituale, die aus tantrischen Quellen stammen: Die medizinischen Verbindungen werden unter anderem bei speziellen Ritualen aktiviert und zur Herstellung von Amuletten verwendet. Die Zuordnung von therapeutischen Eigenschaften zu diesen Mitteln sowie

die Kombination verschiedener Heilmethoden hängen von präzisen philosophischen Annahmen und komplexen ätiologischen Modellen ab, die natürliche und übernatürliche Ursachen für ansteckende Krankheiten in Verbindung bringen. Beginnend mit einer vergleichenden Analyse von medizinischen und tantrischen Quellen, die aus verschiedenen Sammlungen ausgewählt wurden, wie der Medizinischen Sammlung von 'Brong rtse (*'brong rtse be'u bum*, vierzehntes Jahrhundert), den Zehn-Millionen-Reliquien (*bye bya ring srel*, fünfzehntes Jahrhundert) und der Schatz der wiederentdeckten Lehren (*rin chen gter mdzod*, achtzehntes Jahrhundert) soll in dieser Präsentation das Maß an Kontinuität zwischen medizinischen und rituellen Kontexten bewertet werden. In diesem Sinne werden diese Substanzen als materielle Manifestationen von Wissen und Überzeugungen präsentiert, die sich nicht nur mit Medizin, sondern auch mit Magie befassen." (Von mir aus der englischen in die deutsche Sprache übersetzt).

3 In der englischen Version des Men-Tsee-Khang ist im Bereich des tibetischen Textes folgende Schreibweise zu finden: *iN+Da bzhi thang* (Men-Tsee-Khang 2017: 89). Diese Schreibweise wurde unverändert für das vorliegende Buch *übernommen.* Gebräuchlicher ist: *in+dra bzhi thang*. (Vgl. u.a. sangs rgyas rgya mtshos 1982: 632, khro ru tshe rnam 2000: 161, Ploberger 2015: 183).

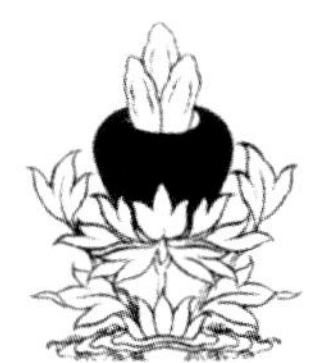

དེ་ནས་ཡང་དྲང་སྲོང་ཡིད་ལས་སྐྱེས་ཀྱིས་འདི་སྐད་ཅེས་ཞུས་སོ། །ཀྱེ་སྟོན་པ་དྲང་སྲོང་རིག་པའི་ཡེ་ཤེས་ལགས། །དམར་ཁྲིད་ལག་ལེན་མན་ངག་རྒྱུད་འདི་ཡི། །ཁོང་ནད་གསོ་བའི་སྐབས་ལ་ཇི་ལྟར་བསླབ། །འཚོ་མཛད་སྨན་པའི་རྒྱལ་པོས་བཤད་དུ་གསོལ། །

Der Weise *yid las skyes* äußerte wiederum folgende Bitte: „O großer Weiser *rig pa'i ye shes*, wie können wir die Kategorie über die Behandlungsmöglichkeiten von Verdauungsstörungen[36] aus dem Tantra der mündlichen Überlieferung erlernen, das sich mit praktischen Belehrungen befasst? Möge der Heiler, der König der Ärzte, uns dies bitte erklären."

ཞེས་ཞུས་པས། །སྟོན་པས་གསུངས་པ། །ཀྱེ་དྲང་སྲོང་ཆེན་པོ་ཉོན་ཅིག །ཁོང་ནད་གཅོང་ལ་རྣམ་པ་གཉིས་ཡིན་ཏེ། །སྡེ་བཞི་གཅོང་གི་རྩ་བ་མ་ཞུ་དང་། །འབྲས་བུ་གཅོང་ནད་གསར་རྙིང་རྣམ་གཉིས་སོ། །

Auf diese Bitte antwortete der Meister: „O großer Weiser, höre mir zu. Es gibt zwei Arten von Verdauungsstörungen: Eine Schwäche des Verdauungstraktes, welche die zugrundeliegende Ursache von vier Kategorien von Verdauungsstörungen sind, sowie die daraus entstehenden inneren Krankheiten, die wiederum in zwei Arten klassifiziert werden: neu auftretende und chronische.

མ་ཞུ་གཅོང་གི་རྒྱུ་ལ་སྤྱི་དོན་དྲུག །རྒྱུ་དང་རྐྱེན་དང་གྱུར་ཚུལ་བསྟན་པ་དང་། །དབྱེ་བ་རྟགས་དང་དེ་ཡི་བཅོས་ཐབས་སོ། །

Eine Schwäche des Verdauungstraktes, welche die Ursache von Verdauungsstörungen sind, wird in sechs allgemeinen Abschnitten erläutert: Ursache, (mit der Krankheit in

36 Verdauungsstörungen bezeichnen hier „*khong nad*" und „*gcong nad*", welche untereinander austauschbar sind. Der Begriff umfasst Krankheiten der Eingeweide, die in erster Linie durch eine Schwäche des Verdauungstraktes verursacht werden.

Zusammenhang stehende) Umstände, Krankheitsentstehung, Klassifizierung, Anzeichen und Symptome sowie Behandlungsmethoden.

རྒྱུ་ནི་བད་ཀན་ལྕི་ཞིང་བསིལ་བ་ལ། །

Die Ursache ist schweres und kühles *bad kan*.

དེ་རྐྱེན་རྟེན་དང་མ་གོམས་མི་འཕྲོད་དང་། །ངོ་བོ་མི་འཇུ་བ་ཡི་རྐྱེན་བཞི་ཡོད། །

Die vier (mit Krankheit in Zusammenhang stehenden) Umstände sind körperliche Konstitution, ungewohnte Ernährung und Faktoren, die Nahrungsmittel schwer verdaulich machen.

དང་པོ་རྟེན་ནི་གྲང་རླུང་ཅན་གྱི་མི། །ཟུངས་ངན་སྙིག་དང་ཁ་ཟས་སྐྱ་བ་ཟ། །དལ་བར་འདུག་དང་རྒ་ངན་སེམས་ལས་དུབ། །ཉེས་དང་ཟས་ཀྱིས་མནར་ཤུལ་འཇུ་མི་ནུས། །

Erstens, bezieht sich die körperliche Konstitution auf Menschen mit kühler *rlung*-Natur und dünnem Körper, Menschen, die nicht nahrhafte Nahrungsmittel und sitzendes Verhalten bevorzugen, und Menschen, die älter sind und Schwierigkeiten haben, nach längerem Fasten Nahrung zu verdauen.

མ་གོམས་ནམ་ཕྱེད་ཁ་ཟས་མ་སྦྱོང་ཟ། །

Ungewohnte Ernährung bezieht sich auf die Einnahme von Speisen mitten in der Nacht oder den Verzehr von ungewohnten Speisen.

མི་འཕྲོད་དཀར་སྐྱུར་སྔོ་ངད་འོ་མ་ཉ། །སྔ་མ་མ་ཞུ་ཕྱི་མ་ཟོས་པ་དང་། །འདྲེས་པར་ཟོས་པས་མི་འཕྲོད་འཇུ་མི་འགྱུར། །

Unverträglichkeit der Nahrung ist die Folge des gemeinsamen Verzehrs von Milchprodukten, sauren Speisen, Gemüse, Milch und Fisch oder der Nahrungsmittelaufnahme, bevor die vorherige Mahlzeit fertig verdaut ist. Daraus entsteht eine Schwäche des Verdauungstraktes.

ཟས་ཀྱི་ངོ་བོ་འབྲུ་གསར་བསེར་ཅན་རུལ། །ཤ་རིད་ཚིལ་བུ་འོ་སྔོན་རྗེན་པ་དང་། །མ་ཚོས་འཚིག་
དང་ཁེངས་པོ་ཆུ་བསྲེས་རྣམས། །དུས་མེད་ཟས་ཚོད་མ་ཟིན་འཇུ་བ་དཀའ། །

Schwierigkeiten bei der Verdauung entstehen durch die Einnahme zum falschen Zeitpunkt oder in übermäßiger Menge von Nahrungsmitteln wie frisches, unreifes und abgelagertes Getreide, Fleisch von schwachen Tieren, Fett, nicht pasteurisierte Milch und rohe Nahrungsmittel, nicht ausreichend gekochte oder verbrannte und abgelagerte Nahrungsmittel sowie Speisen, die mit viel Wasser vermischt sind.

གྱུར་ཚུལ་རྒྱུ་དང་རྐྱེན་དུ་ལྡན་པ་ཡི། །བད་མཁྲིས་རླུང་གི་འཇུ་བའི་མཐུ་ཉམས་ཏེ། །མྱུག་བྱེད་
བད་ཀན་དག་གིས་མྱུག་མ་ནུས། །འཇུ་བར་བྱེད་པའི་མཁྲིས་པས་འཇུ་མ་ནུས། །མེ་ཉམས་རླུང་
གིས་དྭངས་སྙིགས་འབྱེད་མ་ནུས། །དེ་ལ་མ་ཞུ་ཞེས་སུ་བརྗོད་པ་ཡིན། །

Die Krankheitsentstehung hat folgende Ursachen: Die oben beschriebenen Ursachen und (mit Krankheit in Zusammenhang stehenden) Umstände schwächen die verdauende Kraft von *bad kan*, *mkhris pa* und *rlung*. Das zersetzende *bad kan* kann folglich die Nahrung nicht mehr zerlegen, das verdauende *mkhris pa* die Nahrung nicht verdauen und das feuerbegleitende *rlung* die wertvollen nicht von den übrigbleibenden Teilen der Nahrung trennen. Diesen Zustand nennt man „Schwäche des Verdauungstraktes".

མ་ཞུའི་དབང་གིས་ཕོ་བའི་བད་ཀན་འཕེལ། །ཕེ་སྣབས་དེ་ཡིས་རླུང་རྒྱུའི་རྩ་སྒྲུབས་བཀག །ལྷེན་
དང་ལྕགས་དྲེག་མེ་དྲོད་ཉམས་ལ་སོགས། །གཅོང་ནད་མ་ལུས་སྐྱེད་པར་བྱེད་པ་ཡིན། །

Aufgrund einer Schwäche des Verdauungstraktes sammelt sich Magenschleim an und blockiert den *rlung*-Fluss in den Leitbahnen, wodurch sich verschiedene Arten von chronischen Krankheiten entwickeln, wie *bad kan lhen, bad kan lcags dreg* und *bad kan me nyams*.

དར་ལ་བབ་ཅིང་སྟོབས་ལྡན་མེ་དྲོད་ཆེ། །ལུས་ངག་བྲེལ་ཞིང་སྣུམ་བག་རྒྱུན་དུ་ཟ། །མི་འཕྲོད་
ཟས་ལ་གོམས་སམ་བྲིད་ནས་སློབ། །དེ་ལ་དུས་ཀུན་མ་ཞུ་འབྱུང་མི་འགྱུར། །

Niemals werden Erwachsene, die körperlich stark sind, über eine starke Hitze des Verdauungstraktes verfügen sowie körperlich und verbal aktiv sind, unter einer Schwäche des Verdauungstraktes leiden. Auch jene, die regelmäßig ölige Nahrung zu sich nehmen, an schwer verdauliche Nahrungsmittel gewöhnt sind oder sich, wie es ratsam ist, an schwer verdauliche Speisenkombinationen durch allmähliche Einnahme gewöhnt haben, sind davon verschont.

དབྱེ་བ་ཟས་དང་ངོ་བོ་རིགས་གྲོགས་དུས། །

[Eine Schwäche des Verdauungstraktes kann] nach Ernährung, Wesensart der Krankheit, Art, Begleiterkrankungen und Stadium klassifiziert werden.

ཟས་ཀྱིས་དབྱེ་ན་ཁྲོང་རླན་སྣུམ་དང་གསུམ། །ཁྲོང་ནི་རྩམ་པ་སྔོ་དང་ཤ་རིད་དོ། །རླན་ནི་ཆང་ཆུ་འོ་མ་ཞོ་དར་ཇ། །སྣུམ་ནི་ཏྲི་མར་འབྲུ་མར་ཚིལ་ཞག་རྐང་། །རླན་སྣུམ་མ་ཞུ་ཕལ་ཆེར་ཉེས་པ་ཆེ། །

Die Klassifizierung nach Ernährung erfolgt in drei Gruppen: feste, flüssige und ölige Ernährung. Zu fester Ernährung gehören *rtsam pa*, Gemüse und Fleisch von schwachen Tieren; zu flüssiger Ernährung *chang*, Wasser, Milch, tibetisches Joghurt, Buttermilch und Tee. Ölige Ernährung beinhaltet Butter, Öl, das aus (fetthältigen) Samen gewonnen wird; Fette, Sahne und Knochenmark. Im Allgemeinen sind Schwächen des Verdauungstraktes, die durch flüssige und ölige Ernährung verursacht werden, gefährlicher.

ངོ་བོས་དབྱེ་ན་སྙིགས་མ་དྭངས་མ་གཉིས། །

Die Klassifizierung nach Wesensart der Krankheit erfolgt in zwei Gruppen: *snyigs ma ma zhu ba* und *dwangs ma ma zhu ba*.

དེ་ལ་སྙིགས་མ་མ་ཞུ་ཞེས་བྱ་བ། །ཁ་ཟས་མ་ཞུ་རང་སར་ཕོ་ལོང་ལས། །བད་ཀན་བེ་སྣབས་འཕེལ་བས་བཏུམས་ནས་གནས། །ཕྱི་ངས་ནས་སྙིགས་མ་འདྲིལ་བའི་ཟས་སྐྲན་འགྱུར། །

Bei *snyigs ma ma zhu ba* bleiben Nahrungsmittel in Magen und Dickdarm unverdaut zurück, wodurch es zu einer Ansammlung von Schleim kommt, der die unverdauten Speisen umhüllt. Mit der Zeit entsteht ein Klumpen (Bezoar) aus pflanzlichen Fasern.

མེ་མཉམ་རླུང་གིས་དྭངས་སྙིགས་མ་ཕྱེད་པའི། །སྙིགས་མ་དྭངས་མའི་རྩ་མིག་ཞོར་བ་ཡིས། །མདངས་སྒྱུར་མཁྲིས་པས་ཟུངས་ཁྲག་མ་སྨིན་ཏེ། །ཡུན་རིང་མཆིན་གནས་དྭངས་མ་མ་ཞུ་ཡིན། །

dwangs ma ma zhu ba entsteht, wenn das feuerbegleitende *rlung* die Essenz, die aus der Nahrung gewonnen wird, nicht von Abfallprodukten trennen kann und solche Abfallprodukte in die Leitbahnen der Essenz, die aus der Nahrung gewonnen wird, gelangen. Schließlich kann das Farbe regulierende *mkhris pa* die Nahrung nicht in gesundes Blut umwandeln, wodurch unreines Blut über längere Zeit in der Leber verbleibt.

ཉེངས་ནས་དྭངས་མ་འདྲིལ་ཟགས་འཕྱེར་འཁྱིངས་བཞི། །འདྲིལ་བས་སྐྲན་རྣམས་སྐྱེད་པར་བྱེད་པ་སྟེ། །ཟགས་པས་སྐྱ་རབ་དམུ་ཆུ་སྐྱེད་པར་བྱེད། །འཕྱེར་བས་དུག་མཛེ་མེ་དབལ་འོར་དུ་ལྷུང་། །འབྲས་དང་སུར་ཡ་དྲེག་དང་གྲུམ་བུ་དང་། །མིག་སེར་རྩ་སྐྲན་རྐང་བམ་དུ་མར་འགྱུར། །འཁྱིངས་པས་སྨུག་པོ་རྒྱས་གབ་མཆེར་པའི་ནད། །ནད་རྣམས་ཕལ་ཆེར་དྭངས་མ་མ་ཞུས་སྐྱེད། །

Mit der Zeit führt dieses unreine Blut durch die krankheitserregenden Mechanismen Verklumpung, Ausströmen, Verbreitung und Stagnation zur Entwicklung von eben diesen vier Kategorien chronischer Krankheiten. Durch Verklumpung verursacht *dwangs ma ma zhu ba* verschiedene Arten von gutartigen Tumoren. Durch Ausströmen verursacht es Ödeme 1. und 3. Grades (Aszites). Bei Verbreitung verursacht es eine Reihe von Krankheiten wie Vergiftung, Lepra, *me dbal*, Ödeme 2. Grades, bösartige Tumore, *sur ya*, Gicht, Arthritis, gelbe Augen, gutartige Tumore der Leitbahnen und *rkang bam*. Im Falle einer Stagnation verursacht es fortschreitenden oder versteckten *bad kan smug po* sowie Milzkrankheiten. Die meisten Krankheiten sind *dwangs ma ma zhu ba* zuzuschreiben.

རིགས་ཀྱིས་དབྱེ་ན་བེ་སྣབས་བསུད་ནད་དང་། །མ་ཞུ་ཤིང་འདྲ་དུག་འདྲ་རྣམ་པ་བཞི། །

Die Klassifizierung nach Art beinhaltet vier Gruppen: [*ma zhu*] *be snabs*, [*ma zhu*] *bsud nad*, [*ma zhu*] *shing 'dra* und [*ma zhu*] *dug 'dra*.

གྲོགས་ཀྱིས་དབྱེ་ན་རླུང་མཁྲིས་བད་ཀན་གསུམ། །

Die Klassifizierung nach Begleiterkrankungen erfolgt in drei Arten: *rlung, mkhris pa* und *bad kan.*

དུས་ཀྱིས་དབྱེ་ན་གསར་རྙིང་གཉིས་སུ་འགྱུར། །

Es gibt zwei Arten der Klassifizierung nach dem Stadium der Erkrankung: neu auftretende und chronische Erkrankung.

ངོས་འཛིན་རྟགས་ལ་སྤྱི་དང་བྱེ་བྲག་གཉིས། །

Es gibt zwei Arten der Diagnose anhand der Anzeichen und Symptome: allgemein und spezifisch.

སྤྱི་རྟགས་དྲི་མ་འགག་གམ་དུས་མིན་འབྱུང་། །འོག་རླུང་འགྱུ་དཀའ་འཁྲིལ་ཞིང་ཁོང་པ་སྒྲོ། །སྐབས་སུ་འཁྱིངས་རྗེས་བུངས་ཆེར་འབྲུ་བར་འགྱུར། །དྭངས་སྙིགས་འདྲེས་པས་བཤང་གཅི་ཞག་ཅན་འབྲུ། །ཁོང་སྙོམ་ལུས་ལྗི་ཡི་ག་ལྡོག་པར་བྱེད། །ཟོས་དུས་ན་ཞིང་སྐྱིག་ལ་མགོ་བོ་ན། །

Allgemeine Anzeichen und Symptome sind: Verstopfung oder unregelmäßiger Stuhlgang, Flatulenz und Blähbauch wegen des ungenügenden Abgangs der Luft im Darm, schwerer Durchfall nach einem Anfall von Stuhlstagnation, öliger Stuhl- und Urinabgang aufgrund der Vermischung von Essenz, die aus der Nahrung gewonnen wird, und Abfallprodukten; Lethargie, Schweregefühl des Körpers, Appetitverlust, Schmerzen bei der Nahrungsaufnahme, Aufstoßen und Kopfschmerzen.

བྱེ་བྲག་རྟགས་ལ་སྙིགས་མ་མ་ཞུ་ན། །ཁ་མངལ་ཡོ་བ་འཚིང་ལ་སྐྱིག་ཅིང་སྐྱུག །གང་མ་ཞུ་བའི་ཟས་དེ་ཁྱད་པར་གནོད། །གོམས་པར་ཟོས་སམ་རྙིངས་ནས་དེ་ལྟར་མིན། །མིག་དང་གདོང་པ་རྐང་བོལ་གཡོ་བར་བྱེད། །

Spezifische Symptome von *snyigs ma ma zhu ba* sind: Verlust des Geschmackssinns, Völlegefühl des Magens, Aufstoßen, Erbrechen sowie Schwellungen der Augen, im Gesicht und an den dorsalen Bereichen der Füße. Insbesondere verschlimmert die Einnahme von Nahrungsmitteln, die vorher die Schwäche des Verdauungstraktes verursacht habe, den Zustand. Wenn jemand sich jedoch allmählich an diese Nahrung gewöhnt oder sie über längere Zeit zu sich genommen hat, verursacht sie keinen Schaden mehr.

དྭངས་མ་མ་ཞུ་ཁོང་སྙོམ་ཡི་ག་འགག །སྐྱིག་མང་ཤ་སྐམ་སྙིང་ག་རྩིབ་ལོགས་ན། །

Die Symptome von *dwangs ma ma zhu ba* sind: Lethargie, Appetitverlust, häufiges Aufstoßen, ein dünner Körper und Schmerzen am Herzen und an den Rippen.

མ་ཞུ་བེ་སྣབས་བད་ཀན་འཕེལ་བ་ཡིས། །སྟེང་འོག་མེ་མཉམ་རླུང་རྒྱུའི་ལམ་བཀག་པས། །ཁོང་སྒྲོ་ཐེར་ཟུག་ན་ལ་འོག་རླུང་སྡོམ། །སྐྱིག་པ་མི་ཐོན་མ་ཞུ་ཀུན་གྱི་རྒྱུ། །

ma zhu be snabs verursacht durch die Ansammlung von Schleim eine Blockade der oberen und unteren Wege des feuerbegleitenden *rlung* und damit in der Folge Blähbauch, ständige Schmerzen, Ausbleiben von Blähungen und Ausbleiben des Aufstoßens. Dies ist die Ursache aller Arten von Schwäche des Verdauungstraktes.

མ་ཞུ་བསུད་ནད་ཅེས་བྱ་བེ་སྐབས་དེ་ས། །ཐུར་སེལ་ལམ་བཀག་གྱེན་དུ་ལོག་པ་ཡིས། །དབུགས་ངན་སྲི་ཞིང་དྲི་མ་སྐམ་པ་དང་། །བྲང་ཚ་ཆུ་ཚན་འོང་ཞིང་སྒྲེག་པ་བསུད། །མཆིན་དྲི་ན་ཞིང་མཛུག་ཏུ་སྨུག་པོར་འགྱུར། །

ma zhu bsud nad verursacht durch Schleim eine Blockade der Leitbahn des abwärts treibenden *rlung* mit einer Umkehr der *rlung*-Bewegung in die entgegengesetzte Richtung und damit in der Folge spärlichen Abgang von Luft aus dem Darm, trockenen Stuhl, Sodbrennen, sauren Reflux, häufiges Aufstoßen und Schmerzen am Zwerchfell. Dieser Zustand verschlimmert sich allmählich zu [*bad kan*] *smug po*.

མ་ཞུ་ཤིང་འདྲ་ཞེས་བྱ་བེ་སྐབས་དེ་ས། །སྟེང་འོག་རྒྱུ་བ་རླུང་གི་ལམ་བཀག་པས། །མེ་མཉམ་མཆིན་མཆེར་རྩིབ་ལོགས་རྩ་ནང་ཞུགས། །དགྱེ་དགུ་མི་ཤེས་ནང་དུ་ཤིང་བཙུག་འདྲ། །གར་ཞུགས་གཟེར་ཞིང་གླང་ཐབས་འབྱུང་བ་ཡིན། །

Bei *ma zhu shing 'dra* blockiert Schleim die oberen und unteren *rlung*-Wege und es kommt zur Infiltration des feuerbegleitenden *rlung* im Bereich der Leitbahnen von Leber, die Milz und Rippen. Dies verursacht eine Unfähigkeit, sich nach vorne oder nach hinten zu beugen, als ob man eine Holzlatte verschluckt hätte, sowie Krämpfe im Abdomen.

དུག་འདྲ་དྭངས་མ་མ་ཞུ་རྩ་མིག་ཁྱེར། །རྩ་ནང་ཀུན་དུ་དྭངས་མ་ཆགས་ཤིང་ཞེན། །དུག་ནད་ལྟ་བུར་ཤ་ལུས་སྔོ་ཞིང་སྐམ། །ཤེད་ཆུང་ཟོས་རྗེས་མི་བདེ་དང་ག་ཞན། །ཚ་ཆེས་གྲང་ཆེས་གཉིས་ཀ་མི་བཟོད་ན། །

[*ma zhu*] *dug 'dra* ist ein Zustand, bei dem sich *dwangs ma ma zhu ba* in die Leitbahnen verteilt und schließlich in allen Leitbahnen anhaftet. Dies verursacht wie bei einer Vergiftung eine bläuliche Haut und einen dünnen Körper sowie schwache Körperkraft, Beschwerden nach der Nahrungsaufnahme, Appetitlosigkeit und unerträgliche Schmerzen sowohl unter extrem heißen als auch extrem kalten Bedingungen.

མ་ཞུའི་རྣམ་པ་གང་ཡང་རླུང་ལྡན་ཆེ། །ཁོང་སྒོ་འདར་དང་མགོ་འཁོར་ཡན་ལག་རེངས། །མཁྲིས་ལྡན་ཁོང་ཚ་དྲི་ཆེ་འབྲུ་བ་སེར། །སྐྲེག་སྐྱུག་སྐོམ་དད་ཆེ་ཞིང་རིམས་ཀྱིས་འདེབས། །བད་ཀན་ལྡན་པ་མཆིལ་མ་འབྱུར་བག་མང་། །ལུས་ལྕི་སེམས་བྱིང་སྐྲེག་སྐྱུག་ཟས་མི་ཞིམ། །

Jede Art von Schwäche des Verdauungstraktes verursacht in Kombination mit *rlung* Blähbauch, Zittern, Benommenheit und Steifheit der Glieder. In Kombination mit *mkhris pa* verursacht [sie] ein brennendes Gefühl im Magen, übelriechenden und gelblichen Durchfall, Aufstoßen, Erbrechen, extremen Durst und eine erhöhte Neigung zu epidemischen Krankheiten. In Kombination mit *bad kan* verursacht [sie] eine übermäßige Absonderung von klebrigem Speichel, Schweregefühl des Körpers, mentale Unlust, Aufstoßen und Erbrechen sowie einen unangenehmen Geschmack der eingenommenen Speisen.

དུས་ཀྱིས་དབྱེ་ན་གསར་དང་རྙིང་པ་གཉིས། །གསར་པའི་དུས་ན་མ་ཞུ་བ་ཞེས་བྱ། །རྙིངས་ནས་མ་ཞུའི་རྒྱས་བསྐྱེད་གཙོང་ནད་འགྱུར། །

Es gibt zwei Arten der Klassifizierung nach dem Stadium der Erkrankung: neu auftretende und chronische Erkrankung.
Im neu auftretenden Stadium heißt die Krankheit Schwäche des Verdauungstraktes, während es im chronischen Stadium aufgrund der Schwäche des Verdauungstraktes zu einer Progression und zur Verdauungsstörung kommt.

བཅོས་པའི་ཐབས་ལ་གསར་རྙིང་རྣམ་པ་གཉིས། །

Es gibt zwei Arten von Behandlungsmethoden: Behandlung im neu auftretenden und Behandlung im chronischen Stadium.

གསར་དུས་བཅོས་ཐབས་སྤྱི་དང་བྱེ་བྲག་གཉིས། །

Es gibt zweierlei Arten von Behandlung im neu auftretenden Stadium: allgemein und spezifisch.

སྤྱི་ལ་སྨན་དཔྱད་ཟས་དང་སྤྱོད་ལམ་བཞི། །མ་ཞུ་ཆུང་འབྲིང་ཆེན་པོ་ནད་སྟོབས་སྦྱར། །

Es gibt vier Arten von allgemeinen Behandlungen: Heilmittel, äußere Therapien, Ernährung und Verhalten. Man wende diese Behandlungen je nach leichter, mittelschwerer oder schwerer Wesensart der Schwäche des Verdauungstraktes an.

མ་ཞུ་ཆུང་ངུ་ཟས་ཀྱིས་བཀྲེས་སྐོམ་བྱ། །ནང་ནུབ་དུས་ན་རྒྱམ་ཚྭའི་ཆུ་སྐོལ་བཏུང་། །སྐྱིགས་མ་རང་སར་ལས་པའི་མ་ཞུ་འཛུ། །བད་ཀན་པེ་སྣབས་ཙ་སྦྲུབས་འགགས་པ་སྦྱོང་། །ཁ་ཟས་འཛུ་

དཀའ་གྲང་མོ་ཆེས་པ་སྨྱང་། །ཕྱེ་ཐུག་སྒ་བདབ་ལུག་ཤ་ཡི་བ་མ་དང་། །ཉ་དང་འབྲོང་ཤ་ཆང་དང་
ཟན་དྲོན་སོགས། །ཡང་དྲོ་འཇུ་སླ་ཀྱུ་ཆུང་ཉུང་ཤས་བསྟེན། །སྤྱོད་ལམ་རླན་གྲང་བསེར་བུ་ཉིན་
གཉིད་སྤང་། །སྐམ་སར་ལུས་དྲོ་རྔུལ་ཕྱིས་རྩོལ་བ་སྤྱད། །འོན་ཀྱང་གསར་དུས་སྨྱུང་བ་ཉིན་གཉིད་
ཕན། །ཁ་ཅིག་མ་ཞུ་གསར་རྙིང་ཐམས་ཅད་ལ། །བཅགས་པ་ཕན་ཞེས་རྨོངས་པའི་སྨུན་ཚིག་སྨྲ།
།སྙིགས་མ་མ་ཞུ་གསར་པ་བཅགས་ཕན་ཏེ། །དྭངས་མ་མ་ཞུ་རྙིང་པའི་དུག་ཏུ་འགྱུར། །ཅི་ཕྱིར་
དྭངས་མ་མཆིན་གནས་མཁྲིས་ལྡན་ཚ། །སྙིགས་མ་ཕོ་ལོང་བད་རླུང་བསྡོངས་པས་གྲང་། །

Zur Behandlung von leichter Schwäche des Verdauungstraktes verordne man Fasten und morgens und abends das Trinken von gekochtem, *rgyam tshwa*-[hältiges] Wasser. Dies unterstützt die Verdauung von Abfallprodukten, löst den übermäßigen Schleim auf und befreit blockierte Leitbahnen. Man vermeide die übermäßige Einnahme von schwer verdaulichen und kalten Speisen. Zum Schutz der Dünndarmschleimhaut empfehle man die Einnahme von kleinen Mengen leichter, wärmender, leicht verdaulicher Speisen, wie mit *bca' sga*-hältigen Brei, schales Schaffleisch, Fisch, Fleisch vom wilden Jak, *chang* und gekochten Brei. Hinsichtlich des Verhaltens sind feuchte und kalte Verhältnisse, Zugluft oder Wind sowie Schlaf während des Tages zu vermeiden. Man erwärme den Körper an einem trockenen Ort, bis er zu schwitzen beginnt, danach trockne man den Schweiß ab und bewege sich moderat. Fasten und Schlafen während des Tages unterstützen die Behandlung von neu auftretender [Schwäche des Verdauungstraktes]. Manche mögen unwissend sein und behaupten, dass körperliche Bewegung zur Behandlung aller Arten von Schwäche des Verdauungstraktes im neu auftretenden und chronischen Stadium wirksam ist. Bewegung führt zwar zur Besserung von neu auftretendem *snyigs ma ma zhu ba*, verschlechtert jedoch chronisches *dwangs ma ma zhu ba*. Grund dafür ist, dass *dwangs ma ma zhu ba*, welches sich in der Leber befindet und mit *mkhris pa* in Zusammenhang steht, von Natur aus heiß ist. Anderseits ist *snyigs ma ma zhu ba*, welches sich im Magen und im Dickdarm befindet und mit *bad kan* und *rlung* in Zusammenhang steht, von Natur aus kühl.

མ་ཞུ་འབྲིང་པོ་རྒྱམ་ཚྭ་བཞི་ཐང་བཏང་། །རྒྱམ་ཚྭ་ཁ་རུ་ཚྭ་དང་ཚ་བ་གསུམ། །བསྐུས་ཐང་ཚན་
མོས་དྲོད་སྐྱེད་མ་ཞུ་འཇུ། །ཞི་དཀའ་རྒོད་མ་ཁ་ཡི་ཕྱེ་མ་འམ། །སེ་འབྲུ་ཚ་བ་ལྡ་དང་ཚྭ་སྣ་གསུམ།
།བུར་དཀར་སྦྱར་ཕྱེ་ཐུན་སྐྱུངས་ཆུ་ཚན་དབུལ། །ཐུན་ཆེས་འཇུ་དཀའ་བ་སྣབས་གྲོགས་སུ་འགྱུར།
།ཧོ་དང་ཕོང་བ་ཚྭ་ཡི་རྡོ་དུགས་བདུག །ཁྲི་སྤྲུང་གཡི་སོགས་སྤྱི་དུགས་རྗེད་པར་དགྲི། །

Zur Behandlung von mittelschwerer Schwäche des Verdauungstraktes verabreiche man das Präparat *rgyam tshwa bzhi thang* und ein warmes Dekokt aus *rgyam tshwa, kha ru tshwa* und den drei heißen Heilmitteln zur Förderung der Hitze des Verdauungstraktes und der Verdauung schwer verdaulicher Speisen. Falls dieses Arzneimittel die Krankheit nicht lindert, verabreiche man das Pulverpräparat *rgod ma kha* oder produziere ein medizinisches Pulver aus *se 'bru*, den fünf heißen Arzneimitteln, den drei Arten Salz sowie weißer Melasse und verabreiche es mit heißem Wasser in langsam ansteigender Dosis. Übermäßige Dosierung führt nicht nur zu Schwierigkeiten bei der Verdauung, sondern auch zu einer Ansammlung von Schleim. Man lege Kompressen aus Stein, Erdklumpen und Salz auf und binde Hunde-, Wolfs- und Luchsfelle um die Hüften.

མ་ཞུ་ཆེན་པོ་སྨན་གྱིས་བཞུས་རྗེས་སྦྱང་། །སྟོད་གནས་སྐྱུགས་ལ་སྨད་གནས་ནི་རུ་ཧ། །བར་དུ་གནས་ན་བཤལ་གྱིས་སྦྱང་བར་བྱ། །

Zur Behandlung von schwerer Schwäche des Verdauungstraktes verabreiche man Arzneimittel zu Verdauung von schwer verdaulichen Speisen und leite danach die Krankheit aus. Wenn sich [die Krankheit] im Oberkörper befindet, löse man Erbrechen aus. Befindet [sie sich] im Unterkörper, wende man stärkere Einläufe an, während bei Lokalisation [der Krankheit] im mittleren Bereich des Körpers Purgation (Ableiten über den Darm) das Mittel der Wahl ist.

རྗེས་ལ་ཟས་སྤྱོད་བསྟེན་ཉེས་སླར་འཕེལ་བྱེད། །དེ་ཕྱིར་རྗེས་ཀྱི་སྤྱོད་ལམ་ཤིན་ཏུ་གཟབ། །དེས་ཀྱང་ཞེན་ཆེ་རྩ་བ་མ་ཐོན་ན། །ཕོ་གསང་གང་འབབ་མེ་འམ་ཐུར་མ་སྐྱུག །

Nach der Ausleitung ist sorgfältig auf Ernährung und Verhalten zu achten, da ungeeignete Ernährung und abträgliches Verhalten einen Rückfall herbeiführen können. Wenn diese Vorgehensweise [die Krankheit] nicht ausmerzen kann, wende man Moxibustion an oder benutze *thur ma* (ein chirurgisches Instrument) an den betreffenden Magenpunkten.

བྱེ་བྲག་བཅོས་པ་སྐྱིགས་མ་མ་ཞུ་ལ། །ཕོ་བའི་དྲོད་སྐྱེད་སེ་འབྲུ་ཚ་བ་གསུམ། །མ་ཞུ་འཇུ་བྱེད་རྒྱམ་ཚྭ་ཁ་རུ་ཚྭ། །རྒྱ་ཚྭ་བུར་དཀར་སྦྱར་བའི་ཕྱེ་མ་ལ། །རྩམ་པ་མ་ཞུ་ཕབས་དང་བུལ་ཏོག་བསྣན། །ཤ་མ་ཞུ་ན་སྤྲུང་ཀིའི་ཕོ་བ་འམ། །སོ་བྱ་རྐོད་ཀྱི་གྲོ་བ་བསྣན་ལ་བཏང་། །ཤ་ཁྲ་སོག་ཡུའི་ཐང་དང་ལྷག་པ་སྦྲད། །ཐྱི་ངད་མ་ཞུ་ཟྭ་དང་དབྱི་མོང་བསྣན། །ཆང་མ་ཞུ་ལ་ཕབས་དང་ཆང་སྐྱོལ་བསྣན། །ཡང་ན་སོག་ཚིགས་ཐང་གིས་འཇུ་བར་བྱེད། །ཛ་ཚུ་མ་ཞུ་ཚྭ་བསྣན་དྲི་ཆུ་བཏུང་། །ཞོ་དར་འོ་མ་མ་ཞུ་ཕྱུར་ཁུས་འཇུ། །མར་ཚིལ་མ་ཞུ་ཅོང་ཞི་མེས་བཏུལ་བསྣན། །འབྲུ་མར་མ་ཞུ་སྲན་ཕྱེ་ལྷག་སྦྲད་བསྣན། །ཏོ་མ་ཞུ་ལ་མཚུར་དང་ཟེ་ཚྭ་བསྣན། །སྨན་མ་ཞུ་ན་དུག་རིལ་ལྷག་

པ་སྤྱད། ། སྨན་རྗེས་སོ་ཚ་ཤུ་དག་པི་པི་ལིང་། ། སྒ་སྐྱ་ར་ཡི་འོ་མས་གྱེན་དུ་དྲང་། ། ནད་ཆེ་དང་པོར་སྐྱུགས་བྱས་རྗེས་ལ་སྨན། ། ཁྱད་པར་ཚ་དུགས་རྩོལ་སྤྱད་ཆུ་སྐོལ་མཆོག །

Die spezifischen Behandlungen von *snyigs ma ma zhu ba* sind: Zur Unterstützung der Hitze des Verdauungstraktes bereite man ein medizinisches Pulver als Hauptpräparat mit *se 'bru* und den drei heißen Heilmitteln zu, und zur Verdauung von schwer verdaulicher Nahrung mit *rgyam tshwa, kha ru tshwa, rgya tshwa* und weißer Melasse. Das Hauptpräparat ergänze man mit Hefe und *bul tog* und verabreiche es, um schwer verdauliche Nahrung zu verdauen. Um schwer verdauliches Fleisch zu verdauen, ergänze man Wolfsdarm oder Kormoran- und Geierhals und verabreiche es abwechselnd mit Brühe und Suppe aus den unteren Teilen des Schulterblatts. Man verabreiche das Hauptpräparat unter Zugabe von Nesselblättern und *dbyi mong* zur Verdauung von schwer verdaulichem Gemüse. Man verabreiche das Hauptpräparat unter Zugabe von Hefe und gekochtem *chang*, oder ein Dekokt aus [pflanzlichen] Knoten von Halmen, um schwer verdauliches *chang* zu verdauen. Zur Verdauung von schwer verdaulichem Tee und Wasser verabreiche man das Hauptpräparat mit Urin und etwas Salz. Zur Verdauung von tibetischem Joghurt, Buttermilch und Milch nehme man Molke als Ergänzung. Die Zugabe von *cong zhi mes btul* ergibt ein Mittel zur Verdauung von schwer verdaulichen Fetten und Butter. Zur Verdauung von schwer verdaulichem Öl, das aus (fetthältigen) Samen gewonnen wird, verabreiche man wechselweise Pulver aus Hülsenfrüchten und das Hauptpräparat. Man verabreiche das Hauptpräparat unter Zugabe von *mshur* und *ze tshwa* zur Verdauung von schwer verdaulichen Steinmedikamenten. Man verabreiche das Hauptpräparat wechselweise mit dem Präparat *dug ril*[37] zur Verdauung von schwer verdaulichen Arzneimitteln. Falls das Mittel nicht hilft, löse man mit *po so cha, shu dag, pi pi ling, sga skya* und Ziegenmilch Erbrechen aus, um das nicht verdaute Heilmittel über den oberen Weg auszuscheiden. Bei starken Beschwerden löse man jedoch zuerst Erbrechen aus und verabreiche danach das geeignete Mittel. Hilfreich sind insbesondere Auflegen von Kompressen, Bewegung und Trinken von heißem Wasser.

དྭངས་མ་མ་ཞུ་ཆ་མཉམ་བཞི་ཐང་བཏང་། ། ཁྱེར་ན་འོ་མ་ལན་ཚྭ་བཏབ་པས་བསྡུ། ། མ་ཁྱེར་འདུས་ནས་དུར་བྱིད་ཤྲི་ཁཎྜ། ། རུ་རྟ་རྒྱམ་ཚྭ་ཤུ་དག་བུ་རམ་སྦྱར། ། ཆུ་ཚན་སྐྱུར་རྩབས་འབྲས་ཀྱིས་སྤྱི་རྗེས་བཅད། ། སེ་འབྲུ་ལྡེ་པ་ཆུ་སྐོལ་འཕུལ་ལ་བཏང་། །

Zur Behandlung von *dwangs ma ma zhu ba* verabreiche man das Präparat *cha myam bzhi thang*. Wenn sich [die Krankheit] verbreitet hat, konzentriere man sie mittels Einnahme von gesalzener Milch. Wenn sich [die Krankheit] an einer Lokalisation konzentriert oder sich nicht verbreitet hat, verabreiche man ein Präparat aus *dur byid, shri khaN+Da, ru rta, rgyam tshwa, shu dag* und Melasse. Bei nicht saurem Reflux, benutze

37 Das Präparat *dug ril* bezeichnet medizinische Pillen aus *btsan dug* und *a ru ra* in der siebenfachen Menge von *btsan dug*.

man schales Fermentiertes[1], und Reis als Nachbehandlung und verabreiche das Präparat *se 'bru lnga pa* mit gekochtem Wasser.

མ་ཞུ་བེ་སྣབས་སོ་ཆ་ཤུ་དག་སྣ། །རྒྱམ་ཚྭ་ཆུ་སྐོལ་འཕུལ་བའི་སྐྱུགས་ཀྱིས་དྲང་། །སྐྱུགས་རྗེས་ཧོ་བར་དུགས་བྱ་ཆུ་སྐོལ་བཏུང་། །ལྕུམ་རྩ་སོ་ཆ་བུལ་ཏོག་པི་པི་ལིང་། །ཚྭ་དང་མར་སྣུར་རེང་བུས་སྨན་རླུང་སྦྱོང་། །དེ་སྟེང་དུར་བྱིད་ཕབས་སྦྱར་མས་འདྲེན་བཏང་། །སྲོད་ཀྱི་དུས་སུ་རྐང་མཐིལ་རྡོ་ཡིས་བདུག །

Zur Behandlung von *ma zhu be snabs*, löse man Erbrechen aus, indem man ein Präparat aus *po so cha, shu dag, bca 'sga* und *rgyam tshwa* mit gekochtem Wasser verabreicht, um die Krankheit auszuwerfen. Danach lege man Kompressen auf den Magen auf und trinke gekochtes Wasser. Oder man führe ein Zäpfchen aus *lcum rtsa, po so cha, bul tog, pi pi ling*, Salz und Butter ein, um Flatulenzen zu erleichtern. Zusätzlich wende man Einläufe aus *dur byid* und Hefe an und lege zur Abenddämmerung heiße Steinkompressen auf die Fußsohlen auf.

བསུད་ནད་རྟིང་པའི་དྲིག་མཚམས་མེ་བཙའ་གདབ། །དེ་ཉིན་སྨྱུང་བྱས་སྟེང་རླུང་དྲག་ཏུ་མནན། །འོག་རླུང་གློད་ལ་བར་རླུང་དྲག་ཏུ་སྐྱུག །དེ་འོག་བཤལ་རྗེས་ལྟ་བུར་ཟས་སྤྱོད་གཟབ། །

Zur Behandlung von [*ma zhu*] *bsud nad*, führe man am Achillessehnenpunkt, dort wo sich Verunreinigungen ansammeln, eine Moxibustion durch. Am selben Tag faste man und versuche den Fluss des abwärts treibenden *rlung* wie folgt zu normalisieren: Streng kontrollierte Ausatmung von *rlung* aus Nase und Mund, Ablassen von *rlung* über den unteren Weg und heftiges Bewegen des in der Körpermitte befindlichen *rlung*. Danach achte man wie nach einer Purgation (Ableiten über den Darm) sorgfältig auf Ernährung und Verhalten.

མ་ཞུ་ཤིང་འདྲ་ཐང་དུགས་རྩེ་བཅིལ་ལ། །སྦྱོངས་སྐྱུགས་སྨྲགས་བཏང་ཧོ་བར་ཆུ་ཚན་བདུག །ལོང་རྩ་རུ་ཐུང་གཏར་ལ་ཁ་ཟས་དབྲི། །

Zur Behandlung von *ma zhu shing 'dra* verabreiche man ein Dekokt und wende Kompressen an, um die Krankheit zu lindern, man löse Erbrechen aus und führe gleichzeitig eine Purgation (Ableiten über den Darm) durch und bedecke den Bauch mit einer Heißwasserkompresse. Man führe einen Aderlass am *long rtsa* oder *ru thung* durch und reduziere allmählich die Menge der Nahrungsaufnahme.

དུག་འདྲ་རུས་རྙིང་རླངས་དུགས་ཆུ་ཚན་བྱ། །དེ་འོག་དུག་གམ་སྨུག་པོ་ལྟ་བུར་བསྡུ། །འདུས་རྟགས་ཐོབ་ནས་ལྷོ་དང་རྩ་ནས་སྦྱང་། །རྗེས་ལ་ག་བུར་ཉི་ཤུ་རྩ་ལྔ་དང་། །སེ་འབྲུ་ལྔ་པ་ལྷག་པ་སྦྲད་ལ་བཏང་། །འཇུག་ཏུ་འབའ་སམ་སྨན་མར་ཕྱི་རྗེས་བཅད། །

Zur Behandlung von [*ma zhu*] *dug 'dra*, wende man ein Dampfbad oder Heißwasserbad aus abgelagerten Knochen an. Danach konzentriere man die Krankheit örtlich in gleicher Weise wie bei *bad kan smug po* und Vergiftung. Nachdem sich Anzeichen zeigen, dass sich die Krankheit örtlich konzentriert hat, leite man sie mittels Purgation (Ableiten über den Darm) sowie einer Reinigung der Leitbahnen ab. Danach verabreiche man das Präparat *ga bur nyi shu rtsa lnga* wechselweise mit dem Präparat *se 'bru lnga pa* und wende schließlich die medizinische Butter *'ba' sam* als Nachbehandlung an.

མ་ཞུ་རླུང་ལྡན་དུགས་དང་འཇམ་རྩི་བཏང་། །མཁྲིས་ལྡན་སྦྱང་ཞིང་བད་ཀན་ལྡན་པ་སྐྱུགས། །རང་རང་ཁ་འཛིན་ཟས་སྨན་འཚམ་པས་བཅོས། །

Bei mit *rlung* kombinierten Schwäche des Verdauungstraktes wende man Kompressen und milde Einläufe an, ist sie mit *mkhris pa* kombiniert, führe man eine Purgation (Ableiten über den Darm) durch, während man bei einer Kombination mit *bad kan* Erbrechen auslöst. Man behandele jede dieser Krankheiten unter zusätzlicher Gabe der geeigneten Heilmittel und verordne eine geeignete Ernährung.

མ་ཞུ་རྙིངས་ནས་ནད་གཞན་གྱུར་པ་ལ། །དང་པོ་མ་ཞུའི་རྒྱུ་ལས་སྐྱེད་པའི་ཕྱིར། །སེ་འབྲུ་ལྔ་པ་ཚ་གྲང་ཀར་བུར་བསྐྱུར། །ཆུ་སྐོལ་འཕུལ་བས་ཕོ་བའི་མེ་དྲོད་སྐྱེད། །མ་ཞུའི་ནད་འབྱུང་དྭངས་མ་རང་གནས་འཇོག །འབྲས་བུ་ནད་གཞན་གསོ་སླའི་གྲོགས་སུ་འགྱུར། །

Die Behandlung von Sekundärerkrankungen, die aus länger andauernder Schwäche des Verdauungstraktes resultieren, ist wie folgt durchzuführen: Da diese Krankheiten auf eine Schwäche des Verdauungstraktes zurückzuführen sind, verabreiche man zuerst *se 'bru lnga pa* mit gekochtem Wasser und benutze weißen Zucker und Melasse je nach heißer oder kalter Wesensart der Krankheit. Dieses Arzneimittel erzeugt Hitze des Verdauungstraktes, die sich im Allgemeinen im Magen befindet, bereinigt eine Schwäche des Verdauungstraktes und unterstützt die Kräftigung der körperlichen Bestandteile. Dadurch wird die Behandlung dieser Sekundärerkrankungen einfacher.

རྒྱུ་མ་བཅོས་པར་འབྲས་བུ་གསོ་འདོད་པ། །དུག་རྩ་མ་ཕྱུངས་ལོ་མ་བཅད་སྤྲུར་འདྲ། །ཁོང་ནད་ཐམས་ཅད་མ་ཞུ་སྐྱེས་པའི་ཕྱིར། །མ་ཞུའི་གསོ་དཔྱད་མཁས་པ་ཤིན་ཏུ་གཅེས། །རྒྱུ་ཉིད་གྲོལ་ན་འབྲས་བུ་ག་ལ་འབྱུང་། །ཞེས་གསུངས་སོ། །

Der Versuch, [eine Krankheit] zu heilen, ohne deren grundlegende Ursache zu behandeln, entspräche dem Beschneiden der Blätter eines giftigen Baums, anstatt ihn mitsamt seiner Wurzeln auszugraben. Es ist sehr wichtig, sich für die Behandlung von einer Schwäche des Verdauungstraktes professionelle Fachkenntnisse anzueignen, da alle Verdauungsstörungen von einer Schwäche des Verdauungstraktes verursacht werden. Wie kann die Wirkung einer Ursache bestehen, wenn die Ursache selbst ausgemerzt wurde?“ So wurde gesprochen.

དེ་ནས་ཡང་དྲང་སྲོང་ཡིད་ལས་སྐྱེས་ཀྱིས་ཞུས་པ། །ཀྱེ་སྟོན་པ་དྲང་སྲོང་རིག་པའི་ཡེ་ཤེས་ལགས། །མ་ཞུའི་རྒྱུས་བསྐྱེད་འབྲས་བུ་གཅོང་ནད་དུ། །དེ་དག་རྒྱུ་རྐྱེན་གྱུར་ཚུལ་དབྱེ་བ་དང་། །རྟགས་དང་བཅོས་ཐབས་རྗེས་གཅོད་ཇི་ལྟར་ལགས། །འཚོ་མཛད་སྨན་པའི་རྒྱལ་པོས་བཤད་དུ་གསོལ། །

Und wiederum äußerte der Weise *yid las skyes* folgende Bitte: „O großer Weiser *rig pa'i ye shes*, was sind die Ursachen, (mit Krankheit in Zusammenhang stehenden) Umstände, Krankheitsentstehung, Klassifizierungen, Anzeichen und Symptome, Behandlungsmethoden und Nachbehandlungen für Verdauungsstörungen, die auf eine Schwäche des Verdauungstraktes zurückzuführen sind? Möge der Heiler, der König der Ärzte, uns dies bitte erklären.“

ཞེས་ཞུས་པ་དང་། །སྟོན་པས་གསུངས་པ། །ཀྱེ་དྲང་སྲོང་ཆེན་པོ་ཉོན་ཅིག །མ་ཞུའི་རྒྱུས་བསྐྱེད་འབྲས་བུ་གཅོང་ནད་ལ། །གསར་པ་ལྷེན་དང་ལྕགས་དྲེག་མེ་དྲོད་ཉམས། །དུག་གཅོང་བད་ཀན་སྨུག་པོ་མཁྲིས་པའི་ནད། །རྙིང་པ་སྐྲན་དང་སྐྱ་ཐབ་དམུ་འོར་བཞི། །གཅོང་ཆེན་ཟད་བྱེད་རྣམ་པ་ལྔ་རུ་བཤད། །དུག་ནད་ཕྱིས་འབྱུང་གསར་གཞན་སྔར་བརྗོད་པས། །སྐབས་འདིར་རྙིང་པའི་གཅོང་ནད་སྡེ་ལྔར་བསྟན། །ཞེས་གསུངས་སོ། །

Auf diese Bitte antwortete der Meister: „O großer Weiser, höre mir zu. Unter den Verdauungsstörungen, die von einer Schwäche des Verdauungstraktes verursacht wurden, gehören zur Kategorie der neu auftretenden Erkrankungen die Krankheiten [*bad kan*] *lhen,* [*bad kan*] *lcags dreg,* [*bad kan*] *me drod nyams,* Vergiftung, [*bad kan*] *smug po* und *mkhris pa.* Mit der Ausnahme von Vergiftung, die wir später durchnehmen werden, wurden diese Krankheiten bereits erläutert. Zur chronischen Kategorie gehören die vier [Krankheiten] gutartiger Tumor, Ödeme 1. Grades, Ödeme 3. Grades (Aszites), Ödeme 2. Grades sowie [weiters] als fünfte [Krankheit] eine chronische Erkrankung mit massiver Auszehrung des Körpers. Diese Krankheiten werden in diesen fünf Kategorien erläutert." So wurde gesprochen.

བདུད་རྩི་སྙིང་པོ་ཡན་ལག་བརྒྱད་པ་གསང་བ་མན་ངག་གི་རྒྱུད་ལས་ཁོང་ནད་ཐམས་ཅད་ཀྱི་རྒྱུ་མ་ཞུ་བ་བཅོས་པའི་ལེའུ་སྟེ་དྲུག་པའོ། །

Dies ist das sechste Kapitel, über eine „Schwäche des Verdauungstraktes, die Ursache von sämtlichen Verdauungsstörungen", aus dem Tantra der geheimen mündlichen Unterweisung über die acht Zweige des Nektars der Medizin.

Anmerkung des Herausgebers der deutschen Ausgabe:

1 Hierbei handelt es sich um die Reste, die bei der Produktion von tibetischem Joghurt übrigbleiben. Dies berichtet Dr. Sonam Dolkar Oshoe während eines Gespräches am 7.6.2019 im „*rgyud bzhi*-Translation Department" in Dharamsala. (Vgl. khro ru tshe rnam 2000: 194, bod ran skyong ljongs sman rtsi khang 2006: 37).

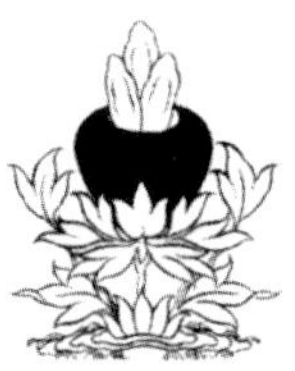

དེ་ནས་ཡང་དྲང་སྲོང་རིག་པའི་ཡེ་ཤེས་ཀྱིས་འདི་སྐད་ཅེས་གསུངས་སོ། །ཀྱེ་དྲང་སྲོང་ཆེན་པོ་ཉོན་ཅིག །

Danach sprach der Weise *rig pa'i ye shes* die folgenden Worte: „O großer Weiser, höre mir zu.

གཅོང་ཆེན་སྐྲན་ལ་རྒྱུ་རྐྱེན་དབྱེ་བ་དང་། །གནས་ས་གྱུར་ཚུལ་རྟགས་དང་བཅོས་ཐབས་དྲུག །

Gutartige Tumore, die zur Kategorie der chronischen Krankheiten gehören, können unter folgenden sechs Überschriften erläutert werden: Ursachen und (mit Krankheit in Zusammenhang stehende) Umstände, Klassifizierung, Lokalisation, Krankheitsentstehung, Anzeichen und Symptome sowie Behandlungsmethoden.

རྒྱུ་ནི་མ་ཞུ་བད་ཀན་ཁྲག་མཁྲིས་རླུང་། །སྲིན་དང་ཆུ་སེར་སྤྲ་ལས་འབྱུང་བ་ཡིན། །རྐྱེན་ནི་སྔོན་ལས་གདོན་དང་མ་ཞུ་བ། །འགྲམས་འཁྲུགས་མཚོན་དང་བུ་བཙས་རླན་གྲང་བསྐྱེད། །

Die Ursachen von gutartigen Tumoren sind eine Schwäche des Verdauungstraktes, *bad kan*, Blut, *mkhris pa*, *rlung*, *srin*, *chu ser* und die Ansammlung von Haaren. Es gibt folgende (mit Krankheit in Zusammenhang stehende) Umstände, [die für die Entwicklung von gutartigen Tumoren verantwortlich sind]: karmische Eindrücke aus vergangenen Leben, Einflüsse von bösen Geistern, eine Schwäche des Verdauungstraktes, verbreitete und unruhige Hitze-Krankheiten, Verletzungen durch Waffen, postpartale Beschwerden und die Abkühlung des Körpers durch feuchte Verhältnisse.

དབྱེ་བ་བད་ཀན་ཟས་ཀྱི་ནད་དོ་ཡི་སྐྲན། །རླུང་གི་སྙིང་སྐྲན་ཁྲག་མཁྲིས་རྩ་སྐྲན་དང་། །སྤྲ་སྲིན་ཆུ་སྐྲན་རྣག་སྐྲན་བཅུ་གཅིག་གོ །

Gutartige Tumore können in elf Arten klassifiziert werden: Bezoar (Verklumpung von pflanzlichen Fasern), *lhen dro yi skran*, Steinbildung, *rlung gi lhing skran*[38], gutartige Tumore aus Blut, Gallensteine, gutartige Tumore im Bereich der Leitbahnen, gutartige Tumore aus Haaren, *srin skran,* Zysten und Abszesse.

གནས་ནི་གློ་སྙིང་མཆིན་དྲི་མཆིན་མཆེར་མཁལ། །མཁྲིས་པ་ཕོ་ལོང་རྒྱུ་མ་ལྒང་པ་མངལ། །

Die Lokalisationen von [gutartigen Tumoren] sind Lunge, Herz, Zwerchfell, Leber, Milz, Niere, Gallenblase, Magen, Dickdarm, Dünndarm, Harnblase und Gebärmutter.

སྙིགས་མ་མ་ཞུའི་ཟས་སྐྲན་ཕོ་ལོང་འབྱུང་། །ལྷེན་སྐྲན་ཕོ་བ་རྡོ་སྐྲན་ཕོ་བ་ལྒང་། །ལྷིང་སྐྲན་ཕོ་བ་ལོང་དང་མངལ་དུ་གནས། །ཁྲག་སྐྲན་ཕོ་ལོང་མཆིན་མཆེར་མངལ་དུ་འབྱུང་། །མཁྲིས་སྐྲན་སྣོད་མཁྲིས་རྒྱུ་མའི་ནང་དུ་གནས། །རྩ་སྐྲན་ཕོ་མཁལ་མཆིན་དྲི་རྒྱུ་གྲོག་མང་། །སྤུ་སྐྲན་ཕོ་ལོང་རྒྱུ་མ་ལྒང་པར་གནས། །སྲིན་སྐྲན་ཕོ་ལོང་གཉིས་ཀྱི་ནང་དུ་འབྱུང་། །ཆུ་སྐྲན་ངེས་མེད་གར་ཡང་འབྱུང་སྲིད་དེ། །གློ་སྙིང་མཆིན་པ་རྒྱུ་ལོང་བར་དུ་མང་། །རྣག་གི་སྐྲན་ལ་གར་འོང་ངེས་པ་མེད། །

Ein Bezoar (Verklumpung von pflanzlichen Fasern) besteht aus schwer verdaulicher Nahrung und entwickelt sich im Magen und im Dickdarm; *lhen skran* entsteht im Magen; Steinbildung im Magen und in der Harnblase; *rlung gi lhing skran* in Magen, Dickdarm und Gebärmutter; gutartige Tumore aus Blut in Magen, Dickdarm, Leber, Milz und Gebärmutter; Gallensteine in der Gallenblase und im Dünndarm; gutartige Tumore im Bereich der Leitbahnen üblicherweise in den Leitbahnen von Magen, Niere, Zwerchfell und Darm; gutartige Tumore aus Haaren in Magen, Dickdarm, Dünndarm und Harnblase; und schließlich *srin skran* in Magen und Dickdarm. Zysten können fast überall im Körper entstehen, kommen [aber häufiger an der Oberfläche] von Lunge, Herz, Leber, Dünndarm und Dickdarm vor. Abszesse können sich überall im Körper bilden.

མདོར་བསྡུས་ཕྱི་སྐྲན་ནང་སྐྲན་བར་སྐྲན་གསུམ། །ཕྱི་སྐྲན་སྣོད་ཀྱི་ཕྱི་དང་ཤ་ལྤགས་བར། །བར་སྐྲན་སྣོད་ཀྱི་ནང་ལྡེབས་དོན་གྱི་ཡོགས། །ནང་སྐྲན་དོན་སྣོད་ཀུན་གྱི་གཏིང་ན་གནས། །

Die Lokalisationen [von gutartigen Tumoren] können in drei Arten zusammengefasst werden: äußere, innere und dazwischen liegende gutartige Tumore. Äußere Tumore bilden sich an der äußeren Oberfläche der Hohlorgane und im Zwischengewebe von Muskelgewebe und Haut. Dazwischen liegende gutartige Tumore bilden sich an der inneren Oberfläche von Hohlorganen und der äußeren Oberfläche von Vollorganen. Innere gutartige Tumore bilden sich in Voll- und Hohlorganen.

38 *rlung gi lhing skran* ist ein Synonym für *rlung skran.*

གྲུ་ར་ཚུལ་ཁ་ཟས་གྱོང་ཚིལ་སྲང་མ་སོགས། །མ་ཞུ་རང་སོར་གནས་པས་ཅེ་སྣབས་འདྲིལ། །སྙིགས་མ་མ་ཞུ་ཟས་ཀྱི་སྐྲན་དུ་འགྱུར། །

Bei der Krankheitsentstehung [von gutartigen Tumoren] spielen schwer verdauliche Nahrungsmittel wie Tierfette und Schalen von Getreidekörnern eine Rolle, die unverdaut in Magen und Dickdarm verbleiben. Es kommt zu einer Ansammlung von Schleim, der die unverdaute Materie umhüllt und sich schließlich zu einem Bezoar (Verklumpung von pflanzlichen Fasern) entwickelt.

མ་ཞུའི་རྐྱེན་གྱིས་བད་ཀན་པེ་སྣབས་འཕེལ། །རླུང་གིས་བསྒྲིལ་བས་ལྷེན་སྐྲན་ཞེས་བྱར་འགྱུར། །

Wenn sich Schleim aufgrund einer Schwäche des Verdauungstraktes ansammelt und mit *rlung* verklumpt, bildet sich *lhen skran*.

དྭངས་མ་མ་ཞུ་ཕོ་བར་ཡུན་རིང་གནས། །བད་ཀན་གྲང་བས་རྡོ་བྱས་རླུང་གིས་བསྒྲོངས། །ཡང་ཡང་གཡོགས་ཤིང་སྲ་བར་སྨིན་པ་ནི། །དྭངས་མ་མ་ཞུ་རྡོ་སྐྲན་ཞེས་བྱར་འགྱུར། །

Wenn *dwangs ma ma zhu ba* über längere Zeit im Magen zurückbleibt, trägt kaltes *bad kan* zur Steinbildung bei, und *rlung* verklumpt die Steine zu einer festen Masse. Diese Masse verhärtet sich durch den weiteren Zuwachs an nicht resorbierten Nahrungsteilen und wird zu sogenannten [durch] „*dwangs ma ma zhu ba* entstandenen Steinen".

དྭངས་མ་མ་ཞུ་མཆིན་པར་ཁྲག་ངན་རྒྱས། །མཆིན་པའི་གཤམ་དུ་ཁྲག་གི་ཟི་ལ་པ་ཆགས། །འཕེལ་ཞིང་རྒྱས་པས་མཆིན་པའི་ཁྲག་སྐྲན་འགྱུར། །དེ་འདྲ་མཚེར་པར་ཞུགས་པ་མཚེར་པའི་སྐྲན། །

dwangs ma ma zhu ba führt zur Ansammlung von unreinem Blut in der Leber, wodurch sich Tautropfen von Blut im unteren Bereich der Leber bilden. Diese wachsende Ansammlung von Blut führt zur Bildung eines gutartigen Tumors aus Blut im Bereich der Leber. Wenn sich unreines Blut in der Milz ansammelt, verursacht dies einen gutartigen Tumor aus Blut im Bereich der Milz.

མཆིན་ཁྲག་ཕོ་བར་ལྷུང་བས་བད་ཀན་བསྲུལ། །ཁྲག་བཙོས་འདྲིལ་བས་སྨུག་པོའི་སྐྲན་དུ་འགྱུར། །དེ་ཉིད་ལོང་ཞུགས་འདྲིལ་བ་ལོང་སྐྲན་ཡིན། །

bad kan smug po verklumpt zu einem gutartigen Tumor aus Blut, wenn das unreine

Blut aus der Leber in den Magen absinkt, wo es von *bad kan* zersetzt und vom Blut erhitzt wird. Gelangt die Materie in den Dickdarm, so bildet sich ein gutartiger Dickdarmtumor.

དེ་བཞིན་ཁྲག་མར་ལྷུང་བ་མཁྲིས་པར་འདྲེས། །སྣ་བར་འདྲིལ་བ་རྒྱ་མའི་མཁྲིས་སྐྲན་ཡིན། །

In ähnlicher Weise vermischt sich unreines Blut, das in den Dünndarm absinkt, mit Galle, und der Zuwachs an diesen Komponenten führt zur Bildung von gutartigen Gallentumoren (Gallensteinen) im Dünndarm.

དྭངས་མ་མ་ཞུ་མཆིན་གནས་མཁྲིས་པར་ལྷུང་། །མཁྲིས་པའི་རྫི་ཚགས་འདྲིལ་བ་སྟོད་མཁྲིས་སྐྲན། །

dwangs ma ma zhu ba führt zur Ansammlung von unreinem Blut in der Leber, und dieses unreine Blut sinkt in die Gallenblase ab und verursacht einen Zuwachs an Galle sowie die Bildung von Gallensteinen.

དྭངས་མ་མ་མ་ཞུ་ངན་ཁྲག་རྒྱས་པ་དེ། །མཆིན་དྲི་གློ་མཁལ་རྒྱ་གྲོག་ཕོ་བའི་རྩར། །འགྲིམས་པ་ས་གཅིག་འདྲིལ་བ་རྩ་ཡི་སྐྲན། །མཚོན་ལམ་མཚོན་ཁྲག་འཁྱིམས་པའང་དེ་བཞིན་ནོ། །

Gutartige Tumore im Bereich der Leitbahnen entstehen, wenn das aufgrund von *dwangs ma ma zhu ba* entstandene unreine Blut in den Blutgefäßen von Zwerchfell, Lunge, Niere, Dünndarm [1] und Magen zirkuliert und einen Klumpen bildet, der zu gutartigen Tumoren im Bereich der Leitbahnen führt. In ähnlicher Weise kann es auch durch Blut, das im Bereich einer Verletzung durch eine Waffe stagniert, zur Bildung eines gutartigen Tumors aus Blut [in diesem Bereich] kommen.

དྭངས་མ་མ་ཞུ་ལྒང་པའི་རྩ་མིག་འགྲིམས། །ཆུ་ཡི་དྲོད་ཀྱིས་བཙོས་བསྐྱིལ་རྡེ་འུར་འགྱུར། །

Zur Steinbildung in der Harnblase kommt es, wenn *dwangs ma ma zhu ba* durch die Harnleiter in die Harnblase gelangt, wo es sich konzentriert und durch die Hitze des Urins verklumpt.

བུད་མེད་བུ་བཙས་ནད་ལྷག་མངལ་དུ་འདྲིལ། །དེ་ཉིད་བུ་བཙས་མངལ་གྱི་ཁྲག་སྐྲན་ཡིན། །

Ein gutartiger Tumor aus Blut in der Gebärmutter ist eine postpartale Störung, die nach einer Geburt aufgrund der Ansammlung von Reststoffen in der Gebärmutter auftritt.

ཕོ་བ་ལོང་དུ་སྲིན་བུ་དུ་བུར་འདྲིལ། །སྲིན་སྐྲན་ཞེས་བྱ་ཕོ་བ་ལྒང་པའི་ནང་། །སྤུ་འབྲུམས་འདྲིལ་བས་སྤུ་ཡི་སྐྲན་དུ་འགྱུར། །

srin skran ist eine Ansammlung aus Mikroorganismen, der sich in Magen und Dickdarm bildet. Ein gutartiger Tumor aus Haaren ist eine Ansammlung von Haaren in Magen und Harnblase.

དྭངས་མ་མ་ཞུ་རྩ་མིག་བྱེར་བ་ཡིས། །དོན་སྣོད་ཡོགས་ལ་ཆུ་སེར་ཕུར་མར་ཆགས། །ཆུ་སྐྲན་ཞེས་བྱ་རྣག་སྐྲན་རྣག་བུམ་ཡིན། །

Eine Zyste ist eine mit *chu ser* gefüllte Blase, die aufgrund der Verbreitung von *dwangs ma ma zhu ba* in die Leitbahnen an der äußeren Oberfläche von Voll- und Hohlorganen auftritt. Wenn sich die Blase mit Eiter füllt, entsteht ein Abszess.

ཕོ་ལོང་མངལ་དུ་སྐྲན་གང་རླུང་གིས་བསྐྱོད། །འཕྱོ་ལྡིང་འཕེལ་འགྲིབ་བྱེད་པ་རླུང་གི་སྐྲན། །རྐྱང་པའི་རླུང་ལས་སྐྲན་དུ་འགྱུར་བ་མེད། །

Der Begriff *rlung skran* bezieht sich nicht auf eine aus *rlung* gebildete Masse; es geht vielmehr um jegliche Art Masse im Abdomen, von unterschiedlicher Größe, die aufgrund der bewegenden Kraft von *rlung* durch Magen und Dickdarm treibt.

མདོར་བསྡུས་སྐྲན་ཀུན་ཚ་གྲང་གཉིས་སུ་བསྡུ། །ཁྲག་དང་མཁྲིས་པས་རྒྱུ་བྱས་ཚ་བའི་སྐྲན། །བད་རླུང་གྲང་བས་རྒྱུ་བྱས་གྲང་སྐྲན་ཡིན། །

Kurz gesagt können alle gutartigen Tumore in zwei Wesensarten zusammengefasst werden: heiße und kalte [gutartige Tumore]. Heiße gutartige Tumore sind Blut und *mkhris pa,* kalte gutartige Tumore *bad kan* und *rlung* zuzuschreiben.

དེ་ཡི་རྟགས་ལ་སྤྱི་དང་བྱེ་བྲག་གཉིས། །

Es gibt zwei Arten von Anzeichen und Symptomen [von gutartigen Tumoren]: allgemeine und spezifische.

སྐྲན་ཀུན་སྤྱི་རྟགས་རྩ་རྒྱུད་ཞན་ཅིང་ཞར། །ཆུ་ལ་སྐྲན་ཐིགས་ཉ་མིག་འབྱུང་བ་དང་། །གང་ལ་

སྐྲན་ཡོད་སྟེང་དུ་དྲེག་པ་ཚགས། །ཁ་ཟས་མི་འཇུ་གྲངས་རྐྱེན་སྒྲེག་ཅིང་སྐྱུག །ཁྱད་པར་ཤ་རིད་མར་རྗེན་སིངས་སྒྲེག་སྐྱུག །དྲི་མ་སྲི་སྐམ་འཁྲུ་ཡང་སྲིད་པ་ཡིན། །ཤ་སྐམ་ཤེད་ཆུང་འགྲངས་དང་གྲངས་རྗེས་ན། །དྲག་ཤུལ་ནད་ལྡང་འདི་རྟགས་ཕལ་ཆེར་འབྱུང་། །

Die allgemeinen Anzeichen und Symptome sind: schwach und unklarer Puls, die Blasen des Urins haben die Form von Fischaugen; Ansammlung von Verunreinigungen an der Haut senkrecht zur Lokalisation des gutartigen Tumors; die Nahrung kann nicht verdaut werden; Aufstoßen und Erbrechen in kalter Umgebung; Erbrechen, Verstopfung oder möglicherweise Durchfall, insbesondere bei Einnahme von rohem Fleisch von schwachen Tieren, Butter und *chang*-Resten; schwache Körperkraft; Schmerzen bei vollem Magen und in kühler Umgebung; sowie Verschlechterung des Zustands unter anstrengender Betätigung. Diese Anzeichen und Symptome zeigen sich in den meisten Fällen [gutartiger Tumore].

བྱེ་བྲག་སྙིགས་མ་མ་ཞུ་ཟས་ཀྱི་སྐྲན། །ཕོ་བ་འཚིང་སྒྲེག་ཟོས་ཐོག་གླང་ཐབས་ལྡང་། །གང་མ་ཞུ་བའི་ཟས་དེ་མཆོག་ཏུ་གནོད། །གདོང་པ་མིག་ལྤི་བས་རྐང་བོལ་གཡོ་བ་ཡིན། །

Spezifisch verursacht ein Bezoar (Verklumpung von pflanzlichen Fasern), der *snyigs ma ma zhu ba* zuzuschreiben ist, bei der Verdauung von Speisen Blähbauch, Aufstoßen und Krämpfe im Abdomen, eine Verschlechterung des Zustands bei Einnahme von Nahrungsmitteln, die vorher eine Schwäche des Verdauungstraktes hervorgerufen hatten, sowie Schwellungen im Gesicht, der Augenlider und der dorsalen Bereiche der Füße.

ལྷེན་སྐྲན་བརྗེ་བའི་སྲན་ཆེ་ཅི་ཟོས་སྐྱུག །རླན་གྲང་ཟོས་རྗེས་ན་ཞིང་ལྟོགས་ན་བདེ། །སྒྲེག་པ་མི་ཐོན་ཤེད་ཆུང་འཕེལ་འགྲི་མེད། །

lhen skran ist auf Druck erträglich und verursacht Erbrechen aller eingenommenen Speisen sowie Schmerzen beim Aufenthalt in nasser Umgebung, in kalter Umgebung sowie nach dem Essen, während sich die Schmerzen bei Hunger bessern. Aufstoßen, schwache Körperkraft und wechselnde Größe [des gutartigen Tumors] treten hier nicht auf.

དྭངས་མའི་རྡོ་སྐྲན་དེ་འདྲ་ཤིན་ཏུ་སྲ། །

Steine, die sich durch den Zuwachs von *dwangs ma ma zhu ba* bilden, sind extrem hart und zeigen ähnliche Symptome wie *lhen skran*.

མཆིན་པའི་ཁྲག་སྐྲན་འཕེལ་སྐྱེན་གཡས་ནས་ཆགས། །མིག་སེར་ཆུ་དམར་རྩ་རྒྱུད་ཕྲ་ལ་མགྱོགས། །གྲང་དྲོས་རོ་རྒྱབ་མཆིན་དྲི་སྨྲག་ཅིང་ན། །ཤ་མདོག་སྔོ་སྐམས་མཆིན་ཤ་སེངས་སླེག་སྐྱུག །སྐྲན་རྒྱས་མཁྲིས་ཡུལ་ཁྲོགས་ཏེ་མིག་ཆུ་སེར། །

Ein gutartiger Tumor aus Blut im Bereich der Leber bildet sich oben rechts im Abdomen und entwickelt sich rasch. Er verursacht gelbliche Augen, rötlichen Urin, einen dünnen und schnellen Puls, unter Kälte und Wärme gleichzeitig Schmerzen in Rücken und Zwerchfell, eine bläuliche Haut, einen dünnen Körper und nach der Einnahme von Leberfleisch Erbrechen von Material, das *chang*-Resten ähnelt. Wenn der gutartige Tumor [aus Blut] größer wird und die Lokalisation der Gallenblase einnimmt, verursacht es eine gelbliche Färbung von Augen und Urin.

མཆེར་པའི་ཁྲག་སྐྲན་དེ་འདྲ་གཡོན་དུ་འབྱུང་། །སྦོ་སྐྱིག་ཟས་སྙོམ་ལེན་ཡང་ལྦུ་བ་སྐྱུག །ཚ་བ་ཤས་ཆུང་གདོང་པ་སྦོད་པོར་གཡོ། །

Ein gutartiger Tumor aus Blut im Bereich der Milz bildet sich im Abdomen oben links und verursacht ähnliche Symptome wie ein gutartiger Tumor aus Blut im Bereich der Leber, sowie Blähbauch, Aufstoßen, schaumiges Erbrechen trotz funktionierender Verdauung, Verlust der Hitze des Körpers und unregelmäßige Schwellungen im Gesicht.

ཕོ་ལོང་སྨུག་པོའི་ཁྲག་སྐྲན་ཚ་ཞིང་གཟེར། །མནན་ན་འཕར་ཞིང་བསིལ་དྲོད་གཉིས་ཀ་གནོད། །འགྲངས་ལྟོགས་གྲང་དང་དྲོས་པ་གང་ཡང་ན། །

Ein aufgrund von [*bad kan*] *smug po* entstandener gutartiger Tumor aus Blut im Bereich von Magen und Dickdarm fühlt sich bei der Tastung pulsierend an und geht mit einem brennenden Gefühl und Schmerzen einher. Der Zustand verschlechtert sich bei Anwendung von kühlenden sowie wärmenden Mitteln, bei leerem oder vollem Magen und bei Aufenthalt in kalter oder warmer Umgebung.

སྟོད་ཀྱི་མཁྲིས་སྐྲན་ཤ་མདོག་སྔོ་ལ་སྐམ། །ཟས་ལེན་གྱུར་ཀྱང་ཤེད་བྲལ་མིག་ཆུ་སེར། །སྨིན་ནས་ལུས་ཀུན་ཟ་འཕྲུག་བྱེད་པ་ཡིན། །

Gallensteine verursachen eine bläuliche Haut, einen dünnen Körper, Verlust der Körperkraft trotz funktionierender Verdauung sowie eine gelbliche Färbung von Augen und Urin. Bei Krankheitsprogression kommt es zu Juckreiz am gesamten Körper.

རྒྱུ་མའི་མཁྲིས་སྐྲན་ལུས་ལྕི་མིག་ཆུ་སེར། །རྩ་ཁྲིམས་དང་ཁ་མི་བདེ་ནད་ཟུག་ཆེ། །སྐོམ་དང་ཆེ་ལ་དྲི་ཆུ་སྲི་བར་མངོན། །

Gutartige Tumore aus Galle im Dünndarm verursachen ein Schweregefühl des Körpers, gelbliche Augen und Urin, gespannten Puls, Appetitverlust, starke Schmerzen, extremen Durst und spärliche Miktion.

ལོང་གི་རླུང་སྐྲན་སྟོ་འཁྲིག་ལྷུ་བ་འཁྲུ། །མི་བརྟན་འཕོ་འགྱུར་འཕེལ་འགྲིབ་བྱེད་པ་ཡིན། །མངལ་སྐྲན་ཚིགས་པ་རྒྱུ་ཞབས་ལྟོང་དུབ་གཟེར། །འགྲངས་ཚེ་ན་ཞིང་སྐབས་སུ་ཁྲག་ཆེན་འཛག །

rlung skran im Dickdarm treibt ständig von einer Lokalisation zur anderen, ist wechselhaft groß und verursacht Blähbauch und Darmgeräusche sowie schaumigen Durchfall. Ein gutartiger Tumor aus Blut im Bereich der Gebärmutter verursacht zeitweilige Schmerzen in Gelenken und in der Gebärmutter, Schmerzen bei vollem Magen und gelegentlich starke Blutungen.

གླང་པའི་རྡེ་སྐྲན་ཆུ་བགག་ཟུག་གཟེར་ཆེ། །

Steine, die sich in der Harnblase bilden, verursachen Harnverhalten und starke Schmerzen.

གློ་བའི་རྩ་སྐྲན་གློ་མང་འགོགས་པ་དཀའ། །སྐད་འཛེར་ཤ་ལུས་སྔོ་སྐམ་ཟོས་རྗེས་སྐྱུག །

Ein gutartiger Tumor der Leitbahnen im Bereich der Lunge verursacht übermäßigen Husten, Schwierigkeiten beim Auswurf von Schleim, Heiserkeit, eine bläuliche Haut, einen dünnen Körper und Erbrechen nach dem Essen.

མཁལ་མའི་རྩ་སྐྲན་ཐོག་མར་ན་ཟུག་ཆུང་། །སྨིན་ནས་ལྷར་མངོན་ཤ་སྐམ་དགྱེ་དགུ་དཀའ། །ཆུ་མདོག་དམར་ལ་ལུས་ལྕི་ཆུ་འཐུངས་སྐྱུག །

Ein gutartiger Tumor der Leitbahnen im Bereich der Nieren verursacht zu Beginn leichte Schmerzen und bei Progression starke Schwellungen, einen dünnen Körper, Schwierigkeiten beim Vor- und Zurückbeugen, rötlichen Urin, Schweregefühl des Körpers und Erbrechen nach dem Trinken von Wasser.

མཆིན་དྲིའི་རྩ་སྐྲན་ཚིགས་པ་བརྒྱད་པ་ན། །དགྱེ་དགུ་མི་བདེ་སྐྱིག་ཅིང་སྐྱུག་སྣམ་བྱེད། །མཆིན་
པ་མཆིན་དྲིའི་ཤ་ཟོས་སྐྱུག་པར་འགྱུར། །རྩ་སྐྲན་ཕལ་ཆེར་རི་ལ་ཙམ་རྩ་ཆུ་ཚ། །

Ein gutartiger Tumor der Leitbahnen im Bereich des Zwerchfells verursacht Schmerzen am achten Wirbel, Schwierigkeiten beim Vor- und Zurückbeugen, Aufstoßen, Übelkeit und Erbrechen nach dem Essen von Leber- und Zwerchfellfleisch. Die meisten gutartigen Tumore der Leitbahnen haben die Größe von Schafdung, und die Urin- und Pulsuntersuchung zeigt Anzeichen einer Hitze-Krankheit.

སྲིན་སྐྲན་འདྲིལ་དུས་ཟུག་ཆེ་ཞི་དུས་བདེ། །

srin skran in einem örtlich konzentrierten Stadium verursacht starke Schmerzen, die sich bessern, sobald sich *srin skran* beruhigen.

སྐྲ་སྐྲན་གང་དུ་བྱུང་སར་གནས་རྟགས་སྟོན། །

Ein gutartiger Tumor aus Haaren zeigt die Anzeichen des Bereichs seiner Lokalisation.

སྙིང་གི་ཆུ་སྐྲན་བྲང་ལ་སྲིན་བུར་འོང་། །ཤེས་པ་རྒོད་ཅིང་སྨྱོ་ཚུལ་སྟོན་པ་འམ། །ཁྲོ་ཚིག་སེམས་
རྒུབ་ཆུ་ཚན་འཚེད་སྣམ་བྱེད། །ཆུ་སྐྲན་ཕལ་ཆེར་མིག་ལྤི་བས་རྐང་བོལ་གཡོ། །ངོ་བོ་སྲ་མེར་ཟུག་
ཆུང་ཇི་བ་བཟོད། །

Eine Zyste des Herzens verursacht Akne auf der Brust, mentale Erregung, Irresein oder Wut, mentale Aggression und ein Gefühl, als ob das Herz in heißem Wasser gekocht wird. Die meisten Zysten sind hart und verursachen Schwellungen der Augenlider und der dorsalen Bereiche der Füße. Durch Druck [auf die Zyste] werden leichte, erträgliche Schmerzen ausgelöst.

རྣག་སྐྲན་རེག་ན་བརྩེ་ལ་མནན་མི་བཟོད། །རྩ་ཆུ་ཕྱི་ཡུལ་ཙུང་ཟད་ཚ་བ་སྐྱེ། །

Ein Abszess verursacht bei Tastung Irritation und Druckempfindlichkeit. Die Merkmale von Puls, Urin und äußerer Körpertemperatur verweisen auf eine leichte Hitze-Krankheit.

དེ་ལྟར་སྐྲན་རྣམས་ཕལ་ཆེར་ལྟོ་སྟོང་ལ། །ལངས་བུབ་གན་རྐྱལ་ཟུར་ལ་གནས་ཏེ་སྨྱོང་། །བར་
གནས་སྲ་འདྲིལ་ལག་འོག་བཟུང་བར་ནུས། །ཕྱི་ན་གནས་པ་དངོས་སུ་གསལ་བར་སྟོན། །གཏིང་
ན་གནས་ན་རྟགས་ལ་ནད་ངོས་བཟུང་། །གློ་མཆིན་མཆེར་སྐྲན་གསང་སར་གཟེར་བ་ཡིན། །

Die meisten gutartigen Tumore können getastet werden, wenn der Patient mit leerem Magen vornüber gebeugt steht bzw. in Bauch-, Rückenlage oder Seitenlage liegt. Dazwischen liegende [gutartige Tumore] sind fest, konzentriert und tastbar. Äußere sind deutlich sichtbar. Innere können anhand der Zeichen und Symptome diagnostiziert werden. Gutartige Tumore in Lunge, Leber und Milz verursachen starke Schmerzen an den betreffenden Punkten.

མདོར་བསྡུས་ཚ་སྐྲན་རྩ་ཆུ་ཕྱི་ཡུལ་ཚ། །གནས་དེར་འཕེལ་སྐྱེན་ཚ་ཞིང་མནན་ན་འཕར། །ཁ་ཟས་
དྲོད་བཅུད་མི་འཕྲོད་བསིལ་བ་འཕྲོད། །དེ་ལས་གོ་ལྡོག་གྲང་བའི་སྐྲན་དུ་བརྟག །ཟུག་ཆེ་སྐྱུག་
ཅིང་ཟུངས་གསུམ་ཤོར་ན་སྤང་། །སྟོབས་ལྡན་ཟུག་མེད་ཟས་ཆུད་འཚོ་བས་བཅོས། །

Kurz gesagt zeigen bei einem heißen gutartigen Tumor die Merkmale von Puls, Urin und äußeren Körperteilen eine Hitze-Krankheit. [Der gutartige Tumor] wächst an seiner Lokalisation rasch und ist auf Druck heiß und pulsierend. Die Einnahme von wärmenden und nahrhaften Speisen ist schädlich, während kühlende [Nahrungsmittel] lindernd wirken. Gutartige Tumore mit konträren Anzeichen und Symptomen im Vergleich zu obigen Darstellungen werden als kalte gutartige Tumore diagnostiziert. Die Behandlung ist zu vermeiden, wenn ein gutartiger Tumor starke Schmerzen, Erbrechen und Erschöpfung der drei Lebenserhalter [2] verursacht. Man behandele jene, die bei Kräften sind, keine Schmerzen und einen guten Appetit haben, denn diese werden überleben.

བཅོས་པའི་ཐབས་ལ་སྤྱི་དང་བྱེ་བྲག་གཉིས། །སྤྱི་ལ་བཅོས་ཐབས་སྨན་དཔྱད་ཟས་སྤྱོད་བཞི། །ཚ་
སྐྲན་གྲང་སྐྲན་ཕྱི་ནང་བར་གསུམ་སྦྱར། །

Es gibt zweierlei Arten von Behandlung: allgemein und spezifisch. Es gibt vier Arten von allgemeinen Behandlungen: Heilmittel, äußere Therapien, Ernährung und Verhalten. Man verabreiche diese Behandlungen bei heißen und kalten gutartigen Tumoren an jeder der drei folgenden Lokalisationen: außen, innen und dazwischen liegend.

དང་པོ་ནང་ན་གནས་པའི་ཚ་སྐྲན་ལ། །ཏིག་ཏ་གསེར་གྱི་མེ་ཏོག་དུག་མོ་ཉུང་། །བསིལ་གསུམ་
བྲག་ཞུན་རུ་རྟ་པི་པི་ལིང་། །ཚ་ལ་འགྲོན་ཐལ་ཨ་རུ་ར་དང་ནི། །ཅོང་ཞི་དྲག་པོར་བཏུལ་བའི་

ཐལ་བ་དང་། །ལྡོང་རོས་ཧོང་ལེན་ད་ལིས་ཐལ་བ་རྣམས། །ཀ་ར་སྦྱར་བཏང་གང་ཉེའི་རྩ་ལ་གཏར། །རྩ་སྦྱོ་གང་རིགས་སྦྱངས་ལ་ཆུ་ལུམས་བྱ། །

Erstens, verabreiche man zur Behandlung von heißen inneren gutartigen Tumoren ein Präparat aus *tig ta*, *gser gyi me tog*, *dug mo nyung*, den drei kühlen Heilmitteln, *brag zhun*, *ru rta*, *pi pi ling*, *tsha la*, Kaurischneckenasche, *a ru ra,* Asche aus *cong zhi drag por btul* und Asche aus *ldong ros*, *hong len* sowie *da lis,* alles mit weißem Zucker vermischt. Man führe einen Aderlass an der nächsten passenden Vene durch, leite [die Krankheit] in geeigneter Weise durch Reinigung der Leitbahnen oder Purgation (Ableiten über den Darm) ab und verordne ein medizinisches Bad.

བར་གནས་ཚ་སྐྲན་བཟང་དྲུག་ཨ་རུ་ར། །ཙན་དན་དཀར་དམར་ཨུཏྤལ་བོང་ང་དཀར། །ཏིག་ཏ་གསེར་གྱི་མེ་ཏོག་དུག་མོ་ཉུང་། །རུ་རྟ་ཚ་ལ་རྒྱམ་ཚྭ་པི་པི་ལིང་། །སྤོས་དཀར་སེང་ལྡེང་མུ་ཟི་བསེ་རུ་དང་། །རྟ་རྨིག་བཙའ་མ་གཅན་གཟན་རུས་པ་དང་། །གཡག་རྒོད་རྭ་དང་རུས་པ་སེར་ཙམ་བསྲེག །ཅོང་ཞི་རྒོད་བཏུལ་ཀ་ར་སྦྱར་ལ་བཏང་། །གཏར་སྦྱོངས་ཆུ་ལུམས་གོང་བཞིན་ཤེས་པར་བྱ། །

Zur Behandlung von dazwischen liegenden, heißen gutartigen Tumoren verabreiche man ein Präparat aus den sechs hervorragenden Heilmitteln, *a ru ra*, *tsan dan dkar po, tsan dan dmar po, ut+pal*, *bong nga dkar po*, *tig ta*, *gser gyi me tog*, *dug mo nyung, ru rta, tsha la*, *rgyam tshwa*, *pi pi ling*, *spos dkar*, *seng ldeng*, *mu zi*, Rhinozeroshorn, vertrockneten Pferdehufen, Knochen von fleischfressendem Wild, leicht verbrannten Hörnern und Knochen vom wilden Jak sowie *cong zhi rgod btul* vermischt mit weißem Zucker. Wie oben beschrieben führe man Aderlass, Reinigung der Leitbahnen und ein medizinisches Bad durch.

ཕྱི་ཡི་ཚ་སྐྲན་མཁན་པ་སྤྱང་ཚེར་རྩ། །ལྕེ་ཚ་འོལ་མོ་སེ་གོ་སྙོད་བྱི་བའི་བྲུན། །སྦངས་ལུམས་བྱས་པས་ཕལ་ཆེར་ རྣག་ཏུ་འགྱུར། །མ་ཁྲུགས་གོང་ལྟར་སྨན་དཔྱད་རྩོལ་བས་སྦྱང་། །ཚ་ཐུར་རྒྱབ་ལ་འབྲས་ལྟར་རུ་ལ་གཏོད་སྦྱར། །ཡང་ན་བྱི་ཤང་དཀར་མོ་གོ་བྱི་མཚལ། །ཟེ་ཚྭ་གླ་རྩི་སྦྲང་རྒོད་རེང་བུ་གཞུག །ཚ་བ་མི་ཚོར་ཆུ་བུར་བྱུང་ན་ཐེབས། །ལྷད་པ་བྱུགས་ལ་ཞོག་བུས་ཁ་བཀབ་བཞག །ཡོ་བར་ཟན་དྲོན་དུགས་ཀྱིས་བག་རེ་བདུག །

Zur Behandlung eines heißen, äußeren gutartigen Tumors lasse man den Patienten ein medizinisches Bad aus den folgenden Zutaten nehmen: Aufguss aus *mkhan pa, spyang tsher*-Wurzeln, *lce tsha*, *'ol mo se*, *go snyod* und Mäusekot. Diese Behandlung lässt gutartige Tumore auseitern. Falls dies nicht gelingt, leite man die Krankheit mit den oben beschriebenen Heilmitteln und äußeren Therapien auf geeignete Weise ab. Man benutze *thur ma* (chirurgisches Instrument) und verabreiche ein medizinisches Präparat, um auf gleiche Weise wie bei bösartigen Tumoren nekrotisches Gewebe zu entfernen. Oder man stecke ein Zäpfchen aus *byi shang dkar mo*, *go bye*, *mtshal*, *ze tshwa*, *gla rtsi* und unverarbeitetem Honig in die Wunde. Die Bildung von Blasen, ohne ein brennendes Gefühl hervorzurufen, zeigt an, dass die Behandlung erfolgreich ist. Zusätzlich appliziere man Gehirn [3] auf die Wunde und halte sie mit Papier bedeckt. Man lege eine Kompresse mit warmem Brei auf den Magen.

དེ་རྣམས་ཟས་སྤྱོད་རི་དྭགས་ལུག་ཤ་གསར། །བ་མཛོའི་ཞོ་དར་མར་གསར་ལ་སོགས་པ། །བསིལ་
ཡང་བསྟེན་ཞིང་རུལ་སྐྱུར་འདྲུ་དཀའ་སྔོ། །གྲང་དང་དྲག་ཤུལ་མེ་ཉིས་གདུངས་པ་སྤང་། །

Da es sich um heiße [gutartige Tumore] handelt, empfehle man kühlende und leichte Speisen wie Fleisch von pflanzenfressendem Wild, frisches Schaffleisch, frisches tibetisches Joghurt, frische Buttermilch sowie Kuh- und *mdzo*-Butter. Verdorbene oder saure und fermentierte Speisen, schwer verdauliche Nahrungsmittel wie rohes Gemüse sowie kalte Ernährung sind zu vermeiden. Ebenso sind anstrengende Tätigkeiten und zu langer Aufenthalt am Feuer und in der Sonne zu unterlassen.

ཟབས་སུ་ཞུགས་པའི་གྲང་སྐྲན་བཅོས་པ་ནི། །ཐང་ཤིང་དུར་བྱིད་དནྡ་ཡ་བཀྵ། །ཚ་བ་ལྔ་དང་
ཚྭ་སྣ་རྣམ་པ་ལྔ། ། ས་རྫི་ཀ་དང་པ་ཏྲ་འབྲས་བུ་གསུམ། །རུ་རྟ་དང་ཞི་ཟི་ར་དཀར་ནག་གཉིས།
།ཧོང་ལེན་ཕྱེ་མ་ཏིལ་མར་ཞག་དང་ཞོ། །མར་གྱིས་སྦྲུས་ལ་རྫ་མ་ཁ་སྦྱར་བསྲེག །དེ་ཉིད་རྒྱལ་པོ་
རྒོད་མ་ཁ་དང་སྦྱར། །སེ་འབྲུ་བརྒྱད་དང་ནང་ནུབ་ལྷག་པ་སྦྲིད། །དེ་ཡིས་དྲོད་སྐྱེད་དང་ག་འབྱེད་
པར་བྱེད། །དེ་རྗེས་རྒྱམ་ཚྭ་ཚ་ལ་ལ་ལ་ཕུད། །ཚ་བ་ལྔ་དང་ཨ་རུའི་ཐལ་སྨན་སྦྱར། །བྱ་རྒོད་གོ་
བོ་སྤྱང་བྲུན་ཕོ་བ་དང་། །ཟི་ར་ནག་པོ་ཁ་རུ་ཙབས་རུ་ཚྭ། །ཚ་བ་གསུམ་དང་སྦྱར་ལ་ལྷག་པ་སྦྲིད།
།ཡང་ན་ཟ་བྱེད་ཆེ་ཆུང་ཐལ་སྨན་སྦྱར། །སེ་འབྲུ་བཞི་དང་ནང་ནུབ་ལྷག་པ་སྦྲིད། །དེ་ཡིས་དྲོད་
སྐྱེད་དང་ག་འབྱེད་པ་དང་། །གྲང་སྐྲན་མ་ལུས་ཐལ་བར་རློག་པར་བྱེད། །ཞིག་ནས་སླེ་ར་མངོན་
ཟུག་ཆེ་རྩ་ཆུ་ཚ། །གཙོད་བྱེད་བཤལ་གྱིས་སྦྱངས་རྗེས་མེ་ཡིས་བསྲེག །

Zur Behandlung von kalten inneren gutartigen Tumoren verknete man Pulver aus *thang shing*, *dur byid*, *dan+da*, *ya bak+Sha ra*, den fünf heißen Heilmitteln, den fünf Arten von Salz, *sa rdzi ka*, *gan+d+ha pa tra*, den drei Myrobalanfrüchten, *ru rta*, *zi ra dkar po, zi ra nag po* und *hong len* mit Sesamöl, Knochenfetten und Knochenmark, tibetischem Joghurt und Butter. Man verbrenne das Gemisch in einem Tontopf mit geeignetem Deckel und mische dann dieses königliche Aschenpräparat mit dem Präparat *rgod ma kha*. Man verabreiche dieses Mischpräparat am Morgen und das Präparat *se 'bru brgyad pa* am Abend oder umgekehrt. Diese Behandlung fördert die Körperhitze und steigert den Appetit. Danach verabreiche man ein medizinisches Aschenpräparat aus *rgyam tshwa*, *tsha la*, *la la phud*, den fünf heißen Heilmitteln und *a ru ra*, abwechselnd mit einem Präparat aus Kot und Gedärm von Geier, Lämmergeier und Wolf, *zi ra nag po*, *kha ru tshwa*, *tsabs ru tshwa* und den drei heißen Heilmitteln. Oder man mische die Präparate *za byed che ba* und *za byed chung ba* [4] mit dem oben erwähnten Aschepräparat und verabreiche dies am Morgen, während das Präparat *se 'bru bzhi pa* am Abend zu geben ist, oder umgekehrt. Dies fördert Körperhitze und steigert den Appetit, es löst alle Arten von kalten, gutartigen Tumoren auf. Wenn sich [der gutartige Tumor] auflöst, wird er weich und verursacht starke Schmerzen. Puls- und Urinuntersuchung zeigen Anzeichen einer Hitze-Krankheit. Zur Ableitung der Krankheitsreste führe man Purgation (Ableiten über den Darm) und danach Moxibustion durch.

བར་གནས་གྲང་སྐྲན་སྒྲོན་ཤིང་འབྲས་བུ་གསུམ། །ཚྭ་སྣ་ཚོགས་ཚད་སེ་འབྲུ་པི་པི་ལིང་། །བཟང་པོ་གསུམ་དང་ཚ་ལ་སྤོས་དཀར་དང་། །དུར་བྱིད་སྔོ་ཡི་ཚ་གསུམ་རྒོད་གཡག་རྭ། །ཕྱེ་མ་ཆང་སྦྲུས་སླ་ངར་ནུས་ལྡན་བསྲེག །ཐལ་བ་བུ་རམ་སྦྱར་བ་ཆུ་སྐོལ་དབུལ། །ཞིག་ནས་སྦྱོངས་བཏང་མ་ཞིག་ཐུར་མ་བཏེག །ཐུར་རྗེས་སྨན་རྫོ་བཤལ་གྱིས་སྦྱང་བར་བྱ། །བྲང་དང་རྩིབ་ལོགས་སྨན་ཐག་གང་གཟེར་དང་། །སྦྲུལ་མིག་གང་ལ་བབ་པའི་ཚིགས་གསང་བསྲེག །

Zur Behandlung von dazwischen liegenden, kalten gutartigen Tumoren verknete man Pulver aus *sgron shing*, den drei Myrobalanfrüchten, allerlei Salzen, *se 'bru*, *pi pi ling*, den drei hervorragenden Heilmitteln, *tsha la*, *spos dkar*, *dur byid*, den drei heißen Kräutern und Horn vom wilden Jak mit *chang* und verbrenne das Gemisch in einem luftdichten Eisengefäß. Man vermische dieses Aschenpräparat mit Melasse und verabreiche es mit gekochtem Wasser. Wird mithilfe dieses Heilmittels [der gutartige Tumor] aufgelöst, führe man eine Ableitung durch. Gelingt es jedoch nicht, mit dieser Medizin [den gutartigen Tumor] zu entfernen, benutze man *thur ma* (ein chirurgisches Instrument) und führe eine Purgation (Ableiten über den Darm) durch, um die Reste des gutartigen Tumors abzuleiten. Man verabreiche eine Moxibustion in den schmerzenden Bereichen, die dem gutartigen Tumor am nächsten sind, wie Brustkorb, Rippenbogen, *sbrul mig*,[39] sowie Wirbelpunkt je nach Lokalisation der Krankheit.

ཕྲི་ཡི་གྲང་སྐྲན་སྐུམ་འཚོས་དུགས་བྱས་ལ། །སྐྱིར་གྱུར་བུམ་པ་ཚད་ལྡན་མེ་བཙའ་བྱ། །ཐེངས་

39 *sbrul mig* ist ein Moxibustionspunkt, der ein *mtshon* vom Schwertfortsatz entfernt an den beiden lateralen Seiten liegt.

འགའ་བསྙེན་པས་འཇུ་ཞིང་ཕྱི་རུ་འདྲེན། །འབུར་ན་འཇག་གིས་མཐའ་ནས་བསྡམས་ལ་བཅིར། །གཅགས་བུས་དྲས་ལ་སྐྲན་དབྱུང་རྨ་ལྟར་གསོ། །དནྟ་ཡུངས་ཀར་ཟར་མ་ཏིལ་སྦྱར་བྱུག །མ་འདྲོངས་ཚ་ཐུར་རྒྱབ་ལ་འབྲས་ལྟར་བཅོས། །

Zur Behandlung von kalten, äußeren gutartigen Tumoren führe man eine Öltherapie durch und lege Kompressen auf. Sobald [der gutartige Tumor] weich wird, führe man mehrmals mit Gerätschaften der Standardgröße Schröpftherapien mit Feuer durch, um die Reste des gutartigen Tumors aufzulösen und auszuleiten. Wenn [der gutartige Tumor] hervorstehend ist, binde man einen Faden herum und ziehe ihn fest. Man schneide den gutartigen Tumor mit einem Skalpell ab und behandele die Stelle wie eine Wunde. Man appliziere *dan+da*, *yungs kar* und *zar ma* vermischt mit Sesamöl. Falls die oben beschriebene Behandlung nicht hilft, benutze man erhitztes *thur ma* (ein chirurgisches Instrument) und verfahre in gleicher Art und Weise wie bei bösartigen Tumoren.

དེ་རྣམས་ཟས་སྤྱོད་ལུག་དང་གཡག་རྒོད་དང་། གཅན་གཟན་གོར་སྲེག་ཁྱིམ་བྱ་བྱི་འུའི་ཤ། །འབྲས་ཆན་སྤྲོད་བཙས་ཟན་དྲོན་ཞུན་མར་བསྙེན། །ཆང་གི་དྭངས་མ་སྒ་ཆུ་བསྐོལ་བ་བཏུང་། །བཅུད་མེད་འཇུ་དཀའ་བསིལ་ཕྱོགས་ཐམས་ཅད་སྤང་། །བཅག་དང་རྩོལ་བ་སྤུ་དུགས་རྡོ་ཡིས་མཉེ། །

Da es sich um kalte, [gutartige Tumore] handelt, empfehle man Speisen wie Fleisch von Schaf, wildem Jak, fleischfressendem Wild, Tibetkönigshuhn, Rebhuhn, Huhn und Vögeln sowie leicht gewürzten gekochten Reis, warmen gekochten Brei, geklärte Butter, frisches *chang* und gekochten *sga*-Aufguss. Man vermeide die Einnahme von nicht nahrhaften und schwer verdaulichen Nahrungsmitteln sowie alle Arten kühlender Ernährung. Man empfehle Bewegung und andere Tätigkeiten, wende Fellkompressen an und massiere den [gutartigen Tumor] mit einem Stein.

བྱེ་བྲག་བཅོས་ཐབས་སྙིང་གི་ཆུ་སྐྲན་ལ། །བསེ་རུ་དོམ་མཁྲིས་ཛཱ་ཏི་ཟངས་ཐལ་དང་། །ཤ་རུ་དུར་ཐོད་འགྲོན་ཐལ་སྦྲང་སྦྱར་བཏང་། །དེས་མ་སྐྱེམས་ན་དེ་སྐྱེང་དངུལ་ཆུ་དང་། །སྣར་བུ་དབྱི་མོང་ལ་འཁར་བསྣན་པ་ཡི། ། རིལ་བུ་བྱས་ལ་སྙིང་ཆུ་བསྐམ་པར་བྱ། །དེས་ཀྱང་མ་སྐྱེམས་སྙིང་ཆུ་ཐུར་མས་གཙག །

Als spezifische Behandlung für Herzzyste verabreiche man ein Präparat aus Rhinozeroshorn, Bärengalle, *dzA ti*, Kupferasche, Wildhorn, *dur thod*, Kaurischneckenasche und Honig. Versagt diese Therapie, verabreiche man Pillen aus den oben zur Trocknung der

Zysten des Herzens angeführten Zutaten mit dem Zusatz von entgiftetem Quecksilber, *star bu*, *dbyi mong* und *la 'khar*.[40] Versagt auch diese Therapie, leite man die Flüssigkeit aus dem Herzen mit *thur ma* (einem chirurgischen Instrument) ab.

གློ་མིག་རྩ་སྐྲན་ཐོག་མར་ཆུ་ལུམས་བྱ། །དེ་ནས་སྟར་བུ་སྐྱུ་རུ་པི་པི་ལིང་། །རུ་རྟ་ཤིང་མངར་བུལ་ཏོག་སྦྲང་སྦྱར་བཏང་། །སྟར་བུ་བུལ་ཏོག་སྐྱུ་རུ་ར་དང་སྦྲང་། །རིལ་བུ་མུར་བས་གློ་སྐྲན་འཇོམས་པ་ཡིན། །

Zur Behandlung von gutartigen Tumoren der Leitbahnen im Bereich der Lunge lasse man den Patienten in einer natürlichen heißen Quelle baden und verabreiche dann ein Präparat aus *star bu*, *skyu ru ra*, *pi pi ling*, *ru rta*, *shing mngar*, *bul tog* und Honig; oder man lasse den Patienten Pillen aus *star bu*, *bul tog*, *skyu ru ra* und Honig kauen, um den gutartigen Tumor [der Leitbahnen] im Bereich der Lunge aufzulösen.

མཆིན་པའི་ཁྲག་སྐྲན་རྩ་སྐྲན་སྦྱོར་བས་གདུལ། །ཡང་ན་གུར་ཀུམ་ ཅུ་གང་ཨུཏྤལ་ཏིག་ཏ་བྲག་ཞུན་རུ་རྟ་དོམ་མཁྲིས་བ་ཤ་ཀ་ཀྱི་ལྕེ་མཚལ་དཀར་གྱི་སྦྱོར་བ་དང་ སེ་འབྲུ་ལྷག་པ་སྤྲད། །ཡང་ན་སེ་རྒོད་འབྲས་བུ་བྲག་ཞུན་དང་། །ཙན་དན་གུར་ཀུམ་ཆང་སྦྱར་ཞག་གསུམ་མནན། །ལངས་ནས་བུ་རམ་སྦྱར་བའི་ལྡེ་གུ་བཏང་། །མཆིན་ཁྲག་རྒྱས་དང་མཆིན་སྐྲན་འདུ་ཞིང་སྐེམ། །རུ་ཐུང་སྣོད་ཀ་མང་གཏར་ཉུང་དུ་དབྱུང་། །ཚ་བ་སྐྱེ་སྲིད་བྲག་ཞུན་ གུར་ཀུམ་ཅུ་གང་ཨ་རུ་རིག་ཏ་དོམ་མཁྲིས་པི་ལིང་ བདུན་པ་དང་། །ལྷག་པ་སྤྲད་དེ་ཕྱི་རྗེས་བཤལ་གྱིས་སྦྱང་། །

Zur Behandlung eines gutartigen Tumors aus Blut im Bereich der Leber nehme man das zur Behandlung von gutartigen Tumoren der Leitbahnen übliche Präparat. Oder man verabreiche ein Präparat aus *gur kum*, *cu gang*, *ut+pal*, *tig ta*, *brag zhun*, *ru rta*, Bärengalle, *ba sha ka*, *kyi lce* und *mtshal dkar* abwechselnd mit dem Präparat *se 'bru*. Oder man vermische *se rgod*-Früchte, *brag zhun*, *tsan dan* und *gur kum* mit *chang* und lasse das Gemisch drei Tage gären. Dann mische man es mit Melasse und verabreiche es in Form einer medizinischen Paste. Diese Behandlungen unterstützen die Auflösung und Trocknung von Blutansammlungen und gutartigen Tumoren aus Blut der Leber. Danach führe man mehrmals an den Punkten *ru thung* und *snod ka* einen Aderlass durch und entnehme eine kleine Menge Blut. Da Fieber möglich ist, verabreiche man wechselweise das oben angeführte Präparat und das Präparat *brag zhun bdun pa* bestehend aus *brag zhun*, *gur kum*, *cu gang*, *tig ta*, Bärengalle und *pi pi ling* und führe danach als Nachbehandlung eine Purgation (Ableiten über den Darm) durch.

40 *la 'khar* bezieht sich auf die gedörrten Reste von *rgya skyegs*.

མཆེར་སྐྲན་དེ་འདྲའི་རྗེས་ལ་མེ་ཡིས་བསྲེག །

Zur Behandlung eines gutartigen Tumors aus Blut im Bereich der Milz führe man an den mit der Milz in Zusammenhang stehenden [Venen] Aderlass durch, gefolgt von einer Moxibustion.

མཁལ་ཆིལ་རྩ་སྐྲན་དང་པོ་ཆུ་ལུམས་བྱ། །ཟུག་ཆུང་སྲི་དང་བདེ་ར་སོང་བྱིན་ལོང་གཏར། །སྐྱིད་མེད་བྱ་བྲ་ཏ་བོའི་ལུམས་བྱས་ཏེ། །རྣག་ཏུ་བཀུག་ལ་མེ་ཡིས་ཕྱི་རྗེས་བཅད། །མ་ཁུགས་ཚད་པ་སྦྱངས་ལ་ཐུར་མས་བཅོས། །

Zur Behandlung von gutartigen Tumoren der Leitbahnen im Bereich der Nieren lasse man den Patienten zuerst in einer natürlichen heißen Quelle baden. Sobald die diesbezüglichen Schmerzen abklingen, der [gutartige Tumor] weich wird und sich der Patient besser fühlt, führe man an *byin gzhug* und *long rtsa* einen Aderlass durch. Wenn die Beschwerden nicht besser werden, bereite man ein medizinisches Bad aus Taubenkot und *brag skya ha bo*, um [den gutartigen Tumor] zu behandeln, und führe danach als Nachbehandlung eine Moxibustion durch. Wenn der [gutartige Tumor] nicht behandelt werden kann, leite man das Fieber ab und behandele mit *thur ma* (einem chirurgischen Instrument).

མ་ཞུའི་ཟས་སྐྲན་ལྷེན་སྐྲན་རྡོ་སྐྲན་ལ། །གསར་པའི་དུས་ན་རྡོ་ཡིས་མཉེ་བར་བྱ། །རྒྱམ་ཚྭ་ལ་ལ་ཕུད་དང་ཨ་ཟ་མོ། །པི་པི་ལིང་དང་དོང་གྲ་ཆ་རེ་བསྐྱེད། །ཨ་རུ་ཀུན་མཉམ་ཕྱེ་མ་མེ་དང་འདྲ། །མ་ཞུ་བད་རླུང་གྲང་སྐྲན་འཇོམས་པར་བྱེད། །པི་ཏ་ཨ་རུ་བཙུ་འགྱུར་པོ་འགྲོན་བདུན། །ཙུ་གང་གུར་ཀུམ་ཚ་བ་རྣམ་པ་ལྔ། །ཚྭ་སྣ་ལྔ་དང་རྒྱ་ཚྭ་པྲི་ཡཏྲུ། །ཐལ་སྨན་ཞོ་གསུམ་དྲི་ཆུས་འདམ་བཏགས་བྱ། །རིལ་བུ་བྱས་བསྙེན་རྒྱམ་ཚྭ་གསུམ་ཐང་བཏང་། །རྡོ་ཡང་ཐལ་བར་འགྱུར་སྲིད་སྐྲན་ཅི་སྨོས། །ཚྭ་བསྲེགས་ཟེ་ཚྭ་གོ་ཐལ་སྦྱོར་བ་ཡང་། །མན་ངག་ལྟར་ན་སྐྲན་བཞིག་སྨན་མཆོག་ཡིན། །ཞིག་པའི་སྐྲན་རོ་གཙོད་བྱེད་བཤལ་བྱས་ལ། །མ་ཞིག་ཐུར་མའི་རྗེས་ལ་སླར་ཡང་སྦྱང་། །

Zur Behandlung von durch eine Schwäche des Verdauungstraktes verursachten Bezoaren (Verklumpung von pflanzlichen Fasern), *lhen skran* und Steinbildungen massiere man die Masse zu Beginn mit einem Stein. Man bereite ein medizinisches Pulver aus *rgyam tshwa*, *la la phud* und *a za mo*, füge *pi pi ling* und *dong gra* hinzu, alles in dieser Reihenfolge in ansteigender Menge, und ergänze schließlich *a ru ra* zu gleichen Teilen mit der Gesamtmenge. Dieses Präparat ist mit feuerähnlichen Wirkmechanismen ausgestattet und kuriert eine Schwäche des Verdauungstraktes und kalte, gutartige Tumore, die durch *bad kan* und *rlung* verursacht wurden. Man verabreiche Pillen, die wie folgt hergestellt werden: Man verknete *bi Sha, a ru ra* mit der zehnfachen Menge *bi Sha*, sieben männlichen Kaurischnecken, *cu gang*, *gur kum*, den fünf heißen Heilmitteln, den fünf Arten von Salz, *rgya tshwa, pri yang+ku* sowie drei *zho* des scharfen Aschenpräparats und füge dann das Präparat *rgyam tshwa gsum thang* hinzu. Da diese Präparate sogar Steine zerstäuben können, sind sie zweifellos in der Lage, gutartige Tumore aufzulösen. Ein Präparat aus verbranntem Salz, *ze tshwa* und Asche vom Lämmergeierkot ist laut Standardanweisungen die beste Medizin zur Auflösung   . Wenn der gutartige Tumor aufgelöst wurde, leite man die Reste mittels Purgation (Ableiten über den Darm) ab; falls nicht, benutze man *thur ma* (ein chirurgisches Instrument) und führe wiederum eine Purgation (Ableiten über den Darm) durch.

སྔོད་ཀྱི་མཁྲིས་སྐྲན་ཆེ་སྔོན་ལས་ནད་ཡིན། །འོན་ཀྱང་གསར་དུས་བྱམས་པས་འབད་དེ་གསོ། །མི་དང་ཕག་བྲུན་ནུས་ལྡན་བསྲེགས་ཐལ་བ། །ཚ་ལ་དོམ་མཁྲིས་ཀ་ར་པི་པི་ལིང་། །སེ་འབྲུ་ལྔ་དང་ནང་ནུབ་ལྟག་པ་སྦྱར། །ཆུ་སྐོལ་འཕུལ་བས་སྐྲན་དེ་འཇུ་ཞིང་སྐེམ། །གཏར་དྭངས་རྗེས་ལ་ཆུ་ལུམས་སྦྱོངས་ཀྱིས་བཅོས། །

Obwohl Gallensteine vergangenen karmischen Taten zuzuschreiben sind, behandele man diese Krankheit im Anfangsstadium sorgfältig und mit liebender Fürsorge. Man bereite ein Präparat, indem man *tsha la*, Bärengalle, weißen Zucker und *pi pi ling* zu Asche hinzufügt, die durch Verbrennen von *mi brun* und Schweinekot in einem luftdichten Behälter gewonnen wurde. Man verabreiche dieses Präparat mit gekochtem Wasser am Morgen und das Präparat *se 'bru lnga pa* mit gekochtem Wasser am Abend oder umgekehrt. Dies unterstützt die Auflösung und Austrocknung von gutartigen Tumoren. Man leite die Krankheit mittels Aderlass aus und behandele danach mit einem Bad in einer natürlichen heißen Quelle sowie Purgation (Ableiten über den Darm).

རྒྱུ་མའི་མཁྲིས་སྐྲན་ཚ་ལ་དོམ་མཁྲིས་དང་། །ཧོང་ལེན་ཀར་སྦྱར་ཞུ་མཁན་དུགས་ཀྱིས་བདུག །དེ་རྗེས་མན་ངག་བཤལ་ དུར་བྱིད་ཚ་ལ་དོམ་མཁྲིས་ཧོང་ལེན་ གྱིས་ཁོང་ནས་དབྱུང་། །ཡང་ན་ཏིག་ཏ་བརྒྱད་ཀྱིས་བཏུལ་རྗེས་སྦྱང་། །

Zur Behandlung von gutartigen Tumoren aus Galle im Dünndarm verabreiche man ein Präparat aus *tsha la*, Bärengalle, *hong len* und weißem Zucker und lege eine *zhu mkhan*-Kompresse auf. Danach eliminiere man [sie] mittels Purgation (Ableiten über den Darm) aus *dur byid*, *tsha la*, Bärengalle und *hong len* wie nach Standardanleitung. Oder man verabreiche das Präparat *tig ta brgyad pa*, um [sie] aufzulösen und abzuleiten.

ཕོ་བ་ལོང་དུ་སྨུག་པོའི་ཁྲག་སྐྲན་ཆགས། །སྟར་བུ་མ་ནུ་འུ་སུ་རྒྱམ་ཚྭ་བཞི། །བུར་ཀར་སྦྲང་བ་ཆུ་སྐོལ་འཕུལ་ལ་བཏང་། །ཆུ་བ་ཧ་བོ་ཚྭ་བདབ་དུགས་ཀྱིས་བདུག །དོམ་མཁྲིས་ཧོང་ལེན་དུར་བྱིད་ཚ་ལས་སྦྱང་། །ཡང་ན་ཚྭ་བསྲེགས་སེ་འབྲུ་ལྔ་པ་གཉིས། །ཞུག་སྤྲད་ཞིག་ནས་དྲག་པོའི་བཤལ་གྱིས་སྦྱངས། །ཟུངས་ངན་འཇམ་རྩི་ཉེ་རུ་ཧ་སྤེལ་དང་། །

Zur Behandlung von gutartigen Tumoren aus Blut in Magen und Dickdarm, die auf *bad kan smug po* zurückzuführen sind, verabreiche man ein Präparat aus *star bu*, *ma nu*, *'u su*, dem *rgyam tshwa bzhi pa*-Präparat, Melasse und weißem Zucker mit gekochtem Wasser. Man lege eine mit Salz bestreute Kompresse aus *chu ba* und *ha bo* auf. Man leite die Krankheit mit einem Präparat aus Bärengalle, *hong len*, *dur byid* und *tsha la* aus oder verabreiche abwechselnd die Präparate *tshwa bsregs* und *se 'bru lnga pa*. Wenn sich der gutartige Tumor auflöst, leite man ihn mit einem starken Purgationspräparat über den Darm ab. Bei Patienten mit einem schwachen Körper benutze man wechselweise einen milden und einen stärkeren Einlauf.

རླུང་གི་ལྷིང་སྐྲན་སྒོག་སྐྱའི་སྨན་མར་དང་། །བུ་རམ་སྦྱར་བ་བཟའ་ཞིང་འཇམ་རྩི་བཏང་། །དེ་འོག་ཤིང་ཀུན་སེ་འབྲུ་ཚ་བ་ལྔ། །མ་ནུ་རྒྱམ་ཚྭ་ཙབས་རུ་ཁ་རུ་ཚྭ། །ཟི་ར་གོ་སྙོད་འུ་སུ་ལ་ལ་ཕུད། །སུག་སྨེལ་སྟར་བུ་ཤུ་དག་ཟུར་པ་དཀར། །བུལ་ཏོག་བྱེ་རུག་ཞོ་དང་མར་ལ་བཙོ། །དྲོན་མོར་བསྟེན་རྗེས་མེ་ཡིས་འཇོམས་པ་ཡིན། །སྒོག་སྐྱ་སྲང་བཞི་ཆུ་བོ་བརྒྱད་འགྱུར་བསྐོལ། །ཆུ་བསྡུས་འོ་མ་ལས་འཐུངས་རླུང་སྐྲན་འཇོམས། །རླུང་རིམས་བི་ཤ་ཙེ་སོགས་རླུང་ཀུན་སེལ། །ཤིང་ཀུན་ཤུ་དག་རུ་རྟ་ཁ་རུ་ཚྭ། །དོང་གྲ་ཨ་རུ་མ་ནུ་ལ་ལ་ཕུད། །དཎྜ་དུར་བྱིད་ཕྱེ་མས་རླུང་སྐྲན་སྦྱོང་། །

Zur Behandlung von *rlung gi lhing skran* verabreiche man die mit Melasse vermischte medizinische Butter *sgog skya* und führe einen milden Einlauf durch. Danach bereite man ein Präparat, indem man die folgenden Zutaten in tibetischem Joghurt und danach in Butter kocht: *shing kun*, *se 'bru*, die fünf heißen Heilmittel, *ma nu pa tra*, *rgyam tshwa*, *tsabs ru tshwa*, *kha ru tshwa*, *zi ra*, *go snyod*, *'u su*, *la la phud*, *sug smel*, *star bu*, *shu dag*, *zur pa dkar po*,[41] *bul tog* und *bye rug*. Man verabreiche es warm und führe danach eine Moxibustion durch, um die Krankheit zu behandeln. Man koche vier *srang* von *sgog skya* in Wasser in der achtfachen Menge von *sgog skya* und koche es danach in Milch. Dies lindert *rlung skran* und alle Arten von *rlung*-Krankheiten wie ansteckende *rlung*-Krankheit und *bi sha tse*. Ein medizinisches Pulver aus *shing kun*, *shu dag*, *ru rta*, *kha ru tshwa*, *dong gra*, *a ru ra*, *ma nu*, *la la phud*, *dan+da* und *dur byid* unterstützt die Ausleitung von *rlung skran*.

41 *zur pa dkar po* bezieht sich auf *ma nu shu zur* oder *sga rgod dkar po*.

སྲིན་སྐྲན་རྒྱ་ཚྭ་དོང་གྲ་བྱི་ཏང་ག །ཕུར་ཐལ་བུ་རམ་རིལ་བུས་ནང་ནས་བཤིག །རྟ་སྦངས་ཕུར་མོ་སྒོག་སྐྱ་སྤྲུ་དུགས་བདུག །ཞིག་དཀའ་སྒོག་སྐྱའི་སྨན་མར་སྲིན་སྨན་ལྡན། །བཟའ་ཞིང་འཇམ་རྩེ་བཏང་བྱ་ཞིག་ན་འཚོ། །

Zur Behandlung von *srin skran* verabreiche man Pillen aus *rgya tshwa, dong gra*, *byi tang ga* und *phur mong*-Asche mit Melasse, um *srin skran* zu zerstreuen und lege Kompressen aus Pferdemist, *phur mong*, *sgog skya* und *spru ma* auf. Falls diese Behandlung nicht hilft, verabreiche man die medizinische Butter *sgog skya* unter Zusatz von *srin*-Heilmitteln und führe einen milden Einlauf durch. Eine Zerstreuung der Krankheit zeigt an, dass der Patient überleben wird.

མངལ་སྐྲན་ཕྱུ་བྲ་བྱི་བྲུན་པ་ཡག་རྩ། །ནད་མ་སྦང་སྦྱར་བསྲོས་ལ་མང་དུ་བདུག །ཟ་བྱེད་ཐུན་གསུམ་རིལ་བུས་སྐྲན་བཤིག་ལ། །ཕྱི་ནང་ཁྲུས་གཞེར་སྦྱོར་བས་ཁྲག་རོ་གདོན། །ཁྲག་རྣག་ཤེ་རུལ་ཤ་སྐྱི་ཐོན་ན་འཚོ། །ལྕ་བ་ཏིལ་བསྐོལ་ཁུ་བ་ཚ་བ་གསུམ། །བུ་རམ་མར་བཏབ་མངལ་སྐྲན་གསར་པ་འཇིག །ཐང་ཤིང་རྩ་བ་པི་པི་ལིང་གི་རྩ། །ཀ་རཛྙ་དང་པི་པི་ལིང་གི་ཕྱེ། །ཏིལ་བསྐོལ་ལྡེ་གུས་མངལ་སྐྲན་འཇོམས་པར་བྱེད། །ཞིག་ནས་ཁྲག་འཛག་མི་བཅད་ལུས་ཟུངས་བསྲུང་། །རྗེས་ལ་རྩ་བ་ལྔ་ཡི་སྨན་མར་སྦྱར། །ཟས་སྤྱོམ་སྤྱོད་ལམ་ཤིན་ཏུ་དྲོ་བས་བཅོས། །

Zur Behandlung von gutartigen Tumoren aus Blut in der Gebärmutter benutze man Kompressen aus erhitztem Tauben- und Rattenkot, *pa yag*-Wurzel und *nad ma*, vermischt mit Getreidekörnerschalen. Man verabreiche das Pillenpräparat *za byed thun gsum*, um den gutartigen Tumor [aus Blut] zu zerstreuen und führe äußere und innere Reinigung der Leitbahnen durch, um die Blutreste auszuleiten. Die Ausscheidung von Blut, Eiter und von Fäulnis durchdrungenem Material zeigt an, dass die Patientin überleben wird. Neu auftretende [gutartige Tumore aus Blut in der Gebärmutter] werden mit einem Präparat aufgelöst, das wie folgt zubereitet wird: Man koche *lca ba* unter Zugabe der drei heißen Heilmittel, Melasse und Butter in Sesamöl. Gutartige Tumore aus Blut in der Gebärmutter werden mit einer medizinischen Paste zum Zerfallen gebracht, die wie folgt zubereitet wird: Man koche *thang shing*- und *pi pi ling*-Wurzeln, *ka rny+dza* und *pi pi ling* in Sesamöl. Wenn der gutartige Tumor zerfällt und blutet, stille man die Blutung nicht, sondern schütze die körperlichen Bestandteile [der Patientin]. Danach behandele man den Zustand mit einem medizinischen Butterpräparat aus den fünf Wurzeln und unterstütze die Gesundung mit stark wärmender Ernährung und ebensolchem Verhalten.

སྣང་བའི་སྐྲན་ལ་ཟེ་ཚྭ་ཞོ་བཞི་དང་། །རྒྱ་ཚྭ་ཞོ་གཉིས་སྡིག་སྲིན་ཚ་བ་གསུམ། །ལྕམ་པ་བུ་རམ་

སྦྱར་ལ་ཆང་གིས་དབུལ། །རྡེའུ་ཞིག་ནས་ཆུ་ལམ་འབྱུང་བར་ངེས། །

Zur Behandlung von gutartigen Tumoren in der Harnblase verabreiche man ein Präparat aus vier *zho* vom *ze tshwa*, zwei *zho* vom *rgya tshwa*, Krabbe, den drei heißen Heilmitteln, *lcam pa* und Melasse mit *chang*. Dies fördert den Zerfall und die Ausscheidung der Steine über die Harn-abführenden Wege.

མདོར་བསྡུས་རླུང་སྐྲན་སྣུམ་འཚོས་བཏང་བར་བྱ། །མཁྲིས་སྐྲན་སྦྱང་ཞིང་ཁྲག་སྐྲན་གཏར་གྱིས་དང་། །རྩ་སྐྲན་རྣག་ཏུ་འགྱུགས་ཤིང་ཆུ་ལུམས་ཤིས། །རྡོ་སྐྲན་ཐུར་མ་ལྷེན་སྐྲན་སྨན་གྱིས་བཞིག །ཆུ་སྐྲན་རྣག་སྐྲན་གསང་དུ་དབྱུང་བར་བྱ། །ནང་སྐྲན་སྨན་ལ་བར་སྐྲན་ཐུར་མས་བཞིག །ཕྱི་སྐྲན་བུམ་པར་དྲངས་ལ་དམར་འབྱིན་བྱ། ། དེ་ལྟར་ཤེས་ན་འཚོ་བྱེད་མཁས་པ་ཡིན། །ཞེས་གསུངས་སོ། །

Zusammengefasst behandele man *rlung skran* mit Öltherapien, Gallensteine mit Purgation (Ableiten über den Darm), gutartige Tumore aus Blut mit Aderlass, gutartige Tumore der Leitbahnen mit Auseitern sowie einem nachfolgenden Bad in einer natürlichen heißen Quelle und Steine durch Anwendung von *thur ma* (einem chirurgischen Instrument). Man unterstütze den Zerfall von *lhen skran* mit Heilmitteln und leite Zysten und Abszesse über spezifische Punkte ab. Man behandele innere gutartige Tumore mit Medizin, im mittleren Bereich befindliche gutartige Tumore unter Anwendung von *thur ma* (einem chirurgischen Instrument), benutze Schröpftherapien zum Aussaugen äußerer gutartiger Tumore und entferne sie mit einem Skalpell. Jemand, der diese therapeutischen Techniken beherrscht, ist als Arzt ein Experte.“ So wurde gesprochen.

བདུད་རྩི་སྙིང་པོ་ཡན་ལག་བརྒྱད་པ་གསང་བ་མན་ངག་གི་རྒྱུད་ལས་གཙོང་ཆེན་སྐྲན་ནད་བཅོས་པའི་ལེའུ་སྟེ་བདུན་པའོ། །

Dies ist das siebte Kapitel, die „Behandlung von gutartigen Tumoren“, die zur Kategorie der Verdauungsstörungen gehören, aus dem Tantra der geheimen mündlichen Unterweisung über die acht Zweige des Nektars der Medizin.

Anmerkungen des Herausgebers der deutschen Ausgabe:

1 Im tibetischen Text dieses Werkes finden sich der Begriff *rgyu grog* (Men-Tsee-Khang 2017: 117). Diesen Begriff zu übersetzen ist nicht einfach und vom Zusammenhang abhängig. *rgyu ma* bedeutet „Dünndarm“, *grog* „Grube, Schlucht, Flussbett“ bzw. *grog po* „Freund“. In der englischen Version des Men-Tsee-Khang wurde für *rgyu grog rtsa* die Übersetzung „intestinal channels“ angeführt (Men-Tsee-Khang 2017: 117), da sich dieser Begriff auf eine

Ansammlung von Leitbahnen, in diesem speziellen Fall von „Blutgefäßen", bezieht. (Vgl. khro ru tshe rnam 2000: 206).

Dr. Sonam Dolkar Oshoe vom *rgyud bzhi*-Translation Department" in Dharamsala weist in einem Gespräch am 7.6.2019 darauf hin, dass das Wort *rgyu grog* im Zusammenhang mit gynäkologischen Erkrankungen auf „Harnleiter" hinweisen könnte. (Vgl. bzgl. *rgyu grog rtsa* mit der Bedeutung „Harnleiter" auch bod ran skyong ljongs sman rtsi khang 2006: 161).

2 Im tibetischen Text dieses Werkes finden sich der Begriff *zungs gsum* (Men-Tsee-Khang 2017: 123). In der englischen Version des Men-Tsee-Khang wurde für *zungs gsum* die Übersetzung „three vital sustainers" angeführt (Men-Tsee-Khang 2017: 123), ohne eine detaillierte Beschreibung dieses Begriffes anzugeben. Für die deutsche Version wurde für *zungs gsum* die Übersetzung „drei Lebenserhalter" gewählt. Laut diverser Kommentare handelt es sich hierbei um 1. Das Muskelgewebe, 2. Die Hitze des Verdauungstraktes und 3. Die Leitbahnen von Blut und *rlung*. (Vgl. khro ru tshe rnam 2000: 213, bod ran skyong ljongs sman rtsi khang 2006: 776, pad+ma rdo rje 2011: 115).

3 Im tibetischen Text dieses Werkes finden sich lediglich das Wort *klad pa* (Men-Tsee-Khang 2017: 125) mit der Bedeutung „Gehirn". Hierbei handelt es sich um ein „menschliches Gehirn", wie in der englischen Version des Men-Tsee-Khang (Men-Tsee-Khang 2017: 125) angeführt, berichtet Dr. Sonam Dolkar Oshoe während eines Gespräches am 7.6.2019 im „*rgyud bzhi*-Translation Department" in Dharamsala.

Kommentare geben verschiedene Angaben über die Interpretation von *klad pa.* Manche beschreiben diesen Begriff lediglich als „Gehirn" (vgl. khro ru tshe rnam 2000: 216), andere wie Dr. Pema Dorjee als „menschliches Gehirn" (vgl. pad+ma rdo rje 2011: 118); wobei sich Dr. Pema Dorjee hierbei laut Dr. Tsultrim Kalsang vom Materia Medica Department des Men-Tsee-Khang auf den *rgyud bzhi*-Kommentar „Blauen Beryl" von Desi Sangye Gyatso (1653-1705) bezieht. Das ausführliche Gespräch mit Dr. Tsultrim Kalsang fand am 10.6.2019 statt.

Über die Wirkung von menschlichem Gehirn ist im zwanzigsten Kapitel, über die Wirkung der Arzneimittel, aus dem Tantra der Erklärungen folgende Erklärung zu finden: „Menschliches Hirn lässt Schwellungen abklingen und dient zur Behandlung von *chu ser*-Krankheiten." (Ploberger 2012: 288).

Interessanterweise ist im bedeutenden *rgyud bzhi*-Kommentar des tibetischen Arztes der Zurkhar-Tradition, Kyempa Tsewang (15. Jh.), eine weitere mögliche Interpretation zu finden: das Gehirn eines *bya go,* also eines „Geiers" (skyem mpa tshe dbang 1998: 112). Dr. Tsultrim Kalsang befürwortet in unserem Gespräch diese Analyse, da laut seiner Meinung das Gehirn eines Geiers wärmende Wirkung habe, (da Geier eine stark ausgeprägte Hitze des Verdauungstraktes besitzen, mit der sie sogar Knochen verdauen können), und somit hervorragend zum Auseitern von heißen, äußeren, gutartigen Tumoren eingesetzt werden könne. Darüber hinaus sei „menschliches Gehirn" laut Dr. Tsultrim Kalsang nur schwer zu beziehen. ;-)

4 Im tibetischen Text dieses Werkes finden sich die Worte *za byed che chung* (Men-Tsee-Khang 2017: 126). Die ausführliche Schreibweise lautet: *za byed che ba* und *za byed chung ba* (vgl. khro ru tshe rnam 2000: 218, pad+ma rdo rje 2011: 119).

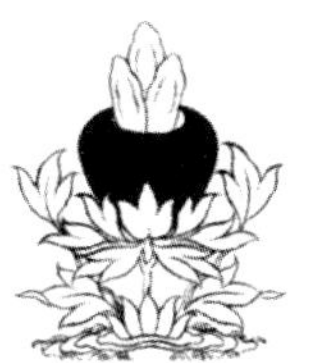

དེ་ནས་ཡང་དྲང་སྲོང་རིག་པའི་ཡེ་ཤེས་ཀྱིས་འདི་སྐད་ཅེས་གསུངས་སོ། །ཀྱེ་དྲང་སྲོང་ཆེན་པོ་ཉོན་ཅིག །

Danach sprach der Weise *rig pa'i ye shes* die folgenden Worte: „O großer Weiser, höre mir zu.

སྐྱ་རབ་ནད་ལ་རྒྱུ་རྐྱེན་དབྱེ་བ་དང་། །རྟགས་དང་བཅོས་ཐབས་རྣམ་པ་བཞི་ཡིས་བསྟན། །

Ödeme 1. Grades werden in vier Abschnitte eingeteilt: Ursachen und (mit Krankheit in Zusammenhang stehende) Umstände, Klassifikation, Anzeichen und Symptome sowie Behandlungsmethoden.

རྒྱུ་རྐྱེན་ཟས་དང་སྤྱོད་ལམ་མི་འཕྲོད་པས། །མ་ཞུའི་དྭངས་མ་མཆིན་གནས་ཟུངས་མ་གྱུར། །ངན་ཁྲག་ཆུ་སེར་རྒྱས་པ་རླུང་གིས་གཏོར། །ལུས་ཀུན་ཁྱབ་པས་སྐྱ་རབ་དག་ཏུ་གཡོ། །

Es gibt folgende Ursachen und (mit Krankheit in Zusammenhang stehende) Umstände: *dwangs ma ma zhu ba* verbleibt aufgrund nicht bekömmlicher Ernährung und abträglichem Verhalten mit der Zeit in der Leber und kann nicht mehr in körperliche Bestandteile transformiert werden. Dies verursacht die Vermehrung von unreinem Blut und *chu ser*, das von *rlung* im ganzen Körper verteilt wird und zur Entwicklung von Ödemen 1. Grades führt.

དེ་ཉིད་གློ་མཆིན་མཆེར་པར་ཞུགས་པ་དང་། །ཆུ་སེར་རླུང་དང་ལྡན་ཕྱིར་དབྱེ་བ་ལྔ། །གློ་བ་སྐྱ་རབ་ཁྲག་ཤས་ཆེ་བ་སྟེ། །མཆིན་པ་མཁྲིས་ལྡན་མཆེར་པ་བད་ཀན་ལྡན། །ཆུ་སེར་སྐྱ་རབ་ཤ་ལྤགས་མཚམས་སུ་ཁྱབ། །རླུང་ནད་སྐྱ་རབ་སྙིང་དང་སྲོག་རྩར་གནས། །

Ödeme 1. Grades werden anhand des Bereichs ihrer Verbreitung und der dominierenden Krankheit in fünf Arten eingeteilt: Lungenödeme, die von Blut dominiert werden;

Leberödeme, die von *mkhris pa* dominiert werden; Milzödeme, die von *bad kan* dominiert werden; von *chu ser* dominierte Ödeme, die sich im Bereich zwischen Haut und Muskelgewebe verbreiten, und von *rlung* dominierte Ödeme, die im Herzen und in der Lebens-Leitbahn angesiedelt sind.

དེ་རྟགས་སྤྱི་དང་བྱེ་བྲག་གཉིས་སུ་གསུངས། །

Es gibt zwei Arten von Anzeichen und Symptomen für Ödeme 1. Grades: allgemeine und spezifische.

སྤྱི་རྟགས་དང་པོ་ཁ་གདོང་མིག་ལྤི་བས་དང་། །རྐང་བོལ་ངར་གདོང་སྦོད་པོར་གཡོ་ཞིང་སྐྲངས།
།འགུལ་ན་ཧྣམ་འདེགས་སྙིང་སྒྲུག་དང་ག་འགག །ཁ་ཟས་མི་འཇུ་ལྕེ་མཆུ་རྐེ་ལ་བཀྲག་འཚོར།
།སྟོབས་ཆུང་རྩ་བྱིང་ཆུ་སེར་ཤིན་ཏུ་ངལ། །

Die allgemeinen Anzeichen und Symptome sind folgende: Schwellungen von Mund, Gesicht, Augenlidern, den dorsalen Bereichen der Füße und Schienbeine, Keuchen und Herzklopfen bei Bewegung, Appetitverlust, Nahrung kann nicht verdaut werden, Verlust von Zungen-, Lippen- und Gaumenglanz, schwache Körperkraft, tiefer Puls, gelblicher Urin und extreme Erschöpfung.

བྱེ་བྲག་གློ་བ་སྐྲ་ཐབ་གློ་མང་ཞིང་། །ལུད་པ་ཁྲག་ཅན་ལྦུ་གསོབ་ལུ་བ་ཡིན། །

Spezifisch verursachen Ödeme 1. Grades der Lunge übermäßigen Husten und den Auswurf von blutigem, schäumendem Schleim.

མཆིན་པ་མིག་སྤྲིན་ཤ་མདངས་དྲི་ཆུ་སེར། །

[Ödeme 1. Grades der] Leber verursachen eine gelbliche Färbung von Sklera, Haut und Urin.

མཆེར་པ་ཁོང་སྦོ་ཤིག་མང་ལྕེ་མཆུ་སྐྱ། །

[Ödeme 1. Grades der] Milz verursachen Blähbauch, Lausbefall und Blässe von Zunge und Lippen.

ཆུ་སེར་ཟ་འཕྲུག་བྱེད་ཅིང་ཆུ་སོ་སྐྲངས། །

Von *chu ser* [dominierte Ödeme 1. Grades] verursachen Juckreiz und Schwellungen an der Harnröhrenöffnung.

རླུང་ནི་གཉིད་ཆུང་སྐྲངས་གསོབ་འཕེལ་འབྲི་ཆེ། །

Von *rlung* [dominierte Ödeme 1. Grades] verursachen Schlafmangel und extreme Schwankungen des Schwellungsgrades.

བཅོས་པའི་ཐབས་ལ་སྤྱི་དང་བྱེ་བྲག་གཉིས། །

Es gibt zweierlei Arten von Behandlung: allgemein und spezifisch.

སྤྱི་བཅོས་དང་པོ་རླུང་གིས་སྣ་ཁྲིད་ཕྱིར། །མངར་གསུམ་ཏིང་ཁྲོལ་ལུག་ཤ་ལོ་ཡིབ་དང་། །ཞུན་མར་ཆང་དང་བསྐྱུ་མཉེས་ཞི་བར་ནུས། །དེས་མ་ཞི་ན་སྨན་དཔྱད་ཟས་སྤྱོད་བཞི། །དེ་སྨན་སྐྱ་ཐབ་རླུང་ཤས་ཆེ་བའི་ཕྱིར། །དང་པོ་ཏིག་ཏ་བ་ཡི་རྣམ་ལྔ་ཡི། །སྨན་མར་གང་ཞིས་མས་བཏང་བཟའ་དང་ཕྱུག །དེ་ཡི་རྗེས་ལ་སྐྱུགས་སྨན་རྙིན་པོས་སྦྱང་། །སླར་ཡང་གོང་གི་སྣུམ་འཚོས་བྱས་ཏིང་ལ། །བཀྲུ་སྨན་ དུར་བྱེད་སྔོན་ཤིང་ ལྷུགས་ཕྱེ་བ་གཅིན་སྦྱར་བས་སྦྱང་། །དེ་རྗེས་འབྲས་བུ་གསུམ་དང་ལི་ག་དུར། །བྱི་ཏང་ག་དང་ཙི་ཏྲ་ཚ་བ་གསུམ། །ཆ་མཉམ་ཀུན་དང་ལྷུགས་ཕྱེ་མཉམ་བྱས་ཏེ། །སྦྲང་སྦྱར་ལྡེ་གུས་སྐྱ་ཐབ་འཛོམས་པར་བྱེད། །ཏ་ཙ་ཐང་ཤིང་སྐྱེར་ཤུན་ཚ་བ་ལྔ། །པི་པི་ལིང་གི་སྦྲུ་ལ་འབྲས་བུ་གསུམ། །ཀུན་གྱི་ཉིས་འགྱུར་ལྷུགས་ཕྱེ་བ་གཅིན་བརྒྱད། །སོ་སོར་བསྐོལ་བསྲེས་རིལ་བུ་ཟོས་པའི་ཏིང་། །དར་བ་འཐུངས་པས་སྐྱ་ཐབ་འཛི་ལ་བར་ནུས། །ཏ་ཙ་བྲག་ཞུན་དངུལ་ཆུ་ལྷུགས་དྲེག་དང་། །རྣ་གསུམ་ཚ་བ་གསུམ་དང་ཙི་ཏྲ་ཀ །བྱི་ཏང་ག་དང་སྦྲང་རྩིའི་ལྡེ་གུ་ཡིས། །སྐྱ་ཐབ་དབྱིག་དུག་ཧེད་བྱེད་འཛོམས་པར་བྱེད། །གླ་སྒང་གོ་སྙོད་པ་ཏྲ་ཚ་བ་ལྔ། །སྟག་ཚེར་སྐྱེར་ཤུན་ཆུ་སྐོལ་འཁྱུལ་བྱས་ན། །འོར་དང་སྐྱ་ཐབ་འདུས་གྱུར་ཚབས་ཆེ་སེལ། །རྗེས་ལ་དང་པོ་བཅུ་གསུམ་བཅོ་བརྒྱད་བསྲེག །དེ་ཡིས་རླུང་དང་ཆུ་སྒོ་འགེགས་པར་བྱེད། །འབྲས་ཐུག་ལུག་ཤ་མར་གསར་དར་བ་བསྟེན། །ཉ་ཕག་རྡུ་ལ་སྐྱུར་ཞོ་དང་བུར་སྔོན་ཚྭ། །ཡོས་དང་ཤ་སྐམ་རྗེན་ཟས་འཇུ་དཀའ་དང་། །ཉིན་གཉིད་ཉལ་པོ་བཞིན་པ་ཐན་གྲང་སྤང་། །

Als allgemeine Behandlung ist zuerst *rlung* zu therapieren, da es zur Entwicklung von Ödemen 1. Grades führt. Die Einnahme von einer getrockneten Mischung der gekochten drei Süßen, gut abgelagertem Schaffleisch, geklärter Butter und *chang*, sowie die Anwendung von Ölmassagen können *rlung* beruhigen. Hilft diese Vorgehensweise nicht, wende man die vier [therapeutischen Maßnahmen] an: Heilmittel, äußere Therapien, Ernährung und Verhalten. Da Ödeme 1. Grades von *rlung* dominiert werden, bereite man zuerst, je nach besserer Eignung, eine medizinische Butter aus *tig ta* oder *ba yi rnam lnga* zu, führe diese in den After ein und verabreiche sie ebenso oral und als äußere Therapie. Danach leite man sie mit einem starken, Erbrechen auslösenden Mittel ab. Man wende erneut die oben beschriebenen Öltherapien an und leite sodann mittels Purgation (Ableiten über den Darm) ab, indem man zu Durchfall führende Zutaten *dur byid* und *sgron shing* mit [bearbeitetem] Eisenpulver und Kuhharn vermischt. Ödeme 1. Grades werden unter Anwendung des medizinischen Pastenpräparats *lcags phye bcu pa* [1] kuriert, das durch Mischung folgender Zutaten zubereitet wird: die drei Myrobalanfrüchte, *li ga dur, byi tang ga, tsi tra ka,* die drei heißen Heilmittel sowie eine Menge von [bearbeitetem] Eisenpulver, die den gesamten übrigen Zutaten entspricht, mit Honig vermischt. Man nehme *ta tsa, thang shing, skyer pa*-Rinde des Stammes, die fünf heißen Heilmittel, *pi pi ling*-Wurzel sowie die drei Myrobalanfrüchte, die zweifache Menge der Gesamtmenge Eisenpulver und die achtfache Menge der Gesamtmenge Kuhharn. Man koche diese Zutaten und das Eisenpulver separat und erzeuge Pillen, indem man alles vermische. Die Einnahme von Buttermilch nach Verabreichung dieser Pillen kann Ödeme 1. Grades ausmerzen. Zur Heilung von Ödemen 1. Grades, Edelsteinvergiftung und Epilepsie verhilft eine medizinische Paste aus *ta tsa, brag zhun,* [entgiftetem] Quecksilber, *lcags dreg,* den drei Arten von Horn, den drei heißen Heilmitteln, *tsi tra ka, byi tang ga* und Honig. Das akute Stadium von kombinierten Ödemen 2. und 1. Grades kuriert ein medizinisches Präparat aus *gla sgang, go snyod, gan+d+ha pa tra,* den fünf heißen Heilmitteln, *stag tsher* und *skyer pa*-Rinde des Stammes, wenn es mit gekochtem Wasser eingenommen wird. Danach beruhigt die Anwendung einer Moxibustion am 1., 13. und 18. Wirbel *rlung* und verhindert die Ansammlung von *chu ser*. Man empfehle Nahrungsmittel wie Reisbrei, Schaffleisch, frische Butter und Buttermilch. Man vermeide die Einnahme von Fisch, Schweinefleisch, abgelagerte und saure (fermentierte) Speisen, tibetisches Joghurt, rohe Melasse, Salz, geröstete Getreidekörner, getrocknetes Fleisch und rohe, schwer verdauliche Lebensmittel, man unterlasse das Schlafen während des Tages, sexuellen Verkehr, Reiten und den Aufenthalt an feuchten, kalten Orten.

བྱེ་བྲག་སྒྲོ་ནད་སྐྱ་ཐབ་ཅུ་གང་དང་། །གུར་ཀུམ་སུག་སྨེལ་ལ་ད་ལིས་སེ་འབྲུ་དང་། །ལྕགས་ཕྱེ་ཀ་
ར་སུམ་འབྱུར་སྦྱར་དེ་བཏང་། །ཚ་བ་ཆེ་ན་ག་བུར་ ཙན་དན་བསིལ་གསུམ་ག་དུར་ཏིག་ཏ་བ་ཤ་
ཀ་ཚོས་ཨ་རུ་པི་ཡིང་ བཅུ་གཅིག་སྦྱར། །དེ་རྗེས་རྩེ་ཆུང་སྨང་རྩ་དུག་འགོ་གཏར། །དེས་མ་
ཞི་ན་ཨ་རུའི་ དྷ་དུར་བྱེད་ཤིང་མངར་པོ་ང་བུལ་ཏོག་མར་དང་སྦྱར་ལ་ ཁྲུས་སྨན་བཏང་།

།རྗེས་ལ་གྲོ་ཡི་ཆང་བསྟེན་བཞི་ལྡེ་བསྲེག །

Als spezifische Behandlung von Ödemen 1. Grades der Lunge verabreiche man ein Präparat aus *cu gang, gur kum, sug smel, da lis* und *se 'bru* mit Eisenpulver und weißem Zucker, beides in der dreifachen Menge der Gesamtmenge der oben angeführten Zutaten. Im Fall einer Hitze-dominierten Krankheit verabreiche man das Präparat *ga bur bcu gcig* bestehend aus *ga bur, tsan dan,* den drei kühlen Heilmitteln, *ga dur, tig ta, ba sha ka, tshos, a ru ra* und *pi pi ling*. Danach führe man an *rtse chung, sgang rtsa* und *drug 'go* einen Aderlass durch. Falls dies nicht hilft, verabreiche man das austreibende *a ru ra*-Präparat aus *a ru ra, dan+da, dur byid, shing mngar, bong nga, bul tog* und Butter. Danach lasse man den Patienten *dro chang* einnehmen und führe an den Punkten des 4. und 5. Wirbels eine Moxibustion durch.

མཆིན་པ་སྐྱ་ཐབ་གུར་གུམ་གཡུ་རྙིང་དང་། །ལྕགས་ཕྱེ་ཏ་ཙ་མཁྲིས་ཆེན་ར་མར་སྦྱར། །ཡང་ན་ནིམ་པ་རྩ་མཁྲིས་བ་ཤ་ཀ། །ཏིག་ཏ་སླེ་ཏྲེས་ཧོང་ལེན་འབྲས་བུ་གསུམ། །བསྐོལ་བའི་ཁུ་བ་སྦྲང་དང་སྦྱར་ལ་བཏང་། །དེ་ཡི་རྗེས་ལ་རྩེ་ཆུང་རུ་ཐུང་གཏར། །མ་ཞི་གུར་གུམ་ དནྡ་དུར་བྱིད་པི་ལིང་གི་ བཤལ་གྱིས་སྦྱངས་རྗེས་ལ། །བཅུ་གསུམ་དགུ་པ་མེས་མནན་དེ་འོག་ཏུ། །ལུག་རུ་ཧོང་ལེན་སྲོལ་གོང་རྩ་མཁྲིས་དང་། །ཤིང་ཚ་ར་ཚྭ་སྒ་དང་པི་པི་ལིང་། །བུ་རམ་རིལ་བུ་བྱས་བསྟེན་བབས་ཆེ་ལ། །ཆུ་སེར་འོར་སྒོ་རྣམས་སུ་ཐུར་མས་བསེང་། །

Zur Behandlung von Ödemen 1. Grades der Leber verabreiche man ein Präparat aus *gur kum,* altem Türkis, Eisenpulver, *ta tsa, mkhris chen* und Ziegenbutter oder ein Dekokt aus *nim pa, rtsa mkhris, ba sha ka, tig ta, sle tres, hong len* und den drei Myrobalanfrüchten, vermischt mit Honig. Danach führe man an *rtse chung* und *ru thung* einen Aderlass durch. Falls dies nicht hilft, leite man die Krankheit mit Purgation (Ableiten über den Darm) aus den folgenden Zutaten ab: *gur kum, dan+da, dur byid* and *pi pi ling*. Danach führe man eine Moxibustion an den 13. und 9. Wirbelpunkten durch. Es folgt die Verabreichung von Pillen aus *lug ru, hong len, srol gong pa, rtsa mkhris, shing tsha, ra tshwa, sga, pi pi ling* und Melasse. Bei übermäßigen Schwellungen punktiere man die Punkte von *chu ser 'or sgo*[42] mit *thur ma* (einem chirurgischen Instrument).

མཆེར་པ་སྐྱ་ཐབ་ལྕགས་ཕྱེ་བཅུ་པ་དང་། །ད་ལིས་བདུན་པ་ཧྲག་པ་སྦྲིད་པས་འཇོམས། །ཁ་ཟས་ཙོད་བསྟེན་བཅུ་གཅིག་བཅུ་གཉིས་བསྲེག །

42 *chu ser 'or sgo* bezieht sich auf den unteren Teil des 16. Wirbels sowie auf den Bereich, der sich eine Fingerbreite oberhalb der Zehen befindet, wobei man die große Zehe außer Acht lässt.

Zur Behandlung von Ödemen 1. Grades der Milz verabreiche man wechselweise die Präparate *lcags phye bcu pa* und *da li bdun pa*, lasse den Patienten wärmende Speisen zu sich nehmen und verabreiche eine Moxibustion am 11. und 12. Wirbel.

ཆུ་སེར་སྐྱ་ཐབ་སྤོས་དཀར་འབྲས་བུ་གསུམ། །བྲག་ཞུན་སྦྲང་སྦྱར་ལྕགས་ཕྱེ་བཅུ་པ་དང་། །ལྟག་སྤྲད་སྦྲང་རྩི་བུ་རམ་ཏིང་གྲོལ་དང་། །བཤུལ་ཤ་བཏང་ཞིང་མ་ཞི་ ཨ་རུ་དུར་བྱིད་ཤྲི་ཁཎྜ་ཤུ་ཟུར་པ་ཏྲ་བ་ཆུའི་ བཤལ་གྱིས་སྦྱང་། །རྗེས་ལ་ཆུ་གསང་རྣམ་གསུམ་མེ་ཡིས་བསྲམ། །

Zur Behandlung von *chu ser*-dominierten Ödemen 1. Grades verabreiche man, abwechselnd mit dem Präparat *lcags phye bcu pa*, ein Präparat aus *spos dkar*, den drei Myrobalanfrüchten, *brag zhun* und Honig. Man empfehle die Einnahme von Honig und Melasse sowie *bshul sha*. Falls dies nicht hilft, führe man eine Purgation (Ableiten über den Darm) durch, und zwar aus den folgenden Zutaten: *a ru ra, dur byid, shrI khaN+Da, shu zur, gan+d+ha pa tra* und Kuhharn. Danach führe man an den drei *chu ser*-Punkten eine Moxibustion durch.[43]

སྐྱ་ཐབ་རླུང་ལ་ཤིང་ཀུན་ སྒ་པི་པི་ལིང་ཁ་རུ་ཚྭ་ཤིང་ཚ་ཙི་ཏྲ་ཀ་ཛཱ་ཏི་སུག་སྨེལ་ཏེ་ བརྒྱད་པ་བསྟེན། །སྒོག་སྐྱ་རྩ་བའི་སྨན་མར་སྣུམ་འཚོས་བྱ། །རུས་པ་སྣ་ཚོགས་ཁུ་བ་སྤོད་བྲན་བཏུང་། །ལུག་ཤ་བཤུལ་ཤ་ཆང་བསྟེན་དྲུག་བདུན་བསྲེག །

Zur Behandlung von *rlung*-dominierten Ödemen 1. Grades verabreiche man das Präparat *shing kun brgyad pa* aus *shing kun, sga, pi pi ling, kha ru tshwa, shing tsha, tsi tra ka, dzA ti* und *sug smel*. Man wende Öltherapie aus medizinischen Butterpräparaten aus *sgog skya* und den Wurzelheilmitteln an. Man verabreiche gewürzte Suppe aus verschiedenen Knochen, empfehle die Einnahme von Schaffleisch, *bshul sha* und *chang* und führe danach eine Moxibustion am 6. und 7. Wirbel durch.

སྐྱ་ཐབ་རྙིངས་པ་འོར་ནད་ཕྱི་ཆུར་འགྱུར། །འོར་ནད་རྙིངས་པ་དམུ་ཆུར་འགྱུར་བ་ཡིན། །དེ་ཕྱིར་འོར་ནད་སྐྱ་ཐབ་གང་ཡང་རུང་། །མ་ཐུབ་རྙིངས་ནས་དམུ་ཆུའི་བཅོས་ཐབས་སྦྱར། །ཞེས་གསུངས་སོ། །

Mit der Zeit entwickelt sich ein Ödem 1. Grades normalerweise weiter zu einem äußeren Ödem 2. Grades, und dieses zu Ödem 3. Grades (Aszites). Daher sollte ein Ödem, ob 1. oder 2. Grades, das nicht erfolgreich behandelt und daher chronisch wurde, auf

43 Die drei *chu ser*-Punkte befinden sich am 1., 13. und 18. Wirbel.

gleiche Art wie Ödeme 3. Grades (Aszites) behandelt werden." So wurde gesprochen.

བདུད་རྩི་སྙིང་པོ་ཡན་ལག་བརྒྱད་པ་གསང་བ་མན་ངག་གི་རྒྱུད་ལས་སྐྱ་རབ་བཅོས་པའི་ལེའུ་སྟེ་བརྒྱད་པའོ། །

Dies ist das achte Kapitel, die „Behandlung von Ödemen 1. Grades," aus dem Tantra der geheimen mündlichen Unterweisung über die acht Zweige des Nektars der Medizin.

Anmerkung des Herausgebers der deutschen Ausgabe:

1 Im tibetischen Text dieses Werkes finden sich die Worte *lcags phye* (Men-Tsee-Khang 2017: 123). Die ausführliche Bezeichnung lautet: *lcags phye bcu pa* (vgl. khro ru tshe rnam 2000: 234).

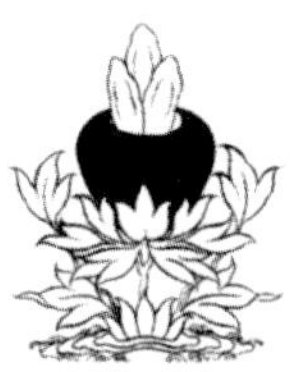

དེ་ནས་ཡང་དྲང་སྲོང་རིག་པའི་ཡེ་ཤེས་ཀྱིས་འདི་སྐད་ཅེས་གསུངས་སོ། །ཀྱེ་དྲང་སྲོང་ཆེན་པོ་ཉོན་ཅིག །

Danach sprach der Weise *rig pa'i ye shes* die folgenden Worte: „O großer Weiser höre mir zu.

འོར་ནད་གསོ་བ་རྒྱུ་རྐྱེན་དབྱེ་བ་དང་། །རྟགས་དང་བཅོས་ཐབས་རྣམ་པ་བཞི་ཡིས་བསྟན། །

Ödeme 2. Grades werden in fünf Abschnitte eingeteilt: Ursachen und (mit Krankheit in Zusammenhang stehende) Umstände, Klassifikation, Anzeichen und Symptome sowie Behandlungsmethoden.

རྒྱུ་རྐྱེན་ཟས་དུས་རྐྱེན་གྱིས་བསྐྱེད་པ་གསུམ། །དང་པོ་ཁ་ཟས་མ་ཞུ་དྭངས་སྙིགས་འདྲེས། །མཆིན་གནས་ཟུངས་སུ་མ་གྱུར་ཁྲག་ངན་རྒྱས། །དེ་ཉིད་ཤ་ལྤགས་བྱེར་བས་ཆུ་སེར་སྐྱེད། །ཆུ་སེར་འོར་དུ་ལྷུང་སྟེ་གཡོ་བར་འགྱུར། །དུས་བསྐྱེད་སྐྱ་ཐབ་རྙིངས་ལས་འབྱུང་བ་ཡིན། །རྐྱེན་བསྐྱེད་ནད་ཀུན་བཅོས་ཉེས་འཁྲུགས་ལས་འབྱུང་། །

Die drei Ursachen und (mit Krankheit in Zusammenhang stehenden) Umstände zur Entwicklung eines Ödeme 2. Grades sind Ernährung, Zeit und Zustand. Erstens, vermischen sich die wertvollen mit den übrigbleibenden Nahrungsteilen und können in der Leber nicht zu körperlichen Bestandteilen transformiert werden, wodurch es zu einer Ansammlung von unreinem Blut kommt. Die Verbreitung von unreinem Blut führt zur Bildung von *chu ser* zwischen Haut und Muskelgewebe und verursacht in der Folge durch lokale Ansammlungen von *chu ser* Schwellungen. Auf der Basis von Zeit kommt es zu einem Ödem 2. Grades, wenn ein Ödem 1. Grades chronisch wird. Auf Basis des Zustands entsteht es durch unruhige Krankheiten, die sich wegen ungeeigneter Behandlung herausbilden.

དབྱེ་བ་རླུང་མཁྲིས་ཁྲག་དང་བད་ཀན་དང་། །བརྡེད་དང་དུག་ལས་བྱུང་བ་དྲུག་ཏུ་བཤད། །

Es gibt sechs Arten [Ödeme 2. Grades], nämlich auf Basis von *rlung*, *mkhris pa*, Blut, *bad kan*, Verletzungen und Vergiftung.

རྟགས་ལ་སྤྱི་དང་བྱེ་བྲག་རྣམ་པ་གཉིས། །

Es gibt zwei Arten von Anzeichen und Symptomen: allgemein und spezifisch.

སྤྱི་རྟགས་རྩ་རྣམས་ཐམས་ཅད་ཚ་ཞིང་འཕྲུག །ལུས་དང་ཡན་ལག་སྒོམ་ལ་ངལ་བ་སྟེ། །དྲོད་ཆུང་ཁ་ཟས་མི་འཇུ་དང་ཁ་འགག །དེ་རྗེས་ལུས་ཀུན་གཡོ་ཞིང་སྐྲངས་པ་སྟེ། །ཁྱད་པར་གདོང་བོལ་བྲང་གསུས་ཆུ་སོ་སྐྲངས། །ཤ་དང་པགས་པའི་བར་རྣམས་ཆུ་སེར་ཁེངས། །འགིག་ཏུ་གང་བཙུག་ཡོན་པོར་སྐྲངས་པ་ཡིན། །

Die allgemeinen Anzeichen und Symptome sind: brennende und ausstrahlende Empfindungen in den Leitbahnen, Gefühl der Lethargie und Erschöpfung in Körper und Gliedern sowie schwache Hitze des Verdauungstraktes und folglich wird die Nahrung nicht verdaut und Appetitverlust. Danach verursacht das Ödem 2. Grades Schwellungen am ganzen Körper, insbesondere im Gesicht, an den dorsalen Bereichen der Füße, an Brust, Abdomen und Harnröhrenöffnung. Wenn sich *chu ser* zwischen Muskelgewebe und Haut ansammelt, verursacht es Schwellungen, die sich lageanhängig ändern [1].

བྱེ་བྲག་རྟགས་ལ་རླུང་འོར་ལུས་འདར་བརྩེ། །སྐྲངས་རྩུབ་གསོབ་ལ་ཉིན་ཆེ་མཚན་མོ་ཆུང་། །

Spezifische, *rlung*-dominierte Ödeme 2. Grades verursachen Zittern des ganzen Körpers, Irritation sowie raue und weiche Schwellungen, die während des Tages zunehmen und in der Nacht abklingen.

མཁྲིས་འོར་མིག་ཆུ་ལྤགས་སེར་དྲོས་ན་སྐྱེ། །

mkhris pa-dominierte Ödeme 2. Grades verursachen eine gelbliche Färbung von Auge, Urin und Haut sowie Schwellungen bei Einwirkung von Hitze.

ཁྲག་འོར་རྩ་རྣམས་གཟེར་འཕྲུག་མིག་ཆུ་དམར། །

Von Blut dominierte Ödeme 2. Grades verursachen starke, ausstrahlende Schmerzen in den Leitbahnen sowie eine rötliche Färbung von Augen und Urin.

བད་ཀན་ལུས་གྲང་གྲངས་ན་མི་བདེ་ལ། །སྐྲངས་པ་ཉིན་ཆེ་མཚན་མོ་ཆུང་བ་ཡིན། །

bad kan-dominierte Ödeme 2. Grades verursachen einen kalten Körper, Beschwerden bei Einwirkung von Kälte und Schwellungen, die während des Tages zunehmen und in der Nacht abklingen.

བསྣད་འོར་མཚོན་ལམ་ལ་བརྟེན་ཚ་ལ་དམར། །

Ödeme 2. Grades, die von Waffenverletzungen herrühren, verursachen Rötung und ein brennendes Gefühl an der verletzten Stelle.

དུག་རིག་ཁོང་སོང་དུག་རྟགས་ལྡན་པས་ཤེས། །

[Ödeme 2. Grades], die auf Vergiftung zurückzuführen sind, können auf Basis der Möglichkeit einer Einwirkung von Giften oder bei Einnahme von toxischen Substanzen sowie bei Auftreten von Vergiftungssymptomen diagnostiziert werden.

བཅོས་པའི་ཐབས་ལ་སྤྱི་དང་བྱེ་བྲག་གཉིས། །

Es gibt zweierlei Arten von Behandlung: allgemein und spezifisch.

སྤྱི་བཅོས་གསར་དུས་སྨྱུང་བྱ་འཇུ་སླ་བསྟེན། །བོང་ང་ཐང་ཤིང་དུག་ཉུང་བྱི་ཏང་ག །ཕོ་བ་རིས་
བསྐོལ་ཁུ་བས་འོར་ནད་སེལ། །སེ་འབྲུ་ལྔ་པས་ཕོ་བའི་མེ་དྲོད་བསྲུང་། །འབྲས་བུ་གསུམ་ཐང་
རྡོ་ཏང་ལེན་ཚ་བ་གསུམ། །དུར་བྱིད་བ་ཆུ་ལྕགས་སྙོད་བསྐོལ་ཁུ་ལ། །སྤོས་དཀར་སྦྲང་རྩི་སྦྱར་
བའི་ཁྲུས་ཀྱིས་སྦྱང་། །སྤོས་དཀར་བྲག་ཞུན་འབྲས་གསུམ་ཐང་གིས་བཏུས། །སླེ་ཏྲེས་ཐང་ཤིང་
སྤོས་དཀར་ཨ་རུ་ར། །ཁ་སྐྱུ་བ་ཆུར་སྦྱར་སླུད་འོར་ཀུན་འཇོམས། །

Als allgemeine Behandlung [von Ödemen 2. Grades] empfehle man im Anfangsstadium Fasten und die Einnahme von leicht verdaulichen Speisen. Man verabreiche ein Dekokt aus *bong nga* [*dkar po*], *thang shing*, *dug mo nyung*, *byi tang ga* und *pho ba ris*, um Ödeme 2. Grades zu kurieren, und benutze das Präparat *se 'bru lnga pa* zum Schutz der Hitze des Verdauungstraktes. Man leite die Krankheit mit Purgation (Ableiten über den Darm) ab, die wie folgt zubereitet wird: *hong len*, die drei heißen Heilmittel, *dur byid*, und Kuhharn werden in einem Eisenbehälter gekocht und mit *spos dkar* und Honig vermischt. Man konzentriere die Krankheit örtlich mit einem Dekokt aus *spos dkar, brag zhun* und den drei Myrobalanfrüchten und bereinige alle Arten [von Ödemen 2. Grades] durch die Verabreichung eines Präparats aus *sle tres*, *thang shing*, *spos dkar*, *a ru ra* und *ba spru,* vermischt mit Kuhharn.

ཁྱད་པར་རླུང་ལ་བ་ཡི་རྣམ་ལྔའི་མར། །བཟའ་དང་བྱུག་དང་འཇམ་རྩིར་བཏང་བ་དང་། །ཁ་རུ་ཚ་དང་ཞུན་མར་སྒ་སྦྱར་བྱུག །

Zur spezifischen Behandlung von *rlung*-dominierten [Ödemen 2. Grades] benutze man die medizinische Butter *ba yi rnam lnga* als orales Medikament, äußere Therapie und milden Einlauf. Zusätzlich wende man eine Mischung aus *kha ru tshwa,* geklärter Butter und *sga* an.

མཁྲིས་འོར་སྦྱངས་རྗེས་བཟང་དྲུག་འགྲོན་ཐོད་ཐལ། །ཚ་བ་གསུམ་ཐལ་བྲག་ཞུན་སོ་མ་ར། །ཀ་ར་སྦྱར་བས་མཁྲིས་འོར་སྐེམ་པར་བྱེད། །

Zur Behandlung von *mkhris pa*-dominierten Ödemen 2. Grades wende man Purgation (Ableiten über den Darm) an und verabreiche ein Präparat aus den sechs hervorragenden Heilmitteln, Kaurischneckenasche, *mi thod*-Asche, Asche aus den drei heißen Heilmitteln, *brag zhun, so ma ra dza* und weißem Zucker, um Ödeme 2. Grades auszutrocknen.

ཁྲག་འོར་སྦྱངས་རྗེས་ཉི་ཤུ་རྩ་ལྔ་ལ། །ཆུ་སེར་སྨན་བསྣུར་སེང་ལྡེང་ཁུ་བས་དབུལ། །རྩ་ཁ་ཕྲེ་ཙམ་མང་དུ་གཏར་བར་བྱ། །

Zur Behandlung von durch Blut dominierten Ödemen 2. Grades führe man eine Purgation (Ableiten über den Darm) durch und füge *chu ser*-Heilmittel zum Präparat *ga bur nyi shu rtsa lnga* hinzu und verabreiche dies mit dem Dekokt *seng ldeng*. Man führe mehrmals einen Aderlass durch, indem man in die Venen kleine Einschnitte macht.

བད་ཀན་གྲང་འོར་སྦྱངས་རྗེས་ཐལ་སྨན་བསྐམས། །

Zur Behandlung von *bad kan*-dominierten Ödemen 2. Grades, die eine Kälte-Krankheit sind, führe man eine Purgation (Ableiten über den Darm) durch und verabreiche das [scharfe] Aschenpräparat zum Austrocknen [von Ödemen 2. Grades].

བསྣད་པའི་འོར་ལ་ཁྲག་དབྱུང་བསིལ་བས་བྱུག །

Zur Behandlung eines von Verletzungen verursachten Ödems 2. Grades führe man einen Aderlass durch und wende kühle Heilmittel an.

དུག་བསྐྱེད་པ་ལ་དུག་གི་གསོ་བ་སྦྱར། །ཞེས་གསུངས་སོ། །

Zur Behandlung [von Ödemen 2. Grades], die von Vergiftungen verursacht wurden, benutze man die Behandlungsmethoden für Vergiftungen." So wurde gesprochen.

བདུད་རྩི་སྙིང་པོ་ཡན་ལག་བརྒྱད་པ་གསང་བ་མན་ངག་གི་རྒྱུད་ལས་འོར་ནད་གསོ་བའི་ལེའུ་སྟེ་དགུ་པའོ། །

Dies ist das neunte Kapitel, die „Behandlung von Ödemen 2. Grades," aus dem Tantra der geheimen mündlichen Unterweisung über die acht Zweige des Nektars der Medizin.

Anmerkung des Herausgebers der deutschen Ausgabe:

1 „Wenn sich *chu ser* zwischen Muskelgewebe und Haut ansammelt, verursacht es Schwellungen, die sich lageanhängig ändern". Diese Übersetzung wurde in Absprache mit Dr. Sonam Dolkar Oshoe während eines Gespräches am 7.6.2019 im „*rgyud bzhi*-Translation Department" in Dharamsala gewählt. Die Schwellungen wandern lageabhängig und treten immer im unteren Bereich des Körpers auf. (Vgl. khro ru tshe rnam 2000: 241).

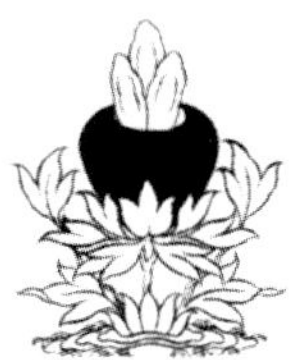

དེ་ནས་ཡང་དྲང་སྲོང་རིག་པའི་ཡེ་ཤེས་ཀྱིས་འདི་སྐད་ཅེས་གསུངས་སོ། །ཀྱེ་དྲང་སྲོང་ཆེན་པོ་ཉོན་ཅིག །

Danach sprach der Weise *rig pa'i ye shes* die folgenden Worte: „O großer Weiser, höre mir zu.

གཅོང་ཆེན་དམུ་ཆུའི་རྒྱུ་རྐྱེན་དབྱེ་བ་དང་། །འགྱུར་ཚུལ་གནས་དང་རྟགས་དང་བཅོས་ཐབས་དང་། །ཕྱི་རྗེས་བཅད་དང་སྤྱི་དོན་བརྒྱད་ཀྱིས་བསྟན། །

Ödeme 3. Grades (Aszites) gehören zu den schwereren chronischen Krankheiten und werden in acht Abschnitten erläutert: Ursachen, (mit Krankheit in Zusammenhang stehende) Umstände, Klassifikation, Krankheitsentstehung, Lokalisation, Anzeichen und Symptome, Behandlungsmethoden und Nachbehandlung.

རྒྱུ་ནི་རླུང་མཁྲིས་བད་ཀན་ཆུ་སེར་ཁྲག །

Die Ursachen von Ödem 3. Grades (Aszites) sind *rlung, mkhris pa, bad kan, chu ser* und Blut.

དེ་རྐྱེན་མ་ཞུ་བཤལ་རྗེས་ཟས་སྤྱོད་ལོག །ཚ་བའི་རྗེས་ལ་གཏར་དང་བསིལ་སྦྱོར་ཐལ། །ངལ་དུབ་རྗེས་ལ་ཆུ་མང་བཏུངས་པ་དང་། །རླན་སྙིང་ཉལ་བ་ལ་སོགས་མེ་དྲོད་ཉམས། །སྔོན་ལས་གདོན་རྐྱེན་དབང་གིས་དམུ་ཆུར་འགྱུར། །

Die (mit Krankheit in Zusammenhang stehenden) Umstände, die zu Ödemen 3. Grades (Aszites) führen, sind Schwäche des Verdauungstraktes, verminderte Hitze des Verdauungstraktes aufgrund von nicht bekömmlicher Ernährung und abträglichem Verhalten nach einer Purgation (Ableiten über den Darm), übermäßige Anwendung von Aderlass und kühlen Heilmitteln gegen Hitze-Krankheiten, übermäßige Einnahme von Wasser bei körperlicher Erschöpfung und das Liegen an feuchten Orten sowie frühere karmische Eindrücke und Einflüsse von bösen Geistern.

དདྲི་བ་ནད་གདོན་དུག་ལས་གྱུར་པ་གསུམ། །ནད་ཆུ་དྲིར་ཟགས་འཁྱིམས་ཆུ་རྒྱུ་རྡོལ་བཞི། །དྲིར་ཆུ་ཁྲག་དྲིར་མཁྲིས་དྲིར་ཆུ་དྲིར་གསུམ། །ཟགས་ཆུ་དོན་ཟགས་སྣོད་ཟགས་སྐྲན་ཟགས་གསུམ། །དོན་ཟགས་མཆིན་མཆེར་གློ་བ་ཟགས་པ་གསུམ། །སྣོད་ཟགས་ཕོ་བ་ལོང་ག་ཟགས་པ་གཉིས། །སྐྲན་ཟགས་ཁྲག་སྐྲན་རྩ་སྐྲན་ཆུ་སྐྲན་ཟགས། །དདྲི་བ་ཆུ་རིགས་བཅོ་ལྔར་འགྱུར་བ་ཡིན། །

Ödeme 3. Grades (Aszites) werden in drei Arten nach Krankheiten, Einflüssen von bösen Geistern und Vergiftung klassifiziert. Es gibt vier Arten von Ödemen 3. Grades (Aszites), die von Krankheiten verursacht wurden: Verbreitung, Ausströmen, Stagnation und Flüssigkeitsausscheidung aufgrund eines Risses des Darmes. Es gibt drei Arten der Verbreitung von Aszites-Flüssigkeit: Verbreitung von Blut, Verbreitung von *mkhris pa* und Verbreitung von *chu ser*. Es gibt drei Arten des Ausströmens von Aszites-Flüssigkeit: Ausströmen aus Vollorganen, Ausströmen aus Hohlorganen und Ausströmen aus gutartigen Tumoren. Es gibt drei Arten des Ausströmens aus Vollorganen: Ausströmen aus der Leber, aus der Milz und aus der Lunge. Es gibt zwei Arten des Ausströmens aus Hohlorganen: Ausströmen aus dem Magen und aus dem Dickdarm. Es gibt drei Arten des Ausströmens aus gutartigen Tumoren: Ausströmen aus gutartigen Tumoren aus Blut, aus gutartigen Tumoren der Leitbahnen und aus Zysten. Daraus ergibt sich eine Gesamtsumme von 15 Arten von Ödemen 3. Grades (Aszites).

གྱུར་ཚུལ་མ་ཞུ་ཕོ་བའི་བད་ཀན་འཕེལ། །དེ་ཡིས་དྲི་ཆུ་ཐུར་སེལ་རྒྱུ་ལམ་བཀག །རླུང་ལོག་དྲི་ཆུ་དྭངས་མའི་རྒྱུ་ལམ་ཐོར། །ལྤགས་འོག་སྣོད་ཀྱི་ཕྱི་རོལ་ཆུ་ཡིས་ཁེངས། །དེ་ནི་རྩ་ཁ་ལོག་པའི་འཁྱིམས་ཆུ་ཡིན། །

Die Krankheitsentstehung von Ödemen 3. Grades (Aszites) geschieht auf folgende Art und Weise: Eine Zunahme an Magenschleim aufgrund einer Schwäche des Verdauungstraktes verursacht eine Blockade der harnableitenden Wege und des abwärts treibenden *rlung*. Dies führt zu einer Umkehr von *rlung*, und Urin verunreinigt die Wege der Essenz, die aus der Nahrung gewonnen wird. In der Folge sammelt sich Flüssigkeit unter der Haut und der äußeren Haut der Hohlorgane an und führt zu *rtsa kha log pa'i 'khyims chu*, [einer Stagnation von Flüssigkeit aufgrund des Umkehrs des Urinflusses].

དྲིར་ཆུ་དྭངས་མ་མ་ཞུ་མཆིན་ལམ་བརྒྱུད། །ཟུངས་སུ་མ་སོང་ངན་ཁྲག་ཆུ་སེར་རྒྱས། །ཤ་ལྤགས་

རྩ་མིག་བྱེར་བ་ཁྲག་བྱེར་ཡིན། །

dwangs ma ma zhu ba fließt durch die Leber und kann nicht in körperliche Bestandteile transformiert werden, sondern verursacht eine Ansammlung von unreinem Blut und [unreinem] *chu ser.* Wenn sich diese in den Raum zwischen Haut, Muskelgewebe und Leitbahnen verbreiten, ist *khrag byer chu,* Ödem 3. Grades (Aszites) durch verteiltes Blut, die Folge.

མཆིན་རྒྱས་ངན་ཁྲག་མཁྲིས་པར་ཟགས་པ་ཡིས། །མཁྲིས་འཕེལ་ཁ་ལུད་ཤ་ལྤགས་ཆུ་སེར་རྒྱས། །དེ་ཉིད་དྭངས་མ་མཁྲིས་བྱེར་ཆུ་ཞེས་བྱ། །

Unreines Blut, das sich in der Leber ansammelt, treibt abwärts in die Gallenblase und führt zu einem Ausfluss von Galle. Dies wiederum führt zu einer *chu ser*-Ansammlung zwischen Muskel- und Hautgeweben und verursacht *mkhris byer chu,* Ödem 3. Grades (Aszites) durch verbreitete Galle.

ཆུན་གྲང་སྤྱོངས་གཏར་བསིལ་སྦྱོར་ཐལ་བ་ཡིས། །ཕོ་བའི་མེ་ཞི་ཆུ་གྲང་སིངས་སླེག་དང་། །ཞོ་དར་ཇ་སོགས་འཐུངས་པ་མ་ཞུ་བར། །དྭངས་མའི་ལམ་ཤོར་ཟུངས་སུ་འགྱུར་མ་འདོད། །རྩ་ལ་བྱེར་བས་ཆུ་སེར་གྲང་བ་སྐྱེད། །དྭངས་མ་ཆུ་བྱེར་ཞེས་བྱ་གྲང་ཆུར་འགྱུར། །

Ein Verlust der Hitze des Verdauungstraktes durch übermäßigen Aufenthalt in kalter und feuchter Umgebung, übermäßige Anwendung von ableitenden Therapien und Aderlass, ein Zuviel an kühlenden Heilmitteln sowie einer Schwäche des Verdauungstraktes durch Trinken von beispielsweise kaltem Wasser, *chang*-Resten, tibetischem Joghurt, Buttermilch und Tee verursacht das Eindringen von Abfallprodukten in den Fluss der Essenz, die aus der Nahrung gewonnen wird. [Diese Partikel] können nicht in körperliche Bestandteile transformiert werden, fließen in die Leitbahnen und verursachen eine Ansammlung von *chu ser* und eine Kälte-Krankheit. Dieser Zustand heißt *chu ser*-Verbreitung und entwickelt sich mit der Zeit zu einem kalten Ödem 3. Grades (Aszites).

གོང་ལྟར་ཕོ་བའི་མེ་དྲོད་ཤོར་བ་ཡིན། །མ་ཞུ་བད་ཀན་དྭངས་མའི་རྩ་མིག་བཀག །དྭངས་མ་མ་ཞུ་ཕོ་བར་ཡུན་རིང་གནས། །ཕོ་བའི་དྲོད་ཤོར་རྫ་གསར་ཆུས་བཀང་འདྲ། །རྫུ་ལ་ཞིང་ཟགས་པ་ཕོ་བའི་ཟགས་ཆུ་ཡིན། །

Schleim, der sich als Folge einer Schwäche des Verdauungstraktes angesammelt hat, blockiert den Fluss der Essenz, die aus der Nahrung gewonnen wird, und verursacht über längere Zeit eine Stauung von *dwangs ma ma zhu ba* im Magen. Dies führt in Folge, wie oben erwähnt, zu einem Verlust der Hitze des Verdauungstraktes und verursacht ein „Ausströmen von [Aszites]-Flüssigkeiten in den Magen“. Dies ist vergleichbar mit einem nicht benutzten Tonkrug, der mit Wasser gefüllt ist, und aus dem Wassertropfen „ausschwitzen“.

གོང་གི་དྭངས་མ་མ་ཞུ་ལོང་དུ་ལྷུང་། །ལོང་ཁེངས་ཟགས་པ་ལོང་གི་ཟགས་ཆུ་ཡིན། །

Das oben beschriebene *dwangs ma ma zhu ba* wird abwärts in den Dickdarm getrieben, wo sich eine große Menge Flüssigkeit ansammelt und ein „Ausströmen von [Aszites]-Flüssigkeiten in den Dickdarm“ verursachen.

དྭངས་མ་མ་ཞུ་འགྲམས་ཁྲག་མཆིན་ཐོག་ལྷུང་། །མཆིན་པ་ཁྲག་གིས་ཁེངས་ཤིང་རྒྱས་པ་ཡིས། །མཆིན་པའི་དྲོད་ཤོར་རུལ་བ་མཆིན་ཟགས་ཡིན། །

Unreines Blut, das *dwangs ma ma zhu ba* zuzuschreiben ist, verbreitet sich in die Leber, und verursacht eine Stauung und Vergrößerung [der Leber]. In Folge kommt es zu einem Verlust der Hitze der Leber, einem Abbau [von Lebergewebe] und schließlich zu einem „Ausströmen von Flüssigkeit aus der Leber“.

དེ་འདྲ་མཆེར་ལས་བྱུང་བ་མཆེར་པའི་ཆུ། །

Wenn die oben beschriebenen Umstände in der Milz auftreten, führt dies zu einem „Ausströmen von [Aszites]-Flüssigkeit aus der Milz“.

དྭངས་མ་མ་ཞུ་ངན་ཁྲག་གློ་སྦུབས་འགྲིམས། །གློ་སྦུབས་ཆུ་སེར་ཁེངས་ནས་འདུས་པ་དེ། །མཆིན་དྲིའི་སྙེང་དུ་ལྷུང་ནས་སྣོད་སྙེང་ཟགས། །དེ་ཉིད་གློ་བ་ཟགས་པའི་ཆུ་རུ་བཤད། །

Unreines Blut, das *dwangs ma ma zhu ba* zuzuschreiben ist, infiltriert in die Lunge, wo es eine Ansammlung von *chu ser* verursacht. Dies führt zu einem Ausströmen von Flüssigkeit in das Zwerchfell, von dort aus weiter in die Oberfläche von Hohlorganen und schließlich zu „Ausströmen von [Aszites]-Flüssigkeit aus der Lunge“.

དྭངས་མ་མ་ཞུ་ངན་ཁྲག་རྒྱས་པ་དེ། །མཆིན་མཆེར་མཆིན་དྲི་རྒྱུ་མ་ལ་སོགས་པའི། །ཚར་ཞུགས་ཚ་མིག་ཁྲག་རླངས་ཚ་སྐྲན་འདྲིལ། །རྙིངས་ནས་ཁྲག་ཞུ་དོལ་ཏེ་ཚ་ཁ་བྱེ། །དེ་ཉིད་ཚ་སྐྲན་ཟགས་

པའི་ཆུ་ཞེས་བྱ། །

Unreines Blut, das *dwangs ma ma zhu ba* zuzuschreiben ist, infiltriert in die Leitbahnen von Leber, Milz, Zwerchfell, Dünndarm und anderen Hohlorganen, wo es eine Anhäufung von Blut und schließlich gutartige Tumore der Leitbahnen verursacht. Im Laufe der Zeit lösen sich diese auf und verursachen einen Riss der Blutgefäße und schließlich ein „Ausströmen von [Aszites]-Flüssigkeit aus gutartigen Tumoren der Leitbahnen".

དྭངས་མ་མ་ཞུ་འགྲམས་ཁྲག་མཚོན་ཁྲག་གིས། །མཆིན་མཆེར་རྒྱས་ཏེ་ཁྲག་ཟེ་ལ་སྐྲན་དུ་ཆགས། །རྙིངས་ནས་སྐྲན་ཞུ་ཁྲག་སྐྲན་ཟགས་ཆུ་ཡིན། །

Unreines Blut, das *dwangs ma ma zhu ba* oder Verletzungen durch Waffen zuzuschreiben ist, wird in Leber und Milz gestaut, wo die Tropfen [des unreinen Bluts] gerinnen und einen gutartigen Tumor aus Blut bilden. Wenn sich dieser gutartige Tumor aus Blut schließlich auflöst und ein Ausströmen verursacht, nennt man dies „Ausströmen von [Aszites]-Flüssigkeit aus einem gutartigen Tumor aus Blut".

དྭངས་མ་མ་ཞུའི་ངན་ཁྲག་ཆུ་སེར་རྒྱས། །རྩར་འགྲིམས་རྩ་མིག་ཆུ་སེར་སྦུ་བབ་བྱེད། །དེ་ཉིད་རྡོལ་བ་ཆུ་སྐྲན་ཟགས་ཆུ་ཡིན། །

Unreines Blut, das *dwangs ma ma zhu ba* zuzuschreiben ist, führt zur Ansammlung von *chu ser*, welches sich schließlich in die Leitbahnen verbreitet. Wenn sich *chu ser* in den Leitbahnen staut, verursacht dies ein „Ausströmen von [Aszites]-Flüssigkeit aus einer Zyste".

རྒྱུ་མ་འགྲམས་སམ་རྒྱུ་གཟེར་རུས་པ་ཟུག། །རྒྱུ་མའི་རྩི་ཉམས་རྙིངས་ནས་རུལ་ཞིང་རྡོལ། །དེ་ཆུ་ཕྱིར་འཛག་རྒྱུ་རྡོལ་ཆུ་ཞེས་བྱ། །

Darmverletzungen, Darminfektionen (Kolitis) oder Fremdkörper wie Knochen verursachen eine Zerstörung der Dünndarmschleimhaut und führen mit der Zeit zu einem Abbau des Dünndarms. Es kommt zu einem [Darm]riss, der eine Flüssigkeitsausscheidung verursacht. Dies nennt man „Flüssigkeitsausscheidung aufgrund eines Darmrisses".

གཞན་ཡང་སྤྱོད་ལམ་སྐྱོན་གྱིས་གདོན་དང་འགྲམས། །སྦྱར་དུག་རྐྱེན་གྱིས་ཆུ་རུ་འགྱུར་བ་ཡོད། །

Zusätzlich können Ödeme 3. Grades (Aszites) den Einfluss von bösen Geistern, die durch schädliche Aktivitäten verletzt wurden, und durch Vergiftung durch Substanzen, die zusammengestellt wurden, hervorgerufen werden.

འོན་ཀྱང་ནད་ཀུན་བཅོས་ཉེས་སྐྱ་ཐབ་དང་། །འོར་དུ་འགྱུར་ལ་འོར་རྙིང་དམུ་ཆུར་འགྱུར། །

Die ungeeignete Behandlung aller Arten von Krankheiten führt jedoch früher oder später zu Ödemen 1. und 2. Grades, die sich mit der Zeit zu Ödemen 3. Grades (Aszites) entwickeln.

མདོར་བསྡུས་རླུང་དང་མཁྲིས་པ་བད་ཀན་ཆུ། །དེ་ཡང་ཚ་ཆུ་གྲང་ཆུ་གཉིས་སུ་འདུས། །

Ödeme 3. Grades (Aszites) können kurz in die drei Arten *rlung*, *mkhris pa* und *bad kan* klassifiziert werden. Diese können weiter in zwei Arten unterteilt werden: heiße und kalte Ödeme 3. Grades (Aszites).

ཆུ་ཡི་གནས་ས་ཕྱི་ནང་བར་དང་གསུམ། །ཕྱི་ཆུ་ཤ་མདངས་བར་ན་གནསཔ་སྐྱེ། །ནང་ཆུ་རྒྱུ་ལོང་སྣོད་ཀྱི་སྐྱེང་ན་འཁྱོ། །བར་ཆུ་པགས་འོག་ཤ་སྐྱེང་ཁྲབ་པར་གནས། །

Es gibt drei Arten von Lokalisationen von Ödemen 3. Grades (Aszites): äußere, innere und dazwischen liegende. Äußere Ödeme 3. Grades (Aszites) bilden sich in der Haut, innere Ödeme 3. Grades (Aszites) befallen die Hohlorgane wie Dick- und Dünndarm und dazwischen liegende Ödeme 3. Grades (Aszites) treten unter der Haut im Muskelgewebe auf.

དེ་རྟགས་སྤྱི་དང་བྱེ་བྲག་རྣམ་པ་གཉིས། །

Es gibt zwei Arten von Anzeichen und Symptomen [von Ödemen 3. Grades (Aszites)]: allgemein und spezifisch.

སྤྱི་རྟགས་དང་པོ་འཇུག་དང་བར་དུ་སྨིན། །ཐ་མ་རྒྱས་དུས་འཚོ་འཆི་བརྟག་པའོ། །

Die allgemeinen Anzeichen und Symptome [von Ödemen 3. Grades (Aszites)] können über Anfangsstadium, Reifestadium und Spätstadium der Krankheit, in welchen eine Prognose abgegeben werden kann, beschrieben werden.

དང་པོ་འཇུག་དུས་ཤེད་ཆུང་ཕོ་བ་ལྟེམ། །དབུགས་ཧྲོད་སྙིང་འདེགས་ཟས་ཀྱི་འཇུ་སྟོབས་ཆུང་། །ལྕེ་མཆུ་རྐན་ལ་དཀར་འགྲོ་འདུག་གསུམ་པ་ལྡིག །བོལ་གོང་ངར་གདོང་ཆུ་སོ་བཅུ་དྲུག་མདོ། །ཕོ་བ་བྲང་ཞོལ་ཁ་གདོང་མིག་ལྤྱི་བས་དང་། །ཆུ་ཡི་མཁར་བརྒྱད་གཡོ་ཞིང་སྐྲངས་པ་ཡིན། །

Erstens, verursacht die Krankheit im Anfangsstadium Schwäche, ein Völlegefühl im Magen, Kurzatmigkeit, Herzklopfen, eine Schwäche, die Nahrung zu verdauen, blasse Zunge, Lippen und Gaumen, ein Schweregefühl im Bauchbereich beim Sitzen und Gehen sowie Schwellungen an den acht üblichen Stellen der Flüssigkeitsansammlung. Diese sind: die dorsalen Bereiche von Füßen und Händen, Haut, Damm, 16. Wirbel, Magen, der innere Bereich des Brustkorbs, Mund und Gesicht sowie Augenlider.

བར་དུ་ཆུ་རུ་སྨིན་ནས་གསུམ་པ་ཁེངས། །ཁེམ་ཧོལ་རྒྱབ་ན་ཐོལ་ཐོལ་ཕྲིག་ཕྲིག་འོང་། །

Im Reifestadium verursacht die Krankheit eine Stagnation im Bauchbereich, ein Geräusch wie *thol thol phrig phrig* entsteht, wenn der Bereich abgeklopft wird.

ཐ་མ་རྒྱས་དུས་ཚ་ཆུ་གྲང་ཆུ་གཉིས། །

Schließlich kann die Krankheit im Spätstadium in zwei Arten eingeteilt werden: heiße und kalte Ödeme 3. Grades (Aszites).

ཚ་ཆུ་རྩ་ཁྲིམས་ཆུ་མདོག་དམར་རམ་སེར། །གློ་སོར་མིག་སེར་ལྷེ་ན་སྣ་སློག་པ་ཆགས། །གསུས་པ་ཆེ་ལ་རྩ་ཡི་དྲ་བས་ཁྱབ། །ཡན་ལག་ཕྲ་ལ་སྐམ་པས་ཡི་དྭགས་འདྲ། །

Die Anzeichen und Symptome von heißen Ödemen 3. Grades (Aszites) sind: gespannter Puls, roter oder gelber Urin, pfeifende Atemgeräusche, gelbe Augen, Ansammlung von Verunreinigungen am Schwertfortsatz und eine Erscheinung wie hungrige Geister mit aufgeblähtem Bauch, großen vorstehenden Venen und dünnen Gliedmaßen.

གྲང་ཆུ་རྩ་དལ་ཆུ་སྔོ་སྐོམ་དད་ཆུང་། །ཕོ་བ་སྒྲོ་འཁྲིག་བྱེད་ཅིང་སྐབས་སུ་འཁྲུ། །མགོ་ལུས་ཡན་ལག་སྐྲངས་ཆེ་མནན་རྗེས་འོང་། །སྒྲིམ་ལ་རགས་པས་མགོན་པོ་ལྟ་བུར་བཤད། །

Die Anzeichen und Symptome von kalten Ödemen 3. Grades (Aszites) sind: langsamer Puls, bläulicher Urin, wenig Durst, Blähbauch und Darmgeräusche, gelegentlicher Durchfall, starke Schwellungen an Kopf, Körper und Gliedmaßen, die eine Delle bilden, wenn man sie eindrückt, sowie eine riesenhafte, unförmige körperliche Erscheinung wie jene der *mgon po*-Gottheit.

གྲང་ཆུ་ཡུན་ལོན་ཆུ་རྒྱས་གློ་སྙིང་དང་། །མཆིན་པ་ཆུས་ནུབ་ཚོས་ཏེ་མྱུར་དུ་འཆི། །ཚ་ཆུ་རྒྱས་ཐེབས་མི་སྐྱེ་ཚེ་རིང་སྟེ། །ཕུག་ན་སྲོག་ཡིན་མྱུར་དུ་འཆི་བར་འགྱུར། །

Wenn ein kaltes Ödem 3. Grades (Aszites) chronisch wird, verursacht es eine Stagnation von großen Mengen an Flüssigkeit in Lunge, Herz und Leber, wodurch die Funktion dieser Organe eingeschränkt wird, was wiederum zum sofortigen Tod führt. Wenn ein heißes Ödem 3. Grades (Aszites) chronisch wird, vermischt sich die Aszites-Flüssigkeit vollständig [mit den körperlichen Bestandteilen], sammelt sich nicht weiter an und garantiert daher ein langes Leben. Wenn [die Flüssigkeit] jedoch abgeleitet wird, tritt der sofortige Tod ein, da [die Flüssigkeit] lebenswichtige Komponenten enthält.

འཆི་རྟགས་དང་ག་མི་བདེ་སྐྱུག་པ་དང་། །གློ་མང་མིག་སེར་དབུགས་ཐུང་སྐོམ་དད་ཆེ། །དྲི་ཆུ་དམར་སེར་སྙ་ལ་ཉུང་བ་དང་། །ཟུངས་ཟད་ལུས་སྟོབས་ཤོར་ན་སྤང་བར་བྱ། །

Bei Appetitverlust, Erbrechen, übermäßigem Husten, gelbe Augen, Kurzatmigkeit, extremem Durst, rötlich gelbem Urin in starker Konzentration, spärlicher Miktion, Verminderung der körperlichen Bestandteile und Verlust der Körperkraft [steht der Tod unmittelbar bevor. Daher] ist diese Krankheit unheilbar.

དབུགས་དལ་དང་ག་བདེ་ལ་སྐོམ་དད་ཆུང་། །ཟུག་མེད་ལུས་ཡང་མིག་དཀར་དྲི་ཆུ་སྔོ། །རྩ་རྒྱུད་སྙོམས་ལ་ཤེད་ཆེ་འཚོ་བར་འགྱུར། །

Verbesserung von Atmung, Appetit, Durst, die Linderung der Schmerzen, ein leichtes Körpergefühl, weiße Augen und bläulicher Urin sowie Rückkehr von Pulsschlag und Körperkraft zeigen das Überleben des Patienten an.

ཁྲེ་བྲག་བརྟག་པ་དྭངས་མ་ཁྲག་ཁྲེར་ཆུ། །རྩ་གྲིམས་ཆུ་དམར་ལུས་ལྕི་དང་ག་འགག །རོ་སྟོད་རྩིབ་ལོགས་ཇམས་སུ་གཟེར་ཕྲན་ལྡང་། །གཏར་ན་ཁྲག་ངན་སླ་ལ་ཆུ་ལྟར་སེར། །

Spezifisch verursachen Ödeme 3. Grades (Aszites) durch Verbreitung von Blut einen gespannten Puls, rötlichen Urin, Schweregefühl des Körpers, Appetitverlust und leichte Schmerzen am oberen Rücken und am Rippenbogen. Bei einem Aderlass fließt unreines Blut aus, das dünnflüssig und gelblich ist wie *chu ser*.

དྲངས་མ་མཁྲིས་བྱེར་རྫམ་འདེགས་གློ་སྙིང་སྐྱུག །དང་ག་མི་བདེ་འགྲངས་ན་ཕོ་བ་རྫིང་། །མིག་ཆུ་སེར་ལ་འཁྲུས་ན་མཁྲིས་པ་འབྱུང་། །

Ödeme 3. Grades (Aszites) durch Verbreitung von *mkhris pa* verursachen Kurzatmigkeit, unregelmäßigen Lungen- und Herzpuls, Appetitverlust, einen aufgeblähten Magen und eine gelbliche Färbung von Augen und Urin. Bei Durchfall wird Galle ausgeschieden.

དྲངས་མ་ཆུ་བྱེར་ལྗེར་ཚོ་ལྟ་བུར་སྐྲངས། །རྩ་བྱིང་ཆུ་སྔོ་སྙིང་སྐྱུག་ཕོ་བ་རྫིང་། །

Ödeme 3. Grades (Aszites) durch Verbreitung von *chu ser* verursachen eine Tonstatue-ähnliche Schwellung, tiefen Puls, bläulichen Urin, Herzklopfen und einen aufgeblähten Magen.

དེ་གསུམ་དང་པོ་ཕྱི་ཆུ་འོར་ཡིན་ཏེ། །རྙིངས་པར་གྱུར་ན་ནང་དུ་ཆུ་རུ་སྨིན། །

Wenn die oben beschriebenen drei Arten von Ödemen im äußeren Bereich auftreten, handelt es sich um Ödeme 2. Grades, die sich mit der Zeit zu Ödeme 3. Grades (Aszites) entwickeln.

མཆིན་པ་དང་པོ་ཟགས་པ་གཡས་ནས་འཕེལ། །རྩ་ཁྲིམས་ཆུ་དམར་ཕྱུག་ན་རྒྱ་བཤལ་འབྱུང་། །གསུས་པ་ཆེ་ལ་རྩ་བཀྲ་ཡན་ལག་སྐམ། །

[Bei Ausströmen von Aszites-Flüssigkeit] aus der Leber wird [die Flüssigkeit] hauptsächlich aus der rechten Körperseite angesammelt und verursacht einen gespannten Puls und rötlichen Urin, hervortretenden Magen mit großen, hervorstehenden Venen und dünnen Gliedmaßen. Wenn die Flüssigkeit abgeleitet wird, hat sie die Farbe von *rgya bshal*.

མཆེར་པ་ཟགས་པ་གཡོན་ནས་འཕེལ་བ་ལ། །ཆུ་ཡི་ནང་ན་མཆེར་པ་རྡོ་ལྟར་སྲ། །ཕོ་བ་སྦོ་འཁྲོག་འཇུ་སྟོབས་ཆུང་བ་ཡིན། །

[Bei Ausströmen von Aszites-Flüssigkeit] aus der Milz sammelt sich [die Flüssigkeit] hauptsächlich aus der linken Körperseite an, die Milz erscheint in der Flüssigkeit hart wie ein Stein. Diese Situation verursacht einen aufgeblähten Magen und Magengeräusche sowie schwache Verdauungskraft.

གློ་བ་ཟགས་པ་གློ་མང་གློ་སྙིང་སྤྲུག ། ཟོས་རྗེས་ཕོ་བ་མི་བདེ་བཀྲག་མདངས་འཚོར། །

[Das Ausströmen von Aszites-Flüssigkeit] aus der Lunge verursacht übermäßigen Husten, unregelmäßigen Lungen- und Herzpuls, Magenbeschwerden nach Nahrungsaufnahme und Verlust des Teints des Gesichts.

ཕོ་ལོང་ཟགས་པ་སྦོ་འཁྲོག་ཕོ་བ་རྗིང་། ། དང་ག་མི་བདེ་ཤིན་ཏུ་འདུ་སྟོབས་ཆུང་། ། འགྲངས་དང་
གྲངས་རྗེས་གླང་ཐབས་ལྟ་བུར་ན། ། ཁྱད་པར་ཕོ་བ་ལོང་ཡུལ་ཆེ་བ་ཡིན། །

[Das Ausströmen von Aszites-Flüssigkeit] aus Magen und Dickdarm verursacht Blähbauch und Darmgeräusche, einen aufgeblähten Magen, Appetitverlust, extrem schwache Verdauungskraft und krampfartige Schmerzen im Abdomen bei vollem Magen und Kälteeinwirkung, insbesondere in Magen und Dickdarm.

སྐྲན་ཟགས་གསོག་པ་བུལ་ཞིང་ཡོད་ངོས་མང་། ། རྩ་ཁ་བྱེ་ནས་གསོག་སྐྱེན་ཟུག་གཟེར་ཆེ། །

[Bei Ausströmen von Aszites-Flüssigkeit] aus gutartigen Tumoren sammelt sich [die Flüssigkeit] allmählich an, und zwar hauptsächlich an der Lokalisation des gutartigen Tumors. Bei einem Riss der Blutgefäße eines gutartigen Tumors sammelt sich [die Flüssigkeit] unter qualvollen Schmerzen rasch an.

འཁྲིམས་ཆུ་འོག་རླུང་ལྡོག་ལ་ཆུ་བབས་ཆུང་། ། སྦོ་འཁྲོག་བྱེད་ལ་མྱུར་དུ་སྐྱེ་བ་ཡིན། །

Die Stagnation von Flüssigkeit aufgrund einer Umkehr des Flusses des abwärts treibenden *rlung* verursacht spärliche Miktion, Blähbauch und Darmgeräusche sowie eine rasche Zunahme [der Flüssigkeit].

རྒྱུ་རྡོལ་རྒྱུ་སྨད་མི་བདེ་སྨད་ནས་སྐྱེ། །

[Eine Flüssigkeitsausscheidung] aufgrund eines Darmrisses verursacht Beschwerden im unteren Abdomen und eine anomale Zunahme [von Flüssigkeit] aus dem unteren Bereich.

འདྲེ་ཆུ་ཤ་སྣ་འགྱུལ་ཞིང་སྙིང་མི་དགའ། ། གདོང་ལ་ཆུ་བུར་འོང་ཞིང་སྣ་ཁྲག་འཛག ། འཕར་རྩ་
མི་གྲུང་ལྷང་དུབ་འདྲེ་ཁ་གོད། ། ཡང་ན་ཤེས་པ་བྱེད་ལ་ཚིག་པ་ཟ། ། མི་ལོང་སྟེང་དུ་བྱེང་བྱེང་

བྲུ་ལུ་འདྲ། །

Ödeme 3. Grades (Aszites), die durch den Einfluss von bösen Geistern verursacht wurden, zeigen Muskelzucken, Traurigkeit, Bläschen im Gesicht, Nasenbluten, unklaren Arterienpuls, veränderliche Wesensart der Krankheit und hohe Neigung zu negativen Einflüssen. Auch mentale Unlust, Ärger und ein Gefühl der Nervosität, ähnlich wie das Verhalten einer flügellosen Küchenschabe vor einem Spiegel, können auftreten.

དུག་ལས་གྱུར་པ་དུག་གི་ནད་རྟགས་འབྱུང་། །

[Ödeme 3. Grades (Aszites), die] durch Vergiftungen verursacht wurden, zeigen ähnliche Symptome wie Vergiftungen.

མདོར་བསྡུས་རླུང་མཁྲིས་བད་ཀན་འདུས་པར་སྒྲུར། །

Kurz gesagt können alle Arten [von Ödemen 3. Grades (Aszites)] als *rlung*, *mkhris pa* und *bad kan* klassifiziert werden.

རླུང་གྱུར་འཁྲོག་ཟུར་ཟུག་ཆེ་འཕེལ་འགྲི་བྱེད། །ཆུ་སྔོ་དྲི་མ་སྐྱི་ལ་དབུགས་ངན་སྔོམ། །

rlung-[dominierte Ödeme 3. Grades (Aszites)] verursachen Darmgeräusche, starke Schmerzen, schwankende [Flüssigkeitsansammlungen], bläulichen Urin, spärlichen Stuhl und eine Stauung von Luft im Darm.

མཁྲིས་པ་མིག་སེར་ཤ་སྔོ་ཆུ་བབས་ཆུང་། །རྩ་གྲིམས་ཆུ་མདོག་མར་ཁུ་བཙོད་ཁུ་འདྲ། །

mkhris pa-[dominierte Ödeme 3. Grades (Aszites)] verursachen eine gelbliche Färbung der Augen, bläuliche Haut, spärliche Miktion und einen gespannten Puls. Die Farbe des Urins ähnelt jener von geschmolzener Butter oder eines *btsod*-Absudes.

བད་ཀན་དབུགས་འདེག་སྐྲངས་ཆེ་འཇུ་སྟོབས་ཆུང་། །ལུས་ལྕི་གཉིད་ཆེ་རྩ་བྱིང་ཆུ་མདོག་སྔོ། །

bad kan-[dominierte Ödeme 3. Grades (Aszites)] verursachen Kurzatmigkeit, starke Schwellungen, schwache Verdauungskraft, Schweregefühl des Körpers, übermäßigen Schlaf, tiefen Puls und bläulichen Urin.

དེ་ལ་འདྲེ་ཆུ་འཁྲིམས་ཆུ་ཕོ་ལོང་ཟགས། །ཁྲེར་ཆུ་གསོར་རུང་ཕྱི་མ་ཁས་མི་བླང་། །མཁྲིས་པ་ལས་གྱུར་ཚ་ཆུ་མི་འཚོ་སྲང་། །བད་རླུང་ལས་གྱུར་གྲང་ཆུ་གསོ་བར་ནུས། །

Von den 15 Arten von Ödemen 3. Grades (Aszites) sind folgende heilbar: Ödeme 3. Grades (Aszites), die durch den Einfluss von bösen Geistern verursacht wurden; Stagnation von Flüssigkeit durch den Umkehr des Urinflusses; [Ausströmen von Aszites-Flüssigkeit] aus Magen und Dickdarm, sowie Verbreitung der Aszites-Flüssigkeit. Alle anderen Arten sind unheilbar. Heiße, *mkhris pa*-dominierte Ödeme 3. Grades (Aszites) sind unheilbar und führen zum Tod, während kalte, *bad kan*-und *rlung*-dominierte Ödeme 3. Grades (Aszites) heilbar sind.

གསོ་ཐབས་དང་པོ་མདོན་ཚུལ་ཞུགས་དུས་སུ། །སེ་འབྲུ་བརྒྱད་དང་རྒོད་མ་ཁ་ཡི་ཕྱེ། །ལུག་ཤ་གསར་འཇམ་ཞུན་མར་དྲོད་བསྐྱེད་ལ། །འཇམ་བཤལ་ཆུ་སེར་སྤྱངས་པས་ཞི་བར་ནུས། །

Die Behandlung [von Ödemen 3. Grades (Aszites) erfolgt auf diese Art]: Erstens, wenn die Krankheit sich im Anfangsstadium befindet, unterstütze man die Hitze des Verdauungstraktes durch Verabreichung des Präparats *se 'bru brgyad pa* und des medizinischen Pulvers *rgod ma kha* sowie die Einnahme von frischem Schaffleisch und geklärter Butter. Danach führe man eine milde Purgation (Ableiten über den Darm) durch, da diese *chu ser* ableitet und die Krankheit in der Folge beruhigt.

བར་དུ་ཆུ་རུ་རྒྱས་ཏེ་སྨིན་པའི་དུས། །དེ་ལ་བཅོས་ཐབས་སྤྱི་དང་བྱེ་བྲག་གཉིས། །

Danach, wenn sich Flüssigkeiten ansammeln und die Krankheit ins Reifestadium eintritt, sollte sie sowohl allgemein als auch spezifisch, [mit diesen] zwei [Methoden], behandelt werden.

སྤྱི་རུ་དམུ་ཆུ་བཅོས་ཐབས་རྣམ་ལྔར་བཤད། །དང་པོ་ཆུ་བོ་འོལ་ཁ་བསྒྱུར་བ་དང་། །གཉིས་པ་རྒྱ་མཚོ་གནས་སུ་བསྐམ་པ་དང་། །གསུམ་པ་རྫིང་གི་འོར་ཁུང་བརྡོལ་བ་དང་། །བཞི་པ་མཚོ་མོ་ཡུར་དུ་དྲངས་བ་དང་། །ལྔ་པ་རྩ་ལ་འགག་མིག་གཞུག་པའོ། །

Die allgemeinen Behandlungsmethoden für Ödeme 3. Grades (Aszites) werden anhand der fünf [metaphorischen] Therapiegrundsätze erläutert: Erstens, den Lauf eines Flusses ablenken; zweitens, das Meer bis zu seinem Grund trocknen; drittens, den Abfluss eines Teiches durchbrechen; viertens, das Meer in Leitbahnen kanalisieren, und fünftens, die Leitbahnen verschließen.

ཆུ་བོའི་འོལ་ཁ་མ་སྒྱུར་ན། །རྫིང་གི་སྐྱེ་ཆུ་གསོག་པ་འདྲ། །རྒྱ་མཚོ་གནས་སུ་མ་བསྐམས་ན། །ལྦུ་མ་ཅན་གྱི་ཆུ་མིག་འདྲ། །རྫིང་གི་འོར་ཁུང་མ་བརྡོལ་ན། །ཆུ་ཡིས་ལྟོང་མོ་འགེངས་པ་འདྲ། །མཚོ་མོ་ཡུར་དུ་མ་དྲངས་ན། །རྫིང་གི་འོལ་ཀ་མེད་པ་འདྲ། །རྩ་ལ་འགགས་མིག་མ་བཅུག་ན། །ཞིང་པས་ཐན་གར་བཞག་པ་འདྲ། །དེ་ཕྱིར་བཅོས་ཚུལ་ལྔ་ལྡན་གཅེས། །

Wenn der Lauf des Flusses nicht abgelenkt wird, entsteht ein ähnlicher Zustand wie beim Ansammeln von strömendem Wasser zu einem Teich. Wenn das Meer nicht bis zu seinem Grund getrocknet wird, entsteht ein ähnlicher Zustand wie bei Quellwasser, das aus einer tiefen Quelle sprudelt. Wenn der Abfluss eines Teiches nicht durchbrochen wird, entspricht der Teich einem Behälter voller Wasser. Wenn das Meer nicht in Leitbahnen kanalisiert wird, ist das Meer wie ein Teich ohne Abfluss. Wenn die Leitbahnen nicht verschlossen werden, entsteht ein ähnlicher Zustand wie bei einem Feld, das von einem Bauern zu viel bewässert wird und der Wasserzufluss nicht unterbrochen wird. Daher sind diese fünf Therapiegrundsätze für die Behandlung [von Ödemen 3. Grades] (Aszites) wichtig.

དང་པོ་ཆུ་བོའི་འོལ་ཁ་སྒྱུར་བ་ནི། །མ་ཞུ་མེ་དྲོད་ཉམས་ལས་འབྱུང་བའི་ཕྱིར། །གྲང་བའི་ཆུ་ལ་སེ་འབྲུ་བཞི་པ་སྟེ། །ཚ་བའི་ཆུ་ལ་དེ་སྟེང་གུར་ཀུམ་བསྣན། །བུར་དཀར་སྦྱར་བ་ཆུ་སྐོལ་འཕུལ་ལ་བཏང་། །ཕོ་བའི་མེ་དྲོད་སྐྱེད་ཅིང་མ་ཞུ་འཇུ། །བད་ཀན་བེ་སྣབས་རྩ་སྦུབས་འགགས་པ་སེལ། །དྭངས་མ་མ་ཞུ་ལུས་ཟུངས་རང་སོར་འཇུག །དེ་རྗེས་ཤིང་མངར་འུ་སུ་ལྕམ་པ་དང་། །སྲུབ་གའི་འབྲས་བུ་འུག་སྒྲོའི་ཐལ་བ་རྣམས། །ཞུན་མར་སྦྱར་བཏང་སྐོམ་ལ་ཤིན་ཏུ་འཛེམས། །དྭངས་མ་དྲི་ཆུ་རང་ལམ་འཇུག་པར་བྱེད། །དེ་ཡིས་དང་ག་བདེ་ལ་སྐོམ་དད་ཆུང་། །དྲི་ཆུའི་བུངས་ཆེ་པོ་བ་བདེ་བར་འགྱུར། །

Erstens, lenke man den Lauf des Flusses wie folgt ab: Da Ödeme 3. Grades (Aszites) durch Schwäche des Verdauungstraktes aufgrund der Schwächung der Hitze des Verdauungstraktes entstehen, behandele man sie wie folgt. Man bereite ein Präparat aus *se 'bru bzhi pa* und weißer Melasse bei kaltem Ödem 3. Grades (Aszites) und füge bei heißem Ödem 3. Grades (Aszites) zu obigem Präparat *gur kum* hinzu; man verabreiche das Präparat mit gekochtem Wasser. Dies erzeugt Hitze des Verdauungstraktes, unterstützt die Verdauung schwer verdaulicher Nahrungsmittel, entfernt Schleim aus den blockierten Leitbahnen und behandelt *dwangs ma ma zhu ba,* wodurch die Inhaltsstoffe der Nahrung in richtiger Art und Weise in die körperlichen Bestandteile transformiert werden. Danach verabreiche man ein medizinisches Präparat aus *shing mngar, 'u su, lcam pa, srub ga*-Früchten[1] sowie Asche aus den Federn einer Eule, vermischt mit geklärter Butter, während die Einnahme von Getränken strikt zu vermeiden ist. Dies ermöglicht den normalen Fluss der Essenz, die aus der Nahrung gewonnen wird, und des Urins in den dafür vorgesehenen Bahnen. Schließlich verbessert sich der Appetit, der Durst nimmt ab, die Miktion normalisiert sich und der Magen beruhigt sich.

དེ་ནས་རྒྱ་མཚོ་གནས་སུ་སྐེམ་པ་ལ། །སྨན་དང་དཔྱད་དང་ཟས་དང་སྤྱོད་ལམ་བཞི། །

Danach erfolgt mit vier therapeutischen Maßnahmen die Trocknung des Meeres bis zu seinem Grund: Heilmittel, äußere Therapie, Ernährung und Verhalten.

སྨན་གྱིས་སྐེམ་པ་ཐོད་སྦྱོར་ཐལ་སྦྱོར་དང་། །བི་ཥ་རུས་སྦྱོར་དངུལ་ཟངས་སྦྱོར་བ་དྲུག །

Die Trocknung mit Heilmitteln erfolgt mit sechs medizinischen Präparaten: *thod sbyor, thal sbyor, bi Sha, rus sbyor, dngul sbyor* und *zangs sbyor*.

ཐོད་པའི་སྦྱོར་བ་མི་དང་ཕག་པ་དང་། །རྟ་དང་འཕྱི་བ་དུར་ཐོད་གཙོ་བྱས་ལ། །ཨ་རུ་བ་རུའི་
རུས་པ་ཝ་ཡི་སྙིང་། །བྱང་སེམས་དཀར་དམར་བྱང་པ་ཤིང་ཀུན་དང་། །རྒྱ་ཚྭ་དབྱི་མོང་སྲུབ་
ཀའི་འབྲས་བུ་རྣམས། །འོ་མ་མར་དང་ཞག་ལ་འདག་པ་བྱ། །ནུས་ལྡན་བསྲེགས་ཐལ་སུག་སྨེལ་
པི་པི་ལིང་། །སེ་འབྲུ་སྡིག་སྲིན་ལྕམ་པ་སྲམ་གྱི་བྲུན། །ཁ་ཚར་བཏབ་ལ་འདུ་བའི་རྫ་དང་སྦྱར།
།དམུ་ཆུ་རྒྱ་མཚོ་ཙམ་ཡང་སྐེམ་པར་ནུས། །

Zur Herstellung des Präparats *thod sbyor* knete man die folgenden Zutaten mit Milch, Butter und Sahne: *dur thod* vom Menschen, Schwein, Pferd und Murmeltier als Hauptzutat, Endokarpe (Innenschichten der Früchte) von *a ru ra* und *ba ru ra*, Herz vom Fuchs, *byang sems dkar po, byang sems dmar po,* Blasenkäfer*, shing kun, rgya tshwa, dbyi mong* und *srub ka*-Früchte. Man verbrenne dies sorgfältig in einem luftdichten Gefäß und füge *sug smel*, *pi pi ling*, *se 'bru,* Krabbe, *lcam pa* und Otterkot hinzu. Wenn dieses Präparat mit den für die Krankheit geeigneten Trägersubstanzen verabreicht wird, kann es sogar ein Meer aus Aszites-Flüssigkeit austrocknen.

ཐལ་སྦྱོར་ཐལ་སྨན་འཇམ་པོ་སུམ་གཉིས་ལ། །བཙན་དུག་ཨ་རུ་བཙུ་གཅིག་པོ་འགྲོན་བདུན། །ཙུ་
གང་གུར་ཀུམ་ཚ་བ་རྣམ་པ་ལྔ། །ཚྭ་སྣ་ཚོགས་ཚད་ཡ་བཀྲ་ར་དང་། །སེ་རྫི་ཀ་དང་ཤ་རུ་དུར་ཐོད་
ཐལ། །ཕྱི་ཡཀྲུ་རྣམས་དྲི་ཆུས་འདམ་བཏགས་བྱ། །རིལ་བུ་སྲན་ཙམ་ཁྲེའུ་སུས་རིམ་པས་བསྐྱེད།
།ཟླ་བ་གཅིག་གིས་རྒྱ་མཚོ་སྐེམས་པར་ནུས། །

Zur Herstellung des Präparats *thal sbyor* nehme man einen Teil *btsan dug* und elf Teile *a ru ra* für zwei Drittel der Menge des Aschenpräparats. Dann füge man sieben Stück „männliche“ Kaurischnecken, *cu gang, gur kum*, die fünf heißen Heilmittel, verschiedene Salze, *ya bak+Sha ra, sa rdzi ka,* Asche vom Horn von Wild und *dur thod* sowie *pri yang+ku* hinzu. Man knete die Mischung mit Urin und rolle sie in Hülsenfrucht-große Pillen. Die Verabreichung dieser Pillen in ansteigender Dosis einen Monat lang früh am Morgen kann das Meer von Aszites-Flüssigkeit austrocknen.

བི་ཥའི་སྦྱོར་བ་བཙན་དུག་ཆ་གཅིག་ལ། །ཨ་རུ་སུམ་གཉིས་སོ་སོར་ནུས་ལྡན་བསྲེག །འགྲོན་བུ་དུར་ཐོད་བུར་དཀར་རིལ་བུ་བྱ། །གྲང་ཆུའི་སྙིང་དུ་བསྐལ་པའི་མེ་བདུན་འདྲ། །

Zur Herstellung des Präparats *bi Sha* nehme man zwei Teile *a ru ra* für einen Teil *btsan dug* und verbrenne diese separat in einem luftdichten Behälter. Danach füge man Kaurischneckenasche, *dur thod* und weiße Melasse hinzu und rolle das Präparat zu Pillen. So wie die „Hitze der sieben Sonnen das gesamte Universum verzehrt“, kann dieses Präparat auch kalte Ödeme 3. Grades (Aszites) austrocknen.

རུས་སྦྱོར་དུང་དང་འགྲོན་བུ་དུར་རུས་དང་། །ཉ་སྲམ་ཆུ་བྱའི་རུས་པས་གཙོ་བྱས་ལ། །མུ་ཟི་ཟངས་ཐལ་ཅོང་ཞི་ཨ་རུ་ར། །རུ་རྟ་ཚ་བ་གསུམ་དང་དབྱི་མོང་དང་། །ཟེ་ཚྭ་ཐལ་ཚྭ་རྒྱ་ཚྭ་ཁ་རུ་ཚྭ། །རྒྱམ་ཚྭ་བྱང་ཚྭ་ཞིབ་བཏགས་ནུས་ལྡན་བསྲེག །དམུ་ཆུ་མ་ལུས་སྐེམས་པའི་གདམས་པ་སྟེ། །ཁྱད་པར་སྐྲན་ཟགས་ཆུ་ལ་བརྟགས་པ་ཡིན། །

Zur Herstellung des Präparats *rus sbyor füge man mu zi,* Kupferasche, *cong zhi, a ru ra, ru rta,* die drei heißen Heilmittel, *dbyi mong, ze tshwa, thal tshwa, rgya tshwa, kha ru tshwa, rgyam tshwa* und *byang tshwa* den folgenden Hauptzutaten hinzu: Meeresschnecken, Kaurischnecken, *dur rus* und Knochen vom Fisch, Otter und Wasservogel. Man verarbeite diese Zutaten zu Pulver und verbrenne sie in einem luftdichten Behälter. Dieses Präparat ist zum Austrocknen aller Arten von Ödemen 3. Grades (Aszites) geeignet, insbesondere bei Aszites-Flüssigkeit aus gutartigen Tumoren.

དངུལ་ཆུ་མུ་ཟི་སྟར་བུ་ཚ་བ་གསུམ། །ཚྭ་སྣ་བུ་རམ་རིལ་བུ་སྐེམས་ཀྱི་མཆོག །ཁྱད་པར་ཚ་ཆུ་སྐེམས་པའི་ཕ་ལམ་ཡིན། །

Ein Pillenpräparat aus [entgiftetem] Quecksilber, *mu zi, star bu,* den drei heißen Heilmitteln, verschiedenen Salzen und Melasse ist die beste Medizin zur Austrocknung von Flüssigkeit und lindert insbesondere heiße Ödeme 3. Grades (Aszites).

ཟངས་ཐལ་སྦྱོར་བ་ཟངས་ཐལ་སུམ་གཉིས་ལ། །ལྕགས་ཐལ་སུམ་ཆ་ཤ་རུས་ཐོད་འགྲོན་ཐལ། །ཨ་རུ་རྡོ་དྲེག་ཏ་ཙ་ཚ་གྲང་གི །ཧྲ་ཡིས་བསྒྱུར་བས་རྒྱ་མཚོ་སྐེམས་པར་བྱེད། །ཁྱད་པར་དོན་ཟགས་ཆུ་ལ་བརྟགས་པ་ཡིན། །ཡང་ན་ཟངས་ལྕགས་དངུལ་ཐལ་ཡ་བཀྵ། །མུ་ཟི་རྒྱ་ཚྭ་དབྱི་མོང་ཙི་ཏྲ་ཀ །ཨ་རུ་ཚ་བ་གསུམ་དང་ཀ་ར་སྦྱར། །ཚ་གྲང་ཐུན་མོང་སྐེམས་པར་བྱེད་པ་ཡིན། །

Das Präparat *zangs thal* wird aus zwei Teilen Kupferasche und einem Teil Eisenasche unter Hinzufügung von Wildknochen, durch Verbrennung gewonnener Asche von *dur thod* und Kaurischnecken, *a ru ra, rdo dreg* und *ta tsa* hergestellt und trocknet, wenn die Trägersubstanz der heißen oder kalten Wesensart der Krankheit entspricht, ein Meer aus Aszites-Flüssigkeit aus. Es ist besonders empfehlenswert zur Behandlung des Ausströmens von Aszites-Flüssigkeit aus Vollorganen. Ein Präparat aus Kupfer, Eisen, Silber, *ya bak+Sha ra, mu zi, rgya tshwa, dbyi mong, tsi tra ka, a ru ra*, den drei heißen Heilmitteln und weißem Zucker trocknet sowohl heiße als auch kalte Ödeme 3. Grades (Aszites) aus.

ཁ་ཟས་ལུག་ཤ་ཟན་དྲོན་གཡག་རྒོད་ཤ། །ཚོ་ཁུ་སྤོད་བྲན་མར་ཟན་ཆང་འཇམ་བསྟེན། །འཇུ་དཀའ་སྦྱོ་ངད་ཟས་ངན་བསིལ་ཟས་སྤང་། །

Man empfehle den Konsum von Nahrungsmitteln wie Schaffleisch, warmen, gekochten Brei, gewürzte, mit Butter vermischte Suppe aus wildem Jakfleisch sowie leichtes *chang*, während schwer verdauliche Lebensmittel, nicht bekömmliche Nahrung und kühlende Ernährung zu vermeiden sind.

ཚ་ཆུ་དྲོད་བཅུད་ཏ་ཅན་དྲགས་པ་དང་། །སྤྱོད་ལམ་བསེར་བུ་རླན་གྲང་དྲག་ཤུལ་སྤང་། །དྲོ་བའི་གནས་འདུག་མི་རྡུ་ལ་བག་ཙམ་བཅག །

Zur Behandlung heißer Ödeme 3. Grades (Aszites) vermeide man die Einnahme von wärmenden und nahrhaften Speisen und Verhalten wie übermäßigen Aufenthalt in zugiger, kalter und feuchter Umgebung sowie anstrengende Aktivitäten. Man bleibe an einem warmen Ort und bewege sich, bis das Schwitzen einsetzt.

དཔྱད་དུ་གཡི་སྲུང་པགས་པའི་སྦྲུ་དུགས་བྱ། །ཁྲི་ཡི་པགས་པ་དྲོ་ཡང་དང་ག་འགྲིབ། །སྙེ་བ་བཞི་སྒྲོམ་སྙེན་སྣའི་རྩེ་མོ་དང་། །སྒྲིག་རུས་གཤོང་དང་དང་པོ་བཅུ་གཉིས་བསྲེག །གང་ལ་ཕབས་པའི་གསང་སྒོ་མེ་ཡིས་བརྡམ། །ཚ་བའི་ཆུ་ལ་རུ་ཐུང་སྡོད་ཀ་གཏར། །

Als äußere Therapie wende man Kompressen aus Wolfs- und Luchsfellen an. Man vermeide die Anwendung von Hundefellen, obwohl diese wärmend sind, da sie Appetitverlust verursachen. Man führe an den vier Punkten des Nabels, der Spitze des Schwertfortsatzes, der Grube über dem Schlüsselbein und des ersten und 12. Wirbels eine Moxibustion durch. Zusätzlich behandele man die mit den betroffenen Organen zusammenhängenden Punkte mit Moxibustion. Zur Behandlung von heißen Ödemen 3. Grades (Aszites) führe man einen Aderlass an *ru thung* und *snod ka* durch.

གསུམ་པ་རྫིང་གི་འོར་ཁུང་བསལ་བ་ནི། །ཆུ་བཤལ་ཆུ་སྦྱོངས་འཕྲུལ་འཛག་རྣམ་པ་གསུམ། །དམུ་རྫིང་བུ་ག་འགགས་ལས་འབྱུང་བའི་ཕྱིར། །འདི་ལ་གཉེན་པོ་སྦྱོང་འདུ་གཞན་ན་མེད། །

Drittens, setze man zur Reinigung des Abflusses eines Teiches milde und starke harntreibende Mittel sowie *'phrul 'dzag* ein. Da Ödeme 3. Grades (Aszites) durch die Blockade von Flüssen entstehen, gibt es für diese Krankheit keine bessere Behandlung als eine Reinigung der Leitbahnen.

ཆུ་བཤལ་ཨ་རུ་མཆུ་སྙུང་ཟངས་དྲེག་དང་། །དནྡ་དུར་བྱིད་དོང་ག་ཤྲི་ཁཎྜ། །ཐར་ནུ་ཁྲོན་བུ་རེ་ལྕག་ལྕུམ་རྩ་དང་། །སྤོན་བུ་ཆུ་མ་རྩེ་དང་པི་པི་ལིང་། །རྒྱ་ཚྭ་བུ་རམ་རིལ་བུ་ཚང་གིས་དབུལ། །སྤོན་འགྲོ་ཕྱི་རྗེས་ལས་ལྷ་སྤྲི་དང་མཐུན། །དེ་ཡིས་རྩ་ཁ་འབྱེད་ཅིང་ཆུ་རྣམས་སྐྱུད། །དེ་རྗེས་སེ་འབྲུ་ཤིང་ཚ་པི་པི་ལིང་། །སུག་སྨེལ་གུར་གུམ་ལྷ་རྩེ་བོང་ང་དཀར། །བྲག་ཞུན་སྤོས་དཀར་འུ་སུ་ལྕུམ་པ་དང་། །རྒྱ་ཚྭ་རྒྱམ་ཚྭ་ཟིག་སྲིན་གསེར་བྱེ་མ། །ཨ་རུ་བྱུང་པ་བུ་རམ་རིལ་བུ་བྱ། །ཚང་གིས་འཕྲུལ་བས་ཆུ་རྣམས་གསང་བར་འདྲེན། །ཆུ་འདྲོངས་ཆུང་ན་ཉི་དགའ་པི་པི་ལིང་། །ཤིང་ཚ་བསྡུས་པའི་ཁ་བ་ལྕུག་ཏུ་བཏང་། །ཡང་ན་ཆུ་མ་རྩེ་དང་ཨ་རུ་ར། །སེ་འབྲུ་སུག་སྨེལ་ཤིང་ཚ་པྲི་ཡངྒུ། །ལྷ་རྩེ་བྲག་ཞུན་གུར་གུམ་བོང་ང་དཀར། །མོན་ལྕུམ་རྒྱམ་ཚྭ་རྒྱ་ཚྭ་ཟིག་སྲིན་དང་། །སྦྲུར་མགྲོགས་འུ་སུ་བྱུང་པ་ཚང་གིས་དབུལ། །ཡང་ན་སྤོན་མོ་ཚབ་འདྲེན་སྙི་མ་པ་གང་། །རག་ཤ་མིག་མེད་བཅུ་རྣམས་རྩེ་བཞིན་བཏགས། །དྲོད་སྣན་རིལ་མོ་ཆུ་བྲེ་གང་ལ་བསྐྱུ། །ཕྱེད་འདུས་རྒྱུན་དུ་སྐོམ་དུ་བཏང་བར་བྱ། །ཡང་ན་བོང་སྨིག་གཡས་གཞུར་ཞོ་གསུམ་དང་། །བུ་རམ་ཞོ་གཉིས་རྒྱ་ཚྭ་ཞོ་གཅིག་རྣམས། །རིལ་བུ་བྱས་བཏང་དེ་དག་ཐམས་ཅད་ཀྱིས། །གསང་བའི་ལམ་དུ་རྒྱ་མཚོ་འདྲོངས་པར་ངེས། །

Man benutze eine leichte harntreibende Therapie mit Pillen aus *a ru mchu snyung, zangs dreg, dan+da, dur byid, dong ga, Shri khaN+Da, thar nu, khron bu, re lcag pa, lcum rtsa, sngon bu, chu ma rtsi, pi pi ling, rgya tshwa* sowie Melasse mit *chang*. Vorbereitende Therapie und Nachbehandlung sind die gleichen wie jene zur allgemeinen Behandlung von *las lnga* zur Öffnung der Leitbahnen und Ansammlung von Flüssigkeiten. Danach bereite man Pillen aus *se 'bru, shing tsha, pi pi ling, sug smel, gur kum, gla rtsi, bong nga dkar po, brag zhun, spos dkar, 'u su, lcam pa, rgya tshwa, rgyam tshwa,* Krabbe, *gser gyi bye ma, a ru ra,* Blasenkäfer und Melasse zu. Die Verabreichung dieser Pillen mit *chang* leitet die Flüssigkeiten über die Harnwege ab. Falls diese Behandlung keine ausreichende Flüssigkeitsmenge ableitet, verabreiche man ein Dekokt aus *nyi dga', pi pi ling* und *shing tsha* als auslösenden Wirkstoff. Oder man bereite ein Präparat aus *chu ma rtsi, a ru ra, se 'bru, sug smel, shing tsha, pri yang+ku, gla rtsi, brag zhun, gur kum, bong nga dkar po, mon lcam,*[44] *rgyam tshwa, rgya tshwa,* Krabbe, *sbur mgyogs, 'u su* und Blasenkäfer und verabreiche es mit *chang*. Oder man verarbeite ein *snyim pa* vom *sngon mo chab 'dren* und zehn Ameisenkörper zu feinem Pulver und koche dieses mit *pho ba ris* in einem *bre* Wasser, bis sich die Wassermenge um die Hälfte reduziert hat. Dies ist als tägliches Getränk einzunehmen. Oder man bereite Pillen aus drei *zho* der klebrigen Masse, die beim Kochen der rechten Hufe eines Esels entsteht, zwei *zho* Melasse und ein *zho* vom *rgya tshwa*. Die Verabreichung aller oben angeführten Präparate leitet definitiv ein Meer aus Flüssigkeiten über die Harnwege ab.

ཀུན་གྱིས་འདྲོངས་དཀའ་གཉེན་པོའི་ཆུ་སྦྲོངས་ནི། །རྒྱ་ཚྭ་སྡིག་སྲིན་སུག་སྨེལ་གུར་ཀུམ་མཚལ། །གླ་རྩི་ཚ་ལ་སྤོས་དཀར་པི་པི་ལིང་། །གཟེ་མ་ལྕམ་པ་འབུ་སྐྱོགས་བྱང་པ་རྣམས། །ཕྱེ་བཞིན་བཏགས་ལ་བུར་གར་ཕྱེད་དང་སྦྱར། །སྲོད་དཀར་ཐང་གིས་སྔ་དྲོ་དགོངས་མོ་དབུལ། །ཡང་ན་རྒྱ་ཚྭ་དུར་བྱིད་ཨ་རུ་ར། །ཟངས་དྲེག་བྱང་པ་བུ་རམ་རིལ་བུར་དྲིལ། །ཉང་མ་ལྔ་བདུན་ཆུ་སྐོལ་འཕུལ་ལ་བཏང་། །རྒྱ་མཚོ་ཙམ་ཡང་འདྲོངས་པར་ཐེ་ཚོམ་མེད། །

Falls alle oben genannten [harntreibenden Präparate] die Flüssigkeit nicht ableiten, bereite man ein starkes harntreibendes Mittel aus einem feinen Pulver aus *rgya tshwa,* Krabbe, *sug smel, gur kum, mtshal, gla rtsi, tsha la, spos dkar, pi pi ling, gze ma, lcam pa,* Schneckenschale und weißer Melasse in der halben Menge aller übrigen Zutaten und verabreiche dieses morgens und abends mit dem Dekokt *srad dkar.* Oder man bereite stark harntreibende Pillen aus *rgya tshwa, dur byid, a ru ra, zangs dreg,* Blasenkäfer und Melasse und verabreiche des Öfteren fünf oder sieben Pillen mit gekochtem Wasser. Dieses Präparat wird zweifellos sogar ein Meer [aus Aszites-Flüssigkeit] ableiten.

འཕྲུལ་འཇག་ཆེན་པོ་ དཀྲ་དུར་བྱེད་དོང་ག་ གསུམ་དང་སྦྲོང་བྱེད་ སྔོན་བུ་ཁྲིན་བུ་ཐར་ནུ་ གསུམ། །སེར་པོ་གསུམ་དང་སྔོ་ཡི་ཚ་བ་གསུམ། །འབྲས་བུ་གསུམ་དང་ཆུ་ལམ་འཛུད་པ་

44 *mon lcam* bezieht sich auf *lcam pa*, das aus *mon* gesammelt wurde.

རྒྱ་ཚྭ་སྡིག་སྲིན་གླ་རྩི་ གསུམ། །སྣ་སེལ་ ཚ་བ་ གསུམ་དང་འདྲེན་པར་བྱེད་པ་ ཚ་ལ་ལི་ཤི་ མོན་ཆ་ར་ གསུམ། །མི་གདུག་པ་ཡི་སྨན་ བྱང་པ་ཤིང་མངར་ལྕམ་པ་ གསུམ་སྨན་རྟ་གསུམ། །ཞིབ་བཏགས་ཆང་འཕྲུལ་རྫ་ཕྱོ་གཉིས་ནས་སྦྱོར། །ལུས་ཟུངས་བཟང་ན་ཞག་རེ་སྨན་གྱིས་སྦྱང་། །ཞག་རེ་ཟས་ཀྱིས་ལུས་ཟུངས་གསོ་བར་བྱ། །ཟུངས་ངན་ཟས་ལ་ཞག་གཉིས་སྨན་ལ་གཅིག །དེ་ལྟར་སྤེལ་བའི་ཆུ་སྦྱོངས་ལྷུག་གིས་བསྐུལ། །ཟས་སྨན་མ་སྤེལ་ཆུ་ལམ་ཟས་ཀྱིས་འགག །དེ་ཕྱིར་ཟས་སྨན་འཕྲེང་འགྲོས་ཤེས་པར་གྱིས། །

Man bereite das Präparat *'phrul 'dzag* aus dem Pulver der drei scharfen Heilmittel (*dan+da*, *dur byid* und *dong ga)*, der drei ableitenden Heilmittel (*sngon bu*, *khron bu* und *thar nu)*, der drei gelben Heilmittel, der drei heißen Kräuter, der drei Myrobalanfrüchte, der drei harntreibenden Heilmittel (*rgya tshwa*, Krabbe und *gla rtsi)*, der drei heißen Heilmittel, der drei leitenden Heilmittel (*tsha la*, *li shi* und *mon cha ra*), der drei nicht giftigen Heilmittel (Blasenkäfer, *shing mngar* und *lcam pa*) und der drei medizinischen Trägersubstanzen und verabreiche dies mit *chang*. Dieses Präparat leitet Flüssigkeit sowohl über die Harnwege als auch über den Darm aus. Wenn ein Patient kräftige körperliche Bestandteile besitzt, leite man die Krankheit wechselweise mit Heilmitteln aus und stärke die körperlichen Bestandteile mit Nahrungsmitteln. Wenn ein Patient schwache körperliche Bestandteile hat, behandele man die Krankheit zwei Tage lang mit Nahrungsmitteln und einen Tag mit Heilmitteln. Während man Heilmittel und Nahrungsmittel wie oben beschrieben anwendet, verabreiche man einen austreibenden Wirkstoff zur wirksamen Ausleitung. Wenn Heilmittel und Nahrungsmittel nicht abwechselnd gegeben werden, entsteht eine Blockade in den Harnwegen, die von Nahrungs[partikeln] verursacht wird. Daher muss man genau wissen, wann Nahrungsmittel und wann Heilmittel zu geben sind.

བཞི་པ་མཚོ་མོ་ཡུར་དུ་དྲངས་པ་ནི། །རྩ་ནས་གཙག་དང་གསང་ནས་གཙག་པ་གཉིས། །

Viertens, gibt es zwei Methoden, um das Meer in Leitbahnen zu kanalisieren: Ablassen aus den Leitbahnen und Ablassen aus den Punkten.

དང་པོ་ཤ་རུ་མགོ་རུས་ཡ་བཀྵ། །རྩ་བྱ་སྤེན་ཐལ་བ་ཆུས་རྩ་ལམ་སྦྱང་། །ཆུ་སེར་གདོང་རྩ་རྒྱུན་དུ་གཏར་བར་བྱ། །

Erstens, reinige man die Leitbahnen mit einem Präparat aus Wildhorn, [Tier]schädeln, *ya bak+Sha ra, rtsa bya*, *spen ma*-Asche sowie Kuhharn und führe regelmäßig einen Aderlass an *chu ser gdong rtsa* durch.

རྐང་པའི་སྐྲངས་ཆེ་སྦང་གར་བག་ཕྱེ་སྦྱར། །པུས་མོ་མན་ཆད་བྱུགས་ལ་དེ་བ་བདང་བཅིང་། །མཐེ་བོ་བོར་བའི་སོར་མོ་གསུམ་གྱི་བར། །མཚོན་གང་བཅལ་བར་ཕུག་ལ་ཆུ་སེར་དབྱུང་། །ཆུ་ཐག་ཆོད་ནས་རྨ་དེ་སྲ་བས་བསྲེག །

Ist der Fuß stark geschwollen, trage man am Bereich unterhalb des Knies eine Mischung aus Getreidekörnerschalen und Mehl dick auf und hülle den Bereich mit einem Verband ein. Man punktiere die Punkte, die sich jeweils ein *mtshon* oberhalb des mittleren Bereichs der drei Zehen (ausschließlich der großen Zehe) befinden, um *chu ser* abzuleiten. Wenn *chu ser* fertig ausgeleitet ist, wende man auf den Wunden Moxibustion an.

ཐམས་ཅད་བདུགས་ན་གསང་ནས་གཅག་པར་བྱ། །གསང་ནི་རྒྱབ་ཀྱི་རྩིབ་ཕྱུང་གཉིས་ཀྱི་མཚན། །མདུན་གྱི་ལྟེ་ན་གསང་ལྟེ་བ་ཡན་ཆད་དུ། །ཆུ་མཚམས་པགས་པ་སྲབ་པའི་འབྲི་དམིགས་ཡིན། །

Wenn alle äußeren Therapien die Flüssigkeit nicht ableiten können, entziehe man sie [über die hinteren und vorderen Punkte]. Die hinteren Punkte befinden sind im Zwischenrippenraum zwischen den beiden freien Rippen, senkrecht unterhalb der Achselhöhlen. Die vorderen Punkte befinden sich unterhalb des Schwertfortsatzes und oberhalb des Nabels. Diese Punkte sind Bereiche, wo sich die Aszites-Flüssigkeit ausbreitet und wo die Haut vergleichsweise dünner ist.

རྐེད་པར་ཆུ་ཆིངས་སྣམ་བུས་མས་ཡར་བསྡམ། །སྐྱིལ་ཀྲུང་ཁད་མཉམ་སྟན་འདུག་ལུས་པོ་བསྲང་། །རྗེ་མས་དང་རྗེ་མས་འཛིན་རྩ་སྙེ་ང་མ་ཡིན་པར། །སྦྱུ་བས་ཕྱུར་སྨྱུ་གུ་ཁ་ཡིས་སོར་གཉིས་དབྱུག །བྲེ་ཕྱེད་ཕུལ་དོ་ཆུ་བོངས་སྦྱར་ལ་དབྱུང་། །འདོན་པ་མང་ན་ཆུ་ཚབ་ཟུག་ཟེར་སྐྱེ། །ཕུག་ཤུལ་དུང་དང་འགྲོན་བུ་རྩིབ་བསྲེགས་སླན། །ཕྱིང་པ་བག་འདག་སྦྱར་བ་སྣམ་བུས་བཅིང་། །ཆུ་ཁ་རླུགས་ན་ཆུས་པོར་སྲོག་དང་འབྲལ། །དེས་ན་སྔ་མའི་རྨིན་པ་མ་བརྟས་པར། །ཕྱི་མ་མི་དབྱུག་ཕུག་ན་གཤེད་མ་བྱེད། །དེ་ནས་ནས་རེ་རིམ་པས་ཇེ་དམའ་དབྱུག །གཅིག་དང་སྐམ་པ་སྦྱོངས་སུ་སྤྱི་ལ་ལ་བཙོས། །

Zum Ableiten der Flüssigkeit auf chirurgischem Weg soll der Patient in aufrechter und ausgeglichener Körperhaltung mit gekreuzten Beinen auf einer Matratze sitzen, wobei er ein *chu chings*, ein hölzernes Tuch, in aufwärtsstrebender Richtung um die Taille gebunden hat. Man führe ein *smyu gu kha,* ein hohles chirurgisches Instrument, durch die bezeichneten Punkte zwei *sor* tief ein, wobei die Bereiche des Magens, des ösophagogastralen Übergangs und der Blutgefäße zu vermeiden sind. Man leite entweder ein halbes *bre* oder zwei *phul* Aszites-Flüssigkeit ab, je nachdem wie viel Flüssigkeit sich angesammelt hat. Obwohl eine große Menge Flüssigkeit abgeleitet wird, sammelt sie sich unter großen Schmerzen erneut an. Man behandele den chirurgischen Einschnitt mit verbrannten Meeresschnecken und Kaurischnecken oder Tierrippen, bedecke ihn mit einem Umschlag aus Filz und Mehlpaste und umhülle ihn mit einem wollenen Tuch. Wenn dies nicht geschieht, quillt die Flüssigkeit aus dem chirurgischen Einschnitt heraus und verursacht damit den sofortigen Verlust der Flüssigkeiten, was zum Tod führt. Daher darf ein Punkt nicht nochmals punktiert werden, solange die vorherige Wunde nicht verheilt ist. Dies könnte lebensgefährlich sein. Nachdem alle Wunden verheilt sind, punktiere man der Reihe nach unter jedem vorherigen Punkt, wobei ein Abstand in der Größe eines Gerstenkorns einzuhalten ist. Zum Ableiten von Flüssigkeit behandele man wechselweise mit Punktieren und Trocknen.

བཙགས་པའི་ཆུ་སྣ་ཆུ་དང་འདྲ་ན་འཚོ། །ལྗང་གུ་སེར་པོ་འཚོ་དཀའ་དམར་སྨུག་འཆི། །

In der Flüssigkeitsanalyse zeigt eine wasserähnliche Farbe Überleben an, grüne und gelbe Flüssigkeiten weisen darauf hin, dass es für den Patienten schwer sein wird zu überleben, und rote und braune Flüssigkeiten sind Hinweise auf den bevorstehenden Tod.

ལྔ་པ་རྩ་ལ་འགག་མིག་གཞུག་པ་ནི། །དོམ་མཁྲིས་གླ་རྩི་བྲག་སྤོས་གུར་གུམ་བཞི། །སྦྲང་དང་སྦྱར་
བས་རྩ་ཁ་སྡོམ་པར་བྱེད། །སྐེམས་ཀྱི་སྐབས་བཤད་མེ་དམིགས་བསྲེག་པ་བསྐྱར། །ཁྱད་པར་སྟེང་
འོག་བར་ དང་པོ་བཅོ་བརྒྱད་བཅུ་གསུམ་ གྱི་ཆུ་སྒོ་བཙམ། །

Fünftens, ist zum Verschließen der Leitbahnen ein medizinisches Präparat aus vier Zutaten zu verabreichen, nämlich Bärengalle, *gla rtsi, brag spos* und *gur kum,* unter Zugabe von Honig. Dies verengt die Leitbahnen. Man wende erneut an den für das Austrocknen von Aszites-Flüssigkeiten beschriebenen Punkten Moxibustion an, insbesondere an den oberen, unteren und mittleren Punkten der Flüssigkeit, das ist der erste, 18. bzw. 13. Wirbel.

དེ་ནས་དམུ་ཆུ་བྱེ་བྲག་བཅོས་པ་ནི། །

Die spezifische Behandlung von Ödemen 3. Grades (Aszites) geschieht auf folgende Art und Weise.

བྱེར་ཆུ་རྣམ་གསུམ་སེ་འབྲུས་ཡོ་བ་བསྲུང་། །

Zur Behandlung der drei Arten von verbreiteten Ödemen 3. Grades (Aszites) verabreiche man zuerst zum Schutz des Magens das Präparat *se 'bru*.

དེ་རྗེས་ཁྲག་བྱེར་ཉི་ཤུ་རྩ་ལྔ་ཡིས། །དྭངས་སྙིགས་ཕྱེ་ལ་འཇམ་པའི་བཤལ་གྱིས་སྦྱང་། །རྩ་ཁ་
མང་དུ་ཕྱེ་ལ་ཉུང་དུ་གཏོན། །ཟས་སྐྱོམ་བསིལ་དྲོད་སྤེལ་ལ་སྙོམས་པར་བཅོས། །

Zur Behandlung von im Blut verbreiteten Ödemen 3. Grades (Aszites) trenne man danach die reinen und übrigbleibenden Teile von Blut und *chu ser* durch Verabreichung von [*ga bur*] *nyi shu rtsa lnga* und leite mittels milder Purgation (Ableiten über den Darm) ab. Man behandele die Leitbahnen wiederholt mit Aderlass, wobei eine kleine Menge [Blut] entnommen wird. Man lasse den Patienten wechselweise kühlende und wärmende Nahrungsmittel in ausgeglichener Art und Weise zu sich nehmen.

མཁྲིས་བྱེར་ དནྡ་དུར་བྱིད་སྤོས་དཀར་ བ་ཆུའི་སྦྱོངས་བཏང་ཕོ་གསང་བསྲེག །རུས་ཐལ་སིག་
ནེའི་སྦྱོར་བས་ བཟང་དྲུག་ཚ་བ་གསུམ་འགྲོན་ཐོད་ཐལ་བ་བྲག་ཞུན་སོ་མ་ཀ་ར་ རང་སར་སྐེམ།
།ཟས་སྐྱོམ་གོང་བཞིན་

Zu Behandlung von in der Galle verbreiteten Ödemen 3. Grades (Aszites) verabreiche man ein ableitendes Präparat aus *dan+da, dur byid, spos dkar* und Kuhharn und führe an den Magenpunkten eine Moxibustion durch. Das Präparat *rus thal sig ne* aus den sechs hervorragenden Heilmitteln, den drei heißen Heilmitteln, Asche von Kaurischnecke und *dur thod, brag zhun, so ma ra dza,* und weißem Zucker trocknet [die Aszites-Flüssigkeit] an ihrer angestammten Lokalisation. Man empfehle Speisen und Getränke wie oben beschrieben.

དྭངས་མ་ཆུ་བྱེར་ལ། །མེ་ཡིས་སྟོད་སྨད་བར་གྱི་ཆུ་གསང་བརྡམ། །ཟས་སྐྱོམ་དྲོད་བསྟེན་རུས་
ཐལ་སྦྱོར་བས་བསྐམས། །

Zur Behandlung von in *chu ser* verbreiteteten Ödemen 3. Grades (Aszites) wende man Moxibustion an den oberen, unteren und mittleren [Wirbelsäulen]punkten der Flüssigkeit an. Man empfehle wärmende Speisen und Getränke und trockne die Flüssigkeit mit den Präparaten *rus sbyor* oder *thal sbyor* aus.

དེ་རྣམས་དང་པོ་ཕྱི་ཆུའི་དུས་སུ་བསྟེན། །མ་ཐུབ་རྙིངས་ན་སྤྱི་བཅོས་རྣམ་ལྔ་གཅེས། །

Diese Behandlungen eignen sich für äußere Ödeme 3. Grades (Aszites). Wenn diese Behandlungen jedoch versagen und die Krankheit chronisch wird, müssen die fünf therapeutischen Grundsätze, die als allgemeine Behandlungen [für Ödeme 3. Grades (Aszites)] beschrieben wurden, angewendet werden.

མཆིན་པའི་ཟགས་ཆུ་བྲག་ཞུན་ གུར་ཀུམ་སོ་མ་ར་ཛ༢་དོམ་མཁྲིས་ཟངས་ཐལ་འགྲོན་ཐལ་བཟང་
དྲུག་གི་ སྦྱོར་བས་བསྡམ། །རུ་ཐུང་རྩ་གཏར་དངུལ་ཆུའི་སྦྱོར་བས་བསྐམ། །

Zur Behandlung des Ausströmens von Aszites-Flüssigkeit aus der Leber verabreiche man ein Präparat aus *brag zhun, gur kum, so ma ra dza* 2, Bärengalle, Kupfer- und Kaurischneckenasche sowie den sechs hervorragenden Heilmitteln, um das Ausströmen zu beenden. Es folgt ein Aderlass an *ru thung* und das Austrocknen [der Flüssigkeit] mit dem Präparat *dngul chu*.

མཆེར་ཟགས་རུ་ཐུང་གཡོན་གཏར་བྱི་ཏང་ག །ཤུ་དག་རྒྱ་ཚྭ་འོ་མར་བསྐོལ་བ་བླུད། །ཤི་ཀྲུ་
བསྐོལ་བར་རྒྱམ་ཚྭ་པི་པི་ལིང་། །ཙི་ཏྲ་ཀ་བཏབ་མཆེར་ཟགས་དམུ་ཆུ་སྐེམས། །

Zur Behandlung des Ausströmens von Aszites-Flüssigkeit aus der Milz wende man einen Aderlass am linken *ru thung* an und verabreiche ein Dekokt, das wie folgt zubereitet wird: *byi tang ga, shu dag* und *rgya tshwa* in Milch kochen. Und man verabreiche das Dekokt *shi kru*[45] unter Zusatz von *rgyam tshwa, pi pi ling* und *tsi tra ka*. Diese trocknen Aszites-Flüssigkeit aus, die aus der Milz ausströmt.

གློ་ཟགས་སེ་འབྲུ་ལྔ་པས་ཕོ་བ་བཟུང་། །ཟངས་ཐལ་སྐེམས་བསྙེན་རྗེས་ལ་དྲུག་བདུན་བསྲེག །

Zur Behandlung des Ausströmens von Aszites-Flüssigkeit aus der Lunge verabreiche man zum Schutz des Magens das Präparat *se 'bru lnga pa*. Man benutze das Präparat *zangs thal* zur Austrocknung der Flüssigkeit und führe dann eine Moxibustion am 6. und 7. Wirbel durch.

ཕོ་ལོང་ཟགས་དང་འཁྱིམས་ཆུ་ཟས་དྲོད་དང་། །ཐལ་སྦྱོར་བི་ཥའི་སྐེམས་སྦྱོར་བསྙེན་པར་བྱ།
།ཤིང་ཀུན་ཙ་བྱ་སྒོག་སྐྱ་རྩ་བ་ལྔ། །སྨན་མར་འཇམ་རྩི་བཏང་བས་སྐེམས་གྲོགས་འགྱུར། །

Zur Behandlung des Ausströmens von Aszites-Flüssigkeit aus Magen und Dickdarm sowie der Stagnation von Flüssigkeit empfehle man wärmende Speisen und wende die trocknenden medizinischen Präparate *thal sbyor* und *bi Sha* an. Man verabreiche ein Präparat aus *shing kun, tsa bya, sgog skya* und der medizinischen Butter *rtsa ba lnga* und wende milde Einläufe an, um das Austrocknen [der Flüssigkeit] zu unterstützen.

45 *shi kru* ist ein Synonym für *na le sham*.

སྐྲན་ཟགས་འབྲས་གསུམ་ཚ་བ་གསུམ་པོ་དང་། །བྱི་ཏང་ག་དང་ལྕགས་ཕྱེ་ཙི་ཏྲ་ཀ། །ཐལ་སྨན་སྦྲང་དང་སྦྱར་ཏེ་བཏང་བར་བྱ། །ཐལ་སྦྱོར་རུས་སྦྱོར་བཞིག་སྐེམས་དུས་གཅིག་བྱེད། །

Zur Behandlung des Ausströmens von Aszites-Flüssigkeit aus einem gutartigen Tumor verabreiche man ein Präparat aus den drei Myrobalanfrüchten, den drei heißen Heilmitteln, *byi tang ga*, Eisenpulver, *tsi tra ka* und dem scharfen Aschenpräparat vermischt mit Honig und verabreiche die Präparate *thal sbyor* und *rus sbyor*. Diese Präparate lösen [den gutartigen Tumor] auf und trocknen gleichzeitig [die Flüssigkeit] aus.

རྒྱུ་རྡོལ་ལ་མི་འཚོ་

Kein Überleben ist möglich, wenn [Flüssigkeit] aus einem Darmriss ausströmt.

གདོན་ཆུ་རིམ་གྲོས་བཅོས། །

Zur Behandlung [von Ödemen 3. Grades (Aszites)], die durch Einflüsse böser Geister entstanden sind, vollziehe man Rituale und rituelle Handlungen.

དུག་ལས་གྱུར་ན་སྐེམས་སྦྱོར་གཉེན་པོར་བསྟེན། །

Zur Behandlung [von Ödemen 3. Grades (Aszites)], die durch Vergiftung verursacht wurden, benutze man trocknende Präparate und entsprechende Gegenmittel.

རླུང་མཁྲིས་བད་ཀན་གང་ཤས་ཆེ་བའི་ཆུ། །སྨན་དཔྱད་ཟས་སྤྱོད་དེ་ཡི་གཉེན་པོར་སྦྱར། །

Zur Behandlung von Ödemen 3. Grades (Aszites), die von *rlung*, *mkhris pa* oder *bad kan* dominiert sind, sind jeweils entsprechende Heilmittel, äußere Therapien, Ernährung und passendes Verhalten einzusetzen.

མི་ལྡོག་རྗེས་གཅོད་སྟོ་ངད་འཇུ་དཀའི་ཟས། །འཛིག་ཟས་ཏྲ་ཞོན་ཉལ་པོ་འགྲོ་འདུག་དང་། །ཆུན་གྲངས་ཟས་སྤྱོད་མི་འཕྲོད་ལོ་དུས་བསྲུང་། །སྐེམས་ཀྱི་སྨན་རྣམས་ནང་རེ་རྒྱུན་མི་བཅད། །བོང་ཤ་རྩ་བ་ལྡེ་ཡི་སྨན་མར་དང་། །ད་བྱིད་སྐྱིན་གོར་ལུས་ཟུངས་གསོ་བར་བྱ། །དེ་ཡིས་འཆི་བདག་དམུ་ཆུ་ཟློག་པར་ངེས། །ཞེས་གསུངས་སོ། །

Als Nachbehandlung und Vorbeugung eines Rückfalls vermeide man die Einnahme von nicht bekömmlicher Nahrung wie grünem Gemüse, schwer verdaulichen Speisen und Nahrungsmitteln, [die Ödeme 3. Grades (Aszites) verschlimmern können. Des Weiteren] nehme man ein Jahr lang Abstand von abträglichem Verhalten wie Pferdereiten, sexuellem Verkehr, übermäßigem Gehen oder Sitzen, übermäßigem Aufenthalt in kalter und feuchter Umgebung usw. Man wende täglich und ohne Unterbrechung trocknende Heilmittel an und baue die körperlichen Bestandteile durch Einnahme von Eselsfleisch und medizinischer Butter aus den fünf Wurzelheilmitteln und aus *da byid skyin gor* auf. Diese Maßnahmen werden definitiv einen Rückfall eines tödlichen Ödems 3. Grades (Aszites) verhindern." So wurde gesprochen.

བདུད་རྩི་སྙིང་པོ་ཡན་ལག་བརྒྱད་པ་གསང་བ་མན་ངག་གི་རྒྱུད་ལས་གཅོང་ཆེན་དམུ་ཆུ་བཅོས་པའི་ལེའུ་སྟེ་བཅུ་པའོ། །

Dies ist das zehnte Kapitel, die „Behandlung von Ödemen 3. Grades (Aszites)", die zur Kategorie der chronischen Erkrankungen mit massiver Auszehrung des Körpers gehören, aus dem Tantra der geheimen mündlichen Unterweisung über die acht Zweige des Nektars der Medizin.

Anmerkung des Herausgebers der deutschen Ausgabe:

1 Im tibetischen Text dieses Werkes findet sich das Wort *srub ga* (Men-Tsee-Khang 2017: 158). Korrekt wäre folgende Schreibweise: *srub ka*.
Dies bestätigt Dr. Tsultrim Kalsang vom Materia Medica Department des Men-Tsee-Khang in einem Gespräch am 10.6.2019 in Dharamsala.
Die korrekte Schreibweise *srub ka* findet sich an der entsprechenden Stelle auch in diversen Kommentaren (vgl. khro ru tshe rnam 2000: 264).

2 Im tibetischen Text dieses Werkes findet sich das Wort *so ma ra dzA* (Men-Tsee-Khang 2017: 167). Häufiger ist folgende Schreibweise: *so ma ra dza* (vgl. khro ru tshe rnam 2000: 279). Es ist davon auszugehen, dass die unterschiedliche Schreibweise dieses Wortes auf der unterschiedlichen Aussprache des entsprechenden Sanskritbegriffes auf Tibetisch basiert.

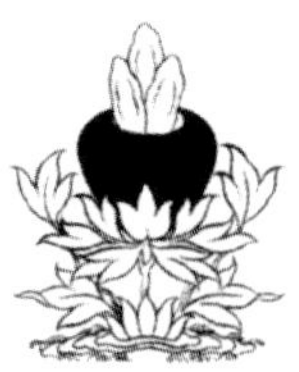

དེ་ནས་ཡང་དྲང་སྲོང་རིག་པའི་ཡེ་ཤེས་ཀྱིས་འདི་སྐད་ཅེས་གསུངས་སོ། །ཀྱེ་དྲང་སྲོང་ཆེན་པོ་ཉོན་ཅིག །

Danach sprach der Weise *rig pa'i ye shes* die folgenden Worte: „O großer Weiser höre mir zu.

སློ་གཅོང་ཆེན་པོ་ཟད་བྱེད་རྒྱུ་དང་ནི། །དབྱེ་བ་རྟགས་དང་དེ་ཡི་བཅོས་ཐབས་བཞི། །

Chronische Erkrankung mit massiver Auszehrung des Körpers wird in vier Abschnitte eingeteilt: Ursachen, Klassifikation, Anzeichen und Symptome sowie Behandlungsmethoden.

རྒྱུ་ནི་བཤང་གཅི་ཕྱིན་དབུགས་བཀག་པ་དང་། །དྭངས་མ་ལ་སོགས་ལུས་ཟུངས་སྐམ་ཟད་དང་། །དྲག་ཤུལ་ཟས་སྐོམ་མི་མཐུན་བསྟེན་པ་ཡིས། །རླུང་མཁྲིས་བད་ཀན་ཉེས་པ་འཁྲུགས་གྱུར་ཏེ། །ལུས་ཀུན་ཁྱབ་ཅིང་བུ་ག་འཁྲུག་པ་དང་། །མེ་དྲོད་ཉམས་པས་དྭངས་མ་མ་སྨིན་ཏེ། །དྲི་མར་གྱུར་པས་ལུས་ཟུངས་ཟད་པར་བྱེད། །དེ་ཕྱིར་གཅོང་ཆེན་ཟད་བྱེད་ཅེས་བྱར་བཤད། །

Die Ursachen [der chronischen Erkrankung mit massiver Auszehrung des Körpers] sind das Zurückhalten von Stuhlgang, Urin und Luft im Darm, Schwächung der körperlichen Bestandteile [wie] Essenz, die aus Nahrung gewonnen wird etc., ständige Ausübung von anstrengenden Tätigkeiten und die Einnahme von schwer verdaulichen Nahrungsmitteln und Getränken. Dies alles stört den ausgeglichenen Zustand der drei *nyes pa,* nämlich *rlung, mkhris pa* und *bad kan*, die dann den ganzen Körper heimsuchen, in den Leitbahnen[1] Verwirrung stiften und die Hitze des Verdauungstraktes schwächen. In der Folge kann die Essenz, die aus der Nahrung gewonnen wird, nicht in körperliche Bestandteile transformiert werden, sondern wandelt sich in Abfallprodukte um, und es kommt zu einer Erschöpfung der körperlichen Bestandteile. Dieser Zustand heißt ‚chronische Erkrankung mit massiver Auszehrung des Körpers'.

དབྱེ་བ་རླུང་མཁྲིས་བད་ཀན་རྣམ་གསུམ་སྟེ། །གཅོང་ཆེན་ནད་ཀྱི་ལྷ་གཉན་དྲུག་ཏུ་བཤད། །

[Die chronische Erkrankung mit massiver Auszehrung des Körpers] kann je nach Dominanz von *rlung*, *mkhris pa* und *bad kan* in drei Arten klassifiziert werden. Auch weitere sechs Krankheiten gehören dazu.

དེ་ཡི་རྟགས་ལ་སྤྱི་དང་བྱེ་བྲག་གཉིས། །

Es gibt zwei Arten von Anzeichen und Symptomen einer chronischen Erkrankung mit massiver Auszehrung des Körpers: allgemeine und spezifische.

སྤྱི་རྟགས་དང་པོ་བར་དང་ཐ་མ་གསུམ། །

Die allgemeinen Anzeichen und Symptome werden nach Anfangsstadium, Zwischen- und Endstadium der Krankheit erläutert.

དང་པོ་སྔར་ཚུལ་ཆམ་འདྲ་བས་སྤྲིད་པ་མང་། །ཁ་མངལ་ཉམ་སྟོབས་ཞན་ལ་མེ་དྲོད་ཆུང་། །ཟོས་
ཀྱང་སྟོབས་མེད་སྙིང་འཕར་དང་ག་ཞན། །སྐྱུག་འདོད་རྐང་པོལ་གདོང་སྐྲངས་མིག་མདངས་
དཀར། །བུད་མེད་ཆང་དང་ཤ་ལ་ཞེན་ཏུ་སྲེད། །མགོ་རྐང་ཉི་མ་མི་བཟོད་འགེབས་པར་བྱེད།
།ཟས་སྐོམ་རྫུལ་འདུ་སྐྲ་དང་སེན་མོ་རིང་། །རྨི་ལམ་མི་བཟང་སྣ་ཚོགས་མཐོང་བར་འགྱུར། །

Im Anfangsstadium zeigt sich [die Erkrankung] durch häufige Anfälle mit Symptomen eines grippalen Infekts, Verlust des Geschmackssinns, schwache Körperkraft, schwache Hitze des Verdauungstraktes, Verlust der Körperkraft trotz Nahrungsaufnahme, Herzklopfen, schlechten Appetit, Brechreiz, Schwellungen an den dorsalen Bereichen der Füße und im Gesicht, blasse Augen; starkes Verlangen nach Frauen, *chang* und Fleisch [2]; einen Drang, bei Sonneneinwirkung Kopf und Füße zu bedecken; Schwitzen nach der Einnahme von fester Nahrung und Flüssigkeit, lange Haare und Nägel sowie verschiedene Arten von nicht glücksverheißenden Träumen.

དེ་རྗེས་བར་དུ་གཅོང་ཆེན་སྟོད་ན་གནས། །ཆམ་འདྲ་བས་ལུད་པ་མང་ལ་དབུགས་མི་བདེ། །ཕྲག་
པ་མགོ་ན་སྐད་འགག་ཡི་ག་འཚུ། །སྨད་དུ་གནས་ན་ཕོ་བ་རྒྱ་ལོང་འབབ། །སྐྱུག་ཅིང་འབྲུ་འམ་
ཏུག་སྐམ་ནད་དུ་འགྱུར། །བར་ན་གནས་ན་རྩིབ་ལོགས་གཟེར་བྲུག་བྱེད། །ཚིགས་གཞིར་གནས་

ན་རིམས་ཀྱིས་འདེབས་པ་སྟེ། །དེ་ལྟར་གཅོང་ཆེན་ནད་ཚུལ་བཅུ་གཅིག་ལྡན། །

Danach, im Zwischenstadium und bei Erkrankung des Oberkörpers zeigen sich häufige Anfälle von grippalen Infekten, viel Schleim, Atemschwierigkeiten, Schulterschmerzen, Kopfschmerzen, blockierte Stimme und Appetitverlust. Befindet sich die Krankheit im Unterkörper, schreitet sie Richtung Magen, Dünndarm und Dickdarm fort und wird mit Erbrechen und Durchfall oder Verstopfung manifest. Wenn sich die Krankheit im mittleren Teil des Körpers befindet, stellt sich ein scharfer Schmerz im Bereich des Rippenbogens ein. Befindet sie sich in den Gelenken, besteht eine Neigung zu epidemischen Krankheiten. Aus diesen ergeben sich die elf Manifestationen einer chronischen Erkrankung mit massiver Auszehrung des Körpers.

ཐེ་བྲག་རླུང་གྱུར་ཀླད་པ་རྩིབ་ལོགས་ན། །ཡན་ལག་ན་འགྱུར་སྐད་འགགས་མགུལ་པ་སྐུབ། །

Spezifisch verursachen *rlung*-dominierte [chronische Erkrankungen mit massiver Auszehrung des Körpers] Kopfschmerzen [3], Schmerzen im Bereich des Rippenbogens und in den Gliedmaßen, blockierte Stimme und ein Würgegefühl im Rachen.

མཁྲིས་གྱུར་རྐང་ལག་ཕྲག་པ་ཚ་བ་དང་། །འབྲུ་སྐྱུག་ཁ་སྣ་རིམས་ཀྱིས་ཐེབས་འདྲ་ན། །

mkhris pa-dominierte Krankheiten verursachen ein brennendes Gefühl in Händen, Beinen und Schultern, Durchfall, Erbrechen und Beschwerden in Mund und Nase, als ob der Patient an einer epidemischen Krankheit leidet.

བད་ཀན་ལུས་ལྗི་སྐྱུག་ཅིང་ཡི་ག་འཆུ། །མཆིལ་སྣབས་མང་ལ་ཆམ་འདེབས་མེ་དྲོད་ཉམས། །

bad kan-dominierte Krankheiten verursachen ein Schweregefühl des Körpers, Erbrechen, Appetitverlust, übermäßigen Speichelfluss und Nasensekret, Anfälle mit Symptomen eines grippalen Infekts und Schwächung der Hitze des Verdauungstraktes.

གཅོང་ཆེན་གནོད་པ་མ་ཞུ་འབྲུ་དང་སྐྱུག །ཆམ་པ་ལུད་པ་སྐད་འགགས་ཡི་ག་འཆུ། །དེ་དག་
གཅོང་ཆེན་ནད་ཀྱི་ཟླ་གཉན་ཡིན། །

Zusätzliche mit einer chronischen Erkrankung mit massiver Auszehrung des Körpers in Zusammenhang stehende Krankheiten sind Schwäche des Verdauungstraktes, Durchfall, Erbrechen, grippaler Infekt, vermehrte Schleimbildung, blockierte Stimme und Appetitlosigkeit.

བཅོས་པའི་ཐབས་ལ་སྤྱི་དང་བྱེ་བྲག་གཉིས། །

Es gibt zweierlei Arten von Behandlung: allgemein und spezifisch.

སྤྱི་བཅོས་དང་པོ་སྣུམ་འཚོས་དུགས་བྱས་ལ། །སོ་བྱ་འོ་མ་སྦྱར་བས་རློན་དུ་གཞུག །དུར་བྱིད་དོང་ག་ཀ་ར་མར་སྦྱར་སྦྱང་། །དེ་རྗེས་དྲོད་སྐྱེད་སྨན་དང་ཟས་སྐོམ་བཏང་། །ཡིད་དུ་འོང་ཞིང་རླུང་འཇོམས་ཡང་བ་བསྟེན། །འབྲུ་རྙིང་ར་ཡི་འོ་མ་ཤ་ཁུ་མར། །སྤྱང་ཀི་བྱ་རྒོད་སྦྲུལ་དང་བོང་བུའི་ཤ། །ཤ་ཟའི་ཤ་ཉིད་གསང་བྱིན་ཟུངས་འཕེལ་མཆོག །ཤེས་ན་སྐྱུག་ཅིང་སྐྱོང་བས་སྐོ་བས་མི་སྐྱེ། །འཇམ་རྩི་བཏང་ཞིང་ཤ་ཆང་བུ་རམ་མར་བསྟེན། །

Die allgemeine Behandlung [der chronischen Erkrankung mit massiver Auszehrung des Körpers] wird wie folgt durchgeführt: Erstens wende man Öltherapie und Kompressen an, danach löse man mit *po so cha* [4] und Milch Erbrechen aus und vollziehe eine Purgation (Ableiten über den Darm) mit *dur byid*, *dong ga,* weißem Zucker und Butter. Dann verabreiche man Medikamente, Nahrungsmittel und Getränke, die Hitze fördern, und empfehle Verhalten mit angenehmen Aktivitäten. Man wende *rlung*-beruhigende Heilmittel sowie Heilmittel von leichter Art an. Abgelagertes Getreide, Ziegenmilch, Fleischsuppe, Butter, Fleisch von Wolf, Geier, Schlange, Esel und Raubvogel sind ausgezeichnete Nahrungsmittel für den Aufbau der körperlichen Bestandteile. Man verabreiche diese Speisen jedoch im Verborgenen: Wenn diese Behandlung offen gezeigt wird, verursacht sie Erbrechen sowie Ekel vor dem Essen und die körperlichen Bestandteile können nicht wiederhergestellt werden. Man wende milde Einläufe an und empfehle die Einnahme von Fleisch, *chang*, Melasse und Butter.

བྱེ་བྲག་རླུང་གྱུར་གཅན་གཟན་ཆུར་གནས་ཤ། །མར་བརྔོས་ཁུ་བ་སྦྱོད་བྲན་བཏང་བར་བྱ། །ར་ཤ་མར་དུ་བཙོས་པའི་ཁུ་བ་དེ། །པི་པི་ལིང་ངམ་སྒ་འམ་སེ་འབྲུ་འམ། །ནས་ཐུག་དང་སྦྱར་གནོད་པ་དྲུག་སེལ་བྱེད། །

Als spezifische Behandlung einer von *rlung* dominierten [chronischen Erkrankung mit massiver Auszehrung des Körpers] brate man Fleisch von fleischfressenden Tieren und Tieren, die im Wasser leben, in Butter and bestreue es mit Gewürzen[5]. Zur Behandlung der sechs weiteren Krankheiten verabreiche man Suppe aus in Butter gekochtem Ziegenfleisch, vermischt mit *pi pi ling, sga, se 'bru* oder Gerstenbrei.

མཁྲིས་གྱུར་ཆང་བླུད་འུ་སུ་སྒ་ཐང་བཏང་། །ཤིང་མངར་དུག་ཉུང་བྱ་ཀྲི་རྒུན་འབྲུམ་དང་། །མ་ནུ་ཟུར་པ་ཨུཏྤལ་བྱི་ཚེར་བ། །གཟེ་མ་པ་ལ་གོ་སྙོད་པི་པི་ལིང་། །ཀྱི་ལྕེའི་སྨན་མར་གསོང་ནད་སེལ་བར་བྱེད། །

Zur Behandlung einer von *mkhris pa* dominierten [chronischen Erkrankung mit massiver Auszehrung des Körpers] empfehle man *chang* und verabreiche ein Dekokt aus *'u su* und *sga* sowie ein medizinisches Butterpräparat aus *shing mngar*, *dug mo nyung*, *bya kri*,[46] *rgun 'brum*, *ma nu zur pa*, *ut+pal*, *byi tsher pa*, *gze ma*, *pa la*,[47] *go snyod*, *pi pi ling* und *kyi lce*. Dies unterstützt die Behandlung von chronischen Erkrankungen.

བད་ཀན་ཚ་བ་ལྔ་དང་ཡ་བཀྴ། །ཞེ་གུའི་སྨན་མར་གསོང་ནད་དམུ་སྐྲན་འཇོམས། །ཁྱད་པར་ཆང་སྙིང་དངས་མ་མཆོག་ཏུ་བསྔགས། །

Zur Behandlung einer von *bad kan* dominierten [chronischen Erkrankung mit massiver Auszehrung des Körpers] verabreiche man ein medizinisches Pasten- oder Butterpräparat aus den fünf heißen Heilmitteln und *ya bak+Sha ra*, um Ödeme 3. Grades (Aszites) und zu heilen. Insbesondere wird die Essenz von abgelagertem *chang* in diesen Fällen sehr empfohlen.

མདོར་ན་གསོང་ཆེན་མེ་དྲོད་ཉམས་པ་ཡི། །འཁྲུ་བ་ལུས་ཟུངས་འཛོམས་ཕྱིར་བསྲུང་བ་གཅེས། །འདི་དུས་བཤང་བ་དག་ལ་བརྟེན་པས་ན། །ཚ་འཁྲུའི་སྐབས་བཤད་སྨན་བསྟེན་གསོ་བ་སྦྱར། །ཞེས་གསུངས་སོ། །

Kurz gesagt ist es wichtig, die körperlichen Bestandteile zu schützen, da die Krankheit auf eine Schwächung der Hitze des Verdauungstraktes zurückzuführen ist, wodurch es zu Durchfall kommt, der wiederum die körperlichen Bestandteile auszehrt. In dieser Situation besteht eine Abhängigkeit [der körperlichen Bestandteile] vom Zustand des Stuhls. Daher behandele man die Krankheit, indem man die Arzneimittel verabreicht, die spezifisch im Kapitel über Hitze-Durchfall [6] angeführt sind." So wurde gesprochen.

བདུད་རྩི་སྙིང་པོ་ཡན་ལག་བརྒྱད་པ་གསང་བ་མན་ངག་གི་རྒྱུད་ལས་གསོང་ཆེན་ཟད་བྱེད་བཅོས་པའི་ལེའུ་སྟེ་བཅུ་གཅིག་པའོ། །

---

46 *bya kri* bezieht sich auf *kaN+Da ka ri*.

47 *pa la* ist die Wurzel von *ha lo*.

Dies ist das elfte Kapitel, die „Behandlung einer chronischen Erkrankung mit massiver Auszehrung des Körpers" aus dem Tantra der geheimen mündlichen Unterweisung über die acht Zweige des Nektars der Medizin.

Anmerkungen des Herausgebers der deutschen Ausgabe:

1 In diversen Kommentaren ist angeführt: *rgyu lam gyi bu ga,* also „in den Leitbahnen des Dünndarmes". (Vgl. khro ru tshe rnam 2000: 284, pad+ma rdo rje 2011: 158).

2 Diese Passage wurde mit Hilfe diverser Kommentare übersetzt. (Vgl. khro ru tshe rnam 2000: 286; rgya mtsho, sangs rgyas ([1687-88] 2009: 699).

3 Wörtlich: „*klad pa rtsib logs na*", also „Schmerzen im Bereich des Gehirnes und des Rippenbogens".

4 Im tibetischen Text dieses Werkes finden sich der Begriff *po so bya* (Men-Tsee-Khang 2017: 174). Korrekt wäre folgende Schreibweise: *po so cha.*
(Vgl. khro ru tshe rnam 2000: 288, Ploberger 2015: 190; rgya mtsho, sangs rgyas ([1687-88] 2009: 700).

5 Laut Dr. Pema Dorjee sind mit *spod* in diesem Zusammenhang Gewürze wie Kümmel und Granatapfel gemeint. (Vgl. pad+ma rdo rje 2011: 161).

6 Im tibetischen Text dieses Werkes finden sich der Begriff *tsha 'khru* (Men-Tsee-Khang 2017: 175). In der englischen Version des Men-Tsee-Khang wurde für *tsha 'khru* die Übersetzung „tropical diarrhea" angeführt (Men-Tsee-Khang 2017: 175). Für die deutsche Version wurde für *tsha 'khru* die wörtliche Übersetzung „Hitze-Durchfall" gewählt. (Vgl. khro ru tshe rnam 2000: 291, rgya mtsho, sangs rgyas ([1687-88] 2009: 701, pad+ma rdo rje 2011: 162).

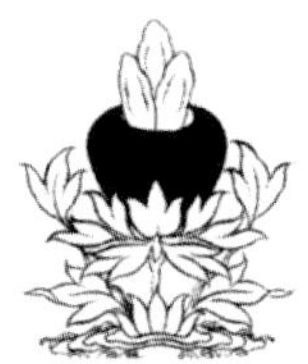

དེ་ནས་ཡང་དྲང་སྲོང་ཡིད་ལས་སྐྱེས་ཀྱིས་འདི་སྐད་ཅེས་ཞུས་སོ། །ཀྱེ་དྲང་སྲོང་ཆེན་པོ་རིག་པའི་ཡེ་ཤེས་ལགས། །ཚ་བ་གསོ་བའི་སྐབས་ལ་ཇི་ལྟར་བསླབ་པར་བགྱི། །ཚ་བའི་ནད་རྣམས་རྒྱུ་རྐྱེན་གང་ལས་བྱུང་། །ཚ་བའི་ངོ་བོ་ཇི་ལྟར་གནས་པ་ལགས། །ཚ་བ་ཞེས་བྱའི་མིང་དུ་ཅི་ཕྱིར་བཏགས། །ཚ་བའི་ནད་ལ་དབྱེ་ན་དུ་ཞིག་མཆིས། །ཚ་བའི་རྟགས་དང་བཅོས་ཐབས་ཇི་ལྟར་ལགས། །འཚོ་མཛད་སྨན་པའི་རྒྱལ་པོས་བཤད་དུ་གསོལ། །

Der Weise *yid las skyes* äußerte wiederum folgende Bitte: „O großer Weiser *rig pa'i ye shes*, wie können wir die Kategorie der Behandlungsmöglichkeiten von Hitze-Krankheiten erlernen? Was sind die Ursachen und (mit Krankheit in Zusammenhang stehenden) Umstände, die zur Entstehung von Hitze-Krankheiten führen? Welche Wesensart haben Hitze-Krankheiten? Warum nennt man sie ‚Hitze-Krankheiten'? Welche Klassifikationen, Anzeichen und Symptome und Behandlungsmethoden gibt es? Möge der Heiler, der König der Ärzte, uns dies bitte erklären."

ཞེས་ཞུས་པས། །དྲང་སྲོང་ཆེན་པོ་རིག་པའི་ཡེ་ཤེས་ཀྱིས་འདི་སྐད་ཅེས་གསུངས་སོ། །ཀྱེ་དྲང་སྲོང་ཆེན་པོ་ཡིད་ལས་སྐྱེས། །ཚ་བ་གསོ་བའི་སྐབས་ལ་བསླབ་བྱ་ན། །ནད་གཞིའི་དབྱེ་བ་རྣམ་པ་དཔག་མེད་ཀུན། །མདོར་ན་བསྡུས་པས་ཚ་གྲང་གཉིས་སུ་འདུས། །ཚ་བའི་ནད་དར་སྣ་མང་འཕྲུལ་སོ་ཆེ། །ངོས་བཟུང་བཅོས་དཀའ་རྒྱུས་སླ་སྒྱུར་སྲོག་འཕྲོག །འདི་ཤེས་གྲང་ནད་ཞར་ལ་ཤེས་འགྱུར་བས། །དེ་ཕྱིར་ཁྱོད་ཀྱིས་ཞུས་པ་ཤིན་ཏུ་ལེགས། །ཀྱེ་དྲང་སྲོང་ཆེན་པོ་མ་ཡེངས་གུས་པས་ཉོན། །

Auf diese Fragen antwortete der große Weise *rig pa'i ye shes* mit folgenden Worten: „O großer Weiser *yid las skyes*, zum Erlernen der Kategorie der Behandlung von Hitze-Krankheiten können alle Krankheiten, obwohl es unzählige Krankheitsklassifizierungen gibt, in zwei Arten zusammengefasst werden: Hitze- und Kälte-Krankheiten. Da Hitze-Krankheiten sehr verbreitet und zahlreich sind sowie oft nicht richtig diagnostiziert werden, sind Diagnose und Behandlung dieser Krankheiten schwierig. Sie haben die

Tendenz, leicht zu entflammen und rasch tödlich zu enden. Wenn man Hitze-Krankheiten studiert, gewinnt man gleichzeitig Verständnis für Kälte-Krankheiten. Du hast daher eine sehr gute Frage gestellt. Großer Weiser, höre ehrerbietig und ohne dich abzulenken zu.

དང་པོ་ཚ་བའི་ནད་དེའི་རྒྱུ་བསྟན་པ། །རིང་བའི་རྒྱུ་དང་ཉེ་རྒྱུ་རྣམ་པ་གཉིས། །

Erstens gibt es zwei Arten von Ursachen für Hitze-Krankheiten: entfernte und unmittelbare Ursachen.

རིང་རྒྱུ་མ་རིག་ལས་བྱུང་ཞེ་སྡང་སྟེ། །མ་རིག་དབང་གིས་ཉོན་མོངས་དུག་ལྔར་སྨིན། །དེ་ལས་
ཞེ་སྡང་མཁྲིས་པ་སྐྱེད་རྒྱུ་ཡིན། །

Die entfernte Ursache ist Hass, der aus Unwissenheit entsteht. Unwissenheit führt zu fünf schädlichen Emotionen, von welchen der Hass als Ursache für die Entwicklung von *mkhris pa* wirkt.

ཅི་ཕྱིར་མ་རིག་མེད་ན་ཉོན་མོངས་མེད། །ཉོན་མོངས་མེད་པར་ཞེ་སྡང་མི་འབྱུང་སྟེ། །ཞེ་
སྡང་མེད་པར་ཚ་བ་འབྱུང་མི་སྲིད། །

Genauso wie es ohne Unwissenheit keine schädlichen Emotionen gibt, kann es ohne schädliche Emotionen nicht zu Hass kommen, und ohne Hass kann keine Hitze-Krankheit auftreten.

ཉེ་རྒྱུ་རྣམ་པར་མ་གྱུར་མཁྲིས་པ་ཉིད། །ཅི་ཕྱིར་མཁྲིས་པ་ཚ་ལ་རྣོ་བ་དེ། །ཐང་ལ་ལྷག་པས་གནོད་
བྱ་སྲེག་པའི་ཕྱིར། །ཚ་བ་ཀུན་གྱི་རྒྱུ་ནི་མཁྲིས་པ་ཡིན། །མཁྲིས་པ་མེད་པར་ཚ་བ་འབྱུང་མི་སྲིད། །

Die unmittelbare Ursache ist *mkhris pa* im ausgeglichenen Stadium. Da *mkhris pa* mit seinen heißen und scharfen Eigenschaften bei Zunahme über sein normales Ausmaß hinaus die Grundlage des Leidens verbrennt[48], ist es die Ursache aller Arten von Hitze-Krankheiten. Daher können ohne *mkhris pa* keine Hitze-Krankheiten auftreten.

དེ་ལྟར་རྣམ་པར་མ་གྱུར་མཁྲིས་པ་དེ། །འཕེལ་བྱེད་རྣམ་པར་འགྱུར་བའི་རྐྱེན་བཞི་སྟེ། །དུས་

48 Grundlage des Leidens sind die sieben körperlichen Bestandteile und die drei Ausscheidungen.

དང་གདོན་དང་ཟས་དང་སྤྱོད་ལམ་མོ། །

Im Gleichgewicht befindliches *mkhris pa* wird von vier (mit Krankheit in Zusammenhang stehenden) Umständen verschlechtert: Jahreszeit, böse Geister, Ernährung und Verhalten.

སྤྱི་རུ་དུས་བཞི་དམན་ལྷག་ལོག་པ་དང་། །ཁྱད་པར་སྟོན་ཚད་དཔྱིད་ཚད་ཚ་བའི་རྐྱེན། །

Jahreszeitliche Umstände, die für Hitze-Krankheiten verantwortlich sind, sind im Allgemeinen mangelhafte, übermäßige und widrige Umstände in den vier Jahreszeiten sowie im Besonderen die Hitze von Herbst und Frühling.

གདོན་ནི་དྲག་པོ་ཁྲོས་པ་དཔལ་བའི་མིག །མ་མོ་མཁའ་འགྲོ་ཐད་འཁྲུགས་རྒྱུ་ལས་བྱུང་། །

Bei Umständen in Zusammenhang mit bösen Geistern handelt es sich um schädliche Einflüsse, die durch das dritte Auge eines zornvollen Mahadeva [1] hervorgerufen wurden, sowie Zwistigkeiten zwischen *ma mo* und *mkha' 'gro*.

ཟས་ནི་ཚ་སྐྱུར་ལན་ཚྭ་བྲོ་བའི་རོ། །ཤ་ཆང་བུ་རམ་དྲོད་བཅུད་བསྟེན་དྲགས་སློང་། །

Die übermäßige Einnahme von scharfen, sauren und salzigen Speisen sowie wärmenden und nahrhaften Nahrungsmitteln wie Fleisch, *chang* und Melasse sind Umstände der Ernährung, die zu Hitze-Krankheiten führen.

སྤྱོད་ལམ་འདུག་རྗེས་དྲག་པོའི་ལས་བྱས་ཤིང་། །ཚད་དགུང་གཉིད་ལོག་བང་འགྲོས་ཉེན་པ་དང་། །མི་ཐེག་ཁུར་དང་ས་སྲན་བརྐོས་པ་དང་། །གཞུ་སྲན་བཀང་དང་འཛིང་ག་བཀྱེ་བ་དང་། །རྟ་ཡིས་བརྡབས་དང་གཡང་དུ་ལྷུང་བ་དང་། །ཐིབས་འོག་ཆུད་དང་རྡོ་དབྱུག་བརྡུངས་པ་སོགས། །ལར་ན་དྲག་ཤུལ་ཅན་གྱིས་སློང་བར་བྱེད། །

Hitze-Krankheiten entstehen durch Verhalten wie die Ausübung anstrengender Tätigkeiten unmittelbar nach der Ruhe, Schlafen in der Mittagshitze, intensives Laufen, Erschöpfung durch ausgedehnte Wanderungen, Tragen schwerer Lasten, Graben im harten Boden, gewaltsames Spannen eines unbiegsamen Bogens, Teilnahme an einem harten Kampf, Herabfallen vom Pferd, Sturz in einen Abgrund, Verschüttet werden in Trümmern und den Empfang heftiger Schläge mit Steinen und Stöcken - kurz gesagt durch alle Arten anstrengender Tätigkeiten.

དེ་རྣམས་ཚ་བ་སྤྱི་ཡི་རྐྱེན་གྱུར་ཀྱང་། །དུས་གདོན་གཉིས་ཀྱིས་མ་བསྐྱེད་རིམས་མི་འབྱུང་། །ཟས་སྤྱོད་གཉིས་ཀྱིས་མ་བསྐྱེད་འཁྲུགས་མི་འབྱུང་། །སྤྱོད་ལམ་དག་གིས་མ་བསྐྱེད་འགྲམས་མི་འབྱུང་། །ཁ་ཟས་ཁྱད་པར་དུག་ཚད་རྐྱེན་དུ་འགྱུར། །དེ་དཔེ་མེ་ལ་ཤིང་བསྣན་རླུང་བསྐྱོད་འདྲ། །རྐྱེན་བཞིས་མཁྲིས་ཚད་བསྐྱོད་པས་ཚ་བར་འགྱུར། །

Obwohl diese Faktoren Hitze-Krankheiten im Allgemeinen verursachen, gibt es keine epidemische Hitze-Krankheit, die nicht von Jahreszeiten und bösen Geistern beeinflusst wird, keine unruhige Hitze-Krankheit, die nicht auf Ernährung und Verhalten zurückzuführen ist, keine verbreitete Hitze-Krankheit, die nicht durch Verhalten entstanden ist, und für heiße Vergiftungen ist insbesondere die Ernährung verantwortlich. Genauso wie ein Feuer durch die Zufuhr von Holz und Luftzug entfacht wird, so wird die Hitze des *mkhris pa* von diesen vier Umständen dermaßen intensiviert, dass sie zu Hitze-Krankheiten führt.

དེ་ལ་ཚ་བ་ཞེས་བྱའི་ངོ་བོ་ནི། །མཁྲིས་པའི་མེ་དྲོད་ཐང་ལ་ལྷག་པ་ཡིན། །ཅི་ཕྱིར་མཁྲིས་པ་སྣུམ་བཅས་རྣོ་ཞིང་ཚ། །ཡང་ཞིང་དྲི་མནམ་འཁྲུ་ཞིང་གཤེར་བ་དེ། །ཐང་ལ་ལྷག་པའི་ཚ་བའི་རྟགས་སུ་འབྱུང་། །གདོང་སྣུམ་མྱུར་སྨིན་དྲོད་ཆེ་ཟློག་དཀའ་ཡང་། །དྲི་ཆེ་འཁྲུ་ཞིང་གཏར་ཁྲག་ལྷུད་པ་སླ། །འདི་རྟགས་འབྱུང་ཕྱིར་ཚ་བར་ཤེས་པར་བྱ། །

Die Wesensart von Hitze-Krankheiten entspricht einer über das normale Ausmaß hinaus erhöhten Hitze von *mkhris pa*. Wenn sich die öligen, scharfen, heißen, leichten, übelriechenden, zu Durchfall führenden und feuchten Eigenschaften von *mkhris pa* über ihr normales Ausmaß hinaus verstärken, erscheinen Anzeichen und Symptome einer Hitze-Krankheit, nämlich ein öliges Gesicht, rasches Erreichen des Reifestadiums [der Krankheit], erhöhte Hitze [des Körpers], rasches Ansprechen auf die Behandlung, übler Geruch, Durchfall, bei Aderlass Austritt von dünnflüssigem Blut und dünnflüssigem Schleim. Wenn diese Anzeichen und Symptome auftreten, sollte der Zustand als „Hitze-Krankheit“ angesehen werden.

ཚ་བའི་རྒྱུ་མཚན་གནོད་བྱེད་སྲེག་པ་སྟེ། །གནོད་བྱ་ལུས་ཟུངས་བདུན་དང་དྲི་མ་གསུམ། །འདི་དག་ཐལ་བར་སྲེག་པ་མ་ཡིན་ཀྱང་། །ཚ་བའི་དྲོད་ཀྱིས་བསྲུལ་བས་སྲོག་འདོར་བྱེད། །དེ་ཕྱིར་སྲེག་ཅེས་བྱ་བར་བཤད་པ་ཡིན། །

Man spricht von Hitze-Krankheit, da sie die sieben körperlichen Bestandteile und die drei körperlichen Ausscheidungen verbrennt. „Verbrennen“ bedeutet jedoch nicht zu Asche verbrennen, sondern eine Zersetzung durch die Hitze der Hitze-Krankheit, die zum Tod führt. Daher spricht man von „verbrennen“.

ཚ་བའི་དབྱེ་བ་རྟེན་དུས་ཉེས་པ་དང་། །གནས་ས་རྒྱུད་དང་གནས་སྐབས་རིགས་ཀྱིས་དབྱེ། །

Hitze-Krankheiten werden nach Körper, Zeitspanne, *nyes pa*, Lokalisation, Wesensart, Stadium und Art klassifiziert.

རྟེན་གྱིས་དབྱེ་བ་བྱིས་པ་དར་མ་རྒན། །

Die Klassifizierung der Hitze-Krankheit nach Körper bezieht sich auf Kindheit, Erwachsenenalter und hohes Alter.

དུས་ཀྱིས་དབྱེ་ན་གསར་དང་རྙིང་པ་གཉིས། །

Die Klassifizierung nach Zeitspanne erfolgt in zwei Arten: neu auftretende und chronische Erkrankung.

ཉེས་པས་དབྱེ་ན་རླུང་མཁྲིས་བད་ཀན་དང་། །ཁྲག་དང་ཆུ་སེར་ཚ་བ་རྣམ་པ་ལྔ། །

Die Klassifizierung nach *nyes pa* erfolgt in fünf Arten von Hitze-Krankheiten: *rlung*, *mkhris pa*, *bad kan*, Blut und *chu ser*.

གནས་ཀྱིས་དབྱེ་ན་ཕྱི་ནང་བར་དང་གསུམ། །ཤ་ལྤགས་རྩ་རུས་དོན་སྣོད་ལ་གནས་པའོ། །

Die Klassifizierung nach Lokalisation erfolgt in drei Arten: äußere, innere und dazwischen liegende Lokalisationen. [Die äußere Lokalisation bezieht sich auf] Muskelgewebe und Haut, [die dazwischen liegende Lokalisation auf] Leitbahnen und Knochen, [und die innere Lokalisation auf] Voll- und Hohlorgane.

རྒྱུད་ཀྱིས་དབྱེ་ན་རང་རྒྱུད་གཞན་རྒྱུད་ཅན། །རང་རྒྱུད་ཅན་དེ་རྐྱང་པ་རང་རྟགས་གསལ། །གཞན་རྒྱུད་ཅན་ལ་ལྡན་ཚད་འདུས་ཚད་གཉིས། །

Die Klassifizierung nach Wesensart erfolgt in unabhängige und abhängige Wesensarten. Eine Krankheit mit unabhängiger Wesensart ist eine einmalig auftretende Erkrankung, die sich mit den ihr eigenen Anzeichen und Symptomen manifestiert. Eine Krankheit mit abhängiger Wesensart gibt es in zwei Arten: Hitze-Krankheit in Zusammenhang mit einem *nyes pa* und Hitze-Krankheit in Zusammenhang mit allen *nyes pa*.

གནས་སྐབས་དབྱེ་བ་རྣམ་པ་དྲུག་ཡིན་ཏེ། །མ་སྨིན་རྒྱས་སྟོངས་གབ་རྙིངས་རྙོགས་པའོ། །

Die Klassifizierung nach Stadium kennt sechs Arten: unreife, akute, leere, versteckte, chronische und komplizierte [Hitze-Krankheit].

རིགས་ཀྱིས་དབྱེ་ན་འགྲམས་འཁྲུགས་རིམས་དུག་བཞི། །

Die Klassifizierung nach Art erfolgt in vier Gruppen: verbreitete, unruhige, epidemische [Hitzc-Krankheit und Hitze-Krankheit in Zusammenhang mit] Vergiftungen.

ཚ་བའི་རྟགས་ལ་འགྱུར་མེད་ངོས་བཟུང་དང་། །སྲུང་སླང་སྨུ་བཞི་ཁ་དམར་གདགས་པའོ། །

Die Anzeichen und Symptome einer Hitze-Krankheit erfordern eine präzise diagnostische Vorgehensweise und es ist nach vier prognostischen Kriterien zu beurteilen, ob ein Patient zur Behandlung akzeptiert oder abgelehnt wird.

དང་པོ་ངོས་བཟུང་སྤྱི་དང་བྱེ་བྲག་གཉིས། །སྤྱི་ཡི་རྟགས་ལ་ཕྱི་ནང་གསང་བ་གསུམ། །ཕྱི་རྟགས་སློང་བ་རྒྱུ་རྐྱེན་སྒོ་ནས་བརྟག །ནང་རྟགས་མཚན་ཉིད་རྟགས་ཀྱི་སྒོ་ནས་བརྟག །གསང་རྟགས་ཕན་གནོད་སྒོ་ནས་བརྟག་པའོ། །

Erstens gibt es zwei Arten einer präzisen diagnostischen Vorgehensweise: allgemein und spezifisch. Die allgemeine diagnostische Vorgehensweise besteht aus drei Arten: äußere, innere und geheime Untersuchungen. Die äußere Untersuchung erfolgt nach Ursachen und (mit Krankheit in Zusammenhang stehenden) Umständen. Die innere Untersuchung erfolgt nach Anzeichen und Symptomen. Die geheime Untersuchung erfolgt durch Beurteilung der günstigen und schädlichen Wirkungen [der Heilmittel].

སློང་བ་རྒྱུ་རྐྱེན་སྒོ་ནས་བརྟག་པ་ནི། །གོང་རྐྱེན་ཟས་སྤྱོད་རྗེས་ལས་ཤེས་པར་བྱ། །

Die Diagnose nach Ursachen und (mit Krankheit in Zusammenhang stehenden) Umständen kann durch die Untersuchung des Zustands erfolgen, der nach Einhalten der Ernährungs- und Verhaltensempfehlungen anhand der oben genannten (mit Krankheit in Zusammenhang stehenden) Faktoren eintritt.

མཚན་ཉིད་རྟགས་ཀྱི་སྒོ་ནས་བརྟག་པ་ནི། །ཚ་བའི་རྩ་ནི་མགྱོགས་རྒྱས་གྲིམས་པ་ཡིན། །ཆུ་མདོག་

དམར་སེར་དྲི་དུགས་རླངས་པ་ཆེ། །མགོ་ན་ཤ་ཚ་ཁ་རོ་སྐྱུར་ལ་ཁ། །ལྕེ་སྐྱེ་ང་བད་ཀན་ཆེ་ལ་སྣ་
སྒོ་སྐམ། །མིག་སྤྲིན་དམར་སེར་གཟེར་བ་གཅིག་ཏུ་འདྲིལ། །ལུད་པ་དམར་སེར་ཚ་བྲོ་སྐོམ་དང་
ཆེ། །ཁྲག་མཁྲིས་འཁྲུ་སྐྱུག་རྔུལ་ཆེ་དྲི་མ་མནམ། །ཉུབ་གཉིད་ཆུང་ལ་ཉིན་པར་གཉིད་མི་ཐུབ།
།ཉིན་དགུང་མཚན་དགུང་ཞུ་བའི་དུས་ན་ལྡང་། །དེ་དག་མཁྲིས་པའི་མེ་དྲོད་འཕེལ་རྟགས་ཡིན། །

Die Diagnose nach Anzeichen und Symptomen ist laut folgender Manifestationen zu stellen: schneller, voller und gespannter Puls, rötlich gelb gefärbter Harn mit üblem Geruch und dichtem Dampf, Kopfschmerzen, erhöhte Hitze des Körpers, sauer-bitterer Geschmack im Mund, dicker Belag der Zunge, trockene Nasenlöcher, rötlich gelbe Färbung der Augen, lokale Schmerzen, rötlich gelber Schleim mit salzigem Geschmack, extremer Durst, blutiger und galliger Durchfall [sowie] Erbrechen, übermäßges Schwitzen mit üblem Geruch, weniger Nachtschlaf und unkontrollierter Schlaf untertags sowie Verschlechterung des Zustands um Mitternacht, zur Mittagszeit und während der Zeit des Verdauens. Dies sind Anzeichen und Symptome einer erhöhten *mkhris pa*-Hitze des Verdauungstraktes.

ཕན་གནོད་བསྟེན་པའི་སྒོ་ནས་བརྟག་པ་ནི། །ཟས་སྤྱོད་སྨན་དཔྱད་ཆུ་བཞི་བསྟེན་པ་ཡིས། །འཕྲོད་
དང་མི་འཕྲོད་གོམས་པས་ངེས་པ་བརྟེད། །

Die Diagnose nach Wirkung [von heilenden Maßnahmen] kann durch die Untersuchung der günstigen oder schädlichen Wirkungen, die nach Anwendung der vier kühlenden[2] Heilmittel auftreten, bestätigt werden: Ernährung, Verhalten, Medikamente und äußere Therapien.

ཚ་བ་བྱེ་བྲག་སོ་སོའི་མི་འགྱུར་རྟགས། །སྤྱི་རྟགས་དེ་དག་ཀུན་ལ་ཁྱབ་སྟེང་དུ། །

Die spezifischen Anzeichen und Symptome beziehen sich auf auffällige Symptome, die neben allen genannten allgemeinen Symptomen bei jeder spezifischen Hitze-Krankheit auftreten.

རྟེན་གྱི་ཚ་བ་ན་སོའི་རིམ་པས་ཤེས། །

Hitze-Krankheiten, die auf dem Körper beruhen, sind nach Altersgruppe zu unterscheiden.

དུས་ཀྱི་ཚ་བ་ཡུན་གྱིས་ཤེས་པར་འགྱུར། །

Hitze-Krankheiten, die auf der Zeitspanne beruhen, sind nach Dauer der Erkrankung zu unterscheiden.

ཉེས་པའི་ཚ་བ་བསྙོངས་ཀླའི་རྟགས་ལས་དཔག །གཡལ་འདར་གཉིད་ཡེར་བརྗེ་ན་རླུང་ཚད་དེ། །ཁ་ཁ་མིག་ཆུ་སེར་ན་མཁྲིས་ཚད་ཡིན། །ལྕི་རྨོངས་འཇུ་དཀའ་བད་ཀན་ཚ་བ་ལ། །མིག་ཆུ་དམར་ལ་གཟེར་འདྲིལ་ཁྲག་ཚད་ཡིན། །གཡོ་སྐྲངས་ཟ་འཕྲུག་ཤུ་ཐོར་ཆུ་སེར་ཚ། །

Hitze-Krankheiten, die auf *nyes pa* beruhen, können nach den Symptomen des betroffenen *nyes pa* unterschieden werden. Gähnen, Frösteln, Schlafstörungen und Körperirritationen weisen auf eine mit *rlung* in Zusammenhang stehende Hitze-Krankheit hin. Ein bitterer Geschmack im Mund, gelbliche Augen und gelblicher Harn sind Anzeichen für eine mit *mkhris pa* in Zusammenhang stehende Hitze-Krankheit. Ein Schweregefühl [des Körpers], mentale Unlust und Verdauungsschwierigkeiten zeigen eine mit *bad kan* zusammenhängende Hitze-Krankheit an. Rote Augen und roter Harn sowie lokale Schmerzen sind Merkmale einer mit Blut verbundenen Hitze-Krankheit. Schwellungen, Juckreiz und die Bildung von Ekzemen und Mitessern zeigen eine mit *chu ser* zusammenhängende Hitze-Krankheit an.

གནས་ཀྱི་ཚ་བ་འཇུག་སྒོ་གར་གནས་གསལ། །

Hitze-Krankheiten, die nach Lokalisation klassifiziert werden, können anhand des spezifischen Eintrittsorts der Erkrankung erkannt werden.

རང་རྒྱུད་ཅན་དེ་རང་རྟགས་གསལ་བས་ཤེས། །

Eine unabhängige Hitze-Krankheit ist durch die Manifestation ihrer Anzeichen und Symptome zu erkennen.

ལྡན་ཚད་རླུང་ལྡན་གཅིག་གྲོགས་གཅིག་གིས་བྱེད། །དཔེར་ན་གཉེན་བཤེས་མཐུན་པ་ལས་བྱེད་འདྲ། །བད་ཀན་ཚ་བར་ལྡན་པས་འཐབ་པར་འགྱུར། །མི་མཐུན་མི་གཉིས་ས་གཅིག་འཚོགས་དང་མཚུངས། །འདུས་པའི་ཚ་བ་དུས་ངན་ཤར་པོ་འདྲ། །ཁོ་བས་ང་དྲག་གཅིག་འོག་གཅིག་མི་ཚུད། །དེ་དག་བསིལ་དྲོད་གཉེན་པོ་གང་འོས་བསྟེན། །ཕན་སྨམ་བྱེད་ཀྱང་བསྟུད་ན་གནོད་པས་ཤེས། །

Wenn im Falle einer kombinierten Hitze-Krankheit eine Hitze-Krankheit mit *rlung* in Zusammenhang steht, arbeiten die beiden Krankheiten wie enge Freunde zusammen. Wenn eine Hitze-Krankheit mit *bad kan* zusammenkommt, bekämpfen die beiden einander genauso, wie zwei Menschen mit gegensätzlichen Auffassungen in Konflikt geraten, wenn sie sich gemeinsam an einem Ort aufhalten. Wenn eine Hitze-Krankheit in Kombination mit allen *nyes pa* auftritt, ist sie mit Menschen in einem degenerativen Zeitalter vergleichbar, die sich überlegen fühlen und anderen gegenüber niemals nachgeben. Bei Behandlung dieser kombinierten Krankheiten durch Anwendung von kühlenden oder wärmenden Heilmitteln zeigen sich zu Beginn positive, jedoch bei weiterer Behandlung in gleicher Weise schädliche Wirkungen. Anhand dieser Reaktionen auf die Behandlung kann man auf die Wesensart aller kombinierten Hitze-Krankheiten rückschließen.

མ་སྨིན་ཕྲུམ་སེར་ཚིགས་གཞི་སྲོད་དུས་ན། །རྒྱས་པའི་ཚ་བ་ཚད་རྟགས་རྫོགས་པར་འབྱུང་། །སྟོངས་ཚད་བསིལ་གྱི་གཉེན་པོ་བསྟེན་གྱིན་འཕེལ། །གབ་ཚད་དྲོད་བཅུད་བསྟེངས་ཀྱིན་གནོད་པར་ཚོར། །རྙིངས་པའི་ཚ་བ་ཡུན་ལོན་གྱུར་པས་ཤེས། །རྙོགས་ཚད་རྔུལ་བཅེ་སྣ་ཁྲག་གཡོ་ལས་གསལ། །

Unreife [Hitze-Krankheiten] verursachen Schüttelfrost und Gelenkschmerzattacken in der Abenddämmerung. Eine akute Hitze-Krankheit zeigt alle Symptome von Hitze-Krankheiten. Eine leere Hitze-Krankheit wird durch die Einnahme von kühlenden Heilmitteln angefacht. Eine versteckte Hitze-Krankheit wird auf die längere Anwendung von nahrhaften und wärmenden Heilmitteln unweigerlich negativ ansprechen. Eine chronische Hitze-Krankheit kann gerade, weil sie chronisch ist, erkannt werden. Eine komplizierte Hitze-Krankheit zeigt sich durch Symptome wie starke Schweißausbrüche, aufgestellte Körperhaare, Nasenbluten und Schwellungen.

རིམས་ཚད་མགོ་ན་ཟ་ཟི་གྲང་ཤུམ་བྱེད། །འཁྲུགས་ཚད་གཟེར་དང་ལུད་པ་དབུགས་ལ་གསལ། །འགྲམས་ཀྱི་ཚ་བ་སྤྱོད་ལམ་དྲག་རྗེས་ན། །དུག་ཚད་མ་ངེས་ཐོལ་བུར་ནད་སྣ་མང་། །འདི་དག་མི་འཁྲུལ་སོ་སོའི་ངོས་འཛིན་ཡིན། །

Eine epidemische Hitze-Krankheit verursacht Kopfschmerzen, mentale Verwirrung und Schüttelfrost. Eine unruhige Hitze-Krankheit erkennt man an starken Schmerzen, starker Schleimbildung und Atem[schwierigkeiten]. Eine verbreitete Hitze-Krankheit manifestiert sich nach übermäßiger Ausübung von anstrengenden Tätigkeiten. Eine mit Vergiftung zusammenhängende Hitze-Krankheit verursacht unbestimmte Symptome, nicht lokalisierte Schmerzen und geht mit verschiedenen Beschwerden einher. Dies sind die charakteristischen Merkmale jeder Hitze-Krankheit.

སྤང་བླང་སྨུ་བཞི་ར་ཁ་དམར་གདགས་པ་ནི། །

Die vier prognostischen Kriterien zur Beurteilung, ob ein Patient zur Behandlung akzeptiert oder abgelehnt wird, sind folgende:

རྩ་རྒྱུད་སྒྲོམ་ཞིང་མཁྲང་ལ་འགྱུར་ལྡོག་ཆུང་། །ཆུ་མདོག་གདོང་གསལ་ལྕེ་རློན་གཏར་ཁྲག་ཕྱེད། །ལུད་པ་འགོགས་སླ་གཟེར་ཆུང་རྔམ་པ་བདེ། །ཟས་ལེན་ཤེད་ཆེ་སྨན་དཔྱད་ངོ་ལེན་ན། །ནད་གང་ཡིན་ཡང་གསོ་བ་སླ་བར་བཤད། །

Dem Vernehmen nach leicht zu kurieren sind alle Krankheiten mit einem vollen, gespannten und stabilen Puls, klarem Urin, in dem man sogar sein Spiegelbild erblicken kann, einer feuchten Zunge, einem separaten Muster [von unreinem und gesundem] Blut beim Aderlass, leichtem Auswurf von Schleim, leichten Schmerzen, leichter Atmung, gutem Appetit, starkem Körper und gutem Ansprechen auf Heilmittel und äußere Therapien.

འཆི་ལྟས་མེད་ཀྱང་ནད་ཀྱི་སྟོབས་ཆེ་ལ། །ཟླ་གཉན་འགྱུར་ལྡོག་མང་ན་གསོ་བ་དཀའ། །

Wenn die Krankheit schwer, instabil und von zusätzlichen Beschwerden begleitet ist, ist sie auch bei Abwesenheit von Todesanzeichen [überaus] schwer zu therapieren.

འཆི་རྟགས་རྩ་ཆུ་ལུད་པ་ཁྲག་དང་དབུགས། །ནད་སྟོབས་གཟེར་ས་ལུས་སྟོབས་དབང་པོར་བརྟག །

Anzeichen eines bevorstehenden Todes werden anhand von Puls, Urin, Schleim, Blut, Atmung, Schweregrad der Krankheit, Lokalisation der Schmerzen, Körperkraft und Sinnesorganen untersucht.

རྩ་རྒྱུད་འདར་སྡུན་སྡོད་དང་འཚུབ་པ་འཆི། །

Ein zitternder, kurzer, [fallweise] ausfallender und hin und her bewegender Puls zeigt den [bevorstehenden] Tod an.

ཆུ་ནི་ཁོང་ལོག་སྲི་འཚོར་སངས་ན་འཆི། །

Transformation des Urins innerhalb des Körpers, spärliche Miktion oder Inkontinenz sowie [sofortiges] Verschwinden [der Urinmerkmale] zeigen den [bevorstehenden] Tod an.

ལུད་པ་དུད་ཁུ་ཤ་སྐྱོ་འདྲ་བ་ལ། །མང་དུ་འབྱུང་ཞིང་གྲེ་བར་གསོག་ན་འཆི། །

Starker Auswurf und Ansammlung von rußigem, fleischbreiartigem Schleim im Rachen zeigen den [bevorstehenden] Tod an.

ཁྲག་མེད་མཚལ་འདྲ་ཆད་པོ་ནག་རྡེགས་འཆི། །

Der Tod [steht bevor], wenn [beim Aderlass] die Blutung ausbleibt oder Blut wie bei einer *mtshal*-Infusion [zu finden ist, wobei gleichzeitig ein eigenes Muster von unreinen], schwarzen Gerinnseln auftritt.

དབུགས་ནི་མ་བསྐྱོད་གཉིད་དུ་སོང་གྱུར་ཀྱང་། །ཧམ་པ་མི་བདེ་ཐུང་ལ་རྡེག་ན་འཆི། །

Atmungs[schwierigkeiten] und Kurzatmigkeit in bewegungslosem oder schlafendem Zustand zeigen den [bevorstehenden] Tod an.

ནད་སྙོབས་ཁོང་འཐེམས་གཉེན་པོ་མི་ལེན་ཅིང་། །ལྡོག་འགྱུར་མང་ལ་འདྲེ་ཁ་ཏོད་ན་འཆི། །

Der Tod [steht bevor], wenn die Krankheit sich tief im Körper festsetzt und auf keinerlei Behandlung anspricht, sehr instabil ist und eine Neigung zu Einflüssen von bösen Geistern vorhanden ist.

གཟེར་ས་ཐོག་མ་ཁོ་ནར་སྙིང་ག་གཟེར། །གཞན་དུ་མི་འཕོ་ཕུར་པ་བཙུགས་འདྲ་འཆི། །

Der Tod [steht bevor], wenn die Krankheit in erster Linie Schmerzen im Bereich des Herzens hervorruft und sich nicht an eine andere [Stelle] bewegt, sondern wie eine fixe Klammer dort anhaftet.

ལུས་ཤེད་ཆད་ངལ་སྙན་ལ་འབྱར་ན་འཆི། །

Bettlägrigkeit aufgrund des Verlusts der Körperkraft und schwere Müdigkeit zeigen den [bevorstehenden] Tod an.

དབང་པོ་མིག་ལྡོག་ཁོང་དུ་བྲོས་པ་དང་། །རྣ་བ་སླེ་ལ་སྣ་སྐམ་བ་སྐྱ་ཆགས། །མཆུ་བརྗེས་སོ་ནག་ལྕེ་སྐམས་ཞུགས་སུ་བྲོས། །གདོང་ལ་ས་ཆགས་སྨྲ་མང་གསལ་ཆ་ཆུང་། །ཟས་དང་སྐོམ་གྱིས་པོར་ན་ངེས་པར་འཆི། །

Anzeichen des [bevorstehenden] Todes im Bereich der Sinnesorgane sind nach oben rollende Augäpfel, Zurückziehen der Augen in ihre Höhlen, Zurückliegen der Ohren, Trockenheit der Nasen[flügel], Bildung von Schleimkrusten in der Nase, Heben der Oberlippe, dunkle Zähne, Trockenheit und Einziehen der Zunge, ein staubiges Aussehen des Gesichts, Gesprächigkeit ohne klare Worte und die Unfähigkeit zu essen oder zu trinken.

དེ་ཡང་འདྲ་སྣང་ཕྱོགས་མཐུན་བཅོས་སྐྱེད་བལྟ། །འཆི་ལྟས་སྣང་ཡང་གཉེན་པོ་ལེན་གྱུར་ན། །མ་ངེས་འདྲ་སྣང་ཡིན་སྲིད་གསོ་བར་བརྩམ། །

Wenn jedoch eine Krankheit ähnliche Symptome wie die Anzeichen des bevorstehenden Todes aufweist, ist es wichtig festzustellen, ob die Krankheit auf eine Behandlung anspricht. Wenn die Krankheit trotz Todesvorzeichen auf Behandlung anspricht, handelt es sich eher um eine Ähnlichkeit der Merkmale als um Anzeichen des [bevorstehenden] Todes. Man muss daher bei solchen Gegebenheiten bestrebt sein, eine Behandlung anzuwenden.

འཆི་བའི་རྟགས་གཅིག་ནད་ཀུན་ལ་མི་འབྱུང་། །ནད་གཅིག་ལ་ནི་འཆི་རྟགས་ཀུན་མི་འབྱུང་། །དེ་ཕྱིར་ལྟས་མང་གཉེན་པོ་མི་ལེན་ན། །ལས་དབང་འཆི་བདག་ཞགས་པས་ཟིན་ཏེ་སྡང་། །

Nicht jedes Todesvorzeichen erscheint bei allen Krankheiten, und nicht bei jeder Krankheit treten alle Todesvorzeichen auf. Wenn also bei einer Krankheit verschiedene Todesvorzeichen auftreten und der Patient auf die Behandlung nicht anspricht, zeigt dies, dass er sich wegen karmischer Einflüsse bereits in den Fängen von Yama, dem Herrn des Todes, [3] befindet. Dann ist keine Heilung der Beschwerden möglich.

ཚ་བ་དེ་དག་བཅོས་པའི་ཐབས་བསྟན་པ། །སྤྱི་དང་བྱེ་བྲག་རྣམ་པ་གཉིས་སུ་འདོད། །

Es gibt zweierlei Arten von Behandlung dieser Hitze-Krankheiten: allgemein und spezifisch.

སྤྱི་ལ་བཅོས་ཐབས་རྣམ་པ་གསུམ་ཡིན་ཏེ། །ནད་དང་གཉེན་པོ་སྦྱོར་བའི་བཅོས་ཚུལ་དང་། །དུས་
ལས་མི་འདའ་གནད་ཀྱི་གདམས་པ་དང་། །ཚ་བའི་དངོས་པོ་གཞོམ་པའི་གཉེན་པོ་འོ། །

Die allgemeine Behandlungsmethode kennt drei Arten: das therapeutische Prinzip der Anwendung von heilenden Maßnahmen für die Krankheit, Anweisungen für die sofortige Anwendung von Heilmitteln sowie heilende Maßnahmen zur Beseitigung von Hitze-Krankheiten.

བཅོས་ཚུལ་ནོར་ན་གཉེན་པོ་མི་ལེན་པས། །གང་ལ་གང་འཚམ་སྙོ་ནས་བཅོས་པར་བྱ། །ཚ་གྲང་
འདྲེས་ན་གཉེན་པོ་མི་ལེན་པས། །འདྲེས་པ་ཕྱེ་ལ་ནད་དང་གཉེན་པོ་སྦྱད། །ཁྱེར་ཞིང་འགྲམས་ན་
གཉེན་པོ་མི་ལེན་པས། །ཁྱེར་བ་བསྡུས་ལ་ནད་ཀྱི་ངོ་བོ་གཞོམ། །

Diese Grundsätze sind in geeigneter Weise anzuwenden, da die falsche Anwendung des therapeutischen Prinzips die Behandlung wirkungslos werden lässt. Wenn eine Hitze-Krankheit mit einer Kälte-Krankheit kombiniert ist, wird sie nicht auf Behandlung ansprechen. Daher sind die Krankheiten zu separieren und danach die [vorherrschende] Krankheit in geeigneter Weise zu behandeln. Wenn sich eine Krankheit verbreitet, spricht sie auf Behandlung nicht an. Daher konzentriere man die Krankheit örtlich und beseitige sie danach.

དང་པོ་ནད་དང་གང་འཚམ་བཅོས་པ་ཡི། །

Im Folgenden wird die geeignete Anwendung des therapeutischen Prinzips beschrieben.

ལུས་ཟུངས་ན་ཚོད་སྦྱར་ལ་བཅོས་པ་ནི། །ཟུངས་འབྲིང་བྱིས་པའི་ཚ་བ་གཉེན་ལྟར་བསྙེན།
།ཟུངས་བཟང་དར་མའི་ཚ་བ་དགྲ་ལྟར་བསད། །ཟུངས་ངན་རྒས་པའི་ཚ་བ་བུ་ལྟར་གསོ། །

Erstens wird die geeignete Anwendung der therapeutischen Prinzipien auf der Grundlage der körperlichen Bestandteile und des Alters wie folgt durchgeführt: Man behandele eine Hitze-Krankheit bei einem Kind mit mittelmäßig ausgeprägten körperlichen Bestandteilen wie einen Freund, bei einem Erwachsenen mit stark ausgeprägten körperlichen Bestandteilen wie einen Feind und bei einer älteren Person mit schwach ausgeprägten körperlichen Bestandteilen wie einen Sohn.

ནད་སྟོབས་དུས་དང་སྦྱར་ལ་བཅོས་པ་ནི། །སྟོབས་ལྡན་གསར་པའི་ཚ་བ་ཐོག་བབས་བསད།

།སྟོབས་ཆུང་རྙིངས་པའི་ཚ་བ་ངང་གིས་གདོན། །

Die geeignete Anwendung der therapeutischen Prinzipien auf der Grundlage von Schweregrad und Dauer wird wie folgt durchgeführt: Man behandele eine akute Hitze-Krankheit sofort, während man sich bei einer leichten, chronischen Hitze-Krankheit bei der Behandlung in Geduld übe.

ཉེས་པའི་སྒོ་ནས་བཅོས་པར་བྱ་བ་ནི། །རླུང་གི་ཚ་བ་འབྲོས་འདེད་ཚུལ་དུ་བཅོས། །མཁྲིས་པའི་ཚ་བ་ཟགས་བཅད་ཚུལ་དུ་བཅོས། །བད་ཀན་ཚ་བ་མགོ་སྐྱུར་ཚུལ་དུ་བཅོས། །ཁྲག་གི་ཚ་བ་ཤེད་དམད་ཚུལ་དུ་བཅོས། །ཆུ་སེར་ཚ་བ་སྐྱུང་སྐེམ་ཚུལ་དུ་བཅོས། །

Die geeignete Anwendung der therapeutischen Prinzipien auf der Grundlage der *nyes pa* wird wie folgt durchgeführt: Man behandele *rlung*-dominierte Hitze-Krankheiten in ähnlicher Art wie abwechselnde Rückzugs- und Angriffsstrategien; man behandele *mkhris pa*-dominierte Hitze-Krankheiten in ähnlicher Art wie die Kanalisierung von Wasser, um eine Überschwemmung zu vermeiden; man behandele *bad kan*-dominierte Hitze-Krankheiten, indem man zuerst die Abschirmung durch *bad kan* entfernt; man behandele Blut-dominierte Hitze-Krankheiten, indem man den Blutdruck senkt. Man behandele *chu ser*-dominierte Krankheiten mit Ausleitungs- und Trocknungsmethoden.

གནས་ཀྱི་སྒོ་ནས་བཅོས་པར་བྱ་བ་ནི། །ཤ་ལྤགས་ཚ་བ་རྔུལ་དང་ཆུ་ཡིས་བཅོས། །རྩ་ཡི་ཚ་བ་རྩ་ཁྲུས་གཏར་གྱིས་བཅོས། །རུས་པའི་ཚ་བ་དུགས་དང་ལུམས་ཀྱིས་བཅོས། །དོན་གྱི་ཚ་བ་ཕྱེ་མ་གཏར་གྱིས་བཅོས། །སྣོད་ཀྱི་ཚ་བ་སྦྱོངས་ཀྱིས་བཅོས་པར་བྱ། །

Die geeignete Anwendung der therapeutischen Prinzipien auf der Grundlage der Lokalisation wird wie folgt durchgeführt: Man behandele Hitze-Krankheiten der Muskel- und Hautgewebe mit schweißtreibenden [Verfahren] und Wassertherapien, Hitze-Krankheiten der Leitbahnen mit einer Reinigungstherapie der Leitbahnen und Aderlass, Hitze-Krankheiten der Knochen mit Kompressen und medizinischen Bädern, Hitze-Krankheiten der Vollorgane mit medizinischen Pulverpräparaten und Aderlass sowie Hitze-Krankheiten der Hohlorgane mit Purgation (Ableiten über den Darm).

གཙོ་བོའི་སྒོ་ནས་བཅོས་པར་བྱ་བ་ནི། །རང་རྒྱུད་ཅན་དེ་རྐྱང་འདེད་ཚུལ་དུ་བཅོས། །གཞན་རྒྱུད་ཅན་དེ་གང་མཐོ་གཞིལ་ནས་མནན། །

Die geeignete Anwendung der therapeutischen Prinzipien auf der Grundlage der Wesensart wird wie folgt durchgeführt: Man behandele unabhängige Hitze-Krankheiten, indem man die unabhängige Hitze-Krankheit selbst verfolgt, und abhängige Hitze-Krankheiten, indem man den Schweregrad der dominierenden Krankheit reduziert.

གནས་སྐབས་སྒོ་ནས་བཅོས་པར་བྱ་བ་ནི། །མ་སྨིན་ཚ་བ་སྨིན་བྱས་ལམ་དུ་གཞུག །རྒྱས་པའི་ཚ་བ་འབར་བའི་མེ་དཔུང་བསད། །སྟོངས་པའི་ཚ་བ་རླུང་འབུད་བཅུད་ཀྱིས་གསོ། །གབ་ཚད་མགོ་སྲུར་བཤུས་ལ་སྨན་ནད་སྤྲད། །རྙིངས་པའི་ཚ་བ་ཞིན་པའི་རྩི་དང་དབྲལ། །རྙོགས་པའི་ཚ་བ་ཆུ་སེར་རང་སར་སྐམ། །

Die geeignete Anwendung der therapeutischen Prinzipien auf der Grundlage der Krankheitsstadien wird wie folgt durchgeführt: Man reife unreife Hitze-Krankheiten aus und bringe sie dann unter Kontrolle; man behandele akute Hitze-Krankheiten, die einer riesigen Feuersbrunst entsprechen, indem man sie auslöscht; man behandele leere Hitze-Krankheiten, die einem Feuer, das vom Wind angefacht wird, ähneln, mit nahrhaften Heilmitteln; man behandele versteckte Hitze-Krankheiten, indem man die Abschirmung entfernt und danach Heilmittel für die Krankheit verabreicht; man behandele chronische Hitze-Krankheiten in ähnlicher Art, wie man Farbe von Holzobjekten entfernt, und man behandele komplizierte Hitze-Krankheiten, indem man *chu ser* an der Lokalisation austrocknet, wo es sich ansammelt.

རིགས་ཀྱི་སྒོ་ནས་བཅོས་པར་བྱ་བ་ནི། །འགྲམས་ཀྱི་ཚ་བ་ལུས་ཟུངས་རང་སར་གཞུག །འཁྲུགས་ཀྱི་ཚ་བ་དབྱེ་བསད་དབྱུང་བས་མཉམ། །རིམས་ཀྱི་ཚ་བ་བྱ་ཧྲར་སྲུར་ལ་གདོན། །དུག་ཚད་འདུ་བ་ཆ་མཉམ་གཉེན་པོས་བསད། །

Die geeignete Anwendung der therapeutischen Prinzipien auf der Grundlage der Art wird wie folgt durchgeführt: Man behandele verbreitete Hitze-Krankheiten, indem man die körperlichen Bestandteile an ihren normalen Lokalisationen wiederherstellt; man harmonisiere unruhige Hitze-Krankheiten mittels Separierung, Linderung und Ausleitung; man vertreibe epidemische Hitze-Krankheiten in ähnlicher Art wie eine Vogelschar, und man behandele Hitze-Krankheiten in Zusammenhang mit einer Vergiftung, indem man Heilmittel verabreicht, die alle *nyes pa* ins Gleichgewicht bringen.

ཚ་གྲང་འདྲེས་པ་དབྱེ་བའི་བཅོས་ཚུལ་ནི། །

Die therapeutischen Prinzipien für die Separierung von Hitze- und Kälte-Krankheiten sind wie folgt:

མ་སྨིན་འདྲེས་པ་ཕྱེ་ལ་ལམ་དུ་གཞུག །འདི་དུས་གཉེན་པོ་བསྟེན་ན་གྲོགས་ཐོག་འབབ། །གྲོགས་འཕེལ་བས་ནི་ཚ་བ་ཉིད་འཕེལ་བྱེད། །མ་སྨིན་ཆང་བསླང་ཆང་དུ་མི་རུང་ལྟར། །ལམ་དུ་མི་ཚུད་འཆི་འམ་གསོ་དཀར་འགྱུར། །

དེ་ཕྱིར་བད་རླུང་གཉིས་ཀྱི་གྲོགས་གཅིལ་ལ། །མཁྲིས་ཚད་མི་འཕེལ་ལམ་དུ་གཞུག་པ་གཅེས། །

Zur Behandlung von unausgereiften Hitze-Krankheiten separiere man die Krankheit und bringe sie unter Kontrolle. Die Behandlung der Krankheit ohne Separierung verursacht eine Verstärkung der mit ihr in Zusammenhang stehenden Krankheit und führt letztlich zur weiteren Entwicklung der Hitze-Krankheit. Genauso wie unreifes *chang* nicht als trinkbares *chang* genossen werden kann, kann daher die Behandlung der Krankheit ohne Separierung die Krankheit nicht unter Kontrolle bringen; stattdessen wird sie zum Tode führen oder sich zu einer schwer zu behandelnden Krankheit entwickeln. Es ist daher wichtig, die Krankheit durch Ausmerzung der damit in Zusammenhang stehenden Krankheiten - *bad kan* und *rlung* - unter Kontrolle zu bringen, während man gleichzeitig dafür sorgt, dass heißes *mkhris pa* nicht vermehrt wird.

སྨིན་བྱུས་རྙིངས་པའི་ཚ་བ་འདྲེས་པ་རྣམས། །ཕྱོགས་གཅིག་ཆུ་བོ་གཞུང་དུ་བསྡུངས་ལ་དབྱེ། །

Wenn eine reife Hitze-Krankheit chronisch wird und sich mit einer anderen Krankheit kombiniert, transformiere [man die Krankheit in eine Erkrankung] einer einzigen Wesensart, indem man [Heilmittel] gegen eine der Wesensarten verabreicht, genauso wie man Nebenflüsse in einen Hauptstrom einfließen lässt.

དེ་ལ་སྐྱོན་ཡོན་རྣམ་པ་གཉིས་ཡོད་དེ། །ཚ་བཅོས་གྲང་བར་འཕྱུལ་ན་སྐྱོན་ཡོན་གཉིས། །ཡུན་དུ་སྐྱོང་སྟེ་སྲོག་ལ་ཀྲོལ་མི་འགྱུར། །གྲང་བཅོས་ཚ་བར་འཕྱུལ་ན་སྐྱོན་ཡོན་གཉིས། །གསོ་བ་སླ་སྟེ་དུས་འདའ་སྲོག་ལ་འབབ། །དེ་ཕྱིར་སྔ་ལ་ཚ་བཅོས་གྲང་བར་འཕྱུལ། །

Diese [Behandlungsmethode] hat sowohl Nach- als auch Vorteile. Wenn die kombinierte Krankheit in eine Kälte-Krankheit transformiert wird, indem man die Hitze-Krankheit behandelt, wird die Krankheit schwer behandelbar, aber es besteht keine Lebensgefahr. [Wenn die kombinierte Krankheit] in eine Hitze-Krankheit transformiert wird, indem man die Kälte-Krankheit behandelt, wird die Krankheit leicht heilbar, es besteht aber Lebensgefahr, wenn sich die Behandlung verzögert. Es wird daher empfohlen, die kombinierte Krankheit zuerst in eine Kälte-Krankheit zu transformieren, indem man die Hitze-Krankheit behandelt.

གབ་ཚད་གྲང་བའི་མགོ་སྲུར་མ་བཤུས་ན། །གཉེན་པོ་ནད་ཀྱི་ཐོག་ཏུ་མི་འབབ་པས། །མགོ་སྲུར་
བཤུས་ལ་ནད་དང་གཉེན་པོ་སྦྱད། །

Wenn im Fall einer versteckten Hitze-Krankheit die Abschirmung durch die *bad kan*-Krankheit nicht entfernt wurde, zeigen die Heilmittel gegen die Krankheit keine Wirkung. Man entferne daher die Abschirmung und wende dann die entsprechenden Heilmittel an.

སྟོངས་ཚད་རླུང་ལ་ཇན་པ་མ་བྱིན་ན། །རླུང་གིས་ཚ་བ་བུས་ནས་ལ་ཆེན་འདའ། །དེ་ཕྱིར་ཟས་
ཀྱིས་བྲིད་ལ་ཚད་གཞུག་གདོན། །

Wenn im Fall einer leeren Hitze-Krankheit *rlung* nicht mit Heilmitteln beschwichtigt wird, verstärkt sich dadurch die Hitze-Krankheit über alle Maßen. Man besänftige daher *rlung* mit entsprechender Ernährung und kuriere die restliche Hitze-Krankheit.

གྲང་རྙོགས་དང་པོ་ཕོ་བའི་མེ་དྲོད་གསོ། །གཞི་འཛིན་མ་ཤེས་མེ་ཤི་ཚ་རོ་ལུས། །ཚ་རྙོགས་འདྲེས་
པ་སྦྱང་བ་འཇམ་པོས་དབྱེ། །

Im Fall einer kalten, komplizierten [Hitze-Krankheit] ist zuerst die Hitze des Verdauungstraktes wiederherzustellen. Die Behandlung der Krankheit ohne Anwendung dieser wichtigen therapeutischen Prinzipien führt zu einem Verlust der Hitze des Verdauungstraktes, wobei die Reste der Hitze-Krankheit unbehandelt zurückbleiben. Im Fall einer heißen, komplizierten [Krankheit] wende man eine milde Ausleitung an, um die kombinierte Krankheit zu separieren.

འདྲེས་པའི་ནད་ཀུན་གཉེན་པོ་བསྟེན་པ་དཀའ། །བཅོས་ངོ་གང་ལེན་ནད་དེ་གདོང་ལ་བཅོས། །

Da es schwierig ist, gegen alle Arten von kombinierten Krankheiten Heilmittel anzuwenden, ist zuerst jene Krankheit zu behandeln, die auf die Behandlung anspricht.

བསིལ་དྲོད་གཉིས་ཀའི་གཉེན་པོ་མི་ལེན་ན། །ཕྱིང་དྲིལ་བཅོས་སམ་ཡང་ན་ལྷག་སྦྱོད་བྱ། །གང་
ཡང་མི་ལེན་སྔོན་གྱི་ལས་ནད་ཡིན། །ཚོགས་གསོག་འཆི་བསླུས་འཚོ་བ་འགག་འགྱུར་སྲིད། །

Wenn die Krankheit weder auf kalte noch auf heiße Heilmittel anspricht, behandele man die Wesensarten der kombinierten Krankheit gleichzeitig oder abwechselnd. Wenn die Krankheit noch immer auf keine dieser Behandlungen anspricht, handelt es sich um eine von negativen Eindrücken aus vergangenen Leben beeinflusste Krankheit. Daher kann das Ansammeln von Verdiensten durch rituelle Tätigkeiten und die Durchführung von Ritualen, um das Leben vom bevorstehenden Tod zu retten, manchen [Patienten] überleben helfen.

དེ་ལྟར་འདྲེས་པའི་དབྱེ་ཐབས་མ་ཤེས་པར། །ཚ་བ་བད་རླུང་ཁྲོན་བསྲེས་བཅོས་བྱས་པས། །གང་དུ་ངོས་མི་ཟིན་ཅིང་སྨྲིད་མེད་འགྱུར། །དེ་ཕྱིར་འདྲེས་པའི་དབྱེ་ཐབས་ཤེས་པ་གཅེས། །

Wenn das Wissen fehlt, wie diese kombinierten Krankheiten zu separieren sind, indem eine Hitze-Krankheit in Verbindung mit *bad kan* und *rlung* behandelt wird, kann die Krankheit nicht richtig erkannt werden und die Behandlung wird versagen. Daher ist es von großer Bedeutung, die Methoden zur Separierung von kombinierten Krankheiten zu kennen.

ཁྱེར་བའི་ཚ་བ་རྣམ་པ་གསུམ་ཡིན་ཏེ། །རང་བཞིན་ཁྱེར་དང་རྐྱེན་གྱིས་ཁྱེར་བ་དང་། །དུས་ལས་འདས་པའི་ཁྱེར་བ་རྣམ་པ་གསུམ། །

Hitze-Krankheiten können sich aus drei Gründen verbreiten: aus sich selbst heraus, aufgrund von (mit der Krankheit in Zusammenhang stehenden) Umständen und aufgrund zu später [Behandlung].

དུག་དང་སྨུག་པོ་རང་བཞིན་ཁྱེར་བ་སྟེ། །མ་སྨིན་རི་ཐང་མཚམས་སུ་བཅོས་ནས་རྐྱེན། །ཚ་བ་ཁྱེར་ཏེ་རྙོགས་པ་ཞེས་བྱར་འགྱུར། །གསུམ་པ་ནད་འདུས་དུས་སུ་མ་སྦྱངས་པས། །དུས་ལས་འདས་ཏེ་རྩ་མིག་ཀུན་ཏུ་ཁྱེར། །

[Erstens] können sich Vergiftungen und *bad kan smug po* aus sich selbst heraus verbreiten. [Zweitens] kann sich eine Hitze-Krankheit aufgrund zu frühzeitiger Behandlung verbreiten und kompliziert werden; das heißt, dass eine unreife Hitze-Krankheit (an der Grenze zwischen „Berg und Ebene" bzw. zwischen kalten und heißen Erkrankungen) behandelt wird. Drittens kann sich eine Krankheit aufgrund zu später Ausleitung der damit in Zusammenhang stehenden Krankheit über die Leitbahnen verbreiten.

དེ་ལྟར་ཁྱེར་ཀུན་སྣ་ཁྲིད་རླུང་གིས་ཁྱེར། །རྩ་མིག་ཀུན་ཏུ་ཞུགས་ནས་ལུས་ཀུན་ཁྱབ། །ཁྱེར་བ་མ་བསྡུས་གཉེན་པོ་བསྟེན་བྱས་ཀྱང་། །རི་དྭགས་ཐང་འདེད་འདྲ་སྟེ་གསོད་མི་འགྱུར། །

rlung führt zur Verbreitung aller dieser Arten von Krankheiten, die dann über die Leitbahnen in den ganzen Körper eindringen. Wenn vor dem Versammeln der verbreiteten Krankheit ein Heilmittel verabreicht wird, wird das Heilmittel keine Wirkung zeigen, ähnlich wie bei der Verfolgung von wilden Tieren auf einer Ebene.

འདི་ལ་ཐང་དང་ཕྱེ་མ་ཟས་སྤྱོད་ཀྱིས། །རླུང་གཞིལ་ནད་དེ་ཁོང་དུ་བསྡུས་བྱས་ནས། །གཉེན་པོ་བསྟེན་ན་མེ་སྟེང་ཆུ་བླུག་འདྲ། །

Die Anwendung von Heilmitteln nach Beruhigung von *rlung* und das Versammeln der Krankheit mittels Dekokt, medizinischem Pulver, Ernährung und Verhalten kann mit dem Ausschütten von Wasser über einem Feuer verglichen werden.

འདུས་དཀའ་རྩ་སྦྱོངས་རྒྱུན་སྦྱོངས་ཆུ་ལུམས་བརྟགས། །དེ་ཡིས་མ་འདུས་ཕྱེ་ར་བ་རང་སར་འདོན། །

Wenn es schwierig ist, die Krankheit zu versammeln, empfehle man die Reinigung der Leitbahnen, Purgation (Ableiten über den Darm) und eine medizinische Wasserbadtherapie, da diese Methoden die Krankheit auch ohne sie zu versammeln vom Zentrum ihres Ausbreitens ausleitet.

དུས་ལས་མི་འདའ་གནད་ཀྱི་གདམས་པ་ནི། །ཚ་བ་དུས་ལས་འདའ་བའི་ནད་བཞི་སྟེ། །ངོ་བོ་ཉིད་ཀྱི་དུས་ལས་འདའ་བ་དང་། །སྦྱོར་བ་དམན་ལྷག་ལོག་པས་དུས་འདའ་བ། །

Die Unterweisung zur zeitgerechten Behandlung ist bei einer Hitze-Krankheit einzuhalten, die aufgrund der folgenden (mit der Krankheit in Zusammenhang stehenden) Umstände nicht mehr behandelbar wird: Wesensart der Krankheit, zu schwache Behandlung, Überbehandlung und Fehlbehandlung.

དང་པོ་གནད་དུ་བབས་པའི་ཚ་བ་སྟེ། །ཐོག་མའི་དུས་ནས་སྲོག་ལ་ངེས་པར་རྒོལ། །དེ་ལ་ནད་ཀྱི་ཚོད་བླངས་དུས་ལས་འདའ། །དེ་ཕྱིར་ཆུ་བཞིས་སྲོག་ལ་ཐོབ་ཤ་བྱ། །

Erstens bezieht sich hier die Wesensart der Krankheit auf eine Hitze-Krankheit, welche die verletzlichen Körperteile beeinträchtigt. Diese wird sofort lebensbedrohend und nicht mehr behandelbar, wenn man sich nur auf Beobachtung beschränkt. Aus diesem Grund wende man, wie beim Ringen um Leben und Tod, die vier kalten Heilmittel sofort an.

དམན་པ་བཅོས་ཀྱིས་ནད་མགོ་མནན་པ་ཡིས། །བདེ་བཞིན་བྱེད་ཀྱང་གཏིང་ཚད་མ་ཐོན་པས། །ཚ་བས་ཟུངས་ཟད་དུས་ལས་འདའ་བའི་ཕྱིར། །གཉེན་པོ་མི་བཅད་སྟོབས་བསྐྱེད་བསྲིངས་ལ་བཏང་། །

Im Fall einer zu schwachen Behandlung bringt die Behandlung durch die Unterdrückung der Krankheit flüchtige Erleichterung. Die tief verwurzelte Hitze-Krankheit bleibt jedoch unbehandelt, wodurch es zu einer Erschöpfung der körperlichen Bestandteile und zur Progression der Krankheit, bis sie nicht mehr behandelbar wird, kommt. Daher wende man ohne Absetzen der Behandlung ein stärkeres Heilmittel über eine längere Zeitspanne an.

ལོག་པ་གབ་ཚད་གྲང་བར་འཁྲུལ་པ་ཡིས། །མེ་བཞི་བསྟེན་པས་ཚ་བ་དུས་ལས་འདའ། །

Im Fall einer Fehlbehandlung, wenn eine versteckte Hitze-Krankheit mit einer Kälte-Krankheit verwechselt und mit den vier heißen Heilmitteln falsch behandelt wird, entwickelt sich die Hitze-Krankheit weiter, bis sie nicht mehr behandelbar wird.

ལྷག་པ་ནད་ཆུང་གཉེན་པོ་དྲགས་པ་ཡིས། །བད་རླུང་དགྲར་ལངས་གྲང་བས་སྲོག་ལ་རྒོལ། །

Im Fall einer Überbehandlung werden durch die Anwendung eines übermäßig starken Heilmittels gegen eine leichte Hitze-Krankheit *bad kan* und *rlung* verstärkt, da deren kalte Wesensart wie ein Feind agiert und eine Bedrohung des Lebens verursacht.

འདི་གཉིས་ལྟར་སྣང་ངོས་འཛིན་ཤེས་པ་གཅེས། །བྱ་རས་ནམ་ཚོར་དུས་ན་བརྩོན་པས་ཟློག །དེ་དག་ཤེས་ན་དུས་ལས་འདའ་མི་སྲིད། །

Bei diesen beiden [Krankheiten] ist es wichtig, dass man zwischen Erscheinungsform und Wesensart der Krankheit unterscheidet. Sobald man den Unterschied durch sorgfältige Beobachtung erkennt, behandele man die Krankheit mit großer Beharrlichkeit. Wenn man diese Grundsätze versteht, kann es nicht dazukommen, dass eine [Hitze-Krankheit] nicht mehr behandelbar wird.

ཚ་བའི་དངོས་པོ་གཞོམ་པའི་གཉེན་པོ་ནི། །ཟས་དང་སྤྱོད་ལམ་སྨན་དཔྱད་རྣམ་བཞིས་བཅོས། །

Die vier therapeutischen Maßnahmen bei Hitze-Krankheiten sind Ernährung, Verhalten, Heilmittel und äußere Therapien.

དང་པོ་ཟས་ལ་ཕན་བསྟེན་གནོད་པ་སྤང་། །

Erstens gehören zur Behandlung durch Ernährung die Einnahme bekömmlicher [Speisen] und die Vermeidung von unbekömmlichen [Nahrungsmitteln].

ཕན་པའི་ཟས་སྐོམ་བསྟེན་ཐབས་བཅུ་གཅིག་སྟེ། །མ་སྨིན་ཚ་བ་ལམ་དུ་གཞུག་པའི་ཟས། །རྒྱས་པའི་ཚ་བ་ཡིན་ལ་གཏད་པའི་ཟས། །ཐོར་བུའི་རླུང་ལ་རྟན་པ་བྱིན་པའི་ཟས། །ཐེ་ཚོམ་ངེས་པ་སྐྱེད་པ་སད་མདའི་ཟས། །སྟོངས་པའི་ཚ་བ་བཅུད་ཀྱིས་དགང་པའི་ཟས། །ཚད་རླུང་འདྲེས་པ་ཁ་ཡན་དགུག་པའི་ཟས། །གབ་པའི་ཚ་བ་མགོ་སྐྱུར་བཤུ་བའི་ཟས། །རྙིངས་པའི་ཚ་བ་ཞེན་པ་དབྲལ་བའི་ཟས། །གྲང་བ་ཁ་ཐལ་མེ་དྲོད་གསོ་བའི་ཟས། །རླུང་འཕྱོས་ཁ་ཐལ་བཅུད་ཀྱིས་གནོན་པའི་ཟས། །ཟུངས་ཟད་ཚད་པ་ལུས་སྟོབས་བསྐྱེད་པའི་ཟས། །དེ་ལྟར་འཕྲོད་ཟས་སྐབས་དང་སྦྱར་ལ་བསྟེན། །

Es gibt elf Arten bekömmlicher Speisen: Nahrung, die eine unausgereifte Hitze-Krankheit unter Kontrolle bringt, nicht nahrhafte Speisen zur Behandlung einer akuten Hitze-Krankheit; Nahrung zur Beruhigung von verstreutem, mildem *rlung*; Nahrung zum Austesten des Krankheitsstadiums bei Zweifeln, nahrhafte Speisen zur Behandlung einer leeren Hitze-Krankheit, Nahrung zur Kontrolle der dominierenden Krankheit bei kombinierten *rlung*- und Hitze-Krankheiten, Nahrung zur Entfernung der Abschirmung einer versteckten Hitze-Krankheit; Nahrung zur Entfernung einer anhaftenden, chronischen Hitze-Krankheit; Nahrung zur Wiederherstellung der Hitze des Verdauungstraktes nach einem Verlust derselben aufgrund einer schweren Kälte-Krankheit, eine nahrhafte Ernährung zur Überwindung von Irresein durch übermäßiges *rlung* und Nahrung zur Wiederherstellung von körperlichen Bestandteilen, die durch eine Hitze-Krankheit erschöpft sind. Man wende diese bekömmliche Ernährung in geeigneter Weise entsprechend an.

གནོད་ཟས་མ་སྨིན་སྨིན་དུ་མི་སྟེར་དང་། །རྒྱས་པའི་ཚ་བ་མེ་དཔལ་སྐྱེད་པ་དང་། །རླུང་ཚད་འབུད་ཅིང་ཚ་བ་འཕྱེར་བ་དང་། །གབ་རྐོགས་ཚ་བའི་མེ་དྲོད་འཛོམས་པ་དང་། །རྙིངས་པའི་ཚ་བ་རྩོད་(སྟོད་)ལ་གནོན་པ་དང་། །ངོ་བོ་ཉིད་ཀྱིས་མི་འཕྲོད་ཟས་དང་དྲུག །མི་འཕྲོད་ཟས་རྣམས་དུག་འདྲ་སྤང་བར་བྱ། །

Die sechs Arten unbekömmlicher Speisen sind Nahrung, die eine unausgereifte Hitze-Krankheit an der Reifung hindert; Nahrung, die die Hitze einer akuten Hitze-Krankheit verstärkt; Speisen, die *rlung*, das mit einer Hitze-Krankheit kombiniert ist, weiter verstärkt und die Hitze-Krankheit verbreiten; Speisen, die die Hitze des Verdauungstraktes bei versteckten und komplizierten Hitze-Krankheiten schwächen; Nahrung, die das Festsitzen einer chronischen Hitze-Krankheit fördert und Nahrung, die an sich schon unverträglich ist. Diese nicht bekömmlichen Ernährungsweisen sollten vermieden werden, da sie wie Gift wirken.

སྤྱོད་ལམ་བཅོས་པ་མཐུན་དང་མི་མཐུན་གཉིས། །

Zur Behandlung durch Verhalten gehört [das Ausführen] von gesundem Verhalten [unter Vermeidung] von abträglichem Verhalten.

ལྡན་ཚད་རྣམས་ལ་བསིལ་དྲོད་སྙོམས་པ་མཐུན། །རྐྱང་པ་རྣམས་ལ་བསིལ་བ་ཁོ་ན་བརྟགས། །གནས་དང་གོས་དང་བྱ་བའི་སྤྱོད་ལམ་གསུམ། །བསིལ་དྲོད་སྙོམས་པའི་གནས་ནི་ཉི་གྲིབ་མཚམས། །རྣམ་སྟེང་ཁ་ཡེང་མ་ཡིན་དབེན་པར་འདུག །མ་འཁྱགས་མ་རྔུལ་དྲོ་ཞིང་ཡང་བ་བགོ །དྲག་ཤུལ་དལ་ཆེས་མ་ཡིན་མི་རྔུལ་བཅག །བསིལ་གནས་ནེའུ་གསིང་སྟེང་དང་ཆུ་ཡི་འགྲམ། །ཤིང་གྲིབ་བསེར་བུ་ཁང་སྟེང་བསིལ་ཁང་གནས། །རས་གོས་ལ་སོགས་ཡང་ཞིང་བསིལ་བ་བགོ །ལུས་ངག་བྱ་བ་མ་ཡིན་ཉིན་གཉིད་བསྲུང་། །ཡིད་འོང་གྲོགས་དང་སེམས་སྐྱོ་ཀུན་ལ་ཤིས། །

Bei kombinierten Hitze-Krankheiten empfehle man Verhaltensweisen, die weder extrem kühlend noch wärmend sind, während man bei eindeutigen Hitze-Krankheiten lediglich kühlendes Verhalten anrate. Dazu gehören Aufenthaltsort, Kleidung und Handlungsweisen, diese drei. Bei kombinierten Hitze-Krankheiten empfehle man schonende Ruhe ohne Ablenkungen an einem trockenen Ort, wo sich der Übergang von sonnigen zu schattigen Bereichen befindet. Leichte, warme Kleidung sollte getragen werden, um Frösteln oder Schwitzen zu vermeiden. Unter Vermeidung von anstrengenden oder sitzenden Tätigkeiten bewege man sich, bis der Körper zu schwitzen beginnt. Bei eindeutigen Hitze-Krankheiten empfehle man Ruhe an einem kühlenden Ort, etwa auf einer Wiese, in der Nähe eines Flusses, im Schatten von Bäumen oder auf dem luftigen Dach eines Hauses. Unter Vermeidung von anstrengenden körperlichen und verbalen Tätigkeiten sollte leichte, kühlende Baumwollkleidung getragen und das Schlafen während des Tages vermieden werden. In allen oben angeführten Fällen ist es anzuraten, unbeschwert und heiter in Gesellschaft seiner Lieben zu bleiben.

དེ་ལས་ལྡོག་པ་མི་མཐུན་སྤང་བར་བྱ། །

[Verhaltensweisen], die zu den oben Erwähnten im Gegensatz stehen, sind abträglich und zu vermeiden.

སྨན་གྱིས་བཅོས་པ་ཞི་དང་སྦྱོང་བ་གཉིས། །

Es gibt zwei Arten von Behandlung mit Heilmitteln: beruhigende und ableitende.

ཞི་བྱེད་སྨན་ལ་ཐང་ཕྱེ་མར་དང་གསུམ། །

An beruhigenden Heilmitteln gibt es dreierlei: Dekokte, medizinische Pulver und medizinische Butter.

ཐང་ལ་སྨིན་ཐང་དབྱེ་ཐང་སྡུད་པའི་ཐང་། །གསོད་ཐང་སད་ཐང་དགུག་ཐང་སྐམ་ཐང་བདུན། །

Dekokte werden in folgende sieben Arten eingeteilt: reifende Dekokte, trennende, ansammelnde und ausmerzende Dekokte sowie bekräftigende, bezähmende und trocknende Dekokte.

སྨིན་པར་བྱེད་པའི་ཐང་ལ་རྣམ་གསུམ་སྟེ། །མ་ནུ་བཞི་པས་བད་རླུང་སྨིན་པར་བྱེད། །ཏིག་ཏ་གསུམ་པས་མཁྲིས་ཚད་སྨིན་པར་བྱེད། །འབྲས་བུ་གསུམ་གྱིས་ཁྲག་ཚད་སྨིན་པར་བྱེད། །

Die drei Arten reifender Dekokte sind *ma nu bzhi thang*, das Hitze-Krankheiten in Zusammenhang mit *bad kan* und solche in Zusammenhang mit *rlung* reifen lässt; *tig ta gsum thang*, das Hitze-Krankheiten in Zusammenhang mit *mkhris pa* zur Reife bringt, sowie ein Dekokt aus den drei Myrobalanfrüchten, das mit Blut in Zusammenhang stehende Hitze-Krankheiten reifen lässt.

དབྱེ་བའི་ཐང་ལ་རྣམ་པ་གསུམ་ཡིན་ཏེ། །སླེ་ཏྲེས་ཆིག་ཐང་རླུང་ཚད་འབྱེད་པར་བྱེད། །སྐྱུ་རུའི་ཆིག་ཐང་ཁྲག་ནད་འབྱེད་པར་བྱེད། །སེ་འབྲུ་ མ་ནུ་སྒ་སྐྱ་ གསུམ་ཐང་བད་ཀན་ཚ་བ་འབྱེད། །

Es gibt folgende drei Arten von trennenden Dekokten: das Dekokt mit der einzigen Zutat *sle tres,* welches mit *rlung* kombinierte Hitze-Krankheiten separiert; das Dekokt mit der einzigen Zutat *skyu ru ra,* das Blut-Krankheiten trennt, und *se 'bru gsum thang,* bestehend aus *se 'bru, ma nu* und *sga skya,* das mit *bad kan* kombinierte Hitze-Krankheiten separiert.

སྡུད་ཐང་མ་ནུ་བཞི་དང་འབྲས་བུ་གསུམ། །ག་བྲ་ བཙོད་པ་ཤ་ཀ་ གསུམ་པའི་ཐང་ལ་བུ་རམ་

བཏབ། །ཚད་པ་རླུང་གིས་བྱེར་བ་སྡུད་པར་བྱེད། །

Hitze-Krankheiten, die durch *rlung* verbreitet wurden, werden mit einem ansammelnden Dekokt aus *ma nu bzhi thang*, einem Dekokt aus den drei Myrobalanfrüchten oder mittels *ga bra gsum thang* bestehend aus *ga bra, btsod* und *ba sha ka* unter Hinzufügung von Melasse versammelt.

གསོད་པའི་ཐང་ལ་ཚ་བ་གསར་རྙིང་གཉིས། །ཚ་བ་གསར་པ་གསོད་པའི་ཐང་གསུམ་སྟེ། །དེ་བ་གསེར་མེ་པར་པ་ཏ་ག་དུར་ཨ་རུ་ ལྔ་ཐང་རིམས་ནད་རྒྱས་པ་འཇོམས། །ཧོང་ལེན་ བ་ཤ་ཀ་རྩི་དམར་སྤང་རྩི་སྐྱུ་རུ་ ལྔ་ཐང་འཁྲམས་འཁྲུགས་རྒྱས་པ་འཇོམས། །འོམ་ རེ་རལ་རྣམ་པར་ཁྱུང་སྡེར་ཧ་བོ་གང་ཆུང་སྲོལ་གོང་སྤང་རྒྱན་བོང་ང་སྤང་རྩི་བྱི་ཚེར་སེ་རྒོད་སྐྱེར་པ་སྐྲ་བཟང་སོ་མ་ར་ཐང་བཅོ་ལྔས་དུག་ཚད་རྒྱས་པ་འཇོམས། །ཐང་ཆེན་ འབྲས་གསུམ་སླེ་ཏྲེས་བ་ལེ་བ་ཤ་ཧོང་ལེན་ཏིག་ཏ་བོང་དཀར་ག་དུར་ བཅུ་པས་རྙིངས་ཚད་རོལ་དུ་གསོད། །

Je nachdem, ob die Hitze-Krankheit neu auftretend oder chronisch ist, werden zwei Arten von ausmerzenden Dekokten verabreicht: Die drei ausmerzenden Dekokte für neu auftretende Hitze-Krankheiten sind *de ba lnga thang*, bestehend aus *de ba, gser gyi me tog, par pa ta, ga dur* und *a ru ra*, das akute epidemische Hitze-Krankheiten ausmerzt; *hong len lnga thang*, bestehend aus *hong len, ba sha ka, rtsi dmar, spang rtsi* [*do bo*] und *skyu ru ra*, das akute verbreitete und unruhige Hitze-Krankheiten ausmerzt, sowie *thang co lnga*, bestehend aus *'om bu, re ral, rnam par, khyung sder, brag skya ha bo, gang+pa chung, srol gong pa, spang rgyan, bong nga, spang rtsi do bo, byi tsher, se rgod, skyer pa, skra bzang* und *so ma ra dza*, das akute Hitze-Krankheiten in Zusammenhang mit einer Vergiftung eliminiert. *thang chen bcu pa*, bestehend aus den drei Myrobalanfrüchten, *sle tres, ba le ka, ba sha ka, hong len, tig ta, bong nga dkar po* und *ga dur* merzt chronische Hitze-Krankheiten aus.

སད་ཐང་སྲེ་ལོང་པ་ཡི་ཚིག་ཐང་དང་། །རུས་བཅུད་གསུམ་དང་གོ་སྙོད་གསུམ་པའི་ཐང་། །རི་ཐང་མཚམས་ཀྱི་ངེས་པ་སྙེ་ར་བར་བྱེད། །

Bekräftigende Dekokte sind eine Suppe aus der einzigen Zutat Fersenknochen, eine Suppe aus den drei nahrhaften Knochen und *go snyod gsum pa'i thang*. Diese Dekokte ermöglichen es, eine grenzwertige Hitze-Krankheit (an der Grenze zwischen „Berg und Ebene“ bzw. zwischen kalten und heißen Erkrankungen) als solche zu bestätigen.

དགུག་ཐང་བཅུད་བཞིའི་ཐང་གིས་རླུང་འཕྱོས་འགུགས། །

Das bezähmende Dekokt, eine Suppe aus den vier Nährstoffen, kontrolliert das von einer *rlung*-Krankheit verursachte Irresein.

སྐམ་ཐང་སེང་ལྡེང་ འབྲས་གསུམ་སླེ་ཏྲེས་སྐྱེར་པ་ཆུ་སེར་སྨན་གསུམ་ དགུ་པས་ཚོགས་ཚད་
སྐེམ། །དེ་ཉམས་ཚ་བ་འཇོམས་པའི་ཐང་སྦྱོར་ཡིན། །

Das trocknende Dekokt *seng ldeng dgu pa* besteht aus *seng ldeng,* den drei Myrobalanfrüchten*, sle tres, skyer pa* und *chu ser sman gsum;* es trocknet unruhige Hitze-Krankheiten aus. Dieses Dekokt dient zur Beruhigung von Hitze-Krankheiten.

ཕྱེ་མ་སྔོ་སྦྱོར་རྩི་སྦྱོར་འདྲེས་པར་སྦྱོར། །

Medizinische Pulver sind Kräuterpräparate, *rtsi sbyor* (Anwendung aus gut riechenden Arzneien) und Mischpräparate.

སྔོ་སྦྱོར་རྒྱལ་པོ་ གཡའ་ཀྱི་ བཙུན་མོ་ རྩི་དམར་ སྲས་ སྲོ་ལོ་ དང་ནི། །བློན་ པྲི་ཡངྐུ་
འབངས་ པར་པ་ཏ་ དམག་དཔོན་ རིམས་ལ་ཀྱི་ལྕེ་དཀར་པོ་ (པར་པ་ཏ་) འཁྲུགས་ལ་སྤང་རྩི་
ཁྲག་ལ་ཧོང་ལེན་མཁྲིས་པར་ཏིག་ཏ་སོགས་ཤས་གང་ཆེ་ལ་ལོག་པོར་བཏང་ དམག་མི་ སུམ་
ཅུ་ཏིག་རྣམ་པར་གང་ཆུང་དར་ཡ་ཀན་ཚེར་སྔོན་ཁྲག་རྐང་སྤང་རྒྱན་སྒོང་ཐོག་ཁུར་རྩ་འོམ་བུ་
སྤྱི་ཞུར་བྱི་ཚེར་བྱ་རྒོད་སྤོས་དང་བཅུ་གསུམ་ ཆེབས་པར་ གངས་ཆུ་ལ་བསྡུས་གྲང་ངམ་ཁཎྜ་
བཅས། །ཚ་བ་ཀུན་ལ་མེ་ཐོག་ཆུ་བླུག་འདྲ། །

Man bereite ein Kräuterpräparat als Dekokt oder *khaN+Da* aus dem König-ähnlichen *gya' kyi ma*, Königin-ähnlichen *rtsi dmar*, Prinz-ähnlichen *sro lo*, Minister-ähnlichen *pri yang+ku*, Untertan-ähnlichen *par pa ta,* den Heerführer-ähnlichen Zutaten (jeweils in doppelter Menge für die dominierende Krankheit), wie *kyi lce dkar po* bei Dominanz von epidemischen Hitze-Krankheiten, *spang rtsi do bo* bei Dominanz von unruhigen Hitze-Krankheiten, *hong len* bei Blut-dominierten Krankheiten, *tig ta* bei *mkhris pa*-dominierten Krankheiten sowie die folgenden Heeres-ähnlichen Zutaten: *sum cu tig, rnam par, gang+ga chung, dar ya kan, tsher sngon, khrag rkang, spang rgyan, sgong thog pa, khur rtsa, 'om bu, spyi zhur, byi tsher* und *bya rgod spos.* Man verabreiche dieses Kräuterpräparat mit einer medizinischen Trägersubstanz wie Schneewasser. Es merzt alle Arten von Hitze-Krankheiten in ähnlicher Weise aus, wie ein Feuer mit Wasser gelöscht wird.

རྩི་སྦྱོར་ཆ་བ་རབ་འབྲིང་ཕྱེ་ཕྲག་གིས། །ག་བུར་ཙན་དན་གི་ཝཾ་གཙོ་བོ་ལ། །འབར་བའི་ཚད་
སྤོབས་བསད་པའི་ཕྱེ་མ་དང་། །ལྷན་ཚད་དུས་གཅིག་འཇོམས་པའི་ཕྱེ་མ་དང་། །རྙིངས་ཚད་
རྩད་ནས་འདོན་པའི་ཕྱེ་མ་དང་། །འདུ་བ་ཁ་སྙོམས་བྱེད་པའི་ཕྱེ་མའོ། །

Das Präparat *rtsi sbyor* (Anwendung aus gut riechenden Arzneien) besteht aus medizinischen Pulvern und wird aus *ga bur, tsan dan* und *gi wam* als Hauptzutaten je nach Schweregrad, d. h. schwere, mittelschwere oder leichte Hitze-Krankheit, zubereitet. Dazu gehören medizinische Pulver, die Feuer-ähnlich lodernde Hitze-Krankheiten auslöschen, medizinische Pulver, die (alle Wesensarten) kombinierte(r) Hitze-Krankheiten gleichzeitig beruhigen, sowie medizinische Pulver, die im Ungleichgewicht befindliche Krankheiten ins Gleichgewicht bringen.

འབར་བའི་ཚད་སྤོབས་བསད་པའི་ཕྱེ་མ་ལ། །ཆ་བ་རབ་ལ་ག་བུར་རྒྱལ་བློན་གསུམ། །དེ་སྟེང་
ཙན་དན་གི་ཝཾ་ཧོང་ལེན་ཏིག་ཏ་སྟེ་ བདུན་པ་དེ་སྟེང་ བ་ཤ་བོང་དཀར་ དགུ་པ་གསུམ་གྱིས་
བསད་པ་གཅེས། །ཆ་བ་འབྲིང་ལ་ཙན་དན་ དཀར་དམར་ཅུ་གང་གུར་གུམ་ཨུཏྤལ་ཧོང་ལེན་གི་
ཝཾ་ལི་དུར་ཏིག་ཏ་བ་ཤ་ཀ་ བཅུ་པ་སྟེ། །ཐ་མ་གི་ཝཾ་ ཅུ་གང་གུར་གུམ་ཨུཏྤལ་བ་ཤ་བ་ལེ་ཧོང་
ལེན་ཏིག་ཏ་ལི་དུར་བོང་དཀར་ཏེ་ བཅུ་པས་འཇོམས་པར་འགྱུར། །

Die folgenden medizinischen Pulver löschen Feuer-ähnlich lodernde Hitze-Krankheiten aus: Zur Heilung schwerer Hitze-Krankheiten verabreiche man gemeinsam *ga bur rgyal blon gsum pa, ga bur rgyal blon bdun pa* aus den Zutaten *tsan dan, gi wam, hong len* und *tig ta,* die zu *ga bur rgyal blon gsum pa* hinzugefügt werden, sowie *ga bur rgyal blon dgu pa* aus den Zutaten *ba sha ka* und *bong nga dkar po,* die zu *ga bur rgyal blon dbun pa* hinzugefügt werden. Zur Linderung einer mittelschweren Hitze-Krankheit verabreiche man *tsan dan bcu pa* aus den Zutaten *tsan dan dkar po, tsan dan dmar po, cu gang, gur kum, ut+pal, hong len, gi wam, li ga dur, tig ta* und *ba sha ka.* Und man verabreiche *gi wam bcu pa* aus den Zutaten *gi wam, cu gang, gur kum, ut+pal, ba sha ka, ba le ka, hong len, tig ta, li ga dur* und *bong nga dkar po* zur Heilung einer leichten Hitze-Krankheit.

ལྷན་ཚད་དུས་གཅིག་འཇོམས་པའི་ཕྱེ་མ་ནི། །ཆ་བ་རླུང་ལྷན་ཨ་གར་ བཟང་དྲུག་རུ་རྟ་སླེ་ཏྲེས་
སྒོག་ཐལ་ཀ་ར་སྟེ་ བཅུ་པས་འཇོམས། །བད་ཀན་ལྷན་ལ་ཅུ་གང་བདེ་བྱེད་སྦྱར། །

Zu medizinischen Pulvern, die kombinierte Hitze-Krankheiten umfassend beruhigen, gehören das Präparat *a gar bcu pa,* mit den Zutaten *a gar,* den sechs hervorragenden Heilmitteln, *ru rta, sle tres, sgog skya*-Asche und weißem Zucker, zur Beruhigung von mit *rlung* kombinierten Hitze-Krankheiten und das Präparat *cu gang bde byed* zur Behandlung von mit *bad kan* kombinierten Hitze-Krankheiten.

རྙིངས་ཚད་རྩད་ནས་འདོན་པའི་ཕྱེ་མ་ལ། །རབ་ལ་ག་བུར་ཉི་ཤུ་རྩ་ལྔ་སྟེ། །འབྲིང་ལ་ཙན་དན་ཐ་མ་གི་ཝཾ་ངོ་། །

Zu medizinischen Pulvern, die chronische Hitze-Krankheiten ausmerzen, gehören das Präparat *ga bur nyi shu rtsa lnga* zur Behandlung von schweren Hitze-Krankheiten, das Präparat *tsan dan* für mittelschwere und das Präparat *gi wam* für leichte Hitze-Krankheiten.

སྔོ་རྩི་འདྲེས་པའི་སྦྱོར་བ་གཙོ་བོ་བརྒྱད། །འཁྲུགས་ ལ་ཙན་དན་དམར་པོ་ཤིང་མངར་རུ་རྟ་སྐྱུ་རུ་ རིམས་ ལ་གསེར་མེ་སྐྲ་བཟང་ག་དུར་དེ་བ་སྤང་རྩི་བོང་དཀར་ བབས་སྦྲོ་མདེ་ཁ་ གཉན་ལ་གླ་རྩི་གུ་གུལ་སྙིང་ལ་ཛཱ་ཏི་ཨ་གར་གློ་ལ་ཨ་གྲོང་ཤིང་མངར་མཆིན་པར་ཨུཏྤལ་བྲག་ཞུན་མཆེར་པར་པི་པི་ལིང་མཁལ་མར་སུག་སྨེལ་ཕོ་བར་བོང་དཀར་མཁྲིས་པར་གསེར་མེ་ཆུ་སོ་ལ་གླ་རྩིས་བསྒྱུར་ལ་སྦྱར། །ཚ་བའི་ནད་རྣམས་མི་སེལ་གང་ཡང་མེད། །

Zur Zubereitung eines Mischpräparats aus Kräutern und *rtsi sman,* füge man zur Behandlung von unruhigen Hitze-Krankheiten *gtso bo brgyad pa* zu *tsan dan dmar po, shing mngar, ru rta* und *skyu ru ra* hinzu und zur Behandlung von epidemischen Hitze-Krankheiten *gser gyi me tog, skra bzang, li ga dur, de ba, spang rtsi do bo* und *bong nga dkar po*. Um das Präparat zur Lokalisation der Krankheit herzustellen, füge man für Infektionskrankheiten *gla rtsi* and *gu gul* hinzu, für das Herz *dzA ti* und *a gar*, für die Lunge *a krong* und *shing mngar*, für die Leber *ut+pal* und *brag zhun*, für die Milz *pi pi ling*, für die Niere *sug smel,* für den Magen *bong nga dkar po*, für die Gallenblase *gser gyi me tog* und für die Harnröhrenöffnung *gla rtsi*. Es gibt keine Hitze-Krankheit, die mit diesem Mischpräparat nicht zu kurieren wäre.

སྨན་མར་ཚ་བའི་ནད་རྗེས་བཅད་པ་སྟེ། །འབྲས་བུ་གསུམ་གྱིས་སྟོངས་པའི་ཚད་རྗེས་གཅོད། །ཏིག་ཏའི་མར་གྱིས་ཚད་རྙིང་རླུང་ལྡན་གནོན། །བ་ཡི་རྣམ་ལྔ་སེང་ལྡེང་སྨན་མར་གྱིས། །ཚད་རྙོགས་ཕྱི་རྗེས་ཆུ་སེར་སྐེམ་པར་བྱེད། །

Es folgen nun medizinische Butterpräparate, die als Nachbehandlung für Hitze-Krankheiten eingesetzt werden: medizinische Butter aus den drei Myrobalanfrüchten zur radikalen Ausmerzung von leeren Hitze-Krankheiten, die medizinische Butter *tig ta* zur Ausmerzung von mit *rlung* kombinierten chronischen Hitze-Krankheiten und die medizinische Butter *ba yi rnam lnga* oder die medizinische Butter *seng ldeng* zur Ausmerzung von komplizierten Hitze-Krankheiten und zur Austrocknung von *chu ser.*

ཞི་བྱེད་ཐང་ཕྱེས་ཚ་བ་མ་སེལ་ན། །སྦྱོང་བྱེད་བཤལ་གྱིས་མཁྲིས་ཚད་འོར་དུ་སྐྱུར། །ཚ་བ་ཀུན་ལ་སྨིན་དུས་ཁྲུས་པ་མཆོག །སྣོད་བབས་བཅོས་ཀྱི་གཙོ་བོ་སྦྱང་བ་ཡིན། །བཅོས་བརྡུགས་ལོག་གནོན་སྦྱོངས་མིན་གཞན་ན་མེད། །ཅི་ཕྱིར་རྒྱུ་ཉིད་རྩད་ནས་འབྱིན་པས་སོ། །

Wenn Hitze-Krankheiten mit beruhigenden Heilmitteln wie Dekokten und medizinischen Pulvern nicht geheilt werden können, führe man eine Purgation als ableitende Therapie durch, um von *mkhris pa* dominierte Hitze-Krankheiten über den Darm auszuleiten. Ein Purgation (Ableiten über den Darm) ist auch zur Behandlung von allen Arten von Hitze-Krankheiten im ausgereiften Stadium sehr wirksam und ist die Hauptsäule der Behandlung von Hitze-Krankheiten, speziell von solchen, die in den Hohlorganen angesiedelt sind. In Fällen, in denen andere Behandlungen versagen, wirkt eine Purgation (Ableiten über den Darm) besonders gut gegen Hitze-Krankheiten, da damit die zugrunde liegende Ursache der Erkrankung ausgemerzt wird.

དེ་ཡང་རུང་དང་མི་རུང་ནད་གཞི་བརྟག །རན་དང་མི་རན་དུས་ཚོད་བརྟག་པ་དང་། །ཐུབ་དང་མི་ཐུབ་ལུས་ཤེད་ལེགས་པར་བརྟག །མཁྲིས་པའི་ནད་ལ་སྦྱོངས་ལས་མི་འདའ་ཡང་། །མ་སྨིན་ཚ་བ་མི་སྦྱང་བྱེར་ཏེ་འགྲོ། །རླུང་འབྱུང་ཆེ་དང་འདྲེ་ཁ་གདོན་ལ་མིན། །སྨིན་དང་སྣོད་བབས་བཅོས་བརྡུགས་དུས་ཚོད་དུ། །རྩ་ཤེད་མ་ཤོར་ཤེད་ཀྱིས་ཐུབ་དུས་སྦྱང་། །

Jedoch untersuche man vor Anwendung einer Purgation (Ableiten über den Darm) die Krankheit nach Indikationen und Kontraindikationen, bestimme den geeigneten und ungeeigneten Zeitpunkt für die Therapie und beurteile die körperliche Stärke des Patienten in geeigneter Weise, um festzustellen, ob der Patient die Therapie gut vertragen wird oder nicht. Obwohl es gegen *mkhris pa*-Krankheiten keine bessere Therapie als Purgation (Ableiten über den Darm) gibt, ist diese Behandlung bei unausgereiften Hitze-Krankheiten kontraindiziert, weil sie die Krankheit verbreiten würde. Diese Behandlung ist auch bei übermäßig viel *rlung* und bei schädlichen Einflüssen von bösen Geistern kontraindiziert. Purgation (Ableiten über den Darm) ist angezeigt für ausgereifte Hitze-Krankheiten, in den Hohlorganen lokalisierte Hitze-Krankheiten, schwer zu behandelnde Krankheiten und für Patienten, die die Therapie vertragen können, ohne ihre Leitbahnen zu schwächen.

དེ་ལ་སྔོན་འགྲོ་དངོས་གཞི་ཕྱི་རྗེས་གསུམ། །

Die drei Methoden der Anwendung sind vorbereitende Verfahren, eigentliches Verfahren und Nachbehandlung.

སྔོན་འགྲོ་མ་སྨིན་སྨིན་པར་བྱ་བ་དང་། །ཁྱེར་ན་བསྡུ་ཞིང་རླུང་ཁ་གནོན་པ་དང་། །གབ་པའི་མགོ་བསླང་མེ་དྲོད་ཉམས་ན་གསོ། །ནད་ཀྱི་རྩེ་བཅིལ་རྒྱས་ཚད་མ་ཡིན་པའི། །རྙིང་པ་རྣམས་ལ་ཁྲུས་དང་བསྐུ་མཉེ་བྱ། །

Zu den vorbereitenden Verfahren gehören das Ausreifen von unausgereiften Krankheiten, das Ansammeln von verbreiteten Krankheiten, Kontrolle von *rlung*, Hervorrufen von versteckten Krankheiten, Wiederherstellung der Hitze des Verdauungstraktes und Kontrolle des Schweregrads der Krankheit. Man verabreiche ein Bad und Ölmassage für alle Arten von chronischen Krankheiten, außer akute Hitze-Krankheiten.

དངོས་གཞི་རྒྱལ་པོ་ ཐར་ནུ་ བཙུན་མོ་ ཁྲོན་བུ་ སྲས་ ཧོང་ལེན་ དང་བློན་ ལྕུམ་རྩ་གསེར་མེ ། །མཚོན་ཆ་ པ་ཏོ་ལ་ ཆིབས་སུ་ ཀ་ར་ བཅས་པས་ནད་ཡུལ་འདོན། །ཚ་བ་སྨིན་དུས་ག་བུར་གི་ཝཾ་བསྣན། །སྣོད་དུ་བབས་ན་བྲག་ཞུན་དུག་མོ་ཉུང་། །བཅོས་བཏུགས་ཚ་ལ་གུར་གུམ་མདེ་ཁ་བསྒྱུར། །དྲི་ཆེ་ཁ་དོག་དམར་སེར་ནད་ཐོན་རྟགས། །ཚ་གྲང་ཆུ་ལྡུག་བྲབས་ལ་དག་པར་སྦྱོང་། །སྦྱོང་བ་མ་དག་བསྐྱར་ལ་སྦྱོང་བ་གཅེས། །མ་འབྱོངས་ནད་བསླང་ཚ་བ་སླར་འཕེལ་འགྱུར། །

Im eigentlichen Verfahren entfernt ein ableitendes Präparat aus dem König-gleichen *thar nu*, dem Königin-ähnlichen *khron bu*, dem Prinz-gleichen *hong len*, dem Minister-ähnlichen *lcum rtsa* und *gser gyi me tog*, dem Wappen-gleichen *pa to la* und der Trägersubstanz weißer Zucker die Krankheit von ihrer Lokalisation. Man füge *ga bur* und *gi wam* hinzu, wenn die Hitze-Krankheit im ausgereiften Stadium ist, *brag zhun* und *dug mo nyung*, wenn die Hitze-Krankheit in den Hohlorganen angesiedelt ist und *tsha la* und *gur kum* im Fall von schwer zu behandelnden Krankheiten. Das Ausscheiden von übelriechendem, rötlich, gelbem Stuhl ist ein Anzeichen dafür, dass die Krankheit ausgetrieben wird. Man verbessere die ableitende Therapie durch häufige Verabreichung von warmem oder abgekühltem, gekochtem Wasser als austreibenden Wirkstoff. Wenn die ableitende Therapie die Krankheit nicht vollständig bereinigt, ist es wichtig, die Behandlung zu wiederholen. Ansonsten verschlechtert sich die Krankheit und das Fieber steigt.

འབྱོངས་རྗེས་ཆུ་གྲོག་འབྲས་སམ་ཕྱེ་ཐུག་གམ། །ཞོ་ཕྱུམ་ལ་སོགས་བསིལ་གྱིས་བཤལ་རྗེས་བཅད། །དེ་ལྟར་མ་ཡིན་རྗེས་ལ་དྲོད་བསྟེན་ན། །བཀྲུ་བཤལ་བྱས་རྗེས་སྣོད་དུ་དུག་གཡོས་འདྲ། །རྙིངས་ཚད་རྣམས་ལ་རྒྱུན་སྦྱོངས་བརྟགས་པ་ཡིན། །

Nach dem Ableiten der Krankheit behandele man den Patienten mit kühlender Nahrung wie Wasser vermischt mit *rtsam pa* und einem gekochten Brei aus Reis oder geröstetem Gerstenmehl, und man benutze tibetisches Joghurt zur Nachbehandlung. Wenn aber nach einer Purgation (Ableiten über den Darm) wärmende Nahrungsmittel verabreicht werden, wirkt dies wie Gift, das in einem sauberen Kochgeschirr gerührt wird. Purgation (Ableiten über den Darm) wird für chronische Hitze-Krankheiten empfohlen.

དཔྱད་ཀྱིས་བཅོས་ཐབས་རྣམ་པ་དྲུག་ཡིན་ཏེ། །གཏར་གྱིས་ཁྲག་ངན་རྩ་ལམ་སྦྱོང་བ་དང་། །རྡུལ་གྱིས་ཚད་རླངས་བ་སྤུ་ར་དབྱུང་བ་དང་། །དུགས་ཀྱིས་འཕྲལ་གྱི་ཟུག་གཟེར་བཅག་པ་དང་། །ལུམས་ཀྱིས་ཚ་བ་བྱེར་བ་གདོན་པ་དང་། །ཆུ་ཡིས་ཕྱི་ཚད་མེ་དཔལ་བཅག་པ་དང་། །མེ་ཡིས་ཚ་བ་འགྲོས་འཕྲང་བསྡམ་པའོ། །

Es gibt sechs Arten von äußeren Therapien: Aderlass, um unreines Blut aus den Leitbahnen zu entfernen; Schwitzen, um den Dampf von Hitze-Krankheiten über die Poren auszuscheiden; Kompressen, um starke Schmerzen sofort zu erleichtern; medizinische Bäder, um verbreitete Hitze-Krankheiten zu heilen, Wassertherapie, um die lodernde Flamme des Fiebers zu lindern, und Moxibustion, um den Durchfluss von eindringenden Hitze-Krankheiten zu blockieren.

དང་པོ་གཏར་གྱིས་རྩ་ལམ་ཁྲག་སྦྱོང་བ། །རུང་དང་མི་རུང་ནད་གཞི་བརྟག་པ་གཅེས། །

Erstens ist es bei der Anwendung von Aderlass zum Entfernen von unreinem Blut aus den Leitbahnen wichtig, die Indikationen und Kontraindikationen für diese Therapie zu untersuchen.

ཁྲག་མཁྲིས་ནད་ལ་གཏར་བར་གསུངས་ན་ཡང་། །ཚ་བ་གཏར་དུ་མི་རུང་རྣམ་པ་བདུན། །མ་སྨིན་ཚད་པ་གཏར་ན་རྙོགས་པར་འགྱུར། །ཁྱད་པར་རིམས་ལ་གང་གཏར་དོན་ལ་འབབ། །འཁྲུགས་སོགས་ངན་ཁྲག་མ་ཕྱེ་གཏར་བ་ཡིས། །ཟུངས་ཁྲག་ཤོར་བས་རླུང་སྐྱེ་ཚ་བ་བྱེར། །ནད་ཁྲག་ལུས་པས་ཚ་བའི་རོ་མི་ཐོན། །སྟོངས་ཚད་གཏར་ན་རླུང་འཕྱོ་ཟུག་གཟེར་སྐྱེ། །གཉན་ཚད་གཏར་ན་

ཁྲག་ཤུལ་སྒྲོག་རྩར་འཛུག །དུག་ཚད་གཏར་ན་བྱེར་ཏེ་རོ་མི་ཐོན། །ཟུངས་ངན་ཚད་པ་གཏར་ན་སྲོག་རྗེ་ན་ཆད། །

Im Allgemeinen ist Aderlass für Blut- und *mkhris pa*-Krankheiten angezeigt, jedoch kontraindiziert für sieben Fälle von Hitze-Krankheiten. Ein Aderlass bei unausgereiften Hitze-Krankheiten führt zu komplizierten Hitze-Krankheiten, und im Fall von epidemischen Hitze-Krankheiten würde die Krankheit in die Vollorgane eindringen. Ein Aderlass ohne Isolierung des unreinen Blutes im Fall von Hitze-Krankheiten wie unruhigen Hitze-Krankheiten verursacht den Verlust von gesundem Blut, in der Folge die Verschlechterung von *rlung* und die Verbreitung der Hitze-Krankheit. Außerdem bleibt das unreine Blut unbehandelt, wodurch Reste der Krankheit zurückbleiben. Ein Aderlass bei leeren Hitze-Krankheiten verursacht ein Überfließen von *rlung* und Schmerzen; bei infektiösen Hitze-Krankheiten verursacht er das Eindringen von restlichem Blut in die Lebens-Leitbahn; bei Hitze-Krankheiten in Verbindung mit einer Vergiftung verbreitet er die Krankheit, ohne die Reste [der Vergiftung] abzuleiten; und bei ausgezehrten Patienten mit Hitze-Krankheit unterbricht er den Fluss von *rlung* in die Lebens-Leitbahn.

གཏར་དུ་རུང་བའི་ཚད་པ་སྨིན་རྒྱས་དུས། །ཁྱད་པར་འགྲམས་འཁྲུགས་ཁྲག་གཟེར་གཏར་བ་ཞེས། །སྨིན་ཡོང་མེད་པའི་ཚ་བ་ལག་གཏོད་ལྟར། །རྒྱས་པའི་ཚ་བ་ཁྲག་ལ་ཐོབ་ཤ་བྱེ། །སྟོངས་པའི་ཚ་བ་བསིལ་བཅུད་གསོ་ཞིང་གཏར། །གབ་ཚད་གང་གབ་རྩ་ལ་གཏར་ལ་བསླང་། །རྙིངས་ཚད་ཕངས་པ་བཞིན་དུ་ཉུང་དུ་དབྱུང་། །རིམས་དུག་གཟན་གཟེར་རྩར་བབས་རླངས་ཐོན་གཏར། །

Aderlass ist angezeigt für ausgereifte und akute Hitze-Krankheiten und ist insbesondere empfohlen für verbreitete und unruhige Hitze-Krankheiten sowie bei von Blut-Krankheiten verursachten starken Schmerzen. Wie zwei Feinde, die einander bekämpfen, führe man bei diesen Hitze-Krankheiten sofort einen Aderlass durch, da sie nicht ausreifen müssen. Bei akuten Hitze-Krankheiten führe man einen Aderlass durch, um eine Gefährdung des Lebens des Patienten durch eine Blut-Krankheit zu verhindern. Leere Hitze-Krankheiten behandele man mit kalt wirkenden und nahrhaften Speisen und mit Aderlass. Der Aderlass ist an Venen, die der Lokalisation der versteckten Hitze-Krankheit am nächsten liegen, durchzuführen, um die Wesensart der Krankheit hervortreten zu lassen. Bei chronischen Hitze-Krankheiten entnehme man sparsam eine kleine Menge Blut. Man wende Aderlass an, einfach um den Dampf des Blutes entweichen zu lassen, wenn die Leitbahnen von epidemischen Hitze-Krankheiten, Vergiftungen und Schmerzen aufgrund einer Infektion in Mitleidenschaft gezogen wurden.

གཏར་བའི་དུས་ཚོད་རན་དང་མི་རན་དང་། །སྔོན་འགྲོ་སྦྱལ་ཐབས་གདབ་ཐབས་རྩ་དམིགས་དང་།

།ཁྲག་སྣ་དབྱུང་ཚད་ལོག་ནོན་ལ་སོགས་པ། །ཕྱི་རྒྱུད་གཏར་གའི་ལེའུར་ཤེས་པར་གྱིས། །

Man konsultiere das letzte Tantra, Kapitel über Aderlass, zum Erlernen der geeigneten und ungeeigneten Zeiten für einen Aderlass, von vorbereitenden Verfahren, Fixierungsmethoden, Inzisionstechniken, Aderlasspunkten, der Blutanalyse, Standardmenge des zu entnehmenden Blutes sowie des Managements von posttherapeutischen Komplikationen.

རྡུལ་གྱིས་ཚ་བ་བ་སྤུར་དབྱུང་བ་ནི། །མ་སྨིན་སྟོབས་ཆེན་ནད་ལ་རྡུལ་མི་དབྱུང་། །ཕྱུངས་ཀྱང་
རྡུལ་མེད་ནད་འཁྲུགས་སླར་ཡང་འཕྱེར། །ཟུངས་ཟད་རྡུལ་བཏོན་རླུང་སྐྱེས་ལུས་སྟོབས་འཇོམས། །

Kontraindiziert bei schweren, unausgereiften Hitze-Krankheiten sind schweißtreibende [Verfahren] zur Entfernung des Dampfes der Hitze-Krankheit durch die Poren. Selbst wenn man in diesem Fall schweißtreibende [Verfahren] einsetzt, bleibt die Ausschwitzung aus und die Krankheit wird beunruhigt und weiter verbreitet. Dies ist auch [bei Patienten] mit schwachen körperlichen Bestandteilen kontraindiziert, da es *rlung* verschlechtert und die Körperkraft schwächt.

མ་སྨིན་སྟོབས་ཆུང་ལམ་ནས་བཟློག་པ་དང་། །རྒྱས་པའི་ཚ་བ་རླངས་པར་འདོན་པ་དང་། །སྟོངས་
པའི་རླུང་ཚད་དུས་གཅིག་དབྱུང་བ་དང་། །རྙིངས་པའི་ཚ་བ་ཞེན་རྩི་དབྲལ་བ་དང་། །ཁྱད་པར་
རིམས་ཀྱི་ཚ་བ་བྱ་ལྟར་སྐྱུར། །ཤ་ལྤགས་རུས་ཚད་རྡུལ་དུ་དབྱུང་བས་བཅོས། །

Schweißtreibende [Verfahren] sind angezeigt zur Heilung von unausgereiften, leichten Hitze-Krankheiten; zur Ausleitung von akuten Hitze-Krankheiten in Form von Dampf; zur gleichzeitigen Ausmerzung von *rlung* und Fieber im Fall von leeren Hitze-Krankheiten; zur Ausmerzung von chronischen Hitze-Krankheiten, ähnlich wie das Entfernen der Farbe von einer Wand; insbesondere zur Behandlung von epidemischen Hitze-Krankheiten, ähnlich wie das Verscheuchen von Vögeln, und zur Ausleitung von Hitze-Krankheiten mittels Schwitzen aus Muskeln, Haut und Knochen.

དབྱུང་དུས་ཕལ་ཆེར་རྡུལ་དྲི་ཐོན་དུས་ཡིན། །

Im Allgemeinen ist der Zeitpunkt, zu dem der Körper Schweißgeruch ausströmt, geeignet, um schweißtreibende [Verfahren] anzuwenden.

སྦྱོར་བ་འཕུལ་འདྲེན་གཉིས་སུ་ཤེས་པར་བྱ། །

Es gibt zwei Arten von medizinischen Präparaten [für schweißtreibende Verfahren]: anregend und ausleitend.

དུགས་ཀྱིས་འཕྲུལ་གྱི་ཟུག་གཅོག་བསིལ་དྲོད་གཉིས། །

Es gibt zwei Arten von Kompressen, die sofort schmerzlindernd wirken: kühlende und wärmende.

ཆུ་རྡོ་སྨོན་ལྕགས་ཚན་ཞོ་བསིལ་བའི་སྦྱོ། །གྲང་མོས་གསོར་བདུགས་ཁྲག་གཟེར་ཟུག་གཅོག་མཆོག །ཆུ་དུགས་གྲེ་བ་རྒྱུ་གཟེར་མིག་ཚད་འཇོམས། །བསིལ་དུགས་མ་སྨིན་རླུང་དང་ལྡན་ལ་སྤང་། །དྲོད་དུགས་རྒྱས་ཚད་རྐྱང་ལ་མི་རུང་སྟེ། །

Das beste Mittel zur Linderung von starken, von Blut-Krankheiten verursachten Schmerzen sind wiederholt verabreichte, kühlende Kompressen unter Anwendung von Kieselsteinen, eines Pflugmesser, [einer Mischung] aus *tshan* und tibetischem Joghurt sowie kühlenden Kräutern. Kalte Wasserkompressen sind heilsam für Hitze-Krankheiten von Rachen, Darminfektionen (Kolitis) sowie [Hitze-Krankheiten] der Augen. Kühlende Kompressen sind bei unausgereiften Hitze-Krankheiten in Kombination mit *rlung*, wärmende Kompressen bei unabhängigen akuten Hitze-Krankheiten kontraindiziert.

འཁར་གོང་ཆང་བྲན་བསྲོས་པས་རླུང་གཟེར་གཅོག །ཧོར་གྱི་མེ་བཙས་ཀོ་ལེར་གཟེར་འཁྱུག་འཇོམས། །སོ་ཕག་བསྲོས་པས་ཕོ་བར་དུགས་བྱས་ན། །མ་སྨིན་གབ་རྙོགས་ཕོ་བའི་མེ་དྲོད་གསོ། །

Eine mit *chang* benetzte *'khar gong*-Kompresse lindert starke von *rlung* verursachte Schmerzen. *hor gyi me btsa* hilft bei starken, nicht lokalisierten, ausstrahlenden Schmerzen. Eine heiße Ziegel-Kompresse, die auf den Magen aufgelegt wird, behandelt unausgereifte, versteckte und komplizierte Hitze-Krankheiten und stellt die Hitze des Verdauungstraktes wieder her.

ལུམས་ནི་བདུད་རྩི་ལྔ་ཡི་ཆུ་ལུམས་སམ། །བཅིང་ལུམས་རླངས་ལུམས་འབྱུང་བའི་ཆུ་ལུམས་ཀྱིས། །ཚ་བ་ཤ་ལྤགས་རྩ་རུས་བྱེར་བ་འཇོམས། །

Als medizinische Bäder bezeichnet man medizinische Wasserbäder aus den fünf [medizinischen] Nektaren, nasse Umschläge, Dampfbäder und Bäder in natürlichen heißen Quellen. Diese heilen Hitze-Krankheiten, die sich in Muskeln, Haut, Leitbahnen und Knochen verbreitet haben.

ཆུ་ཡི་འཁོར་ལོས་ཕྱི་ཚད་བཅག་པ་ནི། །མ་སྨིན་ལྡན་ཚད་རྣམས་ལ་བྱར་མི་རུང་། །སྙོབས་ཆུང་ཚ་བ་ལམ་ནས་བཟློག་པ་དང་། །ཁྱེར་བའི་ཚ་བ་ཁོང་དུ་བསྡུ་བ་དང་། །རྒྱས་པའི་ཚ་བ་མེ་དཔལ་བསད་པ་དང་། །རྙིངས་པའི་ཚ་བ་ཞེན་པ་གདོན་པར་བྱ། །

Eine fiebersenkende Wassertherapie ist kontraindiziert für unausgereifte und kombinierte Hitze-Krankheiten, sind aber angezeigt zur Behandlung von leichten Hitze-Krankheiten, zur Versammlung von im Körper verbreiteten Hitze-Krankheiten, zur Löschung des lodernden Feuers von akuten Hitze-Krankheiten und zur Entfernung von anhaftenden, chronischen Hitze-Krankheiten.

མེ་ཡིས་ཚ་བ་འགྲོས་འཕྲང་བསྡམ་པ་ནི། །ཚ་བའི་ནད་ཀུན་བསྲེག་པར་མ་བཤད་ཀྱང་། །ཚ་བ་བསྲེག་པའི་ནད་རིགས་རྣམ་པ་དྲུག །མཁྲིས་པ་རྩར་རྒྱུག་ནད་ལ་འགྲོས་འཕྲང་བསྡམ། །རྩ་སྙོངས་ཚ་བ་འཕྲང་ཁ་སོ་པས་བཅད། །ཚ་གཞུག་རླུང་གིས་འབུད་པ་མེ་ཡིས་མནན། །རླུང་རིམས་འདར་བུ་ཡེར་བུ་མལ་དུ་གཞུག །ལྷོག་པའི་ཚ་བ་གཉན་ཐོག་གཉན་དབབ་ཅིང་། །ཚ་རྗེས་གྲང་བར་ལོག་ན་མེ་དྲོད་གསོ། །དེ་དག་ཚ་བས་ཚ་བ་བཅོས་ཞེས་བྱ། །

Um den Übergang einer eindringenden Hitze-Krankheit mittels Moxibustion zu blockieren, gehe man wie folgt vor. Moxibustion ist für alle Arten von Hitze-Krankheiten nicht empfohlen, kann jedoch bei den folgenden sechs spezifischen Arten angewendet werden. Man wende Moxibustion an, um den Übergang einer überfließenden *mkhris pa*-Krankheit in die Leitbahnen zu blockieren, um den Übergang von eindringenden leeren Hitze-Krankheiten in die Lebens-Leitbahn auf ähnliche Weise zu blockieren wie ein Fluchtweg von einem Spion aufmerksam bewacht wird, um die Reste einer durch *rlung* aufgeblühten Hitze-Krankheit zu unterdrücken, um *'dar bu* und *yer bu* (zwei Arten epidemischer *rlung*-Krankheiten) zu kontrollieren und um die Hitze des Verdauungstraktes bei Hitze-Krankheiten, die nach der Behandlung zu Kälte-Krankheiten transformiert wurden, wiederherzustellen. Man wende Moxibustion auf dem angeschwollenen Bereich an, um heiße *lhog pa* zu behandeln. Diese Maßnahmen heißen „Behandlung von Hitze-Krankheiten mit Hitze-Therapien“.

དེ་ནས་ཚ་བ་ཁྱེ་ཁྲག་བཅོས་པའི་ཐབས། །ཟླ་གཉན་ཐོར་བུའི་ནད་སྣ་བསལ་བ་ནི། །སྨྱོ་ཀླུགས་ཡེར་འཕྱིབས་མགོ་གཟེར་འཁྱོམས་པ་དང་། །མིག་ཚག་རྣ་བ་འོན་དང་སྣ་ཁྲག་འཛག །ལྕེ་སྐམ་སྐོམ་དད་ཆེ་དང་དང་ག་འགག ། སྐྱིགས་འབྱམས་གཟེར་ཆེ་གློ་མང་མི་ཁོགས་དང་། །འབྲུ་སྐྱུག་དྲི་ཆུ་འགག་དང་ཁྲག་ཏུ་འཛག །རྟུ་ལ་འབྱམས་ལུས་དྲོད་ཕྱི་རུ་ཤོར་བ་དང་། །རྐང་ལག་ན་འཁྲུམས་

ཕོལ་འབྲས་ལ་སོགས་པ། །ངོ་མཚར་ཆེགས་མེད་ནད་ཀྱི་སྨོས་བཅོས་བསྟན། །

Zur Behandlung spezifischer Hitze-Krankheiten gehört die Anwendung von einfachen und wirksamen Heilmaßnahmen für jede der folgenden weiteren Krankheiten. Dies sind Psychose, Stummheit, Schlaflosigkeit, Hypersomnie (Schlafsucht), Kopfschmerzen, Schwindel, brennende Augen, Taubheit, Nasenbluten, Trockenheit der Zunge, extremer Durst, Appetitverlust, schwerer Schluckauf, starke Schmerzen, übermäßiger Husten, schwieriges Aushusten von Schleim, Durchfall, Erbrechen, Verstopfung, Harnverhalten, Blut im Urin, übermäßiges Schwitzen, Verlust der Körperhitze, schmerzhafte Kontraktur der Gliedmaßen, *phol mig*[49] und bösartige Tumore.

སྨྱོ་བ་ཅལ་ཅོལ་སྨྲ་ཞིང་ཁྲོ་ཚུལ་སྟོན། །ལྐུགས་པ་དྲན་པ་ཉམས་ནས་སྨྲར་མི་འདོད། །ཡེར་བ་ཉིན་མཚན་གཉིས་ཀ་གཉིད་མི་འབྱུང་། །

Psychose zeigt sich durch bedeutungsloses Geschwätz und einen zornigen Gesichtsausdruck. Stummheit bedeutet eine Abneigung zu sprechen, die von einem schwachen Gedächtnis verursacht wird. Schlaflosigkeit äußert sich durch Schlafstörungen zu allen Tages- und Nachtzeiten.

སྨྱོ་བ་ཚ་སྨྱོ་གྲང་སྨྱོ་གཉིས་སུ་ཡོད། །ལྐུགས་པ་ཚ་ལྐུགས་གྲང་ལྐུགས་གཉིས་སུ་དབྱེ། །ཡེར་པ་ཚ་ཡེར་རླུང་ཡེར་རྣམ་པ་གཉིས། །

Es gibt zwei Arten von Psychose, erstens eine durch eine Hitze-Krankheit und zweitens durch eine Kälte-Krankheit verursachte [Störung]. Stummheit zeigt sich auf zwei Arten, je nachdem ob sie durch eine Hitze- oder eine Kälte-Krankheit verursacht wurde. Die zwei Arten von Schlaflosigkeit sind von einer Hitze-Krankheit bzw. von *rlung* verursacht.

ངོས་བཟུང་རྩ་ཆུ་ལྗེ་དང་སྔར་རྗེས་བཅད། །གོམས་པས་བརྟེན་ལ་ཚད་རླུང་ལ་ཤན་དབྱེ། །

Um zwischen einer Hitze-Krankheit und *rlung* zu unterscheiden, untersuche man die Merkmale von Puls, Urin sowie Zunge und beobachte die Auswirkungen einer vorherigen Behandlung sowie die schädlichen und günstigen Auswirkungen von Heilmitteln.

ཚད་སྨྱོ་གཞུག་ཆུང་ལྡེ་བདུན་ཚང་བསྲུས་ཁུར། །ཀ་བུར་རྒྱལ་བློན་སྦྱར་བཏང་རྡུལ་མང་དབྱུང་།

49 *phol mig* ist eine Hautkrankheit mit radförmig angeordneten, juckenden Pickeln.

།ཡང་ན་ག་བུར་ཆང་དང་སྦྱར་ལ་བཏང་། །ཚིགས་པ་དྲུག་པ་ཨན་སྟོང་མེ་ཡིས་བསྲེག །དེ་རྗེས་ཐོང་ཚེར་དང་གཞི་བལ་འདབ་ཅིག །རུས་བཅུད་གསུམ་གྱི་ཁུ་བས་བལ་ཚི་བཙིར། ། ཚ་ལ་གླ་རྩིས་ དུག་འདོན་ རྡོ་དྲེག་གིས་ ངར་བཏགས་རླུང་དུས་བཏང་བར་བྱ། །ཡང་ན་བལ་ཚིར་ཛཱ་ཏི་ཀ་ཀོ་ལ། །རུས་ཁུ་སྦྱར་བཏང་མ་མཆུའི་དཀྱིལ་འདྲ་བསྲེག །

Zur Behandlung einer durch eine Hitze-Krankheit verursachten Psychose bereite man ein Dekokt, indem man fünf oder sieben Stück Steißbeinknochen in *chang* kocht und dann das Präparat *ga bur rgyal blon* hinzufügt; man verabreiche das Dekokt und löse reichliches Schwitzen aus. Oder man verabreiche ein Präparat aus *ga bur* und *chang*. Man wende am sechsten und am ersten Wirbel Moxibustion an. Man extrahiere Lanolin [4] aus einer Handvoll Wolle, die von der Brust eines zweijährigen männlichen oder weiblichen Lammes gewonnen wurde, indem man die Wolle mit der Suppe aus den drei nahrhaften Knochen ausdrückt. Man entgifte das gewonnene Lanolin mit *tsha la* und *gla rtsi*, schärfe seine Potenz mit *rdo dreg* und verabreiche es in der Zeit, wenn sich *rlung* manifestiert. Oder man verabreiche Knochensuppe unter Zugabe von Lanolin, *dzA ti* und *ka ko la* und wende unterhalb der Mitte der Unterlippe Moxibustion an.

གྲང་བས་སྨྱོ་ན་བུར་དཀར་ཆང་སྦྱར་བཏང་། །མ་ནོན་བཅུད་བཞིའི་ཐང་ལ་ཛཱ་ཏི་དང་། །ཤིང་ཀུན་བིག་པན་ཁ་རུ་ཚྭ་བཏབ་བཏང་། །ཨན་སྟོང་དྲུག་བདུན་དཀར་ནག་མཚམས་སུ་བསྲེག །ཤ་རྙིང་མར་རྙིང་རུས་ཆེན་ཁུ་བ་བཏང་། །

Zur Behandlung einer durch Kälte-Krankheiten verursachten Psychose verabreiche man ein Präparat aus weißer Melasse und *chang*. Wenn damit die Krankheit nicht kuriert werden kann, verabreiche man ein Dekokt aus den vier Essenzen unter Zugabe von *dzA ti*, *shing kun*, *big pan* und *kha ru tshwa*. Am ersten, sechsten und siebten Wirbel sowie an *brang gzhung dkar nag mtshams* führe man eine Moxibustion durch. Man empfehle die Einnahme von abgelagertem Fleisch und alter Butter sowie *rus chen*-Suppe.

ཚ་བས་ལྐུགས་ན་ག་བུར་རྒྱལ་བློན་གསུམ། །བཏང་ལ་རྔུལ་དབྱུང་དེ་རྗེས་ཆུ་ལྷུག་བྱ། །སྒབ་རྩ་ཐོང་རྩ་རུ་ཐུང་རྩ་ལ་གཏར། །དེ་ལ་སྐྱེད་མེད་སྤྱི་གཙུག་མཚོགས་ཁ་བསྲེག །

Zur Behandlung der durch eine Hitze-Krankheit verursachten Stummheit verabreiche man das Präparat *ga bur rgyal blon gsum pa* und schweißtreibende [Verfahren]. Danach spritze man Wasser (auf den Körper des Patienten) und führe an den Punkten *sgab rtsa*, *thong rtsa* und *ru thung* einen Aderlass durch. Wird damit die gewünschte Wirkung nicht erzielt, führe man am *spyi gtsug* und im Bereich der großen Fontanelle des Schädels eine Moxibustion durch.

གྲང་བས་ལྐུགས་ན་སྲོག་རྩ་སྨྱོས་བྱེད་དང་། །སྤྱི་གཙུག་ཨན་སྟོང་སོར་མོ་ཉི་ཤུ་བསྲེག །ཤ་འདོན་
ལ་སོགས་བཅུད་ཀྱིས་བཅོས་པར་བྱ། །

Zur Behandlung der durch eine Kälte-Krankheit verursachten Stummheit wende man an *srog rtsa myos byed*, *spyi gtsug*, dem ersten Wirbel, den zehn Fingern und den zehn Zehen Moxibustion an. Man empfehle nahrhafte Speisen wie Fleischaustreibemittel.

ཚ་བས་གཉིད་ཡེར་གླ་རྩི་མར་དཀར་སྦྱུག །གླ་རྩི་འོ་མར་བསྐུས་དང་སྒོག་ཐལ་བཏང་། །རླུང་
ཡེར་ཤ་ཆང་བུ་རམ་སྒོག་ཚོད་བྱིན། །དྲོད་སྨན་འོ་མ་བུ་རམ་འཇམ་རྩི་བྱ། །

Zur Behandlung einer durch Hitze-Krankheiten verursachten Schlaflosigkeit verabreiche man ein Präparat aus *gla rtsi* und weißer Butter und ein Dekokt, das zubereitet wird, indem *gla rtsi* in Milch und Knoblauchpulver gekocht wird. Zur Behandlung einer durch *rlung* verursachten Schlaflosigkeit empfehle man die Einnahme von Fleisch, *chang*, Melasse und Knoblauchsuppe und mache aus *pi pi ling*, Milch und Melasse milde Einläufe.

གཉིད་ཀྱིས་སྨྱོས་ན་བ་ལུ་རྡོ་དྲེག་དང་། །ཤུག་འབྲུམ་ཐང་བཏང་སྤྱང་སྙིང་ སྡིག་པའི་མགོ་གི་ཝཾ་བུ་
མོ་སྟག་ལོ་མའི་སྲིན་ལག་སེན་མོ་ཆུར་སྦྱངས་ཀྱི་ སྦྱོར་བ་བྱ། ། །བྱི་བ་ཉ་མིག་གང་རྐྱེན་མིག་ལ་སྦྱུག །

Zur Behandlung der Hypersomnie verabreiche man ein Dekokt aus *ba lu*, *rdo dreg* und *shug 'brum*und bereite das Präparat *spyang snying* zu. Die Zutaten dafür sind Wolfsherz, Krabbenkopf, *gi wam* und mit Wasser gereinigte Nägel von den Ringfingern eines im Tigerjahr geborenen Mädchens. Zusätzlich lege man Ratten- oder Fischaugen auf die Augen des Patienten auf.

མགོ་གཟེར་གསེར་ཕུད་གཡའ་ཀྱི་རི་ཤོའི་རྩ། །སྐྱི་འབྲས་བོང་ང་དཀར་པོའི་སྐྱུགས་ཀྱིས་དྲངས།
།ཟུག་མ་ཆོགས་ན་དེ་རྗེས་བཞལ་གྱིས་སྦྱང་། །དཔྲལ་རྩ་མཆོགས་གསང་གཏར་ལ་ཆུ་ལྕག་བྱ།
།སྨུར་གོང་འཕར་རྩ་ལྷག་པའི་སྟུད་སྒོ་བསྲེག །དོམ་མཁྲིས་ཏིག་ཏ་གུར་གུམ་བོང་ང་དཀར། །ཨ་
བྱག་གངས་ཐིགས་གསེར་གྱི་མེ་ཏོག་དང་། ། ཀ་ར་སྦྱར་བཏང་

Zur Behandlung von Kopfschmerzen, leite man die Krankheit durch Erbrechen aus.

Dafür bereite man ein Erbrechen auslösendes Präparat aus *gser gyi phud bu*, *gya' kyi ma*, *ri sho*-Wurzeln, *skyi 'bras* und *bong nga dkar po*. Lassen die Schmerzen trotzdem nicht nach, wende man Purgation (Ableiten über den Darm) an. Man führe einen Aderlass an *dpral rtsa* und *mtshogs gsang* durch, benetze den Kopf mit Wasser und wende Moxibustion an den Punkten *mur gong 'phar rtsa* und *ltag pa'i sdud sgo* an. Man verabreiche ein Präparat aus Bärengalle, *tig ta*, *gur kum*, *bong nga dkar po*, *a byag*, *gangs thigs* und *gser gyi me tog* vermischt mit weißem Zucker.

མགོ་བོ་འཁྱོམས་པ་ལ། །མགོ་ཁྲོལ་སྦྱོར་བ་ཤིང་ཀུན་སྒ་བཏབ་ཁྱེན། །མར་གསར་རྒྱམ་ཚྭ་སྦྱར་བའི་སྣ་སྨན་བཏང་། །

Zur Behandlung von Schwindel verabreiche man eine (durch längeres Kochen) reduzierte Suppe aus einem Lammkopf unter Zusatz von *shing kun* und *sga* sowie ein Nasenmittel aus einer Mischung aus frischer Butter und *rgyam tshwa*.

མིག་ཚག་ག་བུར་དོམ་མཁྲིས་སྐྱེར་ཁཎྜ་བྱུག །གླ་རྩི་སྐྱེར་པའི་བར་ཤུན་ཐང་དུ་བཏང་། །

Zur Behandlung von brennenden Augen wende man ein Präparat aus *ga bur*, Bärengalle und *skyer pa'i khaN+Da* an und verabreiche ein Dekokt aus *gla rtsi* und der Rinde des Stammes von *skyer pa*.

རྣ་བ་འོན་ན་ཚིགས་པ་བཅུ་བཞི་བསྲེག །རྗེས་ལ་འབྲས་བུ་རྩ་བའི་སྨན་མར་སྦྱར། །

Im Falle von Taubheit wende man Moxibustion am 14. Wirbel an und verabreiche danach eine medizinische Butter aus den [drei] Myrobalanfrüchten und Wurzelheilmitteln.

སྣ་ཁྲག་འོང་ན་མཁན་སྐྱེར་ཁུ་བ་ལ། །རྡོ་དྲེག་གུར་ཀུམ་དོམ་མཁྲིས་སྦྱར་ལ་བཏང་། །ཡང་ན་གུར་ཀུམ་དོམ་མཁྲིས་མཚེ་ཡི་ཐལ། །རྡོ་དྲེག་སྙ་ལོ་སྲད་དཀར་ཀྱི་ལྕེ་བ། །ཀ་ར་སྦྱར་བཏང་མགོ་སྟོད་ཆུ་ཡིས་བསྲང་། །

Bei Nasenbluten verabreiche man ein Dekokt aus *mkhan pa* und *skyer pa* unter Zusatz von *rdo dreg*, *gur kum* und Bärengalle oder ein Präparat aus *gur kum*, Bärengalle, *mtshe*-Asche, *rdo dreg*, *snya lo*, *srad dkar*, *kyi lce* und weißem Zucker und benetze Kopf und Oberkörper mit kaltem Wasser.

ཁ་ལྕེ་སྐམ་ལ་སྟར་བུ་ཉི་དགའ་དང་། །ཆུ་རུག་པ་དང་ཀ་ར་སྦྲང་སྦྱར་ལྡུར། །

Bei Trockenheit der Zunge lasse man den Patienten ein Präparat aus *star bu, nyi dga'* und *chu rug pa* mit weißem Zucker und Honig kauen.

སྐོམ་དད་ཆེ་ན་ཉི་དགའ་ཀ་ར་སྦྱར། །ཨུ་སུ་བསྐོལ་ཁུར་ཀ་ར་སྦྲང་བཏབ་བྱིན། །ཡང་ན་སོ་ཕག་བརྡུས་པའི་ཁུ་བས་དབུལ། །

Gegen extremen Durst verabreiche man ein Präparat aus *nyi dga'* und weißem Zucker mit einem *'u su*-Dekokt unter Zusatz von weißem Zucker und Honig oder mit einem Dekokt aus Ziegelstein.

དང་ག་འགག་ལ་ཀ་ར་རྒུན་འབྲུམ་མམ། །སྐྱུ་རུ་ཀ་ར་སྦྲང་སྦྱར་མཁུར་བཀང་བཏང་། །ཏིག་ཏ་སྐྱུ་རུ་རྒྱམ་ཚྭའི་གྲང་ཐང་བཏང་། །དེ་རྗེས་སྣོད་ཀ་ཐོང་རྩ་མཁྲིས་རྩ་གཏར། །སེ་འབྲུ་བཞི་ཐང་ཅུ་གང་བདེ་བྱེད་སྦྱར། །སྙིང་ལ་གང་འདོད་ཟས་དང་སྦྱར་ལ་བཏང་། །

Bei Appetitverlust bereite man einen Absud aus weißem Zucker und *rgun 'brum* oder einen Absud aus *skyu ru ra,* weißem Zucker und Honig und empfehle, einen Mundvoll des Absuds im Mund zu behalten. Man verabreiche ein kaltes Dekokt aus *tig ta, skyu ru ra* und *rgyam tshwa.* Danach führe man an *snod ka*, *thong rtsa* und *mkhris rtsa gsha' rings* einen Aderlass durch und man verabreiche *se 'bru bzhi thang* und das Präparat *cu gang bde byed* gemeinsam mit Speisen, nach denen der Patient Verlangen verspürt.

སྐྱིགས་བུ་འབྱམས་ལ་ཚ་དང་གྲང་བ་གཉིས། །ཚ་བས་སྐྱིགས་ན་མགོ་ལུས་ཆུ་ལྷུག་བྱ། །དེ་རྗེས་ཚིགས་པ་དྲུག་བདུན་མཚོགས་ཁ་བསྲེག །ཙན་དན་དཀར་པོ་ནུ་ཞོ་སྣ་རུ་བླུག །ཡང་ན་ག་བུར་རྒྱལ་བློན་བཏང་རྗེས་ལ། །མཐེབ་ཆེན་སྲིན་ལག་སེན་མོ་སྦྲ་བས་བསྲེག །

Schwerer Schluckauf zeigt sich auf zwei Arten, je nachdem ob es durch eine Hitze- oder eine Kälte-Krankheit verursacht wurde. Falls der Schluckauf von einer Hitze-Krankheit verursacht wurde, benetze man Kopf und Körper mit Wasser, wende am sechsten und siebten Wirbel sowie an *mtshogs gsang* Moxibustion an und träufle danach eine Mischung aus *tsan dan dkar po* und Muttermilch in die Nasenlöcher. Oder man verabreiche das Präparat *ga bur rgyal blon* und führe danach eine Moxibustion an den Nägeln der Daumen und der Ringfinger durch.

གྲང་བས་སྐྱིགས་ན་ཚྭ་སྣ་ཆང་སྦྱར་བཏང་། །ཟན་དྲོན་ཞྭ་མོ་བྱས་ལ་མགོ་ལ་བསྙོན། །མཚོགས་སྦུབས་སྐེ་སྟོང་ཕོ་བའི་དཀྱིལ་དུ་བསྲེག །

Wurde der Schluckauf durch eine Kälte-Krankheit verursacht, verabreiche man verschiedene mit *chang* vermischte Salze. Man bedecke den Kopf mit einem warmen Brei in Hutform und wende an den Punkten *mtshogs gsang, ske stong tsa khung* und dem mittleren Magenpunkt Moxibustion an.

གཟེར་ལ་ཁྲག་གཟེར་གཉན་གཟེར་རླུང་གཟེར་གསུམ། །

Starke Schmerzen [können dreierlei Ursachen haben]: Blut-Krankheiten, eine Infektion oder *rlung*-Krankheiten.

ཁྲག་གཟེར་མ་ནུ་རུ་རྟ་ཞིབ་བཏགས་ལ། །ཀ་ར་སྦྱར་བ་ཆུ་སྐོལ་འཕུལ་ལ་བཏང་། །

Zur Behandlung von starken Schmerzen, die von Blut-Krankheiten [verursacht wurden], vermahle man *ma nu* und *ru rta*, vermische das Gemahlene mit weißem Zucker und verabreiche es mit gekochtem Wasser.

གཉན་གཟེར་གུ་གུལ་ནག་པོའི་དྭངས་ཐང་བླུད། །

Zur Behandlung von starken Schmerzen, die durch eine Infektion [verursacht wurden], verabreiche man den Dekokt *gu gul nag po*.

རླུང་གཟེར་སྤྲུ་རྩ་གླ་རྩི་ཆོས་སྨན་དང་། །གུར་ཀུམ་སྦྱར་བ་སྲེ་ཡོང་ཐང་གིས་དབྱུལ། །ཡང་ན་ཛཱ་ཏི་སུག་སྨེལ་པི་པི་ལིང་། །པུ་ཤེལ་རྩེ་དང་སླེ་ཏྲེས་ཤིང་ཚ་དང་། །ཀ་ར་སྦྱར་བ་སྲེ་ཡོང་ཐང་གིས་དབྱུལ། །

Zur Behandlung von starken Schmerzen, die durch *rlung*-Krankheiten [verursacht wurden], bereite man ein Präparat aus *spru dkar*-Wurzeln, *gla rtsi, chos sman* und *gur kum* und verabreiche es mit Fersenknochensuppe. Oder man verabreiche ein Präparat aus *dzA ti*, *sug smel*, *pi pi ling*, *pu shel rtse*, *sle tres*, *shing tsha* und weißem Zucker und verabreiche es mit Fersenknochensuppe.

གློ་མང་ཅུ་གང་ཤིང་མངར་ཀ་ར་སྦྱར། །རའམ་བ་འོ་དྲོད་མོས་འཕྱུལ་ལ་བཏང་། །ཡང་ན་ཕོ་རོག་མིག་གི་རྩ་བ་དང་། །ཅུ་གང་ཀ་ར་སྦྱར་ལ་བ་འོས་འཕྱུལ། །ཡང་ན་ཅུ་གང་ཤིང་ཚ་པི་པི་ལིང་། །ཀ་ར་སྦྲང་དང་མར་སྦྱར་ལྡེ་གུ་བཏང་། །ཡང་ན་ཅུ་གང་ཨ་གྲོང་རུ་རྟ་དང་། །པི་པི་ལིང་དང་ཀ་ར་སྦྱར་ལ་བཏང་། །

Zur Behandlung von übermäßigem Husten bereite man ein Präparat aus *cu gang*, *shing mngar* und weißem Zucker und verabreiche es mit warmer Ziegen- oder Kuhmilch. Oder man bereite ein Präparat aus *pho rog mig*-Wurzeln,[50] *cu gang* und weißem Zucker und verabreiche es mit Kuhmilch. Oder man verabreiche eine medizinische Paste aus *cu gang*, *shing tsha*, *pi pi ling*, weißem Zucker, Honig und Butter. Oder man verabreiche ein Präparat aus *cu gang, a krong, ru rta, pi pi ling* und weißem Zucker.

འགོགས་དཀའ་སྟར་བུ་རུ་རྟ་པི་པི་ལིང་། །ཤིང་ཚ་སྐྱུ་རུ་ར་དང་སྦྲང་སྦྱར་བཏང་། །

Zur Behandlung von Schwierigkeiten beim Auswurf von Schleim verabreiche man ein Präparat aus *star bu*, *ru rta*, *pi pi ling*, *shing tsha, skyu ru ra* und Honig.

འཁྲུ་ལ་ཚ་འཁྲུ་གྲང་འཁྲུ་རྣམ་པ་གཉིས། །དུད་ཁྲ་དམར་སེར་དྲི་ཆེ་ཆུ་གཏིང་འབྱིང་། །ཚ་འཁྲུ་ཡིན་པས་མཁྲིས་ཕྱེ་བདུན་པ་སྦྱར། །ཨནྡྲ་བཞི་ཐང་བིལ་བ་བཏབ་པས་གཅོད། །

Durchfall zeigt sich auf zwei Arten, je nachdem ob er durch eine Hitze- oder eine Kälte-Krankheit verursacht wurde. Einen durch eine Hitze-Krankheit verursachten Durchfall erkennt man an [farblich] rußigem oder rötlich, gelbem Stuhl, der stark riecht und die Tendenz zeigt, im Wasser unterzugehen. Zur Behandlung verabreiche man die Präparate *mkhris phye bdun pa* und *in+dra bzhi thang*, wobei letzterem *bil ba* hinzugefügt wird.

རྩམ་པ་ལྦུ་ཆུར་འཁྲུ་བ་གྲང་བ་སྟེ། །སེ་འབྲུ་བཞི་དང་འཁྲུ་གཅོད་བཞི་སྦྱར་བཏང་། །ལྟེ་འོག་མཚོན་གང་མཚོན་དོ་བཅལ་བར་བསྲེག །

Durchfall wurde durch eine Kälte-Krankheit verursacht, wenn er *rtsam pa*-farben, schäumend und wässrig ist. Zur Behandlung verabreiche man die Präparate *se 'bru bzhi pa* und *'khru gcod bzhi pa*. Man wende eine Moxibustion an den Punkten an, die sich ein *mtshon* und zwei *mtshon* unterhalb des Nabels befinden.

50 *pho rog mig* bezieht sich hier auf *pa yag*.

སྐྱུག་པའི་ནད་ལ་ཚ་དང་གྲང་བ་གཉིས། །

Erbrechen zeigt sich auf zwei Arten, je nachdem ob es durch eine Hitze- oder eine Kälte-Krankheit verursacht wurde.

ཁྲག་དང་མཁྲིས་པ་སྐྱུག་པ་ཚ་བ་སྟེ། །ཁྲག་དུ་སྐྱུག་ན་རྒྱ་སྐྱེགས་ཁུ་བ་ལ། །དོམ་མཁྲིས་གུར་གུམ་ཀ་ར་སྦྱར་ལ་བཏང་། །མཁྲིས་པར་སྐྱུག་ན་རྟ་སྦངས་ཆང་སྦྱར་བཏང་། །ཡང་ན་འབྲས་བཀྲུས་ཁུ་བར་པུ་ཤེལ་རྩེ། །སྦྲང་རྩི་བཏབ་སྟེ་ལྡེ་གུ་བཏང་བས་གཅོད། །

Bei einem durch eine Hitze-Krankheit verursachten Erbrechen befinden sind Blut und Galle im Erbrochenen. Bei Erbrechen von Blut verabreiche man einen *rgya skyegs*-Absud mit dem Zusatz von Bärengalle, *gur kum* und weißem Zucker. Bei Erbrechen von Galle verabreiche man Pferdemist vermischt mit *chang*. Oder man verabreiche eine medizinische Paste aus Reiswasser (von gewaschenem Reis) unter Zusatz von *pu shel rtse* und Honig.

ཆུ་དང་རྩམ་པ་སྐྱུག་པ་གྲང་བ་སྟེ། །འབྲས་ཡོས་ཁྱོར་གང་སེ་འབྲུ་པི་པི་ལིང་། །བཅའ་སྒ་སྦྲང་རྩི་སྦྱར་བཏང་ལྷེན་གསང་བསྲེག །སྟོང་སྐྱུགས་སྲེ་ལོང་ཐང་བཏང་དྲུག་པ་བསྲེག །

Bei Erbrechen aufgrund von Kälte-Krankheiten ist das Erbrochene wässrig und *rtsam pa*-ähnlich. Zur Behandlung verabreiche man ein Präparat aus einem *khyor* Puffreis unter Hinzufügung von *se 'bru, pi pi ling, bca 'sga* und Honig und wende Moxibustion an dem Punkt *lhen gsang* an. Bei Auftreten von leerem Erbrechen verabreiche man Fersenknochensuppe und wende Moxibustion am sechsten [Wirbel] an.

ཚ་བས་ཆུ་འགགས་སོ་བྱའི་སྒྲོ་ཐལ་དང་། །བོང་བོར་ལག་མིག་གཡས་ཀྱི་རྩི་བཞུར་ལ། །ཆུ་སྦྲུར་ཉི་དགའ་ཀ་ར་སྦྱར་ལ་བཏང་། །ཡང་ན་ཞོ་ཤ་སྐྱེར་ཤུན་རྒྱ་ཚྭའི་ཐང་། །དེ་ས་མ་སེལ་ན་ཡོང་རྩ་གཉིས་ལ་གཏར། །ཟེ་ཚྭ་ཐིག་སྲིན་གཟེ་མ་ཆང་སྦྱར་བཏང་། །ཁྲིད་པར་རིམས་ཚད་ཆུ་འགགས་སེལ་བར་བྱེད། །

Zur Behandlung von Harnverhalten, das von Hitze-Krankheiten verursacht wurde, verabreiche man ein Präparat aus Kormoranfedernasche und Fett unter Hinzufügung von Wasserkäfer, *nyi dga'* und weißem Zucker. Das Fett wird in diesem Fall gewonnen, indem man den rechten Huf eines zweijährigen Esels schmilzt. Oder man verabreiche ein Dekokt aus *mkhal ma zho sha*, *skyer pa*-Rinde des Stammes und *rgya tshwa*. Falls die Krankheit damit nicht kuriert werden kann, führe man an einem Paar *long rtsa* einen Aderlass durch und verabreiche ein Präparat aus *ze tshwa*, Krabbe, *gze ma* und *chang*. Dieses Präparat ist speziell bei Harnverhalten geeignet, das durch epidemische Hitze-Krankheiten verursacht wurde.

དེ་ཆུ་ཁྲག་ཏུ་འཛག་ན་བྲག་ཞུན་དང་། །གུར་ཀུམ་དོམ་མཁྲིས་སྦྱར་བཏང་བྱིན་ལོང་གཏར། །

Zur Behandlung von Blut im Urin verabreiche man ein Präparat aus *brag zhun*, *gur kum* und Bärengalle und führe an *byin gzhug* und *long rtsa* einen Aderlass durch.

དེ་མ་འགགས་ན་ལ་ཕུག་ཐལ་བ་དང་། །ཨུག་ཆོས་འབྲས་བུ་ཨ་རུ་མཆུ་སྙུང་དང་། །འོ་མ་སྦྱར་
ལ་ལྷོར་བཏང་ནི་རུས་བསྒུ། །ཀྱི་ལྕེའི་བསྐུས་ཐང་མར་དཀར་བཏབ་ལ་བྱིན། །ཡང་ན་སྣེ་རྒོད་
བུལ་ཏོག་ཐང་དུ་བཏང་། །

Zur Behandlung von Verstopfung verabreiche man ein Präparat aus Rettichasche, *ug chos*-Früchten, *a ru mchu snyung* und Milch, wende zur Entleerung des Darmes stärkere Einläufe an und verabreiche das Dekokt *kyi lce* unter Zusatz von weißer Butter oder ein Dekokt aus *sne rgod* and *bul tog*.

རྔུལ་འབྱམས་ད་ལིས་ལུག་མིག་ཐང་བཏང་ལ། །རྗེས་ལ་སྒ་སྐྱ་ཆང་དང་སྦྱར་བ་འམ། །ཧོང་ལེན་
ཙན་དན་བོང་ང་མར་གསར་བྱུག །

Zur Behandlung von übermäßigem Schwitzen verabreiche man ein Dekokt aus *da lis* und *lug mig* und wende dann eine Mischung aus *sga kya* und *chang* oder eine Mischung aus *hong len*, *tsan dan, bong nga* und frischer Butter an.

ལུས་དྲོད་ཕྱིར་ཤོར་ཆུ་ལྷུག་བྱས་རྗེས་ལ། །སྐྱུ་རུ་ཨུཏྤལ་མར་དཀར་སྦྱར་བ་དང་། །སེ་རྒོད་སྐྱེར་
ཤུན་སོ་མ་ར་ཛ་བྱུག །

Zur Behandlung des Verlusts von Körperhitze besprühe man den Körper mit Wasser und wende dann eine Mischung aus *skyu ru ra*, *ut+pal* und weißer Butter oder eine Mischung aus *se rgod*, *skyer pa*-Rinde des Stammes und *so ma ra dza* an.

ཚ་རྗེས་རྐང་ལག་ཞ་རེངས་ན་བ་དང་། །ཁ་མིག་ཡོ་ན་རྩ་སྦྱོངས་ཆུ་ལུམས་བྱ། །

Treten nach einer Hitze-Krankheit eine schmerzhafte Kontraktur und Lähmung der Gliedmaßen und eine Gesichtslähmung (Abweichung von Augen und Mund) auf, behandele man dies mit einer Reinigung der Leitbahnen und einem Bad in einer natürlichen heißen Quelle.

འབྲས་ཕོལ་ཐང་གིས་ཕྱེ་ལ་གང་ཉེ་གཏར། །

Zur Behandlung von bösatigen Tumoren und *phol mig* trenne man das Blut mit einem Dekokt [in unreine und gesunde Teile] und führe [an den Venen], die der Krankheit am nächsten liegen, einen Aderlass durch.

དེ་ལྟར་ལྷ་གཉན་གྲོར་བུའི་ནད་སྣ་ཚོགས། །ཚ་བ་ཀུན་ལ་ཕལ་ཆེར་འབྱུང་འགྱུར་ཏེ། །ཁྱད་པར་བལ་ནད་རིམས་ལ་མང་བ་ཡིན། །དེ་ཕྱིར་ཁ་གྲོར་གཉེན་པོས་ནད་སྣ་བསལ། །ཞེས་གསུངས་སོ། །

Diese verschiedenen weiteren Krankheiten treten hauptsächlich bei allen Arten von Hitze-Krankheiten, besonders häufig bei *bal nad* auf. Daher behandele man diese verschiedenen Krankheiten mit den jeweils passenden Heilmitteln.“ So wurde gesprochen.

བདུད་རྩི་སྙིང་པོ་ཡན་ལག་བརྒྱད་པ་གསང་བ་མན་ངག་གི་རྒྱུད་ལས་ཚ་བ་སྤྱི་བཅོས་པའི་ལེའུ་སྟེ་བཅུ་གཉིས་པའོ། །

Dies ist das zwölfte Kapitel, die „Behandlung von allgemeinen Hitze-Krankheiten“, aus dem Tantra der geheimen mündlichen Unterweisung über die acht Zweige des Nektars der Medizin.

Anmerkungen des Herausgebers der deutschen Ausgabe:

1 *drag po*: Mahadeva (wörtl. „Großer Gott“) ist ein Beiname des Gottes Shiva, wird häufig als Synonym für ihn verwandt.

2 Im tibetischen Text steht lediglich *chu* mit der Bedeutung „Wasser“. (Vgl. pad+ma rdo rje 2011: 167).

3 *'chi bdag*: Yama ist ursprünglich eine vedische Gottheit, die die Unterwelt regiert (und selbst noch nach Erleuchtung strebt). Leben und Tod sind in ihm (und seinem Palast) vereint. Besuchern der Unterwelt teilt Yama mit, welchen der Schicksalspfade er zu beschreiten hat, basierend auf seinem Karma d. h. der Summe seiner früheren guten und schlechten Taten. (Vgl. pad+ma rdo rje 2011: 171).

4 *bal tshi*: Lanolin (auch als Wollwachs bezeichnet, Wollfett, lateinisch Adeps lanae) ist das Sekret aus den Talgdrüsen von Schafen, das bei der Wäsche von Schafwolle gewonnen wird.

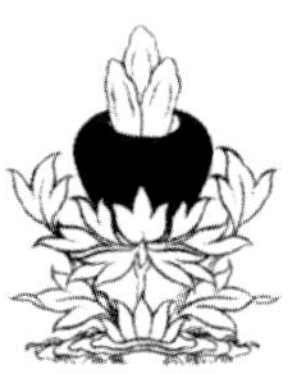

དེ་ནས་དྲང་སྲོང་རིག་པའི་ཡེ་ཤེས་ལ། །དྲང་སྲོང་ཡིད་ལས་སྐྱེས་ཀྱིས་འདི་སྐད་ཞུས། །ཚ་གྲང་གཉིས་སུ་མ་འདུས་ནད་མེད་ཀྱང་། །ཚ་གྲང་ནོར་བར་བཅོས་ན་གཞན་སྲོག་འདོར། །དེ་ཡི་ངོས་བཟུང་འཁྲུལ་སོ་ཅི་ལྟར་བསལ། །འཚོ་མཛད་སྨན་པའི་རྒྱལ་པོས་བཤད་དུ་གསོལ། །

Danach richtete der Weise *yid las skyes* folgende Bitte an den Weisen *rig pa'i ye shes*: „Es gibt keine Krankheiten, die nicht Hitze- oder Kälte-Krankheiten zugeordnet werden können. Wenn jedoch eine Hitze-Krankheit irrtümlich für eine Kälte-Krankheit angesehen wird, oder auch im umgekehrten Fall, führt dies zum Tode. Wie können wir also die irreführenden Umstände erkennen, [um Hitze- und Kälte-Krankheiten zu unterscheiden]? Möge der Heiler, der König der Ärzte, uns dies bitte erklären."

འདི་སྐད་ཞུས་པའི་དོན་ལ་ལན་གསུངས་པ། །ཚ་གྲང་འཁྲུལ་གཞི་གལ་འགག་རྣམ་བཞི་སྟེ། །རྟགས་དང་ངོ་བོ་གཉིས་ཀ་ཚ་བ་དང་། །རྟགས་དང་ངོ་བོ་གཉིས་ཀ་གྲང་བ་དང་། །ཕྱི་རྟགས་ཚ་ཡང་ངོ་བོ་གྲང་བ་དང་། །ངོ་བོ་ཚ་ཡང་ཕྱི་རྟགས་གྲང་བ་ཡིན། །

Auf diese Frage antwortete der Meister: „Es gibt folgende vier grundlegende (mit Krankheit in Zusammenhang stehende) Umstände, unter welchen das Stadium von Hitze- und Kälte-Krankheiten irreführend erscheint: Symptome und Wesensart zeigen beide eine Hitze-Krankheit an, Symptome und Wesensart zeigen beide eine Kälte-Krankheit an; Symptome zeigen eine Hitze-Krankheit an, während die Wesensart der Krankheit eine Kälte-Krankheit darstellt, und die Wesensart zeigt eine Hitze-Krankheit an, während Symptome einer Kälte-Krankheit auftreten.

རྒྱུ་རྐྱེན་ཡུལ་དུས་རང་བཞིན་ནད་ཚོད་དང་། །གནས་ས་ཉིན་ཞག་ཟས་ཟོས་གོམས་པ་ཆུ། །འདི་བཅུའི་སྒོ་ནས་འཁྲུལ་མེད་ངོ་ཡིས་བཟུང་། །

Folgende zehn Kriterien ermöglichen eine korrekte Diagnose ohne Irrtum: Ursachen und (mit Krankheit in Zusammenhang stehende) Umstände, Aufenthaltsort, Jahreszeit, körperliche Konstitution, Alter, Lokalisation der Krankheit, Zeitpunkt der Manifestation, Auswirkungen auf die Verdauung der Nahrung, bestimmte Ernährungsgewohnheiten und Urinanalyse.

མཁྲིས་པ་སྐྱེད་པའི་སློང་རྒྱུ་དེས་བསྐྱེད་ནས། །སྐམ་ས་ཚ་གདུང་ཡུལ་དུས་སོས་ཀ་སྟོན། །དར་མ་མཁྲིས་ཤས་ཆེ་དང་བར་ན་གནས། །ཉིན་དགུང་མཚན་དགུང་ཞུ་རྗུ ས་ན་བ་དང་། །ཁ་ཟས་དྲོད་བཅུད་ཡུན་དུ་བསྟེངས་བསྟེན་པས། །ཆུ་དམར་སྐྲ་ལ་དྲི་དུགས་ཀུ་ཡ་མཐུག །

Die Diagnosekriterien einer Krankheit von heißer Wesensart sind Ursachen und (mit Krankheit in Zusammenhang stehende) Umstände, die *mkhris pa*-Krankheiten hervorrufen, trockene und extrem heiße Orte, die Jahreszeiten Frühling und Herbst, Erwachsene, eine *mkhris pa*-Konstitution des Körpers, Krankheiten mit Lokalisation im mittleren Körperbereich, Manifestation der Beschwerden zur Mittagszeit und um Mitternacht sowie während des Verdauungsvorganges, Genuss von wärmenden und nahrhaften Speisen über eine lange Zeitperiode sowie rötlicher, konzentrierter, übelriechender Urin, der ein stark konzentriertes *ku ya* aufweist.

དེ་ལ་མཁྲིས་པ་འཕེལ་བའི་རྟགས་བྱུང་ན། །རྟགས་དང་ངོ་བོ་གཉིས་ཀ་ཚ་བ་ཡིན། །དེ་ལ་བད་རླུང་འཕེལ་བའི་རྟགས་ཡོད་ན། །ཕྱི་རྟགས་གྲང་ཡང་ངོ་བོ་ཚ་བར་གནས། །

Wenn obige Umstände durch Anzeichen und Symptomen von vermehrtem *mkhris pa* begleitet sind, zeigen sowohl Symptome als auch Wesensart der Krankheit eine Hitze-Krankheit an. Wenn diese jedoch von Anzeichen und Symptomen von *bad kan* und *rlung* begleitet sind, zeigen die Symptome eine Kälte-Krankheit, die Wesensart der Krankheit jedoch eine Hitze-Krankheit an.

བད་རླུང་སྐྱེད་པའི་སློང་རྒྱུ་བསྟེན་པ་དང་། །ངད་ཅན་བསེར་བུ་རླན་ཅན་དབྱར་དགུན་དུས། །རྒས་དང་བྱིས་པ་བད་རླུང་ཆེ་བ་དང་། །སྟོད་སྨད་གནས་ཤིང་ཉིན་ཞག་ཐོག་མཐར་ན། །ཟས་ཐོག་ཞུ་རྗེས་དུས་ན་ལྡང་བ་དང་། །བཅུད་མེད་བསིལ་ཟས་རྒྱུན་དུ་བསྟེན་པ་ཡིས། །ཆུ་སྔོ་དྲི་རླངས་ཆུང་ལ་ཀུ་ཡ་སྲབ། །

Die Diagnosekriterien einer Erkrankung kalter Wesensart sind folgende: Ursachen und (mit Krankheit in Zusammenhang stehende) Umstände, die *bad kan-* und *rlung*-Krankheiten hervorrufen, extrem kalte, windige und feuchte Orte, die Jahreszeiten Sommer und Winter, ältere Personen und Kinder, eine *bad kan-rlung*-Konstitution des Körpers, Krankheiten mit Lokalisationen im Ober- und Unter[körper], Manifestation der Beschwerden zu Beginn und Ende von Tag und Nacht sowie unmittelbar nach dem Essen und nach der Verdauung, Genuss von nicht nahrhaften und kühlenden Nahrungsmitteln über eine längere Zeitperiode sowie bläulicher Urin mit wenig Geruch und Dampf, der ein leicht konzentriertes *ku ya* aufweist.

དེ་ལ་བད་རླུང་འཕེལ་བའི་རྟགས་ཡོད་ན། །རྟགས་དང་ངོ་བོ་གཉིས་ཀ་གྲང་བ་ཡིན། །དེ་ལ་མཁྲིས་པ་འཕེལ་བའི་རྟགས་ཡོད་ན། །ཕྱི་རྟགས་ཚ་ཡང་ངོ་བོ་གྲང་བར་གནས། །

Wenn obige Umstände von den Anzeichen und Symptomen von vermehrtem *bad kan* und *rlung* begleitet sind, zeigen sowohl Symptome als auch Wesensart der Krankheit eine Kälte-Krankheit an. Wenn diese jedoch von Anzeichen und Symptomen von vermehrtem *mkhris pa* begleitet sind, zeigen die Symptome eine Hitze-Krankheit, die Wesensart der Krankheit jedoch eine Kälte-Krankheit an.

གལ་ཏེ་དེ་དག་ཕན་ཚུན་འདྲེས་གྱུར་ན། །ཚ་གྲང་འདྲེས་པས་ལྟར་སྣང་ནད་བྱུང་སྟེ། །

Wenn diese Umstände vermischt sind, kommt es zu einer Kombination einer Kälte- und Hitze-Krankheit, wodurch die Krankheit einen irreführenden Zustand erreicht.

ཚ་བ་གྲང་བ་ལྟ་བུར་སྣང་བ་དང་། །གྲང་བ་ཚ་བ་ལྟར་སྣང་གང་ཡང་རུང་། །ནད་གཞི་རྟགས་དང་བཅོས་ཐབས་གོམས་པ་དང་། །བཅོས་སྐྱེད་ལྟར་སྣང་ལྔ་ཡིས་འཁྲུལ་སོ་བསལ། །

Falls eine Hitze-Krankheit den irreführenden Anschein einer Kälte-Krankheit gewinnt und umgekehrt, kann dies mithilfe des fünffachen wesentlichen Diagnosemerkmals geklärt werden: Namen der Krankheiten, Anzeichen und Symptome, Behandlung, langfristige Behandlung und Ansprechen auf die Behandlung.

དང་པོ་ནད་གཞི་མིང་གི་ལྟར་སྣང་ནི། །དྭངས་མ་མ་ཞུ་ཚ་བ་བད་སྨུག་དང་། །ཚ་སྐྲན་ཚ་ཆུ་ཚ་བའི་རྒྱུ་འགགས་དང་། །མ་ཞུ་གླང་ཐབས་བད་ཀན་དམུ་སྐྲན་དང་། །རྒྱུ་འགགས་ཞེས་པའི་མིང་ལ་བརྟེན་བྱས་ནས། །དྲོད་ཀྱིས་བཅོས་པས་ཚ་བས་དེ་སྲོག་འདོར། །

Erstens wird aufgrund eines Zustandes von extremer Hitze der Tod herbeigeführt, wenn nach dem irreführenden Anschein von Krankheiten auf Basis von Namen *dwangs ma ma zhu ba* als Schwäche des Verdauungstraktes diagnostiziert wird, Krämpfe im Abdomen von heißer Wesensart als Krämpfe im Abdomen, *bad kan smug po* als *bad kan*, gutartige Tumore von heißer Wesensart als gutartige Tumore, Ödeme 3. Grades

(Aszites) von heißer Wesensart als Ödeme 3. Grades (Aszites) und Harnverhalten von heißer Wesensart als Harnverhalten diagnostiziert und aufgrund ihrer Namen als Standarderkrankung mit Heilmitteln heißer Wesensart behandelt werden.

དབྱིག་དུག་རྡོ་དུག་དུག་མིང་ལ་བརྟེན་ནས། །བསིལ་གྱིས་བཅོས་པས་གྲང་བས་སྲོག་འདོར་བྱེད། །

Verlässt man sich in Fällen von Edelsteinvergiftung und Steinvergiftung einfach auf den Namen „Vergiftung“ und behandelt diese mit kühlenden Heilmitteln, so wird dies aufgrund eines extrem kalten Zustandes den Tod verursachen.

དེ་ཕྱིར་ལྷར་སྣང་མིང་ལ་མི་བརྟེན་པར། །ཚ་གྲང་འཁྲུལ་སོ་རྟགས་ཀྱིས་བསལ་བར་བྱ། །

Daher muss ein irreführender Anschein von Hitze- und Kälte-Krankheiten nicht nur anhand der Krankheitsnamen, sondern anhand der Anzeichen und Symptome geklärt werden.

དེ་ཡང་རྟགས་ལ་ལྷར་སྣང་འབྱུང་སྲིད་དེ། །

Aber auch Anzeichen und Symptome können täuschen:

རླུང་གིས་ཁ་དང་ལྕེ་སྐམ་གཟེར་བ་དང་། །མི་འགྱུར་བད་ཀན་སྟོད་གཟེར་ཆེན་པོ་དང་། །མཁྲིས་པ་རླུང་གིས་བུས་པའི་མགོ་ནད་དང་། །མ་ཞུ་མཁྲིས་ཡུལ་ཕྱོགས་པའི་མིག་སེར་དང་། །ཚད་གཞུག་རླུང་གིས་བུས་པའི་སྟོངས་ཚད་རྣམས། །ངོ་བོ་གྲང་ཡང་ཕྱི་རྟགས་ཚ་བར་འཁྲུལ། །

Die folgenden Krankheiten können, obwohl sie kalter Wesensart sind, aufgrund ihrer Symptome mit Hitze-Krankheiten verwechselt werden: durch *rlung* verursachte Trockenheit von Mund und Zunge sowie starke Schmerzen, starke lokale Schmerzen im Oberkörper aufgrund einer *bad kan*-Krankheit; Kopfschmerzen, die *mkhris pa* zugeordnet werden können, verstärkt durch *rlung*; gelbe Augen, die *mkhris pa* zugeordnet werden, durch eine Schwäche des Verdauungstraktes sowie eine leere Hitze-Krankheit, die durch die von *rlung* angefachten Reste einer (früheren) Hitze-Krankheit hervorgerufen wurde.

རྟགས་ཀྱི་རྗེས་འབྲངས་གསོ་བ་ལོག་པར་འགྲོ། །བསིལ་གྱིས་བཅོས་པས་གྲང་བས་སྲོག་འདོར་བྱེད། །

Die Anwendung von kühlenden Heilmitteln gegen die auftretenden Symptome ist die falsche Behandlung, die aufgrund eines extrem kalten Zustands zum Tode führt.

ཕོ་མཁལ་སྙིང་ལ་ཚ་བ་གབ་པ་ནི། །

Hitze-Krankheiten, die in Magen, Niere und Herz versteckt sind [können ebenfalls mit Kälte-Krankheiten verwechselt werden].

ཕོ་བ་ཟས་འཇུ་བྱེད་པའི་གཞི་ཡིན་པས། །དེ་ཕྱིར་གནས་དེར་ཚ་བའི་ནད་ཞུགས་ན། །འཇུ་བྱེད་མེ་དེ་ས་ལོག་པའི་ལས་བྱེད་པས། །གཟེར་རྒྱིང་མི་འཇུ་སྒྲེགས་སོགས་གྲང་རྟགས་འབྱུང་། །

Wenn [eine Hitze-Krankheit] in den Magen, dem Hauptsitz der Verdauung, eindringt, wird die Hitze des Verdauungstraktes gestört und führt zur Manifestation von Symptomen einer Kälte-Krankheit, wie starke Schmerzen, aufgeblähter Magen, Schwäche des Verdauungstraktes und Aufstoßen.

མཁལ་མ་བད་ཀན་གྲང་བའི་གཞི་ཡིན་པས། །ཚད་ནད་ཞུགས་ཀྱང་དྲོས་ན་ཕན་པ་དང་། །ཆུ་སྲི་གྲང་ན་ནར་མདོན་གྲང་རྟགས་སྟོན། །

Selbst wenn [eine Hitze-Krankheit] in die Niere, den Hauptsitz von *bad kan-* und Kälte-Krankheiten, eindringt, manifestieren sich Symptome wie bei einer Kälte-Krankheit, wie Verbesserung des Zustands unter der Einwirkung von Wärme, spärliche Miktion und Verschlechterung unter Kälteeinfluss.

སྙིང་ནི་རླུང་དང་བད་ཀན་གཞི་ཡིན་པས། །དེ་ཕྱིར་སེམས་འཁྱོ་བརྗེད་ངས་གཉིད་མེད་ཅིང་། །སྨྱོ་འབོག་འདར་བ་ལ་སོགས་འབྱུང་བས་ན། །

Wenn [eine Hitze-Krankheit] ins Herz, dem Hauptsitz von *rlung* und *bad kan*, eindringt, verursacht sie Symptome wie mentale Ruhelosigkeit, Gedächtnisstörungen, Schlaflosigkeit, Psychose, Ohnmacht und Zittern.

ཕོ་མཁལ་སྙིང་གི་ཚ་བ་གྲང་རླུང་འདྲ། །ངོ་བོ་ཚ་ཡང་ཕྱི་རྟགས་གྲང་བར་འཁྲུལ། །

Hitze-Krankheiten des Magens, der Niere und des Herzens ähneln Kälte- und *rlung*-Krankheiten und werden daher aufgrund ihrer Symptome mit Kälte-Krankheiten verwechselt, obwohl sie von heißer Wesensart sind.

གཞན་ཡང་གཉིད་ཡེར་སྐྱུག་དང་རུས་ཚིགས་ན། །གཡལ་འདར་སྨྲ་ལབ་སྐྱིགས་བུས་བཏབ་པ་རྣམས། །ཚ་བ་ཡིན་ཡང་གྲང་བའི་རྟགས་ལྟར་སྣང་། །

Zusätzlich scheinen die Symptome wie jene von Kälte-Krankheiten zu sein, obwohl Symptome wie Schlaflosigkeit, Erbrechen, Gelenkschmerzen, Gähnen, Zittern, belangloses Reden und Schluckauf von Hitze-Krankheiten verursacht werden.

རྟགས་ལ་བརྟེན་ན་གསོ་བ་ལོག་པར་འགྲོ། །དྲོད་ཀྱིས་བཅོས་ན་ཚ་བས་དེ་སྲོག་འདོར། །

Die Anwendung von wärmenden Heilmitteln gegen die auftretenden Symptome ist die falsche Behandlung, die aufgrund eines extrem heißen Zustands zum Tode führen kann.

དེ་ཕྱིར་ལྟར་སྣང་རྟགས་ལ་མི་བརྟེན་པར། །བཅོས་ཐབས་འཕྲོད་མི་འཕྲོད་ཀྱིས་འབྲུལ་སོ་བསལ། །

Daher sind diese Täuschungen durch die Erwägung der positiven und negativen Auswirkungen der Behandlung aufzuklären, ohne sich lediglich auf den Anschein von irreführenden Symptomen zu verlassen.

དེ་ཡང་འཕྲོད་འཕྲོད་འདྲ་ལ་མི་འཕྲོད་དང་། །མི་འཕྲོད་འདྲ་ལ་འཕྲོད་པར་བསལ་བ་ཡི། །བཅོས་སྐྱེད་ལྟར་སྣང་ཞེས་བྱ་འབྱུང་སྲིད་དེ། །

Versucht man die Täuschung durch die Wirkung der Behandlung aufzuklären, kann diese jedoch ebenfalls einen irreführenden Anschein haben, wenn sie zu Beginn vorteilhaft, jedoch erst später nachteilig wirkt und umgekehrt.

ཚ་བ་གྲང་བའི་རྟགས་ལྟར་སྣང་བ་ལ། །བསིལ་སྦྱོར་འཕྲོད་ཀྱང་འཕྲལ་དུ་མི་འཕྲོད་འདྲ། །དྲོད་སྦྱོར་གནོད་ཀྱང་འཕྲལ་དུ་འཕྲོད་ལྟར་སྣང་། །

Wenn Hitze-Krankheiten ähnliche Symptome wie Kälte-Krankheiten zeigen, erscheint die Anwendung von kühlenden Heilmitteln, obwohl passend, zu Beginn ungeeignet, während die Anwendung von wärmenden Heilmitteln, obwohl unpassend, zu Beginn geeignet erscheint.

གྲང་བ་ཚ་བའི་རྟགས་ཅན་དེ་ལས་ལྡོག །

Wenn Kälte-Krankheiten ähnliche Symptome wie Hitze-Krankheiten zeigen, erscheint die Anwendung von wärmenden Heilmitteln, obwohl passend, zu Beginn ungeeignet, während die Anwendung von kühlenden Heilmitteln, obwohl unpassend, zu Beginn geeignet erscheint.

དེ་ཡང་སྨན་ནད་འཐབ་པས་མི་འཕྲོད་འདྲ། །ལྷར་སྣང་རྟགས་ཀྱིས་མགོ་མནན་འཕྲོད་པ་འདྲ། །

Die Behandlung erscheint ungeeignet, wenn das Heilmittel mit der Krankheit in Konflikt gerät, während es geeignet erscheint, wenn das Heilmittel die irreführenden Symptome unterdrückt.

ལྷར་སྣང་རྗེས་སུ་འབྲངས་ན་སྲོག་ལ་ཀྱོལ། །

Die Anwendung einer Behandlung, die einfach dem irreführenden Anschein folgt, führt zum Tode.

དེ་ཕྱིར་ལྷར་སྣང་བཅོས་ལ་མི་བརྟེན་པར། །གོམས་པ་ཡུན་དུ་བསྲིངས་པས་རྟོགས་པར་འགྱུར། །

Daher kann die Wirkung der Behandlung erst erkannt werden, wenn die Behandlungsdauer verlängert wird, ohne sich einfach auf das erste Ansprechen auf die Behandlung zu verlassen.

དེ་ཡང་ནད་པའི་རྟོག་པ་ཞེན་ཕྱོགས་ཀྱིས། །གནོད་ཀྱང་ཕན་ནམ་སྙམ་དུ་རྟོག་པ་དང་། །ཕན་ཀྱང་གནོད་སྙམ་ལྷར་སྣང་འབྱུང་སྲིད་པས། །

Die vorgefasste Meinung von Patienten kann jedoch dazu führen, dass sie die Behandlung als hilfreich ansehen, obwohl dies nicht stimmt und umgekehrt.

ནད་པའི་ཡིད་རྟོག་མ་ཡིན་འཕྲོད་མི་འཕྲོད། །རྩ་ཆུ་བཅོས་སྐྱེད་དག་གིས་འབྲུལ་སོ་བསལ། །

Man kläre daher die Täuschung hinsichtlich der Eignung einer Behandlung auf, indem man ohne Berücksichtigung der Patientenmeinung das Ansprechen auf Basis von Puls- und Urinuntersuchung beurteilt.

དེ་ལའང་བཅོས་སྐྱེད་ལྟར་སྣང་བཞི་ཡོད་དེ། །ཕྱི་རྟགས་ལོག་ལ་ངོ་བོ་མ་ལོག་དང་། །ངོ་བོ་ལོག་ལ་ཕྱི་རྟགས་མ་ལོག་པ། །རྟགས་དང་ངོ་བོ་གཉིས་ཀ་མ་ལོག་དང་། །རྟགས་དང་ངོ་བོ་གཉིས་ཀ་ལོག་པའོ། །

Das Ansprechen auf die Behandlung kann auf vier Arten irreführend erscheinen: Veränderung der Symptome ohne Änderung der Wesensart der Krankheit, Veränderung der Wesensart der Krankheit ohne Änderung der Symptome, keinerlei Veränderung bei Symptomen und Wesensart der Krankheit und Änderung der Symptome und Wesensart der Krankheit.

དང་པོ་བད་ཀན་ཅན་གྱི་ཚ་བ་ལ། །བསིལ་སྦྱོར་གཏུགས་པས་གཏིང་ཚད་མ་ཐོན་ཀྱང་། །ཕོ་བའི་མེ་ཤི་གྲང་རྟགས་སྟོན་པར་བྱེད། །

Erstens kommt es zu einem Verlust der Hitze des Verdauungstraktes und zur Manifestation von Symptomen von Kälte-Krankheiten, wenn eine Hitze-Krankheit mit *bad kan* in Zusammenhang steht und wenn tief verwurzelte Hitze-Krankheiten nicht mit der langfristigen Anwendung von kühlenden Heilmitteln ausgemerzt werden.

གྲང་བ་རྒན་པོ་གཏིང་ནས་འཁར་བ་ལ། །མེ་བཞི་ལུས་ལ་ཡུན་དུ་བསྟེན་བྱས་པས། །དྲོད་ཀྱི་རླངས་པས་རྩ་སྦུགས་ཀུན་ཁྱབ་སྟེ། །མགོ་ན་རྩ་རྒྱུག་ཆུ་མདོག་དམར་ལ་སོགས། །ངོ་བོ་གྲང་ཡང་རྟགས་ཀུན་ཚ་བར་སྟོན། །

Im Fall einer tief verwurzelten, chronischen Kälte-Krankheit verursacht die langfristige Anwendung der vier heißen Heilmittel [1] die Ausströmung von heißem Dampf durch die Leitbahnen, wodurch es zur Manifestation von Symptomen von Hitze-Krankheiten wie Kopfschmerzen, schneller Puls und rötlicher Urin kommt, obwohl sie von kalter Wesensart sind.

དེ་ཡང་གྲང་བ་རྒན་པོ་ཚ་བ་འདྲ། །ཚ་བ་རྒན་པོ་གྲང་བ་འདྲ་བས་ན། །འདྲ་འདྲ་ནོར་ནས་ཚ་གྲང་ནོར་ཉེན་ཡོད། །

Des Weiteren besteht die Möglichkeit eine Fehldiagnose der Wesensart von Hitze- und Kälte-Krankheiten aufgrund des Auftretens ähnlicher Merkmale, da chronische Kälte-[Krankheiten] wie Hitze-[Krankheiten] und chronische Hitze-[Krankheiten] wie Kälte-[Krankheiten] scheinen können.

དེ་ཕྱིར་རྟགས་ཀྱིས་ངོ་ལྷན་གཏིང་ནད་གནོན། །

Daher muss die Krankheit nach Behebung des Auftretens der Symptome ausgemerzt werden.

གཉིས་པ་འོག་འགྲིམས་ཁུན་བུའི་ནད་གསུམ་སྟེ། །

Zweitens gibt es drei Arten von Krankheiten, die sich unauffällig unter der dominierenden Krankheit entwickeln können.

གྲང་བའི་ནད་ལ་དྲོད་སྦྱོར་བསྟེན་དྲགས་ན། །གནས་དུས་རང་བཞིན་ཚ་བའི་རྐྱེན་ཕྲད་པས། །ཁྲག་
མཁྲིས་ཚ་བ་འཕེལ་བའི་རྐྱེན་བྱས་ཏེ། །ཚ་བ་གྲང་བའི་འོག་འགྲིམས་ཁུན་བུར་སྐྱེ། །

Die übermäßige Anwendung von wärmenden Heilmitteln gegen eine Kälte-Krankheit, einhergehend mit auftretenden Faktoren wie Aufenthaltsort, Jahreszeit und körperliche Konstitution, die Hitze-Krankheiten fördern, kann ein Anwachsen einer Hitze-Krankheit in Zusammenhang mit Blut und *mkhris pa* verursachen, die sich dann allmählich und unauffällig unter der dominierenden Krankheit entwickelt.

འོག་འགྲིམས་མ་ཚོར་དྲོད་སྦྱོར་བསྟེན་པ་ཡིས། །མེ་འབར་ཤིང་བསྣན་བཞིན་དུ་ལུས་
ཟུངས་བསྲེག །

Die Anwendung von wärmenden Heilmitteln, während man eine unauffällige Hitze-Krankheit nicht erkennt, ist ähnlich wie das Nachlegen von Holz in ein Feuer, das die körperlichen Bestandteile verbrennt.

དེ་ལ་ཆུ་བཞི་བརྩོན་བྱས་སྔུར་དུ་ཟློག །

Die Anwendung der vier kalten Heilmittel ermöglicht die sofortige und sorgfältige Heilung dieser Krankheit.

ཚ་བའི་ནད་ལ་བསིལ་སྦྱོར་བསྟེན་དྲགས་ན། །གནས་དུས་རང་བཞིན་གྲང་བའི་རྐྱེན་ཕྲད་
པས། །བད་རླུང་གྲང་བ་འཕེལ་བའི་རྐྱེན་བྱས་ཏེ། །གྲང་བ་ཚ་བའི་འོག་འགྲིམས་ཁུན་བུར་སྐྱེ། །

Bei der Behandlung von Hitze-Krankheiten wirken die übermäßige Anwendung von kühlenden Heilmitteln und das Zusammentreffen von Umständen wie Aufenthaltsort, Jahreszeit und körperliche Konstitution, die Kälte-Krankheiten fördern, als Antreiber, die Kälte-Krankheiten in Zusammenhang mit *bad kan* und *rlung*, welche sich allmählich und unauffällig unter der Hitze-Krankheit entwickeln, fördern.

འོག་འགྲིམས་མ་ཚོར་བསིལ་སྦྱོར་བརྟེན་པ་ཡིས། །ཕོ་བའི་མེ་ཞི་སྐྲན་དང་དམུ་ཆུར་འགྱུར། །

Die Anwendung von kühlenden Heilmitteln unter Nichtbeachtung der unauffälligen Kälte-[Krankheit] verringert die Hitze des Verdauungstraktes und verursacht gutartige Tumore und Ödeme 3. Grades (Aszites).

དེ་ལ་མེ་བཞི་བཙོན་བྱུས་མྱུར་དུ་གློག །

Die Anwendung der vier heißen Heilmittel ermöglicht die sofortige und sorgfältige Heilung dieser Krankheit.

གཞན་ཡང་ཚ་བའི་ནད་ལ་བསིལ་གཏུགས་པས། །གནས་དུས་རང་བཞིན་རླུང་གི་རྐྱེན་ཕྲད་དེ། །ཕྱོར་བུའི་རླུང་སྐྱེས་ཚ་བའི་ལྷག་མ་བུས། །ལུས་ལ་མེ་བཏང་འདྲ་ཞིང་ཁ་ལྕེ་སྐམ། །དབུགས་ཐུང་རྩ་རྒོད་གཟེར་འབྱུང་སྐོམ་དད་ཆེ། །དེ་ནི་རླུང་གིས་ཚ་བའི་འོག་འགྲིམས་ཡིན། །

Des Weiteren verursachen bei Behandlung von Hitze-Krankheiten die langfristige Anwendung von kühlenden Heilmitteln und das Zusammentreffen mit Umständen wie Aufenthaltsort, Jahreszeit und körperliche Konstitution, die *rlung* stärken, die Entwicklung von verstreutem, mildem *rlung*, das die Reste von Hitze-Krankheiten anfacht. Damit wird der Körper sozusagen in Brand gesetzt und zeigt Symptome wie Trockenheit von Mund und Zunge, Kurzatmigkeit, wilder Puls, starke Schmerzen und extremer Durst. Dies zeigt die unauffällige Entwicklung von *rlung* unter Hitze-[Krankheiten] an.

འོག་འགྲིམས་མ་ཚོར་བསིལ་སྦྱོར་བརྟེན་པ་ཡིས། །མེ་ལ་རླུང་བསྐྱོད་བཞིན་དུ་བུད་ཤིང་བསྲེག །

Die Anwendung von kühlenden Heilmitteln, ohne die unauffällige *rlung*-Krankheit zu bemerken, gleicht einer Situation, in der man Luft in ein Feuer von brennenden Holzscheiten bläst.

དེ་ཕྱིར་ཟས་ཀྱིས་ངོ་སྐྲན་ཚད་ལྷག་གནོན། །

Man kontrolliere die Situation daher mit entsprechender Ernährung und vertreibe die restliche Hitze-Krankheit.

རྟགས་དང་ངོ་བོ་གཉིས་ཀ་མ་ལོག་ན། །སྦྱོར་བ་དམན་ཅིང་ལོག་པས་བསྐྱེད་ཅིང་བསྒྱུར། །

Wenn sich sowohl Symptome als auch Wesensart [einer Krankheit aufgrund von zu schwacher Behandlung oder Fehlbehandlung] nicht verändern, korrigiere man die Behandlung durch Dosiserhöhung bzw. Anwendung eines anderen Heilmittels.

གཉིས་ཀ་ལོག་ན་དེ་ལ་འཁྲུལ་སོ་མེད། །

Wenn sich sowohl Symptome als auch Wesensart einer Krankheit ändern, gibt es keine Täuschung.

ནད་གཞིའི་ལྟར་སྣང་འཁྲུལ་སོ་རྟགས་ཀྱིས་བསལ། །རྟགས་ཀྱི་ལྟར་སྣང་འཁྲུལ་སོ་བཅོས་ཀྱིས་བསལ། །བཅོས་ཀྱི་ལྟར་སྣང་འཁྲུལ་སོ་གོམས་པས་བསལ། །གོམས་པའི་ལྟར་སྣང་འཁྲུལ་སོ་སྐྱེད་ཀྱིས་བསལ། །བཅོས་སྐྱེད་ལྟར་སྣང་འཁྲུལ་སོ་ཆུ་ཡིས་བསལ། །ཆུ་མདོག་ལྟར་སྣང་འཁྲུལ་སོ་ཀུ་ཡས་བསལ། །དེ་ལ་ནོར་བ་ནམ་ཡང་འབྱུང་མི་སྲིད། །

Täuschungen durch den irreführenden Anschein von Krankheitsnamen werden durch Anzeichen und Symptome geklärt, der irreführende Anschein von Anzeichen und Symptomen durch Behandlungen, der irreführende Anschein einer Behandlung durch die langfristige Behandlung, der irreführende Anschein von langfristigen Behandlungen durch das Ansprechen, der irreführende Anschein des Ansprechens durch die Urinuntersuchung und der irreführende Anschein einer Urinuntersuchung durch *ku ya*. Diesen Schritten zu folgen lässt eine Fehldiagnose vermeiden.

དེ་དག་ལྟར་སྣང་ལྔ་ཕྲུགས་ཞེས་བྱ་སྟེ། །འཁྲུལ་མེད་ཚ་གྲང་གནད་ཀྱི་གལ་མདོ་ཡིན། །

Dies ist das fünffache wesentliche Diagnosemerkmal von Hitze- und Kälte-Krankheiten, das eine Täuschung ausschließt.

དེ་ལྟར་མན་ངག་ལྡན་པས་རྟོགས་འགྱུར་གྱི། །དཀྲུས་ཙམ་འཛིན་པ་རྣམས་ཀྱིས་ཤེས་མི་འགྱུར། །ཞེས་གསུངས་སོ། །

Nur jene mit umfassenden Kenntnissen der Unterweisungen können dies verstehen, während man mit wenig Wissen keine Chance hat.“ So wurde gesprochen.

བདུད་རྩི་སྙིང་པོ་ཡན་ལག་བརྒྱད་པ་གསང་བ་མན་ངག་གི་རྒྱུད་ལས་འཁྲུལ་གཞི་གསལ་བ་ཚ་གྲང་
གལ་མདོའི་ལེའུ་སྟེ་བཅུ་གསུམ་པའོ། །

Dies ist das 13. Kapitel, die „Erklärung des irreführenden Zustands von Hitze- und Kälte-Krankheiten“, aus dem Tantra der geheimen mündlichen Unterweisung über die acht Zweige des Nektars der Medizin.

Anmerkung des Herausgebers der deutschen Ausgabe:

1 *me bzhi*: In der englischen Übersetzung des Men-Tsee-Khang ist dieser Begriff mit „fourfold hot-natured remedy“ übersetzt (Men-Tsee-Khang 2017: 227). Gemeint ist hierbei wärmende, nahrhafte Ernährung; wärmende Kleidung, wärmende Medizin sowie die Anwendung von Moxibustion. (Vgl. khro ru tshe rnam 2000: 377).

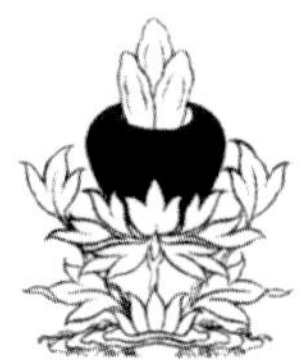

དྲང་སྲོང་ཡིད་ལས་སྐྱེས་ཀྱིས་ཡང་གསོལ་པ། །སྨན་པའི་རྒྱལ་པོ་རིག་པའི་ཡེ་ཤེས་ལགས། །ཚ་བའི་ནད་རྣམས་གཉེན་པོས་ཐླིག་སླ་ཡང་། །ཚ་བ་བཅོས་རྗེས་གྲང་བ་སྐྱེས་པ་ཡིས། །ཚ་གྲང་འཁྲུལ་ནས་གཞན་གྱི་སྲོག་འདོར་བས། །རི་ཐང་མཚམས་ཀྱི་ངོས་འཛིན་བཅོས་པའི་ཐབས། །འཁྲུལ་མེད་གནད་ཀྱི་མན་ངག་བསྟན་དུ་གསོལ། །

Der Weise *yid las skyes* äußerte erneut eine Bitte: „Weiser *rig pa'i ye shes*, König der Ärzte, es kann also, obwohl Hitze-Krankheiten leicht mit Heilmitteln zu behandeln sind, nach der Behandlung von Hitze-Krankheiten zur Entwicklung von Kälte-Krankheiten und damit zur Verwechslung von Hitze- und Kälte-Krankheiten kommen, was zum Tode führt. Gib uns daher die wichtigen Unterweisungen zur richtigen Feststellung und zu den Behandlungsmethoden der Grenze zwischen „Berg und Tal“ bzw. zwischen kalten und heißen Erkrankungen (gemeint ist die Kunst, zwischen heißen und kalten Störungen zu unterscheiden).“

རིག་པའི་ཡེ་ཤེས་དེ་ཡིས་ལན་གསུངས་པ། །

Der Weise *rig pa'i ye shes* antwortete auf diese Bitte.

རི་ཐང་མཚམས་ཀྱི་འཕྲང་ལ་རྣམ་པ་གསུམ། །རླུང་གི་ཞུ་འཁྲུགས་སྔུན་ནས་བསུ་བ་དང་། །མཁྲིས་པའི་ཞུ་འཁྲུགས་འཕྲང་ལ་བསྒུག་པ་དང་། །བད་ཀན་ཞུ་འཁྲུགས་ཕྱི་རྗེས་བཅད་པའོ། །

„Es gibt drei entscheidende Bereiche der Grenze zwischen „Berg und Tal“ bzw. zwischen kalten und heißen Erkrankungen: ein *rlung*-Bereich der Grenze zwischen „Berg und Tal“, der sofort (noch vor der Hitze-Krankheit) zu behandeln ist, ein *mkhris pa*-Bereich der Grenze zwischen „Berg und Tal“, der erst nach Erreichen seines kritischen Stadiums zu behandeln ist, und *bad kan*-Bereich der Grenze zwischen „Berg und Tal“, der erst später (nach Linderung der Hitze-Krankheit) zu behandeln ist.

དེ་ལྟར་མི་ཤེས་སོ་མཚམས་གཅིག་ཏུ་འདོད། །རྨོངས་པའི་ལུགས་ཡིན་གཞན་སྲོག་འདོར་བས་ན། །དེ་ཕྱིར་འཕྲང་གསུམ་འདི་ལྟར་ཤེས་པར་གྱིས། །

Wer diese [drei Bereiche der Grenze] nicht unterscheidet, sondern sie als ein einziges Krankheitsbild betrachtet, handelt aus purer Unwissenheit, was den Tod des Patienten zur Folge haben kann. Daher muss man diese drei entscheidenden Bereiche der Grenze wie im Folgenden beschrieben verstehen.

རྒས་དང་རླུང་ཆེའི་ཚ་བ་རླུང་གནས་འབབ། །མྱ་ངན་སེམས་ལས་འཕྲལ་གྱི་རླུང་རྐྱེན་འདོམ། །ག་བུར་གཏར་བཤལ་ཚ་བ་བདའ་དྲགས་སོགས། །དེ་རྣམས་རིགས་ལ་ཚད་གཉའ་ཆག་དུས་སུ། །རླུང་གིས་སྣ་བསླང་ཐོར་བུའི་རླུང་རྟགས་འོང་། །

Ein *rlung*-Bereich der Grenze zwischen „Berg und Tal“ bzw. zwischen kalten und heißen Erkrankungen entsteht, wenn eine Hitze-Krankheit bei einer älteren Person mit *rlung*-dominierter Konstitution an der Lokalisation von *rlung* auftritt und von unmittelbaren *rlung*-fördernden Faktoren wie Kummer und Stress beeinflusst wird, sowie durch Überbehandlung einer Hitze-Krankheit mit *ga bur*, Aderlass und Purgation (Ableiten über den Darm). Wenn in einem solchen Fall die Hitze-Krankheit langsam abklingt, facht *rlung* die Krankheit an, wodurch es zur Manifestation von verstreutem, mildem *rlung* kommt.

ཐོར་བུའི་རླུང་གིས་ཚད་གཞུག་བུས་པ་ཡིས། །རྩ་རྒྱུག་ཆུ་དམར་དྲོད་དང་སྐོམ་དད་ཆེ། །ལྕེ་སྐམ་ངམ་པ་རྒོད་ལ་སོགས་པ་ཡི། །ཚ་བའི་རྟགས་སྟོན་འཁྲུལ་བའི་ས་ཅིག་ཡིན། །

Wenn die Reste der Hitze-Krankheit von verstreutem, mildem *rlung* angefacht werden, manifestiert sich dieser Zustand mit folgenden Symptomen: schneller Puls, rötlicher Urin, erhöhte Hitze des Körpers, extremer Durst, trockene Zunge und Keuchen. Da diese Anzeichen und Symptome auf eine Hitze-Krankheit hinweisen, entsteht hier eine kritische irreführende Situation.

ལྟར་སྣང་ཚ་བའི་རྗེས་འབྲང་དེ་ད་པ་ན། །ཁ་ཐལ་རླུང་གིས་ཚ་བ་སྲོག་རྩར་འཕུལ། །རྩ་སྟོངས་ཞེས་བྱ་འདི་ལ་གསོ་ཐབས་དཀའ། །

Behandelt man die Hitze-Krankheit nach ihrem irreführenden Anschein, kommt es zu einer übermäßigen Zunahme von *rlung*, welches wiederum die Hitze-Krankheit in die Lebens-Leitbahn treibt. Dieser Zustand wird „leere Leitbahn“ genannt und ist schwer zu behandeln.

དེ་ཕྱིར་ཟས་ཀྱིས་སྔོན་བསུ་རླུང་སྔ་སྨན། །ཏ་ཙང་བསུ་བ་སྔས་ན་ཚ་བའི་གཞུག །ཟས་ཀྱིས་བཟུང་ནས་རྙིངས་ཚད་སྐྱེད་པ་ཡོད། །

Man kontrolliere daher *rlung* noch vor der Behandlung der Hitze-Krankheit mit entsprechender Ernährung. Findet die Intervention zu früh statt, werden die Reste der Hitze-Krankheit zurückgehalten und es kommt zur Entwicklung einer chronischen Hitze-Krankheit.

རླུང་གི་ཞུ་འཁྲུགས་མི་གསལ་འཁྲུལ་སོ་ཆེ། །དེ་ཕྱིར་ངོས་བཟུང་ཕྱི་ནང་གསང་གསུམ་སྟེ། །

Ein *rlung*-Bereich der Grenze zwischen „Berg und Tal“ bzw. zwischen kalten und heißen Erkrankungen, der sich unklar und sehr irreführend darstellen kann, ist durch Untersuchung der äußeren, inneren und geheimen Manifestationen festzustellen.

ཚད་གཞུག་རླུང་གིས་བུས་པའི་ཕྱི་རྟགས་སུ། །རྩ་རྒྱུག་གྱུར་ཀྱང་སྟོང་ལ་མནན་མི་བཟོད། །ཆུ་མདོག་དམར་ཡང་དྭངས་ལ་ལྦུ་བ་ཆེ། །གཟེར་བ་ཡོད་ཀྱང་མ་ངེས་གར་ཡང་འགྱོ། །ལྕེ་སྟེང་སྐམ་ཡང་དམར་ལ་ཤིན་ཏུ་རྩུབ། །སྐོམ་དད་ཆེ་ཡང་མ་འཐུངས་སྲན་པར་ཚུགས། །རྔམ་འདེགས་དབུགས་རྔོད་གྱུར་ཀྱང་སྣ་བུག་ཏར། །རླུང་གསང་བཙིར་ན་ན་སྟེ་བསྲན་མི་བཟོད། །བསིལ་གཏར་བསྟེན་གྱིན་ཚ་བ་སླར་ཡང་སྐྱེ། །བུར་ཞོ་རུས་ཐང་བསྟེན་གྱིན་ཚད་རྟགས་ནུབ། །

Die äußeren Manifestationen der Reste einer durch *rlung* angefachten Hitze-Krankheit sind folgende: schneller Puls, der bei Druck leer ist; rötlicher, klarer Urin mit großen Bläschen; starke, nicht lokalisierte und wechselhafte Schmerzen; eine trockene, rötliche und extrem raue Zunge; extremer, jedoch erträglicher Durst; Nasenlöcher, die sogar bei Kurzatmigkeit weit geöffnet sind, und unerträgliche Schmerzen, wenn auf die *rlung*-Punkte Druck ausgeübt wird. Die Hitze-Krankheit tritt bei Anwendung von kühlenden Heilmitteln und Aderlass erneut auf, während deren Anzeichen und Symptome bei Verabreichung von Melasse, tibetischem Joghurt und Knochensuppe verschwinden.

ནང་གི་བརྟག་པ་རྩ་ནི་སྟོང་ལ་སྦུར། །ཆུ་མདོག་དམར་ལ་དྭངས་ཤིང་ལྦུ་བ་ཆེ། །ལྕེ་སྟེང་དམར་ལ་སྐམ་ཞིང་རྩུབ་པ་སྟེ། །དེ་གསུམ་མཐུན་ན་ཁ་ཟས་སློད་པས་ཆོག །ལྕེ་སྐམ་ཕན་ཚད་རླུང་འབུད་ཡོད་པ་ཡིན། །སྐམ་ལ་རིད་ན་རླུང་ལས་ཚད་ཁ་མཐོ། །སྐམ་ལ་ནག་ན་རླུང་ཚད་ཕྱེ་མར་ཡོད། །དམར་ལ་སྐམ་རྩུབ་རླུང་ཉིད་ཟང་མ་ཡིན། །སེར་ལ་སྐམ་ཁོག་རླུང་དང་མཁྲིས་པར་ལྡན།

།སྐྱ་ལ་སྐམ་ཁོག་བད་རླུང་ཆ་བ་ཡིན། །སྐྱ་སྐྱེག་མདོག་མེད་ཆ་བ་བྱེར་ཞིང་རློགས། །དམར་འཛམ་
རློན་ཞིང་མཉེན་ན་ནད་དང་བྲལ། །མན་ངག་ལྡན་པས་ཞུ་འཁྲུགས་མཐོང་བས་གསལ། །

Die inneren Manifestationen werden wie folgt untersucht: leerer, schneller Puls; rötlicher, klarer Urin mit großen Bläschen, und rötliche, trockene Zunge, die rau ist. Wenn alle drei Anzeichen auftreten, empfehle man die Nahrungsaufnahme ohne Einschränkungen. So lange die Zunge trocken ist, übt *rlung* eine anfachende Kraft aus. Eine trockene, dünne Zunge zeigt an, dass die Hitze-Krankheit gegenüber *rlung* dominiert. Eine trockene, schwärzliche Zunge zeigt an, dass *rlung* und die Hitze-Krankheit gleichwertig dominieren. Eine rötliche, trockene und raue Zunge zeigt eine unabhängige *rlung*-Krankheit an. Eine gelbliche, trockene und steife Zunge zeigt eine kombinierte *rlung*- und *mkhris pa*-Hitze-Krankheit an. Eine blasse, trockene und steife Zunge zeigt eine kombinierte *bad kan*- und *rlung*-Hitze-Krankheit an. Eine blasse, dicke und glanzlose Zunge zeigt eine verbreitete und komplizierte Hitze-Krankheit an. Eine rötliche, feuchte, glatte und weiche Zunge zeigt an, dass keine Krankheit vorliegt. Mit diesen speziellen Anweisungen kann man die *rlung*-Erkrankung im Bereich der Grenze zwischen „Berg und Tal“ bzw. zwischen kalten und heißen Erkrankungen ohne Irrtum feststellen.

གསང་བ་ཕུགས་འཚོལ་སྨན་ཀྱིས་བརྟག་པ་སྟེ། །བུ་རམ་གོ་སྙོད་སྒ་སྐྱ་བསྐུས་ཐང་ངམ། །རུས་
བཅུད་གསུམ་མམ་བུར་ཞོ་གང་རུང་བ། །ཁྱོར་གང་སྲོད་ལ་བཏང་བའི་དེ་ནུབ་ཏུ། །གཉིད་ཆེ་ཟུག་
ཆུང་གླ་འཚོལ་ཉུང་བ་དང་། །ནང་པར་ལྕེ་རློན་ཤེས་པ་གསལ་ན་ངེས། །

Die geheime Manifestation muss mittels Anwendung von Heilmitteln genau untersucht werden. Man verabreiche ein *khyor* eines Dekokts aus Melasse, *go snyod* und *sga skya* oder die Suppe aus den drei nahrhaften Knochen oder tibetisches Joghurt, das bei Einbruch der Dämmerung mit Melasse vermischt wurde. Wenn der Patient danach übermäßig lang und tief schläft, weniger Schmerzen verspürt und nachts weniger unzusammenhängend spricht sowie am nächsten Morgen eine feuchte Zunge und einen klaren Kopf aufweist, bestätigt dies [den *rlung*-Bereich der Grenze zwischen „Berg und Tal“ bzw. zwischen kalten und heißen Erkrankungen].

ཛམ་རྟོད་འདར་འདོག་སྨྲ་འཆལ་འཁྲོས་པ་ན། །འཕྲལ་དུ་མཐིལ་བཞི་ཚིགས་པ་བསྐུ་མཉེ་བྱ།
།ཚིལ་བུ་བུ་རམ་ཕྱེ་གསུར་དུ་བས་བདུག །གོང་བཞིན་སྣ་ལོན་མཆམས་སུ་ཕེབས་པར་ངེས།
།ངེས་པ་རྙེད་ན་བསིལ་ཤ་གསར་པ་ཡི། །ཚོ་ཁུ་མེ་མ་འཕྲུད་དང་གསར་འཛམ་ཆང་། །བ་ཤ་བཙོས་
ཁེངས་སྟོག་སྐྱུའི་ཆབ་མིག་དང་། །བ་རའི་མར་གསར་ཀ་ར་སྦྲང་སྦྲུར་རྣམས། །དགོངས་དང་ཐོ་
རངས་རླུང་དུས་བརྟེན་པར་བྱ། །དེ་ལས་རྒྱས་པ་ཚད་སྟོངས་བཙོས་དང་མཐུན། །ཁ་ཟས་སྦྱར་

སློད་བསིལ་སྣན་གཞུག་བསྲིངས་ལ། །ཟས་ཀྱིས་རླུང་མནན་བསིལ་གྱིས་ཚད་ལྷག་གདོན། །

Wenn der Patient keucht, zittert, ohnmächtig wird, die Zunge nach innen zieht und unzusammenhängend spricht, wende man sofort eine Ölmassage der Handflächen, Fußsohlen und Wirbelsäule an und empfehle die Inhalation von Rauch aus brennendem Fett, Melasse sowie *rtsam pa* vermischt mit Butter. Wenn diese Anwendung auf gleiche Weise wie oben beschrieben hilft, ist dies ein klares Anzeichen dafür, dass ein [*rlung*-Bereich] der Grenze zwischen „Berg und Tal" bzw. zwischen kalten und heißen Erkrankungen erreicht wurde. Sobald diese Tatsache bestätigt ist, empfehle man zu den Zeiten, wenn sich *rlung* manifestiert, nämlich abends und morgens, die Einnahme von frischer, kühlender Fleischsuppe, die ohne direkten Kontakt mit dem Feuer gekocht wird, von frischem, lauwarmem *chang*, gekochtem Rindfleisch vom Vortag, von *sgog skya*-Absud und frischer Kuh- und Ziegenbutter, die mit weißem Zucker und Honig vermischt wurde. Die detailliertere Behandlungsmethode für diese Krankheit ist ähnlich der Behandlung von leeren Hitze-Krankheiten. Man empfehle vor dem grenzwertigen Stadium die Einnahme von Nahrungsmitteln und verabreiche kühlende Heilmittel, da die Ernährung *rlung* beruhigt und kühlende Heilmittel die Reste der Hitze-Krankheit eliminieren.

དར་མ་ནད་ཁམས་ཁྲག་མཁྲིས་ཆེ་བ་དང་། །མཁྲིས་པའི་གནས་སུ་ཚ་བ་བབས་པ་དང་། །ཤ་ཆང་གཉིད་དང་དྲག་ཤུལ་ཚད་རྐྱེན་འདོམ། །ཚ་བ་བཙོས་ཕྱིས་ཚ་བ་ཁ་ཐལ་དང་། །ཚད་པ་བད་རླུང་གྲོགས་མེད་རྐྱང་པ་རྣམས། །ཚད་པ་ཟད་ཀྱང་བད་རླུང་རྟགས་མི་འབྱུང་། །

Ein *mkhris pa*-Bereich der Grenze zwischen „Berg und Tal" bzw. zwischen kalten und heißen Erkrankungen tritt auf, wenn eine Hitze-Krankheit an der Lokalisation von *mkhris pa* entsteht, und zwar bei Erwachsenen mit einer von Blut und *mkhris pa* dominierten Konstitution, wenn die Krankheit durch unmittelbare Hitze-fördernde Faktoren beeinflusst wird, wie Einnahme von Fleisch und *chang*, zu langes Schlafen, anstrengende Tätigkeiten, zu späte Behandlung, was zu übermäßiger Vermehrung von *mkhris pa* führt, und wenn eine Hitze-Krankheit unabhängig ohne Bezug zu einer bad kan- oder *rlung*-Krankheit auftritt. In diesen Fällen treten keine Anzeichen und Symptome von *bad kan* und *rlung* auf, auch nicht nach dem Abklingen der Hitze-Krankheit.

དེ་ལ་ཟས་སློད་ཡིན་ལ་གཏད་རྫེས་ཀྱི། །རྩ་སྦུབས་སྟོངས་པས་ཟས་ཚད་སྐྱེད་འགྱུར་བས། །རྩ་འདེགས་དྲོད་ཆེ་ཁ་སྐམ་ཤེས་པ་འཐིབ། །ཚད་ལྷག་ཡོད་ཞེ་ར་འབྲུལ་བའི་ས་ཡིན་ཏེ། །

Auch wenn bei dieser Krankheit die Einnahme von Nahrung empfohlen wird, werden die Leitbahnen, wenn der Patient längere Zeit schwer verdauliche Nahrung zu sich nimmt, leer, sodass es zur Entwicklung einer durch Nahrung induzierten Hitze-

Krankheit kommt. Typisch für diesen Zustand ist ein gespannter Puls, der höher als sonst ist, vermehrte Hitze des Körpers, ein trockener Mund und mentale Unlust. Da diese Anzeichen und Symptome jenen bei einer nicht gänzlich kurierten Hitze-Krankheit entsprechen, entsteht hier eine irreführende Situation.

རྨོངས་པས་དེ་ལ་བསིལ་གྱིས་དེད་པ་ཡིས། །ཟུངས་ཟད་རླུང་ལས་གྱུར་པའི་ཚ་བར་ལྡོག །དེ་སྲོག་གཤིན་རྗེའི་ལག་ཏུ་གཏད་དང་མཚུངས། །ཟས་གློད་སྔས་ན་རྒྱས་པའི་ཚ་བར་ལྡོག །གང་ཡང་མི་ཤེས་རྨོངས་པ་མགོ་བོ་འཁོར། །

Wenn man nun aus Unwissen weiterhin kühlende Heilmittel verabreicht, werden die körperlichen Bestandteile erschöpft, es kommt zu einer mit *rlung* in Zusammenhang stehenden Hitze-Krankheit, wodurch der Patient Yama, dem Herrn des Todes, überlassen wird, während die sofortige Empfehlung der Einnahme von Nahrung zu einer akuten Hitze-Krankheit führt. Eine unwissende Person ohne Kenntnisse [dieser Grenze] wird leicht getäuscht.

མ་སྔས་མ་ཕྱིས་འཕྲང་ལ་བསྒུག་པ་གཅེས། །

[Daher muss man, um die Anwendung der Behandlung] weder zu früh noch zu spät vorzunehmen, aufmerksam zuwarten, [bis der Krankheitszustand den kritischen Punkt erreicht].

ངོས་བཟུང་རྟགས་ལ་དོན་མེད་རྔུལ་བྱུང་ཞིང་། །དང་ག་མི་འགག་སྐོམ་དད་ཆུང་བ་དང་། །གཉིད་དུས་ཟ་ཟི་མི་འོང་རྔམ་པ་བདེ། །སྣ་རྩེ་མཉེན་ཞིང་ཆུ་མདོག་དམར་སེར་དང་། །རྩ་རྒྱུད་ཕྱི་གྲིམས་ཁོང་ལྡོད་ཐ་མལ་གྲངས། །ལྕེ་སྙིང་སེར་ལ་སྐམ་ཁོག་ཐ་མ་དམར། །ཤ་རྙིང་མར་རྙིང་བུ་རམ་ཆང་ལ་སོགས། །བསྟུད་དྲགས་པ་དང་ཧ་ཅང་ཚད་ལས་ཐལ། །ཟོས་འཁྲུག་ཚ་བ་སྐྱེ་ཡང་ཟས་མི་བཅད། །དེ་ལས་ཐལ་ནས་ཟུངས་ཟད་རླུང་གྱུར་ན། །ཤ་འཚེར་མདོག་སེར་ལྕེ་ཡིས་རོ་མི་ཚོར། །རྔམ་ཆོད་པ་སྤུ་ལྡང་ཞིང་སྐོམ་དད་ཆེ། །སྐྲ་རྩ་སེང་ལ་སྐྲ་འདབ་བག་ཙམ་འདར། །མཁྲིས་པའི་ཞུ་འཁྲུགས་མི་འགྱུར་ངོས་འཛིན་ཡིན། །

[Ein *mkhris pa*-Bereich] der Grenze zwischen „Berg und Tal“ bzw. zwischen kalten und heißen Erkrankungen zeigt sich durch grundloses Schwitzen, keinen Appetitverlust, wenig Durst, ungestörten Schlaf und gleichmäßigen Atem, eine biegsame Nasenspitze, rötlich gelben Urin, normale Pulsfrequenz, wobei der Puls oberflächlich gespannt, in der

Tiefe jedoch langsam ist, und eine Zunge mit gelbem Belag, trockener Beschaffenheit und rötlichen Rändern. Obwohl die langfristige, übermäßige Einnahme von Nahrungsmitteln wie altes Fleisch, alte Butter, Melasse und *chang* die Hitze des Körpers steigern kann, empfehle man nicht, diese Nahrungsmittel gar nicht mehr einzunehmen. Werden diese Nahrungsmittel komplett vom Speiseplan gestrichen, kommt es zu einer Erschöpfung der körperlichen Bestandteile und zur Entwicklung einer *rlung*-Krankheit. Typisch für diesen Zustand ist der Verlust von Muskelgewebe, gelbliche Haut, Verlust des Geschmacksinns, Kurzatmigkeit, abstehende Körperhaare, extremer Durst und abstehende, zittrige Kopfhaare. Dies sind die besonderen Merkmale eines *mkhris pa*-Bereiches der Grenze zwischen „Berg und Tal“ bzw. zwischen kalten und heißen Erkrankungen.

དེ་ལ་བཅོས་ཐབས་ཚད་རྟགས་ནུབ་པ་དང་། །གྲང་རྟགས་མི་སྒུག་བུར་ཞོ་ཚོ་ཁུ་དང་། །ཆང་འཇམ་ཆུ་བསྲེས་ཆ་ཡིས་ཁྲིད་ལ་བཏང་། །དེ་ཡིས་ཚ་བ་མི་སྐྱེ་འཁྲུལ་མི་སྲིད། །ནད་ཟད་ཟས་ཀྱིས་ཚ་བ་སྐྱེར་མངོན་ན། །བསྲེག་པའི་ནུས་མེད་ཐལ་ཚན་དྲོད་དང་འདྲ། །

Zur Behandlung dieser [Bereiche der Grenze] verabreiche man, wenn die Anzeichen und Symptome einer Hitze-Krankheit auftreten, Melasse, tibetisches Joghurt, Fleischsuppe und leichtes, in ansteigender Menge mit Wasser vermischtes *chang*, ohne die Manifestation der Anzeichen und Symptome einer Kälte-Krankheit abzuwarten. Wenn sich trotz dieser [Ernährungsempfehlungen] keine Hitze-Krankheit entwickelt, gibt es keine Möglichkeit eines Irrtums. Selbst wenn nach diesen Ernährungsempfehlungen eine Hitze-Krankheit in Erscheinung tritt, hat sie keine Kraft, [die körperlichen Bestandteile] zu verbrennen, da sie der Hitze von heißer Asche ähnlich ist.

གལ་ཏེ་ཚ་བ་བདའ་དྲགས་ཁ་ཐལ་ན། །ཟུངས་ཟད་རླུང་གྱུར་ཚ་བར་ལྡོག་པའི་ཕྱིར། །རུས་རྙིང་བསྐུས་ཁུར་ཤིང་ཀུན་སྤོད་སྣ་དང་། །བིག་པན་ཐལ་བ་དྲོ་འཇམ་ཁྲེ་འུ་སུས་བཏང་། །ཡང་ན་ཁ་རུ་ཚྭ་དང་ཛྭ་ཏི་དང་། །མར་རྙིང་སྦྱར་བ་སུམ་ཡར་བཏང་བར་བྱ། །དེས་མ་ཐུབ་ན་ཛྭ་ཏི་གསུམ་མམ་ལྔ། །ཁ་རུ་ཚྭ་ལ་ཞོ་བཞི་བུར་སྲང་གཅིག །མར་རྙིང་སྲང་བདུན་ལྡེ་གུར་བྱས་ཏེ་བཏང་། །མི་རུས་བསྐུས་ཁུར་སྒོག་སྐྱ་ཤིང་ཀུན་བྲན། །མཐིལ་བཞི་ཚིགས་པ་རླུང་གསང་བསྐུ་མཉེ་དང་། །རླུང་གསང་བཞི་བསྲོ་མར་རྙིང་འཇམ་རྩི་བྱ། །ཤ་ཆང་མར་རྙིང་བུ་རམ་དྲོད་བཅུད་བསྟེན། །

Wenn eine Hitze-Krankheit überbehandelt wird, verursacht sie die Erschöpfung der körperlichen Bestandteile und führt zur Entwicklung von *rlung,* wobei es zu einem Rückfall der Hitze-Krankheit kommt. Zur Behandlung dieser Situation bereite man eine warme Suppe, indem man *shing kun*, Gewürze und *big pan*-Asche zu einer Suppe aus alten Knochen hinzufügt und diese frühmorgens verabreicht. Oder man verabreiche dreimal täglich ein Präparat aus *kha ru tshwa, dzA ti* und alter Butter. Wenn dieses Heilmittel nicht hilft, verabreiche man eine medizinische Paste aus drei oder fünf Stücken *dzA ti*, vier *zho kha ru tshwa*, ein *srang* Melasse und sieben *srang* alter Butter. Man massiere die Handflächen, Fußsohlen, die Wirbelsäule und die *rlung*-Punkte mit einer Mixtur aus *sgog skya* und *shing kun*, die man in eine *mi rus*-Suppe einrührt; man erhitze die vier *rlung*-Punkte und wende einen milden Einlauf mit alter Butter an. Man verabreiche warme, nahrhafte Nahrungsmittel wie Fleisch, *chang*, alte Butter und Melasse.

བྱིས་པ་བད་ཀན་གྲང་ཤས་ཆེ་བ་དང་། །བད་ཀན་ཡུལ་དུ་ཚ་བ་བབས་པ་དང་། །མ་སྨིན་གཏར་བསིལ་ཚ་བ་བྱེར་རྐྱེན་འདོམས། །ཚད་གཞུག་མི་མངོན་གྲང་རྟགས་ཁ་ཡར་འོང་། །

Ein *bad kan*-Bereich der Grenze zwischen „Berg und Tal“ bzw. zwischen kalten und heißen Erkrankungen tritt auf, wenn eine Hitze-Krankheit an der Lokalisation von *bad kan* bei einem Kind mit einer von *bad kan* dominierten Konstitution entsteht und durch die Anwendung von Aderlass und kühlenden Heilmitteln in ihrem Reifestadium verbreitet wird. In diesem Fall erscheinen nur einige Anzeichen und Symptome einer Kälte-Krankheit, ohne die typische Manifestation der Reste der Hitze-Krankheit.

རྩ་དལ་ཆུ་མདོག་སྔོ་ལ་དང་ཁ་འགག །ལྕེ་རློན་གདོང་སྐྱ་ཁ་ཟས་འཛུ་བ་དཀའ། །བག་ལ་ཉལ་བས་གྲང་བར་འཁྲུལ་བ་ཡོད། །

Die Reste der Hitze-Krankheit, die im latenten Stadium verbleibt und sich mit einem langsamen Puls, bläulichem Urin, Appetitverlust, feuchter Zunge, blassem Gesicht und Verdauungsschwierigkeiten manifestiert, können mit einer Kälte-Krankheit verwechselt werden.

དེ་ལ་བརྟེན་ནས་ཟས་སྤྱོད་ཚ་བར་ལྡོག །ཧ་ཅང་ཐལ་དྲགས་དམུ་ཆུར་འགྱུར་བ་ཡོད། །དེ་མ་ཡིན་པ་འདི་ལ་ཐལ་སྐྱོན་ཆུང་། །དེ་ཕྱིར་ཚ་བ་ཟད་ངེས་ཕྱི་རྗེས་བཅད། །

Durch diese irreführende Diagnose verursachen Ernährungsempfehlungen einen Rückfall der Hitze-Krankheit und länger dauernde diätische Maßnahmen führen zur Entwicklung von Ödemen 3. Grades (Aszites). Neben diesen Unannehmlichkeiten sind die Nachteile dieser Bereiche der Grenze zu vernachlässigen. Man wende daher eine Nachbehandlung an, bis die Hitze-Krankheit vollständig geheilt ist.

ངོས་བཟུང་རྩ་རྒྱུད་བྱིང་དལ་ལྷོད་པར་འཕར། །ཆུ་ཁ་སྐྱི་ལ་མདོག་སྔོ་ཤིན་ཏུ་དྭངས། །སྤར་གྱི་

གོས་ཀྱིས་མི་དྲོས་སྤྲ་རྩ་སེང་། །ཁ་ཟས་འཇུ་བའི་སྟོབས་དང་སྐོམ་དད་ཆུང་། །མིག་ཕྱུག་བྲང་དང་
གསུས་པ་རྐང་བོལ་སྐྲངས། །དེ་དུས་ཚ་བ་མེད་ངེས་རྟགས་ཡིན་པས། །

Die Bestätigung, dass die Hitze-Krankheit vollständig geheilt ist, zeigt sich in der Manifestation von Anzeichen und Symptomen wie ein tiefer, langsamer und lockerer Puls, häufige Miktion, klarer, bläulicher Urin, Kältegefühl trotz warmer Kleidung, abstehende Haare, Verdauungsschwierigkeiten und wenig Durst sowie Schwellungen der Augenlider, der Brust, des Abdomens und der dorsalen Bereiche der Füße.

གོང་དང་མི་འདྲ་ཁ་ཟས་བྲིད་མི་དགོས། །ཤ་ཆང་དྲོད་བཅུད་ལྷུག་པར་བཏང་བས་ཆོག །འཇུ་
དཀའ་སྦོ་སྒྲིག་ཁ་མངལ་མཆིལ་མ་མང་། །རྒྱམ་ཚྭ་གསུམ་ཐང་སེ་འབྲུ་བཞི་པ་འམ། །རྒོད་མ་ཁ་
ཡི་ཕྱེ་མས་མེ་དྲོད་བསྐྱེད། །ཅེས་གསུངས་སོ། །

Die Erkrankung ist anders als ein *mkhris pa*-Bereich der Grenze zwischen „Berg und Tal“ bzw. zwischen kalten und heißen Erkrankungen und daher ist es nicht notwendig, die Nahrungseinnahme zu reduzieren. Man empfehle vielmehr die uneingeschränkte Einnahme von wärmender, nahrhafter Nahrung wie Fleisch und *chang*. Bei einer Schwäche des Verdauungstraktes, Blähbauch und Darmgeräuschen, Geschmacksverlust und übermäßigem Speichelfluss verbessere man die Hitze des Verdauungstraktes mit dem Präparat *rgyam tshwa gsum thang* oder *se 'bru bzhi pa* oder mit *rgod ma kha*-Pulver.“ So wurde gesprochen.

བདུད་རྩི་སྙིང་པོ་ཡན་ལག་བརྒྱད་པ་གསང་བ་མན་ངག་གི་རྒྱུད་ལས་ཚ་བའི་རི་ཐང་མཚམས་བསྟན་
པའི་ལེའུ་སྟེ་བཅུ་བཞི་པའོ། །

Dies ist das 14. Kapitel, „Bereiche der Grenze zwischen „Berg und Tal“ bzw. zwischen kalten und heißen Erkrankungen“, aus dem Tantra der geheimen mündlichen Unterweisung über die acht Zweige des Nektars der Medizin.

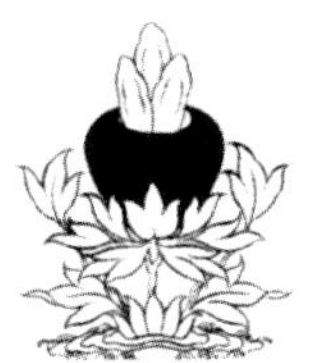

དེ་ནས་དྲང་སྲོང་རིག་པའི་ཡེ་ཤེས་ལ། །དྲང་སྲོང་ཡིད་ལས་སྐྱེས་ཀྱིས་འདི་སྐད་ཞུས། །མ་སྨིན་ཚ་བའི་རྒྱུ་རྐྱེན་ངོ་བོ་གང་། །མ་སྨིན་ཚ་བའི་མིང་དུ་ཅི་ཕྱིར་བཏགས། །དབྱེ་བ་རྟགས་དང་བཅོས་ཐབས་བཤད་དུ་གསོལ། །

Danach richtete der Weise *yid las skyes* folgende Bitte an den Weisen *rig pa'i ye shes*: „Was sind die Ursachen, (mit Krankheit in Zusammenhang stehenden) Umstände und Wesensart von unausgereiften Hitze-Krankheiten? Warum nennt man sie „unausgereifte Hitze-Krankheiten"? Welche Klassifikationen, Anzeichen und Symptome sowie Behandlungsmethoden [dieser Krankheit] gibt es? Erkläre es uns bitte."

དེ་སྐད་ཞུས་པའི་དོན་ལ་ལན་གསུངས་པ། །མ་སྨིན་ཚ་བའི་རྒྱུ་ནི་བད་རླུང་ཡིན། །དེ་ལ་རྐྱེན་གསུམ་རང་བཞིན་མ་སྨིན་དང་། །ནད་ཁམས་རྐྱེན་གྱི་སྒོ་ནས་མ་སྨིན་པའོ། །

Auf diese Bitte antwortete der Meister: „Die Ursachen von unausgereiften Hitze-Krankheiten sind *bad kan* und *rlung*. Die (mit Krankheit in Zusammenhang stehenden) Umstände, welche die Unreife der Krankheit bewirken, sind dreierlei: Ursache der Krankheit, Wesensart der Krankheit und begünstigende Faktoren.

རང་བཞིན་རྒྱུ་ཡིས་མ་སྨིན་ཞེས་བྱ་བ། །དེ་རྒྱུ་བད་རླུང་བསྒོངས་པ་ཅི་ཞེ་ན། །དཔེར་ན་རླུང་མཁྲིས་བད་ཀན་ཕ་སྤུན་འདྲ། །གཅིག་ལ་རྐྱེན་བྱུང་གཉིས་ཀྱང་མི་བདེ་ལྟར། །རྐྱེན་བཞི་མཁྲིས་པ་ལ་ཡོག་དེས་བསླང་བས། །ཞར་ལ་བད་རླུང་གཉིས་ཀྱང་མི་བདེ་འཁྲུག །དེ་ཕྱིར་མ་སྨིན་ཚ་བ་འབྱུང་བ་ཡིན། །དེ་ཡང་ཁྱད་པར་རིམས་ལ་མི་འབྱུང་མེད། །

Die Ursache für die Unreife der Krankheit sind *bad kan* und *rlung*, und zwar aus folgenden Gründen: Wenn man zum Beispiel *rlung*, *mkhris pa* und *bad kan* als drei Geschwister betrachtet, werden bei einem Unglück, das einen der drei heimsucht, auch die anderen beiden gestört. In ähnlicher Weise werden, wenn *mkhris pa* durch die drei (mit Krankheit in Zusammenhang stehenden) Umstände verstärkt wird, gleichzeitig auch *bad kan* und *rlung* gestört, wodurch es zur Entwicklung einer unausgereiften Hitze-Krankheit kommt. Es gibt auch keine epidemische Hitze-Krankheit, die nicht insbesondere von einer unausgereiften Hitze-Krankheit begleitet wird.

ནད་ཁམས་ཡུལ་དུས་རང་བཞིན་ན་སོ་དང་། །གནས་དང་ནད་ཁམས་ཟས་སྤྱོད་རྐྱེན་དབང་གིས། །བད་རླུང་ལྡན་པས་སྨིན་པ་དཀའ་བར་འགྱུར། །

Die Wesensart der Krankheit, die für das schwierige Reifen verantwortlich ist, bezieht sich auf den Einfluss von Faktoren, die für *bad kan* und *rlung* förderlich sind, wie Aufenthaltsort, Jahreszeit, körperliche Konstitution, Alter, Lokalisation und Wesensart der Krankheit, Ernährung und Verhalten.

རྐྱེན་ནི་མ་སྨིན་ཚ་བ་བྱུང་དུས་སུ། །ཟས་སྤྱོད་གཉེན་པོ་སྔས་པས་བྱེར་བ་ཡིན། །

Begünstigende Faktoren für die unausgereifte Krankheit sind die Ausbreitung der Krankheit durch die vorzeitige Behandlung der unausgereiften Hitze-Krankheit mit heilenden Maßnahmen wie Ernährung und Verhalten.

དེས་བསྐྱེད་མ་སྨིན་ཚ་བ་ཞེས་བྱ་བ། །ཚ་བ་བད་རླུང་བསྲོངས་བླར་བཅས་པ་ཡིས། །རླུང་གིས་ཚ་བ་ཐྲུངས་ལ་ཁྱབ་པར་གཏོར། །བད་ཀན་ཚ་བའི་མགོ་མནན་སྐྱེར་མི་སྟེར། །ཤིང་རློན་མེ་སྦོན་དུ་བ་འབྱུང་བ་ལྟར། །

Bei unausgereiften Hitze-Krankheiten, die von oben genannten Faktoren verursacht wurden, verbreitet *rlung* bei einer mit *rlung* und *bad kan* kombinierten Hitze-Krankheit die Hitze-Krankheit in alle körperlichen Bestandteile, während *bad kan* die Hitze-Krankheit unterdrückt und daher deren Entwicklung hemmt. Dieser Prozess ähnelt einem feuchten, schwelenden Brennholz, das [viel] Rauch erzeugt, aber nicht richtig brennt.

བསྲོངས་བླ་མ་ཕྱེད་ནད་ཤུགས་མ་རྫོགས་པས། །སྐྱེ་འཕྲོ་མ་ཆད་མ་སྨིན་ཞེས་སུ་བརྗོད། །འདི་དུས་ཚ་བ་ཐྲུངས་དང་དབྱེར་མེད་འདྲེས། །ནད་ཁྲག་ཐྲུངས་ཁྲག་འོ་མ་ཆུ་འདྲེས་འདྲ། །ཡུངས་དཀར་མར་བཞིན་དེ་ལུས་ཁྱབ་པར་གནས། །

Die Krankheit heißt „unausgereift“, weil sie weder entflammt noch ihre Entwicklung beendet, da sie von der damit in Zusammenhang stehenden Krankheit nicht separiert wird. In solchen Fällen wird die Hitze-Krankheit untrennbar mit den körperlichen Bestandteilen vermischt, unreines und gesundes Blut vermischen sich wie Milch und Wasser und die Hitze-Krankheit befällt den Körper wie Öl in Senfsamen.

དབྱེ་བ་རང་ཉིད་སྨིན་དང་སྨིན་ཡོང་མེད། །སྨིན་དུ་མི་འདོད་ཚ་བ་རྣམ་པ་གསུམ། །

(Unausgereifte) Hitze-Krankheiten werden in dreierlei Arten klassifiziert: aus eigenem Antrieb ausreifend, keine Zeit zum Ausreifen habend und keine Tendenz zum Ausreifen habend.

རང་ཉིད་སྨིན་ལ་སྟོབས་ཆེན་སྟོབས་ཆུང་གཉིས། །

Es gibt zwei Arten von (unausgereiften) Hitze-Krankheiten, die aus eigenem Antrieb ausreifen: schwere und leichte.

སྨིན་ཡོང་མེད་ལ་གནད་དུ་བབས་པ་དང་། །སྦྱོར་བ་ལོག་པས་སྨིན་ཡོང་མེད་པ་གཉིས། །

Es gibt zwei Arten von (unausgereiften) [Hitze-Krankheiten], die keine Zeit zum Ausreifen haben, abhängig davon, ob die Krankheit durch den Befall verletzbarer Körperteile oder durch die falsche Behandlung verursacht wurde.

ཚ་བ་སྨིན་དུ་མི་འདོད་རྐྱེན་གསུམ་སྟེ། །རླུང་དང་བད་ཀན་རྐྱེན་གྱིས་བྱེར་བའོ། །དེ་ལ་མ་སྨིན་གཉེན་པོ་བསྟེན་སྔས་པས། །བྱེ་ཤོར་བྱེར་རྡིགས་རྙོགས་པ་བཞི་རུ་འགྱུར། །

Es gibt drei (mit Krankheit in Zusammenhang stehende) Umstände für Hitze-Krankheiten, die keine Tendenz zum Ausreifen haben: *rlung, bad kan* und Faktoren, welche die (mit Krankheit in Zusammenhang stehenden) Umstände begünstigen. Die Anwendung einer vorzeitigen Behandlung von unausgereiften Hitze-Krankheiten führt zu vier Komplikationen: Ausströmen, Verbreitung, Verschleierung und Verkomplizierung.

མ་སྨིན་རྟགས་ལ་སྤྱི་དང་བྱེ་བྲག་གཉིས། །ཕྱིས་འབྱུང་ཁ་དམར་སྨིན་པའི་རྟགས་དང་བཞི། །

Es gibt zwei Arten von Anzeichen und Symptomen von unausgereiften [Hitze-Krankheiten]: allgemeine und spezifische, diese zwei. Unter Berücksichtigung der Prognose und der Reifungsanzeichen ergibt sich eine Gesamtanzahl von vier Kategorien.

སྤྱི་རྟགས་རྩ་རྒྱུད་ཕྲ་ཞིང་གཡོ་ལ་མགྱོགས། །ཆུ་མདོག་དམར་སེར་སྐྱ་ལ་རྙོག་མ་ཅན། །ལྕེ་སྐྱ་སྐྱེང་དུ་རླུང་འབུམ་དམར་ཅེམ་འབྱུང་། །ལུས་དྲོད་མི་སྙོམས་སྲོད་ལ་ཞ་དྲོད་ཆེ། །གཡལ་མང་སྒྱིད་པ་སྐྱུར་ལ་བྱེ་རྒྱང་བྱེད། །ཁ་ཁ་མགོ་དང་བྱིན་ཉ་ཚིགས་གཞི་ན། །གྲང་ཤུམ་བྱེད་ཅིང་མེ་དང་ཉི་མ་སྙེག །རྨི་ལམ་ཟ་ཟི་མང་ལ་སེམས་ལས་ཆེ། །མ་སྨིན་ཚ་བ་ཀུན་ལ་རྟགས་དེ་འབྱུང་། །

Die allgemeinen Anzeichen und Symptome von unausgereiften Hitze-Krankheiten sind: ein dünner, flatteriger, schneller Puls; rötlich-gelber, trüber, dick konzentrierter Urin; durch *rlung* hervorgerufene, rote Pusteln auf einer blassen Zunge; wechselnde Hitze des Körpers, die insbesondere in der Abenddämmerung zunimmt; häufiges Gähnen; Faulheit; Gliederstrecken; ein bitterer Geschmack im Mund; Kopfschmerzen; Schmerzen in den Wadenmuskeln und Gelenken; Schüttelfrost; Verlangen nach der Hitze von Feuer und Sonne; unklare Träume und übermäßige mentale Aktivitäten. Diese sind für alle Arten von unausgereiften Hitze-Krankheiten typisch.

བྱེ་བྲག་རང་ཉིད་སྨིན་པའི་ཚ་བ་དེ། །ནད་ཁམས་ཁྲག་མཁྲིས་ཤས་ཆེའི་མི་རྣམས་ལ། །ཚ་བ་ཁྲག་མཁྲིས་རྡུལ་གནས་བབས་པ་ཡི། །ཟས་དང་སྤྱོད་ལམ་ཚ་གྲང་མ་ལོག་པས། །ལུགས་སུ་འབྱུང་བ་རྐྱང་པའི་ཚ་བ་ཡིན། །ཞག་གསུམ་ལྔ་བདུན་དུས་ན་རང་ཉིད་སྨིན། །རྩ་ཆུ་དང་ག་མགོ་དང་ཚིགས་གཞི་ན། །གྲང་ཤུམ་དག་ལས་ནད་སྟོབས་ཆེ་ཆུང་དཔག །

Spezifisch ist eine Hitze-Krankheit, die aus eigenem Antrieb ausreift, eine Erkrankung, die bei einer Person mit Blut- und *mkhris pa*-Veranlagung auftritt, die sich wärmender Ernährung und eines ebensolchen Verhaltens anstatt kühlender Maßnahmen befleißigt, und wenn die Hitze-Krankheit in Blut, *mkhris pa* und Schweiß eindringt. Dieser Zustand geht in eine Hitze-Krankheit einer einzigen Wesensart über und reift aus eigenem Antrieb innerhalb von drei, fünf oder sieben Tagen (abhängig vom dominierenden *nyes pa*). Den Schweregrad der Krankheit kann man anhand der Pulsuntersuchung, Urinuntersuchung sowie je nach Appetit des Patienten und Symptomen wie Kopfschmerzen, Gelenkschmerzen und Schüttelfrost feststellen.

གནད་དུ་བབས་པས་སྨིན་ལོང་མེད་པ་ནི། །འགྲམས་འཁྲུགས་རིམས་དུག་མོད་དུ་དོན་སྣོད་བབས། །དོན་སྣོད་འདུལ་ཕྱིར་སྨིན་དུས་སྟོད་ལོང་མེད། །

Eine Hitze-Krankheit, die aufgrund des Befalls verletzbarer Körperteile keine Zeit zum Ausreifen hat, ist ein Zustand, der dann auftritt, wenn traumatische, unruhige, epidemische Hitze-Krankheiten und Vergiftungen sofort die Voll- und Hohlorgane beeinträchtigen und diese Organe zersetzen, wodurch für die Krankheit keine Zeit bleibt zu reifen.

སྦྱོར་བ་ལོག་པས་སྨིན་ལོང་མེད་པ་ནི། །ཚ་བ་བད་རླུང་གཉིས་ལ་བབས་པ་ལས། །ཟས་སྤྱོད་ཤ་ཆང་ཤུགས་དྲག་འདོམ་པ་ཡིས། །སྨིན་པའི་ལོང་མེད་སྲོག་ལ་སྒྱུར་དུ་ཀོལ། །

Eine Hitze-Krankheit, die wegen falscher Behandlung keine Zeit zum Reifen hat, tritt wie folgt auf: Wenn die Hitze-Krankheit in *bad kan* und *rlung* eindringt und man Fleisch und *chang* zu sich nimmt und anstrengende Tätigkeiten verrichtet, wird [die Krankheit] unmittelbar lebensbedrohend und hat keine Zeit zu reifen.

དེ་རྟགས་ལུས་སྟོབས་དབང་པོའི་གཟི་མདངས་འཚོར། །ན་མ་ཐོག་ནས་ཟུག་ཆེ་ཅན་ལ་ཐེབས། །ཉལ་དང་སྙེས་དང་ཙོག་པུར་འདུག་ལ་སོགས། །གང་ཡང་བདེ་མེད་སྨིན་ལོང་མེད་པ་ཡིན། །

Die Anzeichen und Symptome von Hitze-Krankheiten, die keine Zeit zum Ausreifen haben, sind Verlust der Körperkraft und Verlust der Ausstrahlung der Sinnesorgane, ein kritischer Zustand, der von Beginn der Krankheit an von qualvollen Schmerzen sowie von Beschwerden bei jeglicher körperlicher Bewegung wie bei flachem Liegen, Anlehnen und [aufrechtem] Sitzen begleitet ist.

རླུང་གིས་ཚ་བ་སྨིན་དུ་མི་འདོད་རྟགས། །རྩ་འཕྲུག་ལུས་ཀུན་བརྡུངས་སྙམ་སྟོང་སྐྱུགས་བྱེད། །གཡལ་འདར་མིག་དཔངས་མཐོ་ལ་མཆི་མ་འཛག །

Die Anzeichen und Symptome von Hitze-Krankheiten, die aufgrund von *rlung* keine Tendenz zum Ausreifen haben, sind folgende: unruhiger Puls, ein Gefühl als ob der ganze Körper von Schlägen gepeinigt wird, leeres Erbrechen, Gähnen, Zittern, vorstehende Augenlider und Vergießen von Tränen.

ཚ་བ་བད་ཀན་དག་གིས་མ་སྨིན་ན། །ཁ་མངལ་མཆིལ་སྣབས་མང་ལ་ཕོ་བ་རྫིང་། །དང་ག་མི་བདེ་སྐྱུག་ཅིང་ལུས་དྲོད་ཆུང་། །

Die Anzeichen und Symptome von Hitze-Krankheiten, die aufgrund von *bad kan* keine Tendenz zum Ausreifen haben, sind folgende: Verlust des Geschmacksinns, übermäßiger Speichelfluss und Absonderung von Nasensekreten, ein aufgeblähter Magen, Appetitverlust, Erbrechen und Verlust der Hitze des Körpers.

ཆུ་གྲང་ཞོ་དར་གཏར་བཤལ་རྟུལ་ཐང་སོགས། །རྐྱེན་གྱིས་བྱེར་བས་ལུས་རྟུལ་ཤེད་ཉམ་ཆུང་། །གྲང་ཤུམ་རེས་ཡོད་རེས་མེད་མེ་ཉི་འདོད། །

Hitze-Krankheiten, die aufgrund der Verbreitung der Krankheit durch krankheitsfördernde Faktoren wie Einnahme von kaltem Wasser, tibetischem Joghurt und Buttermilch, Verabreichung von Aderlass, Purgation (Ableiten über den Darm), schweißtreibenden [Verfahren] und Dekokten keine Tendenz zum Ausreifen haben, verursachen Symptome wie übermäßiges Schwitzen, Schwäche, zeitweiligen Schüttelfrost und Verlangen nach der Hitze von Feuer und Sonne.

དེ་ཡང་རླུང་ཤས་ཆེ་ན་བྲོ་ཤོར་ཏེ། །བཙོས་སུ་མི་འདོད་ཚ་བ་ལམ་ནས་འཁྱོག །ཆུ་དམར་རྩ་རྒྱུད་ཕྲ་གྲིམས་སྟོང་ལ་མགྱོགས། །གློ་གསོར་གཉིད་ཆུང་གཡལ་མང་རུས་ཚིགས་ན། །

Wenn eine Hitze-Krankheit von *rlung* dominiert wird, führt dies zum Ausströmen von *rlung* und damit zu einer Ablenkung des Krankheitsverlaufs. Für diesen Zustand typisch sind rötlicher Urin; dünner, gespannter, leerer und schneller Puls; keuchender Husten, weniger Schlaf, häufiges Gähnen und Gelenkschmerzen.

བྲོ་ཤོར་མ་ཐུབ་སྟོངས་ཏེ་རླུང་ལྟར་འཚུབ། །

Wenn das Ausströmen von *rlung* nicht kontrolliert wird, kommt es zu einer leeren Hitze-Krankheit, die sich wie ein wütender Sturm manifestiert.

ཁྲག་མཁྲིས་ཤས་ཆེའི་ཚ་བ་བྱེར་འགྱུར་ཏེ། །རྩ་རྒྱུད་ཕྲ་མགྱོགས་ཆུ་དམར་ཚིགས་གཞི་ན། །གློ་འབུད་རྔུལ་ཁ་སྐྱི་ལ་པགས་པ་བརྩེ། །

Wenn die Hitze-Krankheit von Blut und *mkhris pa* dominiert wird, verbreitet sie sich und verursacht einen dünnen, raschen Puls, rötlichen Urin, Gelenkschmerzen, Husten mit Auswurf, übermäßiges Schwitzen und Hautreizungen.

བྱེར་ཏེ་མ་བསྡུས་རྙིངས་ནས་རྩི་ལྟར་ཞེན། །

Wenn die verbreitete Krankheit nicht (örtlich) konzentriert wird, wird sie chronisch und bleibt wie Farbe kleben.

བད་ཀན་ཤས་ཆེ་ཚ་བའི་མགོ་སྙིགས་ཏེ། །ཕོ་མཆིན་མཁལ་འཁོར་མགོ་དང་ཚིགས་གཞི་ན། །དང་ག་མི་བདེ་འཇུ་དཀའ་སྟོང་སྐྱུགས་བྱེད། །

Wenn die Hitze-Krankheit von *bad kan* dominiert wird, bleibt sie versteckt und verursacht Symptome wie Schmerzen im Bereich von Magen, Leber, Niere, Kopf und Gelenken, Appetitverlust, Verdauungsschwierigkeiten und leeres Erbrechen.

སྦེ་གས་པ་མ་བསེངས་གབ་ནས་སྨུན་ལྟར་འཐིབ། །

Wenn die versteckte Krankheit nicht aufgedeckt wird, bleibt sie verborgen und verursacht ähnliche Symptome wie das Gefühl, sich im Dunkeln zu befinden.

ཆུ་སེར་ཤས་ཆེ་ཚ་བ་རྙོགས་པར་འགྱུར། །རྩ་རྒྱུད་ཕྲ་མགྱོགས་ཆུ་མདོག་དམར་ལ་སྨུག །སྙིང་
སྤྲུག་མིག་ལྤྱི་བས་རྐང་བོལ་ཙུང་ཟད་གཡོ། །གློ་ཆུང་འདེགས་ཤིང་རོ་སྟོད་གཟེར་ཕྲན་འོང་། །

Wenn die Hitze-Krankheit von *chu ser* dominiert wird, wird sie kompliziert und verursacht Anzeichen und Symptome wie einen dünnen, schnellen Puls, rötlich-braunen Urin, Herzklopfen, leichte Schwellungen auf den Augenlidern und den dorsalen Bereichen der Füße, leichten Husten mit Kurzatmigkeit sowie leichte Schmerzen im Oberkörper.

རྙོགས་པ་མ་བསལ་འོར་ལྷུང་ཆུ་ལྟར་འཁྱོ། །

Wenn die Komplexität der Krankheit nicht bereinigt wird, verschlimmert sie sich zu Ödemen 2. Grades, die wie Wasser aufschwemmen (und eine komplizierte Hitze-Krankheit verursachen).

མ་སྨིན་ཚ་བ་ཕྱིས་ཀྱི་འབྱུང་ཚུལ་ནི། །ནད་སྟོབས་ཆེ་ལ་སྨིན་དཀའ་ཕལ་ཆེར་འཆི། །སྨིན་དཀའ་
ནད་སྟོབས་ཆུང་ཡང་ཡུན་དུ་སྒྲོང་། །

Bei unausgereiften Hitze-Krankheiten steht, wenn sie schwer sind und schwierig zum Ausreifen gebracht werden können, möglicherweise der Tod bevor, wenn sie jedoch schwierig zum Ausreifen gebracht werden können, aber von leichter Wesensart sind, kann es zu längerem Leiden kommen.

སྟོབས་ཆེ་སྨི་ཉན་སླ་འཆི་སྐྱེན་འཚོ་སྐྱེན་ནད། །སྟོབས་ཆུང་སྨིན་པ་སླ་ན་སྨྱུར་དུ་འཚོ། །

Schwere Krankheiten, die leicht zum Ausreifen gebracht werden können, führen entweder sofort zum Tod oder zur raschen Erholung. Leichte Krankheiten, die leicht zum Ausreifen gebracht werden können, führen jedoch unweigerlich zur raschen Erholung.

དེ་བཞིན་ཡུལ་དུས་རང་བཞིན་ན་སོ་དང་། །ནད་ཁམས་ཁྲག་མཁྲིས་ཅན་ལ་ཟས་སྤྱོད་ལོག །ཚད་
སྟོབས་ཆུང་ན་རང་ཤུགས་སྨིན་འགྱུར་ཏེ། །སྟོབས་ལྡན་ཚ་བ་རྒྱས་པ་ཕལ་ཆེར་འཆི། །

Wenn eine Hitze-Krankheit unter Faktoren wie Aufenthaltsort, Jahreszeit, körperliche Konstitution und Alter, die Blut und *mkhris pa* fördern, auftritt und mit falscher Ernährung und abträglichem Verhalten behandelt wird, wird sie in einem leichten Fall von selbst ausreifen und in einem schweren Fall möglicherweise zum Tod führen.

དེ་བཞིན་བད་རླུང་གྲང་བའི་ནད་གཞི་ལ། །ཟས་དང་སྨན་དཔྱད་སྤྱོད་ལམ་བསིལ་བསྟེན་པས། །ཚ་
བ་མ་སྨིན་ཡུན་དུ་སྦྱོང་བར་འགྱུར། །

Wenn die Krankheit unter *bad kan*- und *rlung*-fördernden Faktoren auftritt und mit kühlender Ernährung, kühlenden Arzneimitteln, äußeren Therapien und kühlendem Verhalten behandelt wird, bleibt sie unausgereift und führt zu längerem Leiden.

དེ་ལ་ཤ་ཆང་དྲག་ཤུལ་ཉིན་གཉིད་ཤོར། །ནད་སྟོབས་ཆུང་ན་སྨིན་པ་སླ་བ་སྟེ། །སྟོབས་ཆེ་སྨིན་
ལོང་མེད་པའི་ཚ་བར་འགྱུར། །

Wenn die Krankheit mit der Einnahme von Fleisch und *chang* behandelt wird und der Patient anstrengende Tätigkeiten ausübt und während des Tages schläft, kann sie in einem leichten Fall leicht ausreifen, während sie in einem schweren Fall zu einer Hitze-Krankheit wird, die zum Ausreifen keine Zeit hat.

སྨིན་རྟགས་ལྕེ་སྐྱེང་དཀར་སེར་རླུང་འབུམ་མེད། །རྩ་སྟོད་རྒྱུག་ཅིང་རྩ་སྨད་དམའ་ལ་གྲིམས།
།ཆུ་མདོག་དམར་སེར་ཀུ་ཡ་ཞིང་གིས་འདྲིལ། །བསིལ་འདོད་ལུས་ལ་དྲི་འབྱུང་དབང་པོ་གཡུང་།
།ཁྱད་པར་གྲང་ཤུམ་ཆད་ན་སྨིན་པ་སྟེ། །འབུད་བྱེད་མེ་ཤིང་ཟད་པའི་མེ་དང་འདྲ། །གསོ་བའི་
དུས་ཡིན་དེ་ལས་ཐལ་མི་བྱ། །

Die Anzeichen und Symptome für das Ausreifen einer Hitze-Krankheit sind folgende: leicht gelbliche Zunge [1] mit keinen durch *rlung* hervorgerufenen Erhebungen; der Puls fühlt sich an der oberflächlichen Höhe schnell, in der Tiefe langsam und gespannt an; rötlich-gelber Urin mit starker Ansammlung von *ku ya,* Verlangen nach kühlenden [Umständen], Körpergeruch, schlechter Zustand der Sinnesorgane und insbesondere das Verschwinden des Schüttelfrosts. Nach dem Ausreifen ähnelt die Erkrankung einem Feuer, dessen Brennholz verbraucht ist. Daher sollte sie sofort, ohne Anwendung eines Mittels zum Ausreifen, behandelt werden.

བཅོས་པའི་ཐབས་ལ་སྤྱི་དང་བྱེ་བྲག་གཉིས། །སྤྱི་ལ་བཅོས་པའི་ཚུལ་དང་གཉེན་པོ་གཉིས། །

Es gibt zweierlei Arten von Behandlung: allgemein und spezifisch. Die allgemeinen Behandlungsmethoden können in zwei Untergruppen aufgeteilt werden: therapeutische Prinzipien und Heilmittel.

བཅོས་པའི་ཚུལ་ལ་རྣམ་པ་གཉིས་ཡིན་ཏེ། །རིམས་ཀྱི་ཚ་བ་ཆང་ལྟར་སྨིན་པར་བྱ། །འགྲམས་འཁྲུགས་ཚ་བ་དགྲ་ཟིན་ལྟ་བུར་དབྱེ། །

Die zwei therapeutischen Prinzipien sind Ausreifen einer epidemischen Hitze-Krankheit wie *chang* und Separieren von verbreiteten Hitze-Krankheiten von unruhigen Hitze-Krankheiten wie Feinde von den Freunden.

བཅོས་པའི་གཉེན་པོ་སྨན་དཔྱད་ཟས་སྤྱོད་བཞི། །

Die vier heilenden Maßnahmen sind Heilmittel, äußere Therapien, Ernährung und Verhalten.

སྨན་དུ་མ་ནུ་བཞི་ཐང་དྲོ་འཇམ་བསྟེན། །ཚ་བ་མི་འཕེལ་བད་རླུང་ཞི་བར་བྱེད། །ཁྲག་མཁྲིས་ཤས་ཆེ་སླེ་ཏྲེས་འབྲས་བུ་གསུམ། །བསྐུས་འཇམ་བསྟེན་པས་ཚ་བ་དངས་སྙིགས་འབྱེད། །ཡུན་དུ་སྨིན་དཀའ་བིག་པན་ཐལ་བ་དང་། །བཟང་པོ་གསུམ་དང་སླེ་ཏྲེས་པུ་ཤེལ་རྩེ། །ད་ལིས་བྱི་ཚེར་ཕྱེ་མ་རུས་ཁུས་དབུལ། །

Die lauwarme Verabreichung des Präparats *ma nu bzhi thang* lindert *bad kan*- und *rlung*-Krankheiten ohne Verschlechterung von Hitze-Krankheiten. Bei Blut-dominierten und *mkhris pa*-dominierten Krankheiten verabreiche man ein warmes Dekokt aus *sle tres* und den drei Myrobalanfrüchten, um die Hitze-Krankheiten von Begleitkrankheiten zu trennen. Bei einer chronischen Hitze-Krankheit, die sich schwer ausreifen lässt, verabreiche man ein medizinisches Pulver aus *big pan*-Asche, den drei hervorragenden Heilmitteln, *sle tres*, *pu shel rtse*, *da lis* und *byi tsher* mit einer Knochensuppe.

དཔྱད་དུ་ཕོ་བར་དུགས་བྱ་མཐིལ་བཞིར་བྱུག །

Man wende äußere Therapien an, wie Kompressen auf dem Abdomen und Einreiben der Handflächen und Fußsohlen mit Öl.

ཟས་སྦྱོར་ཕྱེ་ཆོད་དྲལ་ཐུག་བསྐོལ་གྲང་ཆུ། །དེ་སོགས་བཅུད་མེད་འཇུ་སླ་དྲོ་འཇམ་བསྟེན། །ཞང་
ཉུབ་དུས་སུ་ཆུ་སྐོལ་ཚན་མོ་བཏུང་། །

Man empfehle nicht nahrhafte und leicht verdauliche, lauwarme Speisen wie gekochtes Getreidepulver, Brei aus getrocknetem Getreide und gekochtem Wasser sowie insbesondere heißes, gekochtes Wasser morgens und abends.

སྤྱོད་ལམ་གོས་དྲོ་ཉི་གྲིབ་མཚམས་སུ་བསྡད། །དྲག་ཤུལ་མེ་ཉིས་གདུངས་དང་ཉིན་གཉིད་ཡོག
།ཤ་ཆང་དྲོད་བཅུད་མཁྲིས་ཚད་སྐྱེད་ཕྱིར་སྤང་། །

Man empfehle Verhalten wie das Tragen warmer Kleidung und den Aufenthalt am Übergang von sonnigen und schattigen Bereichen unter gleichzeitiger Vermeidung von anstrengendem Sport, übermäßiger Einwirkung der Hitze von Feuer und Sonne, Schlafen während des Tages und übermäßiger Einnahme von wärmenden und nahrhaften [Nahrungsmitteln wie] Fleisch [2] und *chang*, um nicht das heiße *mkhris pa* zu entfachen.

གྲིབ་འཁྱགས་ས་རླན་བསེར་བུ་གྲང་བ་དང་། །ཞོ་དར་ཆུ་གྲང་རྗེན་ཟས་འཇུ་དཀའ་རྣམས། །བད་
རླུང་གྲོགས་ལ་ཕོག་པས་སྤང་བར་བྱ། །

Man vermeide übermäßigen Aufenthalt in schattigen, eisigen, feuchten Verhältnissen sowie kalten Wind, die Einnahme von tibetischem Joghurt, Buttermilch, kaltem Wasser und rohen, schwer verdaulichen Nahrungsmitteln, da all dies ungünstige Auswirkungen auf die begleitenden *bad kan*- und *rlung*-Krankheiten hat.

བཤལ་གཏར་རྔུལ་དབྱུང་བསིལ་ཐང་ཕྱེ་མ་རྣམས། །འདི་དུས་མི་བསྟེན་ཚ་བ་ལམ་ནས་འཁྱོག །

Zu diesem Zeitpunkt vermeide man Purgation (Ableiten über den Darm), Aderlass, schweißtreibende [Verfahren], kühlende Dekokte und medizinische Pulver, da all dies den Verlauf von Hitze-Krankheiten ablenken kann.

དེ་ལྟར་སྨིན་བྱེད་སྦྱོར་བ་མི་ཤེས་པར། །ཁ་ཅིག་སྨིན་པ་སླ་ཞེས་དོད་སྦྱོར་བསྟེན། །ནད་ཀྱི་
སྟོབས་བསྐྱེད་སྲོག་ལ་ངེས་པར་གོལ། །ཁ་ཅིག་མ་སྨིན་ཚ་བ་བསིལ་གྱིས་བཅོས། །ཁ་དྲག་སྐྱིལ་
མའི་འགྲོན་པོ་བཅོམ་པ་འདྲ། །གཉེན་པོ་གྲོགས་ཀྱི་ཐོག་ཏུ་བབས་པ་ན། །མཁྲིས་ཚད་མི་གསོད་
བད་རླུང་སྐྱེད་བྱེད་པས། །གྲོགས་འཕེལ་བས་ནི་ཚ་བ་ཉིད་འཕེལ་བྱེད། །

Wenn man die oben angeführten Ausreifungsmethoden von Hitze-Krankheiten nicht kennt, könnte man die Krankheit als leicht ausreifende Krankheit fehldiagnostizieren und wärmende Präparate verabreichen, wodurch sich der Zustand des Patienten verschlechtern und sein Leben in große Gefahr kommen würde. Anderseits könnte mancher unausgereifte Hitze-Krankheiten mit kühlenden Heilmitteln behandeln. In diesem Fall verstärkt sich die Hitze-Krankheit übermäßig, da das Heilmittel zustößt und die begleitenden *bad kan*- und *rlung*-Krankheiten verstärkt, ohne die mit *mkhris pa* zusammenhängende Hitze-Krankheit zu dämpfen. Die Folgen sind ähnlich wie bei einem Versuch, einen Gast, der unter dem Schutz von mächtigen Begleitern steht, auszurauben.

དེ་ཕྱིར་སྨིན་བྱེད་བསིལ་དྲོད་སྙོམས་བསྟེན་ན། །ཕྱི་ནས་མི་སྐྱེ་སྔར་སྐྱེས་འབྱེད་ཅིང་སེལ། །

Daher wirkt die Anwendung von ausreifenden Mitteln mit moderaten thermischen Eigenschaften nicht nur der Entwicklung einer Hitze-Krankheit entgegen, sondern trennt auch eine entwickelte Hitze-Krankheit (von Begleitkrankheiten) und heilt sie.

བྱེ་བྲག་རང་ཉིད་སྨིན་པའི་ཚ་བ་ལ། །སྟོབས་ཆེ་སྨིན་བྱེད་གཉེན་པོ་ཚུལ་བཞིན་བསྟེན། །

Zur spezifischen Behandlung wende man, wenn eine Hitze-Krankheit, die aus eigenem Antrieb ausreift, schwer ist, ausreifende Mittel in geeigneter Art und Weise an.

སྟོབས་ཆུང་ནད་ལ་ཚ་བ་བྱ་ལྟར་སྐྲར། །འབྲས་བུ་གསུམ་དང་ཏིག་ཏ་ལི་ག་དུར། །བ་ལེ་ཀ་དང་ཨུ་ཏྤལ་སླེ་ཏྲེས་བསྐོལ། །ཕུལ་ཕྱེད་དྲོད་རྩེ་འཇམ་བཏང་ལ་དྲོ་སར་བསྙལ། །སྨན་ཞུ་ལུས་རྔུལ་གྱུར་ནས་གདོང་པ་བྱིབས། །རྔུལ་ཐོན་བལ་དང་ཕྱེས་ཕྱི་རླུང་གསོན་བཏང་། །གལ་ཏེ་ཐོན་དཀའ་སྣེ་ཝའི་ཆངས་དུགས་བྱ། །ཁ་ཅིག་སྨན་མ་ཞུ་བར་གདོང་པ་བྱིབས། །སྨན་ཞུས་མ་ཐོན་ནད་པའི་སྡུག་སྲན་ཟད། །རྔུལ་མེད་ནད་འཁྲུགས་ཉེས་པ་ཕྱིར་ལ་ཆེ། །དེ་ལྟར་རྔུལ་འདོན་ཀུན་ལ་ཤེས་པར་གྱིས། །དེ་བཞིན་ཉི་མ་གསུམ་དུ་རྔུལ་བཏོན་ལ། །དེ་རྗེས་སྐར་ཆུ་རྗེ་ཝུ་གང་དོ་གསུམ། །རིམ་པས་ཉི་མ་གསུམ་དུ་ལུས་ལ་བྲན། །དེ་ནས་གི་ཝཾ་བསིལ་གསུམ་ཕྱེ་མ་བསྟེན། །དེ་ཡིས་ཚ་བ་ལམ་ནས་ཟློག་པར་ངེས། །

Wenn eine Hitze-Krankheit, [die aus eigenem Antrieb ausreift], leicht ist, vertreibe man [die Hitze-Krankheit] in ähnlicher Weise, wie man [eine Schar] Vögel verscheucht. Für diese Behandlung bereite man ein Dekokt aus den drei Myrobalanfrüchten, *tig ta, li ga dur, ba le ka, ut+pal* und *sle tres*; man verabreiche ein halbes *phul* des Dekokts lauwarm und lasse den Patienten an einem warmen Platz liegend ruhen. Nachdem der Patient das Heilmittel verdaut hat und zu schwitzen beginnt, bedecke man sein Gesicht, wische ihm den Schweiß mit Schafwolle und Getreidepulver ab und verabreiche Heilmittel zur Kontrolle von *rlung*. Wenn das Schwitzen ausbleibt, wende man ein Dampfbad mit *sne'u* an. Wenn man das Gesicht des Patienten bedeckt, bevor er das Heilmittel verdaut hat, verliert er die Geduld, ehe das Heilmittel seine Wirkung entfalten kann. Das Heilmittel wirkt in diesem Fall nicht schweißtreibend, dies stört die Krankheit und sie verschlimmert sich. Man bedenke, dass diese Anweisungen verpflichtend sind, und befolge sie bei allen Arten von schweißtreibenden [Verfahren]. Bei Verabreichung von schweißtreibenden [Verfahren] an drei Tagen, begieße man den Körper des Patienten am ersten, zweiten und dritten Tag nach dem Schwitzen mit jeweils einem Topf, zwei Töpfen bzw. drei Töpfen *skar chu*. Danach verabreiche man ein Pulver aus *gi wam* und den drei kühlenden Heilmitteln. All dies wendet die Entwicklung von Hitze-Krankheiten ab.

སྨིན་ལོང་མེད་པའི་ཚ་བ་བཅོས་པ་ནི། །བད་རླུང་དུས་སུ་སྨིན་བྱེད་ཐང་བསྙེན་ཞིང་། །མཁྲིས་པའི་དུས་སུ་བསིལ་གྱི་གཉེན་པོས་བསད། །སྨིན་དུས་བསྒུགས་ན་ལ་འདའ་སྲོག་འཕྲོག་འགྱུར། །དེ་བས་བྱེར་ཞིང་རྙོགས་ལ་མི་ལྟ་བར། །ནད་དང་སྨན་དཔུང་སྲོག་ལ་ཐོབ་ཤ་བྱ། །

Zur Behandlung von Hitze-Krankheiten, die zum Ausreifen keine Zeit haben, verabreiche man ein Dekokt zur Ausreifung der Krankheit zu den Zeiten, zu denen sich *bad kan* und *rlung* manifestieren, und wende kühlende Heilmittel zur Linderung der Hitze-Krankheit zu den Zeiten an, zu denen sich *mkhris pa* manifestiert. Wenn man das Ausreifen der Krankheit abwartet, verstärkt sie sich ins Grenzenlose und rafft das Leben hinweg. Daher wende man ohne Berücksichtigung der Entwicklung von verbreiteten und komplizierten Hitze-Krankheiten sofort Heilmittel gegen die Krankheit an, wie bei einem Kampf um Leben und Tod.

བད་ཀན་མ་སྨིན་སེ་འབྲུ་སྐྱུ་རུ་ར། །སྒ་སྐྱ་པུ་ཤེལ་རྩེ་ཡི་བཏུས་ཐང་བཏང་། །ཡང་ན་སེ་འབྲུ་སྐྱུ་རུ་བྱི་ཚེར་བ། །ཡང་ན་རྒྱམ་ཚྭ་གསུམ་པའི་བཏུས་ཐང་བཏང་། །

[Zur Behandlung von Hitze-Krankheiten], die aufgrund von *bad kan* keine Tendenz zum Ausreifen haben, verabreiche man ein Dekokt aus *se 'bru, skyu ru ra, sga skya* und *pu shel rtse* oder ein Dekokt aus *se 'bru, skyu ru ra* und *byi tsher* oder das Präparat *rgyam tshwa gsum pa'i thang*.

རླུང་གིས་མ་སྨིན་སླེ་ཏྲེས་བུར་རྙིང་ཐང་། །ཡང་ན་རུས་བཅུད་གསུམ་གྱི་བཏུས་ཐང་བཏང་། །

[Zur Behandlung von Hitze-Krankheiten], die aufgrund von *rlung* keine Tendenz zum Ausreifen haben, verabreiche man ein Dekokt aus *sle tres* und alter Melasse oder eine

Suppe, die durch Kochen der drei nahrhaften Knochen zubereitet wird.

རྐྱེན་གྱིས་ཁྱེར་ན་བིག་པན་ཆང་སྦྱར་བྱིན། །གྲུ་མོ་པུས་མོ་མན་ཆད་ཆུ་ཡིས་བྲན། །ཕྱི་དེ་ནང་པར་དཔྱི་དཔུང་མན་ཆད་ལ། །དེ་ཡི་ཕྱི་དེ་ནང་པར་ལུས་ཀུན་བྲན། །དེ་ནས་འབྲས་གསུམ་ཏིག་ཏའི་བསྐུས་གྲང་བསྟེན། །

Zur Behandlung von Hitze-Krankheiten, die aufgrund der Verbreitung der Krankheit keine Tendenz zum Ausreifen haben, verabreiche man eine Mischung aus *big pan* und *chang* und besprühe die unteren Teile von Ellenbogen und Knien mit Wasser. Am Morgen des nächsten Tages besprühe man die unteren Teile der Hüften und Schultern mit Wasser und am darauffolgenden Morgen den ganzen Körper. Danach verabreiche man ein kühlendes Dekokt aus den drei Myrobalanfrüchten und *tig ta*.

བཅོས་སྔས་མ་སྨིན་ཚ་བ་བྲུ་ཞོར་ན། །སྲེ་ལོང་ཐང་བཏང་མཐིལ་བཞི་རླུང་གསང་བྱུག །ཁོལ་བུར་ན་འམ་གཟེར་སར་དུགས་ཀྱིས་བདུག །མ་ནུ་བཞི་ཡི་བསྐུས་ཐང་ཚན་མོ་བསྟེན། །ཤ་གསར་མར་གསར་ཡོས་ཆང་བྲུ་ཞོར་སྨན། །

Zur Kontrolle des Ausströmens von *rlung* aufgrund vorzeitiger Behandlung einer unausgereiften Hitze-Krankheit verabreiche man Fersenknochensuppe, reibe Fußsohlen, Handflächen und *rlung*-Punkte mit Öl ein und wende auf den Bereichen von lokalen und nicht lokalisierten Schmerzen Kompressen an. Man verabreiche warmes *ma nu bzhi thang* und empfehle die Einnahme von frischem Fleisch, Butter und *chang* aus geröstetem Getreide.

མ་སྨིན་ཁྱེར་ལ་སྲེ་ལོང་རུས་ཐང་བཏང་། །དེ་ནས་འབྲས་བུ་གསུམ་གྱི་བསྐུས་གྲང་བླུད། །དེ་རྗེས་བཟང་པོ་དྲུག་གི་ཕྱེ་མ་སྦྱར། །བཙེ་འགྲོ་ཆད་ནས་ ཨ་རུ་ལྕུམ་རྩའི་ འཇམ་བཤལ་བཏང་བས་འཚོ། །ཁ་ཟས་བསིལ་བཅུད་བསྟེན་པས་ཁྱེར་བ་སྡུད། །

Zum örtlichen Konzentrieren einer verbreiteten Hitze-Krankheit aufgrund einer Behandlung im unausgereiften Zustand verabreiche man Fersenknochensuppe, gefolgt von einem kalten Dekokt aus den drei Myrobalanfrüchten und einem medizinischen Pulver aus den sechs hervorragenden Heilmitteln. Nach dem Abklingen der Hautreizungen führe man eine milde Purgation (Ableiten über den Darm) aus *a ru ra* und *lcum rtsa* durch, um das Überleben des Patienten sicherzustellen, und empfehle die Einnahme von kühlenden und nahrhaften Nahrungsmitteln.

མ་སྨིན་མགོ་སྡིགས་སེ་འབྲུ་བཞི་པ་སྦྱར། །སྲི་ཡོང་སྒ་བསྲེགས་ཐང་བཏང་འཇམ་བཤལ་བྱ། །བཅུད་མེད་དྲོ་འཇམ་ཟས་བསྟེན་མགོ་སྡིགས་སེང་། །

Um eine durch vorzeitige Behandlung einer unausgereiften Hitze-Krankheit versteckte Hitze-Krankheit zum Vorschein zu bringen, verabreiche man das Präparat *se 'bru bzhi pa* und ein Dekokt aus Fersenknochensuppe und *sga*, führe eine milde Purgation (Ableiten über den Darm) durch und empfehle die Einnahme von nicht nahrhaften, wärmenden und weichen Nahrungsmitteln.

མ་སྨིན་རྙོགས་ལ་སླེ་ཏྲེས་པི་པི་ལིང་། །འབྲས་གསུམ་ཐང་བཏང་རུ་ཐུང་སྣོད་ཀ་གཏར། །དེ་ནས་ཙན་དན་གི་ཝཾ་གུར་གུམ་གསུམ། །ཚད་སྟོབས་སྦྱར་ཏེ་རྭ་གསུམ་བ་ཤ་ཀ །སྤོས་དཀར་སོ་མ་ར་ཛ་བྲག་ཞུན་ཕྱེ། །ཕྱུན་སྐྱུངས་ཡུན་བསྲིངས་སེང་ལྡེང་ཐང་གིས་དབྱུལ། ། འབྲས་གསུམ་ལྕུམ་རྩ་སྔོན་བུ་སྤོས་དཀར་བ་ཅུའི་ བཤལ་བཏང་རྗེས་ལ་ ཚིགས་པ་དང་པོ་བཅུ་གསུམ་བཅོ་བརྒྱད་མེ་མཉམ་གསང་རྣམས་ལ་ མེས་བཙད་རྙོགས་པ་བསལ། །

Zur Lösung der Kompliziertheit der Krankheit, die durch die vorzeitige Behandlung einer unausgereiften Hitze-Krankheit entstanden ist, verabreiche man ein Dekokt aus *sle tres, pi pi ling* und den drei Myrobalanfrüchten und führe an den Punkten *ru thung* und *snod ka* einen Aderlass durch. Danach bereite man ein medizinisches Pulver aus dem Präparat *rwa gsum* sowie aus *ba sha ka, spos dkar* und *so ma ra dza* unter Zusatz von *tsan dan, gi wam* und *gur kum,* je nach Schweregrad der Hitze-Krankheit. Man verabreiche dieses medizinische Pulver in abnehmender Dosis laufend mit dem Dekokt *seng ldeng.* Man verabreiche eine Purgation (Ableiten über den Darm) aus den drei Myrobalanfrüchten, *lcum rtsa, sngon bu, spos dkar* und Kuhharn, gefolgt von einer Moxibustion am ersten, 13. und 18. Wirbel sowie an dem Punkt *me mnyam gsang.*

དེ་ལྟར་མ་སྨིན་པ་ཡི་ཚ་བ་དེ། །ཚ་བ་ཀུན་གྱི་སྔོན་དུ་འབྱུང་བ་སྟེ། །ཁྱད་པར་རིམས་ལ་མ་སྨིན་ཤས་ཆེར་འབྱུང་། །མ་སྨིན་རྟགས་དང་གང་ལྡན་སྨིན་བྱ་གཅེས། །དུས་ཚོད་སྨིན་རྟགས་མ་ཤར་བར་དུ་བཅོས། །སྨིན་ལེགས་ཚ་བ་ཆོམས་སླ་འཚོ་བ་སྐྱེན། །བཅོས་ཉེས་གབ་རྙིངས་རྒྱས་སྟོངས་རྙོགས་འགྱུར་བ། །དེས་ན་འདི་དུས་བཅོས་ཀ་གཟབ་པར་བྱ། །ཞེས་གསུངས་སོ། །

Im Allgemeinen tritt eine unausgereifte Hitze-Krankheit vor der Entwicklung aller Arten von Hitze-Krankheiten auf, insbesondere jedoch vor der Entwicklung von epidemischen Hitze-Krankheiten. Es ist wichtig bei einer Krankheit, die Anzeichen und Symptome einer unausgereiften Hitze-Krankheiten aufweist, solange Mittel zum Ausreifen anzuwenden, bis Anzeichen der Ausreifung der Krankheit auftreten. Wenn die Krankheit gut ausgereift ist, kann der Patient behandelt werden und wird sich rasch erholen. Die falsche Behandlung einer unausgereiften Hitze-Krankheit führt jedoch zur Entwicklung von versteckten, chronischen, akuten, leeren und komplizierten Hitze-Krankheiten. Daher muss die Behandlung einer Hitze-Krankheit im unausgereiften Stadium sehr umsichtig erfolgen.“ So wurde gesprochen.

བདུད་རྩི་སྙིང་པོ་ཡན་ལག་བརྒྱད་པ་གསང་བ་མན་ངག་གི་རྒྱུད་ལས་ཚ་བ་མ་སྨིན་པ་བཅོས་པའི་ལེའུ་སྟེ་བཅོ་ལྔ་པའོ། །

Dies ist das 15. Kapitel, die „Behandlung von unausgereiften Hitze-Krankheiten“, aus dem Tantra der geheimen mündlichen Unterweisung über die acht Zweige des Nektars der Medizin.

Anmerkungen des Herausgebers der deutschen Ausgabe:

1 *dkar ser*: Wird hier mit „leicht gelblich“ übersetzt. In der englischen Übersetzung des Men-Tsee-Khang ist dieser Begriff lediglich mit „whitish“ übersetzt (Men-Tsee-Khang 2017: 249).

2 „wärmenden und nahrhaften [Nahrungsmitteln wie]“ bleibt in der englischen Übersetzung des Men-Tsee-Khang unübersetzt (Men-Tsee-Khang 2017: 251).

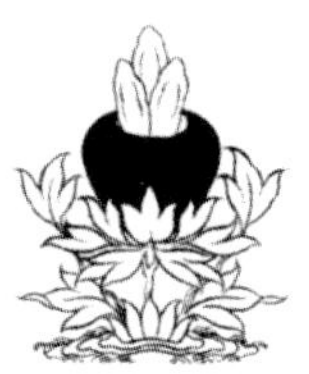

དེ་ནས་དྲང་སྲོང་རིག་པའི་ཡེ་ཤེས་ལ། །དྲང་སྲོང་ཡིད་ལས་སྐྱེས་ཀྱིས་འདི་སྐད་ཞུས། །ཚ་བ་རྒྱས་པའི་རྒྱུ་རྐྱེན་ངོ་བོ་གང་། །ཚ་བ་རྒྱས་པའི་མིང་དུ་ཅི་ཕྱིར་བཏགས། །དབྱེ་བ་རྟགས་དང་བཅོས་ཐབས་བཤད་དུ་གསོལ། །

Danach stellte der Weise *yid las skyes* dem Weisen *rig pa'i ye shes* folgende Frage: „Was sind die Ursachen, (mit Krankheit in Zusammenhang stehenden) Umstände, Wesensart, Klassifikationen, Anzeichen und Symptome sowie Behandlungsmethoden von akuten Hitze-Krankheiten, und warum werden diese „akute Hitze-Krankheiten" genannt? Erkläre es uns bitte."

དེ་ལྟར་ཞུས་པའི་དོན་ལ་ལན་གསུངས་པ། །རྒྱས་ཚད་རྒྱུ་ནི་གནོད་བྱེད་མཁྲིས་པ་སྟེ། །ངོ་བོ་ཚ་ཞིང་རྣོ་ལ་དྲི་མ་མནམ། །དེ་ལ་རྒྱས་རྐྱེན་རང་བཞིན་རྒྱས་པ་དང་། །དུས་ཀྱིས་རྒྱས་དང་རྐྱེན་གྱིས་རྒྱས་པའོ། །

Auf diese Frage antwortete der Meister: „Die Ursache von akuten Hitze-Krankheiten ist schädliches *mkhris pa,* das mit heißen, scharfen und übelriechenden Merkmalen ausgestattet ist. Die (mit Krankheit in Zusammenhang stehenden) Umstände, die zur Verschlechterung von akuten Hitze-Krankheiten führen, entwickeln sich aus eigenem Antrieb, aufgrund zeitlicher Faktoren und von Faktoren, welche die (mit Krankheit in Zusammenhang stehenden) Umstände begünstigen.

རང་བཞིན་མ་མོ་མཁའ་འགྲོ་འཁྲུགས་པ་དང་། །སྟོན་དཔྱིད་ཚ་སྐྱོའི་ཡུལ་དུས་འཛོམ་པ་དང་། །ཤ་ཆང་ལ་སོགས་ཟས་སྐོམ་དྲོད་བཅུད་དྲག །སྤྱོད་ལམ་དྲག་ཤུལ་རྐྱེན་གྱིས་འཁྲུགས་པ་ལས། །ཚ་བ་རྣོ་དྲོའི་མེ་དྲོད་ཐང་ལ་ལྷགས། །ལུས་ཟུངས་ཁྲག་དང་དྲི་མ་རྡུལ་ལ་རྒྱས། །

[Akute Hitze-Krankheiten] entwickeln sich aus eigenem Antrieb, wenn *mkhris pa* durch die Erregung von *ma mo* und *mkha' 'gro* in Unruhe gebracht wird, wenn man sich an einem heißen Ort aufhält und wenn eine heiße Jahreszeit wie Herbst und Frühling, die Einnahme von wärmenden und nahrhaften Nahrungsmitteln und Getränken wie Fleisch und *chang* sowie die Ausübung von anstrengenden Tätigkeiten die Entwicklung dieser Krankheit begünstigen. Diese Faktoren verursachen eine übermäßige Zunahme der heißen, scharfen und wärmenden Merkmale des verdauenden *mkhris pa,* wodurch die körperlichen Bestandteile, Blut, Ausscheidungen sowie Schweiß [1] beeinträchtigt werden.

དུས་ནི་སྨིན་དང་ཚ་བའི་སྣང་ལ་བབས། །

Die Entwicklung [einer akuten Hitze-Krankheit] aufgrund zeitlicher Faktoren tritt ein, wenn eine Krankheit ausreift und es sich um eine Hitze-Krankheit handelt.

རྐྱེན་ནི་མ་སྨིན་ཚ་བ་ཡུལ་དུས་དང་། །རང་བཞིན་ན་སོ་གནས་དང་ནད་ཁམས་རྣམས། །མཁྲིས་པར་འདོམ་ལ་ཟས་སྤྱོད་ལོག་པ་ཡིན།

Die Faktoren, welche die (mit Krankheit in Zusammenhang stehenden) Umstände begünstigen und die Entwicklung [einer akuten Hitze-Krankheit] verursachen, sind unausgereifte Hitze-Krankheiten, die von *mkhris pa*-fördernden Faktoren hinsichtlich Aufenthaltsort, Jahreszeit, Konstitution, Alter und Lokalisation sowie falscher Ernährung und abträglichem Verhalten beeinflusst werden.

ནད་སྨིན་ཤུགས་རྫོགས་རྐྱང་པའི་ཚ་བ་དེས། །ལུས་ཟུངས་སྲེག་པར་བྱེད་ཕྱིར་རྒྱས་ཞེས་བྱ། །དཔེར་ན་ཤིང་སྐམ་མེ་ཡི་ཕུང་པོ་འདྲ། །

Da diese Hitze-Krankheit gut ausgereift, voll entfaltet und von eindeutiger Wesensart ist und daher die körperlichen Bestandteile verbrennt, nennt man sie „akute Hitze-Krankheit“. Dies verhält sich wie der Kontakt von trockenem Holz mit dem Feuer.

དབྱེ་བ་རིགས་དང་སྟོབས་དང་བབས་སྒོས་དབྱེ། །

Die Klassifizierung erfolgt nach Art, Schweregrad und Lokalisation der Krankheit.

རིགས་ཀྱིས་དབྱེ་ན་རིམས་རྒྱས་འཁྲུགས་རྒྱས་གཉིས། །

Nach Art kann die Krankheit auf zweierlei Weise klassifiziert werden: akute epidemische Hitze-Krankheiten und akute unruhige [Hitze-Krankheiten].

སྟོབས་ཀྱིས་དབྱེ་ན་སྟོབས་ཆེན་སྟོབས་ཆུང་གཉིས། །

Nach Schweregrad kann die Krankheit auf zweierlei Weise klassifiziert werden: schwer und leicht.

བབས་སྐོར་དབྱེ་ན་སྤྱི་དང་བྱེ་བྲག་གཉིས། །བྱེ་བྲག་སྙིང་སྲོག་གློ་མཆིན་མཆེར་མཁལ་དྲུག །ཕོ་བ་མཁྲིས་པ་བརྒྱད་ལ་རྒྱས་པ་འོ། །

Nach Lokalisation kann die Krankheit auf zweierlei Weise klassifiziert werden: allgemein und spezifisch. Die acht spezifischen Arten von Hitze-Krankheiten sind Krankheiten des Herzens, der Lebens-Leitbahn, Lunge, Leber, Milz, Niere, [bis hier] sechs, des Magens und der Gallenblase.

རྒྱས་པའི་རྟགས་ལ་སྤྱི་དང་བྱེ་བྲག་གཉིས། །

Es gibt zwei Arten von Anzeichen und Symptomen von akuten Hitze-Krankheiten: allgemeine und spezifische.

སྤྱི་རྟགས་རྩ་རྒྱུད་སྒྲིམ་ལ་དྲག་པ་དང་། །འབུར་འདྲིལ་མཁྲང་གྲིམས་སྙུར་ལ་མགྱོགས་པར་འཕར། །ཆུ་མདོག་དམར་སེར་དྲི་མནམ་རླངས་པ་ཆེ། །ལུད་པ་དམར་སེར་དུད་ཁུ་མང་དུ་ལུ། །དབུགས་ཐུང་གཟེར་དྲག་ཁ་སྐམ་སོ་དྲེག་ཆགས། །ལུས་ལྕི་དང་ག་མི་བདེ་སྐོམ་དད་ཆེ། །སྐྱིང་ལ་བསིལ་འདོད་ལུས་ལ་རྔུལ་དྲི་མནམ། །

Die allgemeinen Anzeichen und Symptome von akuten [Hitze-Krankheiten] sind: ein voller, starker, vorwölbender, rollender, straffer und gespannter, schneller Puls mit schnellen Herzschlägen, rötlich-gelber, übelriechender Urin mit dichtem Dampf, Auswurf von rötlich-gelbem und Ruß-ähnlichem Schleim, Kurzatmigkeit, starke Schmerzen, trockener Mund, Zahnbelag, Schweregefühl des Körpers, Appetitverlust, extremer Durst, Verlangen nach kühlenden Verhältnissen und Schweißgeruch.

ཁྱད་པར་རིམས་རྒྱས་མགོ་ན་ཟ་ཟི་མང་། །

Insbesondere sind die Symptome von akuten, epidemischen Hitze-Krankheiten Kopfschmerzen und mentale Verwirrung.

སྟོབས་ཆེན་སྟོབས་ཆུང་ནད་ཀྱི་སྟོབས་ལས་དཔག །

Die schwere oder leichte Wesensart der Krankheit kann anhand des Schweregrads der Erkrankung beurteilt werden.

བྱེ་བྲག་སྙིང་ལ་ཚ་བ་རྒྱས་པ་ནི། །སྨྱོས་ལྡན་དྲན་པ་མི་གསལ་གོས་ལ་སྡང་། །ལྕེ་སྐམ་གཞུང་ནག་
གཉིད་དང་སྐོམ་དད་ཆེ། །དང་ག་འགག་ལ་ནུ་མའི་སྙིང་དུ་གཟེར། །

Spezifisch verursacht die Entwicklung einer akuten Hitze-Krankheit im Herzen Irresein, ein unklares Gedächtnis, eine Abneigung gegenüber der Kleidung, eine trockene Zunge, schwarze Verfärbung der mittleren Oberfläche der Zunge, übermäßigen Schlaf, extremen Durst, Appetitverlust und Schmerzen in den Brüsten.

སྲོག་རྩར་བབས་པས་ཤུགས་འདེབས་ཤེས་པ་འཁྲུལ། །གོས་ཀྱི་རྡུ་ལ་སིལ་མིག་དམར་གནམ་ལ་བལྟ། །

Das Eindringen [einer akuten Hitze-Krankheit] in die Lebens-Leitbahn verursacht Seufzen, mentale Verwirrung, Fächeln mit den Kleidern zur Abkühlung des Körpers, rote Augen und ins Leere Starren.

གློ་ལ་རྒྱས་ན་དབུགས་ཐུང་བྲང་རྒྱབ་གཟེར། །མགོ་འཁོར་དབུགས་རྔམ་སྐད་འགག་གློ་སྙིང་
བརྡུང་། །མཚན་མོ་ཉལ་ཁར་གློ་མང་ཁ་གདོང་སྐྲངས། །

Die Entwicklung [einer akuten Hitze-Krankheit] in der Lunge verursacht Kurzatmigkeit, Schmerzen in Brust und oberem Rücken, Benommenheit, Keuchen, Heiserkeit, ein klopfendes Gefühl in Lunge und Herz, häufiges Husten und Schwellungen von Gesicht und Mund vor dem Schlafen.

མཆིན་པར་རྒྱས་ན་མིག་དམར་ལུད་པ་སེར། །རྩིབ་ལོགས་གཡས་ཀྱི་སྙེང་དང་མཆིན་དྲི་གཟེར། །

Die Entwicklung [einer akuten Hitze-Krankheit] in der Leber verursacht rote Augen, gelben Schleim und Schmerzen im rechten Rippenbogen sowie im Zwerchfell.

མཆེར་རྒྱས་ཁོང་སྦྲོ་གཡོན་གྱི་རྩིབ་ལོགས་གཟེར། །དབུགས་རྔོད་ལྟེ་སྐྱ་མཆུ་ནག་པུས་མོ་སྐྲངས།
།རྐང་ལག་སྦྲིད་ཅིང་རྐེད་པ་ཆག་སྐམ་བྱེད། །

Die Entwicklung [einer akuten Hitze-Krankheit] in der Milz führt zu Blähbauch, Schmerzen im linken Rippenbogen, Kurzatmigkeit, einer blassen Zunge, dunklen Lippen, Anschwellen der Knie, Taubheit der Glieder und einem Gefühl, als wären die Taille gebrochen.

མཁལ་རྒྱས་ཆུ་སྲི་རྐང་བཤལ་མཁལ་རྐེད་གཟེར། །ཆུ་དམར་ཚ་རླངས་མགོ་འཁོར་རྣ་བ་འོན། །

Die Entwicklung [einer akuten Hitze-Krankheit] in der Niere verursacht spärliche Miktion, steife Beine, Schmerzen in Niere und Taille, rötlichen, heißen Urin mit dichtem Dampf, geistige Abwesenheit und Taubheit.

ཕོ་བར་རྒྱས་ན་གླང་ཐབས་ན་ཞིང་སྐྱུག །གྲང་དྲོ་གཉིས་ཀ་ན་ལ་ལྟག་མིག་བལྟ། །

Die Entwicklung [einer akuten Hitze-Krankheit] im Magen verursacht Bauchkrämpfe gefolgt von Erbrechen, Verschlechterung des Zustands bei übermäßig langem Aufenthalt unter sowohl kalten als auch heißen Bedingungen und der Eindruck, als starrten die Augen des Patienten auf den eigenen Nacken.[2]

མཁྲིས་པར་རྒྱས་ན་ཁ་ཁ་མིག་ཆུ་སེར། །དང་ག་འགག་ལ་མཁྲིས་པ་སྐྱུག་པར་འགྱུར། །

Die Entwicklung von [akuten Hitze-Krankheiten] in der Gallenblase verursacht einen bitteren Geschmack im Mund, gelbliche Augen und gelblichen Urin, Appetitverlust und Erbrechen von Galle.

བཅོས་པའི་ཐབས་ལ་སྤྱི་དང་བྱེ་བྲག་གཉིས། །

Es gibt zweierlei Arten von Behandlung: allgemein und spezifisch.

སྤྱི་ལ་བཅོས་པའི་ཚུལ་དང་གཉེན་པོ་འོ། །

Zur allgemeinen Behandlung gehören die therapeutischen Prinzipien und heilende Maßnahmen.

བཅོས་ཚུལ་སྟོབས་ཆེན་དར་དྲག་ཐོག་བབས་བསད། །

Die therapeutischen Prinzipien besagen, dass schwere [akute Hitze-Krankheiten] sofort mit starken Heilmitteln zu behandeln sind.

སྟོབས་ཆུང་ཚ་བ་འཇམ་ལ་ཞི་བས་བཅོས། །

Leichte [akute] Hitze-Krankheiten sind mit ebenmäßigen und leichten heilenden Maßnahmen zu behandeln.

དང་པོར་ལྷངས་བསད་པར་དུ་ལོ་མ་བྲབ། །ཐ་མ་རྩ་བ་བཅད་པའི་ཚུལ་དུ་བཅོས། །

Bei der Behandlung der Krankheit gehe man ähnlich vor wie [bei einem Baum], man beruhige zuerst den Stamm, schüttle dann die Blätter ab und beseitige zuletzt die Wurzel.

གཉེན་པོ་སྨན་དཔྱད་ཟས་དང་སྤྱོད་ལམ་བཞི། །

Es gibt vier Arten von heilenden Maßnahmen: Arzneimittel, äußere Therapien, Ernährung und Verhalten.

སྨན་གྱིས་བཅོས་པ་ཞི་དང་སྦྱོང་བ་གཉིས། །

Es gibt zwei Arten der Behandlung mit Arzneimitteln: Beruhigung und Ausleitung.

ཞི་བྱེད་སྨན་ལ་ཐང་དང་ཕྱེ་མ་སྟེ། །

Zu den beruhigenden Arzneimitteln gehören *thang* (Dekokte) und medizinische Pulver.

ཐང་ལ་དབྱེ་བའི་ཐང་དང་བསད་ཐང་གཉིས། །

Es gibt zwei Arten *thang* (Dekokte): trennende und beseitigende Dekokte.

དབྱེ་ཐང་ཏིག་ཏ་སླེ་ཏྲེས་སྐྱུ་རུ་ར། །བ་ཤ་ཀ་ཡི་བསྐོལ་གྲངས་ནད་ཁྲག་འབྱེད། །དེ་ལྟར་དབྱེ་ཐང་
མེད་པར་ཁྲག་གཏར་བས། །ཟུངས་ཁྲག་ནད་ལ་ཤོར་ཏེ་ཉེས་པ་ཆེ། །

Ein trennendes Dekokt aus *tig ta*, *sle tres*, *skyu ru ra* und *ba sha ka* separiert unreines Blut. Die Durchführung eines Aderlasses ohne Verabreichung eines trennenden Dekokts ist schädlich, da mit dem unreinen Blut auch gesundes Blut verloren geht.

བསད་ཐང་སླེ་ཏྲེས་སྐྱུ་རུ་བ་ལེ་ཀ །དེ་གསུམ་གཞིར་བཞག་ཚ་བ་རབ་འབྲིང་གིས། །ཧོང་ལེན་ཏིག་
ཏ་བ་ཤ་ཀ་སྦྱར་བ། །བསྙོལ་གྲང་ཁུ་བ་རྒྱས་ཚད་འཇོམས་པའི་མཆོག །

Zur Zubereitung eines beseitigenden Dekokts füge man je nach schwerer, mittelschwerer oder leichter Wesensart der Hitze-Krankheit *sle tres*, *skyu ru ra* bzw. *ba le ka* , [diese] drei, zu den Grundzutaten *hong len*, *tig ta* und *ba sha ka* hinzu. Dieses Dekokt ist bei lauwarmer Verabreichung die wirksamste Behandlung von akuten Hitze-Krankheiten.

ཡང་ན་སླེ་ཏྲེས་བྱི་ཚེར་འབྲས་བུ་གསུམ། །ཏིག་ཏ་ཧོང་ལེན་བོང་ང་དཀར་པོ་དང་། །རྒྱ་སྐྱེགས་བ་
ཤ་ཀ་དང་འབྲས་བུ་གསུམ། །མ་ནུ་པུཥྐར་ར་གསུམ་ཨུཏྤ་ལ། །ག་དུར་ཀུན་ལ་བསྲེས་པའི་བསྙོལ་
གྲང་ཐང་། །རླུང་མཁྲིས་ཁྲག་དང་བད་ཀན་ཚ་བ་འཇོམས། །

Oder man verabreiche zur Beseitigung von Hitze-Krankheiten in Zusammenhang mit *rlung*, *mkhris pa*, Blut bzw. *bad kan* jeweils ein abgekühltes, gekochtes Dekokt unter Zugabe von *ga dur* zu *sle tres*, *byi tsher* und den drei Myrobalanfrüchten; bzw. zu *tig ta*, *hong len* und *bong nga dkar po*; bzw. zu *rgya skyegs*, *ba sha ka* und den drei Myrobalanfrüchten; bzw. zu *ma nu puSh+kar*, den drei Myrobalanfrüchten und *ut+pal*.

ཕྱེ་མས་བསད་པ་ཚ་བ་སྟོབས་རྒྱས་ལ། །ག་བུར་རྒྱལ་བློན་གསུམ་ གུར་གུམ་ཧོང་ལེན་བ་ཤ་ཀ་
ཏིག་ཏ་བསྣན་པའི་ བདུན་ ག་བུར་གཙོ་བརྒྱད་ལ་བསྣན་པའི་ དགུ་པ་སྦྱར། །ཚ་བ་འབྲིང་ལ་
གི་ཝམ་ བསིལ་གསུམ་ཙན་དན་གླ་རྩི་བོང་དཀར་ཨ་རུ་ཀ་ར་ ཙན་དན་ བསིལ་གསུམ་ག་དུར་ཨུ་
ཏྤལ་ཏིག་ཏ་ཤིང་མངར་ཀ་ར་ བརྒྱད། །ཚ་བ་ཐ་མ་ཅུ་གང་ གུར་གུམ་སུག་སྨེལ་བྲག་ཞུན་ཏིག་ཏ་
ཨ་རུ་མཚལ་པི་པི་ལིང་ཀ་ར་ བརྒྱད་པ་དང་། །གུར་གུམ་ ཅུ་གང་བ་ལེ་ཀ་ཨུཏྤལ་བ་རུ་ར་མཚལ་
ཏིག་ཏ་ བདུན་དང་ཐང་ཆེན་ ཏིག་ཏ་དུག་ཅུང་གསེར་མེ་ག་དུར་སྐྱུ་རུ་ཧོང་ལེན་བ་ཤ་ཀ་ཀ་ར་
བདུན་པ་སྦྱར། །

Zur Behandlung von schweren Hitze-Krankheiten mit medizinischen Pulvern verabreiche man das Präparat *ga bur rgyal blon gsum pa,* das Präparat *ga bur bdun pa* unter Zusatz von *gur kum, hong len, ba sha ka* und *tig ta* zu obigem Präparat oder das Präparat *ga bur dgu pa* unter Zusatz von *ga bur* zum Präparat *gtso bo brgyad pa*. Zur Behandlung von mittelschweren Hitze-Krankheiten verabreiche man das Präparat *gi wam brgyad pa* aus *gi wam*, den drei kühlen Heilmitteln, *tsan dan, gla rtsi, bong nga dkar po, a ru ra* und weißem Zucker oder *tsan dan brgyad pa* aus *tsan dan,* den kühlen Heilmitteln, *ga dur, ut+pal, tig ta, shing mngar* und weißem Zucker. Zur Behandlung von leichten Hitze-Krankheiten verabreiche man das Präparat *cu gang brgyad pa* aus *cu gang, gur kum, sug smel, brag zhun, tig ta, a ru ra, mtshal, pi pi ling* und weißem Zucker, das Präparat *gur kum bdun pa* aus *gur kum, cu gang, ba le ka, ut+pal, ba ru ra, mtshal* und *tig ta* oder das Präparat *thang chen bdun pa* aus *tig ta, dug mo nyung, gser gyi me tog, ga dur, skyu ru ra, hong len, ba sha ka* und weißem Zucker.

སྦྱང་བ་ཚ་བ་སྨིན་དང་སྣོད་དུ་ལྷུང་། །མཆིན་མཁྲིས་ལ་བབས་བཅོས་སྐྱེད་ཆུང་བ་དང་། །རྩ་ཤེད་མ་ཤོར་ལུས་ཟུངས་བཟང་བ་ལ། །ཨ་རུ་མཆུ་སྙུང་ལྕུམ་རྩ་གསེར་མེ་ཏོག །ཧོང་ལེན་བ་ཆུར་བསྐོལ་ཏེ་གྲང་བ་བཏང་། །སྐྱུག་ན་བསྲུང་ཞིང་ཕྱིགས་ནས་ལྡུག་གིས་བསྐུལ། །རྗེས་ལ་ཆུ་ཁྲོག་འབྲས་དང་ཞོ་ཡིས་བཅད། །ནད་དངོས་གདོན་བྱེད་གསོ་དཔྱད་གཙོ་བོ་ཡིན། །

Bei ausgereiften Hitze-Krankheiten, die in die Hohlorgane abwärts getrieben und in Leber und Gallenblase eingedrungen sind, oder bei Hitze-Krankheiten, die auf die Behandlung nur wenig ansprechen, und wenn der Patient gleichzeitig über einen kraftvollen Puls und eine kräftige körperliche Konstitution verfügt, bereite man ein ausleitendes Arzneimittel mittels Kochen von *ru mchu snyung, lcum rtsa, gser gyi me tog* und *hong len* in Kuhmilch und verabreiche dieses in kaltem Zustand. Bei Auftreten von Erbrechen benutze man spezifische Maßnahmen, dieses zu unterdrücken. Nach der Ausleitung verabreiche man austreibende Wirkstoffe und danach klare Suppe, Reis und tibetisches Joghurt zur Nachbehandlung der Purgation (Ableiten über den Darm). Purgation (Ableiten über den Darm) ist die wirksamste Behandlung zur Ausleitung [von Hitze-Krankheiten].

དཔྱད་ཀྱིས་བཅོས་པ་གཏར་རྔུལ་ཆུ་དུགས་བཞི། །

Es gibt vier Arten von Behandlungen mittels äußerer Therapien: Aderlass, schweißtreibende [Verfahren], Wassertherapie und Kompressen.

སྨན་གྱིས་མ་ཆོམས་གཏར་གྱིས་དབྱུང་བ་སྟེ། །གང་གྲུས་རྩ་དང་གང་བབས་རྩ་ལ་གཏར། །སྔོན་འགྲོ་དངོས་གཞི་ཕྱི་རྗེས་སྤྱི་དང་མཐུན། །འཁྲམས་འཁྲུགས་ཁྲག་ངན་རྩ་དང་དོན་ལ་ལྷག །དེ་ཕྱིར་གསོ་དཔྱད་གཙོ་བོ་གཏར་བ་ཡིན། །

Eine Krankheit, bei der Heilmittel nicht helfen, sollte mittels Aderlass kuriert werden. Man führe einen Aderlass an den mit der Krankheit verbundenen Leitbahnen und den betroffenen Organen durch. Vorbereitende Therapie, eigentliche Therapie und Nachbehandlung sind den allgemeinen, [beim Aderlass] anzuwendenden Verfahren sehr ähnlich. Da unreines Blut aufgrund einer verbreiteten und unruhigen Hitze-Krankheit in den Leitbahnen verbleibt, ist zur Behandlung grundsätzlich ein Aderlass durchzuführen.

ཚ་བ་བ་སྤུར་འདྲེན་བྱེད་རྡུལ་དུ་དབྱུང་། །ར་དཀར་རྭ་རྩེ་གཡས་གཞོབ་བལ་ཚི་སྦྱར། །འཇམ་བསྲོས་ལུས་པོ་ཀུན་ལ་ཁྱབ་པར་བྱུག །དེ་སྐམས་རྗེས་ལ་ག་བུར་རྒྱལ་བློན་གསུམ། །ཤ་བལ་ཁྲུ་བས་འཕྱལ་བཏང་བ་སྤུར་འདོན། །ཡང་ན་ཨ་རུ་ཛཱ་ཏི་བྱི་ཚེར་ཐང་། །དྲོ་འཇམ་བཏང་ལ་རྡུལ་དབྱུང་བལ་ཕྱེས་ཕྱི། །དྲལ་ཐུག་དྲོ་འཇམ་བཏང་ཞིང་རླུང་ཁ་མནན། །རིམས་ནི་མཁྲིས་ཚད་རྡུལ་གནས་བ་སྤུར་སྒྲག །གཏར་བ་མི་བཟང་དཔྱད་མཆོག་རྡུལ་དུ་དབྱུང་། །

Man verabreiche schweißtreibende [Verfahren], um Hitze-Krankheiten durch die Poren abzuleiten. Man mische die Asche eines verbrannten rechten Horns einer weißen Ziege mit Wollwachs [3], erwärme die Masse etwas und trage sie auf den ganzen Körper auf. Nachdem die Masse getrocknet ist, verabreiche man das Präparat *ga bur rgyal blon gsum pa* mit Wollwachs aus dem Genitalbereich eines Schafbocks, um die Krankheit durch die Poren abzuleiten. Oder man führe das Schwitzen mittels Verabreichung eines lauwarmen Dekokts aus *a ru ra*, *dzA ti* und *byi tsher* herbei und beseitige danach den Schweiß mit Wolle und Getreidepulver. Man empfehle die Einnahme von Brei aus frisch geröstetem Getreide, um *rlung* zu kontrollieren. Anstatt mit Aderlass behandele man eine epidemische Hitze-Krankheit mit schweißtreibenden [Verfahren], da in diesem Fall die Hitze-Krankheit mit *mkhris pa* in Zusammenhang steht und sich mit Schweiß auflöst und durch die Poren abgegeben wird.

ཆུ་ལྕུག་སྐར་ཆུས་ཉི་མ་ཁ་དྲོས་ལ། །སྤང་ལེབ་ཐོག་ཏུ་གཅེར་བུ་ཙོག་པུར་འདུག །ཕུལ་ཕྱེད་ཁོང་བཏང་ལུས་ཀུན་ཁ་ཆུས་བྲན། །མི་དངངས་པ་ཡི་ཆུ་རྒྱུན་ཆུགས་ཚད་བླུག །དེ་ཡིས་ཚ་བའི་རླངས་འདོན་ཚད་འགོ་གཅོག །

Man verabreiche eine Wassertherapie wie folgt: Bei warmem Wetter lasse man den Patienten auf einer Holzplanke in hockender Position sitzen, verabreiche ihm oral ein halbes *phul* von *skar chu* und besprühe den ganzen Körper mit Wasser. Danach gieße man, ohne [den Patienten] zu erschrecken, so viel Wasser über den Körper, wie es für [den Patienten] erträglich ist. Diese Behandlung lässt den Dampf der Hitze-Krankheit entweichen und führt zur Besserung.

དུགས་ཀྱིས་བཅོས་པ་གཟེར་སྙིང་ཆུ་རྡོ་དང་། །སྨན་ལྕུགས་བྱང་མ་བསིལ་བའི་སྤོ་སྣ་འམ། །མཚན་དང་ཀྱི་ལྕེ་ཞོ་སྦྱར་གྲང་མོ་ཡིས། །ཡང་ཡང་གསོར་ཏེ་བདུགས་པས་འཕྲལ་ཟུག་གཅོག །

Man wende folgende Kompressen an: aus kühlen Kieselsteinen, einer Pflugschar, die auf dem Feld in Richtung Norden verwendet wurde, sowie einer kühlenden Kräutermischung oder einer Mischung aus *mtshan*, *kyi lce* und tibetischem Joghurt. Die wiederholte Anwendung einer nach der anderen Kompresse an den schmerzhaften Stellen bringt sofortige Erleichterung der Schmerzen.

ཟས་ཀྱིས་བཙོས་པ་འབྲས་དང་ཆག་ཆེ་དང་། །རྒྱ་ཁུར་ཁུར་ཚོད་བ་ཡི་ཞོ་དར་གསར། །གངས་ཆུ་བ་ཚ་མེད་པའི་ཆུ་བསིལ་བཏང་། །ཕོ་བ་ཞན་ན་དེ་ཡང་བསྐོལ་གྲང་ཤེས། །ལན་ཚྭ་ཤ་ཆང་སྒོག་པ་ཚ་བའི་སྡོ། །གནག་ལུག་ཞོ་དར་དྲོད་བཅུད་དུག་འདྲ་སྤང་། །

Man empfehle Nahrungsmittel wie Reis, Brei aus frischer Gerste, Suppen aus *rgya khur* und *khur mang*, tibetisches Joghurt und Buttermilch, Schneewasser und kühles Wasser ohne [jegliche Verunreinigung durch] Salze. Bei einer schwachen Hitze des Verdauungstraktes ist auch abgekühltes, gekochtes Wasser zu empfehlen. Man vermeide die Einnahme von wärmenden und nahrhaften Nahrungsmitteln wie Salz, Fleisch, *chang*, Knoblauch, wärmende Kräuter und tibetisches Joghurt und Buttermilch von Kuh und Schaf, da diese gefährlich wie Gift sind.

སྦྲིད་ལམ་བསེར་བུ་གྲིབ་མ་ཆུ་ཡི་འགྲམ། །ཞིའུ་གསིང་ས་གཙང་ཟླ་འོད་བསིལ་གནས་འདུག །ལུས་ངག་ཡིད་གསུམ་ཞི་དལ་དེས་པར་བྱ། །མེ་ཚན་ཉི་ཚན་ལུད་སྤེ་ཉིན་གཉིད་དང་། །འགྲོ་འདུག་ལྡང་ཉལ་ལུས་ངག་རྩོལ་བ་སྤང་། །

Man empfehle das Sitzen im lauen Wind, im Schatten, am Flussufer, an kühlen Orten, auf einer sauberen grünen Wiese [4] und im Mondlicht. Man erhalte Körper, Rede und Geist in friedvollem und gelassenem Zustand. Man vermeide den Aufenthalt in der extremen Hitze von Feuer und Sonne, das Sitzen auf einem Haufen warmen Dung, Schlafen während des Tages sowie übermäßige körperliche Tätigkeiten und verbale Betätigung wie Gehen, Sitzen, Aufstehen und Schlafen.

དེ་ནས་རྒྱས་ཚད་བྱེ་བྲག་བཅོས་པ་ལ། །ཐང་གཏར་འགམ་ཕྱེ་གསུམ་དུ་ཤེས་པར་བྱ། །

Danach sollte man zur Behandlung der spezifischen Arten von akuten Hitze-Krankheiten wissen, dass es drei Methoden gibt: Die Verabreichung von Dekokten, die Durchführung von Aderlass und die Verabreichung von medizinischen Pulvern.

སྙིང་ཚད་སྐྱུ་རུའི་ བ་ཤ་ཀ་ཙན་དན་གུར་ཀུམ་སྦྱར་བ་ ཐང་བཏང་སྙིང་རྩ་གཏར། །ག་བུར་ ཅུ་
གང་གུར་ཀུམ་ཨུཏྤལ་ཏིག་ཏ་ཧོང་ལེན་ཨ་ག་རུ་ཀ་ར་ བདུན་དགུ་ ཙན་དན་གཉིས་ཨ་ག་རུ་ཅུ་
གང་ཏིག་ཏ་ཨུཏྤལ་གླ་རྩི་པུ་ཤེལ་རྩེ་ཀ་ར་ ཙན་དན་ ཏིག་ཏ་བ་ལེ་ཀ་བོང་དཀར་ཀ་ཀོ་ལ་ཨ་རུ་ནཱ་
ག་གེ་སར་རུ་རྟ་ཀ་ར་སྣེ་ བརྒྱད་པ་སྦྱར། །

Zur Behandlung von akuten Hitze-Krankheiten des Herzens verabreiche man ein Dekokt aus *skyu ru ra, ba sha ka, tsan dan,* und *gur kum,* führe einen Aderlass an den mit dem Herzen in Zusammenhang stehenden Venen durch und verabreiche die folgenden Präparate: Das Präparat *ga bur bdun pa* aus *ga bur, cu gang, gur kum, ut+pal, tig ta, hong len, a gar* und weißem Zucker; das Präparat *ga bur dgu pa* aus *ga bur, tsan dan dkar po, tsan dan dmar po, a gar, cu gang, tig ta, ut+pal, gla rtsi, pu shel rtse* und weißem Zucker; oder das Präparat *tsan dan brgyad pa* aus *tsan dan, tig ta, ba le ka, bong nga dkar po, ka ko la, a ru ra, nA ga ge sar, ru rta* und weißem Zucker.

སྲོག་རྩར་ཞུགས་ན་ཐང་གཏར་སྔ་མ་བཞིན་བཅོས། །ཁྱེ་མ་ཨ་གར་ནག་པོ་ ཙན་དན་དཀར་དམར་
ཛཱ་ཏི་ལི་ཤི་སྙིང་ཞོ་ཤ་གུར་ཀུམ་ན་ག་གེ་སར་རུ་རྟ་ཀ་ར་ དགུ་སྦྱོར་བྱ། །སྤྱི་བོའི་གཙུག་དང་
རྐང་མཐིལ་གཏར་ལ་བསྲེག །གཞུག་ཆུང་ལྔ་བདུན་ག་བུར་སྦྱོར་བ་བྱ། །ཟུག་བྲི་དྲན་པ་གསལ་
ན་ཐུབ་པའི་རྟགས། །

Zur Behandlung des Eindringens [von akuten Hitze-Krankheiten] in die Lebens-Leitbahn verabreiche man ein Dekokt und führe einen Aderlass in der gleichen Art wie oben angeführt durch. Man verabreiche *a gar nag po dgu sbyor* aus *a gar nag po, tsan dan dkar po, tsan dan dmar po, dzA ti, li shi, snying zho sha, gur kum, nA ga ge sar, ru rta* und weißem Zucker. Man führe am Scheitel und an den Fußsohlen einen Aderlass und Moxibustion durch. Man verabreiche das Präparat *ga bur* mit Suppe aus den fünf oder sieben Steißbeinen eines Schafs. Wenn die Schmerzen nachlassen und der Patient klar denken kann, ist dies ein Zeichen für sein Überleben.

གློ་འབྲུགས་པ་ལ་ སྲོ་ལོ་བ་ཤ་ཙན་དན་ཏིག་ཏའི་ ཐང་བཏང་གློ་རྩ་གཏར། །ཤིང་མངར་ ཅུ་
གང་གུར་ཀུམ་ཛཱ་ཏི་ཀ་ཀོ་ལ་རྒྱུན་འབྲུམ་ཏིག་ཏ་ཨུཏྤལ་ བརྒྱད་དང་ཅུ་གང་ གུར་ཀུམ་ཛཱ་ཏི་ལི་
ཤི་སུག་སྨེལ་བོང་དཀར་ཏིག་ཏ་ཀ་ར་ བདུན་ ཨ་རུ་གེ་སར་ དགུར་སྦྱར། །

Zur Behandlung der [von einer akuten Hitze-Krankheit] beeinträchtigten Lunge verabreiche man ein Dekokt aus *ba le ka*, *sro lo, ba sha ka, tsan dan* und *tig ta* und führe an den mit der Lunge in Zusammenhang stehenden Venen einen Aderlass durch. Man verabreiche *shing mngar brgyad pa* aus *shing mngar, cu gang, gur kum, dzA ti, ka ko la, rgun 'brum, tig ta* und *ut+pal*; oder *cu gang bdun pa* aus *cu gang, gur kum, dzA ti, li shi, sug smel, bong nga dkar po, tig ta* und weißem Zucker; oder *cu gang dgu pa* aus *cu gang bdun pa, a ru ra* und *ge sar.*

མཆིན་ཚད་ བ་ཤ་བ་ལེ་ཀ་གུར་གུམ་ཏིག་ཏའི་ ཐང་བཏང་རུ་ཐུང་གཏར། །ཕྱེ་མ་གུར་གུམ་ ཅུ་གང་སུག་སྨེལ་ཀ་ཀོ་ལ་བ་ལེ་ཀ་གསེར་མེ་ཏིག་ཏ་ཀ་ར་ བདུན་དང་ ཧོང་ལེན་དུག་ཉུང་ དགུ་པ་སྦྱར། །

[Zur Behandlung der Entwicklung] einer akuten Hitze-Krankheit in der Leber verabreiche man ein Dekokt aus *ba sha ka, ba le ka, gur kum* und *tig ta* und führe am Punkt *ru thung* einen Aderlass durch. Man verabreiche das medizinische Pulverpräparat *gur kum bdun pa* aus *gur kum, cu gang, sug smel, ka ko la, ba le ka, gser gyi me tog, tig ta* und weißem Zucker oder *gur kum dgu pa* aus *gur kum bdun pa, hong len* und *dug mo nyung.*

མཆེར་པའི་ཚ་བ་གསེར་གྱི་མེ་ཏོག་ ཙན་དན་ལི་ཤིའི་ ཐང་། །མཆེར་རྩ་གཏར་ཞིང་སུག་སྨེལ་ཀ་ཀོ་ལ་ལི་ཤི་གུར་གུམ་ཏིག་ཏ་སླེ་ཏྲེས་གསེར་མེ་ཀ་ར་ བདུན་པ་སྦྱར། །

Zur Behandlung von akuten Hitze-Krankheiten der Milz verabreiche man ein Dekokt aus *gser gyi me tog, tsan dan* und *li shi*, führe einen Aderlass an den mit der Milz in Zusammenhang stehenden Venen durch oder verabreiche das Präparat *sug smel bdun pa* aus *sug smel, ka ko la, li shi, gur kum, tig ta, sle tres, gser gyi me tog* und weißem Zucker.

མཁལ་ཚད་གུར་གུམ་ བྲག་ཞུན་སུག་སྨེལ་གྱི་ ཐང་བཏང་བྱིན་ལོང་གཏར། །ཤུག་ཚེར་ སྡིག་སྲིན་སུག་སྨེལ་ཉི་དགའ་ཨ་རུ་ཏིག་ཏ་གུར་གུམ་ཀ་ར་ བདུན་པ་ཙན་དན་ གླ་རྩི་གུར་གུམ་ཏིག་ཏ་བྲག་ཞུན་བོང་དཀར་སུག་སྨེལ་ཨ་རུ་མཁལ་མ་ཞོ་ཤ་ཀ་ར་ དགུ་པ་སྦྱར། །

Zur Behandlung von akuten Hitze-Krankheiten der Niere verabreiche man ein Dekokt aus *gur kum, brag zhun* und *sug smel*, führe einen Aderlass an den Punkten *byin gzhug* und *long rtsa* durch und verabreiche das Präparat *shug tsher bdun pa* aus *shug pa tsher can*, Krabbe, *sug smel, nyi dga', a ru ra, tig ta, gur kum* und weißem Zucker sowie das Präparat *tsan dan dgu pa* aus *tsan dan, gla rtsi, gur kum, tig ta, brag zhun, bong nga dkar po, sug smel, a ru ra, mkhal ma zho sha* und weißem Zucker.

ཕོ་བའི་ཚ་བ་བྱི་ཚེར་ ཏིག་ཏ་སྐྱུ་རུ་མ་ནུའི་ ཐང་བཏང་ལ། །སྣོད་ཀ་གཏར་ཞིང་བྲག་ཞུན་ ཨ་རུ་
སུག་སྨེལ་གུར་ཀུམ་གླ་སྒང་དུག་ཉུང་དོམ་མཁྲིས་ཀ་ར་ བདུན་པ་སྦྱར། །

Zur Behandlung von akuten Hitze-Krankheiten des Magens verabreiche man ein Dekokt aus *byi tsher, tig ta, skyu ru ra* und *ma nu*, führe einen Aderlass am Punkt *snod ka* durch und verabreiche das Präparat *brag zhun bdun pa* aus *brag zhun, a ru ra, sug smel, gur kum, gla sgang, dug mo nyung*, Bärengalle und weißem Zucker.

མཁྲིས་ཚད་ཏིག་ཏ་ གསེར་མེ་བ་ཤ་ཀའི་ ཐང་བཏང་མཁྲིས་རྩ་གཏར། །ཕྱེ་མ་གསེར་གྱི་མེ་ཏོག་
ཏིག་ཏ་དུག་ཉུང་གུར་ཀུམ་སྐྱེར་པ་དོམ་མཁྲིས་བ་ཤ་ཀ་ཀ་ར་ བདུན་པ་སྦྱར། །

Zur Behandlung von akuten Hitze-Krankheiten der Gallenblase verabreiche man ein Dekokt aus *tig ta, gser gyi me tog* und *ba sha ka,* führe einen Aderlass am Punkt *mkhris rtsa* durch und verabreiche das Pulverpräparat *gser gyi me tog bdun pa* aus *gser gyi me tog, tig ta, dug mo nyung, gur kum, skyer pa,* Bärengalle, *ba sha ka* und weißem Zucker.

སྤྱི་བཅོས་གོང་ལ་སློས་བརྟགས་མདེ་ཁར་གདགས། །

Jede spezifische Erkrankung ist genau zu untersuchen und wie oben erwähnt auf Basis der allgemeinen Behandlung mit einem spezifischen Heilmittel zu behandeln.

དེ་ལྟར་བཅོས་པས་སོས་པའི་མཚན་མ་ནི། །རྩ་བྱིང་ཁར་ཐོན་ཕྲ་བ་སྦོམ་དུ་སོང་། །དྲག་པ་དལ་
ལ་གྲིམས་པ་ལྷོད་པ་དང་། །སྟོངས་པ་མཁྲང་ལ་ཐུང་པ་རིང་དུ་སོང་། །ཆུ་མདོག་དྭངས་ལ་དྲི་
ཆུང་ཀུ་ཡ་སྲབ། །ཟུག་ཚོགས་སྙིང་རྩ་སེང་ལ་ཟས་རོ་ཆེད། །དབུགས་བདེ་ཉིན་གཉིད་ཆུང་ལ་
ཉལ་གཉིད་ཆེ། །བྱ་བའི་ལས་ལ་ལུས་སེམས་འཇུག་པར་འདོད། །

Die Anzeichen und Symptome der Besserung sind wie folgt: Die Pulsmerkmale verändern sich von tief zu oberflächlich, von dünn zu voll, von schnell zu langsam, von gespannt zu locker, von leer zu straff und kurz zu lang. Der Urin wird nun klar, mit weniger Geruch und einem leicht konzentriertem *ku ya*. Die Schmerzen lassen nach, es folgt ein Wohlgefühl, das Essen schmeckt gut, die Atmung ist frei, das Schlafbedürfnis während des Tages nimmt nach ausgedehntem nächtlichem Schlafen ab und der Patient verspürt den Wunsch, sich körperlich und geistig zu betätigen.

དེ་ལྟར་བཙོས་རྗེས་ཞུ་འཁྲུགས་ས་མཚམས་ནི། །དབྱར་མཐའ་དགུན་བཞིན་རྒྱས་རྗེས་སྟོངས་པར་འགྱུར། །དེ་ཕྱིར་རི་ཐང་མཚམས་ཀྱི་གསོ་ཐབས་བསྟན། །མི་རིགས་གནས་དང་ནད་ཁམས་རྐྱེན་དབང་གིས། །རླུང་མཁྲིས་བད་ཀན་ཞུ་འཁྲུགས་རྣམ་པ་གསུམ། །རླུང་གི་ཞུ་འཁྲུགས་སྔུན་ནས་བསུ་བ་དང་། །མཁྲིས་པའི་ཞུ་འཁྲུགས་འཕྲང་ལ་བསྒུག་པ་དང་། །བད་ཀན་ཞུ་འཁྲུགས་ཕྱི་རྗེས་བཅད་པ་གསུམ། །རི་ཐང་མཚམས་ཀྱི་ལེའུར་ཤེས་པར་བྱ། །ཚ་རྗེས་མ་ལོག་ཟས་སྤྱོད་མཐའ་རུ་གདོན། །ཞེས་གསུངས་སོ། །

Ähnlich wie die sommerliche Jahreszeit endet und in den Winter übergeht, so verwandelt sich eine akute Hitze-Krankheit in eine leere Hitze-Krankheit. Aus diesem Grund wird nun die Behandlung der Bereiche der Grenze zwischen „Berg und Tal“ bzw. zwischen kalten und heißen Erkrankungen erläutert. Abhängig von körperlicher Konstitution, Lokalisation und Wesensart der Krankheit sowie den (mit Krankheit in Zusammenhang stehenden) Umständen gibt es drei Arten von Bereichen der Grenze zwischen „Berg und Tal“ bzw. zwischen kalten und heißen Erkrankungen: *rlung*, *mkhris pa* und *bad kan*. Ein *rlung*-Bereich der Grenze zwischen „Berg und Tal“ bzw. zwischen kalten und heißen Erkrankungen ist unmittelbar, noch vor der Hitze-Krankheit, zu behandeln. Bei einem *mkhris pa*-Bereich der Grenze zwischen „Berg und Tal“ bzw. zwischen kalten und heißen Erkrankungen ist mit der Behandlung zu warten, bis die Krankheit ihren kritischen Punkt erreicht, und ein *bad kan*-Bereich der Grenze zwischen „Berg und Tal“ bzw. zwischen kalten und heißen Erkrankungen sollte erst nach Linderung der Hitze-Krankheit behandelt werden. Diese drei Bereiche der Grenze zwischen „Berg und Tal“ bzw. zwischen kalten und heißen Erkrankungen werden im Kapitel „Bereiche der Grenze zwischen „Berg und Tal“ bzw. zwischen kalten und heißen Erkrankungen“ näher erläutert. Wenn die Hitze-Krankheit nicht wiederkehrt, so merze man die Krankheit mit der richtigen Ernährung und dem angemessenen Verhalten vollständig aus.“ So wurde gesprochen.

བདུད་རྩི་སྙིང་པོ་ཡན་ལག་བརྒྱད་པ་གསང་བ་མན་ངག་གི་རྒྱུད་ལས་རྒྱས་པའི་ཚ་བ་བཙོས་པའི་ལེའུ་སྟེ་བཅུ་དྲུག་པའོ། །

Dies ist das 16. Kapitel, die „Behandlung von akuten Hitze-Krankheiten“, aus dem Tantra der geheimen mündlichen Unterweisung über die acht Zweige des Nektars der Medizin.

Anmerkungen des Herausgebers der deutschen Ausgabe:

1 Diese Passage wurde mit Hilfe diverser Kommentare übersetzt. (Vgl. speziell sangs rgyas rgya mtsho 1982: 768).

2 Dieser Satz wurde mit Hilfe diverser Kommentare relativ wörtlich übersetzt. (Vgl. pad+ma rdo rje 2011: 241, sangs rgyas rgya mtsho 1982: 770).
Laut Dr. Wangdue während eines Skype-Gespräches am 15.12.2019 ist das extreme nach oben bzw. hinten überdrehen des Kopfes bzw. nach oben bzw. hinten blicken gemeint. Als ob entsprechende Patienten in einem Delirium wären.

3 *bal tshi:* In seinem Kommentar schreibt Dr. Pema Dorjee, dass es sich hierbei um das Wollwachs einer dreijährigen weißen Ziege handelt. (Vgl. pad+ma rdo rje 2011: 244).

4 Im tibetischen Text dieses Werkes befindet sich ein Schreibfehler. Korrekt wäre *ne'u gsing* mit der Bedeutung „grüne Wiese" statt *ni'u gsing*. (Men-Tsee-Khang 2017: 265, sangs rgyas rgya mtsho 1982: 773).

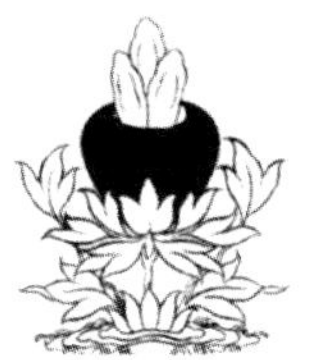

དེ་ནས་དྲང་སྲོང་རིག་པའི་ཡེ་ཤེས་ལ། །དྲང་སྲོང་ཡིད་ལས་སྐྱེས་ཀྱིས་འདི་སྐད་ཞུས། །ཚ་བ་སྟོངས་པའི་རྒྱུ་རྐྱེན་ངོ་བོ་གང་། །སྟོངས་པའི་མིང་དུ་ཅི་ཕྱིར་བཏགས་པ་ལགས། །དབྱེ་བ་རྟགས་དང་བཅོས་ཐབས་བཤད་དུ་གསོལ། །

Danach stellte der Weise *yid las skyes* dem Weisen *rig pa'i ye shes* folgende Frage: „Was sind die Ursachen, (mit Krankheit in Zusammenhang stehenden) Umstände, Wesensart, Klassifikationen, Anzeichen und Symptome sowie Behandlungsmethoden von leeren Hitze-Krankheiten, und warum werden diese „leere Hitze-Krankheiten" genannt? Erkläre es uns bitte."

དེ་སྐད་ཞུས་པའི་དོན་ལ་ལན་གསུངས་པ། །སྟོངས་པའི་ཚ་བའི་རྒྱུ་ནི་རླུང་ཡིན་ཏེ། །སྐྱེད་བྱེད་རྐྱེན་གསུམ་རང་བཞིན་སྟོངས་པ་དང་། །རྐྱེན་གྱིས་སྟོངས་དང་གནས་ཀྱིས་སྟོངས་པའོ། །

Auf diese Frage antwortete der Meister: „Die Ursache von leeren Hitze-Krankheiten ist *rlung*, und die drei (mit Krankheit in Zusammenhang stehenden) Umstände, die zur Entwicklung von leeren Hitze-Krankheiten führen, sind die Entwicklung aus eigenem Antrieb, Faktoren, welche die (mit Krankheit in Zusammenhang stehenden) Umstände begünstigen, und die Lokalisation der Krankheit.

རང་བཞིན་སྟོངས་པ་རླུང་རིམས་སྟོངས་འཁྲུགས་གཉིས། །ཡུལ་དུས་རང་བཞིན་ན་སོ་ནད་ཁམས་གནས། །རླུང་རྐྱེན་འདོམ་པས་རིམས་སམ་འཁྲུགས་འབྱུང་བས། །དང་པོ་རང་གནས་ཚ་བ་རླུང་འབུད་བཅས། །

Es gibt zwei Arten von leeren Hitze-Krankheiten, die sich aus eigenem Antrieb entwickeln: *rlung rims* und *stong 'khrugs*. Wenn eine Hitze-Krankheit mit Faktoren wie Aufenthaltsort, Jahreszeit, körperliche Konstitution, Alter, Wesensart der Erkrankung und Lokalisation der Krankheit, die für *rlung* förderlich sind, zusammentrifft, so führt dies zur Entwicklung von *rlung rims* oder *stong 'khrugs*, wobei die Hitze-Krankheit in ihrer Lokalisation durch *rlung* angefacht wird.

རྐྱེན་གྱིས་སྟོངས་པ་རླུང་ཤས་ཆེ་བ་ཡི། །ཚ་བ་བསིལ་ཐང་ཕྱེ་མ་རྩུབ་མོ་དང་། །གཏར་བཤལ་རྔུལ་
དང་ཟས་སྐོམ་ཡིན་ལ་གཏད། །ཚད་གཉའ་ཆོགས་ནས་རླུང་སྐྱེས་ཚད་གཞུག་འབུད། །

Eine leere Hitze-Krankheit aufgrund von Faktoren, welche die (mit Krankheit in Zusammenhang stehenden) Umstände begünstigen, tritt dann auf, wenn die Behandlung einer von *rlung* dominierten Hitze-Krankheit mit kühlenden Dekokten, medizinischen Pulvern, rauen Behandlungen, Aderlässen, Purgationen (Ableiten über den Darm), schweißtreibenden [Verfahren] und Fasten die Hitze-Krankheit lindert und in der Folge zur Entwicklung von *rlung* führt, welches die Reste der Hitze-Krankheit anfacht.

གནས་ཀྱིས་སྟོངས་པ་སྲོག་རྩར་རླུང་གནས་བབས། །གནས་ཀྱི་དབང་གིས་ཚ་བ་རླུང་གིས་འབུད། །

Eine aufgrund der Lokalisation leere Hitze-Krankheit tritt auf, wenn sie in die Lebens-Leitbahn, wo *rlung* angesiedelt ist, eindringt. Dann facht *rlung* die Hitze-Krankheit aufgrund ihrer Lokalisation an.

རྐྱེན་དེས་རླུང་ཚད་འཐབ་པའི་ནད་དུ་འགྱུར། །རླུང་གིས་ཚ་བ་བུས་ཀྱིན་ཚད་རྟགས་འཕེལ། །

Diese die (mit Krankheit in Zusammenhang stehenden) Umstände begünstigenden Faktoren führen zu einer Konfrontation von *rlung* mit der Hitze-Krankheit. *rlung* facht die Hitze-Krankheit an, und es treten Anzeichen und Symptome einer Hitze-Krankheit auf.

རླུང་ཉིད་གྲང་བས་ཚད་རྟགས་འགལ་ཞེ་ན། །སྟོངས་པའི་ཚ་བ་མགར་གྱི་སོ་མལ་འདྲ། །སྦུད་པ་
གྲང་ཡང་མེ་ཡི་གྲོགས་སུ་འགྱུར། །འབུད་བྱེད་མ་བཅད་ཚ་བ་ཆེས་ཆེར་འཕེལ། །དེ་ཕྱིར་སྟོངས་
པའི་ཚ་བ་ཞེས་སུ་བརྗོད། །

Wenn *rlung* von kalter Wesensart ist, sich jedoch widersprüchlich mit den Anzeichen und Symptomen einer Hitze-Krankheit manifestiert, so kann man diesen Widerspruch entkräften, indem man eine leere Hitze-Krankheit mit dem glühenden Stück Holzkohle eines Schmieds vergleicht. Genauso wie der Blasebalg, der von kalter Wesensart ist, beim Anfachen des Feuers hilfreich ist, so wird *rlung*, welches die Hitze-Krankheit anfacht, diese verschlechtern, wenn es nicht kontrolliert wird. Aus diesem Grund nennt man diesen Zustand „leere Hitze-Krankheit".

དབྱེ་བ་སྤྱི་དང་བྱེ་བྲག་རྣམ་པ་གཉིས། །

Es gibt zweierlei Arten [von leeren Hitze-Krankheiten]: allgemeine und spezifische.

སྤྱི་ལ་ཚ་བ་སྟོངས་དང་རྩ་སྟོངས་དང་། །རླུང་སྟོངས་ཞེས་བྱ་རྣམ་པ་གསུམ་དུ་བཤད། །

Allgemeine leere Hitze-Krankheiten sind folgende drei Arten: *tsha ba stongs*, *rtsa stongs* und *rlung stongs*.

བྱེ་བྲག་རིམས་སྟོངས་ཁྲག་སྟོངས་མཁྲིས་པ་སྟོངས། །བད་ཀན་ཆུ་སེར་གློ་སྙིང་སྟོངས་པ་དྲུག །

Spezifische Hitze-Krankheiten sind folgende sechs Arten: *rims stongs*, *khrag stongs*, *mkhris pa stongs*, *bad kan stongs*, *chu ser stongs* und *glo snying stongs*.

དེ་རྟགས་དང་པོ་ཚ་བ་སྟོངས་པ་ནི། །གཉའ་ཚོགས་ཚད་གཞུག་རླུང་གིས་འབུད་པ་སྟེ། །

Erstens ist *tsha ba stongs* ein Zustand, in dem *rlung* die Reste einer unterdrückten Hitze-Krankheit anfacht.

ཆུ་མདོག་དམར་ཞིང་དྭངས་ལ་ལྦུ་བ་ཆེ། །རྩ་རྒྱུད་སྟོང་ལ་རྩ་སྟོད་རྒྱུག་པ་དང་། །དབུགས་ཐུང་
ཧམ་པ་ཁོད་ལ་ཕྱི་ཚད་ཆེ། །མིག་སྤྲིན་དམར་ཞིང་ལྕེ་ནི་དམར་སྐམ་རྩུབ། །གཟེར་འཕོ་སྐོམ་དད་
ཆེ་ལ་མིག་རྩ་གྲུང་། །སྣ་བུག་ཧར་ལ་གཉིད་ཆུང་སྐབས་སུ་དངངས། །བ་སྤུ་ལངས་ནས་རླུང་
གསང་མནན་ན་ན། །སྐབས་སུ་གཏམ་ལ་ཅོ་འཁྲུལ་བག་རེ་འོང་། །

Die Merkmale [von *tsha ba stongs*] sind ein rötlicher, klarer Urin mit großen Bläschen, ein leerer und schneller oberer Puls, Kurzatmigkeit, Keuchen, Fieber, rote Augen, eine rote, trockene und raue Zunge, wechselhafte Schmerzen, extremer Durst, erkennbare Blutgefäße in den Augen, weit geöffnete Nasenlöcher, wenig Schlaf, zeitweise Panikattacken, abstehende Körperhaare, Schmerzen an den *rlung*-Punkten, wenn diese massiert werden, sowie fallweise unzusammenhängendes Reden.

འདི་ནི་ལྷར་སྣང་རླུང་གི་ཚ་བ་སྟེ། །བསིལ་གཏར་དེད་ན་གཤིན་རྗེའི་ལག་ཏུ་གཏོད། །རྟགས་ལ་
ཐེ་ཚོམ་གསུར་བྱུག་རུས་ཐང་སད། །ལྕེ་རློན་ཧམ་པ་བདེ་ལ་སྐོམ་དད་ཆུང་། །གཉིད་ཆེ་དབང་
པོ་གསལ་སོགས་ཚད་རྟགས་ནུབ། །མཁས་པས་དེ་ལ་སོམ་ཉི་མི་བྱའོ། །

Da die oben angeführte Erkrankung den irreführenden Anschein einer mit *rlung* in Zusammenhang stehenden Hitze-Krankheit hat, wird der Patient unter einer Behandlung mit kühlenden Heilmitteln und kühlendem Aderlass Yama, dem Herrn des Todes, überlassen. Bei Zweifeln im Hinblick auf die obigen Anzeichen und Symptome beweise man den wahren Charakter der Erkrankung mit entsprechenden Versuchen wie Inhalieren von *gsur*, Auftragen von Öl und der Verabreichung von Knochensuppe. Zeigen sich Anzeichen wie Feuchtigkeit der Zunge, leicht fließender Atem, weniger Durst, besserer Schlaf und Klarheit der Sinne, so sind für Gelehrte alle Zweifel hinsichtlich des Verschwindens der Hitze-Krankheit ausgeräumt.

སྲོག་རྩར་ཚ་བ་བབས་པའི་རྩ་སྟོངས་རྟགས། །རྩ་ཆུ་གོང་འདྲ་མིག་དམར་གནམ་དུ་བལྟ། །ཕུས་འདེབས་ཤེས་པ་འཁྲུལ་ལ་གོས་རྡུལ་སེལ། །གཉིད་མེད་ཤེས་པ་ཡང་ཞིང་འགྲོས་ཚུལ་སྟོན། །སྐབས་སུ་འདར་ལ་དྲུང་གི་མི་ལ་འཛིན། །སོ་འཐབ་སོ་འཆའ་སྣང་བ་ལོག་པར་མཐོང་། །སྙིང་སྲོག་གནས་སུ་རླུང་ཁྲག་འཐབ་པ་སྟེ། །རྟགས་རྣམས་ཚང་ན་མི་འཚོ་སྤང་བར་བཤད། །

rtsa stongs bezeichnet den Zustand, wenn eine Hitze-Krankheit in die Lebens-Leitbahn eindringt. Puls- und Urinmerkmale von *rtsa stongs* sind ähnlich wie die oben beschriebenen. Es treten folgende Symptome auf: rote Augen, ins Leere Starren, Seufzen, ein verwirrter Geist, Abwischen von Schweiß mit der Kleidung, Schlafstörungen, Geistesabwesenheit, Tendenz zu laufen, fallweises Frösteln, Festhalten einer in der Nähe stehenden Person, klappernde Zähne und Sehillusionen. Ein Patient mit diesen Anzeichen und Symptomen wird aufgrund der Konfrontation zwischen *rlung* und Blut im Herzen mit der Lebens-Leitbahn nicht überleben. Die Erkrankung kann nicht geheilt werden.

ཚད་གཞུག་རླུང་དུ་ལོག་པའི་རླུང་སྟོངས་རྟགས། །གཡལ་མང་རླུང་གསང་ན་ཞིང་སྟོང་སྐྱུགས་བྱེད། །གཉིད་མེད་ཤེས་པ་འཕྱོ་ལ་ཞེ་ས་མཁས། །རྒྱང་འདོད་མིག་དཔངས་མཐོ་ལ་སྐྲ་འདབ་འདར། །གཏིང་གི་དབང་པོ་མ་འཁྲུལ་ཆལ་ཆོལ་སྨྲ། །ལྕེ་སྐྱེང་དམར་རྩུབ་རྩ་ཆུའི་ཚ་བ་མེད། །ཏ་ཅང་ཐལ་ན་སྨྱོ་བར་འགྱུར་བ་ཡོད། །

rlung stongs ist ein Zustand, in dem Reste einer Hitze-Krankheit zu *rlung* transformiert werden. Typische Merkmale sind häufiges Gähnen, Schmerzen an den *rlung*-Punkten, leeres Erbrechen, Schlafstörungen, mentale Ruhelosigkeit, gut sein mit höflicher Sprache 1, Wunsch sich auszustrecken, hohe Bestrebungen bzw. Ziele, zitternde Haarspitzen, unzusammenhängendes Reden ohne mentale Verwirrung sowie eine rote, raue Zunge, wobei Puls- und Urinuntersuchungen kein Anzeichen einer Hitze-Krankheit zeigen. Wenn dieser Zustand über längere Zeit unbehandelt bleibt, ist Irresein die Folge.

བྱེ་བྲག་རིམས་སྟོངས་རྐང་ལག་རེངས་ཤིང་ན། །ཁ་སླ་གཉིད་མེད་སྐྲ་འདར་གདོང་དབལ་སྐྱ། །ཁྲག་སྟོངས་ཁ་སླ་གཉིད་ཆེ་དང་ག་འགག །མཁྲིས་སྟོངས་གཉིད་མེད་ཁ་སླ་མིག་ལྕེ་སེར། །བད་

སྟོངས་རྟུལ་ཆེ་གཉིད་དུས་ཟ་ཟེ་མང་། །ཆུ་སེར་སྟོངས་པ་མིག་གིས་ཟ་ཟེ་མཐོང་། །གཉིད་མེད་
དབང་པོ་འཁྲུལ་ཞིང་སྨྲ་ཚུལ་སྟོན། །གློ་སྙིང་སྟོངས་པ་གཉིད་དང་ཟུག་གཟེར་ཆུང་། །ལུས་
རེངས་སོ་འཐམ་ལྷ་འཚོལ་བྱེད་པའོ། །

Spezifisch zeigt *rims stongs* Anzeichen wie Steifheit und Schmerzen in den Gliedern, albernes Reden, Schlafmangel, wirres Haar und einen blassen Teint. Typisch für *khrag stongs* sind albernes Reden, übermäßiger Schlaf und Appetitverlust. Bei *mkhris pa stongs* zeigen sich Schlafmangel, albernes Reden und gelbliche Augen und Zunge. *bad kan stongs* zeigt Anzeichen wie übermäßiges Schwitzen und wirre Träume. Merkmale von *chu ser stongs* sind visuelle Halluzinationen, weniger Schlaf, Sinnestäuschungen und psychotisches Verhalten. Bei *glo snying stongs* treten Schlafmangel, leichte Schmerzen, Steifheit, Zusammenbeißen der Zähne und Reden im Schlaf auf.

སྟོངས་ཚད་བཅོས་པ་སྤྱི་དང་བྱེ་བྲག་གཉིས། །

Es gibt zweierlei Arten der Behandlung von leeren Hitze-Krankheiten: allgemeine und spezifische.

སྤྱི་ལ་བཅོས་པའི་ཚུལ་དང་གཉེན་པོ་གཉིས། །

Allgemeine Behandlungen sind folgende zwei Arten: therapeutische Prinzipien und Heilmittel.

བཅོས་པའི་ཚུལ་ལ་རྣམ་པ་གསུམ་ཡིན་ཏེ། །ཚ་སྟོངས་ཁ་དྲག་དཔུང་པ་གནོན་ཚུལ་བཅོས། །རྩ་
སྟོངས་འཕྲང་ཁ་སོ་པས་བཙད་པའི་ཚུལ། །རླུང་སྟོངས་སྨྱོན་པ་མལ་འདུག་ཚུལ་དུའོ། །

Es gibt drei Arten therapeutischer Prinzipien: Man behandele *tsha ba stongs* auf gleiche Art wie man mächtige Personen überwältigt, *rtsa stongs* auf gleiche Art wie ein Spion aufmerksam nach einer Fluchtmöglichkeit Ausschau hält und *rlung stongs* auf gleiche Art wie man einen Verrückten zur Vernunft bringt.

གཉེན་པོ་སྨན་དཔྱད་ཟས་སྤྱོད་རྣམ་པ་བཞི། །

Es gibt vier Arten von Heilmitteln: Arzneimittel, äußere Therapien, Ernährung und Verhalten.

ཚ་བ་སྟོངས་ལ་གཞུག་ཆུང་རུས་པ་ལྔ། །ཆང་བྲེ་ཕྱེད་དུ་སུམ་གཉིས་བསྐྱུས་ཁུ་རུ། །ག་བུར་ཅུ་གང་ཀ་ར་བཏབ་ལ་བཏང་། །སྨན་ཞུ་རྡུལ་འདོན་རྡུལ་རྗེས་རླུང་སྣ་གླན། །དེ་ནས་ཐོང་ཚེར་བལ་ཚི་རུས་ཁུར་བཙེར། །བིག་པན་ཤིང་ཀུན་བུར་སྦྲར་རླུང་དུས་བཏང་། །ཡང་ན་བིག་པན་ཐལ་བ་ཨ་ག་རུ། །ཛཱ་ཏི་རུ་རྟ་སྤོས་དཀར་བུ་རམ་སྦྱར། །དགོང་དང་ཐོ་རངས་རུས་ཁུས་འཕུལ་ལ་བཏང་། །རླུང་དང་ཚད་པ་དུས་གཅིག་འཛོམས་པར་བྱེད། །ཙན་དན་བསིལ་གསུམ་ཨུཏྤལ་སླེ་ཏྲེས་དང་། །སེ་འབྲུ་པི་པི་ལིང་དང་བིག་པན་ཐལ། །བུར་དཀར་སྦྱར་བ་དགུང་གཉིས་རུས་ཁུས་དབུལ། །

[Zur Behandlung] von *tsha ba stongs* koche man ein halbes *bre chang,* bis es auf zwei Drittel reduziert ist, und verabreiche dies mit dem Zusatz von *ga bur, cu gang* und weißem Zucker. Zum Zeitpunkt, wenn die Arznei verdaut ist, wende man schweißtreibende [Verfahren] an und kontrolliere danach *rlung*. Dann verrühre man Wollwachs von zweijährigen männlichen und weiblichen Lämmern in einer Knochensuppe und verabreiche sie zum Zeitpunkt der Manifestation von *rlung* unter Zugabe von *big pan, shing kun* und Melasse; oder man bereite ein Präparat aus *a ga ru, dzA ti, ru rta, spos dkar* und Melasse mit *big pan*-Asche zu und verabreiche es mit Knochensuppe zur Morgen- und Abenddämmerung. Das Arzneimittel kuriert gleichzeitig *rlung* und die Hitze-Krankheit. Man bereite ein Präparat aus *tsan dan*, den drei kühlen Heilmitteln, *ut+pal, sle tres, se 'bru, pi pi ling* und *big pan*-Asche mit weißer Melasse zu und verabreiche es mit Knochensuppe mittags und um Mitternacht.

དཔྱད་དུ་དགོང་ཀ་ཉི་མ་ནུབ་པ་དང་། །ཚིགས་པ་དྲུག་བདུན་ཨན་སྟོང་མེ་ཡིས་བསྲེག །གཟེར་ས་ར་འབའ་ཚ་རུས་རྙིང་འོལ་སྐོམ་མམ། །འཁར་གོང་སྲིན་ཅན་ཆང་བྲན་བསྲོས་པས་བདུག །

Man führe am sechsten, siebten und ersten Wirbel bei Sonnenuntergang eine Moxibustion durch. Man verabreiche Kompressen aus *'ba' cha*, alten Knochen und *'ol skom*[51] oder erhitztem *'khar gong srin can*, das mit *chang* auf die schmerzenden Bereiche gesprüht wird.

ཁ་ཟས་ལུག་ཤ་ཉེ་འུ་ནང་ནུབ་དང་། །བ་ལང་རི་དྭགས་ཤ་གསར་ཉིན་དགུང་བཏང་། །སྐོམ་དུ་སླེ་ཏྲེས་བུར་སྙིང་བསྐྱུས་པའམ། །གསར་འཛམ་འོ་མ་བསྐོལ་གྲང་བུར་དཀར་བཏབ། །མཁས་པའི་རིག་པས་དཔྱད་ཅིང་ཉམས་སྦྱར་བརྟེན། །

Man empfehle die Einnahme von Speisen wie Schaffleisch und *nye 'u*[52] morgens und

51 *'ol skom* ist ein Pulver oder eine Paste aus einem Gemisch von Butter und gerösteter Gerste.

52 *nye 'u* ist ein Synonym für *glum,* altes *chang.*

abends sowie mittags frisches Fleisch vom Rind und von pflanzenfressenden Wildtieren. Man empfehle ein Dekokt, das durch Kochen von *sle tres* in alter Melasse zubereitet wird, oder eine abgekühlte, gekochte Mischung aus frischem *chang* und Milch unter Zugabe von weißer Melasse. Man wende diese Heilmittel nach eigenem kenntnisreichem Ermessen und je nach Zustand des Patienten an.

སྤྱོད་ལམ་བསེར་བུ་ཁ་གཡེར་མི་སྙན་གཏམ། །དྲག་ཤུལ་ཅ་ཅོ་འདུ་འཛི་སྤངས་བྱས་ལ། །ཡིད་འོང་གྲོགས་བསྙེན་དྲོ་བའི་གནས་སུ་བསྟེད། །

[Man empfehle dem Patienten bezüglich] des Verhaltens, kühlen Wind, übermäßiges Sprechen, unangenehme Gespräche, anstrengende Tätigkeiten, Geräusche von Menschenmassen und hektischem Alltagsleben zu vermeiden, und stattdessen die Gesellschaft seiner Lieben und den Aufenthalt an warmen Orten zu pflegen.

བཙོས་ཀ་མི་ལེན་ཚ་བ་ཆེར་འཕེལ་ན། །ཟས་ཀྱིས་རླུང་བླང་བསིལ་གྱིས་ཚ་བ་བསད། །

Wenn [die Hitze-Krankheit] auf die Behandlung nicht anspricht, sondern weiter angefacht wird, kontrolliere man *rlung* mit der Ernährung und beseitige die Hitze-Krankheit mit kühlenden Heilmitteln.

རྩ་སྟོངས་ཚ་བ་བསིལ་གཏར་མི་བསོད་པས། །དང་པོར་སྤྱི་གཙུག་དྲུག་པ་མཐེབ་སྐྱིང་བསྲོ། །ཨ་གར་ ཛཱ་ཏི་སྤོས་དཀར་ཨུཏྤལ་ བཞི་སྦྱོར་བུར་དཀར་རུས་ཁུས་དབུལ། །མ་ཐུབ་སྡུད་སྒོ་བདུན་པ་དཀར་ནག་མཚམས། །སྤྲ་བ་ལྔས་བསྲེག་འཕྲང་སྒོམ་འགྲོས་སྒོ་འགེགས། །ག་བུར་ཙན་དན་ཛཱ་ཏི་སྙིང་ཞོ་ཤ། །ཅུ་གང་ནཱ་ག་གེ་སར་ཀ་ར་སྦྱར། །དགུང་གཉིས་བཏང་རྗེས་སྤྲང་སྐམ་རུས་རྙིང་བདུག །ཆང་བཙོས་ལུས་ཀུན་དྲིལ་ལ་རྡུལ་མང་གདོན། །དེ་རྗེས་གོང་བཞིན་རྩ་འཕྲང་བརྟམ་པ་གཅེས། །ཟས་དང་སྤྱོད་ལམ་གོང་མ་ཇི་བཞིན་ནོ། །

Da *rtsa stongs tsha ba* nicht mit kühlenden [Heilmitteln] und Aderlass kuriert werden kann, wende man zuerst Hitze am Scheitelpunkt des Kopfes, am sechsten Wirbel und [an den oberen Vorderseiten] von Daumen und großen Zehen an. Man mische das Präparat *a gar bzhi pa* aus *a gar, dzA ti, spos dkar* und *ut+pal* mit Melasse und verabreiche es mit Knochensuppe. Falls diese Behandlung nicht wirkt, verbrenne man *spra ba* fünfmal am Punkt *sdud sgo*, am siebten Wirbel und am Punkt *brang gzhung dkar nag mtshams*, um das Eindringen der Krankheit zu blockieren. Man verabreiche mittags und um Mitternacht ein Präparat aus *ga bur, tsan dan, dzA ti, snying zho sha, cu gang* und *nA ga ge sar* vermischt mit weißem Zucker. Man wende Kompressen aus gerösteten

Schalen von Getreidekörnern und alten Knochen an und reibe den ganzen Körper mit in *chang* gekochten, gerösteten Schalen von Getreidekörnern und alten Knochen ein, um starkes Schwitzen hervorzurufen. Danach blockiere man am besten die Leitbahn mit Moxibustion und wende ein ähnliches Ernährungs- und Verhaltensschema an, wie oben erwähnt.

རླུང་སྟོངས་ཚ་བ་རླུང་དུ་ལྡོག་འགྱུར་བས། །ཟས་སྐོམ་ཆང་འཛམ་བུར་དཀར་ལུག་ཤ་དང་། །འདོན་གྱི་སྦྱོར་བ་བྱས་ཏེ་ནང་ནུབ་བཏང་། །མ་ནོན་ལོ་ཤ་མར་རྙིང་ཤ་ཆེན་སྤྱུག །རླུང་གསང་བསྐུ་མཉེ་ཡོས་སམ་སྲ་འུས་བདུག །ཤིང་ཀུན་སྒ་དང་ཛཱ་ཏི་ཁ་རུ་ཚྭ། །བིག་པན་སླེ་ཏྲེས་བུ་རམ་རུས་ཁུས་དབུལ། །དྲུག་བདུན་དང་པོ་སྡུད་སྒོ་མེ་ཡིས་མནན། །མི་དང་མི་ལབ་མུན་ཁུང་བསྙལ་ལ་བཞག །

Da *rlung stongs* ein Zustand ist, in dem sich die Hitze-Krankheit zu *rlung* transformiert, empfehle man die Einnahme von Nahrungsmitteln und Getränken wie *chang*, weiße Melasse und Schaffleisch und verabreiche morgens und abends austreibende Mittel. Wenn damit *rlung* nicht zu unterdrücken ist, empfehle man die häufige Einnahme von altem Fleisch, alter Butter und *sha chen*, man verabreiche Ölmassagen an den *rlung*-Punkten und Kompressen mit geröstetem Getreide oder einem kühlen Ziegelstein. Man verabreiche *shing kun, sga, dzA ti, kha ru tshwa, big pan, sle tres* und Melasse mit Knochensuppe sowie eine Moxibustion am sechsten, siebten und ersten Wirbel und am Punkt *sdud sgo*. Der Patient soll im Dunklen liegen, keine Besuche erhalten und keine Gespräche führen.

བྱེ་བྲག་བཅོས་པ་རིམས་སྟོངས་གཏར་ག་སྤང་། །ལུག་ཤ་ཆང་འཛམ་བསྐུ་མཉེ་གཉིད་ཀྱིས་བཅོས། །བིག་པན་སླེ་ཏྲེས་ཀ་ར་རུས་ཁུས་དབུལ། །

Spezifisch vermeide man zur Behandlung von *rims stongs* Aderlass und empfehle Schaffleisch und leichtes *chang*, man wende Ölmassagen an und empfehle dem Patienten zu schlafen. Man verabreiche ein Präparat aus *big pan, sle tres* und weißem Zucker mit Knochensuppe.

ཁྲག་སྟོངས་ཆང་དང་ཉིན་གཉིད་མེ་བཙའ་སྤང་། །ཉུག་པ་ཤ་གསར་འཛམ་ཐང་བཏང་བར་བྱ། །

Zur Behandlung von *khrag stongs* vermeide man *chang*, Schlafen während des Tages und Moxibustion. Man verabreiche Massagen und empfehle die Einnahme von frischem Fleisch und einem leichten Dekokt.[53]

---

53 Ein leichtes Dekokt wird aus *tig ta, hong len, skyu ru ra, ba sha ka* und *mdzo mo shing* zubereitet.

མཁྲིས་པ་སྟོངས་ན་ཤ་ཆང་མཆོག་ཏུ་གནོད། །བསྐུ་མཉེ་འཇམ་ཐང་བཏང་ཞིང་གཉིད་མི་བསྲུང་། །

Zur Behandlung von *mkhris pa stongs* vermeide man Fleisch und *chang*, da diese sehr schädlich sind, und verabreiche Ölmassagen, ein leichtes Dekokt und verordne keine Einschränkungen hinsichtlich des Schlafes.

བད་ཀན་སྟོངས་ན་མར་དང་གཏར་ག་སྤང་། །ཆུ་སྐོལ་ཤ་གསར་བཏང་ཞིང་བསྐུ་མཉེ་བྱ། །འབྲས་བུ་གསུམ་གྱི་ཐང་བཏང་རྔུལ་མི་ཕྱི། །

Zur Behandlung von *bad kan stongs* vermeide man Butter und Aderlass. Man empfehle gekochtes Wasser und frisches Fleisch, verabreiche Ölmassagen und ein Dekokt aus den drei Myrobalanfrüchten, ohne den entstehenden Schweiß abzutrocknen.

ཆུ་སེར་སྟོངས་ན་མར་ནག་སྤང་བར་བྱ། །ཤ་ཆང་རྙིང་པ་བཏང་ཞིང་གཉིད་མི་བསྲུང་། །འབྲས་གསུམ་མར་སྦྱར་ལྔ་བདུན་མེ་ཡིས་བསྲོ། །

Zur Behandlung von *chu ser stongs* vermeide man die Einnahme von pflanzlichen Ölen, empfehle altes Fleisch, *chang* und viel Schlaf, verabreiche medizinische Butter aus den drei Myrobalanfrüchten und Moxibustion am fünften und siebten Wirbel.

གློ་སྙིང་སྟོངས་ན་བསིལ་ཐང་གཏར་ག་སྤང་། །རུས་ཐང་ཤ་གསར་བསྐུ་མཉེ་ཆང་འཇམ་བཏང་། །སྤྱི་ལ་བྱེ་བྲག་བཅོས་པའི་མདེ་ཁར་གདགས། །ཞེས་གསུངས་སོ། །

Zur Behandlung von *glo snying stongs* vermeide man kühlende Dekokte und Aderlass, verabreiche Knochensuppe, frisches Fleisch und leichtes *chang* sowie Ölmassagen. Zusätzlich zur allgemeinen Behandlung von leeren Hitze-Krankheiten verabreiche man spezifische Behandlungen in ähnlicher Art, wie man die Flugbahn eines Pfeils ablenkt." So wurde gesprochen.

བདུད་རྩི་སྙིང་པོ་ཡན་ལག་བརྒྱད་པ་གསང་བ་མན་ངག་གི་རྒྱུད་ལས་སྟོངས་པའི་ཚ་བ་བཅོས་པའི་ལེའུ་སྟེ་བཅུ་བདུན་པའོ། །

Dies ist das 17. Kapitel, die „Behandlung von leeren Hitze-Krankheiten", aus dem Tantra der geheimen mündlichen Unterweisung über die acht Zweige des Nektars der Medizin.

Anmerkung des Herausgebers der deutschen Ausgabe:

1 Diese Passage wurde hier relativ wörtlich übersetzt. Laut Dr. Wangdue während eines Skype-Gespräches am 15.12.2019 ist in diesem Zusammenhang eine Änderung des Charakters der Patienten, die unter *rlung stongs* leiden, gemeint. Menschen, die normaler Weise unhöflich sind, verhalten sich plötzlich höflich, etc.

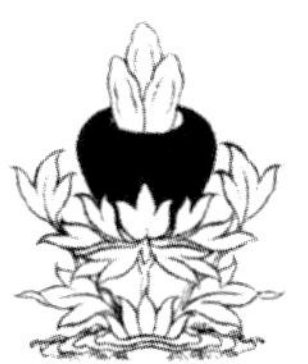

དེ་ནས་དྲང་སྲོང་རིག་པའི་ཡེ་ཤེས་ལ། །དྲང་སྲོང་ཡིད་ལས་སྐྱེས་ཀྱིས་འདི་སྐད་ཞུས། །ཚ་བ་གབ་པའི་རྒྱུ་རྐྱེན་ངོ་བོ་གང་། །གབ་པའི་ཚ་བའི་མིང་དུ་ཅི་ཕྱིར་བཏགས། །དབྱེ་བ་རྟགས་དང་བཅོས་ཐབས་བཤད་དུ་གསོལ། །

Danach richtete der Weise *yid las skyes* folgende Bitte an den Weisen *rig pa'i ye shes*: „Was sind die Ursachen, (mit Krankheit in Zusammenhang stehenden) Umstände, die Wesensart, Klassifikationen, Behandlungsmethoden sowie Anzeichen und Symptome von versteckten Hitze-Krankheiten? Warum nennt man sie „versteckte Hitze-Krankheiten"? Erkläre es uns bitte."

དེ་སྐད་ཞུས་པའི་དོན་ལ་ལན་གསུངས་པ། །གབ་པའི་ཚ་བའི་རྒྱུ་ནི་གྲང་རླུང་ཡིན། །དེ་ལ་རྐྱེན་གསུམ་རང་བཞིན་གབ་པ་དང་། །གནས་ཀྱིས་གབ་དང་རྐྱེན་གྱིས་གབ་པའོ། །

Auf diese Frage antwortete der Meister: „Die Ursachen von versteckten Hitze-Krankheiten sind Kälte und *rlung*. Die drei (mit Krankheit in Zusammenhang stehenden) Umstände, die zur Entwicklung von versteckten Hitze-Krankheiten führen, sind die Entwicklung aus eigenem Antrieb, die Lokalisation der Krankheit und Faktoren, welche die (mit Krankheit in Zusammenhang stehenden) Umstände begünstigen.

ཡུལ་དུས་རང་བཞིན་ན་ཚོད་ནད་ཁམས་རྣམས། །གྲང་རླུང་ཅན་ལ་ཚ་བ་ཕྲན་བུ་བྱུང་། །དང་པོ་རང་གནས་བད་རླུང་འོག་ཏུ་གབ། །དེ་ཕྱིར་རང་བཞིན་ཡེ་ནས་གབ་ཅེས་བྱ། །

Wenn eine leichte Hitze-Krankheit bei einer Person mit Kälte- und *rlung*-Dominanz auftritt und von *rlung*-begünstigenden Faktoren hinsichtlich Aufenthaltsort, Jahreszeit, körperlicher Konstitution, Alter und Wesensart der Krankheit beeinflusst wird, versteckt sich die Krankheit zu Beginn an ihrer eigenen Lokalisation unter *bad kan* und *rlung*. Aus diesem Grund wird die Krankheit „Hitze-Krankheit, die aus eigenem Antrieb versteckt ist", genannt.

གནས་ཀྱིས་གབ་པ་ཕོ་མཁལ་སྙིང་དང་གསུམ། །ཚ་བ་ཞུགས་ཀྱང་གྲང་རླུང་གནས་ཡིན་པས། །ཚ་བ་གཉིང་གབ་སྤྱི་རྟགས་གྲང་རླུང་སྟོན། །

Eine Hitze-Krankheit, die aufgrund ihrer Lokalisation versteckt ist, ist ein Zustand, in dem eine Hitze-Krankheit in Magen, Niere und Herz eindringt. Da dies Lokalisationen von Kälte und *rlung* sind, bleibt die Hitze-Krankheit in der Tiefe versteckt und zeigt Anzeichen und Symptome einer *rlung*-Kälte-Krankheit.

རྐྱེན་གྱིས་གབ་པ་མ་སྨིན་བཅོས་སྔས་དང་། །བད་ཀན་རི་ཐང་མཚམས་སུ་བཅུད་སྔས་པས། །གྲང་བའི་འོག་ཏུ་ཚ་བ་གབ་པ་ཡིན། །

Eine Hitze-Krankheit, die aufgrund von Faktoren, welche die (mit Krankheit in Zusammenhang stehenden) Umstände begünstigen, versteckt ist, ist ein Zustand, in dem die vorzeitige Behandlung einer unausgereiften Hitze-Krankheit und die frühzeitige Verabreichung einer nahrhaften Ernährung im *bad kan*-Bereich der Grenze zwischen „Berg und Tal" die Hitze-Krankheit unter der Kälte-Krankheit verstecken.

གབ་པའི་ཚ་བ་སྦས་པའི་མེ་དང་འདྲ། །གྲང་རླུང་གཉིས་ཀྱིས་ཚ་བའི་མགོ་བྱིབས་པས། །བད་རླུང་འོག་ཏུ་ཚད་རྟགས་བག་ལ་ཉལ། །

Die versteckte Hitze-Krankheit, die sich wie ein verstecktes Feuer verhält, zeigt ihre Anzeichen und Symptome nicht, da sie von einer *bad kan*- und *rlung*-Krankheit vollständig verdeckt ist.

ཕྱི་གྲང་ནང་ན་ཚ་བས་གབ་ཅེས་བྱ། །

Dieser Zustand heißt „versteckte Hitze-Krankheit", da sie sich unter dem äußeren Erscheinungsbild einer Kälte-Krankheit befindet.

དབྱེ་བ་སྤྱི་དང་བྱེ་བྲག་རྣམ་པ་གཉིས། །

[Versteckte Hitze-Krankheiten] können nach zweierlei Arten klassifiziert werden: allgemein und spezifisch.

སྤྱི་ལ་ཚ་སྐྱོན་ཅན་དང་གྲང་སྐྱོན་ཅན། །

Die allgemeinen Arten [von versteckten Hitze-Krankheiten] sind Hitze-dominierte und Kälte-dominierte Krankheiten.

བྱེ་བྲག་སྙིང་ལ་ཚ་བ་གབ་པ་དང་། །ཕོ་བར་གབ་དང་མཁལ་མར་གབ་པའོ། །

Es gib dreierlei spezifische Arten [von versteckten Hitze-Krankheiten]: Hitze-Krankheiten, die im Herzen versteckt sind, Hitze-Krankheiten, die im Magen versteckt sind, und Hitze-Krankheiten, die in der Niere versteckt sind.

བརྟག་ཐབས་བཞི་སྟེ་རྟགས་ལ་ནད་ངོས་བཟུང་། །རྩ་ཆུས་མཚང་འབྲུ་གཏར་གྱིས་ཕྱུགས་བཅལ་ཏེ།
།ཟས་དང་སྨན་གྱིས་མགོ་ཕྱུར་བཤུ་བར་བྱ། །

Die vier Diagnosemethoden [für versteckte Hitze-Krankheiten] sind folgende: Diagnose anhand der Anzeichen und Symptome, Informationsbeschaffung durch Puls- und Urinuntersuchung, Feststellung der Lokalisation der Krankheit mittels Aderlass und Aufdecken der Krankheit durch Ernährung und Arzneimittel.

རྟགས་ཀྱིས་ངོས་བཟུང་སྤྱི་དང་བྱེ་བྲག་གཉིས། །

Es gibt zwei Arten der Diagnose anhand der Anzeichen und Symptome: allgemein und spezifisch.

སྤྱི་ལ་ཚ་སྐྱོན་ཅན་དང་གྲང་སྐྱོན་ཅན། །

Die allgemeinen Arten sind Hitze-dominierte Krankheiten und Kälte-dominierte Krankheiten.

ཚ་སྐྱོན་ཅན་དེ་རྩ་དཔངས་དམའ་ལ་གྲིམས། །ཆུ་མདོག་དམར་ལ་ལྡོག་དཀའ་ཞེས་པ་ལྕི། །ངོ་སྐྲ་མ་གཉིད་ལོག་རྗེས་ལ་ཁ་ལྕེ་སྐམ། །ཁ་ཁ་དང་ག་མི་བདེ་སྐབས་སུ་རྫུལ། །ལུས་ལྕི་མིག་དམར་མགོ་ལྕི་སྣ་ཁྲག་འཛག །ཉུབ་གཉིད་ཆུང་ལ་ཉིན་གཉིད་ཆེ་བ་དང་། །མི་ཉིས་ཡོག་ན་ཁམས་ལྕི་གྱེན་ལ་ངལ། །བསིལ་དྲགས་དྲོས་དྲགས་གཉིས་ཀ་གནོད་པར་ཚོར། །

Eine Hitze-dominierte versteckte Krankheit zeigt sich typischerweise folgendermaßen: eine Puls von geringer Höhe und gespannt, rötlicher Urin mit schwieriger Transformation, mentale Schwerfälligkeit, öliges Gesicht, trockener Mund und trockene Zunge nach dem Schlafen, ein bitterer Geschmack im Mund, Appetitverlust, zeitweises Schwitzen, Schweregefühl des Körpers, rote Augen, ein Schweregefühl im Kopf, Nasenbluten, weniger Nachtschlaf, übermäßiges Schlafen während des Tages, ein Schweregefühl bei Feuerhitze und Sonnenschein, Schwierigkeiten beim Bergaufgehen und Verschlechterung der Krankheit unter extrem kühlen und heißen Bedingungen.

གྲང་སྟོབས་ཅན་དེ་རྩ་རྒྱུད་བྱིང་ལ་བུལ། །ཆུ་སྔོ་ལྡོག་ཏུ་མི་འདོད་གདོང་པ་སྐྱ། །ལུས་ཀྱོང་དང་
ག་མི་བདེ་སྣ་ཆུ་འཛག །ཤེས་པ་བྱིང་ལ་ཟས་སྤྱོད་དྲོ་ན་འཕྲོད། །

Eine Kälte-dominierte [versteckte Hitze-Krankheit] zeigt sich an folgenden Merkmalen: tiefer und langsamer Puls, bläulicher Urin mit schwieriger Transformation, ein blasses Gesicht, Steifheit des Körpers, Appetitverlust, rinnende Nase, Unlust und Besserung des Zustandes mit wärmender Ernährung und wärmendem Verhalten.

བྱེ་བྲག་སྙིང་ལ་གབ་ན་སེན་མོ་དཀར། །སྲོད་ལ་གཉིད་ཡེར་ཉིན་མོ་གྲིབ་མ་སྙེག །བྲང་རྒྱབ་གདོང་
པ་སྨིན་ཐོར་རྒྱུན་མི་ཆད། །ཆང་འཐུངས་རྗེས་ལ་དྲན་པ་མི་གསལ་འཕྱོ། །

Spezifisch zeigt sich die Krankheit, wenn sie im Herzen versteckt ist, durch weißliche Nägel, Schlafstörungen in der Abenddämmerung, ein Verlangen nach schattigen Plätzen während des Tages; hartnäckige Akne im Bereich von Brust, Rücken und Gesicht; sowie unklares Gedächtnis und mentale Ruhelosigkeit nach dem Genuss von *chang*.

ཕོ་བར་གབ་ན་ཚ་གྲང་གཉིས་ཀ་གནོད། །ཁྱད་པར་དྲོད་དྲགས་ཕུར་པ་བཙུགས་ལྟར་ན། །གསར་
ཤ་མི་འཕྲོད་ཟས་སྙོམ་དྲོ་འཛམ་ཕན། །

Wenn die Krankheit im Magen versteckt ist, verschlechtert sich der Zustand sowohl unter übermäßig heißen als auch kalten Umständen. Extrem wärmende Umstände verursachen insbesondere wie von einem Dolch zugefügte, stechende Schmerzen. Die Einnahme von frischem Fleisch ist ungünstig, während wärmende und weiche Nahrungsmittel zuträglich sind.

མཁལ་མར་གབ་ན་ཟགས་ཆུ་ཁྲག་ཏུ་འབྱུང་། །ཆང་འཐུངས་འགྲོ་འདུག་རྗེས་ལ་རྐང་པ་ལྗི། །མཁལ་རྩ་གར་ཁྲིད་ས་ནས་གཟེར་རམ་ན། །

Eine in der Niere versteckte Krankheit zeigt sich durch blutigen Urin, Schweregefühl in den Füßen nach dem Genuss von *chang* sowie beim Sitzen und Gehen und starke Schmerzen in den Leitbahnen der Niere.

དེ་ལྟར་ནད་ཀྱི་རྟགས་ལ་ཐེ་ཚོམ་ན། །རྩ་དང་ཆུ་ཡི་སྒོ་ནས་མཚང་འབྲུ་སྟེ། །རྩ་རྒྱུད་མ་ངེས་ཇི་ལྟར་འདུག་ཀྱང་རྡུང་། །གཏིང་ན་ཙུང་ཟད་ཁྲིམས་ལ་མཁྲང་བར་འོང་། །ཆུ་མདོག་མ་ངེས་ཇི་ལྟར་འདུག་གྱུར་ཀྱང་། །རླངས་པ་སངས་བུལ་ཀུ་ཡ་ཞིང་གི་འོང་།

Bei Unsicherheit hinsichtlich der Anzeichen und Symptome der Krankheit muss man sich mittels Puls- und Urinuntersuchung weitere Informationen beschaffen. Auch wenn die Wesensart des Pulses kaum festzustellen ist, zeigt sich ein leicht gespannter und in der Tiefe straffer Puls. Auch wenn die Farbe des Urins kaum festzustellen ist, verschwindet der Dampf des Urins sofort und es zeigt sich stark konzentriertes *ku ya*.

དེས་མ་རྟོགས་ན་གཏར་གྱིས་ཕྱུགས་འཚོལ་ཏེ། །སྙིང་ལ་གབ་ན་སྣོད་ཀ་གཏར་བས་གསལ། །ཕོ་བར་གབ་ན་རུ་ཐུང་གཏར་བས་ཤེས། །མཁལ་མར་གབ་ན་བྱིན་གཞུག་གཏར་བས་གསལ། །ལུས་སྤྱིར་གབ་ན་གསུམ་ག་གཏར་བར་བྱའོ། །རྣག་མཁྲིས་ལྷགས་གཡའ་ཆགས་ན་གབ་པར་ངེས། །

Kann mittels Puls- und Urinuntersuchung die Krankheit nicht diagnostiziert werden, bestimme man die Lokalisation [der Krankheit] mittels Aderlass. Eine im Herzen versteckte Krankheit kann mittels Aderlass am Punkt *snod ka* festgestellt werden; wenn sie im Magen versteckt ist, mittels Aderlass am *ru thung*; und wenn sie in der Niere versteckt ist, mittels Aderlass am *byin gzhug*. Wenn die Krankheit allgemein im Körper versteckt ist, ist an allen [oben] angeführten Punkten ein Aderlass durchzuführen. Die Bildung von Eiter, *mkhris pa* und Ablagerungen [1] im entnommenen Blut bestätigt die Diagnose einer versteckten Krankheit.

ངེས་ཤེས་མ་སྐྱེས་ཟས་སྨན་མགོ་ཕུར་བཤུ། །

Falls eine eindeutige Diagnose mittels Aderlass nicht möglich ist, ist [die Krankheit] mittels Ernährung und Arzneimitteln aufzudecken.

དང་པོ་ཁ་ཟས་དྲོད་བཅུད་ལྡོགས་གཅིག་བསྟེན། །ཐོག་མར་གྲང་བ་ཞི་བས་བདེ་ར་མངོན་ཞིང་། །བར་དུ་ཕན་དང་གནོད་པ་གང་ཡང་མེད། །མཇུག་ཏུ་གཉིང་ཚད་སླེབ་ནས་གནོད་པར་ཆོར། །

Erstens verabreiche man wärmende und nahrhafte Nahrungsmittel über eine gewisse Zeitspanne. In der Folge geht es dem Patienten zunächst besser, da die Kälte-Krankheit abklingt, danach verspürt er keinen Unterschied, weder Besserung noch Verschlechterung, und schließlich geht es ihm, wenn [die verschriebene Ernährung] die tief verwurzelte Hitze-Krankheit erreicht, schlechter.

དེ་རྗེས་སྨན་གྱིས་མགོ་ཕུར་བཤུ་བ་ནི། །

Danach decke man die Krankheit mit folgenden Arzneimitteln auf:

སྤྱི་རུ་གབ་ནད་ཅུ་གང་བདེ་བྱེད་སྦྱར། །སེ་འབྲུ་བཞི་པས་བད་རླུང་མགོ་ཕུར་བཤུ། །གུར་གུམ་ཅུ་གང་ཨུཏྤལ་ཚ་བ་འཛོམས། །

Als allgemeine Methode zur Aufdeckung einer versteckten Krankheit verabreiche man die Präparate *cu gang bde byed* und *se 'bru bzhi pa*, um die *bad kan-* und *rlung-*Krankheiten zu beseitigen, anschließend *gur gum*, *cu gang* und *ut+pal*, um die Hitze-Krankheit zu kurieren.

ཁྱད་པར་སྣ་ཁྲིད་ནང་ཡན་ཕུགས་འཚོལ་གསུམ། །

Die spezifische Methode [zum Aufdecken versteckter Hitze-Krankheiten besteht in der Anwendung von] drei [medizinischen Wirkstoffen]: führender (*sna khrid*), informierender (*nang yan*) und suchender (*phugs 'tshol*) Wirkstoff.

རང་གནས་སྣ་ཁྲིད་བཟང་པོ་གསུམ་པོ་ལ། །ནང་ཡན་ཀུན་ལ་པི་པི་ལིང་གིས་བྱེད། །ཕུགས་འཚོལ་གཙོ་བོ་ཙན་དན་གི་ཤིང་དང་། །གུར་གུམ་གསུམ་ལ་འཁོར་གྱིས་ཁ་སྐྱར་བ། །སྙིང་ལ་རུ་རྟ་སྨོས་དཀར་ཨ་ག་རུ། །མཁལ་མར་བྲག་ཞུན་སླ་ཏི་ཨ་རུ་ར། །ཕོ་བར་པོང་ང་དཀར་པོ་ལི་ག་དུར། །བྲག་ཞུན་གསེར་གྱི་མེ་ཏོག་ཀ་ར་སྦྱར། །ཁྲུན་སྐྱུངས་ཆུ་ཚན་འཕུལ་ཏེ་ཁྲིད་ལ་བཏང་། །

Man bereite, jeweils unter Zugabe von weißem Zucker, ein medizinisches Präparat aus den drei hervorragenden Heilmitteln als führendem Wirkstoff in Übereinstimmung mit der Lokalisation der Krankheit, aus *pi pi ling* als informierendem Wirkstoff und aus *tsan dan*, *gi wam* und *gur kum* als den drei erstrangigen suchenden Wirkstoffen. Zur Behandlung von im Herzen versteckten Krankheiten füge man *ru rta*, *spos dkar* und *a ga ru* hinzu; von in der Niere versteckten Krankheiten *brag zhun*, *gla rtsi* und *a ru ra;* und von im Magen versteckten Krankheiten *bong nga dkar po*, *li ga dur*, *brag zhun* und *gser gyi me tog*. Man verabreiche das Präparat mit wenig beginnend in ansteigender Dosierung gemeinsam mit gekochtem Wasser.

དང་པོར་བད་རླུང་ལ་ཕོག་མི་འཕྲོད་འདྲ། །བར་དུ་གྲང་བ་ཐལ་ནས་གནོད་པ་མེད། །ཐ་མ་ཚ་བར་སླེབ་ནས་ཕན་པར་ཚོར། །དེ་དག་གསུམ་འགྱུར་སྨན་གྱི་མན་ངག་ཡིན། །

Zu Beginn scheint es, als wäre das Mittel ungeeignet, da es *bad kan* und *rlung* beeinträchtigt. Sobald die Medizin jedoch in den Kälte-Bereich eindringt, verschwindet das Unbehagen und schließlich führt die Behandlung mit Erreichen der Hitze-Krankheit zur Besserung. Diese drei therapeutischen Wirkungen sind als spezielle, vom Arzneimittel gegebene Unterweisungen als Hilfestellung zur Diagnose zu betrachten.

བཅོས་པའི་ཐབས་ལ་སྤྱི་དང་བྱེ་བྲག་གཉིས། །

Es gibt zweierlei Arten von Behandlungsmethoden: allgemeine und spezifische.

སྤྱི་ལ་བཅོས་པའི་ཚུལ་དང་གཉེན་པོ་གཉིས། །

Allgemeine Behandlungen sind folgende zwei Arten: therapeutische Prinzipien und Heilmittel.

བཅོས་ཚུལ་དང་པོ་ཀུན་ཆེན་ཕུགས་སུ་གཞུག །བར་དུ་དུད་ཁྱིམ་རྒྱ་སྐར་དབྱེ་བ་དང་། །ཐ་མ་མེ་ལྷག་ཆུ་ཡིས་བསད་ཚུལ་གསུམ། །

Die therapeutischen Prinzipien beinhalten drei Stadien: Das Anfangsstadium ähnelt dem Stellen eines Diebes im Haus, das mittlere Stadium gleicht dem Lüften eines Hauses, das voller Rauch ist, und das Endstadium dem Löschen von glühender Asche mit [kaltem] Wasser.

གཉེན་པོ་སྨན་དཔྱད་ཟས་དང་སྤྱོད་ལམ་བཞི། །

Die vier heilenden Maßnahmen sind Arzneimittel, äußere Therapien, Ernährung und Verhalten.

སྨན་གྱིས་བཅོས་པ་ཐང་དང་ཕྱེ་མ་གཉིས། །

Die zwei Formen der Arzneimittel sind Dekokte und Pulver.

ཐང་སྦྱོར་འབྲས་བུ་གསུམ་དང་བ་ལེ་ཀ །ཨུཏྤལ་སླེ་ཏྲེས་ཏིག་ཏ་བོང་ང་དཀར། །ག་དུར་བ་ཤ་ཀ་ཡི་བསྐུས་གྲང་བཏང་། །ཚ་བ་ཁོང་གསོད་ཕྱིར་འཕྱུལ་ཁྲག་ངན་འབྱེད། །

Man verabreiche ein kaltes Dekokt aus den drei Myrobalanfrüchten, *ba le ka*, *ut+pal*, *sle tres*, *tig ta*, *bong nga dkar po*, *ga dur* und *ba sha ka* zur Linderung der Hitze-Krankheit im Innern des Körpers sowie zur Beseitigung der Hitze-Krankheit aus dem Körper und zur Separierung von unreinem Blut.

དེ་རྗེས་ཕྱེ་མ་ག་བུར་ཨ་ག་རུ། །བསིལ་གསུམ་ཏིག་ཏ་བོང་ང་ལི་ག་དུར། །ཀ་ར་དཀར་པོའི་རྟ་ལ་བསྐྱོན་ལ་བཏང་། །གི་ཝཾ་ཙན་དན་བསིལ་གསུམ་ཨ་རུ་ར། །གླ་རྩི་བོང་ང་དཀར་པོ་ཀ་ར་སྦྱར། །གུར་གུམ་ཅུ་གང་ཏིག་ཏ་ཨ་རུ་ར། །བྲག་ཞུན་ཨུཏྤལ་མཚེ་ཚིགས་བ་ལེ་ཀ །ཀ་ར་སྦྱར་བ་ཚ་བ་རབ་འབྲིང་ཐ། །སྙིང་མཁལ་ཕོ་བ་གནས་དང་སྦྱར་ཏེ་བསྟེན། །ཡང་ན་གོང་གི་ནང་ཡན་བཞག་པ་ཡི། །སྣ་ཁྲིད་ཕྱུགས་འཚོལ་སྦྱར་བས་ཚ་བ་འཕྱུལ། །

Danach verabreiche man ein medizinisches Pulver aus *ga bur, a ga ru,* den drei kühlenden Heilmitteln, *tig ta, bong nga* und *li ga dur* unter Zusatz von weißem Zucker als medizinische Trägersubstanz zur Behandlung von schweren Hitze-Krankheiten und Hitze-Krankheiten des Herzens; *gi wam, tsan dan,* die drei kühlenden Heilmittel, *a ru ra, gla rtsi* und *bong nga dkar po* unter Zusatz von weißem Zucker zur Behandlung von mittelschweren Hitze-Krankheiten und Hitze-Krankheiten der Niere; und ein medizinisches Pulver aus *gur kum, cu gang, tig ta, a ru ra, brag zhun, ut+pal*, *mtshe*-Knoten und *ba le ka* unter Zusatz von weißem Zucker zur Behandlung von leichten Hitze-Krankheiten und Hitze-Krankheiten des Magens. Wenn das oben erwähnte Präparat aus dem informierenden und suchenden Wirkstoff, aber ohne den führenden Wirkstoff zubereitet wird, wird die Hitze-Krankheit auch aus dem Körper beseitigt.

ཁ་ཟས་འབྲས་དང་བ་ལང་ཤ་གསར་དང་། །ཚག་ཚེ་མར་གསར་ཞོ་དཀྲུགས་མཁས་པས་སྦྱར། །

Man empfehle Nahrungsmittel wie Reis, frisches Rindfleisch, Brei aus frischer Gerste, frische Butter und [gut] gerührtes tibetisches Joghurt unter Bedachtnahme [des Krankheitsstadiums und des körperlichen Befindens].

སྤྱོད་ལམ་བསིལ་གནས་དལ་འདུག་གཉིད་མི་ལོག །དེ་ཡིས་ཚ་བ་ཁོང་ནས་ཕྱིར་འཕྱུལ་ཏེ། །

Man empfehle Verhalten wie Ruhen an einem kühlen Ort ohne einzuschlafen. So wird die Hitze-Krankheit aus dem Körper beseitigt.

གྲོག་ཚང་བཤིག་འདྲ་ཕྱི་ཚད་སྐྱེས་པ་ན། །དཔྱད་དུ་གང་རྒྱས་རྩ་གཏར་བཤལ་གྱིས་སྦྱང་། །རུས་བབས་བདུད་རྩི་ལྔ་ཡི་རླངས་ལུམས་བྱ། །ཤ་དང་ལྤགས་ལ་བབ་པ་རྔུལ་དུ་དབྱུང་། །མཁལ་མ་ནང་རྩར་བབས་ན་རྩ་ནས་སྦྱང་། །དེ་དག་ཚ་བ་རང་སར་དབྱུང་བ་སྟེ། །དུ་བ་འཁྱིམས་ལ་རྒྱ་སྐར་འབྱེད་བཞིན་ནོ། །

Wenn das Fieber in ähnlicher Weise steigt, wie [eine riesige Anzahl an] Ameisen hervortritt, wenn man ihr Nest zerstört, behandele man die Krankheit mittels Aderlass an den Venen, die mit dem betroffenen Körperteil in Zusammenhang stehen, und leite die Krankheit mittels Purgation (Ableiten über den Darm) aus. Falls die Krankheit die Knochen befällt, empfehle man ein Dampfbad aus den fünf Nektaren. Falls Muskeln und Haut betroffen sind, beseitige man die Krankheit durch Schwitzen. Und falls die Niere und inneren Leitbahnen in Mitleidenschaft gezogen werden, treibe man die Krankheit durch die Leitbahnen aus. Das Beseitigen von Hitze-Krankheiten mit diesen äußeren Therapien aus ihren Lokalisationen verhält sich ähnlich wie das Lüften eines Hauses, das voller Rauch ist.

ཐ་མར་ཚད་གཞུག་མ་ཐོན་རོ་མ་ལས། །རྐྱེན་དང་ཕྲད་ན་མེ་སྟག་སྤྲ་བ་འདྲ། །དེ་ཕྱིར་གི་ཝཾ་ཙན་དན་བསིལ་གསུམ་དང་། །ཤིང་མངར་རྒུན་འབྲུམ་ཛྙ་ཏི་པི་པི་ལིང་། །སེ་འབྲུ་ཤིང་ཚ་ག་ར་སྦྱར་བ་ཡིས། །ཕོ་བའི་མེ་གསོ་ཚ་བའི་ལྷག་མ་འདོན། །བལ་ཚིལ་ཆུ་ལུམས་ཏིག་ཏའི་སྨན་མར་སྦྱར། །ཚད་ལྷག་མེད་པའི་རྟགས་ཐོན་ཁ་ཟས་གློད། །དེ་རྗེས་བྱེ་བྲག་གང་བབས་གསང་ཁ་བསྣམ། །

Schließlich können Reste einer Hitze-Krankheit, die im Körper verbleiben und mit Faktoren, welche die (mit Krankheit in Zusammenhang stehenden) Umstände fördern, zusammentreffen, eine ähnliche Wirkung haben wie ein Funken, der einen Haufen *spra ba* sofort entzündet. Daher verabreiche man ein Präparat aus *gi wam, tsan dan,* den drei kühlen Heilmitteln, *shing mngar, rgun 'brum, dzA ti, pi pi ling, se 'bru, shing tsha* und weißem Zucker, um die Hitze des Verdauungstraktes wiederherzustellen und die Reste der Hitze-Krankheit zu vertreiben. Man verabreiche ein medizinisches Bad aus Wollwachs und die medizinische Butter *tig ta*. Wenn der Zustand des Patienten wieder normal ist und sich keine Anzeichen oder Symptome von Resten einer Hitze-Krankheiten zeigen, empfehle man eine Ernährung ohne Einschränkungen. Danach führe man an den Punkten der spezifischen betroffenen Bereiche eine Moxibustion durch.

བྱེ་བྲག་སྙིང་ལ་ཚ་བ་གབ་པ་ལ། །ག་བུར་ཙན་དན་དཀར་དམར་ཨ་ག་རུ། །བསིལ་གསུམ་ཛཱ་ཏི་ཞོ་ཤ་གེ་སར་དང་། །ཨ་རུ་ར་དང་ཀ་ར་སྦྱར་ལ་བཏང་། །ཚད་སྟོབས་ཆུང་ན་ཙན་དན་དཀར་པོ་དང་། །ཨུཏྤལ་ནཱ་ག་གེ་སར་ཨ་རུ་ར། །ཛཱ་ཏི་སྐྱུ་རུ་ཀ་ར་སྦྱར་ལ་བཏང་། །རྩེ་ཆུང་སྣོད་ཀ་ལྕེ་རྩ་ཐོང་རྩ་གཏར། །ཚ་བ་ཚིམས་ནས་ནུ་དབྲག་དྲུག་བདུན་བསྲེག །ཁ་ཟས་ཕྱིས་ན་སྙིང་རླུང་འཇུག་པས་ན། །སྔ་རུ་ཟས་གློད་འབྲས་གསུམ་སྨན་མར་སྦྱར། །

Zur spezifischen Behandlung von im Herzen versteckten Hitze-Krankheiten verabreiche man ein Präparat aus *ga bur, tsan dan dkar po, tsan dan dmar po, a ga ru,* den drei kühlen Heilmitteln, *dzA ti, zho sha, ge sar* und *a ru ra* vermischt mit weißem Zucker. Wenn die Hitze-Krankheit leicht ist, verabreiche man ein Präparat aus *tsan dan dkar po, ut+pal, nA ga ge sar, a ru ra, dzA ti* und *skyu ru ra* vermischt mit weißem Zucker. Man führe an den Punkten *rtse chung, snod ka, lce rtsa* und *thong rtsa* einen Aderlass durch. Wenn das Fieber abgeklungen ist, verabreiche man Moxibustion am Mittelpunkt zwischen den beiden Brustwarzen und am sechsten und siebten Wirbel. Eine längere Einschränkung der Nahrungsaufnahme verursacht das Eindringen der *rlung*-Krankheit ins Herz. Es ist daher besser, die Ernährung bereits vorher nicht mehr einzuschränken. Man verabreiche eine medizinische Butter aus den drei Myrobalanfrüchten.

ཕོ་བར་གབ་ན་སེ་འབྲུ་ལྔ་པའམ། །ད་ལིས་བདུན་པས་ཕོ་བའི་གཞི་བཟུང་ལ། །གུར་ཀུམ་གསེར་གྱི་མེ་ཏོག་དུག་མོ་ཉུང་། །བྲག་ཞུན་དོམ་མཁྲིས་ག་དུར་བ་ལེ་ཀ། །ཀ་ར་སྦྱར་བ་དགུང་གཉིས་བསྐོལ་གྲང་དབུལ། །ཡང་ན་བདེ་བྱེད་ཆེན་པོ་དུས་བཞིར་བསྟེན། །རུ་ཐུང་སྣོད་ཀ་གཏར་ལ་ ཆུ་ཆུང་རྩ་བ་བསྡུས་ལ་དུར་བྱིད་པི་ལིང་ཁ་ཚར་བཏབ་པའི་ ཐང་ཁྲུས་བྱ། །ཁ་ཟས་ཁྲིའུ་རྗེས་ལ་ཕོ་གསང་བསྲེག །

Zur Behandlung von im Magen versteckten [Hitze-Krankheiten] verabreiche man *se 'bru lnga pa* oder *da lis bdun pa* zur Pflege der Hitze des Verdauungstraktes; man bereite ein Präparat aus *gur kum, gser gyi me tog, dug mo nyung, brag zhun,* Bärengalle, *ga dur, ba le ka* und weißem Zucker zu und verabreiche es um Mitternacht und mittags mit abgekühltem, gekochtem Wasser oder man verabreiche das Präparat *bde byed chen po* viermal täglich. Man führe an den Punkten *ru thung* und *snod ka* einen Aderlass durch und verabreiche eine Purgation (Ableiten über den Darm) aus *chu chung*-Wurzeln[54] sowie ein Dekokt unter Zusatz von *dur byid* und *pi pi ling.* Nach der abwechselnden Einnahme von kühlenden und wärmenden Nahrungsmitteln verabreiche man Moxibustion an den Magen-Punkten.

མཁལ་མར་གབ་ན་དམར་པོ་བཞི་ཐང་བཏང་། །ཕྱེ་མ་ཙན་དན་གུར་ཀུམ་སུག་སྨེལ་དང་། །ཧིག་

54 *chu chung* ist ein Synonym für *chu rtsa.*

ཏ་བྲག་ཞུན་ཤུག་ཚེར་ཨ་རུ་ར། །ཡང་ན་ཙན་དན་གླ་རྩི་ཨ་རུ། །སུག་སྨེལ་ལི་ཤི་གུར་ཀུམ་ཏིག་ཏ་དང་། །འཇམ་འབྲས་ཀ་ར་སྦྱར་བཏང་བྱིན་ཡོང་གཏར། །གཟེར་སར་གླ་རིལ་དྲི་ཆུར་བཙོས་པས་བདུག །རྗེས་ལ་སྦྲང་ཆང་བོང་ཤས་མཁལ་ཟུངས་གསོ། །རྩ་བ་ལྔ་སྦྱར་ཚིགས་པ་བཅུ་བཞི་བསྲེག །

Zur Behandlung von in der Niere versteckten [Hitze-Krankheiten] verabreiche man *dmar po bzhi thang* und ein medizinisches Pulverpräparat aus *tsan dan, gur kum, sug smel, tig ta, brag zhun, shug pa tsher can, a ru ra* und weißem Zucker oder ein medizinisches Pulverpräparat aus *tsan dan, gla rtsi, a ru ra, sug smel, li shi, gur kum, tig ta, 'jam 'bras* und weißem Zucker. Man führe an den Punkten *byin gzhug* und *long rtsa* einen Aderlass durch; man wende an den schmerzenden Stellen Kompressen an, die durch Kochen der Exkremente von Moschustieren in Urin hergestellt werden. Danach kuriere man die Niere mittels Verabreichung von *sbrang chang* und Eselsfleisch. Man bereite [eine medizinische Butter] aus den fünf Wurzelheilmitteln zu und verabreiche Moxibustion am 14. Wirbel.

དེ་ལྟར་གབ་པའི་ཚ་བ་རྣམ་པ་གསུམ། །ཚ་རྗེས་དྲོད་ཀྱིས་མ་བཅོས་གྲང་བར་ལྡོག །ཅེས་གསུངས་སོ། །

Wenn diese drei Arten von versteckten Hitze-Krankheiten nach der Behandlung der Hitze-Krankheit nicht mit wärmenden Heilmitteln behandelt werden, transformieren sie sich zu Kälte-Krankheiten.“ So wurde gesprochen.

བདུད་རྩི་སྙིང་པོ་ཡན་ལག་བརྒྱད་པ་གསང་བ་མན་ངག་གི་རྒྱུད་ལས་གབ་པའི་ཚ་བ་བཅོས་པའི་ལེའུ་སྟེ་བཅོ་བརྒྱད་པའོ། །

Dies ist das 18. Kapitel, die „Behandlung von versteckten Hitze-Krankheiten“, aus dem Tantra der geheimen mündlichen Unterweisung über die acht Zweige des Nektars der Medizin.

Anmerkung des Herausgebers der deutschen Ausgabe:

1 *lcags g.ya'*: In der englischen Übersetzung des Men-Tsee-Khang ist dieser Begriff mit „tarnish“ übersetzt worden (Men-Tsee-Khang 2017: 284). Die in der deutschen Version hier angeführte Übersetzung „Ablagerung“ stellt ebenfalls einen Versuch dar, die wörtliche Bedeutung von *lcags g.ya'*, nämlich „Eisenrost“, frei zu interpretieren. (Vgl. khro ru tshe rnam 2000: 459, Goldstein 2004: 345).

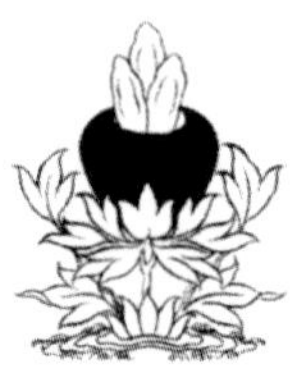

དེ་ནས་དྲང་སྲོང་རིག་པའི་ཡེ་ཤེས་ལ། །དྲང་སྲོང་ཡིད་ལས་སྐྱེས་ཀྱིས་འདི་སྐད་ཞུས། །རྙིངས་པའི་ཚ་བའི་རྒྱུ་རྐྱེན་ངོ་བོ་གང་། །ཚ་བ་རྙིངས་པའི་མིང་དུ་ཅི་ཕྱིར་བཏགས། །དབྱེ་བ་རྟགས་དང་བཅོས་ཐབས་བཤད་དུ་གསོལ། །

Danach richtete der Weise *yid las skyes* folgende Bitte an den Weisen *rig pa'i ye shes*: „Was sind die Ursachen, (mit Krankheit in Zusammenhang stehenden) Umstände, Wesensart, Klassifikationen, Behandlungsmethoden sowie Anzeichen und Symptome von chronischen Hitze-Krankheiten? Erkläre es uns bitte."

དེ་སྐད་ཞུས་པའི་དོན་ལ་ལན་གསུངས་པ། །རྙིངས་ཚད་རྒྱུ་ནི་ལོ་ཟླ་ལོན་པ་སྟེ། །

Auf diese Bitte antwortete der Meister: „Die Ursache einer chronischen Hitze-Krankheit ist eine Hitze-Krankheit, die monate- und jahrelang bestehen bleibt.

དེ་རྐྱེན་རང་བཞིན་རྙིངས་དང་རྐྱེན་གྱིས་རྙིངས། །སྦྱོར་བ་དམན་པས་རྙིངས་པ་རྣམ་པ་གསུམ། །

Die drei für die Entwicklung von chronischen Hitze-Krankheiten verantwortlichen (mit Krankheit in Zusammenhang stehenden) Umstände sind Entwicklung aus eigenem Antrieb, Faktoren, welche die (mit Krankheit in Zusammenhang stehenden) Umstände fördern, und zu schwache Behandlung.

རང་བཞིན་རྙིངས་པ་བད་ཀན་སྨུག་པོ་དུག །ལོ་དང་ཟླ་བར་ཟུངས་དང་ཡེ་ནས་འདྲེས། །

Eine chronische Hitze-Krankheit, die sich aus eigenem Antrieb entwickelt, ist ein Zustand, in dem sich *bad kan smug po* und Gift von Anfang bis Ende, monate- und jahrelang mit den körperlichen Bestandteilen vermischen.

རྐྱེན་གྱིས་རྙིངས་པ་ཚ་བ་ཕྲན་བུ་ལ། །ཟས་སྤྱོད་མ་བསྡམས་ཕྱོགས་མེད་བཏང་བ་ཡིས། །རྒྱུ་ཆུང་བ་ཡིས་རྒྱས་པར་མ་ནུས་ཀྱང་། །ཟས་སྤྱོད་རྐྱེན་གྱིས་ཚ་བ་ཞི་ར་མ་སྟེར། །མ་སྨིན་མཁྲིས་ཤས་ཆེ་ལ་བཅོས་རྫས་སམ། །

Chronische Hitze-Krankheiten, die von Faktoren, welche die (mit Krankheit in Zusammenhang stehenden) Umstände fördern, verursacht wurden, treten wie folgt auf: Wenn eine leichte Hitze-Krankheit mit uneingeschränkter und unbekömmlicher Ernährung sowie schrankenlosem und abträglichem Verhalten behandelt wird, schreitet sie nicht fort, da sie von sich aus leicht ist, sie klingt aber mit der Zeit auch nicht ab, da die unkontrollierten und ungeeigneten Ernährungs- und Verhaltensweisen fortgesetzt werden. Eine chronische Hitze-Krankheit kann auch auftreten, wenn eine unausgereifte Hitze-Krankheit und eine *mkhris pa*-dominierte Krankheit verfrüht behandelt werden.

སྦྱོར་བ་དམན་པ་རིམས་ཆུང་ཆམ་འཁྲུགས་སམ། །འགྲམས་ཆུང་གཉེན་པོས་མ་ནོན་ཡུན་དུ་ལས། །

Eine durch eine zu schwache Behandlung verursachte, [chronische Hitze-Krankheit] ist ein Zustand, in dem eine leichte, epidemische Krankheit, ein unruhiger grippaler Infekt oder eine leichte verbreitete Hitze-Krankheit über längere Zeit wegen zu schwacher Behandlung nicht kuriert wird.

དེ་ལྟར་རྐྱེན་དེས་ལོ་དང་ཟླ་བ་རུ། །ནད་དེ་ཟུངས་སུ་འདྲེས་ཤིང་ཞེན་པ་ཡིས། །ལྕགས་ལ་བཙའ་མ་རས་ལ་སྣུམ་ཞེན་ནམ། །ཤིང་ལ་སྣ་ཚི་བཏང་འདྲ་གཏིང་འདོན་དཀའ། །

Aufgrund dieser Faktoren, welche die (mit Krankheit in Zusammenhang stehenden) Umstände fördern, vermischt sich die Krankheit monate- und jahrelang mit den körperlichen Bestandteilen, und ähnlich wie Rost auf Eisen, Öl auf Kleidung oder Farbe an der Wand kann die Krankheit nicht leicht ausgemerzt werden, da sie fest am Körper anhaftet.

ཡུན་རིང་ལོན་ཕྱིར་ཚ་བ་རྙིངས་ཞེས་བྱ། །

Man nennt sie chronische Hitze-Krankheit, da sie über eine lange Zeitspanne bestehen bleibt.

རྙིངས་ཚད་དབྱེ་བ་སྤྱི་དང་བྱེ་བྲག་གཉིས། །སྤྱི་ལ་རྙིངས་ཚད་རླུང་ལྡན་རླུང་མེད་གཉིས། །

Es gibt zweierlei Arten von chronischen Hitze-Krankheiten: allgemeine und spezifische. Die allgemeinen Krankheiten werden in zwei weitere Gruppen klassifiziert: chronische Hitze-Krankheiten in Zusammenhang mit *rlung* und chronische Hitze-Krankheiten ohne *rlung*.

རླུང་མེད་སྦྱོར་དམན་རྒྱུན་གྱིས་རྙིངས་ལས་བྱུང་། །

[Eine chronische Hitze-Krankheit] ohne *rlung* ist ein Zustand, der aufgrund von zu schwacher Behandlung über einen längeren Zeitraum entsteht.

རླུང་ལྡན་མ་སྨིན་རླུང་ཤས་ཆེ་བ་ལ། །བཅོས་པ་སྔས་པས་ནད་ལ་བྱ་ཤོར་ཏེ། །གཅིག་བཅོས་གཅིག་སྐྱེས་ཚ་བ་མ་གསོད་པས། །རླུང་ཚད་འཐབ་ཅིང་ཡུན་དུ་ལས་པའམ། །རླུང་གི་རི་ཐང་མཚམས་སུ་བཅུད་སྔས་པས། །ཚད་གཞུག་ལས་པ་རླུང་དང་བསྡོངས་ལས་བྱུང་། །

Die Anwendung einer frühzeitigen Behandlung gegen eine *rlung*-dominierte, unausgereifte Hitze-Krankheit verursacht das Ausströmen von *rlung*, was nach Behandlung der einen Krankheit zur Verschlechterung der anderen führt. Daher bleibt die Hitze-Krankheit unbehandelt und verbindet sich über eine längere Zeit mit *rlung*. Oder die frühzeitige Anwendung von nahrhaften Heilmitteln im *rlung*-Bereich der Grenze zwischen „Berg und Tal“ bzw. zwischen kalten und heißen Erkrankungen lässt Reste der Hitze-Krankheit unbehandelt zurück, die sich dann mit *rlung* kombinieren.

བྱེ་བྲག་དབྱེ་བ་ཤར་རྒྱས་ལྤགས་ལ་གྲམ། །རྩ་རུ་རྒྱུ་ཞིང་རུས་ལ་ཞེན་པ་འོ། །

Die spezifische Klassifikation betrifft die Entwicklung [der Krankheit] im Muskelgewebe, Eindringen [der Krankheit] in die Haut, Eindringen [der Krankheit] in die Leitbahnen und Anhaften [der Krankheit] an den Knochen.

རྟགས་ལ་སྤྱི་དང་བྱེ་བྲག་རྣམ་པ་གཉིས། །

Es gibt zwei Arten von Anzeichen und Symptomen [von chronischen Hitze-Krankheiten]: allgemeine und spezifische.

སྤྱི་ཡི་རྟགས་ལ་རྙིངས་ཚད་རླུང་མེད་དེ། །རྩ་རྒྱུད་ཕྲ་གྲིམས་ཆུ་དམར་རླངས་ཡུན་རིང་། །གདོང་སྨུ་མ་ཁ་འབྱུར་ཀན་ཕུགས་སྐམ་ལ་གྱོང་། །མིག་རྩ་དམར་ལ་ཚག་ཅིང་མཆི་མ་འཛག །ཤ་མདོག་

སྤྱི་ལ་སྣམ་ཞིང་དྲེག་རྒྱུང་ཆགས། །འགྱུལ་ན་གློ་སྙིང་འཕར་ལ་རོ་སྟོད་ཚ། །ཡན་ལག་བཞི་དང་རོ་སྨད་ལྕི་ལ་སྦྲིད། །སྙིང་ལ་གྲང་མོ་འདོད་ཅིང་བསིལ་གྲིབ་སྙེག །ཉིན་གུང་སྲོད་ལ་ན་ཞིང་རྔུལ་ཁ་སྙི། །གཉིད་ཆེ་དྲོད་བག་རྗེས་ལ་ལྡང་ཞིང་ན། །ཚ་བ་གཞན་པས་དང་ག་བག་ཙམ་བདེ། །

Die allgemeinen Anzeichen und Symptome von chronischen Hitze-Krankheiten ohne *rlung* sind folgende: ein dünner und gespannter Puls, rötlicher Urin mit anhaltendem Dampf, ein öliges Gesicht, ein klebriges Gefühl im Mund, ein trockener und rauer Gaumen, rötliche Blutgefäße in den Augen, brennende Augen, tränende Augen, bläuliche und trockene Haut mit einer merklichen Menge an Verunreinigungen, ein pulsierendes Gefühl in Lunge und Herz bei Bewegung, ein brennendes Gefühl im Oberkörper, ein Schwere- und Taubheitsgefühl in den vier Gliedern und im Unterkörper, Verlangen nach kaltem Essen, Verlangen nach Ruhen im kühlen Schatten, Verschlechterung des Zustands mittags und bei Abenddämmerung, übermäßiges Schwitzen, übermäßiger Schlaf, Verschlechterung des Zustands bei leichter Hitzeeinwirkung und im Vergleich zu anderen Hitze-Krankheiten ein recht guter Appetit.

རླུང་ལྡན་དེ་འདྲ་ཁྱད་པར་ལུས་ཤེད་ཆུང་། །སྐབས་སུ་ཕྲུམ་སེར་ཁྲེར་ཞིང་བ་སྤུ་བརྫེ། །དོན་མེད་རྔུལ་འོང་གཟེར་འགྲམ་རུས་ཚིགས་ན། །

Die Anzeichen und Symptome einer mit *rlung* in Zusammenhang stehenden Hitze-Krankheit sind neben den oben angeführten auch geschwächte Körperkraft, gelegentlicher Schüttelfrost und Empfindlichkeit der Körperhaare [1] unwillkürliches Schwitzen, verbreitete Schmerzen und Gelenkschmerzen.

བྱེ་བྲག་ཤ་ལ་རྒྱས་ན་ཁོལ་བུར་སྐྲངས། །དམར་སྲ་བཙིར་ན་ན་ལ་རྣག་ཆུ་འཛག །

Speziell verursacht die Entwicklung [einer chronischen Hitze-Krankheit] im Muskelgewebe Schwellungen an nicht-spezifischen Körperteilen, rötliche [Haut], Verhärtung [der Muskeln] sowie Druckempfindlichkeit und Austritt von Eiter, wenn man auf den Bereich Druck ausübt.

ལྤགས་ལ་གྲམ་ན་བརྩེ་ཞིང་ཚ་བེར་བྱེད། །

Das Eindringen [einer chronischen Hitze-Krankheit] in die Haut verursacht Reizungen und ein brennendes Gefühl.

རྩར་རྒྱུ་ནག་པོར་གསལ་ལ་རྩ་ཐྲོག་སྐྲངས། །

Das Eindringen [einer chronischen Hitze-Krankheit] in die Leitbahnen verursacht ein dunkles Aussehen und eine Schwellung der Leitbahnen.

རུས་ཞེན་ཁོལ་བུར་ན་ཞིང་སོ་མདངས་ཉམས། །སྔོ་སྐམས་ཚིགས་པ་གཡོ་ཞིང་སྒྲིད་པ་འཁུམས། །

Die Anhaftung [einer chronischen Hitze-Krankheit] an den Knochen verursacht nicht lokalisierte Schmerzen, ein glanzloses Aussehen der Zähne, einen bläulichen [Teint], Gewichtsabnahme, Schwellungen der Gelenke und eine Flexionskontraktur des Knies.

བཅོས་པའི་ཐབས་ལ་སྤྱི་དང་བྱེ་བྲག་གཉིས། །

Es gibt zweierlei Arten von Behandlungen: allgemeine und spezifische.

སྤྱི་ལ་བཅོས་པའི་ཚུལ་དང་གཉེན་པོ་འོ། །

Zur allgemeinen Behandlung gehören die therapeutischen Prinzipien und heilende Maßnahmen.

བཅོས་ཚུལ་དང་པོ་ཀྲོང་པོ་རླན་གྱིས་སྦང་། །བར་དུ་ཐལ་ཚན་ཆུ་ཡིས་བྲན་པར་བྱ། །ཐ་མར་དུག་གི་སྡོང་པོ་རྩད་ནས་གཅོད། །

Das erste therapeutische Prinzip ähnelt dem Einweichen einer steifen Tierhaut in Flüssigkeit, das mittlere Prinzip dem Ausschütten von Wasser über heißer Asche und das letzte Prinzip dem Entwurzeln eines giftigen Baumes.

གཉེན་པོ་སྨན་དཔྱད་ཟས་དང་སྤྱོད་ལམ་བཞི། །

Die vier heilenden Maßnahmen sind Arzneimittel, äußere Therapien, Ernährung und Verhalten.

ཚ་རྒན་ལུས་སྦྲིར་གྲམ་ཞིང་ཞེན་པ་དེ། །བསྐྱུ་ཞིང་ནད་ཁྲག་ལུས་ཟུངས་དབྱེ་བའི་ཕྱིར། །འབྲས་བུ་གསུམ་དང་ཏིག་ཏ་སླེ་ཏྲེས་གཉིས། །བསྐོལ་གྲངས་ཡུན་དུ་བསིལ་བའི་རླན་གྱིས་སྦང་། །རྟུལ་

ཚད་ལུས་ཡང་ཁམས་དྭངས་དང་ག་བདེ། །གཟེར་བ་ཞི་འམ་འདུས་ན་གང་བབས་རྩ། །མང་དུ་གླངས་ཐོན་ཁ་དབྱེ་ཉུང་དུ་འདོན། །

Zur lokalen Konzentration einer chronischen Hitze-Krankheit, die sich im Körper verbreitet hat und diesem anhaftet, und zur Trennung von unreinem Blut von den körperlichen Bestandteilen bereite man ein Dekokt aus den drei Myrobalanfrüchten, *tig ta* und *sle tres* zu und verabreiche es kalt über eine längere Zeitperiode, ähnlich wie man eine dicke Tierhaut in Wasser einweicht. Wenn nach der Behandlung das Schwitzen zurückgeht, ein Gefühl der Erleichterung und Gesundung eintritt, der Appetit zunimmt und die Schmerzen nachlassen oder sich auf einen Punkt konzentrieren, verabreiche man an den Venen der betroffenen Körperbereichen einen Aderlass auf solche Art, dass mehr Dampf entweicht und möglichst wenig Blut entnommen wird.

དེ་རྗེས་ཏིག་ཏ་ཧོང་ལེན་འབྲས་བུ་གསུམ། །སྤང་རྩི་བསྐོལ་གྲངས་ཆ་བ་རོལ་དུ་གསོད། །ཕྱེ་མ་ག་བུར་ཉི་ཤུ་རྩ་ལྔ་པ། །འབྲས་བུ་གསུམ་མམ་སེང་ལྡེང་ཐང་གིས་དབུལ། །དེ་རྗེས་ཨ་རུ་བར་སྐྱུར་ལྕུམ་རྩ་དང་། །དུར་བྱིད་བ་ཆུར་སྦྲངས་ལ་སྦྲང་གིས་བསྐྱུར། །ལྟོ་སྟོང་བཏང་བས་ངེས་མེད་རྒྱུན་དུ་འཁྲུ། །ནད་དང་ལུས་ཤེད་སྦྱར་ལ་དུས་བབས་བཅད། །ཚད་ཞེན་རྩད་ནས་འབྱིན་པའི་དཔྱད་མཆོག་ཡིན། །དེ་ནས་གི་ཝཾ་ཙན་དན་བསིལ་གསུམ་དང་། །ཨུ་ཏྤལ་སླེ་ཏྲེས་བྲག་ཞུན་ཀ་ར་སྦྱར། །རླུང་དང་ལྡན་ལ་ཏིག་ཏའི་སྣུམ་མར་ཤེས། །

Danach wird mittels Verabreichung eines kühlen Dekokts aus *tig ta*, *hong len*, den drei Myrobalanfrüchten und *spang rtsi do bo* die Hitze-Krankheit sofort beseitigt. Man verabreiche *ga bur nyi shu rtsa nga* mit einem Dekokt aus den drei Myrobalanfrüchten oder *seng ldeng*. Danach bereite man einen Absud mit *a ru ra, ba ru ra, skyu ru ra*, *lcum rtsa* und *dur byid* in Kuhharn zu, füge Honig hinzu und verabreiche ihn auf nüchternen Magen. Dies kann eine ungewisse Häufigkeit an dauerhaftem Durchfall hervorrufen. Daher beende man die Einnahme des Absuds, wie es nach dem Krankheitsstadium und körperlichem Zustand angemessen erscheint. Dies ist die beste Therapie zur Beseitigung einer Krankheit, die fest am Körper anhaftet. Danach verabreiche man ein Präparat aus *gi wam*, *tsan dan*, den drei kühlen Heilmitteln, *ut+pal*, *sle tres*, *brag zhun* und weißem Zucker. Eine medizinische Butter aus *tig ta* ist empfehlenswert zur Behandlung einer mit *rlung* in Zusammenhang stehenden [chronischen Hitze-Krankheit].

དེ་ལྟར་བཙོས་ཀྱང་ཚ་བ་སླར་འཕེལ་ན། །སྙོངས་ཚད་འབྱུང་བས་ཟས་ཀྱིས་རླུང་སྣ་བླན། །དེས་ཀྱང་མ་ཞི་ལུས་ཟུངས་ཆ་བར་ལོག །ཅིས་ཀྱང་མ་ཆོགས་ལ་ཆེན་འདའ་བར་འགྱུར། །དེས་ན་ཚ་

བ་རྣམ་གསུམ་བརྟག་པ་གཅེས། །

Wenn sich die Hitze-Krankheit trotz Anwendung der obigen Behandlungen erneut verschlechtert, kann es sich um eine leere Hitze-Krankheit handeln. Daher muss man *rlung* mit der Ernährung kontrollieren. Tritt keine Linderung der Hitze-Krankheit ein, so werden die körperlichen Bestandteile beeinträchtigt und die Krankheit wird trotz Anwendung aller möglichen Heilmittel weiter fortschreiten. Daher ist es sehr wichtig, dass diese drei Arten von Hitze-Krankheiten genau untersucht werden.

ཁ་ཟས་རི་དྭགས་བ་ལང་ཤ་གསར་དང་། །བ་རའི་ཞོ་དར་མར་གསར་ཚག་ཚེ་བཏང་། །ཡོས་ཆང་སྲོ་ལོས་བསིངས་པ་རིག་པས་སྦྱར། །

Bedachtsam empfehle man die Einnahme von frischem Fleisch von pflanzenfressenden Tieren und Rind, tibetisches Joghurt und Buttermilch aus Kuh- oder Ziegenmilch, frische Butter und Brei aus frischer Gerste oder gefiltertes *chang* aus gerösteter Gerste unter Zugabe von *sro los*.

སྤྱོད་ལམ་མེ་ཉི་ལུས་ངག་རྩོལ་བ་སྤང་། །བསིལ་སར་ཉིན་གཉིད་མ་ལོག་དལ་བར་བསྡད། །

Man empfehle Ruhe an einem kühlen Ort ohne zu schlafen, wobei die Einwirkung von Feuer und Sonne sowie anstrengende körperliche und verbale Aktivitäten zu vermeiden sind.

དེ་ལྟར་བཅོས་རྗེས་ཚད་ལྷག་མེད་པར་བདའ། །ཙུང་ཟད་ལུས་ཀྱང་ཉུང་མའི་རྨ་དང་འདྲ། །དེ་ཕྱིར་ཟས་སྤྱོད་ཟླ་བའི་བར་དུ་བསྟམ། །ཉི་ཤུ་རྩ་ལྔ་སྦྱར་ཞིང་ཆུ་ལྕག་བྲན། །སྣེ་དམར་ སྲད་དཀར་སྟབ་སེང་འབྲས་གསུམ་གྱི་ སྦྱོར་བ་ནང་མ་འགའ་བཏང་ལ། །རྡུལ་དབྱུང་ཚ་བ་ཙུང་ཟད་ལུས་མི་སྲིད། །དེ་ནས་ཟས་དང་སྤྱོད་ལམ་ཆ་ཡིས་གློད། །

Nach Anwendung dieser Behandlungen sollte nicht einmal eine Spur von Resten der Hitze-Krankheit zurückbleiben, da dies einer Druckstelle auf einer Steckrübe ähnelt. Man empfehle daher striktes Einhalten von Ernährungs- und Verhaltensvorschriften über einen Monat. Man verabreiche das Präparat [*ga bur*] *nyi shu rtsa lnga* und sprühe Wasser über den Körper. Man verabreiche mehrmals das Präparat *sne dmar* aus *sne dmar, srad dkar, stab seng* und den drei Myrobalanfrüchten und schweißtreibende [Verfahren], da dies nicht einmal eine Spur einer Hitze-Krankheit zurücklässt. Man empfehle danach schrittweise zu normaler Ernährung und normalem Verhalten ohne weitere Einschränkungen zurückzukehren.

ཁྱེ་བྲག་ཤ་ལྷགས་ཉི་ཤུ་རྩ་ལྔ་སྦྱར། །མཆིན་རྩས་གཙོ་བྱས་རྩ་ཁ་མང་དུ་དབྱེ། །རྔུལ་དབྱུང་ཆུ་ལྡུག་རྒྱུན་སྦྱོངས་བརྟགས་པ་ཡིན། །

Spezifisch verabreiche man zur Behandlung der Entwicklung der Krankheit im Muskelgewebe und des Eindringens in die Haut das Präparat [*ga bur*] *nyi shu rtsa lnga* und verabreiche häufig Aderlass an den Venen, die insbesondere mit der Leber in Verbindung stehen. Man empfehle die regelmäßige Anwendung von schweißtreibenden [Verfahren], regelmäßiges Besprühen des Körpers mit Wasser und eine Purgation (Ableiten über den Darm).

རྩ་རུ་རྒྱུ་ན་ཙན་དན་ དཀར་དམར་གཉིས་བསིལ་གསུམ་ག་དུར་དོམ་མཁྲིས་ཨུཏྤལ་སོ་མ་ར་ཛ་ མཚལ་ཧོང་ལེན་ བཅུ་གཅིག་སྦྱར། །གང་རྒྱས་རྩ་གཏར་སྐྱེད་ཆུང་རྩ་སྦྱོངས་བྱ། །

Zur Behandlung des Eindringens [der Krankheit] in die Leitbahnen verabreiche man das Präparat *tsan dan bcu gcig* aus *tsan dan dkar po, tsan dan dmar po*, den drei kühlen Heilmitteln, *ga dur*, Bärengalle, *ut+pal, so ma ra dza, mtshal* und *hong len* und verabreiche einen Aderlass an den mit dem betroffenen Bereich in Zusammenhang stehenden Venen. Wenn sich der Zustand mit dieser Behandlung nicht bessert, führe man eine Reinigung der Leitbahnen durch.

རུས་ལ་ཞེན་ན་ཤིང་སྣ་ ཙན་དན་གཉིས་སེང་ལྡེང་སྐྱེར་པ་དེ་བ་དཱ་རུ་སྨྱག་ཤད་སྤྱི་ཞུར་རུ་རྟ་ཀ་ར་ བརྒྱད་པ་སྦྱོར། །རུས་རྙིང་བདུད་རྩི་ལྔ་ཡི་རླངས་ལུམས་བྱ། །མཁལ་རྩ་གཏར་ཞིང་རྒྱུན་སྦྱོངས་ཤིས་པ་ཡིན། །ཞེས་གསུངས་སོ། །

Zur Behandlung der Anhaftung [der Krankheit] an den Knochen verabreiche man das Präparat *shing sna brgyad pa* aus *tsan dan dkar po, tsan dan dmar po, seng ldeng, skyer pa, de ba dA ru,*[55] *smyag shad, spyi zhur, ru rta* und weißem Zucker, verabreiche Dampfbäder aus alten Knochen und den fünf Nektaren und einen Aderlass an den mit der Niere in Zusammenhang stehenden Venen. Zusätzlich ist Purgation (Ableiten über den Darm) zu empfehlen.“ So wurde gesprochen.

བདུད་རྩི་སྙིང་པོ་ཡན་ལག་བརྒྱད་པ་གསང་བ་མན་ངག་གི་རྒྱུད་ལས་ཚ་བ་རྙིངས་པ་བཅོས་པའི་ལེའུ་སྟེ་བཅུ་དགུ་པའོ། །

55 *de ba dA ru* ist ein Synonym für *lha shing shug pa.*

Dies ist das 19. Kapitel, die „Behandlung von chronischen Hitze-Krankheiten", aus dem Tantra der geheimen mündlichen Unterweisung über die acht Zweige des Nektars der Medizin.

Anmerkung des Herausgebers der deutschen Ausgabe:

1 *ba spu brtse*: Diese Passage wurde hier relativ wörtlich mit „Empfindlichkeit der Körperhaare" übersetzt. Laut Dr. Wangdue während eines Skype-Gespräches am 15.12.2019 ist in diesem Zusammenhang eine spezielle Sinneswahrnehmung wie beispielsweise eine „Gänsehaut" gemeint, die Patienten, welche unter Symptomen einer mit *rlung* in Zusammenhang stehenden Hitze-Krankheit leiden, haben können. Er beschreibt es weiter wie einen möglichen Juckreiz. Manche Tibeter hätten diese Wahrnehmung, wenn sie hohen Lamas wie dem Dalai Lama begegnen würden.

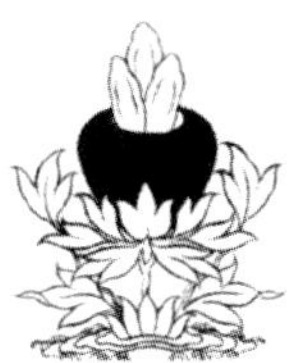

དེ་ནས་དྲང་སྲོང་རིག་པའི་ཡེ་ཤེས་ལ། །དྲང་སྲོང་ཡིད་ལས་སྐྱེས་ཀྱིས་འདི་སྐད་ཞུས། །ཚ་བ་རྙོགས་པའི་རྒྱུ་རྐྱེན་ངོ་བོ་གང་། །རྙོགས་པའི་ཚ་བ་མིང་དུ་ཅི་ཕྱིར་བཏགས། །དབྱེ་བ་རྟགས་དང་བཅོས་ཐབས་བཤད་དུ་གསོལ། །

Danach richtete der Weise *yid las skyes* folgende Bitte an den Weisen *rig pa'i ye shes*: „Was sind die Ursachen, (mit Krankheit in Zusammenhang stehenden) Umstände, Wesensart, Klassifikationen, Anzeichen und Symptome sowie Behandlungsmethoden von komplizierten Hitze-Krankheiten? Warum nennt man sie „komplizierte Hitze-Krankheiten"? Erkläre es uns bitte."

དེ་སྐད་ཞུས་པའི་དོན་ལ་ལན་གསུངས་པ། །ཚ་བ་རྙོགས་པའི་རྒྱུ་ནི་ཆུ་སེར་ཡིན། །རྐྱེན་ནི་རང་བཞིན་རྙོགས་དང་རྐྱེན་གྱིས་རྙོགས། །

Auf diese Frage antwortete der Meister: „Die Ursache von komplizierten Hitze-Krankheiten ist *chu ser*. Die (mit Krankheit in Zusammenhang stehenden) Umstände, die zur Entwicklung von komplizierten Hitze-Krankheiten führen, sind die Entwicklung der Krankheit aus eigenem Antrieb sowie Faktoren, welche die (mit Krankheit in Zusammenhang stehenden) Umstände begünstigen.

རང་བཞིན་ཆུ་སེར་ཤས་ཆེའི་ཚ་བ་རྣམས། །བཅོས་རྗེས་ནད་གཞིའི་འོག་ཏུ་ལྷུང་བ་ཡིན། །

Eine aus eigenem Antrieb entwickelte, komplizierte Hitze-Krankheit ist ein Zustand, in dem die *chu ser*-dominierte Hitze-Krankheit nach der Behandlung zu den *nyes pa* abwärts treibt.

རྐྱེན་གྱིས་རྙོགས་པ་བཅོས་སྔས་ཁ་ཐལ་གཉིས། །

Die zwei Faktoren, welche die (mit Krankheit in Zusammenhang stehenden) Umstände fördern, sind frühzeitige Behandlung und Überbehandlung.

བཅོས་སྔས་མ་སྨིན་ཚ་བའི་རིགས་གང་ཡང་། །སྨན་དཔྱད་ཟས་སྤྱོད་གཉེན་པོ་བསྙེན་སྔས་པས། །བད་ཀན་སྐྱེས་ཏེ་ཕོ་བའི་མེ་དྲོད་ཤོར། །རླུང་ནད་སྐྱེས་པས་ཚ་བ་རྩ་མིག་བྱེར། །རླུང་གིས་ཁྲག་གཡོས་ཆུ་སེར་སྐྱེད་པ་ཡིན། །

Eine frühzeitige Behandlung jeder Art von unausgereifter Hitze-Krankheit mit Arzneimitteln, äußeren Therapien, Ernährung und Verhalten verursacht die Entwicklung von *bad kan,* was zu einem Verlust der Hitze des Verdauungstraktes führt. Dies führt zu einer Verschlechterung von *rlung*, das die Krankheit in die Leitbahnen verbreitet und dann das Blut heftig bewegt, wodurch es zur Entwicklung von *chu ser* kommt.

ཁ་ཐལ་བ་ནི་བད་ཀན་རི་ཐང་མཚམས། །བསིལ་དྲགས་ཕོ་བའི་མེ་ཤི་གྲང་ཆུར་འགྱུར། །

Die Überbehandlung bezieht sich auf die übermäßige Anwendung von kühlenden Heilmitteln im *bad kan*-Bereich der Grenze zwischen „Berg und Tal“ bzw. zwischen kalten und heißen Erkrankungen, was den Verlust der Hitze des Verdauungstraktes verursacht und danach zu einem Ödem 3. Grades (Aszites) von kalter Wesensart fortschreitet.

ངོ་བོ་རླུང་ཁྲག་ཆུ་སེར་འདུས་པའི་ནད། །ཆུ་མིག་རྙོགས་སམ་བྱེ་ཚབ་གཡོས་པ་བཞིན། །

Die Wesensart [einer komplizierten Hitze-Krankheit], die eine kombinierte Krankheit von *rlung*, Blut und *chu ser* ist, verhält sich wie trübes Quellwasser oder Wasser, das mit Erde vermischt ist.

བཅོས་ཉེས་རྙོགས་ཕྱིར་རྙོགས་ཚད་མིང་དུ་བཏགས། །འདུག་སྒོ་དྲུག་ཞུགས་ལུས་ཀུན་ཁྱབ་པར་བྱེད། །

Ein komplizierter Zustand, der aufgrund der falschen Behandlung eintritt, wird „komplizierte Hitze-Krankheit“ genannt und befällt den ganzen Körper über die sechs Eintrittsbereiche.

དེ་ལ་དབྱེ་བ་སྤྱི་དང་བྱེ་བྲག་གཉིས། །སྤྱི་ལ་ཚ་བས་རྙོགས་དང་གྲང་རྙོགས་གཉིས། །རྒྱུ་རྐྱེན་དག་གིས་ནད་སྟོབས་ཆེ་ཆུང་ཡིན། །

Komplizierte Hitze-Krankheiten können nach zweierlei Arten klassifiziert werden: allgemein und spezifisch. Die allgemeine Art kann in weitere zwei Arten klassifiziert werden:

heiße komplizierte Hitze-Krankheiten und kalte komplizierte Hitze-Krankheiten. Die Ursachen und (mit Krankheit in Zusammenhang stehenden) Umstände bestimmen den Schweregrad der Erkrankung.

བྱེ་བྲག་ལྤགས་ལ་གྲམ་དང་ཤ་ལ་རྒྱས། །རྩ་རུ་འགྲིམས་དང་རུས་ལ་ཞེན་པ་དང་། །དོན་ལ་བབས་དང་སྣོད་དུ་ལྷུང་བ་དྲུག །

Spezifische [komplizierte Hitze-Krankheiten] können in sechs Arten klassifiziert werden: sich in die Haut verbreitend, sich im Muskelgewebe entwickelnd, in die Leitbahnen eindringend, den Knochen anhaftend, die Vollorgane befallend und in die Hohlorgane abwärts treibend.

རྟགས་ལ་སྤྱི་དང་བྱེ་བྲག་རྣམ་པ་གཉིས། །

Es gibt zwei Arten von Anzeichen und Symptomen der Krankheit: allgemeine und spezifische.

སྤྱི་རྟགས་ཚ་རྙོགས་ཆུ་དམར་རྒྱ་བཤལ་འདྲ། །རྩ་རྒྱུད་ཕྲ་ལ་མགྱོགས་ཤིང་གཏིང་ན་རྒྱུག །གདོང་པ་སེར་སྐྲོས་ལྕེ་སྐྱི་ལ་སེན་བཀྲག་འཚོར། །འགུལ་ན་ངམ་པ་ཀློད་ལ་གློ་སྙིང་འཕར། །ཤེད་ཆུང་རྡུལ་ཁ་སྐྱི་ལ་ཁ་ལྕེ་སྐམ། །གཉིད་ཆེ་གློ་མང་མིག་ལྤྱི་བས་རྐང་བོལ་གཡོ། །ལུས་པོ་བརྩེ་ཞིང་རོ་སྟོད་གཟེར་ཕྲན་འོང་། །ནད་སྟོབས་ཆེ་ན་དོན་ལ་རྣག་ཆུ་གསོག །ཁྱད་པར་རྡུལ་བརྩེ་སྣ་ཁྲག་གཡོ་བ་ཡིན། །

Die allgemeinen Anzeichen und Symptome [einer komplizierten Hitze-Krankheit] sind folgende: Eine heiße komplizierte Hitze-Krankheit führt zu rötlichem Urin, der dem Saft von *rgya tshos* ähnelt, einem dünnen und schnellen Puls, der in der Tiefe schlägt, einem gelblichen, geschwollenen Gesicht; Zunge, Gaumen und Nägeln ohne Glanz; Keuchen und einem pulsierenden Gefühl in Lunge und Herz während Bewegung, geschwächter Körperkraft, [übermäßigem] Schwitzen, trockenem Mund und trockener Zunge, übermäßigem Schlaf, häufigem Husten, Schwellungen der Augenlider und der dorsalen Bereiche der Füße, Irritation des gesamten Körpers sowie zu leichten Schmerzen am oberen Rücken. In schweren Fällen kommt es zu einer Ansammlung von Eiter und *chu ser* in den Vollorganen und insbesondere treten übermäßiges Schwitzen, Hautreizungen, Nasenbluten und Schwellungen auf.

གྲང་རྙོགས་ཙ་རྒྱུད་ཕྲ་ཞིང་སྟོང་ལ་མགྱོགས། །ཆུ་མདོག་དམར་སེར་རྙོག་ཅིང་གདོང་པ་སྦོ། །བྲང་དང་གསུས་པ་ངར་གདོང་རྐང་བོལ་གཡོ། །ལྕེ་དང་རྙི་ལ་སྐྱ་ལུས་རྔུལ་རྫམ་པ་གོད། །ཕོ་བ་རྫིང་ལ་ཁ་ཟས་འཇུ་སྟོབས་ཆུང་། །ནད་སྟོབས་ཆེ་ན་ཚ་ཆུར་འགྱུར་བ་ཡིན། །

Eine kalte komplizierte [Hitze-Krankheit] verursacht einen dünnen, leeren und schnellen Puls, rötlich-gelben und trüben Urin; Schwellungen im Gesicht, auf der Brust, am Bauch, an den Schienbeinen und den dorsalen Bereichen der Füße; blasse Zunge und blassen Gaumen, Schwitzen, Keuchen, einen aufgeblähten Magen und eine schwache Verdauung. Wenn die Krankheit schwer wird, entwickelt sie sich zu heißen Ödemen 3. Grades (Aszites).

ཁྱེ་བྲག་ལྤགས་གྲམ་སྐྲ་དང་བ་སྤུ་འབྱི། །ཟ་འཕྲུག་ཆུ་རྐང་མེ་དབལ་ཤུ་ཐོར་ཡོང་། །ཤ་རྒྱས་ཁོལ་བུར་ན་ཞིང་འབར་འབུར་སྐྲངས། །དམར་སྲབ་བརྟོལ་ན་རྣག་ཁྲག་ཆུ་སེར་འཛག །རྩར་འཁྱིམས་རྩ་རྒྱས་ནག་པོར་གསལ་བ་དང་། །རྩ་འཕྲུག་རྩ་སྐྱེང་སྐྲངས་ཤིང་ཡན་ལག་སྦྲིད། །རུས་ཞེན་ཤ་སྐམ་སྔོ་ལ་ཁོལ་བུར་ན། །གདོང་སྐྲངས་ཚིགས་ཁ་གཡོ་ཞིང་སྒྱིད་པ་འཁྲུམས། །སོ་དང་སེན་མོའི་བཀྲག་འཚེར་སྐྱ་སྐྱེག་འགྲོ། །

Die spezifischen [Anzeichen und Symptome von komplizierten Hitze-Krankheiten sind folgende]: Die Verbreitung [der Krankheit] in die Haut verursacht Kopfhaar- und Körperhaarausfall, Juckreiz, Blasen, *me dbal,* Ekzeme und Pickel. Die Entwicklung [der Krankheit] im Muskelgewebe verursacht nicht lokalisierte Schmerzen, unebene Schwellungen und Austritt von Eiter, Blut und *chu ser*, wenn die rote, dünne, [geschwollene] Haut aufgestochen wird. Das Eindringen [der Krankheit] in die Leitbahnen verursacht die Erweiterung und Verdunkelung der Leitbahnen, in die Leitbahnen ausstrahlende Schmerzen, Schwellungen der Leitbahnen und Taubheit der Glieder. Die Anhaftung [der Krankheit] an den Knochen verursacht Gewichtsabnahme, bläuliche [Haut], nicht lokalisierte Schmerzen, Schwellungen im Gesicht und an den Gelenken, Flexionskontraktur der Knie sowie ein blasses, glanzloses Aussehen der Zähne und Nägel.

གློར་བབས་དབུགས་ཐུང་སྐད་འཇེར་བྲང་རྒྱབ་གཟེར། །མིག་མཆུ་བོལ་སྐྲངས་དབུགས་གོད་རྣག་ཁྲག་ལུ། །སྙིང་བབས་འཐིབས་སྨྱོས་དྲན་ཉམས་གྲང་མོ་འདོད། །མཆིན་བབས་མིག་སེར་ལུས་ལྕེ་དང་ག་འགག །ལྕེ་བཀྲ་རྙི་ལ་དཀར་ལུས་སྐྱི་སེར་པོར་འགྲོ། །མཆེར་བབས་གཡོན་གཟེར་མཆུ་སྐྲངས་སྦྲིད་པ་མང་། །མཁལ་བབས་རྐེད་པ་ན་ཞིང་རོ་སྨད་ལྕི། །སྣོད་དུ་ལྷུང་ན་དང་ག་འགགས་པ་དང་། །འབྲུ་སྐྱུག་དྲི་མ་འགག་གམ་འཆིང་ཞིང་འགྱུར། །

Das Eindringen [der Krankheit] in die Lunge verursacht Kurzatmigkeit, Heiserkeit, Schmerzen in Brust und Rücken, Schwellungen der Augen, Lippen und der dorsalen Bereiche der Füße, Atemlosigkeit und Austreten von Eiter und Blut. Das Eindringen [der Krankheit] ins Herz verursacht Bewusstseinstrübungen, Irresein, ein schlechtes Gedächtnis und Verlangen nach kalten Bedingungen. Das Eindringen [der Krankheit] in die Leber führt zu gelben Augen, einem Schweregefühl des Körpers, Appetitverlust, bläulicher Zunge, blassem Gaumen und Gelbfärbung des Körpers. Dringt [die Krankheit] in die Milz ein, kommt es zu Schmerzen auf der linken Seite [des Abdomens], Schwellungen der Lippen und häufigem Niesen. Bei Eindringen [der Krankheit] in die Niere treten Schmerzen in der Taille und ein Schweregefühl im Unterkörper auf. Treibt [die Krankheit] abwärts in die Hohlorgane, kommt es zu Appetitverlust, Durchfall, Erbrechen, Verstopfung oder Blähungen und Schmerzen.

གསོ་བའི་ཐབས་ལ་སྤྱི་དང་བྱེ་བྲག་གཉིས། །སྤྱི་ལ་བཅོས་པའི་ཚུལ་དང་གཉེན་པོ་གཉིས། །

Es gibt zweierlei Arten von Behandlungen: allgemeine und spezifische. Allgemeine Behandlungen sind folgende zwei Arten: therapeutische Prinzipien und Heilmittel.

བཅོས་ཚུལ་དང་པོ་རླན་ཆེན་བྱེ་མ་སྐམ། །བར་དུ་ཆུ་བོ་ཀ་རུ་དྲང་བ་དང་། །ཐ་མ་དགྲ་བོ་གཉེན་དུ་བཟླུམས་པས་བཅོས། །

Das erste therapeutische Prinzip verhält sich ähnlich, wie wenn man etwas Feuchtes mit Sand trocknet, das mittlere therapeutische Prinzip, wie wenn man Wasser in einen Kanal ableitet, und das letzte therapeutische Prinzip, wie wenn man Feinde durch Versöhnungsangebote zu Freunden macht.

གཉེན་པོ་སྨན་དཔྱད་ཟས་དང་སྤྱོད་ལམ་བཞི། །

Die vier heilenden Maßnahmen sind Arzneimittel, äußere Therapien, Ernährung und Verhalten.

དང་པོ་ཚ་རྙོགས་ཆུ་སེར་སྐེམ་པའི་སྨན། །སྤྱིད་ཐང་གསུམ་གྱིས་བྱེ་ར་བ་བསྡུས་བྱས་ནས། ཉེ་ཤུ་རྩ་ལྔ་རུས་ཐང་འཕུལ་བཏང་བས། །ཚ་བ་འདུས་ཤིང་རླུང་ཁ་སྐྱོམས་པར་བྱེད། །དེ་ནས་ཙན་དན་དཀར་དམར་འབྲས་བུ་གསུམ། །བྲག་ཞུན་སྤོས་དཀར་སོ་མ་ར་ཛ་དང་། །བསེ་ལ་གསུམ་པི་པི་ལིང་དང་ག་ར་སྦྲུར། །སེང་ལྡེང་ཁྲུ་བས་འཕུལ་བས་ཆུ་སེར་སྐེམ། །

Erstens verabreiche man zur Trocknung von *chu ser*, das mit einer heißen komplizierten Hitze-Krankheit in Verbindung steht, die drei Arten von konzentrierenden Dekokten, um die verbreitete Krankheit (lokal) zu konzentrieren, und danach das Präparat [*ga bur*] *nyi shu rtsa lnga* mit Knochensuppe, um die Hitze-Krankheit [weiter] zu konzentrieren und *rlung* zu kontrollieren. Danach bereite man ein Präparat aus *tsan dan dkar po, tsan dan dmar po*, den drei Myrobalanfrüchten, *brag zhun*, *spos dkar, so ma ra dza*, den drei kühlen Heilmitteln, *pi pi ling* und weißem Zucker zu und verabreiche es mit dem Dekokt *seng ldeng*, um *chu ser* zu trocknen.

དེ་རྗེས་གང་རྒྱས་རྩ་ཁ་མང་དུ་དབྱེ། །འབྲས་བུ་གསུམ་གྱི་རྒྱུན་སྦྱོངས་དག་པར་སྦྱང་། །

Danach verabreiche man mehrfach Aderlass an den mit der Krankheit in Zusammenhang stehenden Venen und beseitige die Krankheit vollkommen mittels Purgation (Ableiten über den Darm) aus den drei Myrobalanfrüchten.

གྲང་རྙོགས་དང་པོ་སེ་འབྲུ་ལྔ་པའམ། །ཅུ་གང་བདེ་བྱེད་ཆུ་ངུས་ཕོ་བ་བཟུང་། །དེ་རྗེས་ཐང་གིས་བསྡུས་ལ་རྒྱུན་སྦྱོངས་བྱ། །བཟང་དྲུག་ཆུ་སེར་སྨན་གསུམ་འབྲས་བུ་གསུམ། །ཤ་རུ་དུར་ཐོད་འགྲོན་བུ་ཚྭ་གསུམ་ཐལ། །སེ་འབྲུ་ལྔ་དང་ལྷག་སྐྱོད་ཆུ་སེར་སྐེམ། །ནད་སྟོབས་ཆེ་ན་དམུ་ཆུའི་སྦྱོངས་སྐེམས་བྱ། །

Zur Behandlung von kalten komplizierten [Hitze-Krankheiten] verabreiche man zuerst das Präparat *se 'bru lnga pa* oder *cu gang bde byed chung ngu* [1], um den Magen zu schonen, und danach ein Dekokt zur (lokalen) Konzentration der Krankheit und eine Purgation (Ableiten über den Darm). Man verabreiche ein Präparat aus den sechs hervorragenden Heilmitteln, *chu ser sman gsum*, den drei Myrobalanfrüchten, Hornasche vom Wild, *dur thod,* Kaurischnecke und die drei Arten von Salz und verabreiche abwechselnd das Präparat *se 'bru lnga pa*, um *chu ser* zu trocknen. In schweren Fällen führe man eine Purgation (Ableiten über den Darm) durch und wende trocknende Arzneimittel an, wie im Kapitel über Ödeme 3. Grades (Aszites) beschrieben.

ཐ་མར་ཆུ་སེར་ཚད་ལྷག་ཟུངས་སུ་སྒྱུར། །དེ་ཡི་སྦྱོར་བ་སྨྲང་ཚང་རྒྱང་ཁུག་གམ། །གཟེ་མ་སྒྲོ་ལོ་འབྲས་བུ་གསུམ་གྱི་ཚང་། །ཆུ་སེར་རླུང་མཁྲིས་བད་ཀན་གཞི་དང་བསྟུན། །འབའ་སམ་སྨན་མར་སྨྲང་དང་སྦྱར་ལ་བསྟེན། །དེ་ཡིས་ཆུ་སེར་ཁྲག་ངན་ཟུངས་ཁྲག་ཏུ། །དངུལ་ལ་གསེར་འགྱུར་རྩི་བཞིན་སྒྱུར་བར་བྱེད། །ཟས་དང་སྤྱོད་ལམ་རྙིངས་ཚད་ཇི་བཞིན་ནོ། །

Um schließlich *chu ser* und die Reste der Hitze-Krankheit in körperliche Bestandteile zu transformieren, verabreiche man *sbrang chang rkyang pa, sbrang chang khug pa,* medizinisches *chang* aus *gze ma, sro lo* oder den drei Myrobalanfrüchten wie bei *chu ser-, rlung-, mkhris pa-* und *bad kan*-Krankheiten und verabreiche auch die mit Honig vermischte medizinische *'ba' sam* Butter. Dieses Arzneimittel transformiert *chu ser* und unreines Blut in gesundes Blut, ähnlich wie Silber mit Goldplattierungen vergoldet wird. Man empfehle Ernährung und Verhalten in ähnlicher Weise wie bei chronischen Hitze-Krankheiten.

ཁྱེ་བྲག་ཤ་ལྤགས་གཉིས་ལ་བབས་པ་ལ། །མཆིན་མཆེར་རྩ་གཏར་འབྲས་བུའི་རྒྱུན་སྦྱོངས་བྱ། །ཆུ་ལྟག་བརྡེག་ཅིང་ཉི་ཤུ་རྩ་ལྔ་སྦྱར། །བ་སྤུའི་སྐྱི་ཁྲུས་རྡུལ་འདོན་མཆོག་ཏུ་བསྔགས། །ཙན་དན་ཆུ་སེར་སྨན་གཉིས་བ་ཆུ་བྱུག །

Die spezifische Behandlung eines Eindringens [der Krankheit] in Muskelgewebe und Haut sind Aderlass an den mit Leber und Milz in Verbindung stehenden Venen, Purgation (Ableiten über den Darm) mit den Myrobalanfrüchten, die häufige Gabe von Wasser als auslösenden Wirkstoff für die Therapie und verabreiche *ga bur nyi shu rtsa lnga.* Sehr empfehlenswert sind schweißtreibende [Verfahren] mit einem Poren-reinigenden Präparat und nachfolgendem Einreiben des Körpers mit einer Mischung aus *tsan dan, chu ser sman gnyis* und Kuhharn.

རྩར་བབས་ཕྱི་རྩ་གཏར་ལ་ནང་རྩ་སྦྱོང་། །ཙན་དན་ དཀར་དམར་ག་དུར་དོམ་མཁྲིས་སོ་མ་ར་ཛ་ ཅུ་གང་ལི་ཤི་ཨུཏྤལ་མཚལ་ཧོང་ལེན་ཀ་ར་ བཅུ་པས་རྩ་ཡི་ཚ་བ་སྐེམ། །

Zur Behandlung [einer Hitze-Krankheit], die in die Leitbahnen eingedrungen ist, verabreiche man einen Aderlass an den oberflächlichen Venen, eine Reinigung der Leitbahnen sowie das Präparat *tsen dan bchu pa* aus *tsan dan dkar po, tsan dan dmar po, ga dur,* Bärengalle, *so ma ra dza, cu gang, li shi, ut+pal, mtshal* und *hong len* vermischt mit weißem Zucker, um die Hitze-Krankheit der Leitbahnen zu trocknen.

རུས་ཞེན་མི་རུས་བདུད་རྩིའི་རླངས་ལུམས་བྱ། །རྒྱུན་སྦྱོངས་སྐྱི་ཁྲུས་མཁལ་རྩ་གཏར་བ་དང་། །ཤིང་སྣ་བརྒྱད་པས་རུས་པའི་ཚད་པ་སྐེམ། །

Zur Behandlung einer Anhaftung [der Hitze-Krankheit] an den Knochen verabreiche man ein Dampfbad aus *mi rus* und medizinischen Nektaren. Man verabreiche eine Purgation (Ableiten über den Darm) und schweißtreibende [Verfahren] mit einem Poren-reinigenden Präparat, einen Aderlass an den mit der Niere in Zusammenhang stehenden Venen und *shing sna brgyad pa*, um die Krankheit in den Knochen zu trocknen.

གློ་ར་བབས་ཙན་དན་གི་ཝཾ་ཨ་ག་རུ། །ཅུ་གང་གུར་ཀུམ་ཤིང་མངར་རྒུན་འབྲུམ་དང་། །སྲོ་ལོ་སྤང་རྒྱན་འབུ་སུ་ཀ་ར་སྦྱར། །རྣག་མང་སྟར་བུ་པཉྫས་གྱེན་དུ་དྲངས། །རྗེས་ལ་ཉི་ཤུ་རྩ་ལྔས་རྣག་ཚད་སྐེམ། །ཚ་བ་ཆོམས་ནས་དམར་གསུམ་ བསིལ་གསུམ་འདམ་བུ་ཤིང་མངར་ཀ་ར་སྦྲང་མར་གསར་གྱི་ ལྡེ་གུ་སྦྱར། །

Zur Behandlung eines Eindringens [der Krankheit] in die Lunge verabreiche man ein Präparat aus *tsan dan, gi wam, a ga ru, cu gang, gur kum, shing mngar, rgun 'brum, sro lo, spang rgyan* und *'bu su hang* vermischt mit Zucker. Bei übermäßig viel Eiter verabreiche man das Präparat *star bu panya+dzas* [2], um Erbrechen auszulösen. Danach verabreiche man *ga bur nyi shu rtsa lnga*, um die mit Eiter in Zusammenhang stehende Hitze-Krankheit zu trocknen. Nach Linderung der Hitze-Krankheit verabreiche man eine medizinische Paste aus den drei roten Heilmitteln, den drei kühlen Heilmitteln, *'dam bu ka ra, shing mngar,* weißem Zucker, Melasse und frischer Butter.

སྙིང་བབས་ཨ་ག་རུ་དང་ཙན་དན་དཀར། །ཛཱ་ཏི་ཅུ་གང་གུར་ཀུམ་ལི་ཤི་དང་། །ཞོ་ཤ་སྐྱུ་རུ་ར་དང་ཀ་ར་སྦྱར། །དེ་རྗེས་གཏར་ལ་ཞོ་ཤ་ ཙན་དན་གཉིས་ཨ་རུ་ར་གུར་ཀུམ་སྤོས་དཀར་ཀ་རའི་སྨན་མར་སྦྱར། དཀར་ནག་མཚམས་དང་དྲུག་པས་ནད་རྗེས་བཅད། །

Zur Behandlung des Eindringens [der Hitze-Krankheit] ins Herz verabreiche man ein Präparat aus *a ga ru, tsan dan dkar po, dzA ti, cu gang, gur kum, li shi, zho sha, skyu ru ra* und weißem Zucker. Danach führe man als Nachbehandlung einen Aderlass durch und verabreiche eine medizinische Butter aus *zho sha, tsan dan dkar po, tsan dan dmar po, a ru ra, gur kum, spos dkar* und weißem Zucker und eine Moxibustion am Punkt *brang gzhung dkar nag mtshams* und am sechsten Wirbel.

མཆིན་བབས་བྲག་ཞུན་གུར་ཀུམ་བདུན་པ་སྦྱར། །རུ་ཐུང་སྣོད་ཀ་གཏར་ཞིང་འཇམ་ཁྲུས་བྱ། །

Zur Behandlung des Eindringens [der Krankheit] in die Leber verabreiche man das Präparat *brag zhun* und das Präparat *gur kum bdun pa*, führe an den Punkten *ru thung* und *snod ka* einen Aderlass durch und verabreiche eine milde Purgation (Ableiten über den Darm).

མཆེར་བབས་གུར་ཀུམ་སེ་འབྲུ་ལྷག་པ་སྤྲད། །རྗེས་ལ་ཕོ་གསང་ཚིགས་པ་བཅུ་གཅིག་བསྲེག །

Bei Eindringen [der Krankheit] in die Milz verabreiche man abwechselnd die Präparate *gur kum* und *se 'bru* und führe danach eine Moxibustion am Magenpunkt und am elften Wirbel durch.

མཁལ་འབབས་གུར་གུམ་ ཏིག་ཏ་སྐྱུ་རུ་འཇམ་འབྲས་གླ་རྩི་ཤུག་ཚེར་ཙན་དན་ཀ་ར་ བདུན་དང་
བྲག་ཞུན་ ཏིག་ཏ་གླ་རྩི་སྤོས་དཀར་སོ་མ་ར་གུར་གུམ་ཤུག་ཚེར་སྤང་རྩི་ཀ་ར་ བརྒྱད། །རྩེས་
ལ་གཏར་ལ་རྩ་ནག་བཅུ་བཞི་བསྲེག །སྦྲང་ཆང་རྐྱང་ཁུག་བཤུལ་ཤས་མཁལ་ཟུངས་གསོ། །

Zur Behandlung des Eindringens [der Krankheit] in die Niere verabreiche man das Präparat *gur kum* aus *gur kum, tig ta, skyu ru ra, 'jam 'bras, gla rtsi, shug pa tsher can, tsan dan* und weißem Zucker und das Präparat *brag zhun brgyad pa* aus *brag zhun, tig ta, gla rtsi, spos dkar, so ma ra dza, gur kum, shug pa tsher can, spang rtsi do bo* und weißem Zucker. Danach verabreiche man einen Aderlass am *rtsa nag* und eine Moxibustion am 14. Wirbel. Man verabreiche *sbrang chang rkyang pa* und *sbrang chang khug pa* und empfehle die Einnahme von *bshul sha*[56], um die Nieren wiederherzustellen.

སྣོད་ལྷུང་བཤལ་བྱ་ཅུ་གང་བདེ་བྱེད་སྦྱར། །ཚ་བ་ཆེ་ན་གུར་གུམ་གསེར་མེ་ཏོག །དོམ་མཁྲིས་
ཏིག་ཏ་བྲག་ཞུན་ཨ་རུ་ར། །གླ་སྒང་ཀ་ར་སྦྱར་བས་སྣོད་ཚད་སེལ། །ཞེས་གསུངས་སོ། །

Wenn [die Krankheit] abwärts in die Hohlorgane treibt, verabreiche man eine Purgation (Ableiten über den Darm) und das Präparat *cu gang bde byed*. Bei schweren Hitze-Krankheiten in den Hohlorganen verabreiche man ein Präparat aus *gur kum, gser gyi me tog*, Bärengalle, *tig ta, brag zhun, a ru ra, gla sgang* und weißem Zucker." So wurde gesprochen.

བདུད་རྩི་སྙིང་པོ་ཡན་ལག་བརྒྱད་པ་གསང་བ་མན་ངག་གི་རྒྱུད་ལས་ཚ་བ་རྙོགས་པ་བཅོས་པའི་
ལེའུ་སྟེ་ཉི་ཤུ་པའོ། །

Dies ist das 20. Kapitel, die „Behandlung von komplizierten Hitze-Krankheiten", aus dem Tantra der geheimen mündlichen Unterweisung über die acht Zweige des Nektars der Medizin.

Anmerkungen des Herausgebers der deutschen Ausgabe:

1 *cu gang bde byed chung ngu.* Im tibetischen Text der englischen Version ist *cu gang bde byed chu ngu* finden (Men-Tsee-Khang 2017: 304). Die meisten Kommentare wie auch Dr. Wangdue *während eines Skype-Gespräches am 15.12.2019* bevorzugen die Schreibweise *chung ngu.* (Vgl. u. a. khro ru tshe rnam 2000: 489).

2 *panya+dzas.* Für diese Pflanze gibt es unterschiedliche tibetische Schreibweisen. Im tibetischen Text der englischen Version ist *panya+dzas* zu finden (Men-Tsee-Khang 2017: 305). Die meisten Kommentare bevorzugen die Schreibweise *panya+tsas.* (Vgl. pad+ma rdo rje 2011: 273, khro ru tshe rnam 2000: 491).

56 *bshul sha* bezeichnet quadratische Lendenmuskeln und Darmbein-Rippen-Muskeln.

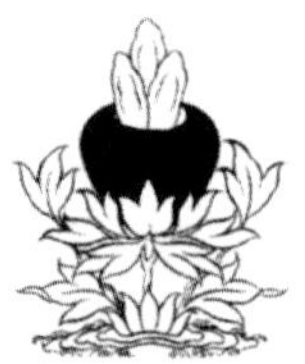

དེ་ནས་དྲང་སྲོང་རིག་པའི་ཡེ་ཤེས་ལ། །དྲང་སྲོང་ཡིད་ལས་སྐྱེས་ཀྱིས་འདི་སྐད་ཞུས། །འགྲམས་ཀྱི་ཚ་བའི་རྒྱུ་རྐྱེན་ངོ་བོ་གང་། །འགྲམས་ཀྱི་ཚ་བའི་མིང་དུ་ཅིའི་ཕྱིར་བཏགས། །དབྱེ་བ་རྟགས་དང་བཅོས་ཐབས་བཤད་དུ་གསོལ། །

Und wiederum äußerte der Weise *yid las skyes* folgende Frage an den Weisen *rig pa'i ye shes*: „Was sind die Ursachen, (mit Krankheit in Zusammenhang stehenden) Umstände, Wesensart, Klassifizierungen, Anzeichen und Symptome sowie Behandlungsmethoden von verbreiteten[1] Hitze-Krankheiten? Warum nennt man sie „verbreitete Hitze-Krankheiten"? Erkläre es uns bitte."

དེ་སྐད་ཞུས་པའི་དོན་ལ་ལན་གསུངས་པ། །འགྲམས་ཚད་རྒྱུ་ནི་ནད་དང་ལུས་ཟུངས་ལ། །

Auf diese Frage antwortete der Meister: „Die *nyes pa* und die körperlichen Bestandteile sind die Ursachen von verbreiteten Hitze-Krankheiten.

དེ་རྐྱེན་ལུས་ཀྱི་བྱ་བ་དྲག་ཤུལ་གྱིས། །བང་མཆོངས་རྩལ་དང་ཕ་བོང་འདེགས་པ་དང་། །མི་ཐེག་ཁུར་དང་གཞུ་སྲན་བཀང་བ་དང་། །ས་སྲན་བརྐོས་དང་གཡང་ལྷུང་རྟ་ཡིས་བརྡབས། །ཐིབས་འོག་ཚུད་དང་རྡོ་དབྱུག་བརྡུངས་པ་ཡིས། །ལུས་ཟུངས་འགྲམས་པས་ཁྲག་འཁྲུགས་མཁྲིས་ཚད་བསྣང་། །

Die (mit Krankheit in Zusammenhang stehenden) Umstände, die zu verbreiteten Hitze-Krankheiten führen, sind anstrengende körperliche Tätigkeiten wie Laufen, Springen, Ringen, das Heben von schweren Steinen, Tragen von schweren Lasten, Spannen einer hart gespannten Bogensehne, Graben im harten Boden, Stürze aus großer Höhe oder vom Pferd, Verschüttet werden im Schutt und das Einstecken von Schlägen mit Steinen und Stöcken. Diese Umstände verletzen die körperlichen Bestandteile und verursachen eine Störung im Blut, [wodurch sich in der Folge] heißes *mkhris pa* ansammelt.

དེ་ཕྱིར་འགྲམས་ཀྱི་ཚ་བ་ཞེས་སུ་བརྗོད། །

Daher nennt man diesen Zustand „verbreitete Hitze-Krankheit".

དབྱེ་བ་ནང་གི་དོན་སྣོད་འགྲམས་པ་དང་། །ཕྱི་ཡི་ཡུལ་བཞི་འགྲམས་པ་རྣམ་པ་གཉིས། །དང་པོ་
དོན་ལྔ་སྣོད་དྲུག་འགྲམས་པ་དང་། །ཡུལ་ནི་ཤ་རུས་རྩ་དང་ཆུ་རྒྱུས་བཞི། །

Diese kann in zweierlei Arten klassifiziert werden: verbreitete Hitze-Krankheiten im Bereich der inneren Organe und verbreitete Hitze-Krankheiten im Bereich der vier äußeren Gewebe. Zu den inneren Organen gehören die fünf Vollorgane und die sechs Hohlorgane. Die vier äußeren Gewebe sind: Muskelgewebe, Knochen, Leitbahnen sowie Bänder und Sehnen.

འགྲམས་པའི་རྟགས་ལ་སྤྱི་དང་བྱེ་བྲག་གཉིས། །

Es gibt zwei Arten von Anzeichen und Symptomen von verbreiteten Hitze-Krankheiten: allgemeine und spezifische.

སྤྱི་རྟགས་གང་འགྲམས་ན་ཞིང་གཟེར་ཟུག་ལྡང་། །རྩ་ནི་ཕྲ་ལ་གྲིམས་ཏེ་ཆུ་དམར་དྲུགས། །གདོང་
སྣུམ་ཧམ་འདེགས་ལུས་ཀྱི་བྱ་བ་དཀའ། །

Die allgemeinen Anzeichen und Symptome sind Schmerzen im Bereich der verbreiteten Hitze-Krankheiten, Anfälle von starken Schmerzen, ein dünner und gespannter Puls, rötlicher Urin mit starkem Geruch, ein öliges Gesicht, Keuchen und Schwierigkeiten bei körperlicher Betätigung.

བྱེ་བྲག་སྙིང་འགྲམས་ཁ་ལྐུགས་འགུལ་ན་འབོག །དྲན་པ་མི་གསལ་གཉིད་ལོག་སད་ཚེ་དངངས།
།ཉུ་མཚན་སོགས་དབྲག་གཞིར་ལ་མིག་རྩ་དར། །

Spezifisch verursacht eine verbreitete Hitze-Krankheiten im Bereich des Herzens Sprachstörungen, Ohnmacht bei Bewegung, unklares Gedächtnis, Angst beim Aufwachen, starke Schmerzen im Bereich zwischen Brust und Achselhöhle und zwischen den Schulterblättern sowie sichtbare Blutgefäße in den Augen.

སྲོག་རྩར་འགྲམས་ན་མིག་ཧར་ཕུ་ཡིས་འདེབས། །དྲན་པ་མི་གསལ་ཟུག་ཆེ་ས་ལ་འབྲད། །

Eine verbreitete Hitze-Krankheiten im Bereich der Lebens-Leitbahn verursacht hervortretende Augen, Seufzen, unklares Gedächtnis, qualvolle Schmerzen und Kratzen an der Oberfläche.

གློ་འགྲམས་རོ་རྒྱབ་ལྕི་ཞིང་ཉལ་མི་ཤེས། །སྣ་བུད་དབུགས་མི་བདེ་ལ་གྲེ་བ་ཤུ། །གློ་ལུ་མི་ཤེས་ཐལ་གོང་མནན་སྐམ་བྱེད། །བྲང་དང་རྒྱབ་ཏུ་གཟེར་ལ་དགྱེ་དགུ་དཀའ། །ལུད་པ་འགོགས་དཀའ་ཁྲག་དང་རྣག་ཏུ་ལུ། །

Eine verbreitete Hitze-Krankheiten im Bereich der Lunge verursacht ein Schweregefühl im oberen Rücken, Beschwerden beim Niederlegen, starkes nasales Atmen, Atemschwierigkeiten, ein pfeifendes Geräusch aus dem Hals, Unfähigkeit zu husten, ein Engegefühl um Schultern, Brust und Rücken, Schwierigkeiten beim Vor- und Zurückbeugen sowie Auswurf von Blut und Eiter bei schwierigem Aushusten.

མཆིན་འགྲམས་རྩིབ་སྐྲང་མཆིན་སྣར་གཟེར་ཞིང་ན། །ལུད་པ་ཁྲག་ཏུ་ལུ་ཞིང་སྣ་ཁྲག་འཛག །གློ་སྙིང་མི་བདེ་སྟོད་རྒྱངས་དབུགས་ཀྱིས་འདེག །མིག་སྨྲིན་དམར་ལ་མི་གསལ་ཕོ་བ་སྐྲང་། །

Eine verbreitete Hitze-Krankheiten im Bereich der Leber verursacht Schmerzen an den Rippen und am Rand der Leber, blutigen Husten, Nasenbluten, Beschwerden in Lunge und Herz, ein Druckgefühl am oberen Rücken, starkes Keuchen, rötliche Augen, schlechtes Sehen und aufgeblähten Magen.

མཆིན་དྲིར་འགྲམས་ན་ཤ་སྔོ་རོ་སྟོད་རྒྱངས། །གློ་སོར་འགྱུལ་ན་སྙིང་དར་འགྲོ་མི་ནུས། །ལུས་པོ་སྒྲོང་ལ་ཉུང་བསྲེགས་གཙུས་པ་འདྲ། །མིག་དམར་མཆིན་དྲི་འཕོར་ལ་རྩེ་ཆུང་རྒྱངས། །

Eine verbreitete Hitze-Krankheiten im Bereich des Zwerchfells verursacht bläuliche Haut, ein Druckgefühl am oberen Rücken, pfeifendes Husten, Unfähigkeit zu gehen aufgrund starken Herzklopfens bei leichter Bewegung, einen steifen Körper ähnlich einer gerösteten, verdrehten Steckrübe, rötliche Augen und eine Vorwölbung des Zwerchfells wie bei einer Erweiterung der Drosselvene.

མཆེར་འགྲམས་ཕོ་སྟོད་སྦོ་ཞིང་གཡོན་ངོས་གཟེར། །གདོང་པ་སྒྲོ་བོ་སྦོ་འཁྲིག་སྐབས་སུ་འབྲུ། །གཡོན་ངོས་རྩིབ་སྐྲང་རྩིབ་སྣར་གཟེར་ཞིང་འཕྲིག །

Eine verbreitete Hitze-Krankheiten im Bereich der Milz verursacht eine Blähung des oberen Magenbereichs, linksseitige Schmerzen [im Abdomen], ein blasses Gesicht, Blähbauch bzw. Darmgeräusche, zeitweise Durchfall, starke linksseitige Schmerzen am Rippenbogen und an den Rippenenden sowie Muskelzucken.

མཁལ་འགྲམས་ཚང་ར་མི་ཐེག་དགེ་དགུ་དཀའ། །མཁལ་ཁུང་སྣེ་ས་དཔྱི་མིག་བརླ་སྟང་ཟུག
།འབྲས་བུ་སྐྲངས་ཞིང་དྲི་ཆུ་ཁྲག་ཏུ་འཛག །

Eine verbreitete Hitze-Krankheiten im Bereich der Niere verursacht Schwierigkeiten beim Aufstehen und Vor- und Zurückbeugen, Schmerzen in den Lenden, Leisten, Hüftgelenken und oberen Oberschenkeln, Schwellung der Hoden und Austritt von Blut im Urin.

ཕོ་བར་འགྲམས་ན་སྐྱིག་པ་དྲག་པོ་འོང་། །ཕོ་སྟོད་སྦོ་འཁྲུག་ཟས་སྐོམ་ཅི་ཟོས་སྐྱུག །གླང་ཐབས་
ཕོ་བ་བསྣངས་ནས་ཉལ་མི་ཤེས། །

Eine verbreitete Hitze-Krankheiten im Bereich des Magens verursacht übermäßiges Aufstoßen, Stauung und Blähung des oberen Magenbereichs, Erbrechen von jeglich eingenommener Nahrung, Krämpfe im Abdomen und Schwierigkeiten beim Niederlegen aufgrund des aufgeblähten Magens.

ལོང་འགྲམས་ལོང་ཕུགས་གཟེར་སྣང་སྦོ་འཁྲིག་མང་། །གློ་འདེག་རོ་སྟོད་གང་ཞིང་གྲང་སྣམ་
བྱེད། །དབུགས་ངན་རྗེས་ལ་ཕྱི་ས་མི་ཐུབ་འཚོར། །

Eine verbreitete Hitze-Krankheiten im Bereich des Dickdarms verursacht Schmerzen und Völlegefühl im Dickdarm, häufige Blähungen im Abdomen bzw. Darmgeräusche, Kurzatmigkeit, ein Druck- und Kältegefühl im oberen Rücken und Stuhlinkontinenz nach dem Ablassen von Luft aus dem Darm.

རྒྱུ་མར་འགྲམས་ན་ཚ་འབྲབ་འཁྲིལ་སྣམ་བྱེད། །སྣེ་སར་ལྷུང་སྣམ་ཆུ་སྡོམ་རྒྱུ་གླང་ལྡང་། །

Eine verbreitete Hitze-Krankheiten im Bereich des Dünndarms verursacht ein stechendes und gespanntes Gefühl [im Dünndarm], ein Gefühl der Senkung [des Dünndarms] Richtung Leisten, Harnverhalt und Darmkrämpfe.

མཁྲིས་འགྲམས་མིག་སེར་ཤ་སྔོ་མགོ་བོ་ལྕི། །མཆིན་པ་སྐྲངས་སྙམ་མཁལ་མ་མཆིན་དྲི་ན། །རོ་སྟོད་གང་སྙམ་ཆུ་དམར་གླང་ཐབས་འོང་། །

Eine verbreitete Hitze-Krankheiten im Bereich der Gallenblase verursacht gelbliche Augen, bläuliche Haut, ein Schweregefühl im Kopf, ein Gefühl einer Vergrößerung der Leber, Schmerzen in Niere und Zwerchfell, Engegefühl im Oberkörper, rötlichen Urin und Krämpfe im Abdomen.

ལྒང་པར་འགྲམས་ན་རྒྱུ་ཞབས་མཁལ་ཁུང་ན། །ཆུ་ཁ་སྙི་ཞིང་སྙེ་ས་ཚ་འབྲབ་བྱེད། །

Eine verbreitete Hitze-Krankheiten im Bereich der Harnblase verursacht Schmerzen im unteren Teil des Dünndarms und in den Lenden, häufiges Harnlassen und ein stechendes Gefühl im Leistenbereich.

བསམ་སེར་འགྲམས་ན་དཔྱི་མིག་བརླ་སུལ་ན། །རྩ་ཤ་ཆད་སྙམ་བྱེད་ཅིང་ལང་མི་ཤེས། །རྐང་པ་བཤལ་སྦྲིད་ཚང་ར་འབྲེལ་མཚམས་ན། །སྐབས་སུ་དྲི་ཆུ་སྡོམ་པ་སྙམ་དུ་བྱེད། །

Eine verbreitete Hitze-Krankheiten im Bereich von *bsam se'u* verursacht Schmerzen in den Hüftgelenken und seitlichen Oberschenkeln, ein Gefühl der Ablösung des oberen Randes des Beckenkamms, Schwierigkeiten beim Aufstehen, Taubheit und Lähmung der Beine, Schmerzen im Bereich der Hüftgelenke und zeitweise das Gefühl eines Harnverhalts.

བྱེ་ཡི་ཤ་འགྲམས་ཉ་དང་ཤ་གཞན་གཉིས། །ཉ་འགྲམས་ཉ་སྐ་སྐྲངས་ཤིང་བྱ་བ་ཉམས། །ཤ་གཞན་བརྡུངས་སྙམ་བྱེད་ཅིང་ན་དམར་སྐྲངས། །

Es gibt zweierlei verbreitete Hitze-Krankheiten im Bereich der Muskeln: [eine im Bereich der] Gliedmaßenmuskulatur [und eine im Bereich der] anderer Muskeln. [Die im Bereich der] Gliedmaßenmuskulatur verursacht Muskelschwellungen und Muskelschwäche [im Bereich der] anderer Muskeln verursacht ein Gefühl des Geschlagenwerdens, Schmerzen und rötliche Schwellungen.

རུས་ལ་ཚིགས་རྐང་མགོ་སྦུབས་རྩི་བས་མ་བཞི། །ཚིགས་འགྲམས་འགྱུལ་དཀའ་ཟུག་ཆེ་གོང་འོག་སྐྲངས། །རྐང་འགྲམས་འགྱུལ་དཀའ་གཏིང་ནས་ལྷང་ལྷང་བྱེད། །སྦུབས་འགྲམས་དྲན་པ་

མི་གསལ་སྐྱུག་ཅིང་འཁྱོམ། །ཚིབ་མར་འགྲམས་ན་ཟུག་ཆེ་མནན་མི་བཟོད། །

Es gibt vier Arten [verbreiteter Hitze-Krankheiten im Bereich der] Knochen: [verbreitete Hitze-Krankheiten der] Gelenke, Knochenmark, Schädelnähte und Rippen. Eine verbreitete Hitze-Krankheit im Bereich der Gelenke verursacht Schwierigkeiten bei der Bewegung, starke Schmerzen und Schwellungen der äußeren und inneren Gelenksbereiche. Eine verbreitete Hitze-Krankheit des Knochenmarks verursacht Schwierigkeiten bei der Bewegung und starke Schmerzen. Eine verbreitete Hitze-Krankheit der Schädelnähte verursacht ein unklares Gedächtnis, Erbrechen und Schwindel. Eine verbreitete Hitze-Krankheit der Rippen verursacht starke Schmerzen, die bei Druck unerträglich werden.

རྩ་ལ་མགོ་དང་བྲང་ཁོག་ཡན་ལག་གསུམ། །མགོ་ཡི་རྩ་འགྲམས་རྩ་རྒྱུད་ཁྲིད་ཅིང་ན། །རྩ་སྙེང་སྐྲངས་ཞིང་རྩ་འབུམ་འབྱུང་བ་ཡིན། །བྲང་ཁོག་རྩ་འགྲམས་གློ་ལུ་གང་འགྲམས་གཟེར། །ཚ་བ་སྐྱེ་ཞིང་སྐྲངས་རྗེས་རྣག་ཏུ་འགྱུར། །ཡན་ལག་རྩ་འགྲམས་རྩ་ཡི་རྒྱུད་ཀུན་སྐྲངས། །དམར་ཞིང་ཆ་འཁྲུག་བརྐྱང་བསྐུམ་བྱ་བ་དཀའ། །ཆུ་རྒྱུས་འགྲམས་པ་དགྱེ་དགུ་མི་ཤེས་སྐྲངས། །ཆུ་བ་རྒྱབ་ཡིན་རྒྱུས་པ་མདུན་ན་གནས། །

Es gibt drei Arten [verbreiteter Hitze-Krankheiten im Bereich der] Leitbahnen [je nach ihrer Lokalisation]: im Kopf, im Rumpf oder in den Gliedern. Eine verbreitete Hitze-Krankheit der Leitbahnen des Kopfes verursacht Neuralgie, Schwellungen und die Bildung von Klumpen in den Leitbahnen. Eine verbreitete Hitze-Krankheit der Leitbahnen des Rumpfes verursacht Schmerzen im betroffenen Bereich beim Husten, Fieber sowie Eiterbildung nach dem Auftreten der Schwellung. Eine verbreitete Hitze-Krankheit der Leitbahnen der Glieder verursacht Schwellungen der Leitbahnen mit rötlichem Aussehen und ausstrahlende Schmerzen sowie Schwierigkeiten beim Beugen und Strecken. Eine verbreitete Hitze-Krankheit der Bänder und Sehen verursacht Schwierigkeiten beim Vor- und Zurückbeugen sowie Schwellungen. Die Bänder befinden sich im hinteren Bereich, die Sehnen im vorderen Bereich (des Körpers bzw. der Glieder).

བཅོས་པའི་ཐབས་ལ་སྤྱི་དང་བྱེ་བྲག་གཉིས། །

Es gibt zweierlei Arten von Behandlung: allgemeine und spezifische.

སྤྱི་ལ་བཅོས་ཐབས་སྨན་དཔྱད་ཟས་སྤྱོད་བཞི། །

Die vier allgemeinen Behandlungsmethoden sind Arzneimittel, äußere Therapien, Ernährung und Verhalten.

དང་པོ་ཐང་སྦྱོར་ཧོང་ལེན་བ་ཤ་ཀ། །སྤང་རྩི་ཀྱི་ལྕེ་རྣམ་པར་བཙོད་དང་དྲུག །ཆ་བའི་སྦྱོར་བས་སྦྱར་
གཉིས་བཞི་དྲུག་བསྡེབས་ལ། །བསྐུས་གྲངས་ཁྲུ་བས་འགྲམས་ཚད་འཇོམས་པར་བྱེད། །ཡང་ན་
སྐྱེར་པ་མཚེ་ལྡུམ་སེང་ལྡེང་བཙོད། །བསྐུས་གྲངས་འགྲམས་ཚད་ཀུན་ལ་བདུད་རྩི་འདྲ། །ཕྱེ་མ་
ཆ་བ་རབ་འབྲིང་བྱེ་བྲག་གིས། །ག་བུར་ཙན་དན་གུར་གུམ་གཙོ་བོ་ལ། །དོམ་མཁྲིས་ག་དུར་རྣམ་
པར་ཨ་རུ་ར། །ཨ་བྱག་སྟབ་སེང་ཀ་ར་དྲུག་འགྱུར་སྦྱར། །རྗེས་ལ་འབྲས་བུ་གསུམ་དང་དམར་པོ་
གསུམ། །སེང་ལྡེང་རྩ་བ་ལྔ་ལ་སོགས་པ་ཡི། །གང་འཁྲོད་སྨན་མར་སྦྱར་བས་ཕྱི་རྗེས་བཅད། །

Zuerst bereite man ein Dekokt aus *hong len*, *ba sha ka*, *spang rtsi do bo*, *kyi lce*, *rnam par* und *btsod* zu, indem man jeweils die ersten zwei, die ersten vier bzw. alle Zutaten für leichte, mittelschwere bzw. schwere Hitze-Krankheiten einsetzt. Dieses Dekokt wird kalt verabreicht und beseitigt verbreitete Hitze-Krankheiten. Oder man verabreiche ein Dekokt aus *skyer pa*, *mtshe ldum*, *seng ldeng* und *btsod* in kaltem Zustand, das bei der Behandlung aller Arten verbreiteter Hitze-Krankheiten wie Nektar wirkt. Man verabreiche medizinische Pulverpräparate aus jeweils *ga bur*, *tsan dan* bzw. *gur kum* als Grundzutat zur Behandlung von schweren, mittelschweren bzw. leichten Hitze-Krankheiten, unter Zusatz von Bärengalle, *ga dur*, *rnam par*, *a ru ra*, *a byag*, *stab seng* und weißem Zucker in sechsfacher Menge der Gesamtmenge der Grundzutat. Danach verabreiche man als Nachbehandlung je nach Wesensart der Krankheit entweder eine medizinische Butter aus den drei Myrobalanfrüchten oder den drei roten Heilmitteln oder *seng ldeng* oder den fünf Wurzelheilmitteln.

དཔྱད་དུ་གཏར་བཤལ་དུགས་ལུམས་མས་བཏང་དང་། །ཆུ་ལྷུག་ཕྱི་ནང་འགྲམས་ལ་མཁས་པས་
སྦྱར། །

Zu den äußeren Therapien gehören Aderlass, Purgation (Ableiten über den Darm), Kompressen, medizinische Bäder, Einläufe und Besprühen mit kaltem Wasser. Man wende diese Therapien bedachtsam zur Behandlung äußerer und innerer verbreiteter Hitze-Krankheiten.

ཁ་ཟས་སྤྱོད་ལམ་བསིལ་ཞིང་དལ་བར་བྱ། །ཧྲས་བརྟབས་གཡང་དུ་ལྷུང་དང་ཐིབས་འོག་ཆུད།
།བྱང་ཁོག་འགྲམས་ནས་ཚ་བ་རྒྱས་པ་ལ། །ག་བུར་བདུན་དང་དགུ་པ་སྦྱར་བར་བྱ། །རྫུ་ལ་དབྱུང་
གང་རྒྱས་རྩ་གཏར་བཤལ་གྱིས་སྦྱང་། །

Man empfehle eine kühlende Ernährung und sitzendes Verhalten. Zur Behandlung von Hitze-Krankheiten, die durch Verletzungen wie Stürze vom Pferd oder aus großer Höhe, Verschüttet werden in Schutt oder Einstecken von Schlägen mit Steinen und Stöcken verursacht wurden, verabreiche man die Präparate *ga bur bdun pa* und *ga bur dgu pa*, schweißtreibende [Verfahren], Aderlass an den mit dem betroffenen Bereich in Zusammenhang stehenden Venen und beseitige die Krankheit mittels Purgation (Ableiten über den Darm).

བྱེ་བྲག་བཅོས་པ་སྙིང་འགྲམས་གཙོ་བོ་བཞི། །ཨ་གར་དགུ་དང་ཛཱ་ཏི་ཅུར་ནིས་སྦྱར། །སྙིང་རྩ་ཀུན་གཏར་དབེན་གནས་མི་བསྒུལ་བསྙལ། །བསིལ་བསྟེན་ཆང་སྤང་རྗེས་ལ་དྲུག་བདུན་བསྲེག །

Zur spezifischen Behandlung von [verbreiteten Hitze-Krankheit im Bereich] des Herzens verabreiche man ein Präparat aus den vier Grundzutaten,[57] *a gar dgu pa* und *dzA ti cur nis* sowie Aderlass an den mit dem Herzen in Zusammenhang stehenden Venen, lasse den Patienten behutsam an einem ruhigen Ort niederlegen, verabreiche eine kühlende Ernährung unter Vermeidung von *chang* und führe dann eine Moxibustion am sechsten und siebten Wirbel durch.

སྲོག་རྩ་འགྲམས་པའི་བཅོས་ཐབས་སྙིང་དང་འདྲ། །ཁྱད་པར་སྤྱི་གཙུག་རྐང་མཐིལ་ལ་གཏར་ལ་བསྲེག །

Die Behandlung einer [verbreiteten Hitze-Krankheit im Bereich] der Lebens-Leitbahn ist ähnlich wie bei einer des Herzens. Spezifisch verabreiche man einen Aderlass an *spyi gtsug* und an den Fußsohlen und führe dann eine Moxibustion durch.

གློ་འགྲམས་ག་དུར་གསུམ་པའི་ཐང་བཏང་ལ། །ག་བུར་གསུམ་དགུ་ཅུ་གང་ལྔ་པ་སྦྱར། །ཚ་བའི་ཤུགས་སྦྱར་གཏར་གྱིས་ཟུག་གཞེར་བཅག །རྣག་ཏུ་ལུ་ན་སྲིན་བུའི་ཀླད་པ་བཏང་། །བ་རའི་འོ་མ་དྲོན་མོ་ལྟོ་སྟོང་བླུད། །ཚ་བ་བྲི་ནས་སྲོ་ལོའི་བསིངས་ཆང་དང་། །ཅུ་གང་ལྡེ་གུ་སྦྱར་ལ་ཚད་རོ་བཅག །རྗེས་ལ་བཞི་ལྔ་བྲང་སྐས་ཆེ་ཆུང་བསྲེག །

Zur Behandlung einer [verbreiteten Hitze-Krankheit im Bereich] der Lunge verabreiche man ein Dekokt aus den Präparaten *ga dur gsum pa, ga bur gsum pa, ga bur dgu pa* sowie *cu gang lnga pa* und einen Aderlass, je nach Schweregrad der Hitze-Krankheit, um die Schmerzen zu lindern. Bei Erbrechen von Eiter verabreiche man auf nüchternen Magen ein Präparat aus dem Gehirn einer Orient-Zwergohreule und warmer Kuh- und Ziegenmilch. Nach dem Abklingen der Hitze-Krankheit verabreiche man mit dem

57 Die vier Grundzutaten sind *ga bur, tsan dan dkar po, gur kum* und *gi wam*.

Zusatz von *sro lo* verdünntes *chang* und eine medizinische Paste aus *cu gang*, um die Reste der Hitze-Krankheit auszukurieren. Danach führe man am vierten und fünften Wirbel sowie an den Punkten *brang skas che ba*[58] und *brang skas chung ba*[59] eine Moxibustion durch.

མཆིན་འགྲམས་ཐོག་མར་ག་བུར་དགུ་པ་སྦྱར། །རྗེས་ལ་གུར་ཀུམ་གཡུ་རྙིང་ཏིང་སག་ཀྱུར། །ར་
མར་སྦྱར་བསྐོལ་རླངས་ཡལ་ཁོང་དུ་བཏང་། །རྩེ་ཆུང་རུ་ཐུང་མཁྲིས་རྩ་རིམ་པས་སྦྱར། །དེ་རྗེས་
དགུ་པ་མཆིན་པའི་ཟུར་གསང་བསྲེག །

Zur Behandlung einer [verbreiteten Hitze-Krankheit im Bereich] der Leber verabreiche man zuerst das Präparat *ga bur dgu pa*. Danach bereite man mittels Kochen von *gur kum*, altem Türkis und *ting sag kyur*[60] in Ziegenbutter ein Präparat zu und verabreiche es, sobald es nicht mehr dampft. Man führe an *rtse chung, ru thung* bzw. *mkhris rtsa* einen Aderlass durch und verabreiche danach eine Moxibustion am neunten Wirbel und am Punkt *mchin pa'i zur gsang.*[61]

མཆིན་དྲི་དེ་བཞིན་རྗེས་ལ་རྩ་ལྡོས་སྦྱངས། །རྩིབ་བཞིའི་སྟེང་དང་བརྒྱད་པ་ཁ་གསུམ་བསྲེག
།འབྲས་བུའི་སྨན་མར་སྦྲང་རྩི་བུ་རམ་ལྡན་བསྟེན། །

[Eine verbreitete Hitze-Krankheit im Bereich] des Zwerchfells ist in gleicher Weise zu behandeln wie eine [verbreitete Hitze-Krankheit im Bereich] der Leber. Danach beseitige man die Krankheit mittels Purgation (Ableiten über den Darm) und Reinigung der Leitbahnen. Man führe eine Moxibustion an den vier Rippen[62] und an den drei waagrechten Punkten neben dem achten Wirbel durch und verabreiche eine medizinische Butter aus Myrobalanfrüchten, Honig und Melasse.

58 *brang skas che ba* ist ein Moxibustionspunkt, der einen Querfinger oberhalb des Schwertfortsatzgelenks liegt.

59 *brang skas chung ba* ist ein Moxibustionspunkt, der zwei Querfinger oberhalb des Schwertfortsatzgelenks liegt.

60 *ting sag kyur* bezieht sich im Allgemeinen auf *pri yang ku*. Nach Aussage von Desi Sangye Gyatso jedoch bezieht sich *ting* auf *pri yang ku*, während mit *sag kyur* ein bläulicher Belag gemeint ist, der sich auf tibetischem Joghurt bildet, wenn es in einem Bronzegefäß aufbewahrt wird.

61 *mchin pa'i zur gsang* ist ein Moxibustionspunkt, der sich einen Querfinger senkrecht unterhalb der rechten Brustwarze und einen Querfinger waagrecht neben den mittleren Moxibustionspunkten des Magens befindet.

62 „Die vier Rippen" bezeichnen die Moxibustionspunkte, die sich einen Querfinger oberhalb der freien Rippen befindet.

མཆེར་འགྲམས་བཟང་དྲུག་ཤིང་ཚ་མོན་ཆ་ར། །ག་དུར་དོང་ག་པི་པི་ལིང་དང་ནི། །ཀ་ར་གསུམ་འགྱུར་ཆུ་བསྐོལ་འཕུལ་ལ་བཏང་། །སྲིན་ལག་རྒྱབ་རྩ་རྟ་མཐུར་གཉིས་ལ་གཏར། །དེ་ནས་རྒྱམ་ཚ་ཚ་ལ་ལྕེ་མྱང་ཚ། །ཀ་ར་མར་སྦྱར་ཕོ་མཆེར་གསང་ལ་བསྲེག །

Zur Behandlung einer verbreiteten Hitze-Krankheit im Bereich der Milz verabreiche man ein Präparat aus den sechs hervorragenden Heilmitteln, *shing tsha, mon cha ra, ga dur, dong ga, pi pi ling* und weißem Zucker in der dreifachen Menge der Gesamtmenge mit gekochtem Wasser. Man verabreiche einen Aderlass an *srin lag rgyab rtsa* und *rta mthur* und danach ein Präparat aus *rgyam tshwa*, *tshwa la, lce myang tshwa*, weißem Zucker und Butter. Anschließend führe man an den Magen- und Milzpunkten eine Moxibustion durch.

མཁལ་འགྲམས་དང་པོ་ཙན་དན་ གུར་ཀུམ་སུག་སྨེལ་གླ་རྩི་འཇམ་འབྲས་རུ་རྟ་ཨ་རུ་ བདུན་པ་སྦྱར། །བར་དུ་ཞོ་ཤའི་ཕྱེ་མ་བྱིན་ལོང་གཏར། །ཐ་མ་ཤུག་ སྐྱེར་པ་སྤ་འབྲུ་གཟེ་མ་ལྕམ་པ་བ་སྤྲུ་བ་རའི་མར་ལ་སྡིག་སྲིན་གུར་ཀུམ་བུ་རམ་ པ་མར་སྦྱར་དུགས་ལུམས་བྱ། །རྗེས་ལ་ཟས་སྐོམ་དྲོད་བསྙེན་མཁལ་གསང་བསྲེག །

Zur Behandlung einer verbreiteten Hitze-Krankheit im Bereich der Niere verabreiche man zuerst das Präparat *tsan dan bdun pa* aus *tsan dan, gur kum, sug smel, gla rtsi, 'jam 'bras, ru rta* und *a ru ra*. Danach verabreiche man das medizinische Pulver *zho sha* und einen Aderlass an *byin gzhug* und *long rtsa*. Schließlich verabreiche man eine medizinische Butter aus *shug pa, skyer pa, spa 'bru, gze ma, lcam pa* und *ba spru* mit Kuh- und Ziegenbutter, unter Zusatz von Krabbe, *gur kum* und Melasse, lege Kompressen auf und verordne ein medizinisches Bad. Danach verabreiche man wärmende Speisen und Getränke und führe an den Nierenpunkten eine Moxibustion durch.

ཕོ་བར་འགྲམས་ན་སྤྱང་ཚེར་ཚིག་སྐྱུགས་བྱ། །

Zur Behandlung einer verbreiteten Hitze-Krankheit im Bereich des Magens löse man nur mittels *spyang tsher* Erbrechen aus.

མཆེར་འགྲམས་འོལ་སེ་སོ་ཆ་འོ་སྦྱར་བཏང་། །རྒྱམ་ཚ་ཚ་ལ་ལ་ཕུག་ས་བོན་དང་། །ཙོང་ཞི་ཚ་གསུམ་སྦྲང་ལ་རིལ་བུ་སྦྱར། །རུ་ཐུང་སྔོད་ཀ་གུང་སྲིན་བར་རྩ་གཏར། །རྗེས་ལ་ཕོ་གསང་མདུན་

རྒྱབ་རིམ་པས་བསྲོ། །

Zur Behandlung einer verbreiteten Hitze-Krankheit im Bereich der Milz verabreiche man ein Präparat aus *'ol mo se* und *so cha*, vermischt mit Milch, sowie medizinische Pillen aus *rgyam tshwa*, *tshwa la*, Rettichsamen, *cong zhi*, den drei heißen Heilmitteln und Honig. Man führe an *ru thung*, *snod ka* und an den Venen am Mittel- und Ringfinger einen Aderlass durch und erwärme danach die vorderen bzw. hinteren Punkte des Magens.

ལོང་འགྲམས་ཤིང་ཀུན་ཁ་རུ་ཚྭ་དང་ནི། །པི་པི་ལིང་གི་བསྙིལ་གྲངས་ཐང་དུ་བཏང་། །ཡང་ན་ལ་ཕུག་ས་བོན་ཁ་རུ་ཚ། །ཤིང་ཚ་བུ་རམ་ཆང་ངམ་ཕྱེ་མ་ ཤིང་ཀུན་ཅུར་ནིས་ སྦྱར། །ལོང་རྩ་གཏར་ཞིང་གུར་གུམ་ ཨ་རུ་དབྱི་མོང་བསྡུས་ཁུར་དུར་བྱིད་བཏབ་པའི་ བཤལ་གྱིས་སྦྱང་། །སྐབས་སུ་འདྲེན་བྱ་རྗེས་ལ་ལོང་གསང་བསྲེག །

Zur Behandlung einer verbreiteten Hitze-Krankheit im Bereich des Dickdarms verabreiche man ein Dekokt aus *shing kun, kha ru tshwa* und *pi pi ling* in kaltem Zustand oder ein medizinisches *chang* aus Rettichsamen, *kha ru tshwa*, *shing tsha* und Melasse oder ein medizinisches Pulver aus dem Präparat *shing kun cur nis*. Man führe einen Aderlass am *long rtsa* durch, verabreiche eine Purgation (Ableiten über den Darm) unter Zusatz von *dur byid* zu einem Dekokt aus *gur kum, a ru ra* und *dbyi mong*, wende danach zeitweise Einläufe und danach eine Moxibustion an den Kolonpunkten an.

རྒྱ་མར་འགྲམས་ན་གུར་གུམ་ པི་ལིང་དུར་བྱིད་མར་བུ་རམ་སྦྱར་བའི་ བཤལ་གྱིས་སྦྱང་། །ལོང་རྩ་རྒྱ་མའི་རྩ་གཏར་ ལྕུམ་རྩ་ལྕེ་མྱང་ཚྭ་མར་གྱི་ རེང་བུ་སྦྱར། །ཚ་དུགས་བྱ་ཞིང་རྗེས་ལ་བཅུ་བདུན་བསྲོ། །

Zur Behandlung einer verbreiteten Hitze-Krankheit im Bereich des Dünndarms beseitige man die Krankheit mittels Purgation (Ableiten über den Darm) aus *gur kum, pi pi ling, dur byid*, Butter und Melasse. Man führe einen Aderlass am *long rtsa* sowie an den mit dem Dünndarm in Zusammenhang stehenden Venen durch, wende ein Zäpfchen aus *lcum rtsa, lce myang tshwa* und Butter an und verabreiche danach warme Kompressen und eine Moxibustion am 17. Wirbel.

མཁྲིས་འགྲམས་ཏིག་ཏའི་ཐང་བཏང་ ག་དུར་བཟང་དུག་གསེར་མེ་མི་དོམ་སྦྲུལ་གྱི་ མཁྲིས་ཕྱེ་སྦྱར། །མཁྲིས་རྩ་ཀུན་གཏར་པ་ཏོ་ལ་ཡིས་སྦྱང་། །རྗེས་ལ་ཚིགས་པ་བཅུ་པ་བསྲེག་པར་བྱ། །

Zur Behandlung einer verbreiteten Hitze-Krankheit im Bereich der Gallenblase verabreiche man ein Dekokt aus *tig ta* sowie ein medizinisches Gallenpulver aus *ga dur*, den sechs hervorragenden Heilmitteln, *gser gyi me tog, mi mkhris* sowie Bären- und Schlangengalle. Man führe an den mit der Gallenblase in Zusammenhang stehenden Venen einen Aderlass durch. Man behandele die Krankheit mit *pa to la* und einer nachfolgenden Moxibustion am zehnten Wirbel.

ལྒང་པར་འགྲམས་ན་མཁལ་མའི་བཅོས་དང་འདྲ། །སྐབས་སུ་ཆུ་སྨན་བསྣེ་ན་ཞིང་བཅོ་བརྒྱད་བསྲེག །

Eine verbreitete Hitze-Krankheit im Bereich der Harnblase wird in gleicher Art wie eine verbreitete Hitze-Krankheit im Bereich der Niere behandelt. Weiters verabreiche man gelegentlich ein Diuretikum und wende eine Moxibustion am 18. Wirbel an.

དཀུར་འགྲམས་མཁལ་མའི་བཅོས་འདྲ་བྱིན་ཀྱོག་གཏར། །བཀྲུ་འཇམ་བཏང་ཞིང་བཅུ་གསུམ་དཔྱི་སྣེང་བསྲེག །

Eine verbreitete Hitze-Krankheit im Bereich von *bsam se'u* wird in gleicher Art wie eine verbreitete Hitze-Krankheit im Bereich der Niere behandelt. Weiters verabreiche man einen Aderlass an *byin kyog*, eine *bkru 'jam*-Therapie sowie eine Moxibustion am 13. Wirbel und an der Hüfte.

དེ་ནས་ཕྱི་ཡུལ་འགྲམས་པ་བཅོས་པ་ནི། །

Verbreitete Hitze-Krankheiten im äußeren Bereich (Muskeln) werden nun folgendermaßen behandelt:

ཉ་འགྲམས་ཉ་སྣ་ཨ་ས་འབའ་ཆས་བདུག །གང་ཉེའི་རྩ་གཏར་རྣག་ཤོར་སྨྱི་དང་འདྲ། །

Zur Behandlung einer verbreiteten Hitze-Krankheit im Bereich von Gliedermuskeln lege man Kompressen aus Brei und *'ba' cha* auf den betroffenen Muskel auf und führe an den Venen, die der betroffenen Stelle am nächsten liegen, einen Aderlass durch. Bei Eiterungen wende man die gleiche Behandlung wie bei Wunden im Allgemeinen an.

ཤ་འགྲམས་ལུམས་གཏར་དེ་བཞིན་དེ་བ་ཏུ་བཅལ། །

Zur Behandlung einer verbreiteten Hitze-Krankheit im Bereich der anderen Muskeln verordne man ein medizinisches Bad, verabreiche einen Aderlass wie oben beschrieben und lege einen Verband an.

ཚིགས་འགྲམས་དྲོད་བཅས་སྐྲངས་དམར་ཆུ་ལྷུག་བརྡེག །མཚན་མོ་བྱེ་རྙིན་བ་ལྕིའི་ལུམས་སུ་གཞུག །སྐབས་སུ་ཕྱིང་པ་ཆུར་བཙུག་ཚིགས་ཁ་བསྡམ། །གང་རྒྱས་རྩ་གཏར་རྗེས་ལ་ཕྱིང་དེ་བ་བཏང་། །དྲོད་མེད་ན་ཚ་ཆུང་ཞིང་སྐྲངས་པ་གསོབ། །ཕྱིང་པ་སྣུམ་ལྡན་སླན་ལ་ཆུ་རྡོས་བདུག །ཨ་ས་འབའ་དུགས་རྗེས་ལ་དེ་བ་ཏུ་བཅལ། །དང་པོ་དལ་ལ་ཕྱི་དུས་བཅགས་པ་ཕན། །

Zur Behandlung einer verbreiteten Hitze-Krankheit im Bereich der Gelenke sprühe man kaltes Wasser über den entzündeten Bereich und verordne abends ein medizinisches Bad aus feuchtem Sand und Kuhdung. Man binde einen feuchten Filz um das Gelenk, verabreiche einen Aderlass an den mit dem betroffenen Bereich in Zusammenhang stehenden Venen und lege dann einen Filzverband an. Wenn die Hitze zurückgeht, die Schmerzen nachlassen und nur eine leichte Schwellung auftritt, lege man auf den Bereich einen öligen Filz auf und darüber eine Kompresse aus erhitzten Kieselsteinen. Man verabreiche Kompressen aus Brei und *'ba' cha* und lege danach einen Verband an. Man empfehle zuerst Ruhe und später körperliche Betätigung, da dies sehr zuträglich ist.

རྐང་འགྲམས་སྐྱུ་སྦྱོར་བྱས་ལ་ཕྱིང་དེ་བ་བཅིང་། །

Zur Behandlung einer verbreiteten Hitze-Krankheit im Bereich des Knochenmarks verabreiche man eine Mischung eines Milchproduktepräparats[63] und lege an der betroffenen Stelle einen Filzverband an.

སྤྱབས་འགྲམས་རྒྱ་ཆིངས་ཚན་རྡོ་མེ་བཙའ་དང་། །

Zur Behandlung einer verbreiteten Hitze-Krankheit im Bereich der Schädelnähte bandagiere man den betroffenen Bereich und verabreiche eine *tshan rdo*-Kompresse und danach Moxibustion.

63 Ein Milchproduktepräparat besteht aus Getreidepulver, dem tibetisches Joghurt und Mich hinzugefügt wurde.

ཕྱི་བ་མ་སྒྲོག་རུས་ཆག་འགྲམས་སྣུམ་ནན་བྱ། །ཆག་ཚབ་ཆེ་ན་བསྲེགས་རྗེས་ཆས་སུ་གཞུག །

Zur Behandlung einer verbreiteten Hitze-Krankheit im Bereich des Schlüsselbeins oder eines Rippenbruchs lege man heiße Ölkompressen auf. Bei schweren Bruchverletzungen wende man Moxibustion an und verbinde oder bandagiere die Verletzung sachgemäß.

མགོ་བོའི་རྩ་འགྲམས་སྤང་རྩི་བ་ཤ་ཀ། །སྟབ་སེང་སྐྱུ་རུའི་ཐང་རྗེས་གཏར་འགྲམས་གཏར། །འབྲུ་སྣ་བདུད་རྩི་ལྔ་ཡིས་རྒྱ་ཆེར་བདུག །སྡུད་སྒོ་རྩ་སྒོ་གར་འཁྲུག་མེ་ཡིས་མནན། །

Zur Behandlung einer verbreiteten Hitze-Krankheit im Bereich der Kopfleitbahn verabreiche man ein Dekokt aus *spang rtsi do bo*, *ba sha ka*, *stab seng* und *skyu ru ra*, führe am betroffenen Bereich einen Aderlass durch, lege Kompressen aus einer Getreidemischung und den fünf Nektaren auf und verabreiche eine Moxibustion an *sdud sgo* und den umliegenden Leitbahnen an.

བྱང་ཁོག་རྩ་འགྲམས་ག་དུར་བ་ཤ་ཀ། །ཏིག་ཏ་སྐྱུ་རུའི་ཐང་རྗེས་གོང་བཞིན་གཏར། །གང་གཟེར་དུགས་དང་བདུད་རྩིའི་རླངས་ལུམས་བྱ། །

Zur Behandlung einer verbreiteten Hitze-Krankheit im Bereich der Leitbahn des Rumpfes verabreiche man ein Dekokt aus *ga dur*, *ba sha ka*, *tig ta* und *skyu ru ra* und danach einen Aderlass wie oben beschrieben. Man wende am schmerzenden Bereich Kompressen und eine Nektar-Dampftherapie an.

ཡན་ལག་རྩ་འགྲམས་དུགས་དང་མེ་ཡིས་མནན། །སྟབ་སེང་སྐྱུ་རུ་ཧོང་ལེན་བ་ཤ་ཀ། །ཀྱི་ལྕེ་དཀར་པོའི་ཐང་བཏང་གང་ཉེ་གཏར། །མདོར་བསྡུས་ཁྲག་རྩ་གཏར་ལ་འཕར་རྩ་བསྲེག །ཧོང་ལེན་ཏིག་ཏ་ཀྱི་ལྕེ་ཞོ་སྦྱར་མནན། །

Zur Behandlung einer verbreiteten Hitze-Krankheit im Bereich der Gliederleitbahnen, verabreiche man Kompressen und Moxibustion, verabreiche ein Dekokt aus *stab seng*, *skyu ru ra*, *hong len*, *ba sha ka* und *kyi lce dkar po* und führe an den der betroffenen Stelle am nächsten gelegenen Venen einen Aderlass durch. Zusammenfassend lautet das therapeutische Prinzip, dass an Venen ein Aderlass und an Arterien eine Moxibustion durchzuführen ist. Man lege eine Mischung aus *hong len, tig ta, kyi lce* und tibetischem Joghurt auf und bedecke den Bereich mit Filz.

ཆུ་རྒྱུས་འགྲམས་ནད་སུག་པ་ཉེ་ཤིང་པ། །མཁན་པ་བུལ་ཏོག་ཕབས་སྦྱར་ཆུ་འཛམ་བསྐོ། །བཟོད་ཚད་ཆུར་སྦང་བདུད་རྩིའི་རླངས་ལུམས་བྱ། །ཆང་དང་ལོ་མར་བསྐུ་མཉེ་མེ་ཉིས་བསྐོ། །གླ་སྒང་ཐལ་བ་དོམ་མཁྲིས་རྡོ་རྒྱུས་དང་། །མཐིང་ཤུན་བག་ཕྱེ་སྦང་གར་རྒྱུས་པའི་ཤ། །ཚ་ཁྲུ་སྦྱར་བྱུགས་ཕྱིང་དེ་བ་བཏང་ལ་བཅོས། །མདོག་དམར་སྐྲངས་དང་དྲོད་ཆེ་གང་ཉེ་གཏར། །སྐྲོས་ན་ཆུ་སྒོ་དབྱེ་ཞིང་རྫབས་རྣས་དྲང་། །ཅོག་གེ་མི་བཞག་དལ་བུས་བརྐྱང་བསྐུམ་བསླབ། ཅེས་གསུངས་སོ། །

Zur Behandlung einer verbreiteten Hitze-Krankheit im Bereich der Bänder und Sehnen bereite man ein medizinisches Bad aus *sug pa*, *nye shing*, *mkhan pa*, *bul tog* und Hefe und füge solange warmes Wasser hinzu, bis [die Temperatur] erträglich wird. Danach lasse man den Patienten ins Bad eintauchen und verabreiche ein medizinisches Dampfbad aus den [fünf] medizinischen Nektaren. Man führe eine medizinische Massage mit *chang* und alter Butter durch und lasse die Hitze von Feuer und Sonne auf den Patienten einwirken. Man lege eine Mischung aus *gla sgang*-Asche, Bärengalle, *rdo rgyus*, *mthing shun*, Mehl, harte Schalen von Getreidekörnern, sehniges Fleisch und Salzwasser auf und bedecke diese mit Filz. Bei einer Entzündung führe man an den der entzündeten Stelle nächstgelegenen Venen einen Aderlass durch und entziehe bei Schwellungen Flüssigkeit aus dem geschwollenen Bereich mithilfe eines Saugrohrs. Der Patient sollte nicht bewegungslos verharren, sondern die Glieder langsam beugen und strecken.“ So wurde gesprochen.

བདུད་རྩི་སྙིང་པོ་ཡན་ལག་བརྒྱད་པ་གསང་བ་མན་ངག་གི་རྒྱུད་ལས་འགྲམས་ཀྱི་ཚ་བ་བཅོས་པའི་ལེའུ་སྟེ་ཉི་ཤུ་རྩ་གཅིག་པའོ། །

Dies ist das 21. Kapitel, die „Behandlung von verbreiteten Hitze-Krankheiten“, aus dem Tantra der geheimen mündlichen Unterweisung über die acht Zweige des Nektars der Medizin.

Anmerkung des Herausgebers der deutschen Ausgabe:

1 *'grams kyi tsha ba* wurde in der deutschen Version immer mit „verbreitete Hitze-Krankheit“ übersetzt. Am 26.2.2020 berichtet Dr. Wangdue während eines Skype-Gespräches, dass es sich hierbei vorrangig um Hitze-Krankheiten handelt, welche auf falsches Verhalten zurückzuführen seien. Im englischen Text dieses Werkes findet sich die Übersetzung „traumatic hot disorder“ (Men-Tsee-Khang 2017: 308).

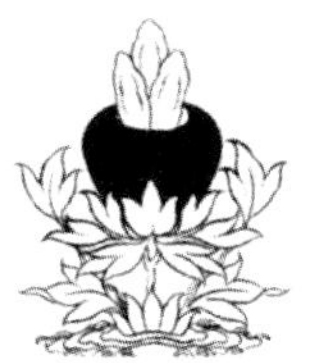

དེ་ནས་དྲང་སྲོང་རིག་པའི་ཡེ་ཤེས་ལ། །དྲང་སྲོང་ཡིད་ལས་སྐྱེས་ཀྱིས་འདི་སྐད་ཞུས། །འཁྲུགས་ཞེས་བྱ་བའི་རྒྱུ་རྐྱེན་ངོ་བོ་དང་། །ཚ་བ་འཁྲུགས་པའི་མིང་དུ་ཅི་ཕྱིར་བཏགས། །དབྱེ་བ་རྟགས་དང་བཅོས་ཐབས་བཤད་དུ་གསོལ། །

Und wiederum stellte der Weise *yid las skyes* folgende Frage an den Weisen *rig pa'i ye shes*: „Was sind die Ursachen, (mit Krankheit in Zusammenhang stehenden) Umstände, Wesensart, Klassifizierungen, Anzeichen und Symptome und Behandlungsmethoden von unruhigen Hitze-Krankheiten? Warum nennt man sie „unruhige Hitze-Krankheiten"? Erkläre es uns bitte."

དེ་སྐད་ཞུས་པའི་དོན་ལ་ལན་གསུངས་པ། །རྒྱུ་ནི་མཁྲིས་པ་ཚ་བའི་རང་བཞིན་ལ། །དེ་རྐྱེན་དུས་གདོན་ཟས་སྤྱོད་རྣམ་བཞི་ཡིས། །ཉེས་པ་འཁྲུགས་པས་ཁྲག་ཚད་བསྐྱེད་བྱས་ནས། །ལུས་ཟུངས་ཚ་བས་བསྲེག་ཕྱིར་འཁྲུགས་ཞེས་བྱ། །

Auf diese Bitte antwortete der Meister: „Die Ursache von unruhigen Hitze-Krankheiten ist heißes *mkhris pa*. Die vier, die Krankheit auslösenden Faktoren sind Jahreszeit, böse Geister, Ernährung und Verhalten. Diese Faktoren stören das Gleichgewicht der *nyes pa*, wodurch es zu vermehrter Hitze des Blutes und Verbrennen der körperlichen Bestandteile kommt. Dieser Zustand heißt „unruhige Hitze-Krankheit".

དབྱེ་བ་རྒྱས་འཁྲུགས་སྟོངས་འཁྲུགས་འཇམ་འཁྲུགས་གསུམ། །

Es gibt drei Arten [von unruhigen Hitze-Krankheiten]: *rgyas 'khrugs, stongs 'khrugs* und *'jam 'khrugs*.

རྒྱས་འཁྲུགས་ཡུལ་དུས་རང་བཞིན་ན་སོ་དང་། །ནད་ཁམས་ཁྲག་མཁྲིས་ཅན་གྱི་མི་རྣམས་ལ།
།ཟས་སྐྱུར་ཤ་མར་ཆང་སོགས་བཅུད་དྲགས་དང་། །སྤྱོད་ལམ་ལུས་ངག་དྲག་ཤུལ་ཞེ་སྡང་གིས།

།མཁྲིས་འཁྲུགས་ཚ་བ་ཁྲག་ལ་རྒྱས་པ་ཡིན། །

rgyas 'khrugs ist ein Zustand, in welchem eine Hitze-Krankheit, aufgrund von unruhigem *mkhris pa*, mit intensiver Hitze auf das Blut einwirkt. Diese Beunruhigung entsteht durch die übermäßige Einnahme von nahrhaften Speisen wie Fleisch, Butter und *chang*, die übermäßige Ausübung von mentalen und körperlichen Tätigkeiten und aufgestauten Hass. Dazu wirken Blut-fördernde und *mkhris pa*-fördernde Faktoren im Hinblick auf Aufenthaltsort, Jahreszeit, körperliche Konstitution, Alter und Wesensart der Krankheit.

སྟོངས་འཁྲུགས་ཡུལ་དུས་རང་བཞིན་ན་སོ་དང་། །ནད་ཁམས་ལ་སོགས་རླུང་ཤས་ཆེ་བ་ལ།
།སྤྱོད་ལམ་མྱ་ངན་སེམས་ལས་གཉིད་ཆག་དང་། །ཉལ་པོ་དཀའ་ཐུབ་ཤེད་མེད་ལྟོ་སྟོང་དུས།
།ལུས་ངག་དྲག་ཤུལ་རྐྱེན་གྱིས་རླུང་ཁྲག་འཁྲུགས། །མཁྲིས་ཚད་སྐྱེས་པ་རླུང་གིས་བུས་པ་འོ། །

stongs 'khrugs ist ein Zustand, in dem *rlung* aufgrund von unruhigem *rlung* und Blut heißes *mkhris pa* anfacht. Die Beunruhigung entsteht durch die Ausübung bestimmter Verhaltensweisen wie Erfahren von Kummer, übermäßige mentale Betätigung, übermäßige sexuelle Aktivitäten, asketische Verhaltensweisen sowie übermäßige körperliche und verbale Tätigkeiten auf nüchternen Magen, wenn der Körper schwach ist. Dazu wirken *rlung*-fördernde Faktoren im Hinblick auf Aufenthaltsort, Jahreszeit, körperliche Konstitution, Alter und Wesensart der Krankheit.

འཇམ་འཁྲུགས་ཡུལ་དུས་རང་བཞིན་ན་སོ་དང་། །ནད་ཁམས་བད་ཀན་ཅན་ལ་འཁྲུགས་བྱུང་བ།
།ཁྲག་མཁྲིས་ཚ་བ་བད་ཀན་མགོ་མནན་པ་འོ། །

'jam 'khrugs ist ein Zustand, in dem *bad kan* eine Blut- und *mkhris pa*-Hitze-Krankheit unterdrückt. Dies geschieht durch Einwirkung von *bad kan*-fördernden Faktoren auf eine unruhige Hitze-Krankheit, und zwar im Hinblick auf Aufenthaltsort, Jahreszeit, körperliche Konstitution, Alter und Wesensart der Krankheit.

དེ་ལ་དང་པོ་རྒྱས་འཁྲུགས་དབྱེ་བ་ནི། །ནད་རིགས་བབས་སྒོ་ལུད་པས་དབྱེ་བ་གསུམ། །

Erstens kann *rgyas 'khrugs* in drei Arten klassifiziert werden, nämlich nach Merkmalen von Krankheit, Lokalisation und Schleim.

ནད་རིགས་ཚ་འཁྲུགས་ཚ་འགྲམས་ཚ་རིམས་གསུམ། །

rgyas 'khrugs wird nach Krankheit auf dreierlei Art klassifiziert: *tsha 'khrugs*, *tsha 'grams* und *tsha rims.*

ཁྲག་མཁྲིས་འཁྲུགས་ཚད་རྐྱང་པ་ཚ་འཁྲུགས་ཡིན། །དབྱེ་བ་ཚ་རྒྱས་ཚ་ལྐུགས་དུག་ཐབས་གསུམ། །

tsha 'khrugs ist eine Hitze-Krankheit einer einzigen Wesensart und entsteht aus unruhigem Blut und *mkhris pa*. Davon gibt es folgende drei Arten: *tsha rgyas*, *tsha lkugs* und *dug thabs*.

འཁྲུགས་ཚད་འགྲམས་ལ་བརྟེན་པ་ཚ་འགྲམས་ཡིན། །དེ་ལ་དབྱེ་བ་ཚ་རྡོལ་ཚ་རྨུགས་གཉིས། །

tsha 'grams ist eine durch eine körperliche Verletzung verursachte Hitze-Krankheit. Davon gibt es folgende zwei Arten: *tsha rdol* und *tsha rmugs.*

འཁྲུགས་ཚད་རིམས་དང་བསྡོངས་པ་ཚ་རིམས་ཡིན། །དེ་ལ་གཉན་དང་འདུ་བའི་ཚ་རིམས་གཉིས། །

tsha rims ist eine unruhige Hitze-Krankheit in Zusammenhang mit einer epidemischen Krankheit. Davon gibt es folgende zwei Arten: *gnyan tsha rims* und *'du ba'i tsha rims.*

དེ་ལྟར་འཁྲུགས་རིམས་རྣམ་པ་བདུན་དུ་འགྱུར། །

Insgesamt gibt es sieben Arten von unruhigen Hitze-Krankheiten.

བབས་སྒོ་གློ་སྙིང་མཆིན་མཆེར་མཁལ་མ་དང་། །མཁྲིས་པ་རྩ་དང་རླུང་ལ་བབས་པ་བརྒྱད། །

rgyas 'khrugs wird nach Lokalisation in acht Arten klassifiziert: Lunge, Herz, Leber, Milz, Niere, Gallenblase, Leitbahnen und *rlung.*

ལུད་པའི་ཁ་དོག་དེ་བཞིན་ཤེས་པར་བྱ། །

[*rgyas 'khrugs* klassifiziert] nach der Farbe des Schleims kann wie oben angeführt verstanden werden.

དེ་རྟགས་སྤྱི་དང་བྱེ་བྲག་ཀག་དུས་གསུམ། །

Es gibt drei Arten von Anzeichen und Symptomen [von *rgyas 'khrugs*]: allgemeine, spezifische und prognostische.

སྤྱི་རྟགས་རྩ་རྒྱུད་སྒྲིམ་དྲག་མཁྲང་ལ་མགྱོགས། །ཆུ་མདོག་དམར་སེར་དྲི་དུགས་རླངས་པ་ཆེ། །ཕྲུམ་སེར་ཡུན་ཐུང་གཟེར་དྲག་དགྱེ་དགུ་དཀའ། །དབུགས་རྒོད་ལུད་པ་དམར་སེར་དུད་ཁྲ་འོང་། །

Die allgemeinen Anzeichen und Symptome von *rgyas 'khrugs* sind folgende: ein dicker, wilder, gespannter und schneller Puls, rötlich-gelber, übelriechender Urin mit einem dicken Dampf, kurzzeitiger Schüttelfrost, starke Schmerzen, Schwierigkeiten beim Vor- und Zurückbeugen, Kurzatmigkeit und Auswurf von rötlich-gelbem oder rußigem Schleim.

བྱེ་བྲག་ཚ་རྒྱས་ནད་སྨིན་བས་རྒྱས་པ་ལ། །དོན་ལ་བབས་ན་ཤིན་ཏུ་གཟེར་བ་དྲག །སྣོད་དུ་བབས་ན་མིག་ཆུ་ལུད་པ་སེར། །སྨན་གཏར་མི་ལེན་ཕོ་མཆིན་ཧྲེ་མི་བཟོད། །

Spezifisch ist *tsha rgyas* eine voll entwickelte [Hitze]-Krankheit. Wenn sie in die Vollorgane eindringt, verursacht sie starke Schmerzen. Das Eindringen dieser Krankheit in die Hohlorgane verursacht gelbliche Augen sowie gelblichen Urin und Schleim, fehlendes Ansprechen auf Arzneimittel und Aderlass sowie bei Abtastung unerträgliche Schmerzen in den Bereichen von Magen und Leber.

ཚ་ལྐུགས་ལུད་པ་མི་ཐོན་ཐེངས་པོར་ལུ། །ཁོགས་ན་དམར་སེར་དུད་ཁྲ་སྲན་ཙམ་འབྱུང་། །

tsha lkugs verursacht häufigen Husten ohne Auswurf von Schleim. Wenn Schleim ausgehustet wird, ist er rötlich-gelb oder rußig und erbsengroß.

དུག་ཐབས་ན་མ་ཐོག་ནས་བཙར་ལ་ཐེབས། །ལུད་པ་དུད་ཁྲ་ཉུང་བསྲེགས་ཁྲུ་བ་འདྲ། །གློ་མཆིན་ཚ་བས་རྨུག་ཅིང་འདྲུལ་བར་བྱེད། །

dug thabs führt zu unmittelbaren, schwerwiegenden Auswirkungen auf die Bereiche der verletzbaren Körperteile; rußigen Schleim, der wie ein Absud aus gerösteten Rüben aussieht, und zu Eiterungen in Lunge und Leber führt, die wegen der Hitze-Krankheit entzündet sind.

ཚ་རྡོལ་ལུད་པ་དམར་སེར་ཁྲག་ཏུ་འབྱུང་། །རྩ་ཁ་རྡོལ་ནས་མང་དུ་སྐྱུགས་ན་འཆི། །

tsha rdol bewirkt rötlich-gelben Schleim mit Blut und kann zum Tod führen, wenn es zu verbreiteten Hitze-Krankheit im Bereich der Blutgefäße und in der Folge zum Erbrechen von großen Blutmengen kommt.

ཚ་རྨུགས་དང་པོ་གློ་བ་ཁྲག་གིས་རྒྱས། །ལུད་པ་གྱེན་དུ་མ་རྡོལ་དོན་ལ་རྨུགས། །མཇུག་ཏུ་ཕོལ་
ཆེར་རྣག་ཏུ་འགྱུར་བ་མང་། །དེ་རྟགས་མགོ་ན་ལུས་ལྕི་དང་ཁ་འགག །རྣག་ཁྲག་ལུ་ཞིང་སྟོད་
རྒྱངས་གསང་ས་གཟེར། །

tsha rmugs ist ein Zustand, in dem es anfangs zu einer Ansammlung von Blut in der Lunge kommt, ohne dass Schleim ausgehustet wird. In der Folge entsteht eine Lungenentzündung, die schließlich in vielen Fällen Eiterungen auslöst. Die Krankheit verursacht Kopfschmerzen, ein Schweregefühl des Körpers, Appetitverlust, Auswurf von Eiter und Blut, ein Engegefühl am Oberkörper und Schmerzen an den [Lungen[punkten.

འདུ་བའི་ཚ་རིམས་ཕྱམ་སེར་ཁྱེར་བ་དང་། །ཚིགས་གཞི་མགོ་ན་ཟ་ཟི་རིམས་དང་འདྲ། །གཟེར་
དང་ལུད་པ་གློ་ཚར་འབྱུང་བ་ཡིན། །

'du ba'i tsha rims bewirkt ähnliche [Symptome] wie jene bei einer epidemischen Krankheit, wie Schüttelfrost, Gelenkschmerzen, Kopfschmerzen und einen unklaren Geist. Weitere Symptome sind starke Schmerzen und spärlicher Auswurf von Schleim.

གཉན་ཚད་རིམས་ནི་གཟེར་ཐུང་ཞེས་བྱ་སྟེ། །གཟེར་འཕོ་ལུད་པ་འགྱུར་ལྡོག་མང་བ་ལ། །ལྕེ་
མཆུ་སྐྱ་སེར་ལུས་དང་སེམས་པ་ཡང་། །གཉིད་ཆུང་བ་སྤུ་ལྡོག་ཅིང་ཡམས་ཐབས་འབྱུང་། །

gnyan tsha rims wird im Allgemeinen „*gzer thung*" genannt und zeigt sich durch nicht lokalisierte Schmerzen, Schleim mit häufig veränderten Merkmalen, blass-gelbliche Zunge und Lippen, ein Gefühl der Leichtigkeit von Körper und Geist, weniger Schlaf und abstehende Körperhaare. Es handelt sich dabei um eine ansteckende Krankheit.

སྙིང་ལ་བབས་ན་མིག་དམར་ནུ་མཆན་གཟེར། །ལྕེ་སྐམ་དྲན་པ་མི་གསལ་བླ་འཚོལ་སྨྲ། །གློ་ལ་
བབས་ན་ལུད་པ་རྣག་ཁྲག་ལུ། །དཔུང་མིག་སྒྲིག་རུས་སོག་དབྲག་བྲང་མདོ་ན། །མཆིན་བབས་
གཡས་ཀྱི་རྩིབ་ལོགས་མཆིན་སྙིང་ན། །ཤེད་ཆུང་ལངས་འདོད་བཤུལ་ཤ་ལྕི་བ་ཡིན། །མཆེར་

བབས་འབུར་ཆུགས་བརླ་ཞིང་སྦྲིད་པ་མང་། །རྩིབ་ཐུང་གཡོན་གཟེར་ལུས་ལ་འབུམ་ཆུང་འོང་། །མཁལ་བབས་མཁལ་སྙེད་ན་ཞིང་དགྱེ་དགུ་དཀའ། །རྩ་འབྲུགས་ལུས་སྦྲིད་མིག་དམར་སྐྲ་བ་འཆེར། །ཁ་སྐམ་ཆུ་འདོད་ལྕེ་ཐུང་གྲེ་བ་ཚ། །མཁྲིས་བབས་ཁ་ཁ་ལུས་སེར་སྐྲ་འདབ་རྡུལ། །རླུང་འཁྲུགས་ཁ་སྐམ་འཁྱོ་འདར་གཡལ་སྐྱིགས་འབྱུང་། །

Wenn [die Krankheit] ins Herz eindringt, führt sie zu roten Augen, Schmerzen in der Brust und in den Achselhöhlen, Trockenheit der Zunge, unklarem Gedächtnis und unzusammenhängendem Sprechen. Dringt [die Krankheit] in die Lunge ein, kommt es zu Auswurf von Eiter und Blut im Schleim sowie Schmerzen in Schultergelenken, Schlüsselbeinen, im Bereich zwischen den Schulterblättern und im unteren Bereich des Brustbeins. Das Eindringen [der Krankheit] in die Leber verursacht Schmerzen am rechten Rippenbogen und oberflächlich an der Leber, körperliche Schwäche, den Drang aufzustehen und ein Schweregefühl in den Muskeln entlang der unteren Wirbelsäule. Das Eindringen [der Krankheit] in die Milz führt zu hervortretenden Augen, häufigem Niesen, starken Schmerzen an den linken freien Rippen und zur Entwicklung von kleinen Pusteln am ganzen Körper. Bei Eindringen [der Krankheit] in die Niere kommt es zu Schmerzen in der Niere und im Taillenbereich und Schwierigkeiten beim Vor- und Zurückbeugen. Das Eindringen [der Krankheit] in die Leitbahnen verursacht ein Taubheitsgefühl des Körpers, rote Augen, Heiserkeit, einen trockenen Mund, Verlangen nach Wasser, das Gefühl einer verkürzten Zunge und Halsschmerzen. Dringt [die Krankheit] in die Gallblase ein, kommt es zu einem bitteren Geschmack im Mund, einer Gelbfärbung des Körpers und Schweiß an den Haarwurzeln. Eine unruhige Hitze-Krankheit in Zusammenhang mit *rlung* verursacht trockenen Mund, Irresein, Zittern, Gähnen und Schluckauf.

ལུད་རིགས་སྐྱ་གསོབ་དམར་པོ་སེར་སྨུག་དང་། །སྨུག་ནག་སེ་འོ་དམར་ཐང་སེར་ལ་དྭངས། །སྔོན་པོ་ལྦུ་བ་ཅན་དང་བརྒྱད་དུ་བརྟག །

Es gibt acht Arten zur Klassifizierung der Farbe von Schleim: schäumend blass, rötlich, bräunlich-gelb, dunkelbraun, dunkelgelb, rot, hellgelb und schäumend blau.

ཞག་ཀག་སློ་ཚ་དུག་ཐབས་བདུན་ཡིན་ཏེ། །གཞན་རྣམས་དགུ་ཡིན་བཅུ་གཅིག་འདས་འཚོ་མང་། །

Die Todesprognose für einen Patienten mit *tsha rgyas*, *tsha lkugs* oder *dug thabs* lautet Tod innerhalb einer Woche und für einen Patienten mit anderen Krankheiten Tod innerhalb von neun Tagen. In den meisten Fällen überlebt ein Patient eine solche Krankheit, wenn er elf Tag überstanden hat.

གློ་བུ་སྙིང་མཆིན་བབས་པ་སྲོག་ལ་རྒོལ། །མཆེར་མཁལ་ཉེན་ཆེ་གློ་མ་མཁྲིས་བབས་འཚོ། །

Das Eindringen der Krankheit in die vorderen Lungenlappen sowie in Herz und Leber verursacht den Tod, während bei Eindringen in Milz und Niere ein Todesrisiko und bei Eindringen in die hinteren Lungenlappen und in die Gallenblase keine Todesgefahr besteht.

མོད་ནས་ལུས་ཀྱི་སྟོབས་ཤོར་གཟི་མདངས་ཉམས། །ལུད་པ་དུད་ཁུ་གཟེར་ལ་བཅོས་སྐྱེད་མེད། །དབུགས་ཐུང་ལུད་པ་གསོག་ཅིང་འདྲེ་ཁ་རྒོད། །ནད་ལྡོག་མང་ན་གནད་དུ་བབས་པ་ཡིན། །ཞག་ཀག་འདས་ཀྱང་འཚོ་བ་ག་ལ་སྲིད། །

Folgende Symptome zeigen an, dass die Krankheit in die Bereiche der verletzbaren Körperteile eingedrungen ist: Verlust der Körperkraft und Ausstrahlung, Auswurf von rußigem Schleim, starke Schmerzen, kein Ansprechen auf die Behandlung, Kurzatmigkeit, Ansammlung von Schleim, hohe Anfälligkeit auf den Einfluss von bösen Geistern und häufige Veränderungen bei den Symptomen, sobald der Krankheit Einhalt geboten wurde. Daher ist ein Überleben hier unmöglich, auch wenn der prognostizierte Todeszeitpunkt überschritten wurde.

ནད་ལ་ལྡོག་ཆུང་དབུགས་དལ་ལུད་པ་ཁོགས། །སྨན་གཏར་གཟེར་ལུད་ཚ་བ་བཅོས་སྐྱེད་ཆེ། །འཚོ་བར་ངེས་ཀྱི་ལེ་ལོ་སྤོངས་ལ་འཚོས། །

Folgende Anzeichen bedeuten, dass der Patient überleben wird: stabiler Krankheitszustand, langsames Atmen, leichter Auswurf von Schleim und Besserung der Hitze-Krankheitssymptome wie Schmerzen und Schleim nach Verabreichung von Arzneimitteln und Aderlass. Daher wende man die Behandlung unverzüglich an.

དེ་ནས་སྟོང་འཁྲུགས་ཚ་སྟོངས་གྲང་སྟོངས་གཉིས། །སྤྱི་རྟགས་གཡལ་དང་འདར་དང་གཟེར་བ་འཕོ། །སྙིང་ག་ཤེས་པ་མི་བདེ་བྲང་རྒྱབ་ན། །དང་ག་མི་བདེ་བརྗེ་ཞིང་ཕྱུམ་སེར་ཁྱེར། །ཁམས་ངན་མགོ་འཁོར་རུས་ཚིགས་ན་བ་དང་། །ལུད་པ་སྦུ་གསོབ་ཐེང་པོ་ཁོགས་པ་དཀའ། །

Des Weiteren gibt es zwei Arten von *stong 'khrugs*: von heißer und von kalter Wesensart. Die allgemeinen Symptome von *stong 'khrugs* sind Gähnen, Zittern, nicht lokalisierte Schmerzen, Unwohlgefühle in Herz und Geist, Brust- und Rückenschmerzen, Appetitverlust, Hautreizungen, Schüttelfrost, Schwächung der körperlichen Konstitution, Schwindel, Gelenkschmerzen und schwieriger Auswurf von schäumendem blassem Schleim.

ཁྱད་པར་ཚ་སྟོངས་རྩ་ནི་སྟོང་ལ་མགྱོགས། །ཆུ་དམར་ལྦུ་བ་ཆེ་ལ་རླངས་པ་འཚུབ། །མིག་དམར་ལྕེ་སྐམ་ལུས་ཀྱི་ཕྱི་དྲོད་ཆེ། །སྐོམ་དད་ཆེ་ལ་ཟ་ཟི་ཆལ་ཆོལ་འོང་། །

Spezifisch sind die Anzeichen und Symptome einer heißen *stong 'khrugs*-Krankheit ein leerer und schneller Puls, rötlicher Urin mit großen Bläschen und konzentriertem Dampf, rötliche Augen, eine trockene Zunge, erhöhte Körperhitze, übermäßiger Durst und ein unklarer und instabiler Geist.

གྲང་སྟོངས་ཆུ་མདོག་སྔོ་ལ་ལྦུ་བ་གསོབ། །རྩ་ནི་སྟོང་ལ་དལ་ཞིང་ལུས་ཤེད་ཆུང་། །གཉིད་མེད་སྙིང་འདར་ཤུགས་འདེབས་སྟོང་སྐྱུགས་བྱེད། །

Die Anzeichen und Symptome einer kalten *stong 'khrugs*-Krankheit sind bläulicher Urin mit schäumenden Bläschen, ein leerer und langsamer Puls, schwache Körperkraft, Schlaflosigkeit, Herzklopfen, Seufzen und leeres Erbrechen.

འཇམ་འཁྲུགས་ལུད་པ་མི་གཙང་གཟེར་ཕྲན་འབྱུང་། །རྩ་དང་ཆུ་ཡི་ཚ་བ་བགས་ཀྱིས་སྐྱེ། །མདོར་ན་འཁྲུགས་ཕྲན་ནད་སྟོབས་ཆུང་བར་བརྗོད། །

Die Anzeichen und Symptome von *'jam 'khrugs* sind verunreinigter Schleim, leichte Schmerzen sowie Puls- und Urinmerkmale einer sich entwickelnden Hitze-Krankheit. Kurz gesagt ist *'jam 'khrugs* als leichte Krankheit anzusehen.

བཅོས་པའི་ཐབས་ལ་སྤྱི་དང་བྱེ་བྲག་གཉིས། །

Es gibt zweierlei Arten der Behandlung [von unruhigen Hitze-Krankheiten]: allgemeine und spezifische.

སྤྱི་ལ་བཅོས་པའི་ཚུལ་དང་གཉེན་པོ་གཉིས། །

Allgemeine Behandlungen sind folgende zwei Arten: therapeutische Prinzipien und Heilmittel.

བཅོས་ཚུལ་ཚ་འཁྲུགས་མཁྲིས་ཐོག་བབས་པའི་ཕྱིར། །ཞི་སྦྱོང་མཁྲིས་པའི་གཉེན་པོས་བཅོས་པ་གཅེས། །

Im Hinblick auf die therapeutischen Prinzipien handelt es sich bei *tsha 'khrugs* um einen Zustand, in dem sich [unruhiges Blut] mit *mkhris pa* verbindet. Daher ist es wichtig, diese Krankheit mit heilenden Maßnahmen für *mkhris pa,* wie beruhigende und ausleitende Arzneimittel, zu behandeln.

ཚ་འགྲམས་དོན་ལ་ཁྲག་ཚད་རྒྱས་པའི་ཕྱིར། །ཚ་རླངས་བསད་ཅིང་རྩ་ནས་དྲང་བ་གཅེས། །

tsha 'grams ist ein Zustand, in dem sich in den Vollorganen Hitze im Bereich des Blutes entwickelt. Es ist daher wichtig, den Dampf der Hitze zu reduzieren und die Krankheit mittels Aderlass auszuleiten.

ཚ་རིམས་མཁྲིས་ཚད་རྔུལ་ལ་བབས་པའི་ཕྱིར། །ཚ་བ་རོ་ལ་བསད་པ་སྐྱུར་དབྱུང་བ་གཅེས། །

tsha rims ist ein Zustand, in dem eine durch *mkhris pa* ausgelöste Hitze-Krankheit den Schweiß beeinträchtigt. Es ist daher wichtig, die Hitze-Krankheit sofort mittels Schwitzen zu beseitigen.

གཉན་གཟེར་ཆུ་སེར་དྲི་མར་བཅས་པའི་ཕྱིར། །གཉེན་པོས་བསད་ཅིང་རྗེས་ལ་སྦྱང་པ་གཅེས། །

gnyan gzer ist eine mit *chu ser* und Exkrementen kombinierte Infektion. Es ist daher wichtig, [die Infektion] mit Heilmitteln zu behandeln und danach eine Purgation (Ableiten über den Darm) vorzunehmen.

སྟོང་འཁྲུགས་ཁྲག་མཁྲིས་རླུང་གིས་འབུད་པའི་ཕྱིར། །རླུང་བཏུལ་མཁྲིས་ཚད་བསད་ལ་ཚད་རོ་གདོན། །

stong 'khrugs ist ein Zustand, in dem *rlung* sowohl Blut als auch *mkhris pa* anfacht. Daher dämpfe man *rlung*, entferne das heiße *mkhris pa* und beseitige die Reste der Hitze-Krankheit.

འཇམ་འཁྲུགས་ཚད་འགོ་བད་ཀན་མནན་པའི་ཕྱིར། །འཇམ་ལ་ཞི་བས་བཅོས་ལ་རྔུལ་དུ་དབྱུང་། །

'jam 'khrugs ist ein Zustand, in dem *bad kan* den Schweregrad der Hitze-Krankheit im Zaum hält. Daher behandele man diese Krankheit mit leichten und beruhigenden Heilmitteln und treibe die Krankheit mittels Schwitzen aus.

གཉེན་པོ་སྨན་དཔྱད་ཟས་དང་སྤྱོད་ལམ་བཞི། །

Die vier heilenden Maßnahmen sind Arzneimittel, äußere Therapien, Ernährung und Verhalten.

རྒྱས་འཁྲུགས་ཚ་བ་རྒྱས་ཕྱིར་སྨིན་མི་དགོས། །ཏིག་ཏ་སླེ་ཏྲེས་སྐྱུ་རུ་བ་ཤ་ཀ །བསྐོལ་གྲང་ཐང་གིས་ཁྲག་དབྱེ་མཁྲིས་ཚད་བསད། །རྩེ་ཆུང་དྲུག་འགོ་སྣོད་ཀ་གང་རྒྱས་རྩ། །མོད་ནས་ཉིན་ཞག་བསྟུད་གཏར་བུངས་ཆེར་དབྱུང་། །ཕྱེ་མ་ག་བུར་རྒྱལ་བློན་ལྔ་བདུན་དགུ། །ཚ་བའི་སྟོབས་སྦྱར་བུངས་བསྐྱེད་བསྟུད་ལ་བཏང་། །སྐབས་སུ་རྔུལ་དབྱུང་གཟེར་སྟེང་བསིལ་བས་བདུག །

rgyas 'khrugs entsteht aus einer ausgereiften Hitze-Krankheit und muss nicht weiter ausgereift werden. Daher trenne man (unreines von gesundem) Blut und behandele das heiße *mkhris pa* mit einem kühlenden Dekokt aus *tig ta, sle tres, skyu ru ra* und *ba sha ka.* Man entnehme im Laufe von zwei Tagen eine große Menge Blut mittels Aderlass an den Punkten *rtse chung, drug 'go* oder *snod ka,* je nachdem, welche Stelle am auffälligsten ist. Man verabreiche Pulverpräparate aus *ga bur rgyal blon lnga pa, ga bur rgyal blon bdun pa* und *ga bur rgyal blon dgu pa,* und zwar laufend und mit ansteigender Dosis je nach Schweregrad der Krankheit. Man löse gelegentlich Schwitzen aus und lege auf den schmerzenden Bereich eine kühlende Kompresse auf.

ཚ་བའི་སྟོབས་རྒྱས་སྐྱེད་ཆུང་མཆིན་མཁྲིས་བབས། །སྦྱོང་བྱེད་རྒྱལ་བློན་ ཐར་ནུ་ལྕུམ་རྩ་ཁྲོན་བུ་ཧོང་ལེན་གསེར་མེ་ ཏྲི་ཆུར་སྦྱར་བས་སྦྱང་། །ཁ་སྦྱུར་ཚ་བ་སྟོབས་རྒྱས་ ལ་ག་བུར་གི་ཕྱཾ་ བཅོས་བཏུགས་ ལ་ཚ་ལ་གུར་ཀུམ་ དང་། །ཚ་འཁྲུགས་མཆིན་མཁྲིས་གཉིས་ལ་བབས་པ་ ན་བྲག་ཞུན་དུག་ཅུང་ དང་། །དུད་ཁུ་མ་འགྱུར་ ག་བུར་སེ་རུལ་ ཚ་ལྒྲུགས་ཕྱིར་མ་འདོངས་ སྣར་བུ་རུ་ཏ་ཚ་ལ ། །ཚ་དོ་ལ་མཆོད་ ན་ཚ་ལ་རྒྱ་སྐེགས་བ་ཤ་ཀ་ ཚ་རིམས་མ་འཆུན་པའི་ ལ་ཏིག་ཏ་པོང་ང་གདུར ། །གར་དགོས་སྟེང་དུ་རྒྱལ་བློན་ཆེབས་ཁ་བསྒྱུར། །ཏྲི་ཆེ་ཁ་དོག་སེར་ན་ནད་ཐོན་རྟགས། །ལྕུག་གིས་བྲབས་ལ་ཚ་བ་དག་པར་སྦྱང་། །འབྲུས་རྗེས་མི་བདེ་ཤེས་པ་ཟི་བ་འཛམ། །དག་པར་འབྱོངས་ན་བ་ཤལ་རྗེས་བསིལ་གྱིས་བཅད། །ཟུངས་བཟང་ནད་སྟོབས་ཆེ་ན་སྦྱང་བ་བསྐྱར། །སྨན་གཏར་སྦྱོངས་ཀྱིས་གཟེར་བྱེར་བཅོས་བཏུགས་ན། །བུར་ཚང་བྱེར་བསྡུ་འདྲིགས་པ་བཀག་ལ་བསད། །

Wenn die Hitze-Krankheit, die voll ausgereift ist, sich unter der Behandlung nicht bessert oder in Leber und Gallenblase eindringt, beseitige man sie mit dem Präparat *rgyal blon* aus *thar nu, lcum rtsa, khron bu, hong len* und *gser gyi me tog*, vermischt mit Urin. Zum Präparat *rgyal blon* füge man bei voll ausgereiften Hitze-Krankheiten *ga bur* und *gi wam* hinzu, bei schwer zu behandelnden Krankheiten *tshwa la* und *gur kum*, bei Eindringen von *tsha 'khrugs* in Leber und Gallenblase *brag zhun* und *dug mo nyung*, bei hartnäckigem, rußigem Schleim *ga bur* und *se rul,*[64] bei *tsha lkugs* mit schwierigem Aushusten von Schleim *star bu, ru rta*, und *tshwa la*, bei *tsha rdol* mit anhaltenden Blutungen *tshwa la*, *rgya skyegs* und *ba sha ka* und bei wildem *tsha rims* füge man *tig ta*, *bong nga dkar po* und *ga dur* hinzu. Gelblicher, übelriechender Stuhl zeigt an, dass die Krankheit ausgeleitet wurde. Man wende zur Beseitigung der Reste der Hitze-Krankheit einen auslösenden Wirkstoff an. Bei Unwohlsein und unklarem Geist wegen der Erschöpfung der körperlichen Bestandteile nach erfolgter Ausleitung oder auch bei erfolgreicher Ausleitung verabreiche man kühlende Heilmittel als Nachbehandlung der Purgation (Ableiten über den Darm). Man wiederhole die Ausleitung bei Patienten mit kräftigen körperlichen Bestandteilen und schwerer Erkrankung. Wenn sich die Schmerzen verbreiten und mit Arzneimitteln, Aderlass und Purgation (Ableiten über den Darm) schwer zu behandeln sind, konzentriere man die verbreiteten Schmerzen (lokal) mit *bur chang;* nun kann die anhaftende Krankheit entwurzelt und danach beseitigt werden.

ཁ་ཟས་ཆག་ཚེ་བ་རའི་ཞོ་དར་དང་། །ཁུར་མང་སྐྱབས་ཚོད་ཆུ་ཐུག་བསྟེན་པར་བྱ། །ལན་ཚྭ་ཤ་
ཆང་ལ་སོགས་དྲོད་བཅུད་བསྲམ། །

Als Ernährung empfehle man gekochten Brei aus frischer Gerste, tibetisches Joghurt und Buttermilch aus Kuh- und Ziegenmilch, geschmortes *khur mang* und *skyabs* sowie klare Suppe. Man vermeide wärmende und nahrhafte Nahrungsmittel wie Salz, Fleisch und *chang*.

སྤྱོད་ལམ་མེ་དང་ཉི་མ་དྲག་ཤུལ་སྤང་། །བསིར་བུ་གྲིབ་མ་བསིལ་སར་དལ་བར་བསྡད། །

Man vermeide die übermäßige Einwirkung der Hitze von Feuer und Sonne sowie anstrengende Tätigkeiten. Man empfehle das Ruhen an luftigen, schattigen und kühlen Orten.

དེ་ལྟར་བཅོས་རྗེས་ཚད་སྔོ་བས་ཅུང་ཟད་ཆག །རྩ་དལ་ལུད་པ་འགྱུར་ལ་གཟེར་བ་ཆོགས། །དེ་
ནས་ཅན་དན་གི་ཐུཾ་བསིལ་གསུམ་དང་། །ཏིག་ཏ་བ་ཤ་ཀ་དང་ག་ར་སྦྱར། །གླེ་མང་ཤིང་མངར་
འགོགས་དཀའ་སྣར་བུ་བསྣན། །གཟེར་མེད་ལུད་པ་གཙང་ལ་དང་ག་བདེ། །ལུས་དང་ཤེས་པ་

64 *se rul* ist eine gelbliche, verrottete Erde, die bei einem verfallenen Gebäude gesammelt wird.

ཡང་ལ་སྙིང་རྩ་སེང་། །རི་ཐང་མཚམས་སུ་སླེབ་པས་གསར་བཅུད་སློད། །

Nach Anwendung dieser Behandlungen und bei leichter Besserung der Krankheit, wenn der Puls langsam schlägt, der Schleim sich verändert und die Schmerzen nachlassen, verabreiche man ein Präparat aus *tsan dan, gi wam*, den drei kühlen Heilmitteln*, tig ta* und *ba sha ka* sowie weißem Zucker. Man füge *shing mngar* zur Behandlung von häufigem Husten und *star bu* zur Behandlung des schwierigen Auswurfs von Schleim hinzu. Ein Nachlassen der Schmerzen, klarer Schleim, guter Appetit, ein leichtes Gefühl in Körper und Geist sowie mentales Wohlbefinden zeigen an, dass die Krankheit die Grenze zwischen „Berg und Tal" bzw. zwischen einer kalten und einer heißen Krankheit erreicht hat. Daher ist nun mit der Verabreichung von frischen und nahrhaften Nahrungsmitteln zu beginnen.

བྱེ་བྲག་རིགས་དང་བབས་སྔོ་ལུད་པ་སྦྱར། །

Die spezifischen Behandlungen werden je nach Art der Krankheit, Lokalisation der Krankheit und Farbe des Schleims angewendet.

ཚ་རྒྱས་དོན་བབས་སྨན་གཏར་བསྟུད་ལ་བཅོས། །སྣོད་དུ་བབས་ན་བཤལ་ལས་ལྷག་པ་མེད། །

Man behandele das Eindringen von *tsha rgyas* in die Vollorgane mit Heilmitteln und häufigem Aderlass und das Eindringen in die Hohlorgane mit Purgation (Ableiten über den Darm), da dies die am besten geeignete Therapie [für diese Krankheit] ist.

ཚ་ལྐུགས་སྟར་བུ་ནཱ་ག་གེ་སར་དང་། །རུ་རྟ་ཚྭ་ལ་དུད་པ་བྱ་བལ་མ། །ཀ་ར་སྦྱར་ལ་ཐུན་སྐྱུངས་གྲངས་མང་བཏང་། །གཟེར་སྟེང་མཚན་དཀར་ཚར་བོང་དྲོ་འཇམ་བདུག །དེས་མ་ཐོན་ན་མན་ངག་ སྟར་བུ་རུ་རྟ་ཚ་ལ་རྒྱལ་བློན་བཤལ་གྱིས་སྦྱང་། །

Zur Behandlung von *tsha lkugs* bereite man ein Präparat aus *star bu, nA ga ge sar, ru rta, tshwa la* und *dud pa bya bal ma*[65] vermischt mit weißem Zucker und verabreiche es mehrmals in kleinen Dosen. Man behandele den schmerzenden Bereich mit einer warmen Kompresse aus *mtshan dkar* und *tshar bong*. Falls diese Behandlung [die Krankheit] nicht beseitigt, leite man sie mittels Purgation (Ableiten über den Darm) mit *star bu*, *ru rta* und *rgyal blon* nach Unterweisung aus.

65 *dud pa bya bal ma* ist ein Synonym für *nya lcibs.*

དུག་ཐབས་རྒྱལ་བློན་གསུམ་སྦྱར་རྩེ་ཆུང་བསྣོལ། །ནད་དང་སྨན་དཔྱད་སྲོག་ལ་ཐོབ་ཤ་བྱ། །སྐྱིད་མེད་ ག་བུར་སེ་རུལ་ཁུ་བས་ ཁོང་སྦྱངས་ག་བུར་ གི་ཝཾ་ཙན་དན་བསེ་རུ་གུར་གུམ་མི་མཁྲིས་མཚལ་ཧོང་ལེན་ཀ་ར་ག་དུར་ཐང་གིས་དབུལ་ བརྒྱད་པ་སྦྱར། །ག་དུར་སེ་རུལ་ཁུ་བ་སྐོམ་དུ་བསྟེན། །དུད་ཁུ་རྣག་ཏུ་འགྱུར་ན་ཐུབ་པ་ཡིན། །

Die Behandlung von *dug thabs* ist sofort einzuleiten, da es ein Kampf um Leben und Tod ist. Dazu verabreiche man das Präparat *rgyal blon gsum pa* und führe einen Aderlass am Punkt *rtse chung* an der dem schmerzhaften Bereich gegenüberliegenden Stelle oder abwechselnd durch. Falls sich der Zustand unter dieser Therapie nicht bessert, leite man die Krankheit mittels eines Absuds aus *ga bur* und *se rul.* Man verabreiche das Präparat *ga bur brgyad pa* aus *ga bur, gi wam, tsan dan dkar po*, Rhinozeroshorn, *gur kum, mi mkhris, mtshal, hong len* und weißem Zucker mit dem Dekokt *ga dur* und empfehle die Einnahme eines Absuds aus *ga dur* und *se rul.* Wenn sich unter diesen Behandlungen der Ruß-ähnliche Schleim zu eitrigem Schleim verändert, ist dies ein Anzeichen dafür, dass der Patient überleben wird.

ཚ་རྡོལ་གུར་གུམ་དོམ་མཁྲིས་སྲན་མའི་ཕུས། །ཀར་སྦྱར་ཚོས་ཁུས་འཕུལ་ལ་ཆུ་ལྷག་བྲན། །ཁྲག་མ་ཆོད་ན་མན་ངག་ ཚ་ལ་ཚོས་བ་ཤ་ཀའི་ བཤལ་གྱིས་སྦྱང་། །

Zur Behandlung von *tsha rdol* verabreiche man ein Präparat aus *gur kum*, Bärengalle, *sran ma'i me tog* und weißem Zucker mit dem Dekokt *tshos* und sprühe Wasser über den Körper des Patienten. Wenn die Blutung nicht aufhört, führe man nach Unterweisung eine Purgation (Ableiten über den Darm) mit *tshwa la, btsod* und *ba sha ka* durch.

ཁྲག་རྨུག་(སྨུག་)སྐྱུ་རུ་བ་ཤ་ཀ་ཐང་དང་། །ག་བུར་ ཙན་དན་གཉིས་ཅུ་གང་གུར་གུམ་དོམ་མཁྲིས་ཏིག་ཏ་བ་ཤ་མཚལ་ཀ་ར་ དགུ་སྦྱར་ཡང་ཡང་བསྟུད་ལ་བཏང་། །ཚ་འགྲམས་འདི་གཉིས་གཙོ་བོ་གཏར་ཡིན་པས། །ནད་དང་དཔྱད་གཉིས་ཁྲག་ལ་ཐོབ་ཤ་བྱ། །

Zur Behandlung von *tsha smug* [1] im Stadium, in dem die Farbe von geronnenem Blut auftritt[2], verabreiche man wiederholt ein Dekokt aus *skyu ru ra* und *ba sha ka* sowie das Präparat *ga bur dgu pa* aus *ga bur, tsan dan dkar po, tsan dan dmar po, cu gang, gur kum,* Bärengalle, *tig ta, ba sha ka, mtshal* und weißem Zucker. Da Aderlass hauptsächlich bei den zwei Arten von *tsha 'grams* wirksam ist, führe man sofort einen Aderlass durch, als ob Behandlung und Krankheit um das Blut kämpfen müssten.

རྣག་རྨུགས་བསེ་རུ་ ཙན་དན་གཉིས་བསིལ་གཉིས་ག་དུར་ཤིང་མངར་དོམ་མཁྲིས་ཀ་ར་ བརྒྱད་པས་ཁྲག་ཚད་བསད། །སྟར་བུ་པཉྫས་གློ་རྣག་གྱེན་དུ་དྲང་། །རྗེས་ལ་དམར་པོ་གསུམ་གྱིས་གློ་བ་གསོ། །

Zur Behandlung von *tsha rmugs* im Stadium der Eiterung verabreiche man das Präparat *bse ru brgyad pa* aus Rhinozeroshorn, *tsan dan dkar po, tsan dan dmar po,* den zwei kühlen Heilmitteln, *ga dur, shing mngar,* Bärengalle und weißem Zucker, um die Hitze des Blutes zu beseitigen, und verabreiche das Präparat *star bu panya+dsas*, um den Eiter über den oberen Weg aus der Lunge zu beseitigen. Danach heile man die Lunge mit dem Präparat *dmar po gsum pa.*

འདུ་བའི་ཚ་རིམས་དང་པོ་ཐང་གིས་དབྱེ། །རིན་ཆེན་ཞགས་པའི་ཕྱེ་མས་རོལ་དུ་བསད། །ཡང་ན་གཙོ་བོ་བརྒྱད་པ་ཞེས་པ་ཡིན། །སྐབས་སུ་རྔུལ་དབྱུང་གཟེར་སྦྱར་ཙ་རིགས་གཏར། །ཚ་བ་ཆོམས་དཀའ་མན་ངག་ ཏིག་ཏ་བོང་ང་ག་དུར་ བཤལ་གྱིས་སྦྱང་། །

Zur Behandlung von *'du ba'i tsha rims* separiere man die Krankheit zuerst mit Dekokten und beseitige sie dann sofort mit dem Pulver *rin chen zhags pa* oder dem Präparat *gtso bo brgyad pa.* Man löse gelegentlich Schwitzen aus und führe an den je nach Bereich der Schmerzen geeigneten Venen einen Aderlass durch. Falls die Hitze-Krankheit schwer zu behandeln ist, führe man mit *tig ta, bong nga* und *ga dur* laut Anweisung eine Purgation (Ableiten über den Darm) durch.

གཟེར་ཐུང་ཐོག་མར་སླེ་ཏྲེས་ཨ་རུ་ར། །བཙོད་ཀྱི་ཐང་གིས་སྨིན་སྡུད་འབྱེད་པར་བྱེད། །དེ་ནས་གཟེར་སྨན་གཉེན་པོ་ ཐར་ནུ་ཆུ་རྩ་ར་དུག་མེ་ཏོག་ཨ་བྱག་ཤ་ཆེན་ ཞ་སྦྱོར་གྱི། །དྲི་ཆུ་སྦྱར་ཏེ་ཐུན་སྐྱངས་ཡང་ཡང་བཏང་། །ཡང་ན་གཟེར་སྨན་ཆེན་མོ་ བཟང་དྲུག་སླ་རྗེ་གུ་གུལ་མེང་ཙན་ཤ་ཆེན་དུག་པུས་ཤུ་དག་དཀར་པོ་ཐར་ནུ་ཆུ་རྩ་རེ་ལྕག་དྲི་ཆུར་སྦྱར་བ་ ཞེས་པ་ཡིན། །སྦྱངས་རྗེས་གི་ཝཾ་ཙན་དན་ཅུ་གང་དང་། །གུར་གུམ་དོམ་མཁྲིས་སླ་རྗེ་བོང་ང་དཀར། །བཙོད་ཁྲུས་འཕྲུལ་བཏང་གཟེར་སྙིང་སྤྲུ་ཚན་བདུག །གཉན་མ་སོད་པར་ག་བུར་གཏར་ག་སྦང་། །དཀར་དང་མངར་བག་མི་བཏང་དུག་དང་མཚུངས། །སོད་རྟགས་གཟེར་དང་ལུད་པ་སོ་ཟིན་ནས། །གཏར་དང་ག་བུར་གཟེར་དང་ཚད་སྟོབས་སྦྱར། །

Zur Behandlung von *gzer thung* verabreiche man zuerst ein Dekokt aus *sle tres, a ru ra* und *btsod,* um die Krankheit auszureifen, zu konzentrieren und zu separieren. Danach bereite man ein Schmerzmittel zu, nämlich das Präparat *gnyen po lnga sbyor* aus *thar nu*, *chu rtsa*, *ra dug*-Blüten, *a byag gzer 'joms* und *sha chen*[66] vermischt mit Urin und verabreiche es häufig in kleinen Dosen. Empfehlenswert ist auch ein starkes Schmerzmittel aus den sechs hervorragenden Heilmitteln, *gla rtsi, gu gul, ming can, sha chen, dug pus,*[67] *shu dag dkar po, thar nu, chu rtsa* und *re lcag pa* vermischt mit Urin. Nach der Ausleitung verabreiche man ein Präparat aus *gi wam, tsan dan, cu gang, gur kum,* Bärengalle, *gla rtsi* und *bong nga dkar po* mit einem *btsod*-Absud und lege Kompressen aus *spru ma* und *tshan dkar* auf den schmerzenden Bereich auf. Man vermeide *ga bur* und Aderlass, wenn der Infekt nicht geheilt ist, und erlaube nicht einmal geringste Mengen an Milchprodukten oder Süßigkeiten, da diese wie Gift wirken würden. Wenn [der Patient] fest und ruhig stehen kann, weniger Schmerzen hat und normalen Schleim aufweist, ist dies ein Zeichen dafür, dass der Infekt geheilt ist. Je nach Schweregrad der Schmerzen und der Hitze-Krankheit führe man danach Aderlass durch und verabreiche *ga bur*-Präparate.

བབས་ས་གནས་དང་སྦྱར་ཏེ་བཅོས་པ་ནི། །བསིལ་གསུམ་ཙན་དན་དཀར་པོ་ཀུན་ལ་གཅེས། །ཛཱ་ཏི་ གེ་སར་གསུམ་ཨ་ག་རུ་མི་མཁྲིས་ལྕགས་ཕྱེ་ཀ་ར་ བདུན་པ་བསྡེབས་པས་སྙིང་འཁྲུགས་སེལ། །ཤིང་མངར་ ཨ་རུ་རྒུན་འབྲུམ་བ་ལེ་ བཞི་པས་གློ་ཡི་འཁྲུགས་ཚད་སེལ། །ཨུཏྤལ་ ཏིག་ཏ་བ་ཤ་དུག་ཅུང་པ་ཏོ་ལ་ ལྔ་པ་བསྡེབས་པས་མཆིན་འཁྲུགས་སེལ། །ཨ་རུ་ ཏིག་ཏ་བ་ཤ་པར་པ་ཏ་བཞི་བསྡེབས་ཕོ་མཆེར་འཁྲུགས་ཚད་སེལ། །བྲག་ཞུན་ བ་ཤ་སྡིག་སྲིན་ཨ་རུ་སྐྱེར་ཤུན་ ལྔ་པ་བསྡེབས་པས་མཁལ་ཚད་སེལ། །འོམ་མཁྲིས་ ག་དུར་ཨ་ཤ་ གསུམ་པ་བསྡེབས་པས་རྒྱ་འཁྲུགས་སེལ། །ཏིག་ཏ་ གསེར་མེ་དུག་ཅུང་སུམ་ཅུ་ཏིག་ བཞི་པས་མཁྲིས་པའི་འཁྲུགས་ཚད་སེལ། །ཛཱ་ཏི་ སུག་སྨེལ་ལ་སྨེ་ཏྲིས་པུ་ཤེལ་ཤིང་ཚ་པི་ལིང་ དྲུག་པས་རླུང་འཁྲུགས་ཚ་བ་སེལ། །ཀུན་ལ་ག་ར་དཀར་པོའི་ཧ་ལ་བསྐྱོན། །གང་ལ་བབས་པའི་རང་རང་སྔོས་རྩ་གཏར། །རླུང་འཁྲུགས་གཏར་སྣང་རྩ་འཁྲུག་གང་རྒྱུས་གཏར། །

Falls die Behandlung auf Basis der Lokalisation der unruhigen Hitze-Krankheit erfolgt, wende man zur Behandlung aller Fälle die drei kühlen Heilmittel sowie *tsan dan dkar po* an. Zur Behandlung des Eindringens ins Herz füge man das Präparat *dzA ti bdun pa* hinzu. Dieses besteht aus *dzA ti, ge sar gsum, a ga ru*, Bärengalle, Eisenpulver und weißem Zucker. Zur Behandlung des Eindringens in die Lunge füge man das Präparat *shing mngar bzhi pa* hinzu. Dieses besteht aus *shing mngar, a ru ra, rgun 'brum* und *ba le ka*. Zur Behandlung des Eindringens in die Leber füge man das Präparat *ut+pal lnga pa* hinzu. Dieses besteht aus *ut+pal, tig ta, ba sha ka, dug mo nyung* und *pa to*

66 *sha chen* bezieht sich hier auf *a ru ra*.

67 *dug pus* bezeichnet die Blüte von *btsan dug*.

la. Zur Behandlung des Eindringens in Magen und Milz füge man das Präparat *a ru bzhi pa* hinzu. Dieses bereite man aus *a ru ra, tig ta, ba sha ka* und *par pa ta* zu. Zur Behandlung des Eindringens in die Niere füge man das Präparat *brag zhun lnga pa* hinzu. Dieses bereite man aus *brag zhun, ba sha ka,* Krabbe, *a ru ra* und die Rinde des Stammes von *skyer pa* zu. Zur Behandlung des Eindringens in die Leitbahnen füge man das Präparat *dom mkhris gsum pa* hinzu. Dieses bereite man aus Bärengalle, *ga dur* und *a wa* zu. Zur Behandlung des Eindringens der Krankheit in die Gallenblase füge man das Präparat *tig ta bzhi pa* hinzu. Dieses besteht aus *tig ta, gser gyi me tog, dug mo nyung* und *sum cu tig*. Wenn die Krankheit mit *rlung* in Verbindung steht, füge man das Präparat *dzA ti drug pa* hinzu. Dieses bereite man aus *dzA ti, sug smel, sle tres, pu shel rtse, shing tsha* und *pi pi ling* zu. Man füge zu allen oben genannten Präparaten weißen Zucker als medizinische Trägersubstanz hinzu. Man verabreiche einen Aderlass an den Venen, die mit den betroffenen Lokalisationen in Zusammenhang stehen, insbesondere an erweiterten Venen, um das Eindringen der Krankheit in die Leitbahnen zu behandeln. Man vermeide jedoch Aderlass, wenn die unruhige Hitze-Krankheit mit *rlung* in Zusammenhang steht.

ལུད་པའི་མདོག་དང་སྦྱར་ཏེ་བཅོས་པ་ནི། །ལུད་པ་སྐྱ་གསོབ་སྙིང་གི་གབ་འབྲུགས་ཡིན། །ཛཱ་ཏི་ ཙན་དན་སྙིང་ཞོ་ཅུ་གང་ བཞི་པ་སྐྱུ་རུའི་ཐང་གིས་དབུལ། །སྣོད་ཀ་ཐོང་རྩ་གཉིས་ལ་གཏར་བར་བྱ། །ལུད་པ་དམར་ན་གློ་ཡི་གབ་འབྲུགས་ཡིན། །ཅུ་གང་ གུར་གུམ་ཙན་དན་ཤིང་མངར་དོམ་མཁྲིས་ ལྡེ་པ་ཚོས་ཁུས་འཕྱུལ་ལ་བཏང་། །སྣང་རྩ་དྲུག་འགོ་གཉིས་ལ་གཏར་བར་བྱ། །ལུད་པ་དམར་སེར་མཆིན་པའི་གབ་འབྲུགས་ཡིན། །གུར་གུམ་ ལི་ཤི་དུག་ཉུང་དོམ་མཁྲིས་སྐྱེར་པ་བྲག་ཞུན་པ་ཧོ་ལ་ བདུན་པ་བ་ཤ་ཀས་འཕྱུལ་བཏང་། །ལུད་པ་སྨུག་ནག་མཆེར་པའི་གབ་འབྲུགས་ཡིན། །གི་ཝཾ་གུར་གུམ་བ་ལེ་མཚལ་ཨ་རུ་ ལྡེ་པ་སེ་རུལ་ཐང་གིས་དབུལ། །མཆིན་མཆེར་གཉིས་ལ་རུ་ཐུང་གཡས་གཡོན་གཏར། །ལུད་པ་སྲེའོ་མཁལ་མའི་གབ་འབྲུགས་ཡིན། །བཙོད་ཁུས་བྲག་ཞུན་ གུར་གུམ་སུག་སྨེལ་ཨ་རུ་སླ་རྩི་ཨུཏྤལ་བོང་དཀར་ཏིག་ཏ་ བརྒྱད་འཕྱུལ་བྲིན་གཞུག་གཏར། །རྩ་འབྲུགས་ལུད་པ་དམར་ལ་ཐེང་པོར་ལྷུ། །དོམ་མཁྲིས་ ལི་ཤི་གུར་གུམ་ག་དུར་ཧོང་ལེན་མཚལ་ དྲུག་པ་ག་དུར་ཐང་གིས་དབུལ། །གཟེར་བ་གང་ཉེ་གང་རྒྱུས་རྩ་ལ་གཏར། །སེར་ལ་དྭངས་ན་མཁྲིས་པའི་གབ་འབྲུགས་ཡིན། །ཏིག་ཏ་ གསེར་མེ་དུག་ཉུང་དོམ་མཁྲིས་བ་ཤ་ཀ་སྐྱེར་པ་ དྲུག་པ་གི་ཝཾ་ཐང་གིས་དབུལ། །མཁྲིས་རྩ་གཤའ་རིངས་གསེར་མདུང་གཏར་བར་བྱ། །ལུད་པ་སྔོན་པོ་ལྷུ་གསོག་རླུང་འབྲུགས་ཡིན། །རུས་ཁུས་ཨ་གར་ ཛཱ་ཏི་སུག་སྨེལ་སླེ་ཏྲེས་པུ་ཤེལ་གུ་གུལ་དཀར་པོ་རུ་རྟ་ བདུན་འཕྱུལ་གཏར་མི་བྱ། །

Die Behandlung je nach Farbe des Schleims ist wie folgt durchzuführen. Schäumender, blasser Schleim zeigt an, dass die Krankheit im Herzen versteckt ist; daher verabreiche man das Präparat *dzA ti bzhi pa* bestehend aus *dzA ti, tsan dan, snying zho sha* und *cu gang* mit einem *skyu ru ra*-Dekokt sowie einen Aderlass an den Punkten *snod ka* und *thong rtsa*. Rötlicher Schleim ist ein Anzeichen dafür, dass die Krankheit in der Lunge versteckt ist; daher verabreiche man das Präparat *cu gang lnga pa* bestehend aus *cu gang, gur kum, tsan dan, shing mngar* und Bärengalle mit einem *tshos*-Absud sowie einen Aderlass an den beiden Punkten *sgang rtsa* und *drug 'go*. Bräunlich-gelber Schleim zeigt an, dass die Krankheit in der Leber versteckt ist; daher verabreiche man das Präparat *gur kum bdun pa* bestehend aus *gur kum, li shi, dug mo nyung,* Bärengalle, *skyer pa, brag zhun* und *pa to la* mit einem *ba sha ka*-Dekokt. Dunkelbrauner Schleim ist ein Anzeichen dafür, dass die Krankheit in der Milz versteckt ist; daher verabreiche man das Präparat *gi wam lnga pa* bestehend aus *gi wam, gur kum, ba le ka, mtshal* und *a ru ra* mit einem *se rul*-Dekokt sowie einen Aderlass an den rechten und linken *ru thung*-Punkten für Leber und Milz. Dunkelgelber Schleim zeigt an, dass die Krankheit in der Niere versteckt ist; daher verabreiche man das Präparat *brag zhun brgyad pa* bestehend aus *brag zhun, gur kum, sug smel, a ru ra, gla rtsi, ut+pal, bong nga dkar po* und *tig ta* sowie einen Aderlass am Punkt *byin gzhug*. Rötlicher Schleim mit häufigem Auswurf ist ein Anzeichen dafür, dass die Krankheit in den Leitbahnen versteckt ist; daher verabreiche man das Präparat *dom mkhris drug pa* bestehend aus Bärengalle, *li shi, gur kum, ga dur, hong len* und *mtshal* mit einem *ga dur*-Dekokt sowie einen Aderlass an den erweiterten Venen, die dem schmerzhaften Bereich am nächsten liegen. Klarer, gelblicher Schleim zeigt an, dass die Krankheit in der Gallenblase versteckt ist; daher verabreiche man das Präparat *tig ta drug pa* bestehend aus *tig ta, gser gyi me tog, dug mo nyung,* Bärengalle, *ba sha ka* und *skyer pa* mit einem *gi wam*-Absud sowie einen Aderlass an den Punkten *mkhris rtsa gsha' rings* und *gser mdung*. Schäumender, bläulicher Schleim ist ein Anzeichen dafür, dass die Krankheit mit *rlung* in Zusammenhang steht; daher verabreiche man das Präparat *a gar bdun pa* bestehend aus *a ga ru, dzA ti, sug smel, sle tres, pu shel rtse, gu gul dkar po* und *ru rta* mit Knochensuppe, vermeide jedoch einen Aderlass.

དང་པོ་ཚ་བ་སྟོབས་རྒྱས་སྤྱི་བཅོས་ཏེ། །ཚ་སྟོབས་བྲི་ནས་སྒོས་བཅོས་མདེ་ཁར་གདགས། །

Erstens, wenn die Hitze-Krankheit voll entfaltet ist, behandele man sie mit den allgemeinen Heilmitteln [für Hitze-Krankheiten]. Wenn der Schweregrad [der Krankheit] zurückgeht, behandele man sie mit den spezifischen Heilmitteln, in gleicher Art wie man einen Bullen direkt ins Auge trifft.

དེ་ནས་སྟོངས་འཁྲུགས་བཅོས་ཐབས་བསྟན་པ་ནི། །

Des Weiteren ist *stongs 'khrugs* wie folgt zu behandeln.

ཚ་སྟོངས་རླུང་དང་ཚ་བ་ཕྱིང་དྲིལ་བཅོས། །ར་གསུམ་མ་ནུ་བཞི་ཐང་བསྲེས་པ་བཏང་། །གཟེར་སྣེང་སྤྲུ་མ་འཁར་གོང་བསྲོས་པས་བདུག །བ་ཞོ་བ་དར་ཤ་གསར་རླུང་ཁ་མནན། །གཟེར་འདུས་ངན་ཁྲག་རྩ་ཁ་ཕྱེ་ཙམ་གཏར། །ཚིགས་ཁ་ཕྱེ་ན་ན་སར་མེ་ཡིས་མནན། །ག་བུར་ཉི་ཤུ་རྩ་ལྔ་རུས་ཁུས་དབུལ། །ཚ་བ་ཆོམས་དཀའ་སྣུམ་ལྡན་འཇམ་པོས་སྦྱང་། །རྗེས་ལ་ཏིག་ཏའི་སྨན་མར་བསྟེན་པར་བྱ། །

Im Fall einer heißen *stongs 'khrugs*-Krankheit behandele man gleichzeitig *rlung* und die Hitze-Krankheit. Man verabreiche *ma nu bzhi thang* vermischt mit den drei Myrobalanfrüchten, lege Kompressen mit erhitztem *spru ma* oder *'khar gong srin can* auf den schmerzhaften Bereich auf und kontrolliere *rlung* mit tibetischem Joghurt, Buttermilch und frischem Kuhfleisch. Wenn sich der Schmerz auf einen Punkt konzentriert, entferne man das ungesunde Blut mittels Punktur der nächstgelegenen Vene; wenn sich die Gelenke öffnen, führe man am schmerzhaften Bereich eine Moxibustion durch und verabreiche das Präparat *ga bur nyi shu rtsa lnga* mit Knochensuppe. Man behandele eine schwer zu behandelnde Hitze-Krankheit mit *snum ldan 'jam po*-Purgation (Ableiten über den Darm)[68] und verabreiche danach die medizinische Butter *tig ta.*

གྲང་སྟོངས་རུས་བཅུད་གསུམ་གྱི་ཁུ་བ་བསྟེན། །མ་ནུ་བཞི་ཐང་དྲོ་འདྲམ་རྒྱུན་དུ་བསྫགས། །རུས་རྙིང་དུགས་དང་ཞུན་མར་བསྐུ་ཉུག་བྱ། །ཤ་གསར་ཆང་གསར་མར་གསར་བུར་དཀར་བཏང་། །འབྲས་བུ་གསུམ་གྱི་མར་སྦྱར་རླུང་གསང་སྲེག །

Im Fall einer kalten *stongs 'khrugs*-Krankheit verabreiche man eine Suppe aus den drei nahrhaften Knochen und empfehle die regelmäßige Einnahme von lauwarmem *ma nu bzhi thang.* Man lege eine Kompresse aus alten Knochen auf und wende eine Massage mit geklärter Butter an. Man gebe [dem Kranken] frisches Fleisch, *chang* und Butter sowie weiße Melasse. Man verabreiche eine medizinische Butter aus den drei Myrobalanfrüchten und führe eine Moxibustion an den *rlung*-Punkten durch.

མདོར་ན་རླུང་ཞི་ཚ་བ་མི་འཕེལ་བཅོས། །ཆགས་པ་སྨྲ་བརྗོད་སེམས་ལས་བསེར་བུ་དང་། །ཞེ་སྡང་དྲག་ཤུལ་རུལ་སྐྱུར་བཅུད་དགས་སྤང་། །

Kurz gesagt, stimme man die Behandlung so ab, dass sie *rlung* beruhigt, ohne die Hitze-Krankheit zu verschlechtern. Man vermeide übermäßige sexuelle, verbale und geistige

68 *snum ldan 'jam po*-Purgation (Ableiten über den Darm) bezieht sich auf die Durchführung einer milden Purgation mit medizinischer Butter aus dem Präparat *ded dpon bcu pa* unter Zusatz der drei Myrobalanfrüchte.

Aktivitäten, den übermäßigen Aufenthalt im Zug oder Wind, das Ansammeln von Ärger, anstrengende Aktivitäten und die übermäßige Einnahme von verfaulten, sauren und nahrhaften Nahrungsmitteln.

འཇམ་འཁྲུགས་བཅོས་པ་ར་གསུམ་བསྐུས་པའི་ཐང་། །ཡུན་བསྙེན་ཁྲག་དབྱེ་གཟེར་དམིགས་སྦྱར་ལ་གཏར། །གཙོ་བོ་བརྒྱད་ཀྱི་ཕྱེ་མས་ཚ་བ་བསད། །སྐབས་སུ་བད་ཀན་ཚ་བ་རྔུལ་དུ་དབྱུང་། །ཕྱེ་ཐུག་བ་ཞོ་བ་ཤ་ཆུ་ཁྲོག་བཏང་། །སྐྱེད་ཆུང་སྦྱངས་རྗེས་ཉི་ཤུ་རྩ་ལྔ་སྦྱར། །མ་ལྷག་མ་ཚད་རྩ་བ་ཐོན་པར་བཅོས། །ཞེས་གསུངས་སོ། །

Zur Behandlung von *'jam 'khrugs* separiere man ungesundes Blut mit einem Dekokt aus den drei Myrobalanfrüchten und führe einen Aderlass an den dem schmerzhaften Bereich nächstgelegenen Venen durch. Man beseitige die Hitze-Krankheit mit dem Präparat *gtso bo brgyad pa*-Pulver und löse gelegentlich Schwitzen aus, um die Hitze-Krankheit in Zusammenhang mit *bad kan* auszutreiben. Man empfehle die Einnahme eines gekochten Breis aus Getreidepulver, tibetischem Joghurt und Kuhfleisch sowie klare Suppe. Falls sich die Krankheit unter dieser Behandlung nicht bessert, führe man eine Purgation (Ableiten über den Darm) aus und verabreiche das Präparat *ga bur nyi shu rtsa lnga*. Man behandele die Krankheit so, dass sie ohne jegliche Reste der Hitze-Krankheit ausgemerzt wird." So wurde gesprochen.

བདུད་རྩི་སྙིང་པོ་ཡན་ལག་བརྒྱད་པ་གསང་བ་མན་ངག་གི་རྒྱུད་ལས་འཁྲུགས་ཀྱི་ཚ་བ་བཅོས་པའི་ལེའུ་སྟེ་ཉི་ཤུ་རྩ་གཉིས་པའོ། །

Dies ist das 22. Kapitel, die „Behandlung von unruhigen Hitze-Krankheiten", aus dem Tantra der geheimen mündlichen Unterweisung über die acht Zweige des Nektars der Medizin.

Anmerkungen des Herausgebers der deutschen Ausgabe:

1 *tsha smug*: Die nun in englischer Sprache vorliegende *rgyud bzhi*-Übersetzung des Men-Tsee-Khang und auch dieses Buch basieren auf einer Abschrift eines Holzdruckes der *rgyud bzhi* aus dem Jahr 1892, die unter der Bezeichnung „Chagpori-Holzdruck" bekannt ist. Die in der Version des Jahres 1892 enthaltenen Fehler wurden, wie bei Tibetern traditionell üblich, aus Respekt vor den alten Texten größtenteils unverändert übernommen. Hier findet sich jedoch im tibetischen Text in der Klammer eine mit großer Wahrscheinlichkeit korrekte Schreibweise, die auch im deutschen Text wiedergegeben wird, nämlich *tsha smug* (vgl. khro ru tshe rnam 2000: 531, Men-Tsee-Khang 2017: 335, skyem pa tshe dbang 1997: 186). Dies bestätigt auch Dr. Wangdue am 28.3.2020 während eines

Skype-Gespräches. Laut ihm ist *smug* mit der Bedeutung „lila, kastanienbraun, Farbe von geronnenem Blut" die korrekte Schreibweise.

2 Diese Stelle wurde mit Hilfe zahlreicher Kommentare (vgl. khro ru tshe rnam 2000: 531, skyem pa tshe dbang 1997: 186) sowie von Dr. Wangdue am 28.3.2020 übersetzt.

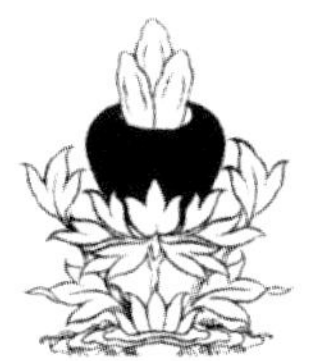

དེ་ནས་ཡང་དྲང་སྲོང་ཡིད་ལས་སྐྱེས་ཀྱིས་འདི་སྐད་ཅེས་ཞུས་སོ། །ཀྱེ་དྲང་སྲོང་ཆེན་པོ་རིག་པའི་ཡེ་ཤེས་ལགས། །རིམས་ཞེས་བྱ་བའི་རྒྱུ་རྐྱེན་གང་ལས་བྱུང་། །ངོ་བོ་རྒྱུ་མཚན་ཅི་ལས་མིང་དུ་བཏགས། །རིམས་ལ་དབྱེ་བའི་ནད་རིགས་དུ་ཞིག་མཆིས། །མངོན་ཚུལ་མི་འགྱུར་རྟགས་ནི་ཇི་ལྟར་འོང་། །དེ་ལ་བཅོས་ཐབས་རྣམ་པ་དུ་ཡིས་བཅོས། །འཚོ་མཛད་སྨན་པའི་རྒྱལ་པོས་བཤད་དུ་གསོལ། །

Danach äußerte der Weise *yid las skyes* wiederum folgende Bitte: „O großer Weiser *rig pa'i ye shes*, was sind die Ursachen und (mit Krankheit in Zusammenhang stehenden) Umstände, die epidemische Krankheiten entstehen lassen? Was ist die Wesensart der Krankheit und warum wird sie „epidemische Krankheit" genannt? Wie viele Arten von epidemischen Krankheiten gibt es? Was sind die typischen Anzeichen und Symptome? Wie viele verschiedene Behandlungsmethoden werden bei dieser Krankheit angewendet? Möge der Heiler, der König der Ärzte, uns dies bitte erklären."

ཞེས་ཞུས་པ་ལས། །དྲང་སྲོང་རིག་པའི་ཡེ་ཤེས་དེས་འདི་སྐད་ཅེས་གསུངས་སོ། །ཀྱེ་དྲང་སྲོང་ཆེན་པོ་ཡིད་ལས་སྐྱེས། །

Auf diese Bitte antwortete der Weise *rig pa'i ye shes* mit folgenden Worten: „O großer Weiser *yid las skyes*.

རིམས་ཞེས་བྱ་བའི་ནད་འབྱུང་རྒྱུ་རྐྱེན་ནི། །ལྔ་བརྒྱ་དུས་ཀྱི་ཐ་མར་གྱུར་ཙ་ན། །མི་རྣམས་འདོད་པའི་དབང་གིས་ལོག་པར་སྤྱོད། །སྡིགས་པ་རྣམས་ནི་རྡོ་རྗེའི་ནང་དམེ་དར། །དགེ་འདུན་བཙུན་པ་རྣམས་ནི་སྡེ་འབྲུག་བྱེད། །མུ་སྟེགས་བན་བོན་རྣམས་ནི་ཟོར་ཁ་འཕེན། །སྐྱེ་བོ་རྣམས་ནི་མནའ་འཐབ་ཤན་དམར་བྱེད། །དེ་དུས་མ་མོ་མཁའ་འགྲོ་ཀུན་འཁྲུགས་ཏེ། །ནད་ཀྱི་ཁ་རླངས་སྤྲིན་དུ་

ཆགས་པ་ལས། །བལ་ནད་རྒྱུ་གཟེར་གག་སྐྲོག་འབྲུམ་ནག་འབྱུང་། །

Es gibt folgende Ursachen und (mit Krankheit in Zusammenhang stehenden) Umstände von epidemischen Krankheiten: Wenn die Zeit der letzten 500 Jahre naht, verüben die Menschen aus Begierde nicht tugendhafte Taten, Tantra-Praktizierende fügen einander Schaden zu, Mönche und Nonnen leben in ihrer Gemeinschaft nicht mehr in Eintracht zusammen; Häretiker, Mönche und Praktizierende der Bon-Religion verfluchen einander und Laien brechen einmal geschworene Eide und beschmutzen Feuerstelle und Schlachtplatz. Diese Taten stören himmlische Wesen wie *ma mo* und *mkha' 'gro*, die dann den Atem der Krankheit verströmen, der sich zu Wolken versammelt und verschiedene epidemische Krankheiten wie *bal nad*, Darminfektionen (Kolitis), Infekte in Hals und Muskelgewebe sowie Pocken verursacht.

གཞན་ཡང་དུས་བཞིའི་འབྱུང་བ་དམན་ལྷག་ལོག །དྲག་ཤུལ་དྲི་དུགས་ཁྲོ་འཇིགས་སྐྱ་ངན་འདོད། །ཁ་ཟས་མ་སྙོམས་པ་ཡིས་རིམས་སུ་འགྱུར། །

Andere Ursachen und (mit Krankheit in Zusammenhang stehende) Umstände, die epidemische Krankheit hervorrufen, sind unangemessene, übermäßige und schädliche elementare Wesensarten der vier Jahreszeiten, anstrengende Aktivitäten, durch die Luft übertragene Krankheiten, das Ansammeln von Ärger, Angst, Kummer und starker Begierde sowie unangemessene Ernährung.

རྒྱུ་རྐྱེན་དེ་ཡིས་མཁྲིས་པའི་མེ་དྲོད་བསླང་། །

Diese Ursachen und (mit Krankheit in Zusammenhang stehenden) Umstände verstärken die Hitze des *mkhris pa*-Feuers.

རྔུལ་ལ་བབས་ནས་བད་ཀན་མཁྲིས་པ་རླུང་། །འཇུག་སྒོ་དྲུག་ཏུ་རིམ་པས་འཇུག་པ་འམ། །དྲིས་ཐོག་ཡམས་སུ་རིམས་ཀྱིས་འགོས་པའི་ཕྱིར། །རིམས་ཞེས་བྱ་བའི་རྒྱུ་མཚན་མིང་དུ་བཏགས། །

Der Name lautet epidemische Krankheit oder „*rims*“, wörtlich „eine nach der anderen“, da diese Krankheit anfänglich in Schweiß und danach in *bad kan, mkhris pa* und *rlung* eindringt, indem sie nacheinander die sechs Eintrittsbereichs überschreitet, und da sie [von einer infizierten Person auf die andere] über den Kontakt mit kranker Luft übertragen wird.

དབྱེ་བ་བལ་ནད་འབྲུམ་བུ་རྒྱུ་གཟེར་དང་། །གག་ལྷོག་ཆམ་པའི་རིམས་དང་རྣམ་པ་ལྔ། །དེ་ལ་ཕྱི་མ་བཞི་པོ་འོག་ཏུ་སྟོན། །

Die Krankheit kann in fünf Arten klassifiziert werden: *bal nad*, Pocken, Darminfektionen (Kolitis), Infekte in Hals und Muskelgewebe sowie fiebrige Erkältungen (Katarrh). Die letzten vier werden in folgenden Kapiteln erläutert.

བལ་ནད་དབྱེ་བ་རྣམ་པ་གསུམ་ཡིན་ཏེ། །བབས་ས་གནས་དང་སྦྱར་ཏེ་དབྱེ་བ་དང་། །རིམ་པ་དུས་དང་སྦྱར་ཏེ་དབྱེ་བ་དང་། །ནད་གཞི་རིགས་དང་སྦྱར་ཏེ་དབྱེ་བ་གསུམ། །

bal nad kann in drei Kategorien klassifiziert werden, anhand der Lokalisation, der Progressionsphase und der Art.

དེ་ལ་རླུང་མཁྲིས་བད་ཀན་འདུས་པ་དང་། །གཉན་རིམས་ཞེས་བྱ་རྣམ་པ་ལྔ་རུ་བཤད། །

Nach Art der Krankheit klassifiziert gibt es fünf Arten von *bal nad*: *rlung rims, mkhris rims, bad kan rims, 'dus pa rims* und *gnyan rims*.

འདར་བུ་ཡེར་བུ་རླུང་གི་རིམས་ཡིན་ཏེ། །ལེ་བརྒན་(ལེབ་རྒན་)ཀླད་གཟེར་ཞེས་བྱ་མཁྲིས་པའི་རིམས། །རྨོངས་བུ་ལྐུགས་པ་བད་ཀན་རིམས་སུ་བཤད། །འདུས་རིམས་དབྱེ་བ་རྒྱུན་རིམས་རྟག་པའི་རིམས། །ཉིན་གཅིག་ཉིན་གསུམ་ཉིན་བཞི་རྣམ་པ་ལྔ། །མཁྲིས་པ་རྩར་རྒྱུག་རིམས་དང་ཀླད་གཟེར་དང་། །རིམས་སྨྱོན་ཏྲེ་ཏྲེ་ཧོས་སུ་བཏགས་པ་གསུམ། །དོན་མཐུན་གཉན་རིམས་མིང་གི་རྣམ་གྲངས་ཡིན། །

rlung gi rims wird weiter klassifiziert in *'dar bu* und *yer bu*; *mkhris pa'i rims* in *leb rgan* [1] und *klad gzer; bad kan rims* in *rmongs bu* und *lkugs pa*, und *'dus rims* in *rgyun rims, rtag pa'i rims, nyin gcig, nyin gsum* und *nyin bzhi. mkhris pa rtsar rgyug, klad gzer* und *rims smyon tre tre ho* sind Synonyme für epidemische Krankheiten.

རྟགས་ལ་སྤྱི་དང་བྱེ་བྲག་རྣམ་པ་གཉིས། །

Es gibt zwei Arten von Anzeichen und Symptomen [von epidemischen Krankheiten]: allgemeine und spezifische.

སྤྱི་ལ་མ་སྨིན་རྒྱས་དང་སྟོངས་པ་གསུམ། །

Im Folgenden werden die allgemeinen Anzeichen und Symptome auf Basis der drei Stadien der Krankheit, [nämlich] unausgereift, ausgereift und leer, erläutert.

དང་པོ་མ་སྨིན་རིམས་ཀྱི་མཚོན་ཚུལ་ནི། །ཕྱུམ་སེར་ཡུན་རིང་མགོ་ཁང་ཚིགས་གཞི་ན། །ལུས་ལྕི་སྙིད་སྙུར་རྨི་ལམ་ཟ་ཟི་མང་། །གཡལ་མང་རྣ་བ་འཐིབས་ལ་ཞེས་པ་སྨྱོས། །ཉི་མ་སྐྱེག་ཅིང་ཁྱད་པར་སྲོད་ལ་ན། །ཁ་ཁ་མགོ་བོ་ན་ཞིང་དང་ག་འགག །རྩ་རྒྱུད་ཕྲ་མགྱོགས་གཡོ་ཞིང་ཆུ་མདོག་རྙོག །

Erstens, die Anzeichen und Symptome der Krankheit im Anfangsstadium, dem unausgereiften Stadium, sind länger andauernder Schüttelfrost, Kopfschmerzen, Gelenkschmerzen in den Gliedmaßen, Schweregefühl des Körpers, Lethargie, unklare Träume, häufiges Gähnen, Hörverlust, Irresein und Vorliebe für die Hitze der Sonne. Insbesondere zeigt sich eine Verschlechterung der Krankheit zur Abenddämmerung mit einem bitteren Geschmack im Mund, Kopfschmerzen, Appetitverlust, einem dünnen, schnellen und flatterigen Puls sowie trübem Urin.

བར་དུ་རིམས་རྒྱས་ལུས་ལྕི་ཏྲུ་ལ་དྲི་མནམ། །མིག་མདངས་དམར་སེར་ལྕེ་མཆུ་སོ་དྲེག་ཆགས། །མགོ་ན་སྐོམ་དད་ཆེ་ལ་ཞེས་པ་གཡུང་། །ཆུ་དམར་དྲི་མ་དུགས་ལ་ཀུ་ཡ་མཐུག །རྩ་རྒྱུད་ཕྲ་ལ་གྲིམས་ཤིང་མྱུར་དུ་འཕར། །

[Die Anzeichen und Symptome] der Krankheit im mittleren, ausgereiften Stadium sind Schweregefühl des Körpers, ein süßlicher Geruch, gelblich-rote Augen, belegte Zunge und Lippen, Zahnbelag, Kopfschmerzen, extremer Durst, unklarer Geist, übelriechender rötlicher Urin mit konzentriertem *ku ya* sowie ein dünner, gespannter und schneller Puls.

ཐ་མར་ཞུ་འཕྲུགས་མཚམས་སླེབ་སྟོངས་པའི་རྟགས། །དཔྱི་དང་རྐེད་པ་རུས་ཁང་ཁྱད་པར་ན། །ལུས་རྡུ་ལ་གཉིད་ཆུང་མགོ་འཁོར་རྣ་བ་འུར། །ལྕེ་ནི་དམར་རྩུབ་སྐམ་ལ་སྟོང་སྐྱུགས་བྱེད། །སྨྲ་འཆལ་སྐབས་སུ་འདར་ཞིང་ཕྱི་དྲོད་ཆེ། །

Wenn die Krankheit im letzten, leeren Stadium die Grenze zwischen „Berg und Tal“ bzw. zwischen einer kalten und einer heißen Krankheit erreicht, sind [die Anzeichen und Symptome] Schmerzen der Hüften, Taille und insbesondere der Knochen, Schwitzen, wenig Schlaf, Verwirrung, Ohrensausen, eine rote, raue und trockene Zunge, leeres Erbrechen, Gesprächigkeit, gelegentliches Zittern und erhöhte Hitze des Körpers.

ཁྱེ་བྲག་རྟགས་ལ་རྣམ་པ་གསུམ་ཡོད་དེ། །

Es gibt drei Arten von spezifischen Anzeichen und Symptomen der Krankheit.

དང་པོ་བབས་ས་གནས་ཀྱིས་བརྟག་པ་ནི། །ཐོག་མར་སྐྱི་དང་བ་སྤུ་ར་འབབ་པ་སྟེ། །ཤེད་ཆུང་སྙིད་སྐྱུར་ལུས་བརྩེ་བ་སྤུ་ལྡང་། །དེ་ནས་ལྤགས་ལ་བབས་ཏེ་ཁྱུམ་སེར་འཁྱེར། །མགོ་རྐང་ཚིགས་གཞི་ན་ཞིང་ཉི་མ་སྙེག །དེ་ནས་རྩ་ལ་བབས་ཏེ་རྩ་ཚད་སྐྱེ། །རྩ་འཕྲུག་ཤེས་པ་བྱིང་ལ་སྐོམ་དད་ཆེ། །ཁ་ཁ་ཆུ་མདོག་དམར་ལ་རྙོག་པ་འོ། །དེ་ནས་ཤ་ལ་བབས་ཏེ་མགོ་བོ་འཐོམ། །ལུས་ལྕི་ཤ་ཚ་བསིལ་འདོད་ཤེས་པ་རྙོག །དེ་ནས་སྣོད་དུ་བབས་ཏེ་དང་ག་འགག །ཁྲི་མ་འཁྲུ་སྐམ་ལྕེ་ལ་བད་ཀན་ཆགས། །དེ་ནས་དོན་ལ་བབས་ཏེ་རྩ་ཆུ་ཚ། །ལྕེ་སྐམ་ཟ་ཟི་སྨྲ་ལ་སྐོམ་དད་ཆེ། ། དེ་ནས་གཞུག་ཏུ་རུས་ལ་བབས་པའི་རྟགས། །སྣ་བུག་ཁ་ལྕེ་སྐམ་ལ་སོ་དྲེག་ཆགས། །རྩ་སྟོངས་རྣ་བ་འོན་ལ་ཤེས་པ་རྙོག །

Erstens, gibt es folgende spezifischen Anzeichen und Symptome je nach Lokalisation der Krankheit: Das Eindringen der Krankheit in die äußersten Bereiche von Haut und Körperhaar führt zu schwacher Körperkraft, Lethargie, Irritation des gesamten Körpers und Aufstellen der Körperhaare. Das Eindringen in die Haut verursacht Schüttelfrost, Kopfschmerzen, Schmerzen in Knochenmark und in den Gelenken der Gliedmaßen und eine Vorliebe für die Hitze der Sonne. Des Weiteren erzeugt das Eindringen in die Leitbahnen Hitze in den Leitbahnen und führt zu einem ausstrahlenden Puls, mentaler Unlust, extremem Durst, einem bitteren Geschmack im Mund sowie rötlichem und trübem Urin. In Folge verursacht das Eindringen in die Muskelgewebe geistige Abwesenheit, ein Schweregefühl des Körpers, übermäßige Hitze in den Muskelgeweben, ein Verlangen nach kühlen Verhältnissen und einen unklaren Geist. Danach kommt es bei Eindringen in die Hohlorgane zu Appetitverlust, Durchfall oder Verstopfung und einem weißen Belag der Zunge. Dann zeigen sich bei Eindringen in die Vollorgane Puls- und Urinmerkmale einer Hitze-Krankheit, eine trockene Zunge, unzusammenhängendes Reden und extremer Durst. Schließlich verursacht das Eindringen in die Knochen eine Trockenheit von Nase, Mund und Zunge, Zahnbelag, einen leeren Puls, Hörverlust und einen unklaren Geist.

རིམ་པ་དུས་ཀྱི་སྒོ་ནས་བརྟག་པ་ནི། །དང་པོ་ཞག་གསུམ་བད་ཀན་དུས་ཡིན་ཏེ། །ཚ་བ་མགོ་ལ་བབས་པས་མགོ་བོ་ན། །ཉ་དང་ཚིགས་གཞི་ན་ཞིང་ཁྱུམ་སེར་འཁྱེར། །གཡལ་མང་སྙིད་སྐྱུར་སྐྱུག་ཅིང་ཉི་མ་སྙེག །ཚ་བ་མ་སྨིན་དྭངས་སྙིགས་དབྱེ་བའི་དུས། །

Im Progressionsstadium [der Krankheit] sind die ersten drei Tage die *bad kan*-Phase, in deren Verlauf es zu einem Eindringen der epidemischen Hitze-Krankheit in den Kopf mit Kopfschmerzen, Schmerzen in Muskeln und Gelenken der Gliedmaßen, Schüttelfrost, häufigem Gähnen, Lethargie, Erbrechen und einer Vorliebe für die Hitze der Sonne kommt. Es handelt sich hier um die Phase der Separierung der unreifen Hitze-Krankheit.

དེ་ནས་ཞག་གསུམ་མཁྲིས་པའི་དུས་ཡིན་ཏེ། །ཚ་བ་དབང་པོའི་སྒོར་བབས་ཁ་ཁ་ལ། །ལྕེ་ལ་བད་ཆེ་སོ་མཆུ་དྲེག་པ་ཆགས། །སྣ་སྐམ་རྣ་བ་མི་གསང་མིག་རྣག་(ནག་)ཆེ། །ཆུ་དམར་རྩ་གྲིམས་ཆུ་ལྟར་སྐེམ་པའི་དུས། །

Die nächsten drei Tage sind die *mkhris pa*-Phase, die durch das Eindringen der Hitze-Krankheit in die Sinnesorgane einen bitteren Geschmack im Mund, starken Zungenbelag, Zahn- und Lippenbelag, trockene Nase, Schwerhörigkeit, übermäßig rinnende Augen, rötlichen Urin und einen gespannten Puls hervorruft. Dies ist die Zeitspanne, [in der die Krankheit] trocknet, ähnlich wie Wasser trocknet.

དེ་ནས་ཞག་གསུམ་ཁྲག་དུས་ཁྲག་ལ་བབས། །རྩ་དང་ཆུ་ཡི་ཚ་བ་གོང་བས་ཆེ། །ལྕེ་སྐམ་སྐོམ་དང་ཆེ་ལ་རྔུལ་དྲི་མནམ། །ལུས་ལྕི་ཚ་བ་དགྲ་ལྟར་བསད་པའི་དུས། །

Die nächsten drei Tage sind die Blutphase, in der das Eindringen [der Krankheit] in das Blut Anzeichen einer verstärkten Hitze-Krankheit in Puls und Urin, eine trockene Zunge, extremen Durst, Schweißgeruch und ein Schweregefühl des Körpers verursacht. In dieser Zeitspanne wird die Hitze-Krankheit beseitigt, ähnlich wie ein Feind vernichtet wird.

དེ་ནས་ཞག་གསུམ་རླུང་ཁྲག་འཐབ་པའི་དུས། །ཚད་པ་དོན་ལ་བབས་པས་ཐ་འཚོལ་སྨྲ། །དྲན་པ་མི་གསལ་ཚབས་ཆེ་སྲོག་རྩར་འཚོར། །ཤེད་ཆུང་རྩ་བྱིང་ངོ་ནག་ལྕེ་སྐམ་རྩུབ། །ཡང་ན་སྨྱོ་འབྲོས་གཉེན་ལྟར་བསྙེན་དུས་ཡིན། །

Das Stadium der Konfrontation von *rlung* und Blut folgt in den nächsten drei Tagen, es kommt zu einem Eindringen der Krankheit in die Vollorgane und damit zu unzusammenhängendem Sprechen und einem unklaren Gedächtnis. Die Verschlechterung der Krankheit und ihr Eindringen in die Lebens-Leitbahn verursacht allgemeines Schwächegefühl, einen tiefen Puls, eine dunkle Färbung der Haut, eine trockene und raue Zunge oder Irresein. In dieser Phase wird die Krankheit bewältigt, ähnlich wie man mit Angehörigen zurechtkommt.

དེ་ནས་ཞག་གསུམ་རི་ཐང་མཚམས་ཀྱི་དུས། །རུས་ལ་བབས་པས་དཔྱི་སྐེད་རུས་ཀང་ན། །ཤེད་ཆུང་གདོང་སྐྱ་མགོ་འཁོར་རྣ་བ་འུར། །གཉིད་ཆུང་ལུས་རྔུལ་བུ་ལྟར་གསོ་དུས་ཡིན། །

Die nächsten drei Tage sind die Phase der Grenze zwischen „Berg und Tal" bzw. zwischen einer kalten und einer heißen Erkrankung, in der die Krankheit in die Knochen eindringt und Schmerzen in Becken, Taille und Knochen, schwache Körperkraft, ein blasses Gesicht, geistige Abwesenheit, Ohrensausen, wenig Schlaf und starkes Schwitzen verursacht. In dieser Phase muss die Krankheit wie der eigene Sohn behandelt werden.

ནད་གཞི་རིགས་ཀྱི་སྒོ་ནས་བརྟག་པ་ནི། །

Die Diagnose nach Art der Krankheit wird folgendermaßen gestellt:

དང་པོ་རླུང་རིམས་བརྡ་དང་རྟེད་པ་ན། །མགོ་ལུས་ཡན་ལག་ལུས་ཀུན་བརྡུངས་སྙམ་བྱེད། །གཡལ་མང་མགོ་འཁོར་རྣ་བ་སྒྲ་དང་བཅས། །གཉིད་ཡེར་མྱུ་འགྲམ་མགོ་བོ་ཟུག་ཅིང་གཟེར། །སྤུ་ལྡང་པགས་པ་བརྩེ་ལ་རྔུལ་མི་འབྱུང་། །ཀང་ལག་མགོ་བོ་འདར་ཞིང་ཟླ་འཚོལ་སྨྲ། །ཁ་ཟས་མི་འཇུ་བཤང་གཅི་སྲི་བ་ཡིན། །

Erstens sind Anzeichen und Symptome für *rlung rims* Schmerzen im Bereich von Hüfte und Taille, ein Gefühl des Geschlagenwerdens am ganzen Körper (Kopf, Körper und Gliedmaßen), häufiges Gähnen, Leichtfertigkeit, Ohrensausen, Schlafstörungen, starke Kiefer- und Kopfschmerzen, Aufstellen der Körperhaare, Hautreizungen, mangelndes Schwitzen, Zittern der Gliedmaßen und des Kopfes, unzusammenhängendes Sprechen, Schwäche des Verdauungstraktes und spärlicher Stuhl und Urin.

ཁྱད་པར་འདར་བུ་ཕྲུམ་སེར་ཡུན་རིང་འདར། །ཡེར་བུ་གཉིད་མེད་གཡོ་ཞིང་འགྲོས་ཚུལ་སྟོན། །

Spezifisch zeigt sich *'dar bu* durch Schüttelfrost und anhaltendes Zittern, *yer bu* durch Schlafmangel sowie flatterigen und ausweichenden Pulsmerkmalen.

རླུང་རིམས་བབས་ས་རུས་ཡིན་རུས་ཀུན་ན། །རྒྱས་ས་དོན་ཡིན་ལྕེ་སྐམ་ཟ་ཟི་མང་། །ཐ་མར་སྲོག་རྩར་ལམ་དོན་སྙིང་འགྲོས་བྱེད། །

Die Knochen sind die Lokalisation, in welche *rlung rims* eindringt und Schmerzen in jedem einzelnen Bereich der Knochen verursacht. Die Vollorgane sind die Lokalisation, in welcher sich *rlung rims* entwickelt, wodurch es zu Trockenheit der Zunge und mentaler Verwirrtheit kommt. Die Lebens-Leitbahn ist die Lokalisation, in welche *rlung rims* zuletzt eindringt und dazu führt, dass der Patient Irresein und Versuchen wegzulaufen anheimfällt.

མཁྲིས་རིམས་བསིལ་འདོད་མགོ་ན་ཁ་ཁ་ཞིང་། །ལུས་ཚ་འཁྲུ་ཞིང་བཤང་གཅི་ལྤགས་མིག་སེར། །རྨུ་ལ་དབྱུང་དྲི་མནམ་རྨྱོས་ཤིང་སྐོམ་དད་ཆེ། །ལུད་པ་ཁྲག་བཅས་ཁ་ལ་ཐོར་པ་འོང་། །

mkhris rims zeigt sich durch Verlangen nach kühlen Verhältnissen, Kopfschmerzen, einen bitteren Geschmack im Mund, übermäßige Hitze des Körpers, Durchfall, gelbliche Farbe von Urin, Haut und Augen, übermäßiges Schwitzen mit üblem Geruch, Irresein, extremen Durst, blutigen Schleim und das Auftreten von Pusteln im Mund.

ཁྱད་པར་ལེ་བརྒན་(ལེབ་རྒན་)སྟོད་གཟེར་ལུད་པ་དམར། །སྣ་ཁྲག་འཛག་ཅིང་ཚད་རྟགས་ཆེ་བ་ཡིན། །ཀླད་གཟེར་ཚ་བ་རྒྱས་ལ་མགོ་ཟུག་ཆེ། །སྨུར་འགྲམ་ལྟག་རྩ་འཁྲུག་ཅིང་མཆོགས་མ་ལྗི། །

Spezifisch zeigt sich *leb rgan* [2] durch Schmerzen am oberen Rücken, rötlichen Schleim, Nasenbluten sowie Anzeichen und Symptomen einer dominanten Hitze-Krankheit. Charakteristisch für *klad gzer* sind Fieber, starke Kopfschmerzen, in die Leitbahnen im Bereich von Unterkiefer und Hinterkopf ausstrahlende Schmerzen sowie ein Schweregefühl im vorderen Bereich des Kopfes.

མཁྲིས་རིམས་དང་པོ་བབས་ས་རྩ་ཡིན་པས། །རྩ་ཆུ་ཚ་ལ་རྩ་རྒྱས་རྩ་ཟམས་འཁྲུག །བར་དུ་རྒྱས་པའི་ས་ནི་ཁྲག་ཡིན་པས། །ཆུ་དམར་རོ་སྟོད་ཚ་ཞིང་སྣ་ཁྲག་འོང་། །ཐ་མ་ཕལ་ཆེར་ཕོ་བར་ལམ་ནོན་པས། །མཁྲིས་པས་ཕོ་བའི་མེ་དྲོད་ཕྱིར་བཏོན་ཏེ། །ལྕེ་སྐམ་མཆུ་ཐུང་ཁ་སྐམ་སོ་དྲིག་ཆགས། །དང་ག་མི་བདེ་སྐོང་སྐྱུགས་བྱེད་པ་འོ། །

Im Anfangsstadium von *mkhris rims* dringt die Krankheit in die Leitbahnen ein, was Puls- und Urinmerkmale einer Hitze-Krankheit und eine Vorwölbung der Leitbahnen mit ausstrahlenden Schmerzen verursacht. Danach entwickelt sich die Krankheit im Blut und es kommt zu rötlichem Urin, übermäßiger Hitze des Oberkörpers sowie Nasenbluten. Schließlich dringt die Krankheit in den Magen ein und vertreibt die Hitze des Verdauungstraktes, was eine trockene Zunge, schmale Lippen, einen trockenen Mund, Zahnbelag, Appetitverlust und leeres Erbrechen hervorruft.

བད་རིམས་སྨྱོས་ཤིང་ཚ་བ་དལ་བུས་སྐྱེ། །སྐྱུག་ཅིང་མཆིལ་མ་ལུད་པ་མང་བ་དང་། །ལུས་སྙོམ་ལྕི་ཞིང་གཉིད་ཆེ་དང་ཁ་འགག །བཤང་གཅི་ལྕེ་དང་སེན་མོ་པགས་མདོག་དཀར། །

Die Merkmale von *bad rims* sind Irresein, allmähliche Entwicklung der Hitze-Krankheit, Erbrechen, übermäßiger Speichel- und Schleimfluss, Lethargie, Schweregefühl des Körpers, übermäßiger Schlaf, Appetitverlust sowie Blässe von Stuhl, Urin, Zunge, Nägeln und Haut.

ཁྱད་པར་རྨོངས་བུ་ཟ་ཟི་ཉག་ཉོག་མང་། །དྲན་པ་མི་གསལ་ཤེས་པ་འཐིབ་པ་ཡིན། །ལྐུགས་པ་མི་ངོ་མི་ཤེས་སྨྲ་བ་ལྐུགས། །དྲི་ཆེན་དྲི་ཆུ་མི་འཁྱིལ་མང་(མལ་)དུ་འཚོར། །

Spezifisch zeigt sich *rmongs bu* durch mentale Verwirrtheit und Inaktivität, unklares Gedächtnis sowie mentale Unlust, während bei *lkugs pa* eine Gesichtserkennungsschwäche, Sprachstörungen sowie Stuhl- und Harninkontinenz auftreten.

བད་རིམས་དང་པོ་བབས་ས་དང་ག་སྐྱེ། །ཁ་མངལ་ཟས་མི་འཇུ་ལ་དང་ཁ་འགག །བར་དུ་རྒྱུས་ས་ཤ་དང་ཀླད་པ་སྐྱེ། །ལུས་ལྕི་སྨྱོས་དང་ལྐུགས་པར་འགྱུར་བ་ཡིན། །ཐ་མར་འཚོར་ས་མཁལ་མར་ལམ་དོན་པས། །ཆུ་སྲི་མཁལ་རྐེད་ན་ལ་རྣ་བ་འོན། །

Im Anfangsstadium von *bad rims* dringt die Krankheit in den Magen ein und verursacht Geschmacksverlust, Schwäche des Verdauungstraktes und Appetitverlust. Danach entwickelt sich die Krankheit im Muskelgewebe und im Gehirn und führt zu einem Schweregefühl des Körpers sowie zu Irresein und Sprachstörungen. Schließlich ist die Niere die Lokalisation, wo die Krankheit zuletzt eindringt und spärliche Miktion, Nieren- und Taillenschmerzen sowie Hörverlust verursacht.

འདུས་རིམས་རྟགས་ལ་སྤྱི་དང་བྱེ་བྲག་གཉིས། །

Es gibt zwei Arten von Anzeichen und Symptomen von *'dus rims*: allgemeine und spezifische.

སྤྱི་རྟགས་དང་པོ་བར་དང་ཐ་མ་གསུམ། །

Die allgemeinen Anzeichen und Symptome [können anhand der] drei Stadien [erläutert werden]: Anfangsstadium, mittleres Stadium und Endstadium.

འདུས་རིམས་ཐོག་མ་དྭངས་མར་བབས་པའི་ཕྱིར། །དྭངས་མ་བད་མཁྲིས་གཉིས་ཀྱི་གནས་ཡིན་པས། །བད་ཀན་ཤས་ཆེ་མ་སྨིན་རྟགས་མི་གསལ། །དེ་འོག་མ་ཞུ་སྨུག་པོ་ལྟ་བུར་སྣང་། །མཁྲིས་ཤས་ཆེ་ན་མ་སྨིན་རྟགས་འགའ་གསལ། །དེ་འོག་མཁྲིས་ནད་ལྟ་བུར་མིག་ཆུ་སེར། །

Anfangs treibt *'dus rims* abwärts in [den Bereich] der Essenz, die aus der Nahrung gewonnen wird, die Lokalisation von *bad kan* und *mkhris pa*. Wenn die Krankheit daher von *bad kan* dominiert ist, manifestiert sie sich nicht mit den Merkmalen einer unausgereiften Hitze-Krankheit, sondern erscheint zu gegebener Zeit als Schwäche des Verdauungstraktes und *bad kan smug po*. Wenn die Krankheit von *mkhris pa* dominiert ist, zeigt sie einige Merkmale einer unausgereiften Hitze-Krankheit und verursacht dann eine gelbliche Farbe von Augen und Urin, ähnlich wie bei einer *mkhris pa*-Krankheit.

བར་དུ་རྒྱས་དུས་སེམས་རྨུགས་རྣ་བ་འོན། །གཉིད་ལོག་དུས་ན་ཟ་ཟི་བླ་འཆོལ་འབྱུང་། །ལུད་པ་དམར་སེར་དཀར་པོ་འབྱར་བག་ལུ། །རྐང་དང་རྐེད་པ་རུས་ཚིགས་མ་ལུས་ན། །གྲེ་བ་ཚ་འཛེར་སྒྲིད་པ་སྣ་ཆུ་མང་། །མིག་དམར་རྩིབ་ལོགས་ན་ཞིང་སྐོམ་དད་ཆེ། །ཚ་བ་བཤང་གཅི་རྔུལ་དང་གཉིད་མི་སྙོམས། །ཕོར་པ་འབྲུམ་ཕྲན་དམར་ནག་འབྱུང་ཡང་སྲིད། །དྭངས་མ་ཁྲག་སོགས་ཟུངས་ཀུན་ལ་གནས་ཕྱིར། །ནད་རྟགས་མི་འདྲ་སྣ་ཚོགས་ཅི་ཡང་སྲིད། །ངོས་བཟུང་སྨིན་བསད་འབྱུང་དཀའ་ས་འདྲ་ལྕི། །ངེས་ཤེས་རྣ་བ་མི་གསང་ཟ་ཟིས་ཤེས། །

Wenn sich die Krankheit danach weiter entwickelt, verursacht sie mentale Verdunkelung, Hörverlust, wirre Träume, Sprechen im Schlaf, rötlich-gelben oder weißen klebrigen Schleim, Schmerzen in den Gliedmaßen, in Taille und allen Gelenken, Halsschmerzen, Heiserkeit, Niesen, eine rinnende Nase, rötliche Augen, Schmerzen oberhalb der Rippen, extremen Durst und wechselhafte [Qualitäten von] Fieber, Stuhlgang, Miktion, Schwitzen und Schlafen sowie möglicherweise das Auftreten von kleinen dunkelroten Pusteln. Die Krankheit kann unterschiedliche Anzeichen und Symptome aufweisen, da sie sich in alle körperlichen Bestandteile wie in die Essenz, die aus der Nahrung gewonnen wird, und ins Blut ausbreitet. Diagnose, Ausreifung, Beruhigung und Ausleiten der Krankheit sind schwierig, da sie eine schwere Wesensart aufweist wie Erde. Die Krankheit kann jedoch sicher diagnostiziert werden, wenn Symptome wie Hörverlust und mentale Verdunkelung auftreten.

ཐ་མར་ལུས་ཟུངས་ཞུ་བས་རྔུལ་མང་འབྱུང་། །སྨྲ་མང་ཕྱི་རྩ་འདར་སྲིད་སྟོང་རྨུགས་འོང་། །ལུས་གྲང་ཉམ་པ་སྐྱ་འམ་མགོ་རྐང་ན། །དེ་དག་རི་ཐང་མཚམས་སུ་ཕེབས་རྟགས་ཡིན། །བཅོ་བརྒྱད་ཉི་

ཤུ་གཅིག་ན་འཚོ་འཆི་ཕྱེད། །

Eine Erschöpfung der körperlichen Bestandteile verursacht schließlich starkes Schwitzen, Gesprächigkeit, möglicherweise ein Zittern der oberflächlichen Blutgefäße, leeres Erbrechen, kalter Körper, blasses, maskenhaftes Aussehen des Körpers und Schmerzen in Kopf und Gliedmaßen. Alle diese Symptome zeigen, dass die Krankheit die Grenze zwischen „Berg und Tal" bzw. zwischen einer kalten und einer heißen Krankheit erreicht hat. 18 bis 21 Tage nach Eindringen der Krankheit in die körperlichen Bestandteile kann eine Prognose gestellt werden.

བྱེ་བྲག་རྟགས་ལ་རྒྱུན་རིམས་དྭངས་མར་བབས། །བད་མཁྲིས་ལྡན་པའི་ནད་རྟགས་འབྱུང་བ་སྲིད། །ཁྲག་ལ་བབས་པ་རྟག་པའི་རིམས་ཡིན་ཏེ། །རོ་སྟོད་ཕོ་མཆིན་མི་བདེ་སྣ་ཁྲག་འཛག །གློ་མང་ལུད་པ་མི་གཙང་མིག་ཆུ་དམར། །ཞག་གཅིག་ཚ་བའི་ཟུག་གཟེར་ལན་གཉིས་ལྡང་། །ཤ་ལ་བབས་པ་ཉིན་གཅིག་པ་ཞེས་བྱ། །རྔུལ་མང་དྲོད་ཆེ་ལུས་དང་ཤེས་པ་ལྕི། །ཚ་བ་ནད་ཟུག་ཉིན་རེ་ལན་རེ་ལྡང་། །ཚིལ་ལ་བབས་པ་ཉིན་གསུམ་པ་ཡི་རིམས། །ཁྱད་པར་གཉིད་ཆེ་ལུས་པོ་ཤིན་ཏུ་ལྕི། །རླུང་མཁྲིས་ཤས་ཆེ་དང་པོ་མགོ་ལ་འབབ། །བད་མཁྲིས་ཤས་ཆེ་སྐེ་དང་ཕྲག་པར་འབབ། །རླུང་དང་བད་ཀན་ཤས་ཆེ་རྐེད་པར་འབབ། །ཉིན་རེ་བདེ་ལ་ཉིན་གཉིས་བསྡུད་ནས་ན། །དུས་ལ་བབས་པ་ཉིན་བཞི་པ་ཡི་རིམས། །ཁྱད་པར་རྐེད་པ་རྐང་རུས་ཚིགས་གཞི་ན། །ཀླད་པར་བབས་ཚེ་མགོ་འཁོར་ཆམ་པས་འདེབས། །སྐྱོབས་ཆེ་ཁ་ཡོ་མིག་སྐྱི་གཟའ་ཕོག་མཚུངས། །བད་ཀན་ཆེ་ན་ཕྱིན་པ་ན་བར་འབྱེད། །རླུང་ཤས་ཆེ་ན་ཁྱད་པར་ཀླད་པ་ན། །ཞག་གཉིས་བདེ་ལ་ཞག་རེ་ན་རེས་འབྱེད། །

Spezifisch verursacht im Fall von *rgyun rims* das Eindringen der Krankheit in die Essenz, die aus der Nahrung gewonnen wird, Anzeichen und Symptome von *bad kan*- und *mkhris pa*-Krankheiten. *rtag pa'i rims,* das Eindringen der Krankheit ins Blut, verursacht Beschwerden im Bereich von oberer Rücken, Magen und Leber, Nasenbluten, häufigen Husten, unklaren Schleim und eine rötliche Färbung von Augen und Urin sowie zweimal täglich unerträgliche, durch die Hitze-Krankheit bedingte Schmerzen. Das Eindringen der Krankheit in das Muskelgewebe, das man auch mit dem Namen *nyin gcig pa* bezeichnet, verursacht starkes Schwitzen, erhöhte Hitze des Körpers, ein Schweregefühl von Körper und Geist sowie das einmal tägliche Auftreten von durch die Hitze-Krankheit bedingten, unerträglichen Schmerzen. *nyin gsum pa rims* tritt mit dem Eindringen der Krankheit in das Fettgewebe auf und verursacht übermäßigen Schlaf und insbesondere ein extremes Schweregefühl des Körpers. Wenn die Krankheit von *rlung* und *mkhris pa* dominiert wird, dringt sie in den Kopf ein. Bei Dominanz von *bad kan* und *mkhris pa* dringt sie in Nacken und Schulter ein, und bei Dominanz von *rlung* und *bad kan* in den unteren Rücken. Das Befinden verbessert sich an einem Tag und verschlechtert sich an den nächsten zwei Tagen. Im Fall von *nyin bzhi pa rims* verursacht das Eindringen der Krankheit in die Knochen Schmerzen in der Taille, den Gliedmaßen, Knochen und insbesondere Gelenken, während es bei Eindringen in das Gehirn zu Benommenheit und einem grippalen Infekt kommt. In schweren Fällen verursacht die Krankheit eine Fazialislähmung und verdrehte Augen [3], ähnlich wie bei einem Schlaganfall. Wenn die Krankheit von *bad kan* dominiert wird, verursacht sie Schmerzen in den Wadenmuskeln, und bei Dominanz von *rlung* Schmerzen im Gehirn. Dem Patienten geht es abwechselnd zwei Tage lang besser, gefolgt von einem Tag mit Beschwerden.

གཉན་རིམས་མཁྲིས་པ་རྩར་རྒྱུག་ཅེས་བྱ་བ། །ནད་འདི་ཀླུ་བདུད་བྱང་སྨན་རྐྱེན་བྱས་ནས།
།མཁྲིས་ཚད་ཕྱི་རོལ་ཧྲུལ་གྱི་སྒོར་ཞུགས་ཏེ། །ནང་དུ་མཆིན་མཁྲིས་དོན་སྣོད་གཉིས་ལ་བབས།
།རང་སར་མི་གནས་རྩ་མིག་ཀུན་ཏུ་རྒྱུག །ཡར་ལ་མགོ་དང་ཀླད་པར་བད་ཡུལ་འཕྲོག །མར་ལ་
མཁལ་མ་རྒྱུངས་པར་ཆུ་ཡུལ་འཕྲོག །དོན་ལ་གློ་དང་སྙིང་ལ་རླུང་ཡུལ་འཕྲོག །ཕོ་ལོང་རྒྱུ་མ་
སྣོད་དུ་མཁྲིས་ཡུལ་འཕྲོག །ཤ་ལྤགས་ཕྱིར་ཤོར་སྟོབས་དང་ཁ་དོག་འཕྲོག །མཇུག་ཏུ་མཁྲིས་
གནས་རླུང་གིས་སྲུད་བྱས་ནས། །རང་གནས་སྲོག་རྩར་འཚོར་བས་འཚོ་བ་ཉུང་། །

rgyan rims mkhris pa rtsar rgyug ist eine Infektionskrankheit, die von schädlichen Einflüssen durch *klu bdud* und *byang sman* verursacht wird. Diese Krankheit dringt mit der *mkhris pa*-bedingten Hitze-Krankheit von außen durch die Poren in den Körper ein, setzt sich im Inneren in Leber und Gallenblase fort und gelangt schließlich, ohne sich jemals an ihrer eigenen Lokalisation aufzuhalten, in die Leitbahnen. Wenn die Krankheit nach oben in Kopf und Gehirn wandert, besetzt sie die Lokalisation von *bad kan*; wenn sie nach unten in die Niere und die Wirbelsäule absteigt, gelangt sie in die Lokalisation der körperlichen Flüssigkeiten; wenn sie in Vollorgane wie Lunge und Herz eindringt, befällt sie die Lokalisation von *rlung*; wenn sie Hohlorgane wie Magen, Dick- und Dünndarm befällt, befindet sie sich in der Lokalisation von *mkhris pa*; und wenn sie nach außen ins Muskelgewebe und in die Haut gelangt, schwächt sie körperliche Kraft und Hautfarbe. Wenn schließlich die Lokalisation von *mkhris pa* von *rlung* besetzt ist, dringt *mkhris pa* in die Lebens-Leitbahn, die Lokalisation von *rlung*, ein, und die Chance zu überleben ist dann sehr gering.

དེ་རྟགས་གྲང་ཤུམ་བྲེད་ཅིང་རྒྱུ་བ་ཞན། །རྩ་ནི་སྟོང་ལ་མྱུར་ཞིང་ཆུ་སེར་རྙོག །མགོ་དང་ཚིགས་
གཞི་ན་ཞིང་ཟ་ཟི་འོང་། །

Die Anzeichen und Symptome von [*rgyan rims mkhris pa rtsar rgyug*] sind Schüttelfrost, schlechte Konzentrationsfähigkeit, leerer und schneller Puls, gelblicher trüber Urin, Kopfschmerzen, Gelenkschmerzen und Verwirrung.

བར་དུ་ནད་རྒྱས་ཆུ་ནི་མར་ནག་འདྲ། །མིག་སྤྲིན་ལྕེ་འོག་སྨུར་གོང་ཤ་མདངས་སེར། །ཁ་ཁ་ལུས་ཚ་གཉིད་ཆུང་དང་ག་འགག །སེན་མོ་རྐེ་ལ་དང་ལྕེ་མཆུ་དཀར་སེར་འོང་། །མགོ་གཟེར་ལྕེ་མཆུ་འགས་ཤིང་སོ་དྲེག་ཆགས། །མཆིན་མཁྲིས་སྟེང་དུ་འདྲིལ་བ་མནན་མི་བཟོད། །ནད་ཀྱི་དྲི་དུགས་སྟོབས་དང་གཟི་མདངས་འཚོར། །

Wenn die Krankheit sich dann weiter entwickelt, führt sie zu senfölfarbenem Urin, gelblichen Augen, einer gelblichen Verfärbung der Unterseite der Zunge, der Schläfen und der Haut, einem bitteren Geschmack im Mund, übermäßiger Hitze des Körpers, wenig Schlaf, Appetitverlust, weißlich-gelbe Verfärbung von Nägeln, Gaumen, Zunge und Lippen, Kopfschmerzen, rauer Zunge und aufgesprungenen Lippen, Zahnbelag, Spannungsgefühl und Empfindlichkeit der Oberfläche von Leber und Gallenblase, unangenehmen Körpergeruch und Verlust der Körperkraft und Ausstrahlung.

སྨིན་པའི་ལོང་མེད་བདུན་དགུའི་དུས་ན་འཆི། །བླུན་པོ་འགའ་ཞིག་སྨིན་བྱེད་དུས་ལ་སྡོད། །རྩ་སྲུན་ཤེས་པ་ཡང་ལ་ལུས་སྟོབས་ཤོར། །ཕྱི་ཡི་དྲོད་ཆུང་ལྤགས་མདོག་གསེར་ལྟར་སེར། །དུས་འདས་རང་གནས་སླེབ་པས་གློག་ཐབས་མེད། །དེ་ཕྱིར་མ་སྨིན་དུས་ན་བྱ་ར་སྲིམས། །

Da nicht ausreichend Zeit zum Ausreifen der Krankheit bleibt, tritt innerhalb von sieben bis neun Tagen der Tod ein. Nur unerfahrene Praktiker würden jedoch auf das Ausreifen der Krankheit warten. Wenn die Krankheit in die Lebens-Leitbahn eindringt, verursacht sie einen dünnen und schnellen Puls, einen instabilen Geist, Verlust der Körperkraft, geringe Hitze des Körpers und goldfarbene Haut. Dies zeigt, dass die Krankheit die Grenze zur Behandlungsmöglichkeit überschritten hat und es keine Heilung mehr gibt. Daher muss man in diesem unausgereiften Stadium sehr aufmerksam sein.

ཁྱད་པར་མགོར་ཐོས་ཀླད་གཟེར་སྣ་ཁྲག་འཛག །གློར་བབས་རོ་སྟོད་གཟེར་ལ་ལུད་པ་སེར། །མཁལ་བབས་མཁལ་རྐེད་ན་ཞིང་དྲི་ཆུ་སྡོམ། །ཕོ་བར་བབས་ན་ཁ་ཁ་མཁྲིས་པ་སྐྱུག །རྒྱུ་མར་བབས་ན་ཟུག་ཆེ་ཚན་ཅན་འཁྲུ། །དེ་དག་མི་འགྱུར་འཁྲུལ་མེད་ནད་རྟགས་ཡིན། །

Wenn die Krankheit sich spezifisch in Richtung Kopf bewegt, verursacht sie Kopfschmerzen und Nasenbluten; bei Eindringen in die Lunge Schmerzen im oberen Rücken und gelben Schleim, bei Eindringen in die Niere Schmerzen in Niere und Taille sowie Harnverhalten; bei Eindringen in den Magen einen bitteren Geschmack im Mund und Erbrechen von Galle; bei Eindringen in den Dünndarm starke Schmerzen und reichlich Durchfall. Dies sind unveränderliche und untrügliche Anzeichen und Symptome der Krankheit.

བཅོས་པའི་ཐབས་ལ་སྤྱི་དང་བྱེ་བྲག་གཉིས། །

Es gibt zweierlei Arten von Behandlung: allgemeine und spezifische.

སྤྱི་བཅོས་མ་སྨིན་དུས་སུ་མ་ནུ་བཞི། །ཡང་ན་སླེ་ཏྲེས་ལྔ་ཐང་སྨིན་པར་བྱ། །ཟས་དང་སྤྱོད་ལམ་བསིལ་དྲོད་སྙོམས་པར་བཅོས། །རྒྱས་པར་མ་སྨིན་སྤྱི་བཅོས་ལེའུར་བལྟ། །

Als allgemeine Behandlung der Krankheit im unausgereiften Stadium verabreiche man *ma nu bzhi thang* oder *sle tres lnga thang* zur Ausreifung und empfehle weder kühlend noch wärmend wirkende Ernährung und Verhaltensweisen. Nähere Erläuterungen zur allgemeinen Behandlung sind im Kapitel unausgereifte Hitze-Krankheiten zu finden.

བར་དུ་སྨིན་རྒྱས་ཏིག་ཏ་གསེར་མེ་ཏོག །དེ་བ་པར་པ་ཏ་དང་ལི་ག་དུར། །ཨ་རུ་ར་ཡི་ཐང་བཏང་རྔུལ་མང་དབྱུང་། །ཚ་སྟོབས་ཆེ་ན་དེ་སྟེང་ག་བུར་དང་། །གི་ཝཾ་ཅུ་གང་གུར་གུམ་བོང་ང་དཀར། །ཏིག་ཏ་ཀ་ར་སྦྱར་ལ་ཐང་གིས་དབུལ། །སྨན་ཞུ་རྔུལ་དབྱུང་རིམས་ཚད་ཀུན་ལ་ཞེས། །སྐྱིད་ཆུང་མིག་ཆུ་སེར་ན་བཤལ་གྱིས་སྦྱང་། ། འབྲས་བུ་གསུམ་དང་དུར་བྱིད་པི་པི་ལིང་། །ནཱ་ག་གེ་སར་སྦྲང་རྩི་ཀ་ར་སྦྱར། །རིམས་ཀུན་གསར་རྙིང་མེད་པ་སེལ་བར་བྱེད། །ཆུ་ལྡུག་ཐབས་ལ་ནད་དག་བསིལ་གྱིས་བཅད། །ཟས་དང་སྤྱོད་ལམ་རྒྱས་ཚད་སྤྱི་དང་འདྲ། ། ཁྱད་པར་རིམས་སོ་ཅོག་ལ་ཞོ་གནོད་དེ། །བཅུ་གསུམ་འདས་ནས་འོ་མ་བདུད་རྩིར་མཆུངས། །

Um danach [die Krankheit] im ausgereiften und entwickelten Stadium zu behandeln, verabreiche man ein Dekokt aus *tig ta*, *gser gyi me tog*, *de ba*, *par pa ta*, *li ga dur* und *a ru ra* und löse häufiges Schwitzen aus. Wenn es sich um eine schwere Hitze-Krankheit handelt, füge man *ga bur*, *gi wam*, *cu gang*, *gur kum*, *bong nga dkar po*, *tig ta* und weißen Zucker zu oben beschriebenem Präparat hinzu und verabreiche es mit dem [oben erwähnten] Dekokt. Nach Resorption der Arznei löse man Schwitzen aus, wie für alle epidemischen Krankheiten empfohlen. Wenn mit dieser Behandlung keine ausreichende Besserung eintritt und Augen und Urin gelblich gefärbt sind, leite man die Krankheit mittels Purgation (Ableiten über den Darm) aus. [Ein Purgationspräparat aus] den drei Myrobalanfrüchten, *dur byid*, *pi pi ling* und *nA ga ge sar* mit Honig und weißem Zucker beseitigt alle epidemischen Krankheiten, akute und chronische gleichermaßen. Man wende häufig Wasser als auslösenden Wirkstoff an sowie eine Nachbehandlung mit kühlenden Heilmitteln, nachdem die Krankheit ausgeleitet wurde. Man empfehle Ernährung und Verhaltensweisen wie oben für die allgemeine Behandlung von akuten Hitze-Krankheiten beschrieben. Tibetisches Joghurt ist bei allen Arten von epidemischen Krankheiten besonders schädlich, wenn jedoch 13 Tage nach Ausbruch der Krankheit

Milch verabreicht wird, wirkt diese wie Nektar.

ཐ་མ་རི་ཐང་མཚམས་སུ་སད་མདའ་བཏང་། །ཁ་ཟས་སྒྲོད་ཅིང་ཚད་གཞུག་གཏོན་པའི་ཐབས། །རི་ཐང་མཚམས་ཀྱི་ལེའུར་ཤེས་པར་བྱ། །བིག་པན་སྲད་དཀར་སྙ་ལོ་ཀྱི་ལྕེ་བཞི། །ཚ་བའི་སྟོབས་སྦྱར་དུ་བ་མ་ཤོར་བསྲེགས། །ཐལ་བར་མགོ་ན་ཨ་རུ་ཟུར་ལྔ་སྙེབ། །སྣ་ཁྲག་འཛག་ན་མཚེ་ཡི་ཐལ་བ་སྙེབ། །གློ་ལུ་བ་ལ་རྒྱ་སྐྱེགས་ཐལ་བ་སྙེབ། །རྩིབ་ལོགས་གཟེར་ན་མ་ནུའི་ཐལ་བ་སྙེབ། །མིག་ཆུ་སེར་ན་ཤོ་རྩའི་ཐལ་བ་སྙེབ། །ཚིགས་གཞི་ལ་བབས་རྟ་ལྤགས་ཐལ་བ་སྙེབ། །དྲི་མ་འགགས་ན་སུག་པའི་ཐལ་བ་སྙེབ། །ཆུ་སྲི་བ་ལ་གཟེ་མའི་ཐལ་བ་སྙེབ། །རླུང་གི་རིམས་ལ་རུས་ཁུས་འཕུལ་ལ་བཏང་། །རི་ཐང་མཚམས་སུ་ཆང་ཁྱུར་རེ་ཡིས་དབུལ། །ཆང་འཐུངས་གཉིད་ལོག་ག་བུར་ནག་པོ་ཡིན། །རླུང་ལྡན་རིམས་རིགས་ཀུན་ལ་བསྔགས་པ་སྟེ། །ཁྱད་པར་རི་ཐང་མཚམས་ཀྱི་བདུད་རྩི་ཡིན། །མ་སྨིན་རི་ཐང་མཚམས་གཉིས་རིམས་ལ་གཅེས། །དེ་ཕྱིར་མཁས་པས་འདི་དུས་གཟབ་པར་བྱ། །

Um schließlich eine Krankheit an der Grenze zwischen „Berg und Tal" bzw. zwischen einer kalten und einer heißen Krankheit zu behandeln, verabreiche man einen bekräftigenden Wirkstoff, empfehle eine uneingeschränkte Ernährung und wende Behandlungsmethoden zur Beseitigung der Reste der Hitze-Krankheit an, wie im Kapitel über die Bereiche der Grenze zwischen „Berg und Tal" bzw. zwischen kalten und heißen Erkrankungen beschrieben. Dem Schweregrad der Hitze-Krankheit entsprechend verbrenne man die vier Zutaten *big pan, srad dkar, snya lo* und *kyi lce*, ohne Rauch entweichen zu lassen. Zu diesem Aschepräparat füge man *a ru zur lnga*[69] hinzu zur Behandlung von Kopfschmerzen, *mtshe*-Asche zur Behandlung von Nasenbluten, *rgya skyegs*-Asche zur Behandlung von Husten mit Auswurf, *ma nu*-Asche zur Behandlung von starken Schmerzen im Rippenbogen, *sho mang*-Wurzelasche zur Behandlung von Augen und Urin mit gelblicher Farbe, *rta lpags*-Asche zur Behandlung des Eindringens der Krankheit in die Gelenke, *sug pa*-Asche zur Beseitigung von Verstopfung und *gze ma*-Asche zur Behandlung von spärlicher Miktion. Man verabreiche diese Aschenpräparate mit Knochensuppe zur Behandlung von *rlung rims,* und falls jemand nach Einnahme dieser Präparate mit einer Handvoll *chang* an der Grenze zwischen „Berg und Tal" bzw. zwischen einer kalten und einer heißen Krankheit einschläft, nennt man dies „*ga bur nag po*". Diese Behandlung wird für alle Arten von epidemischen Krankheiten in Zusammenhang mit *rlung* empfohlen. Sie wirkt insbesondere für den Bereich der Grenze zwischen „Berg und Tal" bzw. zwischen kalten und heißen Erkrankungen wie Nektar. Unausgereifte Hitze-Krankheiten und Bereiche der Grenze zwischen „Berg und Tal" bzw. zwischen kalten und heißen Erkrankungen sind sehr wichtige Stadien

69 *a ru zur lnga* bezieht sich auf *a ru ra* mit fünf Längsrippen.

bei epidemischen Krankheiten. Daher sollte der kundige Arzt bei diesem Stadium besonders umsichtig sein.

བྱེ་བྲག་བཅོས་པའི་ཐབས་ལ་རྣམ་གསུམ་ལས། །

Es gibt drei Arten von spezifischer Behandlung.

བབས་ས་གནས་དང་སྦྱར་ལ་བཅོས་པ་ནི། །བ་སྤུ་ར་བབས་དུས་ལྟོ་སྐྱུག་ཆུ་སྐོལ་བཏང་། །ཁ་ཟས་བསིལ་ཕྱོགས་མི་བཏང་སྨིན་པར་དཀའ། །བསིལ་ཐང་ཕྱེ་མ་མི་བསྟེན་ཚ་བ་རྙོགས། །སྣུམ་བཅུད་མི་བཏང་ཚ་བ་རུས་ལ་ཞེན། །

Zur Behandlung nach Lokalisation empfehle man, wenn die Krankheit in die Poren eindringt, die Einnahme einer minimalen Menge an Nahrung und gekochtem Wasser. Man vermeide kühlende Ernährung, da diese die Ausreifung erschwert, kühlende Dekokte oder medizinische Pulver, da diese komplizierte Hitze-Krankheiten verursachen, sowie ölige und nahrhafte Ernährung, da diese die Anhaftung der Hitze-Krankheit an den Knochen hervorruft.

དེ་ནས་ལྤགས་བབས་མ་ནུ་བཞི་ཐང་བཏང་། །ཚ་བ་ཆེ་ན་འབྲས་གསུམ་སླེ་ཏྲེས་ཐང་། །འདི་དུས་མི་བསྲེག་ཚ་བ་ཁོང་དུ་འཚོར། །དྲོད་བཅུད་མི་བསྟེན་རྩི་ལྟར་ཞེན་པར་འགྱུར། །བསིལ་ཕྱེ་མི་བསྟེན་ཚ་བ་སྨིན་ལམ་འགག །ཁྱད་པར་གཏར་ག་བཤལ་དང་བསིལ་བཅུད་སྤང་། །ཚ་བའི་ནད་ལ་བུ་འཚོར་རྔུལ་མི་དབྱུང་། །

Wenn dann [die Krankheit] in die Haut abwärts treibt, verabreiche man *ma nu bzhi thang*. Wenn die Hitze-Krankheit schwer ist, verabreiche man ein Dekokt aus den drei Myrobalanfrüchte und *sle tres*. In diesem Stadium führe man keine Moxibustion durch, da sie das Eindringen der Hitze-Krankheit in den Körper auslöst, man vermeide wärmende und nahrhafte Ernährung, da diese die Anhaftung [der Hitze-Krankheit an den Körper] wie Farbe verursacht, und man vermeide kühlende medizinische Pulver, da sie die Ausreifung der Hitze-[Krankheit] behindern. Insbesondere vermeide man Aderlass, Purgation (Ableiten über den Darm) sowie kühlende und nahrhafte Ernährung. Man vermeide das Auslösen von Schwitzen, da es den Austritt von *rlung* und damit die Verbreitung der Hitze-Krankheit im Körper auslöst.

དེ་ནས་རྩར་བབས་བཟང་དྲུག་བ་ཤ་ཀ །ག་དུར་ཀར་སྦྱར་ཟས་སྐོམ་བསིལ་དུ་བསྟེན། །འདི་དུས་

ཐང་བཏང་དང་ག་འགག་པས་སྤང་། །སྣུམ་བཅུད་གབ་འགྱུར་བསྒྲིགས་ན་ཚ་བ་འདྲིགས། །སྐྱུར་ཞོར་ངན་ཁྲག་རྩར་ཞེན་གསོ་བ་དཀའ། །

Wenn [die Krankheit] dann in die Leitbahnen abwärts treibt, verabreiche man ein Präparat aus den sechs hervorragenden Heilmitteln, *ba sha ka, ga dur* und weißem Zucker und empfehle kühlende Ernährung. Zu diesem Zeitpunkt vermeide man die Gabe von Dekokten, da sie Appetitverlust verursachen, nahrhafte Nahrungsmittel, weil dies zu einer versteckten Krankheit führt, und man vermeide auch Moxibustion, da sie die Hitze der Hitze-Krankheit verstärkt. Wenn der Patient saure Nahrungsmittel zu sich nimmt, kommt es zur Anhaftung von unreinem Blut in den Leitbahnen, was die Behandlung schwieriger macht.

ཤར་བབས་གི་ཝཾ་བསིལ་གསུམ་ཨ་རུ་ར། །ཀ་ར་སྦྱར་བའི་བསིལ་འཇམ་ཕྱེ་མ་བསྟེན། །བསྲེགས་ན་གཟེར་འདེབས་གཏར་ན་ཧྲེས་མི་ཆོད། །འདི་དུས་རྔུལ་དུ་གཏོང་བ་ཤེས་པ་ཡིན། །ཐང་བཏང་རྩར་ཞེན་བཅུད་ཞོར་མེ་རུ་འབར། །ག་བུར་མི་བཏང་རླུང་འཁྲུགས་ཚ་བ་འཐོར། །

Wenn die Krankheit in die Muskelgewebe eindringt, verabreiche man ein kühlendes, weiches medizinisches Pulver aus *gi wam,* den drei kühlen Heilmitteln und *a ru ra* vermischt mit weißem Zucker. Eine Moxibustion kann starke Schmerzen verursachen, ein Aderlass eine unkontrollierbare Blutung. Daher ist es sehr zu empfehlen, zu diesem Zeitpunkt Schwitzen auszulösen. Wenn ein Dekokt verabreicht wird, führt dies zur Anhaftung [der Hitze-Krankheit] an die Leitbahnen, und wenn die Ernährung nahrhaft ist, wird die Hitze der Hitze-Krankheit verstärkt. Man verabreiche kein *ga bur*, da dies *rlung* beunruhigt und die Hitze-Krankheit verstreut.

སྣོད་བབས་བྱི་ཚེར་ཏིག་ཏ་གསེར་མེ་ཏོག །བོང་ང་ལི་ག་དུར་དུག་ཉུང་ཀ་ར་སྦྱར། །རྔུལ་ཐང་བསྲེག་དང་དྲོད་བཅུད་ཤིན་ཏུ་གནོད། །སྣོད་དུ་བབས་ཚེ་ཐང་བཤལ་བརྟགས་པ་ཡིན། །

Wenn [die Krankheit] in die Hohlorgane abwärts treibt, verabreiche man ein Präparat aus *byi tsher, tig ta, gser gyi me tog, bong nga, li ga dur* und *dug mo nyung* vermischt mit weißem Zucker. Sehr schädlich bei der Behandlung einer Krankheit, die in die Hohlorgane eingedrungen ist, sind das Auslösen von Schwitzen, die Verabreichung von Dekokten, Moxibustionen sowie wärmende und nahrhafte Ernährung, während eine Purgation (Ableiten über den Darm) mithilfe eines Dekokts sehr wirksam ist.

དོན་བབས་ཚ་བ་རབ་འཕྲིང་ཕྱེ་བྲག་གིས། །ག་བུར་ཙན་དན་གི་ཝཾ་གཙོ་བྱས་ལ། །བསིལ་གསུམ་

ག་དུར་ཏིག་ཏ་བོང་ང་དཀར། །ཧོང་ལེན་ཀ་ར་སྦྱར་བའི་ཕྱེ་མ་བརྟུད། །རླུང་མཁྲིས་བད་ཀན་ཁྲག་ཤས་ཆེ་བ་ལ། །མེ་སྦྱོངས་རྔུལ་གཏར་ཙུང་ཟད་བསྙེན་པར་བྱ། །རྔུལ་གྲང་རླུང་འཁྲུགས་བཅུད་སྡུས་ཚ་བར་ལྡོག །

Wenn die Krankheit in die Vollorgane eindringt, bereite man ein medizinisches Pulver jeweils mit *ga bur, tsan dan* bzw. *gi wam* als jeweilige Hauptzutat für schwere, mittelschwere bzw. leichte Hitze-Krankheiten, unter Zugabe der drei kühlen Heilmittel, *ga dur, tig ta, bong nga dkar po, hong len* und weißem Zucker und verabreiche dieses Präparat laufend. Auf moderate Art führe man jeweils eine Moxibustion bzw. Purgation (Ableiten über den Darm) durch bzw. löse Schwitzen aus bzw. mache einen Aderlass, um die jeweilige Dominanz von *rlung, mkhris pa, bad kan* bzw. Blut zu behandeln. Der übermäßige Aufenthalt in kalter Umgebung nach dem Auslösen von Schwitzen beunruhigt *rlung,* und die sofortige Aufnahme einer nahrhaften Ernährung führt zu einem Rückfall der Hitze-Krankheit.

རུས་བབས་སྲེ་ལོང་བུར་ཞོ་ཚོ་ཁུས་བསད། །ཟས་ཀྱིས་ངོ་སླན་བསིལ་གྱིས་ཚད་གཞུག་གདོན། །བསིལ་དྲགས་ཟས་ཡིན་ཟུངས་འཛད་ལ་ཀྱལ་འགྱུར། །རླུང་འཕེལ་གསར་འཇམ་བྲིད་ལ་དྲུག་བདུན་བསྲེག །

Falls die Krankheit in die Knochen eindringt, behandele man diesen Zustand mit Fersenknochensuppe, Melasse, tibetischem Joghurt und Fleischbrühe, beruhige *rlung* mit der Ernährung und beseitige die Reste der Hitze-Krankheit mit kühlenden Heilmitteln. Die übermäßige Anwendung von kühlenden Heilmitteln und die Einnahme nahrhafter Speisen verursacht eine Erschöpfung der körperlichen Bestandteile und führt zu einem unkontrollierbaren Zustand der Krankheit. Um das erhöhte *rlung* zu kontrollieren, empfehle man die Einnahme von frischen und weichen Nahrungsmitteln in ansteigender Menge und führe eine Moxibustion am sechsten und siebten Wirbel durch.

རིམ་པ་དུས་དང་སྦྱར་ཏེ་བཅོས་པ་ནི། །བད་ཀན་དུས་སུ་འབྲས་གསུམ་མ་ནུ་བཞི། །སླེ་ཏྲེས་བྱི་ཚེར་ཏིག་ཏ་དྲོ་འཇམ་བསྙེན། །རྔུལ་དབྱུང་ཚ་བའི་ཁ་བྲིད་གཉེན་ལྟར་བསྙེན། །

Zur Behandlung des progressiven Stadiums, der *bad kan*-Phase, bereite man ein Dekokt aus den drei Myrobalanfrüchten, *ma nu bzhi, sle tres, byi tsher* und *tig ta* und verabreiche es lauwarm, als ob man sich um einen Freund kümmerte, und löse damit Schwitzen aus, um die Hitze-Krankheit zu lindern.

མཁྲིས་དུས་ཏིག་ཏ་གསེར་གྱི་མེ་ཏོག་དང་། །ཨ་རུ་ར་ཡི་བསྐུས་གྲང་བཏང་བར་བྱ། །བཟང་དྲུག་གསེར་གྱི་མེ་ཏོག་བ་ཤ་ཀ །ག་དུར་ཀ་ར་སྦྱར་བའི་ཕྱེ་མ་བསྟེན། །མགོ་ན་ན་དཔྲལ་རྩ་ཁ་ཕྱེ་གཏར། །ཆུ་ལྡུག་བྱས་པས་ཚ་སེལ་སྐྲ་མི་འབྱི། །

Während der *mkhris pa*-Phase verabreiche man ein kaltes Dekokt aus *tig ta, gser gyi me tog* und *a ru ra* sowie ein medizinisches Pulver aus den sechs hervorragenden Heilmitteln, *gser gyi me tog, ba sha ka, li ga dur* und weißem Zucker. Falls Kopfschmerzen auftreten, führe man einen leichten Aderlass am Punkt *dpral rtsa* durch und sprühe Wasser [über den Kopf], um die Hitze-Krankheit zu beseitigen und Haarausfall zu verhindern.

ཁྲག་དུས་ག་བུར་ཙན་དན་གི་ཝཾ་དང་། །བསིལ་གསུམ་ག་དུར་ཀ་རའི་ཕྱེ་མ་བརྟུད། །ཁྲག་མཁྲིས་སྟོབས་ཆེ་ཐུང་ཟད་གཏར་ཞིང་སྦྱང་། །ཡིད་འཕྱིབས་རྔུལ་གདོན་ཟས་སྤྱོད་བསིལ་དུ་བསྟེན། །

In der Blut-Phase verabreiche man laufend ein medizinisches Pulver aus *ga bur, tsan dan, gi wam*, den drei kühlen Heilmitteln, *li ga dur,* und weißem Zucker. Bei Blut- und *mkhris pa*-Dominanz führe man einen leichten Aderlass und eine milde Purgation (Ableiten über den Darm) durch, während man bei mentaler Unlust Schwitzen auslöst und kühlende Ernährung und Verhaltensweisen empfiehlt.

རླུང་ཁྲག་འཐབས་དུས་ཛཱ་ཏི་སྙིང་ཞོ་ཤ །བིག་པན་ཐལ་བ་བུར་དཀར་སྦྱར་ལ་བཏང་། །ག་བུར་རྒྱལ་བློན་གསུམ་དང་ལྷག་པ་སྦྲད། །དྲན་མེད་སྨྲ་འཆལ་མི་ལ་འཛིན་ནམ་སྣོམ། །ཟས་བྱིན་ཁྱེམ་བུ་སོས་འཛིན་མིག་རྩ་གྲུང་། །ག་བུར་ཆང་སྦྱར་བཏང་ལ་དྲུག་པ་བསྲེག །ཁ་ཟས་བསིལ་དྲོད་སྒྲེ་ལ་བཏང་སྒོག་ཆབ་བསྟགས། །སྐྱིད་ཆུང་ཨ་སོ་གཏར་ལ་རྒྱལ་བློན་གསུམ། །ཛཱ་ཏི་ཀ་ར་སྦྱར་ལ་བཏང་བར་བྱ། །བཙུ་གསུམ་ཕན་ཚད་ཚ་བའི་རི་ཐང་མཚམས། །ཆང་གསར་ཚོ་ཁུ་བུར་ཞོ་སྲེ་ལོང་ཐང་། །སད་མདངས་ངོ་སྣང་ཆ་ཡིས་བྲིད་ལ་སློད། །སྐྱུ་རུ་ཙན་དན་ག་བུར་བིག་པན་ཐལ། །ཀར་སྦྱར་ཚད་ལྷག་སྐམ་ཕྱིར་བསྲིངས་ལ་བཏང་། །ཚ་བ་ཐོན་ནས་གང་འཕྲོད་ཟས་ཀྱིས་གསོ། །

Im Stadium der Konfrontation von *rlung* und Blut bereite man ein Präparat aus *dzA ti, snying zho sha, big pan*-Asche und weißer Melasse zu und verabreiche es mit dem Präparat *ga bur rgyal blon gsum pa*. Wenn der Patient keine Erinnerung hat, unzusammenhängend redet, jemand anderen festhält oder an einer anderen Person riecht, mit dem Löffel im Mund zubeißt, wenn er gefüttert wird, und wenn die Blutgefäße in den Augen sichtbar werden, verabreiche man ein Präparat aus *ga bur* und *chang* und wende am sechsten Wirbel eine Moxibustion an. Man empfehle abwechselnd kühlende und wärmende Ernährung und einen Knoblauch-Absud. Wenn sich der Zustand [nur] gering bessert, führe man einen Aderlass am *a so* durch und verabreiche das Präparat *rgyal blon gsum pa* mit *dzA ti* und weißem Zucker. Die Phase des Bereichs der Grenze zwischen „Berg und Tal" bzw. zwischen der kalten und heißen Erkrankung beginnt am 13. Tag nach Ausbruch der Krankheit. Man verabreiche frisches *chang*, Fleischbrühe, tibetisches Joghurt und Fersenknochensuppe als bekräftigende Wirkstoffe, in langsam ansteigender Menge, um den Patienten an diese Wirkstoffe zu gewöhnen, und empfehle eine uneingeschränkte Ernährung. Man bereite ein Präparat aus *skyu ru ra, tsan dan, ga bur, big pan*-Asche und weißem Zucker und verabreiche es laufend zur Beseitigung der Reste der Hitze-Krankheit. Nach erfolgter Beseitigung stelle man [die körperlichen Bestandteile] mit einer geeigneten Ernährung wieder her.

ནད་གཞིའི་རིགས་དང་སྦྱར་ཏེ་བཅོས་པ་ནི། །

Die Behandlungen nach Art der Krankheit werden folgendermaßen durchgeführt:

རླུང་རིམས་དང་པོ་བུ་རམ་གོ་སྙོད་ཐང་། །རུས་བཅུད་གསུམ་དང་སླེ་ཏྲེས་ཞིག་ཐང་དང་། །བྱི་ཚེར་ག་དུར་སླེ་ཏྲེས་སྒ་ཐང་བཏང་། །

Zur Behandlung von *rlung rims* im Anfangsstadium verabreiche man ein Dekokt aus Melasse und *go snyod,* Suppe aus den drei nahrhaften Knochen, *sle tres bzhi thang* sowie ein Dekokt aus *byi tsher, li ga dur, sle tres* und *sga skya.*

སྨིན་ནས་བཟང་དྲུག་སླེ་ཏྲེས་བིག་པན་ཐལ། །ཀ་རའི་ཕྱེ་མ་རུས་ཁུས་འཕྱུལ་ལ་བཏང་། །གཏར་བཤལ་ག་བུར་འདི་ལ་ཉེ་མི་རུང་། །བསིལ་ཤ་གསར་པ་མར་གསར་ཡོས་ཐུག་བསྟེན། །ཚ་བ་ཆུང་ན་ཞག་དགུ་ཡོན་པ་དང་། ། འདར་བུའི་ལྟག་ཁུང་ཡེར་བུའི་ཨན་སྟོང་བསྲེག །

Nach der Ausreifung von *rlung rims* bereite man ein medizinisches Pulver aus den sechs hervorragenden Heilmitteln, *sle tres, big pan*-Asche und weißem Zucker zu und verabreiche es mit Knochensuppe. In diesem Stadium vermeide man Aderlass, Purgation (Ableiten über den Darm) und *ga bur*-Präparate und empfehle die Einnahme von kühlendem, frischen Fleisch, frischer Butter und gekochtem Brei aus geröstetem Getreide. Wenn die Hitze-Krankheit etwas gelindert ist und neun Tage überschritten hat, wende man zur Behandlung von *'dar bu* eine Moxibustion am Nacken an, und zur Behandlung von *yer bu* am ersten Wirbel.

མ་ཐུབ་སྲོག་རྩར་ལམ་དོན་སྦྱོ་བ་ན། །ཛཱ་ཏི་གུ་གུལ་རུ་རྟ་ཨ་ག་རུ། །སྙིག་ཐལ་བུར་དཀར་སྦྱར་ལ་

རུས་ཁུས་དབུལ། །རུས་བཅུད་ཁུ་བར་ཛཱ་ཏི་བཏབ་ལ་བཏང་། །མ་ཐུབ་གཞུག་ཚུང་ལྔ་བདུན་སྦྱོར་བ་བྱ། །དྲུག་བདུན་ཨན་སྟོང་ལྟག་པའི་སྡུད་སྒོ་བསྲེག །དེ་ལྟར་བཅོས་པས་མ་ཐུབ་སྲོག་རླུང་ལོག །རྩ་སྲུན་ཇམ་པ་རྩེག་ན་འཆི་བ་ཡིན། །སྣ་ལོན་དྲན་པ་གསལ་ལ་རྩ་ཤེད་རྒྱས། །ཆུ་དྭངས་ལྕེ་རློན་རྐང་པའི་དྲོད་རྙེད་ཅིང་། །སྣབས་སྐམས་འགོག་སླ་རྣ་བ་གསང་ན་འཚོ། །

Wenn die Krankheit mit obigen Behandlungen nicht kontrolliert werden kann und sie in die Lebens-Leitbahn eindringt und Irresein hervorruft, bereite man ein Präparat aus *dzA ti, gu gul, ru rta, a ga ru,* Knoblauchasche und weißer Melasse zu und verabreiche es mit Knochensuppe. Man empfehle die Einnahme von nahrhafter Knochensuppe unter Zusatz von *dzA ti.* Wenn diese Behandlung nicht hilft, verabreiche man Knochensuppe aus fünf oder sieben Steißbeinen und wende Moxibustion am sechsten, siebten und ersten Wirbel sowie am Punkt *ltag pa'i sdud sgo* an. Wenn die Krankheit, da diese Behandlungen versagen, zu einer Krankheit des lebenserhaltenden *rlung* transformiert und einen schnellen Puls und Kurzatmigkeit bewirkt, ist dies ein Anzeichen für den bevorstehenden Tod. Wenn jedoch die Behandlung hilft und ein klares Gedächtnis, einen vollen Puls, klaren Urin, eine feuchte Zunge, warme Beine, ein trockenes und leicht zu lösendes Nasensekret sowie gutes Hörvermögen bewirkt, gibt es eine hohe Chance zu überleben.

མཁྲིས་རིམས་དང་པོ་ཏིག་ཏ་བྱི་ཚེར་ཐང་། །བྱི་ཚེར་ག་དུར་རྩ་མཁྲིས་སྐྲ་བཟང་དང་། །ཨ་རུ་ག་དུར་ཏིག་ཏ་སྐྲ་བཟང་བཏང་། །

Zur Behandlung von *khris rims* im Anfangsstadium verabreiche man ein Dekokt aus *tig ta* und *byi tsher,* ein Dekokt aus *byi tsher, li ga dur, rtsa mkhris* und *skra bzang* sowie ein Dekokt aus *a ru ra, ga dur, tig ta* und *skra bzang.*

སྨིན་ནས་ག་བུར་(དུར་)གི་ཕྱེ་ཅན་དན་གསུམ། །ཚད་སྟོབས་སྦྱར་ལ་བསིལ་གསུམ་ལི་ག་དུར། །ཏིག་ཏ་དུག་ཞུང་གསེར་མེ་ཏོག་ང་དཀར། །ཧོང་ལེན་བ་ཤ་ཀ་དང་ཀ་ར་སྦྱར། །ཚ་བ་ཆེ་ལ་ཁྲུད་པར་མིག་ཆུ་སེར། །འབྲས་གསུམ་ལྕུམ་རྩ་དུར་བྱིད་ཐང་བཤལ་བྱ། །ཁྲུད་པར་ལེ་བཏན་(ལེབ་ཏན་)སྣ་ཁྲག་འཛག་པ་ལ། །ཙན་དན་མཆེ་ཐལ་དོམ་མཁྲིས་སྦྱར་ལ་བཏང་། །སྨིན་མའི་བར་དུ་སྲོ་བ་ལྔ་ཡིས་བསྣུམ། །སློ་ལུ་སྟོད་གཟེར་ལུད་པ་དམར་བ་ན། །ཙན་དན་དཀར་པོ་གུར་ཀུམ་ཐུ་གང་དང་། །རྒྱ་སྐྱེགས་ཤིང་ཐལ་ཀ་ར་སྦྱར་བྱས་ལ། །ཚོས་ཁུས་འཕུལ་བཏང་སློ་རྩ་ཚུང་ཟད་གཏར། །གླད་པ་གཟེར་ན་སྨུ་འབྲམ་འཁྲུག་རྩ་བསྲེགས། །དཔྲལ་བའི་རྩ་ལ་ཁྲག་ཆངས་ཐོན་ཙམ་གཏར། །སླ་རྩེ་སྤང་སྤོས་ཕུར་ཐལ་ཨ་རུ་ར། །ཤུག་པ་སྤང་རྒྱན་དཀར་སྦྱར་མཆོགས་སྙིང་བསྲེག །

Nach der Ausreifung von [*mkhris rims*] verabreiche man ein Präparat aus den drei kühlen Heilmitteln, *li ga dur, tig ta, dug mo nyung, gser gyi me tog, bong nga dkar po, hong len, ba sha ka* und weißem Zucker unter Anwendung von *ga dur* [4], *gi wam* und *tsan dan* je nach Schweregrad der Hitze-Krankheit. Im Fall einer schweren Hitze-Krankheit, insbesondere bei Auftreten einer gelblichen Färbung von Augen und Urin, bewirke man eine Purgation (Ableiten über den Darm) unter Anwendung eines Dekokts aus den drei Myrobalanfrüchten, *lcum rtsa* und *dur byid*. Im Fall von *leb rgan* [5] mit Nasenbluten verabreiche man ein Präparat aus *tsan dan*, *mtshe*-Asche und Bärengalle und führe eine fünfmalige Moxibustion an der Stirnbeinerhebung zwischen den Augenbrauenbögen durch, um den Durchfluss der Blutung zu blockieren. Wenn Husten, Schmerzen im oberen Rücken und rötlicher Schleim auftreten, bereite man ein Präparat aus *tsan dan dkar po, gur kum, cu gang, rgya skyegs*-Asche und weißem Zucker zu, verabreiche es mit *tshos*-Absud und führe einen leichten Aderlass an den mit der Lunge verbundenen Venen durch. Bei starken Schmerzen im Gehirn wende man Moxibustion am *'khyug rtsa* im Bereich der Schläfen an, führe einen Aderlass am *dpral rtsa* durch, um eine kleine Menge Blutdampf auszulassen, und verabreiche ein Präparat aus *gla rtsi, spang spos, phur mong*-Asche, *a ru ra, shug pa* und *spang rgyan dkar po* und wende im Bereich der großen Fontanelle des Schädels eine Moxibustion an.

ཐ་མ་ཕོ་བར་ལམ་དོན་ཐང་བཤལ་བྱ། །དེ་རྗེས་ཛཱ་ཏི་ཤིང་ཀུན་ཀ་ཀོ་ལ། །བུར་ཆང་བཏང་ལ་ཚོ་ཁུ་ཆང་འཇམ་བསྟེན། །དེ་ལྟར་མ་བཅོས་ཕོ་བའི་མེ་ཤི་ནས། །ཁ་ཟས་མི་འཇུ་སྟོང་སྐྱུགས་བྱེད་ན་འཆི། །གོང་བཞིན་སྨན་ཡོན་རྟགས་ཆང་འཚོ་བར་ངེས། །

Wenn schließlich die Krankheit in den Magen abwärts treibt, bewirke man eine Purgation (Ableiten über den Darm) unter Anwendung eines Dekokts, verabreiche danach ein Präparat aus *dzA ti*, *shing kun* und *ka ko la* vermischt mit *bur chang* und empfehle die Einnahme von Fleischbrühe und leichtem *chang*. Wenn die Krankheit nicht auf diese Art behandelt wird, schwächt sie die Hitze des Verdauungstraktes, führt zu einer Schwäche des Verdauungstraktes und leerem Erbrechen und letztendlich zum Tode. Wenn Anzeichen für ein positives Ansprechen auf die Behandlung wie oben beschrieben auftreten, kann der Patient überleben.

བད་ཀན་རིམས་ལ་དང་པོ་མ་ནུ་བཞི། །བྱི་ཚེར་ལི་ག་དུར་བ་ཤ་ཀ་དང་སྒ། །གླ་སྒང་པར་པ་ཏ་ཡི་སྨིན་ཐང་བཏང་། །སྨྱུང་བར་བྱ་ཞིང་ནང་ནུབ་ཆུ་སྐོལ་བཏུང་། །

Zur Behandlung von *bad rims* im Anfangsstadium verabreiche man ein Dekokt aus *ma nu bzhi, byi tsher, li ga dur, ba sha ka, sga skya, gla sgang* und *par pa ta*, um die Krankheit auszureifen, und empfehle Fasten sowie morgens und abends die Einnahme von gekochtem Wasser.

སྨིན་ནས་བཟང་དྲུག་ཏིག་ཏ་འབྲས་བུ་གསུམ། །ཨུཏྤལ་ག་དུར་ཀ་ར་སྦྱར་ལ་བཏང་། །འབྲས་བུ་གསུམ་དང་ཏིག་ཏ་ལི་ག་དུར། །བསྐུས་ཐང་དྲོན་མོ་བཏང་ལ་རྔུལ་མང་དབྱུང་། །འབྱུང་དཀའ་ཚ་བ་མི་ཆག་བཤལ་གྱིས་སྦྱང་། །ཁྱད་པར་རྨོངས་བུའི་རིགས་ལ་ར་དཀར་པོའི། །རྭ་རུ་བསྲེགས་པའི་གཞོབ་དང་བལ་ཚི་སྦྱར། །ལུས་ཀུན་བྱུགས་ལ་ག་བུར་རྒྱལ་བློན་གསུམ། །ཁོང་དུ་བཏང་ལ་ཞུ་ནས་བ་སྤྲུར་དབྱུང་། །གླ་འཆོལ་མང་ན་ལྟག་པའི་སྐྲ་མཚམས་བསྲེག །སྐྱུགས་སུ་བྱུང་ན་ཚིགས་པ་དང་པོ་བསྲེག །ཁ་ལྐུགས་ག་བུར་རྒྱལ་བློན་གསུམ་པ་དང་། །ཛཱ་ཏི་སྦྱར་བཏང་རྐང་མཐིལ་མཐེབ་སྙིང་བསྲོ། །དེ་རྗེས་ལྕེ་འོག་རྩ་ལ་གཏར་བར་བྱ། །

Nach der Ausreifung [von *bad rims*] verabreiche man ein Präparat aus den sechs hervorragenden Heilmitteln, den drei Myrobalanfrüchten, *ut+pal, li ga dur* und weißem Zucker. Man verabreiche ein warmes Dekokt aus den drei Myrobalanfrüchten, *tig ta* und *li ga dur* und löse reichliches Schwitzen aus. Wenn die Hitze-Krankheit mit dieser Behandlung [nur] schwer beruhigt und beseitigt werden kann, leite man sie mittels Purgation (Ableiten über den Darm) aus. Insbesondere zur Behandlung von *rmongs bu* reibe man den ganzen Körper mit einer Mischung aus Asche vom verbrannten Horn einer weißen Ziege und Wollwachs ein und verabreiche das Präparat *ga bur rgyal blon gsum pa*. Nachdem die Arznei verdaut ist, beseitige man die Krankheit mit Schwitzen. Im Fall von unzusammenhängendem Reden wende man eine Moxibustion am Haaransatz im Nacken an, und im Fall von Erbrechen wende man eine Moxibustion am ersten Wirbel an. Bei Sprachstörungen verabreiche man ein Präparat aus *ga bur rgyal blon gsum* unter Zusatz von *dzA ti*, erwärme die Fußsohlen und die innere Oberfläche der großen Zehe und führe danach einen Aderlass am *lce rtsa* durch.

མཁལ་མར་ལམ་དོན་གཟེ་མ་པི་པི་ལིང་། །བུ་རམ་བསྐུས་ཐང་དྲོན་མོས་མཁལ་སྣ་གླན། །དེ་ལྟར་མ་བཅོས་མཁལ་མའི་ཟུངས་ཉམས་ཏེ། །རྐང་པའི་དྲོད་ཉམས་དབུགས་ཐུང་སྣ་ཆུ་འོང་། །བླ་རྩ་བྲོས་ན་མི་ཐུབ་འཆི་བར་ངེས། །སྣ་ལོན་གོང་གི་རྟགས་ཚང་འཚོ་བ་ཡིན། །

Wenn die Krankheit in die Niere abwärts treibt, verabreiche man zur Beruhigung von *rlung*, das in die Niere eingedrungen ist, ein warmes Dekokt aus *gze ma, pi pi ling* und Melasse. Wenn die Krankheit nicht auf diese Art behandelt wird, führt sie zu einer Verschlechterung der Stärke der Niere. Wenn im Folgenden ein Verlust der Hitze der Beine, Kurzatmigkeit sowie eine rinnende Nase auftreten und schlägt der *bla*-Puls nicht an seiner vorgesehenen Stelle, sind dies Anzeichen des bevorstehenden Todes. Wenn Anzeichen für ein positives Ansprechen auf die Behandlung wie oben beschrieben auftreten, kann der Patient überleben.

འདུས་རིམས་བཅོས་ཐབས་སྤྱི་དང་བྱེ་བྲག་གཉིས། །

Es gibt zweierlei Arten der Behandlung von *'dus pa'i rims*: allgemein und spezifisch.

སྤྱི་བཅོས་སྨིན་དང་ཞི་བྱ་གསོ་བ་གསུམ། །

Die allgemeine Behandlung besteht aus drei Techniken: Ausreifung, Beruhigung und Wiederherstellung [der körperlichen Bestandteile].

དང་པོ་སྨིན་བྱེད་དྭངས་མར་བབས་པ་ཡིས། །ཕོ་བ་དྲོད་ཉམས་རྩ་ལམ་འགགས་པའི་ཕྱིར། །ཅི་རིགས་སྨྱུང་བྱ་ནང་ནུབ་ཆུ་སྐོལ་བཏུང་། །འབྲས་སམ་ཡོས་ཐུག་སྤོད་བཅས་ཚ་བ་བཏང་། །བཅའ་སྒ་བྱི་ཚེར་པར་པ་ཏ་གསུམ་ལ། །གླ་སྒང་བསྡེབས་ཏེ་བསྐོལ་ཐང་རྩེ་འཇམ་དང་། །སླེ་ཏྲེས་གླ་སྒང་རྩ་མཁྲིས་སྒ་ཐང་བཏང་། །བད་རླུང་ཆེ་ན་མ་ནུ་བཞི་ཐང་སྦྱེ། །ཁྲག་མཁྲིས་ཆེ་ན་འབྲས་བུ་གསུམ་ཐང་བཏང་། །ཟས་སྤྱོད་ཚ་གྲང་གཉིས་སྤང་དྲོ་འཇམ་བསྟེན། །

Erstens, wenn *'dus pa'i rims* in die Essenz, die aus der Nahrung gewonnen wird, abwärts treibt, kommt es zu einer Schwächung der Hitze des Verdauungstraktes und einer Blockade der Leitbahnen. Der Patient sollte [ein paar Tage] fasten und morgens und abends gekochtes Wasser trinken. Man empfehle die Einnahme von gekochtem Brei aus Reis oder geröstetem Getreide unter Zugabe von Gewürzen. Zur Ausreifung verabreiche man ein lauwarmes Dekokt aus *bca' sga, byi tsher* und *par pa ta*, unter Zusatz von *gla sgang,* oder ein Dekokt aus *sle tres, gla sgang* und *rtsa mkhris.* Bei Dominanz von *bad kan* und *rlung* verabreiche man *ma nu bzhi thang* und bei Dominanz von Blut und *mkhris pa* ein Dekokt aus den drei Myrobalanfrüchten. Man empfehle warme und weiche Speisen und Verhaltensweisen und vermeide extrem heiße oder kalte Speisen und Verhaltensweisen.

དེ་ཡི་སྨིན་རྟགས་ཛུ་ལ་གཡོས་ཕྲུམ་སེར་སངས། །

Anzeichen einer ausgereiften Erkrankung sind ein süßlicher Geruch und das Ausbleiben von Schüttelfrost.

དེ་འོག་བར་དུ་ཞི་བས་བཅོས་བྱ་སྟེ། །དེ་ཡང་བཅོས་པའི་དུས་ལ་གསར་རྙིང་གཉིས། །

Danach unterscheidet man zur Behandlung der Krankheit mit beruhigenden Arzneien zwei Stadien: akut und chronisch.

གསར་དུས་ཉེས་པའི་སྟོབས་ཀྱིས་བཅོས་པ་དང་། །ཚ་བའི་སྟོབས་དང་སྲུར་ནས་བཅོས་པ་གཉིས། །

Während der akuten Phase wird [die Krankheit] auf Basis der Dominanz des *nyes pa* und des Schweregrads der Hitze-Krankheit behandelt.

ཉེས་པའི་སྟོབས་སྲུར་རླུང་མཁྲིས་བད་ཀན་གསུམ། །གང་ཤས་ཆེ་བ་སྔོན་ལ་ཞི་བར་བྱ། །ཆ་མཉམ་བད་མཁྲིས་རླུང་གསུམ་རིམ་པས་བཅོས། །རླུང་ལ་སླེ་ཏྲེས་མཁྲིས་ལ་ཨ་རུ་ར། །བད་ཀན་པི་པི་ལིང་གི་ཆིག་ཐང་བཏང་། ། ཆ་མཉམ་པ་ལ་འབྲས་བུ་གསུམ་ཐང་བསྟེན། །ཟས་སྤྱོད་སྨན་དཔྱད་དེ་ཡི་གཉེན་པོར་སྦྱར། །

Die Behandlung auf Basis der Dominanz von *rlung, mkhris pa* und *bad kan* besteht zuerst aus der Beruhigung des dominanten *nyes pa* und danach aus der jeweiligen Behandlung von *bad kan, mkhris pa* bzw. *rlung*, sobald diese gleichwertig vorhanden sind. Man verabreiche ein Dekokt aus einer einzigen Zutat, nämlich *sle tres* zur Behandlung von *rlung, a ru ra* für *mkhris pa* und *pi pi ling* für *bad kan*. Wenn die drei *nyes pa* eine gleichwertige Dominanz aufweisen, verabreiche man ein Dekokt aus den drei Myrobalanfrüchten und wende heilende Maßnahmen im Hinblick auf Ernährung, Verhalten, Arzneimitteln und äußere Therapien an, je nach Krankheitsbild.

ཚ་བའི་སྟོབས་དང་སྲུར་ཏེ་བཅོས་པ་ནི། །ཡུལ་དུས་ན་ཚོད་ནད་ཁམས་ཟས་སྤྱོད་ཀྱིས། །ཚ་སྟོབས་ཆེ་ཆུང་གཉིས་སུ་འགྱུར་བའི་ཕྱིར། །

Bei der Behandlung nach Schweregrad der Hitze-Krankheit erfolgt nach Faktoren wie Aufenthaltsort, Jahreszeit, Alter, Wesensart der Krankheit, Ernährung und Verhalten die Kategorisierung der Hitze-Krankheit in zwei Arten: schwer oder mild.

སྟོབས་ཆེ་སྨིན་དུས་བརྟུད་པའི་ཡོང་མེད་པས། །ཞག་གཅིག་སྐྱུང་བྱས་ནང་པར་གསར་ཤ་བྱིན། །དེ་ཡི་ནང་པར་གསེར་ཕུད་སྐྱུགས་ཀྱིས་དྲང་། །སྐྱུགས་བྱས་ནང་པར་རྟོང་ལེན་བཤལ་གྱིས་སྦྱང་། །དེ་ཡིས་ཡོ་བའི་བད་མཁྲིས་བསལ་བྱས་ལ། །ག་བུར་རྒྱལ་བློན་གསུམ་ལྷ་བདུན་པ་འམ། །རིན་ཆེན་ཞགས་པ་ལུས་ཟུངས་ཚ་སྟོབས་སྦྱར། །སྐབས་སུ་སྨན་བཏང་རྗེས་ལ་ཚད་ལམ་བསལ། །སྙོད་ཚད་ཆེ་ན་མངར་བའི་སྨན་གྱིས་སྦྱང་། །སྟོད་གཟེར་ལུད་པ་དམར་སེར་གནས་སྦྱར་གཏར། །ཚ་བའི་རླངས་གདོན་ཁྲག་པོངས་ཆེར་མི་རུང་། །

Wenn keine Zeit ist, bei einer schweren Hitze-Krankheit auf die Ausreifung zu warten, empfehle man, einen Tag lang zu fasten und gleich am nächsten Morgen frisches Fleisch zu sich zu nehmen. Man löse mit *gser gyi phud bu* am nächsten Morgen Erbrechen aus und bewirke gleich am nächsten Morgen mittels *hong len* eine Purgation (Ableiten über den Darm), um *bad kan* und *mkhris pa* aus dem Magen zu beseitigen. Man verabreiche gelegentlich das Präparat *ga bur rgyal blon gsum pa, lnga pa, bdun pa* oder *rin chen zhags pa* je nach Zustand der körperlichen Bestandteile und Schweregrad der Krankheit. Danach beseitige man die Hitze-Krankheit mittels Schwitzen. Im Fall einer schweren Hitze-Krankheit der Hohlorgane beseitige man die Krankheit mittels süßer Arzneimittel. Bei Schmerzen im oberen Rücken und Auswurf von rötlich-gelbem Schleim führe man einen Aderlass an den Venen durch, die mit der betroffenen Stelle in Zusammenhang stehen, jedoch nur leicht, gerade soweit, um den Dampf der Hitze-Krankheit auszulassen, ohne zu viel Blut zu entnehmen.

སྙོ་བས་ཆུང་བྱ་ཀྲི་སྐྱེར་པ་པ་ཏོ་ལ། །ཧོང་ལེན་སྒྲོན་ཤིང་གླ་སྒང་འབྲས་བུ་གསུམ། །བསྐོལ་གྲང་བཏང་རྗེས་གཙོ་བོ་བརྒྱད་པ་ལ། །གླ་སྒང་པར་པ་ཏ་དང་དུག་མོ་ཉུང་། །པ་ཏོ་ལ་དང་རྩ་མཁྲིས་བསྣན་ལ་བཏང་། །

Im Fall einer leichten [Hitze]-Krankheit verabreiche man ein kaltes Dekokt aus *bya krI,*[70] [6] *skyer pa, pa to la, hong len, sgron shing, gla sgang* und den drei Myrobalanfrüchten, gefolgt vom Präparat *gtso bo brgyad pa* unter Zusatz von *gla sgang, par pa ta, dug mo nyung, pa to la* und *rtsa mkhris*.

ཟླ་གཅིག་ཕར་འདས་རིམས་རྙིང་ཚ་བ་རྣམས། །སླེ་ཏྲེས་པི་པི་ལིང་དང་འབྲས་བུ་གསུམ། །ཐང་མང་བཏང་རྗེས་ཉི་ཤུ་རྩ་ལྔ་སྦྱར། །སྐབས་སུ་རྔུལ་དབྱུང་མིག་ཆུ་སེར་ན་སྦྱང་། །

Zur Behandlung einer chronischen Krankheit, die länger als einen Monat lang besteht, bereite man ein Dekokt aus *sle tres, pi pi ling* und den drei Myrobalanfrüchten zu und verabreiche es so oft wie möglich. Danach verabreiche man das Präparat *ga bur nyis shu rtsa lnga*. Man löse gelegentlich Schwitzen aus und führe eine Purgation (Ableiten über den Darm) durch, wenn Augen und Urin eine gelbliche Farbe aufweisen.

བཤང་གཅི་ཕྱེན་འགགས་པ་ལ་བྱ་ཀྲི་དང་། །གཟེ་མ་འོ་མ་བུར་སྙིང་བསྐོལ་བ་ཕན། །མདོག་སྔོ་ཞ་སྐམ་དང་ག་བདེ་བ་ན། །ཚ་བ་ཕྱི་རུ་ཕྱེར་བས་ཆུ་ལྷག་ཕན། །རྩ་ཁྲིད་ན་འཕྱེང་ལྦྱི་ན་ཚུང་ཟད་གཏར། །ཚིགས་གཞི་རུས་པ་ན་སྐྲངས་ཆུ་ལུམས་བྱ། །རིམས་རྗེས་སྣ་རྩ་སྐྲངས་ན་གང་ཉེ་གཏར།

70 *bya krI*, bezieht sich laut „Blue Beryl" (Blauer Beryl), zusammengestellt von Desi Sangay Gyatsho, auf *stag tsher*.

།གུར་ཀུམ་ཀ་ར་མར་གསར་སྣ་སྨན་བཏང་། །བྲག་ཞུན་སྔོ་སྟག་ཤ་ཧོང་ལེན་དྲི་ཆུ་བྱུག །ཀོ་ལེར་ན་ཞིང་གཟེར་ན་ཚན་དུགས་བྱ། །ཤེད་མེད་སྨད་ཚད་སྐྱེས་ན་སྨད་འདྲེན་བཏང་། །ཟུངས་ཟད་རོ་སྨད་དྲོད་བྲལ་འཇམ་རྩི་བྱ། །སྟོབས་མེད་གཏིང་ཚད་མ་ཐོན་རླུང་སྐྱེས་ན། ། ཏིག་ཏའི་སྨན་མར་སྦྲང་རྩི་སྦྱར་ལ་བསྟེན། །མདོར་ན་ཚ་བ་ནད་ཟུངས་ཀུན་འབྲེལ་ཕྱིར། །ཐོར་བུ་སྣ་ཚོགས་མ་ངེས་འབྱུང་བས་ན། །ཚ་བ་སྤྱི་དང་འཕྲུལ་ཏེ་ནད་སྣ་བསལ། །

Ein Dekokt, das aus *bya krI* [7], *gze ma*, Milch und alter Melasse gekocht wird, ist sehr wirksam zur Behandlung einer Blockade von Stuhl, Urin oder Luft im Darm. Das Besprühen des Körpers mit Wasser ist wirksam bei einer bläulichen [Haut]-Farbe, bei Gewichtsabnahme und gutem Appetit, da dies durch die Verbreitung der Hitze-Krankheit in die äußeren Teile des Körpers verursacht wird. Man führe einen leichten Aderlass an den schmerzhaften und mit Schwere-[Gefühl versehenen] Venen durch und verabreiche ein medizinisches Bad, wenn Schmerzen und Schwellungen in den Gelenken und Knochen auftreten. Im Fall von Schwellungen an der Nasenwurzel nach einer epidemischen Krankheit führe man einen Aderlass am nächstgelegenen Punkt durch, verabreiche eine Nasenarznei aus *gur kum,* weißem Zucker und frischer Butter und trage eine Mischung aus *brag zhun, sngo stag sha, hong len,* und Urin auf. Bei nicht lokalisierten Schmerzen lege man Kompressen aus *tshan* auf. Man verabreiche einen Einlauf zur Behandlung einer Kraftlosigkeit und der Entwicklung der Hitze-Krankheit im unteren Teil des Körpers, und man benutze milde Einläufe zur Behandlung der erschöpften körperlichen Bestandteile und des Verlusts der Hitze aus dem unteren Teil des Körpers. Man verabreiche die medizinische Butter *tig ta* unter Zusatz von Honig zur Behandlung von fehlender Körperkraft, einer tief verwurzelten Hitze-Krankheit, die nicht beseitigt werden kann und der Entwicklung von *rlung*. Kurz gesagt, da die Hitze-Krankheit weiterhin mit den körperlichen Bestandteilen in Zusammenhang steht, gibt es eine unbeschränkte Anzahl an verschiedenen Krankheiten. Diese Krankheiten sind anhand der therapeutischen Prinzipien für allgemeine Hitze-Krankheiten zu behandeln.

ཐ་མ་རི་ཐང་མཚམས་སུ་ཟུངས་གསོ་སྟེ། །འདུས་རིམས་ཡིན་ཕྱིར་ངེས་མེད་འཁྲུལ་སོ་ཆེ། །ལེགས་པར་བརྟགས་ནས་ཁ་ཟས་རིམ་གྱིས་སློད། །འདྲ་སྣང་བློ་བྲིད་འཕྲང་ལ་མ་ཤོར་གཅེས། །

Während der letzten Phase, wenn der Bereich der Grenze zwischen „Berg und Tal" bzw. zwischen einer kalten und einer heißen Krankheit erreicht ist, stelle man die körperlichen Bestandteile wieder her. Da diese epidemische Krankheit eine Kombination von vielen Krankheiten darstellt, besteht die große Gefahr einer Fehldiagnose. Daher führe man die Untersuchung sorgfältig durch und empfehle die allmähliche Aufnahme einer Ernährung ohne Einschränkungen. Besondere Aufmerksamkeit ist geboten, um sich von der Ähnlichkeit der Krankheiten nicht verwirren und fehlleiten zu lassen.

དེ་ནས་འདུས་རིམས་བྱེ་བྲག་གསོ་བ་ནི། །རྒྱུན་རིམས་པ་ཏོ་ལ་ དུག་ཉུང་ཧོང་ལེན་ གསུམ་པའི་ཐང་བཏང་ཞིང་། །ཁྱད་པར་བད་ཀན་ཤས་ཆེ་སྐྱིག་ཅིང་སྐྱུག །མི་འཇུ་ཡི་ག་འགགས་ན་ སོ་ཆ་རྒྱམ་ཚྭའི་ སྐྱུགས་ཀྱིས་སྡོང་། །མཁྲིས་བབས་མིག་ཆུ་སེར་ན་ དུར་བྱིད་རྒུན་འབྲུམ་ཨིནྡྲ་བཞི་ཐང་ བཤལ་གྱིས་སྦྱང་། །སྲིན་ཁྲིས་ཕོ་བར་ཟུག་ལ་ གོ་བྱེས་བུ་རམ་རིལ་བུ་ སྦྱོར་བ་བསད། །

Nach der allgemeinen Behandlung gibt es folgende Behandlungen für spezifische Arten von *'dus pa'i rims*: Zur Behandlung von *rgyun rims* verabreiche man das Dekokt *pa to la gsum pa* [8] bestehend aus *pa to la, dug mo nyung* und *hong len*. Im Fall einer spezifischen *bad kan*-Dominanz in Verbindung mit Aufstoßen, Erbrechen, Schwäche des Verdauungstraktes und Appetitverlust beseitige man die Krankheit durch Auslösen von Erbrechen mit einem Präparat aus *so cha* und *rgyam tshwa*. Zur Behandlung [von *rgyun rims*], das abwärts in *mkhris pa*, eingedrungen ist und eine gelbliche Färbung von Augen und Urin verursacht, bewirke man mit einem Präparat aus *dur byid* und *rgun 'brum* sowie mit *in+dra bzhi thang* eine Purgation (Ableiten über den Darm). Krämpfe im Abdomen, die durch die Beunruhigung von *srin* verursacht wurden, beseitige man mit einer Pille aus *go byes* mit Melasse.

རྟག་པའི་རིམས་ལ་ཧོང་ལེན་ པ་ཏོ་ལ་གླ་སྒང་བ་སྤྲུ་པ་ཏྲ་ ལྔ་པ་སྦྱོར། །གར་བབས་རྩ་ལ་ཅི་རན་ རིགས་པས་གཏར། །

Zur Behandlung von *rtag pa'i rims* verabreiche man das Präparat *hong len lnga pa*, bestehend aus *hong len, pa to la, gla sgang, ba spru* und *pa tra*, und führe umsichtig einen Aderlass an den Venen durch, die mit der Lokalisation der Krankheit in Zusammenhang stehen.

ཉིན་གཅིག་པ་ལ་གླ་སྒང་ པ་ཏོ་ལ་འབྲས་གསུམ་ནིམ་པ་དུག་ཉུང་རྒུན་འབྲུམ་ བརྒྱད་པ་བཏང་། །གཙོ་བོ་རྔུལ་མང་དབྱུང་ཞིང་ཆུ་ལྷག་བྱ། །

Zur Behandlung von *nyin gcig rims* verabreiche man das Präparat *gla sgang brgyad pa*, bestehend aus *gla sgang, pa to la*, den drei Myrobalanfrüchten, *nim pa, dug mo nyung* und *rgun 'brum;* in erster Linie löse man hauptsächlich reichliches Schwitzen aus und besprühe den Körper mit Wasser.

ཉིན་གསུམ་པ་ལ་བཙའ་སྣ་ ཙན་དན་ཏིག་ཏ་སླེ་ཏྲེས་ བཞི་ཐང་བཏང་། །ཐེ་རུག་སྤོས་དཀར་ཡུང་སྐྱེར་ བྲག་ཞུན་དུག་ཉུང་བོང་ང་འབྲས་གསུམ་བཙུ་པ་སྣང་དང་ སྦྱོར་ལ་བྱིན། །

Zur Behandlung von *nyin gsum rims* verabreiche man das Präparat *bca' sga bzhi thang*, bestehend aus *bca' sga, tsan dan, tig ta* und *sle tres*, sowie ein Präparat aus *bye rug, spos dkar, yung ba, skyer pa, brag zhun, dug mo nyung, bong nga,* den drei Myrobalanfrüchten und Honig.

ཉིན་བཞི་པ་ལ་སླེ་ཏྲེས་ གླ་སྒང་སྐྱུ་རུ་ གསུམ་ཐང་བཏང་། །སླེ་ཏྲེས་བྲག་ཞུན་སྦྱར་བྲུགས་མཁན་ཆུས་བྲན། །རུ་ཏ་ཨ་རུ་འོ་མའི་འཇམ་རྩི་བྱ། །ཚིགས་པ་ཁ་བྱེ་ཟུག་གཟེར་གང་ཆེ་བསྲེག །

Zur Behandlung von *nyin bzhi rims* verabreiche man *sle tres gsum thang*, bestehend aus *sle tres, gla sgang* und *skyu ru ra*, wende die Mischung aus *sle tres* und *brag zhun* an, befeuchte mit einem *mkhan pa*-Absud und verabreiche einen milden Einlauf aus *ru rta, a ru ra* und Milch. Bei starken Schmerzen aufgrund der Öffnung der Gelenke wende man an der schmerzhaftesten Stelle Moxibustion an.

ཀླད་པར་བབས་ན་སྣ་བཤལ་བཏང་བ་འམ། །ཆུ་ཚན་གླ་རིལ་དུགས་བྱ་ནང་རྩ་སྦྱོང་། །རྗེས་ལ་རྩ་བ་འབྲས་བུའི་སྨན་མར་སྦྱར། །ཀུན་ལ་པ་ཏོ་ལ་དང་པུ་ཙེ་ཤེལ། །གླ་སྒང་ཤིང་མངར་ཨ་རུ་ར་དང་ལྔ། །པ་ཏོལ་ལྔ་འདིའི་ཐང་ཕྱེ་གང་རིགས་ཕན། །རིམས་གང་ཅིས་ཀྱང་ཚ་བ་མི་ཆག་ན། །འཚོ་དཀའ་ལག་པའི་རྩ་ལ་ལན་འགའ་གཏར། ། ཉིན་གཅིག་མི་གཏར་བཞི་པོ་རང་རང་རྩ། །གཏར་བས་རིམས་ཀྱི་ཚ་བ་རྩད་ནས་འདོན། །ཀུན་ལ་རི་ཐང་མཚམས་སུ་གཟབ་པ་གཅེས། །

Wenn die Krankheit ins Gehirn eindringt, führe man eine Nasenreinigungstherapie durch, empfehle Bäder in einer heißen Quelle oder lege Kompressen aus dem Dung von Moschustieren auf, gefolgt von einer Reinigungstherapie der Leitbahnen. Danach verabreiche man eine medizinische Butter aus den Wurzelheilmitteln und Myrobalanfrüchten. Heilsam bei allen epidemischen Krankheiten ist ein Dekokt oder medizinisches Pulver aus dem Präparat *pa to la lnga pa* [9], bestehend aus *pa to la, pu tse shel,*[71] *gla sgang, shing mngar* und *a ru ra*. Wenn bei einer epidemischen Krankheit die Hitze-Krankheit trotz Anwendung jeder einzelnen Art von Heilmittel nicht zurückgeht, ist das Überleben fraglich. Daher führe man in diesem Fall mehrmals an den Venen der Hand einen Aderlass durch. Kein Aderlass darf zur Behandlung von *nyin gcig rims* angewendet werden; stattdessen hilft Aderlass an den Venen, die mit den anderen vier *rgyun rims* in Verbindung stehen, die Hitze-Krankheit auszumerzen. Es ist wichtig, bei allen Fällen [von epidemischen Krankheiten] besonderes Augenmerk auf das Stadium im Bereich der Grenze zwischen „Berg und Tal“ bzw. zwischen kalten und heißen Erkrankungen zu richten.

71 *pu tse shel* bezieht sich hier auf *hong len*.

གཉན་རིམས་བཅོས་ཐབས་སྤྱི་དང་བྱེ་བྲག་གཉིས། །

Es gibt zwei Arten von Behandlungsmethoden für *gnyan rims*: allgemein und spezifisch.

སྤྱི་བཅོས་དང་པོ་རྒྱ་ཡི་འགྲོས་འཕྲང་བསྡམ། །གཉིས་པ་གཉེན་པོ་སྦྱར་བས་བསད་པ་དང་། །གསུམ་པས་རོ་དབྱུང་བཞི་པས་ནད་ལྷག་བསལ། །

Die allgemeine Behandlung [besteht aus vier Schritten]: Erstens, Blockade der Eintrittsbereiche einer eindringenden Krankheit; zweitens, Beruhigung der Krankheit mit geeigneten Heilmitteln; drittens, Beseitigung der Krankheit; und viertens, Beseitigung der Reste der Krankheit.

དང་པོ་རྒྱ་ཡི་འགྲོས་འཕྲང་བསྡམ་པ་ནི། །མི་དོམ་མཁྲིས་པ་གླ་རྩི་བོང་ང་དཀར། །རྒུ་དྲུས་ཆོས་སྨན་བྲག་ཞུན་ཡུང་བ་རྣམས། །ལོ་བརྒྱད་ཆུ་ལ་སྦྱངས་ལ་ཁོང་དུ་བཏང་། །སྨིན་བྱེད་ཐང་དང་ལྷག་པ་སྤྲད་པར་ཤིས། །སྡུད་སྒོ་མཆོག་མ་དྲུག་པ་བཅུ་གསུམ་པ། །ནང་ལོང་འཕར་རྩ་སྦྲ་བ་བཞི་ལྔས་མནན། །དེས་ནི་རྒྱ་ཡི་འགྲོས་འཕྲང་འགེགས་པར་བྱེད། །

Erstens, bereite man zur Blockade der Eintrittsbereiche einer eindringenden Krankheit einen Absud aus *mi mkhris*, Bärengalle, *gla rtsi, bong nga dkar po, rgu drus, chos sman, brag zhun* und *yung ba* im Urin eines achtjährigen Kindes und verabreiche den Absud abwechselnd mit einem Dekokt zur Ausreifung der Krankheit. Man wende am *sdud sgo*, an der großen Fontanelle des Schädels, am sechsten und 13. Wirbel sowie am *nang long 'phar rtsa* vier- oder fünfmal Moxibustion an, um den Eintritt in die Leitbahnen zu blockieren.

གཉིས་པ་འཛིན་པ་བོང་ངའི་མེ་ཏོག་དང་། །ལྷོག་དུག་ཨ་རུ་ཤ་ཆེན་ཆ་ཡིས་བསྐྱེད། །དྲི་ཆུའི་རིལ་བུ་སྲན་ཙམ་ཐེངས་འགའ་བཏང་། །ཞི་རྡུ་ལ་ཁྱི་ཚད་ཆེ་ན་གསོད་པའི་རྟགས། །

Zur Beruhigung der Krankheit mit geeigneten Heilmitteln bereite man erbsengroße Pillen unter Zusatz von *'dzin pa, bong nga*-Blüten, *lhog dug, a ru ra* und *sha chen* [in ansteigender Menge] und verabreiche diese mehrmals. Wenn sich [die Hitze-Krankheit] beruhigt, äußert sich dies durch ein Schweregefühl [des Körpers], Schwitzen und hohes Fieber.

གཟེར་བཤལ་རོ་དབྱུང་མ་ཐེབས་བསྐྱར་ལ་སྦྱང་། །བསྐྱར་ཡང་མི་འདུག་སྲོག་རླུང་ཉམས་ཏེ་འཆི། །ལེགས་འབྲུ་མདོག་སེར་དྲི་ཆེ་རོ་ཐོན་རྟགས། །མཁྲིས་པ་ཐོན་ཆུང་མིག་སེར་བསྐྱར་ལ་བཏང་། །འབྱོངས་ན་མིག་སྐྱིན་འཕྲལ་ལ་དཀར་པོར་འགྱུར། །

Wenn das Präparat *gzer bshal*[72] die Krankheit nicht heilt, wiederhole man die Verabreichung, um die Krankheit auszuleiten. Wenn die Krankheit auch mit wiederholter Therapie nicht beseitigt werden kann, kommt es zu einer Verschlechterung des lebenserhaltenden *rlung*, was schließlich zum Tode führt. Wenn die Ausleitung mit großer Kraft erfolgt, gelb gefärbt ist und übel riecht, ist dies ein Anzeichen dafür, dass die Krankheit beseitigt wurde. Im Fall von gelblichen Augen aufgrund der unzureichenden Ausleitung von *mkhris pa* wiederhole man die Gabe [der Heilmittel]. Wenn die Krankheit erfolgreich ausgeleitet ist, werden die Augen sofort wieder weiß.

ཕྱེ་མ་གི་ཝཾ་གུར་གུམ་དུག་མོ་ཉུང་། །ཧོང་ལེན་ཏིག་ཏ་སྐྱེར་ཤུན་བོང་ང་དཀར། །ཀྱི་ལྕེ་གུ་གུལ་ལྕུམ་རྩ་སྒྲོ་པུཥྤ། །ཞིབ་བཏགས་དུས་བཞིར་ཆུས་འཕུལ་ཚད་ལྷག་འཇོམས། །ཚ་ཡང་ག་བུར་སྲོག་རླུང་ལྡོག་ཕྱིར་སྤང་། །གཉན་མ་སོད་པར་གཏར་དང་དཀར་མངར་སྤང་། །འབྲས་ཕྱུག་ཡོས་ཐུག་བསྙིལ་གྲང་ཆུ་ཁྲིག་བཏང་། །

Zur Beseitigung der Reste der Hitze-Krankheit verabreiche man viermal täglich folgendes medizinisches Pulver: ein fein gemahlenes Pulver aus *gi wam*, *gur kum*, *dug mo nyung*, *hong len*, *tig ta*, *skyer pa*-Stammrinde, *bong nga dkar po*, *kyi lce*, *gu gul*, *lcum rtsa* und *sgro puShpo*.[73] [10] Obwohl die Krankheit von heißer Wesensart ist, vermeide man *ga bur*, da es eine schädliche Wirkung auf das lebenserhaltende *rlung* hat. Wenn der Infekt unbehandelt bleibt, vermeide man Aderlass, Milchprodukte und süße Speisen und empfehle stattdessen die Einnahme von gekochtem Brei aus Reis und geröstetem Getreide in kühlem Zustand, sowie klare Suppe.

བྱེ་བྲག་གར་བབས་ནད་ཀྱི་དམིགས་བཏགས་ལ། །མགོར་བབས་དོམ་མཁྲིས་གངས་ཐིགས་གི་ཝཾ་དང་། །ཨ་བྲུག་པོང་ང་ཀ་ར་སྦྱར་ལ་བཏང་། །མཆོགས་མ་སྨྱུད་སྒྲོ་སྨུར་འགྲམ་མེ་ཡིས་མནན། །སྣ་ཁྲག་འཛག་ན་གུར་གུམ་དོམ་མཁྲིས་དང་། །མཆེ་ཐལ་སྣ་ལོ་སྲད་དཀར་ཀྱི་ལྕེ་བ། །དོ་དྲེག་སེར་པོ་ཀ་ར་སྦྱར་ལ་བཏང་། །གློར་བབས་ཙན་དན་གུར་གུམ་ཅུ་གང་དང་། །སྐྱེར་ཤུན་ཞིང་

72 Das Präparat *gzer bshal* bezieht sich hier auf *gzer sman gnyen po lnga sbyor* oder *gzer sman chen po*, wie im Kapitel über komplizierte Hitze-Krankheiten beschrieben.

73 *sgro puShpo* bezieht sich auf die *sgro ba shing*-Blüte.

མངར་བོང་ང་དཀར་པོ་དང་། །ཀ་ར་སྦྱར་བཏང་དུག་འགོ་སྣོད་ཀ་གཏར། །མཁལ་བབས་གླ་རྩི་གུར་ཀུམ་སུག་སྨེལ་དང་། །སྐྱེར་ཤུན་བྲག་ཞུན་ཉི་དགའ་ཨ་རུ་ར། །ཤུག་ཚེར་སྦྱར་བཏང་བཅུ་བཞི་རྩ་ནག་བསྲེག །ཕོ་བར་བབས་ལ་སྤྱི་དང་ཁྱད་པར་གཉིས། །སྤྱི་རུ་ཕོ་བར་བབས་པའི་རིམས་རྣམས་ལ། །ཕག་རིལ་ཐལ་བ་དོམ་མཁྲིས་སྦྱར་བ་བཏགས། །གླ་རྩི་དུག་ཉུང་བཙོད་དང་ལི་ག་དུར། །དོམ་མཁྲིས་བོང་དཀར་སྐྱེར་པའི་བར་ཤུན་སྦྱར། །ཁྱད་པར་གཉན་ཤས་ཆེ་ན་བསད་རྗེས་སྦྱང་། །ཕག་རིལ་སྲད་དཀར་ཧོང་ལེན་དེ་བ་བཞི། །ཁྱོར་བ་རེ་རེ་སོ་སོར་བསྲེགས་ཐལ་བ། །དམར་ཟལ་བ་ཆུས་འདམ་བཏགས་བྱས་པའི་ཕྱེ། །ཀ་རས་ཁ་སླན་རིམས་ཚད་ཀུན་ལ་བཏགས། །ཁྱད་པར་འདུས་རིམས་རིམས་སྨྱོན་ཏྲེ་ཏྲེ་ཧོ། །གཉན་རིམས་ཕོ་བར་བབས་པའི་བདུད་རྩི་ཡིན། །

Für spezifische Behandlungen untersuche man die schmerzende Stelle, wo die Krankheit eindringt. Wenn [die Krankheit] in den Kopf eindringt, verabreiche man ein Präparat aus *gangs thigs, gi wam, a byag gzer 'joms* und *bong nga*, vermischt mit weißem Zucker, und wende am *sdud sgo*, an der großen Fontanelle des Schädels und am Unterkiefer Moxibustion an. Bei Nasenbluten verabreiche man ein Präparat aus *gur kum,* Bärengalle, *mtshe*-Asche, *snya lo, srad dkar, kyi lce* und *rdo dreg ser po* vermischt mit weißem Zucker. Wenn [die Krankheit] in die Lunge eintritt, verabreiche man ein Präparat aus *tsan dan, gur kum, cu gang, skyer pa*-Stammrinde, *shing mngar* und *bong nga dkar po* vermischt mit weißem Zucker und führe an den Venen *drug 'go* und *snod ka* einen Aderlass durch. Wenn [die Krankheit] in die Niere eindringt, verabreiche man ein Präparat aus *gla rtsi, gur kum, sug smel, skyer pa*-Stammrinde, *brag zhun, nyi dga', a ru ra* und *shug pa tsher can* und führe am 14. Wirbel und am Punkt *rtsa nag* eine Moxibustion durch. Es gibt zwei Arten von Behandlung eines Eindringens [der Krankheit] in den Magen: allgemein und spezifisch. Zur allgemeinen Behandlung verabreiche man ein Präparat aus *phag ril*-Asche und Bärengalle sowie ein Präparat aus *gla rtsi, dug mo nyung, btsod, li ga dur,* Bärengalle, *bong nga dkar po* und *skyer pa*-Stammrinde. Spezifische Behandlung unter Ausleiten der Krankheit ist angebracht, wenn die Krankheit von einem Infekt dominiert ist. Man bereite ein medizinisches Pulver, indem man je eine Handvoll der folgenden vier Zutaten separat verbrennt: *phag ril, srad dkar, hong len* und *de ba*; danach verknete man die Asche mit Urin von einer rötlichen Kuh mit weißen Flecken und füge zur Geschmacksverbesserung weißen Zucker hinzu. Dieses medizinische Pulver ist zur Behandlung aller Arten epidemischer Krankheit empfehlenswert, und wirkt insbesondere wie Nektar gegen das Eindringen von *'dus rims* wie *rims smyon tre tre ho* in den Magen.

མཁྲིས་ཡུལ་རླུང་གིས་ཕྲོགས་ལ་ཁ་རུ་ཚྭ། །རྡོ་ཧི་ཐང་དང་བུར་ཚང་བསྐྱེབས་ལ་བཏང་། །ག་བུར་ནག་པོ་ཚང་དུ་སྦྱར་བ་བཏགས། །མ་ཞུས་རྒྱུ་བྱས་སྒྲེག་སྐྱུག་ཟས་མི་འདུ། །རྒྱམ་ཚྭ་བཞི་ཐང་

བཏང་ཞིང་ ཨ་རུ་ལྕུམ་རྩ་པི་ལིང་གསེར་མེའི་ ཐང་བཤལ་བྱ། །རྒྱ་མར་བབས་ན་དང་པོ་བཤལ་བཏང་ལ། །དེ་རྗེས་གཉེན་པོ་ཐོག་རུས་རྒུ་དྲུས་དང་། །གླ་རྩི་ཆོས་སྨན་བོང་ང་དཀར་པོ་དང་། །ཆུ་རྩ་དྲི་ཆུར་སྦྱར་ལ་བཏང་བར་བྱ། །

Wenn *rlung* die Lokalisation von *mkhris pa* besetzt, verabreiche man ein Dekokt aus *kha ru tshwa* und *dzA ti* unter Zusatz von *bur chang*. Empfehlenswert ist die Verabreichung eines Präparats aus einer Mischung von *ga bur nag po* mit *chang*. Zur Behandlung von Aufstoßen, Erbrechen und Verdauungsproblemen, die durch eine Schwäche des Verdauungstraktes verursacht wurden, verabreiche man *rgyam tshwa bzhi thang* und führe eine Purgation (Ableiten über den Darm) mit einem Dekokt aus *a ru ra, lcum rtsa, pi pi ling* und *gser gyi me tog* durch. Zur Behandlung des Eindringens [der Krankheit] in den Dünndarm bewirke man zuerst eine Purgation (Ableiten über den Darm) und verabreiche danach ein Präparat aus *thog rus, rgu drus, gla rtsi, chos sman, bong nga dkar po, chu rtsa* und Urin.

རིམས་ཚད་དང་པོ་མ་སྨིན་སྨིན་གསན་འདེབས། །བར་དུ་ཚ་བ་སྨིན་རྒྱས་གཞི་ལ་གནོན། །ཐ་མར་གཞུག་རྒྱུན་ཐོར་བུའི་ཞབས་ཏོག་བྱེད། །དེ་ཕྱིར་ཐོར་བུ་ནད་ཀྱི་བསལ་ཐབས་གཅེས། །རིགས་པས་ཚ་བ་སྤྱི་དང་འཕྲུལ་ཏེ་བཅོས། །ཞེས་གསུངས་སོ། །

In allen Fällen von epidemischen Krankheiten lasse man zuerst die unausgereifte Krankheit ausreifen, genauso wie man einen Gast einlädt. Danach unterdrücke man die ausgereifte und voll entwickelte Krankheit vollkommen, genauso wie man den Gast niedersetzen lässt, und schließlich behandele man verschiedene zusätzliche Krankheiten sehr sorgfältig, genauso wie man den Gast aufmerksam bedient. Es ist wichtig, bei den verschiedenen zusätzlichen Krankheiten unter Beachtung der im Kapitel über allgemeine Hitze-Krankheiten beschriebenen Behandlungen umsichtig vorzugehen.“ So wurde gesprochen.

བདུད་རྩི་སྙིང་པོ་ཡན་ལག་བརྒྱད་པ་གསང་བ་མན་ངག་གི་རྒྱུད་ལས་རིམས་ཀྱི་ཚ་བ་བལ་ནད་བཅོས་པའི་ལེའུ་སྟེ་ཉི་ཤུ་རྩ་གསུམ་པའོ། །

Dies ist das 23. Kapitel, die „Behandlung von *bal nad*“, einer epidemischen Hitze-Krankheit, aus dem Tantra der geheimen mündlichen Unterweisung über die acht Zweige des Nektars der Medizin.

Anmerkungen des Herausgebers der deutschen Ausgabe:

1 *leb rgan*: Die nun in englischer Sprache vorliegende *rgyud bzhi*-Übersetzung des Men-Tsee-Khang und auch dieses Buch basieren auf einer Abschrift eines Holzdruckes der *rgyud bzhi* aus dem Jahr 1892, die unter der Bezeichnung „Chagpori-Holzdruck" bekannt ist. Die in der Version des Jahres 1892 enthaltenen Fehler wurden, wie bei Tibetern traditionell üblich, aus Respekt vor den alten Texten größtenteils unverändert übernommen. Hier findet sich jedoch im tibetischen Text in der Klammer eine mit großer Wahrscheinlichkeit korrekte Schreibweise, die auch im deutschen Text wiedergegeben wird, nämlich *leb rgan.* (Vgl. Men-Tsee-Khang 2017: 343, khro ru tshe rnam 2000: 543).

2 *leb rgan*: Siehe die obere Anmerkung. (Vgl. Men-Tsee-Khang 2017: 348).

3 *mig sle*: Dieser Begriff wurde mit Hilfe diverser Kommentare übersetzt. (Vgl. u.a. khro ru tshe rnam 2000: 555). „*mig*" hat die Bedeutung „Auge" und „*sle*" hat die Bedeutung „krumm, gedreht, verzerrt".

4 *ga dur*: Siehe die obere erste Anmerkung. (Vgl. Men-Tsee-Khang 2017: 361, khro ru tshe rnam 2000: 570).

5 *leb rgan:* Siehe die obere erste Anmerkung. (Vgl. Men-Tsee-Khang 2017: 361, khro ru tshe rnam 2000: 570).

6 *bya krl*: Für diese Pflanze sind verschiedene Schreibweisen zu finden. Beispielsweise *bya krl* (vgl. u.a. khro ru tshe rnam 2000: 576) sowie *bya kri* (vgl. pad+ma rdo rje 2011: 316).

7 *bya krl*: Für diese Pflanze sind wie oben angeführt verschiedene Schreibweisen zu finden. Beispielsweise *bya krl* (vgl. u.a. khro ru tshe rnam 2000: 577) sowie *bya kri* (vgl. pad+ma rdo rje 2011: 316).

8 *pa to la*: Im tibetischen Text, der ohne Änderung vom Men-Tsee-Khang übernommen wurde, fehlt bei *pa to la* nach der zweiten Silbe das punktförmige Zeichen, welches in der tibetischen Schrift einzelne Silben voneinander trennt (Men-Tsee-Khang 2017: 368). Dieses Zeichen der tibetischen Schrift wird als *tsheg* bezeichnet.

9 *pa to la*: Siehe die obere Anmerkung.

10 *sgro puShpo*: Auch für diese Pflanze sind verschiedene Schreibweisen zu finden. Beispielsweise *sgro puShpo* (vgl. u.a. khro ru tshe rnam 2000: 582), wie in unserem tibetischen Text angeführt, aber auch *sgro puShpa* (vgl. pad+ma rdo rje 2011: 320).

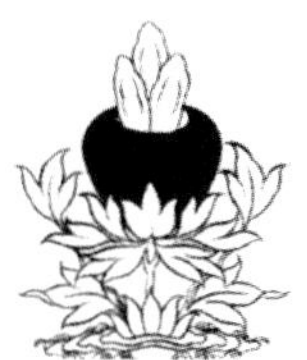

དེ་ནས་དྲང་སྲོང་རིག་པའི་ཡེ་ཤེས་ལ། །དྲང་སྲོང་ཡིད་ལས་སྐྱེས་ཀྱིས་འདི་སྐད་ཞུས། །འབྲུམ་བུའི་རིམས་ལ་རྒྱུ་རྐྱེན་མཚན་ཉིད་དང་། །དབྱེ་བ་རྟགས་དང་བཅོས་ཐབས་ཇི་ལྟར་བགྱི། །འཚོ་མཛད་སྨན་པའི་རྒྱལ་པོས་བཤད་དུ་གསོལ། །

Danach richtete der Weise *yid las skyes* folgende Frage an den Weisen *rig pa'i ye shes*: „Was sind die Ursachen, (mit Krankheit in Zusammenhang stehenden) Umstände, Wesensart, Klassifizierungen, Anzeichen und Symptome sowie Behandlungsmethoden von Pocken? Möge der Heiler, der König der Ärzte, uns dies bitte erklären."

དེ་སྐད་ཞུས་པའི་དོན་ལ་ལན་གསུངས་པ། །འབྲུམ་བུའི་རིམས་ནི་སྤྱི་དང་འདྲ་བ་ལ། །

Auf diese Frage antwortete der Meister: „Die Ursachen und (mit Krankheit in Zusammenhang stehenden) Umstände von Pocken sind ähnlich wie bei epidemischen Krankheiten.

ངོ་བོ་ཚ་བ་ཆུ་སེར་ལ་བབས་ནས། །རུས་རྐང་ལྷ་བའི་གཏིང་ནས་སྐྱེ་བར་བྱེད། །ཕྱོར་པའམ་འབྲུམ་བུ་འོང་ཕྱིར་མིང་དུ་བརྗོད། །

Die Wesensart der Krankheit besteht im Eindringen der Hitze-Krankheit in *chu ser*, was Pusteln oder Ausschläge verursacht, die aus dem Inneren von Knochen, Knochenmark und Spongiosa ausgelöst werden. Daher wird die Krankheit „Pocken" genannt.

དབྱེ་བ་ནག་པོ་དཀར་པོ་རིགས་གཉིས་ཏེ། །

Es gibt zwei Arten von Pocken: heiße und kalte. [1]

ནག་པོའི་རིགས་གསུམ་སྐྲངས་པ་གླང་གཉའ་དང་། །ཁྲག་སྐམ་རྩེལ་ཏེ་ཟངས་གཟེར་སྦུ་གུ་ཅན། །

Es gibt drei Unterarten von heißen Pocken: *skrangs pa glang gnya'*, *khrag skam rtsel te* und *zangs gzer sbu gu can.*

དཀར་པོའི་རིགས་གསུམ་ཤ་ར་སྐྱ་ཤར་དང་། །རྨོག་མགོ་སྤྱི་ཟླུམ་སིབ་བུ་ཀོབ་རྩེ་འོ། །

Es gibt drei Unterarten von kalten Pocken: *sha ra skya shar*, *rmog mgo spyi zlum* und *sib bu kob rtse.*

དེ་ཡི་རྟགས་ལ་སྤྱི་དང་བྱེ་བྲག་གཉིས། །

Es gibt zwei Arten von Anzeichen und Symptomen von Pocken: allgemeine und spezifische.

སྤྱི་རྟགས་ཚིགས་གཞི་ན་ལ་གྲང་ཤུམ་བྱེད། །ལུས་སྤྱིར་སྙོམ་ལ་དང་ག་མི་བདེ་ཞིང་། །ཁ་ཁ་ཟ་ཟེ་འོང་ལ་སྙིད་པ་སྐྱུར། །ཁྱད་པར་མགོ་བོ་ན་ཞིང་གློ་སྙིང་བརྡུང་། །ཤ་མདངས་དམར་ལ་མཐུག་ཅིང་ལུས་ཀུན་བཙེ། །མཁྲིས་པ་སྐྱུག་ཅིང་རུས་རྐང་འཆག་སྙམ་སེམས། །དང་པོ་མ་སྨིན་མཚོན་ཚུལ་དེ་ལྟར་འབྱུང་། །བར་དུ་འབྲུམ་པ་ཕྱིར་ཐོན་བདེ་སྙམ་བྱེད། །

Die allgemeine Anzeichen und Symptome von Pocken sind folgende: Gelenkschmerzen, Schüttelfrost, allgemeines Schwächegefühl, Appetitverlust, ein bitterer Geschmack im Mund, Verwirrung und Lethargie; sowie insbesondere Kopfschmerzen, ein klopfendes Gefühl in Lunge und Herz, verdickte und rote Haut, Irritation des gesamten Körpers, Erbrechen von Galle und ein Gefühl, als ob Knochen und Knochenmark gebrochen sind. Diese Symptome zeigen sich anfangs als Manifestation des unausgereiften Stadiums der Krankheit. Sobald die Pusteln auf der Haut erscheinen, tritt ein Gefühl der Besserung ein.

ཐ་མ་བྱེ་བྲག་རྟགས་ལ་དཀར་ནག་གཉིས། །

Schließlich treten folgende spezifischen Anzeichen und Symptome bei kalten und heißen Pocken auf.

ནག་པོའི་རིགས་ལ་སྐྲངས་པ་གླང་གཉའ་ནི། །ཕྱི་རུ་མི་ཐོན་ཟུག་ཆེ་ལུས་ཀུན་སྐྲངས། །ཆུ་སེར་ནག་པོ་ཉེས་ཀུན་འདུས་ལས་བསྐྱེད། །ཁྲག་སྐམ་རྩེལ་ཏེ་ཤིག་ནི་དམར་ནག་མཐུག །ཟངས་གཟེར་སྦུ་གུ་ཅན་ནི་དཀྱིལ་དུ་ཀྱོང་། །དེ་གཉིས་ཁྲག་དང་མཁྲིས་པ་ལས་གྱུར་ཡིན། །ཁྱད་པར་མགོ་ན་རྩ་ཆུ་ཕྱི་ཡུལ་ཚ། །

Unter den heißen Arten von Pocken handelt es sich bei *skrangs pa glang gnya'*, bedingt durch *chu ser nag po* und alle drei *nyes pa,* um Pusteln unter der Haut, die nicht nach außen kommen, welche innen schmerzhaft sind und eine Schwellung des gesamten Körpers auslösen. *khrag skam rtsel te* haben die Form einer Laus und sind dunkelrote, dicke Pusteln, während *zangs gzer sbu gu can* im Zentrum eingedrückt sind. Beide Arten werden von Blut- und *mkhris pa*-Krankheiten verursacht und zeigen insbesondere Kopfschmerzen sowie Puls- und Urinmerkmale und Symptome, die für eine Hitze-Krankheit typisch sind.

དཀར་པོ་རྨོག་མགོ་སྤྱི་ཟླུམ་ཆེ་ལ་འཚོལ། །ཤ་ར་སྐྱ་ཤར་དཀར་ལ་མཐུག་པ་སྟེ། །སིབ་བུ་ཀོབ་རྩེ་ཙམ་ཙེམ་མཐུག་ཀོབ་འབྱུང་། །བད་རླུང་ལས་གྱུར་ནད་ཟུག་ཆམ་པ་འདྲ། །ཚད་པའི་རྟགས་ཆུང་མ་ལོག་བཅོས་མི་དགོས། །

Unter den kalten Arten von Pocken sind *rmog mgo spyi zlum* groß und zerstreut angeordnet, während *sha ra skya shar* weiß und erhaben sind und *sib bu kob rtse* zahlreich und weit verstreut auftreten. Diese sind durch *bad kan-* und *rlung*-Krankheiten bedingt, verursachen ähnliche Schmerzen wie ein grippaler Infekt und zeigen minimale Anzeichen und Symptome einer Hitze-Krankheit. Diese Krankheiten benötigen keinerlei Behandlung, es sei denn, es tritt ein Rückfall der Krankheit auf.

དེ་དག་བཅོས་ཐབས་སྤྱི་དང་བྱེ་བྲག་གཉིས། །

Es gibt zweierlei Arten von Behandlungsmethoden: allgemeine und spezifische.

སྤྱི་བཅོས་དང་པོ་མ་སྨིན་སྤུ་སྒོ་དབྱེ། །ནད་རྒྱས་ཚ་བ་ཁོང་ནས་ཕྱིར་ལ་དབྱུང་། །ཁོང་ཤོར་ཕྱིར་དྲང་ཐ་མ་འབྲུམ་རྗེས་གསུབ། །

Die allgemeine Behandlung verfolgt anfangs, wenn [die Krankheit] unausgereift ist, die Öffnung der Hautporen. [Danach] treibe man, wenn die Krankheit entwickelt ist, die Hitze-Krankheit aus dem Körper aus, verabreiche Heilmittel, um das Hervortreten von blinden Pusteln an die Körperoberfläche auszulösen und behandele schließlich die Narben.

དང་པོ་སྒོ་དབྱེ་སླེ་ཏྲེས་འབྲས་བུ་གསུམ། །ཏིག་ཏ་བ་ཤ་ཀ་དང་ལི་ག་དུར། །བཙུས་ཐང་དྲོན་མོ་ཕུལ་གང་ཉི་ཕྱེད་བཏང་། །སྨན་ཞུ་རྔུལ་གཏོན་བལ་དང་ཕྱེ་ཡིས་ཕྱི། །སྤུ་སྒོ་ཕྱེད་པས་འབྲུམ་པ་ཕྱིར་སྐྱུར་སྐྱེ། །ནད་སྟོབས་ཆེ་བ་རྣམས་ལ་ཐེངས་འགའ་བརྫིགས། །འདི་དུས་དཔྱད་མཆོག་རྔུལ་ལས་ལྷག་པ་མེད། །ཆག་ཚེ་ཕྱེ་ཐུག་འོ་མ་བཏབ་པ་དང་། །འོ་ཟན་དར་གསར་ཆུ་སྐོལ་ཆབ་ཚ་བསྟེན། །ཉིན་ནུབ་མ་ལུས་མི་བསིང་དྲོད་ལ་སྐོར། །གྲང་དང་བསེར་བུས་ཕོག་ན་འབྲུམ་པ་ལྡོག །བཅུད་ཤོར་འབྲུམ་པ་མི་སྐྱེ་དོན་ལ་འབབ། །གལ་ཏེ་ཤོར་ན་སྲན་ཁུ་སྲན་ཚོད་སྦྱིན། །

Erstens, bereite man zur Öffnung der Hautporen ein Dekokt aus *sle tres*, den drei Myrobalanfrüchten, *tig ta*, *ba sha ka* und *li ga dur* und verabreiche mittags eine Handvoll davon lauwarm. Nachdem die Medizin verdaut ist, löse man Schwitzen aus und wische den Schweiß mit Wolle und pulverisierten Erbsen [2] ab. Dies unterstützt die Öffnung der Hautporen und bringt die Pusteln sofort an die Oberfläche. In schweren Fällen ist es empfehlenswert, mehrmals Schwitzen auszulösen, da dies alle anderen Therapien übertrifft. Man empfehle die Einnahme von gekochtem Brei aus frischer Gerste oder Weizenmehl vermischt mit Milch, Milchbrei, frischer Buttermilch, gekochtem Wasser und leichtem Tee. Man halte den Patienten Tag und Nacht warm, da kalte Verhältnisse und Luftzug für das Hervortreten der Pusteln hinderlich sind. Die Einnahme nahrhafter Speisen verhindert das Hervortreten der Pusteln und hat dadurch einen schädlichen Einfluss auf die Vollorgane. In diesem Fall empfehle man die Einnahme von Bohnensuppe und gekochten Bohnen.

དེ་རྗེས་ཚ་བ་འཕྲུལ་ལ་ཐང་ཕྱེ་གཉིས། །

Danach senke man das Fieber mit zwei Heilmitteln: Dekokten und medizinischen Pulvern.

དང་པོ་ལུག་ཆུང་སྒོག་ཐོག་ལུག་ཤོའི་ཐང་། །གཡེར་ཤིང་ཐང་གིས་འབྲུམ་པ་ཕྱིར་ལ་འཕྲུལ། །

Erstens, löst ein Dekokt aus *lug chung*, *sgog thog pa* und *lug sho* oder ein Dekokt aus *gyer shing* das Hervortreten der Pusteln aus.

ཕྱེ་མས་ཚ་བ་འཕྲུལ་ལ་ཏོ་ཅི་གཉིས། །

Es gibt zwei Arten medizinischer Pulver zur Fiebersenkung: Steinpräparate und *rtsi sbyor*-Präparate.

རྩི་སྦྱོར་ཙན་དན་གི་ཝཾ་ཨ་རུ་ར། །ཛཱ་ཏི་ཅུ་གང་གུར་ཀུམ་གླ་རྩི་དང་། །བསེ་རུ་ཀ་ར་སྦྱར་ལ་གངས་ཆུས་དབུལ། །

Man bereite ein *rtsi sbyor*-Präparat aus *tsan dan, gi wam, a ru ra, dzA ti, cu gang, gur kum, gla rtsi,* Rhinozeroshorn und weißem Zucker zu und verabreiche es mit Schneewasser.

རྡོ་སྦྱོར་རྒྱལ་པོ་སྡེ་བཞི་མཚལ་དཀར་དང་། །གླ་རྩི་ཚ་ལ་ཀར་སྦྱར་ཆང་གིས་དབུལ། །

Man bereite ein Steinpräparat aus der Gruppe der vier Königsteine,[74] *mtshal dkar, gla rtsi, tsha la* und weißem Zucker zu und verabreiche es mit *chang*.

སྨན་གྲངས་སྨན་ཚད་ཚ་བ་ནད་སྟོབས་དཔག །རྩི་ཡིས་དོན་སྣོད་ཚ་བ་སེལ་བར་བྱེད། །རྡོ་ཡིས་ཆུ་སེར་སྐེམ་ཞིང་ཕྱིར་ལ་འཕྲུལ། །ནད་སྟོབས་ཆེ་ན་རྡོ་རྩི་ལྷག་སྦྱོད་མཆོག །འབྲུམ་བུ་མ་ཐོན་ལུས་སྐྲངས་གྲང་ཤུམ་བྱེད། །ནད་འབྲས་ཤིང་མངར་འོ་མར་བསྐོལ་བ་བྱུག །

Die Anzahl der Heilmittel und deren Menge sollte abhängig vom Schweregrad der Krankheit bestimmt werden. Das *rtsi sbyor*-Präparat beseitigt das Fieber der Voll- und Hohlorgane, während das Steinpräparat die Austrocknung von *chu ser* unterstützt und [die Krankheit] ausmerzt. Bei schwerer Erkrankung ist es am besten, Stein- und *rtsi sbyor*-Präparate abwechselnd zu verabreichen; falls die Pusteln nicht an die Oberfläche kommen und Schwellungen am Körper sowie Schüttelfrost auftreten, wende man Pockenschorf und in Milch gekochtes *shing mngar* äußerlich an.

འབྲུམ་པ་སྐྱེ་འཕྲོ་ནང་དུ་ལོག་པའམ། །འབྲུམ་རྫོགས་སླར་ལོག་ཁོང་ནས་ཕྱིར་དྲང་བ། །འཛོམ་པ་ནས་ཙམ་ཀར་སྦྱར་ཁོང་དུ་བཏང་། །རྩ་ལ་དབྱུང་དེ་རྗེས་རྡོ་རྩི་གང་རུང་ལ། །དངུལ་ཆུ་བཞི་ནམ་བསྣན་ལ་ལྷག་པ་སྦྲད། །སྨན་བསྐྱེད་དུག་ཡར་བཏང་བས་ཕྱིར་འཕྲུལ་བྱེད། །འབྲུམ་པ་རྫོགས་ནས་ཤི་བ་ཕལ་དུ་མེད། །

Damit die sich unter der Haut entwickelnden oder bereits voll entwickelten Pusteln

74 Die vier Königsteine sind *sbal rgyab, mdung rtse, gangs thigs* und *cong zhi*.

an die Oberfläche kommen, verabreiche man eine Mischung aus Gerstenkorn-großem *'dzim pa* mit weißem Zucker äußerlich und löse Schwitzen aus. Danach nehme man einen Teil [entgiftetes] Quecksilber auf vier Teile Steinpräparat oder *rtsi sbyor*-Präparat und verabreiche diese Präparate abwechselnd sechsmal am Tag in ansteigender Dosis. Wenn die Pusteln voll entwickelt sind, ist die Todeswahrscheinlichkeit gering.

ཐ་མར་ནད་འགོ་ཆོགས་ནས་རྗེས་བསུབ་པ། །འབྲུམ་པའི་ཤུ་བ་རྣག་ཅིང་རླན་ཆེ་ན། །ཤ་རུ་ཕུར་ཡོག་དྲེས་མའི་ཐལ་བ་དང་། །ལྕི་བ་སེར་ཀའི་ཐལ་བ་བཏབ་པས་སྐེམ། །མཐིལ་བཞིར་ཐོན་དང་སྔོན་མ་ཕལ་ཆེར་སྐམས། །གཉིད་ཆུང་གཡལ་མང་ལུས་འདར་ཤེས་པ་ཡང་། །རྩ་ཆུའི་ཚ་བ་བྲི་ནས་ཁ་ཟས་གློད། །ཞུན་མར་གསར་འཛམ་ཤ་གསར་མར་གསར་སྦྲང་། །དང་པོ་བྲིད་ལ་ཐ་མར་ལྷུག་པར་བཏང་། །ཆང་མང་རྣགས་ཏེ་འབྲུམ་ཤུལ་ཟ་བས་ན། །ཁ་ངོམས་ཙམ་ལས་ཡོག་འཕྲུང་སྤྱང་བར་བྱ། །འདི་མན་ཁ་ཟས་བཟང་ན་བསྐྱོངས་པ་སྐྱེན། །གདོང་པའི་ཤུ་བ་གོགས་ནས་དྲི་ཆུས་བཀྲུ། །ར་ཕག་ཚིལ་བུ་ཚེར་སྔོན་སྦྱར་བ་བྱུག །

Wenn schließlich die Krankheit gelindert wurde, entferne man den Pockenschorf. Man trockne Eiter und Flüssigkeit unter dem Schorf durch Anwendung der aus Wildhorn, *phur mong, yog mo, dres ma* und tierischem Dung[75] gesammelten Asche. Auch ist es hilfreich, Schorf, der sich an Handflächen und Fußsohlen gebildet hat, sowie älteres Narbenmaterial zu entfernen. Wenn eine Besserung von Schlafmangel, häufigem Gähnen, Zittern, der instabilen geistigen Verfassung sowie der Puls- und Urinmerkmale, die für Hitze-Krankheiten typisch sind, eintritt, empfehle man die Einnahme einer uneingeschränkten Ernährung wie frische und leicht geklärte Butter, frisches Fleisch, Butter und Honig in langsam ansteigenden Mengen. Die übermäßige Einnahme von *chang* verursacht jedoch eine Vereiterung und Entzündung der Narben; daher sollte man idealerweise nur eine gemäßigte Menge zu sich nehmen, gerade genug, um den Durst zu stillen. Danach unterstützt eine nahrhafte Ernährung die rasche Wiederherstellung der körperlichen Bestandteile. Wenn der Schorf abfällt, reinige man die Haut mit Urin und trage eine Salbe aus Ziegen- und Schweinefett mit *tsher sngon* auf.

བྱེ་བྲག་བཅོས་པ་རིགས་དང་བབས་སྒོ་སྦྱར། །

Spezifische Behandlungen sind je nach Art und Lokalisation zu verabreichen.

རིགས་བཅོས་སྐྲངས་པ་གླང་གཉའི་འབྲུམ་པ་ལ། །བསེ་ཀོ་གླང་གཉའི་ཀོ་བ་སེར་ཙམ་བསྲེགས།

75 Tierischer Dung bezieht sich hier auf dunklen, harten und über den Sommer getrockneten Kot.

།སྲན་ཕྱེ་བསྲེས་པ་སྤྱི་སྨན་ལྷག་སྦྱར་སྐེམ། །སྐྲངས་པ་ཆེ་ན་གང་ཉེའི་རྩ་ལ་གཏར། །དུར་བྱིད་ཧོང་ལེན་སྤོས་དཀར་དུག་པུས་པའི། །རིལ་བུ་བ་ཆུས་འཕུལ་བའི་བཤལ་གྱིས་སྦྱང་། །རྩེ་ལ་ཏེ་ཤིག་དང་ཟངས་གཟེར་འདྲ་བ་ལ། །བཟང་དྲུག་གླ་རྩི་ཕག་རིལ་ཁུ་བ་དང་། །ར་ཁྲག་སྦྱར་བའི་ལྕུག་མདའ་བཏང་བའམ། །ཏིག་ཏ་དུག་ཉུང་ཧོང་ལེན་བ་ཤ་ཀ། །གོང་གི་རྩི་སྦྱོར་སྤྱི་ལ་བསྣན་པ་བཏང་། །ཤིན་ཏུ་ཚ་བ་ཆེ་ན་ག་བུར་བསྣན། །དཀར་པོ་སེ་འབྲུ་སྐྱུ་རུ་རྡོ་སྦྱོར་བསྣན། །

Es gibt folgende spezifischen Behandlungen nach Art: Zum Trocknen von *skrangs pa glang gnya'* verbrenne man Felle vom Rhinozeros und vom Nacken eines Ochsen, bis sie gelb werden, mische dies mit gemahlenen Hülsenfrüchten und verabreiche die Behandlung abwechselnd mit dem allgemeinen Präparat.[76] Wenn der Ausschlag großflächig ist, wende man an der nächstgelegenen Stelle Aderlass an, bereite Purgationspillen aus *dur byid, hong len, spos dkar* und *dug pus*[77] zu und verabreiche diese mit Kuhharn, um die Krankheit auszuleiten. Zur Behandlung der lausförmigen Pocken *khrag skam rtsel te* und *zangs gzer sbu gu can* verabreiche man einen auslösenden Wirkstoff aus den flüssigen Essenzen der sechs hervorragenden Heilmittel, *gla rtsi* und Schweinemist mit Ziegenblut oder ein Präparat unter Hinzufügung von *tig ta*, *dug mo nyung*, *hong len* und *ba sha ka* zum oben angeführten *rtsi sbyor*-Präparat. Man füge in schweren Fällen einer Hitze-Krankheit *ga bur* zum Präparat hinzu und füge zur Behandlung von kalten Pocken *se 'bru* und *skyu ru ra* zu Steinpräparaten hinzu.

ལུས་སྐྲངས་སྨན་གྱིས་མ་ཐོན་བདུན་ན་འཆི། །དམར་ཐིག་འབྲུམ་པར་མ་སོང་ལྔ་ན་འཆི། །ནག་ལེབ་རྣག་ཏུ་མ་སོང་དགུ་ན་འཆི། །སྐྱ་ཤར་ཟས་བསྡམས་དྲགས་ན་འཆི་བ་ཡིན། །འབྲུམ་རྫོགས་སླར་ལོག་ལས་ཀྱིས་འཆི་ཞེས་བྱ། །

Innerhalb von sieben Tagen tritt der Tod ein, wenn der Körper geschwollen ist und die Heilmittel die Pusteln nicht an die Oberfläche bringen, innerhalb von fünf Tagen, wenn die roten Flecken sich nicht zu Pusteln entwickeln, und innerhalb von neun Tagen, wenn ein dunkler und flacher Ausschlag keine Vereiterung zeigt. Der Tod tritt sofort ein, wenn *sha ra skya shar* mit strengen diätischen Einschränkungen behandelt wird. Tod aufgrund eines Rückfalls der Pusteln, nachdem der Schorf abgefallen war, nennt man „karmischen Tod".

བབས་ས་གནས་དང་སྦྱར་ཏེ་བཅོས་པ་ནི། །སྙིང་ལ་བབས་ན་སྨྱོ་འདར་དངངས་ཆུང་འབྱུང་།

76 *rtsi sbyor-* oder Steinpräparat

77 *dug pus* bezeichnet die Blüten von *ra dug*.

།རྩི་སྦྱོར་སྨྱོ་སྙིང་ག་བུར་བསྣན་ལ་བཏང་། །མ་ཐུབ་སྨྱོ་ཞིང་འཚིག་ན་འཆི་བ་ཡིན། །

Für die nach Lokalisation klassifizierten Krankheiten gibt es folgende Behandlungen: Bei Eindringen [der Krankheit] ins Herz mit Irresein, Zittern und leichten Angstzuständen verabreiche man ein *rtsi sbyor*-Präparat unter Zusatz von *ga bur*. Wenn dieses Mittel nicht hilft und Irresein sowie eine starke Entzündung auftritt, steht der Tod unmittelbar bevor.

གློར་བབས་གློ་མང་གཟེར་ཞིང་རྣག་ཏུ་འབྱུང་། །སྲོ་ལོ་ཤིང་མངར་རྩི་སྦྱོར་ལ་བསྣན་བཏང་། །མ་ཐུབ་མིད་པ་འགགས་ན་འཆི་བ་ཡིན།

Bei Eindringen [der Krankheit] in die Lunge mit übermäßigem Husten, starken Schmerzen und Auswurf von Eiter verabreiche man ein *rtsi sbyor*-Präparat unter Zusatz von *sro lo* and *shing mngar*. Wenn [dieses Mittel] nicht hilft und eine Blockade des Halses auftritt, steht der Tod unmittelbar bevor.

མཆིན་པར་བབས་ན་མིག་དམར་མཆིན་སྙིང་གཟེར། །དོམ་མཁྲིས་བྲག་ཞུན་ཁ་ཆེ་གུར་གུམ་བསྣན། །འཐིབས་ཀྱིན་ཁྲག་ཏུ་འབྲུ་སྐྱུག་འཆི་བ་ཡིན། །

Bei Eindringen [der Krankheit] in die Leber mit rötlichen Augen und Schmerzen an der Oberfläche der Leber verabreiche man [ein *rtsi sbyor*-Präparat] unter Zusatz von Bärengalle, *brag zhun* und *kha che gur kum*. Wenn sich einhergehend mit Erbrechen von Blut das Gedächtnis trübt, steht der Tod unmittelbar bevor.

རྒྱུ་མར་བབས་ན་མཁྲིས་པ་འབྲུ་སྐྱུག་བྱེད། །བཙོད་དང་སྙ་ལོ་དུག་ཉུང་བསྣན་ལ་བཏང་། །ཁྲག་ཏུ་འབྲུ་ན་སྣོད་རྡོལ་འཆི་བ་ཡིན། །

Bei Eindringen [der Krankheit] in den Dünndarm mit Erbrechen von Galle oder Durchfall verabreiche man [ein *rtsi sbyor*-Präparat] unter Zusatz von *btsod, snya lo* und *dug mo nyung*. Wenn blutiger Durchfall aufgrund von Rissen in Hohlorganen auftritt, steht der Tod unmittelbar bevor.

དེ་དག་ཀུན་གྱི་འདྲེན་དུ་དངུལ་ཆུ་ཤེས། །

Als Heilmittel für alle diese Krankheiten wird die Anwendung von [entgiftetem] Quecksilber empfohlen.

མིག་ཏུ་བྱུང་ན་ག་བུར་གླ་རྩི་བྱུག །ཡང་ན་འོལ་མོ་སེ་དང་ནུ་ཞོ་བྱུག །དོམ་མཁྲིས་ཏི་ཚ་སྐྱེར་
ཁཎྜ་ར་གན་དུད་(དུང་)། །ནུ་ཞོ་སྦྱར་བྱུགས་འཇབ་འཛེ་བ་སྒྲོ་ཡིས་ཕྱབ། །ག་བུར་གུར་ཀུམ་
ཆུས་བཀྲུ་གྲོད་ཆུས་བདུག །

Wenn [die Krankheit] in den Augen auftritt, wende man äußerlich eine Mischung aus *ga bur* und *gla rtsi* oder *'ol mo se* und Muttermilch oder Bärengalle, *ti tsha*, *skyer pa'i KhaN+Da* und Ruß von verbranntem Messing und Muttermilch an. Im Fall eines klebrigen Augensekrets reinige man das Auge mit einer Feder, spüle mit einem Absud aus *ga bur* oder *gur kum* und wende Kompressen mit einem mit kaltem Wasser gefüllten Darm an.

གྲེ་བར་བབས་ན་ཕྱེ་ཚོད་ཚན་མོས་བདུག །ཤུ་དག་རུ་རྟ་རྒྱ་ཚྭའི་ཕྱེ་མ་གདབ། །ཚར་བོང་ཐང་
བཏང་རྟ་སྦངས་ཁུ་བ་བཏུང་། །མ་ཐུབ་ཀྱོང་བུས་བཞར་རྗེས་སྨན་ཕྱེ་བཏབ། །

Wenn [die Krankheit[auf dem Hals auftritt, wende man eine heiße Kompresse aus gekochtem Brei an und streue Puder aus *shu dag*, *ru rta* und *rgya tshwa* darüber. Man verabreiche ein Dekokt aus *tshar bong* und empfehle die Einnahme eines Absuds aus Pferdedung. Wenn diese Heilmittel nicht helfen, entferne man die Pusteln mit einem *kyong bu* (einem chirurgischen Instrument) und bestreue danach den Bereich mit einem medizinischen Pulver.

ལྒང་པར་བབས་ན་རྒྱ་ཚྭ་རུ་རྟ་དང་། །ཉི་དགའ་གླ་རྩི་བསྡུས་ཐང་བཏང་བར་བྱ། །རྒྱ་ཚྭ་གླ་རྩི་ཤུ་
དག་རུ་རྟ་བཞི། །ཆུས་སྦྱར་གསང་བའི་གཅེའུས་ལྒང་པར་བསྐྱལ། །དེ་ཡིས་གདུག་པ་འབྲུམ་པའི་
ནད་འཇོམས་བྱེད། །ཅེས་གསུངས་སོ། །

Wenn [die Krankheit] die Harnblase befällt, verabreiche man ein Dekokt aus *rgya tshwa*, *ru rta*, *nyi dga'* und *gla rtsi*, und über *gce'u* [3] bringe man *rgya tshwa*, *gla rtsi*, *shu dag* und *ru rta* vermischt mit Wasser in die Blase ein. Diese Therapien beseitigen tödliche Pocken." So wurde gesprochen.

བདུད་རྩི་སྙིང་པོ་ཡན་ལག་བརྒྱད་པ་གསང་བ་མན་ངག་གི་རྒྱུད་ལས་འབྲུམ་པའི་རིམས་བཅོས་པའི་
ལེའུ་སྟེ་ཉི་ཤུ་རྩ་བཞི་པའོ། །

Dies ist das 24. Kapitel, die „Behandlung von Pocken", aus dem Tantra der geheimen mündlichen Unterweisung über die acht Zweige des Nektars der Medizin.

Anmerkungen des Herausgebers der deutschen Ausgabe:

1 *nag bo dkar po*: wörtlich „schwarz" [und] „weiß".

2 *phye yis phyi*: Dieser Begriff wurde mit Hilfe von Dr. Wangdue während eines Skype-Gespräches am 9.4.2020 als „pulverisierte Erbsen" übersetzt (vgl. khro ru tshe rnam 2000: 591)

3 *gce'u:* für dieses Wort gibt es verschiedene Schreibweisen. Einerseits *gce'u* wie im tibetischen Text sowie in der englischen Version dieses Buches (Men-Tsee-Khang 2017: 383, siehe auch Drungtso 2005: 120, khro ru tshe rnam 2000: 597, pad+ma rdo rje 2011: 328), aber auch die Schreibweise *gce 'u* (khro ru tshe rnam 2000: 597, Men-Tsee-Khang 2015: 187). In beiden Fällen wird in diesem Zusammenhang mit diesem Begriff ein Instrument bezeichnet, mit dem man Flüssigkeit über die Harnröhre in die Blase einbringen kann.

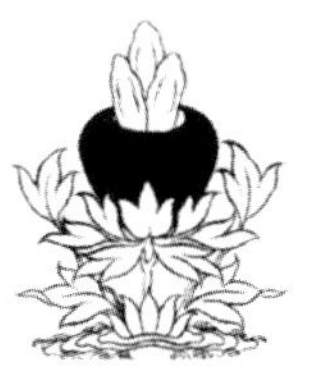

དེ་ནས་དྲང་སྲོང་རིག་པའི་ཡེ་ཤེས་ལ། །དྲང་སྲོང་ཡིད་ལས་སྐྱེས་ཀྱིས་འདི་སྐད་ཞུས། །རྒྱུ་གཟེར་རིམས་ལ་རྒྱུ་རྐྱེན་མཚན་ཉིད་དང་། །དབྱེ་བ་རྟགས་དང་བཅོས་ཐབས་བཤད་དུ་གསོལ། །

Danach richtete der Weise *yid las skyes* folgende Bitte an den Weisen *rig pa'i ye shes*: „Erkläre uns bitte die Ursachen, (mit Krankheit in Zusammenhang stehenden) Umstände, Wesensart, Klassifizierungen, Anzeichen und Symptome sowie Behandlungsmethoden von Darminfektionen (Kolitis)."

དེ་སྐད་ཞུས་པའི་དོན་ལ་ལན་གསུངས་པ། །རྒྱུ་གཟེར་རྒྱུ་ནི་རིམས་ཚད་སྤྱི་དང་འདྲ། །

Auf diese Bitte antwortete der Meister: „Die Ursachen und (mit Krankheit in Zusammenhang stehenden) Umstände von Darminfektionen (Kolitis) sind ähnlich wie jene bei allgemeinen epidemischen Krankheiten.

ངོ་བོ་མཆིན་ཚད་ཐུར་དུ་བབས་པ་ལ། །གཉན་ནད་ཆུ་སེར་མཁྲིས་ཚད་བསླང་བ་ཡིས། །རྒྱུ་མ་གཟེར་ཞིང་འཁྲུ་བས་རྒྱུ་གཟེར་ཡིན། །

Die Wesensart der Krankheit wird als Abwärtstreiben der Krankheit von der Leber ausgehend definiert, was zu einer Darminfektion in Zusammenhang mit einer *chu ser*- und *mkhris pa*-Hitze-Krankheit führt und mit Durchfall und starken Schmerzen im Dünndarm einhergeht. Daher nennt man die Krankheit „Darminfektionen (Kolitis)".

དབྱེ་བ་སྤྱི་དང་བྱེ་བྲག་རྣམ་པ་གཉིས། །

Es gibt zweierlei Arten: allgemeine und spezifische.

སྤྱི་ལ་དོན་འཁྲུ་བ་དང་སྣོད་འཁྲུ་བ། །སྟོབས་ཆེན་སྟོབས་ཆུང་རྣམ་པ་བཞི་རུ་འགྱུར། །

Es gibt vier Arten der allgemeinen Darminfektionen (Kolitis): Durchfall aufgrund von Krankheiten der Vollorgane, Durchfall aufgrund von Krankheiten der Hohlorgane, schwere und leichte [Darminfektionen (Kolitis)].

བྱེ་བྲག་དབྱེ་བ་རྒྱུ་གཟེར་རྒྱུ་འཁོར་དང་། །རྒྱུ་འཁྲོལ་རྒྱུ་ལྐུགས་ཞེས་བྱ་བཞི་རུ་བཤད། །

Es gibt vier Arten von spezifischen Darminfektionen (Kolitis): *rgyu gzer, rgyu 'khor, rgyu 'khrol* und *rgyu lkugs*.

དེ་རྟགས་དང་པོ་མགོ་དང་ཚིགས་གཞི་ན། །ཕྲུམ་སེར་ཁྱེར་ཞིང་རྒྱུ་མ་ན་ལ་འབྲུ། །འབྲུ་བའི་
པོངས་ཆུང་འབྲུ་དུས་ཟུག་གཟེར་ཆེ། །དམར་སེར་ཟ་ཁུ་སྨུག་པོ་བེ་སྣབས་འབྲུ། །

Die primären Anzeichen und Symptome von Darminfektionen (Kolitis) sind Kopfschmerzen, Gelenkschmerzen, Schüttelfrost, Darmschmerzen und Durchfall. Starke Schmerzen treten beim Stuhlgang auf, der Stuhl ist von geringer Menge, rötlich, gelblich, *za khu*[78]oder bräunlich gefärbt oder schleimhaltig.

ཁྱད་པར་དོན་འབྲུ་ཟུག་ཆེ་འབྲུ་པོངས་ཆུང་། །སོ་ཁྲག་གཞི་བས་དང་ཤ་ཁོག་བཤལ་བ་འདྲ། །
སྣོད་འབྲུ་དམར་སེར་ཟ་ཁུ་བེ་སྣབས་འབྲུ། །ཟུག་ཆུང་གྲངས་ཉུང་སྟོབས་ལྡན་ཚ་བ་ཆེ། །
གྲངས་མང་ཟུག་ཆེ་སྟོབས་ཆུང་དེ་ལས་ལྡོག །

Spezifisch ist ein von Krankheiten der Vollorgane verursachter Durchfall schmerzhaft und von geringer Menge. Der Stuhl hat eine ähnliche Färbung wie Zahnfleischbluten oder wie Wasser, das zum Ausschwemmen des Kadavers eines geschlachteten Tieres benutzt wurde. Ein durch Krankheiten der Hohlorgane verursachter Durchfall ist rötlich gelb oder *za khu* gefärbt oder schleimhaltig, ist weniger schmerzhaft und von geringer Menge. Schwerer Durchfall verursacht hohes Fieber, häufigen Stuhlgang und starke Schmerzen. Die Symptome von leichtem Durchfall sind gegensätzlich zu jenen von schwerem Durchfall.

བྱེ་བྲག་རྒྱུ་གཟེར་པོངས་ཆུང་ཡང་ཡང་འབྲུ། །འབྲུ་བའི་དུས་ན་ཁྱད་པར་ཟུག་གཟེར་ཆེ། །

Spezifisch verursacht *rgyu gzer* häufigen Stuhl von geringer Menge und insbesondere starke Schmerzen beim Stuhlgang selbst.

78 *za khu* bezieht sich hier auf weißlichen Stuhl. Laut der Abhandlung „The King of Moon" (Der König des Mondes) handelt es sich hierbei um blutigen Durchfall.

རྒྱུ་འཁོར་ཐུན་དུ་བཅད་ནས་བོངས་ཆེར་འབྲུ། །རྒྱུ་མ་གཏུབས་སྐམ་ཟུག་ཆེ་འབྲུས་རྗེས་བདེ། །

rgyu ’khor verursacht den Abgang von großen Mengen mit Auftreten von zahlreichen kleinen Stuhlgängen, unerträgliche Schmerzen wie Schnitte durch den Dünndarm und Erleichterung nach Beendigung des Stuhlgangs.

རྒྱུ་འཁྲོལ་ཟུག་ཆུང་ལྷང་དུབ་མེད་པ་ལ། །འབྲུ་བའི་བོངས་དང་རྩ་ཆུའི་ཚ་བ་ཆུང་། །

rgyu ’khrol verursacht leichte und anhaltende Schmerzen, eine kleine Menge Durchfall sowie Puls- und Urinmerkmale, die leichtes Fieber anzeigen.

རྒྱུ་ལྐུགས་མི་འབྲུ་སྒོ་འགག་གཏུབས་སྐམ་བྱེད། །

rgyu ’lkugs verursacht eine Blockade des Darms, wodurch eine Aufblähung des Abdomens eintritt und ein Gefühl entsteht, als ob der Dünndarm abgetrennt würde.

བཅོས་པའི་ཐབས་ལ་གསར་རྙིང་དུས་དང་སྦྱར། །

Die Behandlungsmethoden [für Darminfektionen (Kolitis)] können nach akuten und chronischen Fällen klassifiziert werden.

གསར་པའི་བཅོས་ལ་སྤྱི་དང་བྱེ་བྲག་གཉིས། །

Es gibt zweierlei Arten von Behandlung [für akute Darminfektionen (Kolitis)]: allgemeine und spezifische.

སྤྱི་ལ་བཅོས་ཐབས་ནད་སྐྱོབས་ཆེ་ཆུང་གིས། །

Zur allgemeinen Behandlung gehören Behandlungen von schwerem und leichtem Durchfall.

སྐྱོབས་ཆེན་ནད་ལ་བཅོས་ཚུལ་རྣམ་པ་བདུན། །སྨོད་ཀྱི་རྩེ་སྤྲུང་མཁྲིས་པའི་མེ་བསད་ཅིང་། །རྒྱུ་ལོང་རུལ་སྦྲུང་ནད་དངོས་གཉེན་པོས་བསད། །མཆིན་པའི་ཟགས་བསྡམ་འབྲུ་བའི་ཁ་དོག་སྒྱུར། །ཐ་མར་ཆུ་བོའི་རྒྱུན་ལམ་བཅད་པའོ། །

Es gibt sieben therapeutische Prinzipien zur Behandlung von schweren Darminfektionen (Kolitis): Schutz der Darmschleimhaut vor einer Beschädigung, Beseitigung der Hitze der *mkhris pa*-Krankheit, Ausleitung der Abbauprodukte des Darms, Behandlung des Durchfalls mit dessen tatsächlichen Heilmitteln, Kontrolle der Ausströmungen aus der Leber, Veränderung der Farbe des Durchfalls und schließlich Beendigung [des Durchfalls] wie bei einer Blockade eines Flusslaufs.

དང་པོ་སྲོད་ཀྱི་རྩེ་སྲུང་ཆིག་ཐུབ་ རི་བོང་ཀླད་པ་དོམ་མཁྲིས་ཏིལ་ནག་ གསུམ །

Erstens verabreiche man zum Schutz der Darmschleimhaut vor einer Beschädigung das Präparat *chig thub gsum pa*, bestehend aus Kaninchen-Hirn, Bärengalle und schwarzen Sesamsamen.

མཁྲིས་པའི་མེ་བསད་གུར་གུམ་ ཅུ་གང་ཨུཏྤལ་ཏིག་ཏ་བ་ལེ་ཀ་བྲག་ཞུན་དུག་ལ་ཚད་སྟོབས་སྦྱར་ནས་ག་བུར་ཙན་དན་གི་ཝཾ་གིས་ཁ་བསྒྱུར་ བདུན་པ་གཉིས། །དུས་བཞི་ལྷག་པ་སྦྲད་ལ་བཏང་བར་བྱ། །

Zur Beseitigung der Hitze der *mkhris pa*-Krankheit bereite man das Präparat *gur kum bdun pa* zu, bestehend aus *gur kum, cu gang, ut+pal, tig ta, ba le ka* und *brag zhun* unter Zusatz von *ga bur, tsan dan* und *gi wam* je nach Schweregrad der Hitze-Krankheit und verabreiche das Arzneimittel und das Präparat *chig thub gsum pa* abwechselnd jeweils zweimal.

དེ་འོག་སྦྱོང་བྱེད་ཆིག་ཐུབ་ ཐར་ནུ་ཆུ་རྩ་རེ་ལྕག་དྲི་ཆུར་ རྣམ་པ་གསུམ། །འབྲུ་མདོག་བློན་དམར་ན་བྱ་རྐང་གསེར་ན་དུག་ཉུང་སྨུག་ན་རེ་རལ་ཟ་ཁུ་སྐྱི་འབྲུ་བེ་སྣབས་སུག་སྨེལ་ གྱིས་ཁ་བསྒྱུར་རུལ་དྲི་སྦྱང་། །ལན་གཅིག་ལན་གཉིས་གང་དགོས་ནད་སྟོབས་སྦྱར། །

Danach bereite man zur Ausleitung der Abbauprodukte des Darms als ausleitendes Heilmittel das Präparat *chig thub rnam pa gsum* zu, bestehend aus *thar nu, chu rtsa* und *re lcag pa* mit Urin, und passe das Präparat durch den Zusatz von Ministerzutaten je nach Stuhlfarbe an: *bya rkang* bei rötlicher Farbe, *dug mo nyung* bei gelblicher Farbe, *re ral* bei bräunlicher Farbe, *skyi 'bru* im Falle von *za khu*-ähnlichem Stuhl und *sug smel* im Fall von Schleim im Stuhl. Je nach Schweregrad der Krankheit verabreiche man das Arzneimittel einmal oder zweimal täglich.

སྦྱངས་རྗེས་གཉེན་པོ་ཆིག་ཐུབ་ རང་ཤིའི་ཐོད་པ་ཐོག་རུས་ཆོས་སྨན་དུག་པུས་རྒུ་
དྲུས་ཆུ་རྩ་གླ་རྩི་བྲག་ཞུན་ རྣམ་པ་གསུམ། །ཐུན་ཆུང་གྲངས་མང་བཏང་ལ་དངོས་པོ་
བསད། །ཤིན་ཏུ་ཟུག་ཆེ་རྒྱུ་ཞབས་ཆུ་རྡོས་བདུག །བོང་ང་ དཀར་པོ་ཀྱི་ལྕེ་དཀར་པོ་ཧོང་ལེན་ཕྱེ་མ་
ཆུ་འཁྱགས་སྦྱངས་པའི་སྣད་འདྲེན་བཏང་། །གཞང་ཁ་ལུག་ན་ཤིང་ལེབ་ཁ་སྡོམ་བྱ། །

Nach der Ausleitung verabreiche man häufig kleine Gaben des Präparats *chig thub rnam pa gsum*, bestehend aus *rang shi'i thod pa, thog rus* und *chos sman* unter Zusatz von *dug pus, rgu drus, chu rtsa, gla rtsi* und *brag zhun* zur Behandlung des Durchfalls. Wenn der Patient qualvolle Schmerzen verspürt, wende man Kieselsteinkompressen am unteren Teil des Dünndarms an und verabreiche Einläufe, die mittels Absud aus dem Pulver von *bong nga dkar po, kyi lce dkar po* und *hong len* in eiskaltem Wasser hergestellt werden. Bei einem Mastdarmvorfall bedecke man die Stelle mit einer Stütze, um das Fortschreiten des Vorfalls zu verhindern.

དེ་ནས་ཚད་སྟོབས་ཅུང་ཟད་ཆག་མངོན་ནས། །མཆིན་པའི་ཟགས་སྡོམ་གུར་གུམ་ ཅུ་གང་བ་ལེ་
ཏིག་ཏ་མཚེ་ཚིགས་ཨ་རུ་མཚལ་དོམ་མཁྲིས་བྲག་ཞུན་ དགུ་པ་དང་། །

Wenn danach der Schweregrad der Hitze-Krankheit leicht zurückgeht, verabreiche man das Präparat *gur kum dgu pa*, bestehend aus *gur kum, cu gang, ba le ka, tig ta, mtshe*-Knoten, *a ru ra, mtshal,* Bärengalle und *brag zhun*, um die Ausströmungen aus der Leber zu beenden.

འབྲུ་མདོག་སྒྱུར་བྱེད་ དམར་ན་བྱ་རྐང་ཚོས་གསེར་ན་དུག་ཉུང་དོམ་མཁྲིས་བེ་སྣབས་སུག་སྨེལ་
ཐོག་རུས་སྨུག་ན་རེ་རལ་ཁྲག་རྐང་ཟ་ཁུ་སྐྱི་འབྲུ་མི་མཁྲིས་ཀུན་ལ་ཀ་ར་སྦྱར་བ་ ལྷག་པ་སྤྲད་ལ་
བཏང་། །ཟས་སྐོམ་ནས་སྦོན་ཅར་བརྟངས་ཚོས་པ་ལ། །བ་རའི་འོ་མ་བག་ཙམ་བཏབ་པ་དང་། །
།བ་ཚྭ་མེད་པའི་ཆུ་ཁྲོག་བསྙེན་པར་བྱ། །དཀར་མངར་རུལ་སྐྱུར་དྲོད་བཙུད་མཐའ་དག་སྤང་། །
།དེ་ནས་ཚ་བ་ཚོགས་ན་ནད་སྟོབས་བྲི། །རྩ་དལ་ཆུ་སྤོ་དྲོད་ཆུང་ཕོ་ཡོང་འཁྲིག །འབྲུ་བའི་དྲི་དང་
ཟུག་ཆུང་འབྲུ་ཚིགས་རེང་། །འབྲུ་བ་སྨྲ་བཅས་ཆུར་སྐྱུར་སྙིང་དུ་ལྡིང་། །

Zur Veränderung der Farbe des Durchfalls wende man *bya rkang* und *tshos* bei rötlichem Stuhl an, *dug mo nyung* und Bärengalle bei gelblichem Stuhl, *sug smel* und *thog rus* bei Schleim im Stuhl, *re ral* und *khrag rkang* bei bräunlichem Stuhl und *skyi 'bru* sowie *mi mkhris* bei *za khu*-ähnlichem Stuhl. Man mische jedes Präparat mit weißem Zucker und verabreiche es abwechselnd mit den anderen Präparaten. Man empfehle die

Einnahme von zerstoßener und gekochter, frischer Gerste mit einer sehr kleinen Menge von Kuh- und Ziegenmilch sowie von ungesalzenem Wasser vermischt mit *rtsam pa*. Man vermeide Milchprodukte und alle süßen, fermentierten und verfaulten [Nahrungsmittel], solche von wärmender Wesensart sowie nahrhafte [Nahrungsmittel]. Wenn dann die Hitze-Krankheit nachlässt, verbessert sich der Schweregrad und der Patient zeigt einen langsamen Puls und bläulichen Urin, weniger Hitze des Körpers, Darmgeräusche, leichte Schmerzen, weniger Geruch des Stuhls und seltene Durchfallattacken. Die Stuhlprobe schwimmt an der Oberfläche, wenn man sie ins Wasser legt.

དེ་དུས་གཅོད་བྱེད་སྨན་དང་གསར་བཅུད་ཟས། །རིམ་པས་སྦྱི་ལ་ཧེ་ཆུ་བོའི་རྒྱུན་ལམ་བཅད། །བཙན་ཐབས་མི་བཅད་ཆ་ཡིས་བྲིད་པ་ཡིན། །

Zu diesem Zeitpunkt beende man den Durchfall in der gleichen Art, wie man den Lauf eines Flusses blockiert, indem man antidiarrhoische Heilmittel verabreicht und gleichzeitig langsam mit der Einnahme von frischen und nahrhaften Nahrungsmitteln beginnt. Es wird empfohlen, den Durchfall nicht gewaltsam, sondern nach und nach zu beenden.

སྔོ་བས་ཆུང་ནད་ལ་བཅོས་ཐབས་རྣམ་པ་གསུམ། །རྒྱུ་རིམས་དང་པོ་རྒྱ་ཁ་བསྡམ་པ་དང་། །བར་དུ་ཚ་བ་རོལ་དུ་བསད་པ་དང་། །ཐ་མ་ཆུ་བོའི་རྒྱུན་ལམ་བཅད་པའོ། །

Es gibt dreierlei Behandlungen von leichten Darminfektionen (Kolitis): erstens, die Blockade des [Leber]-Eintrittsbereichs; danach die sofortige Beseitigung der Hitze-Krankheit; und schließlich die Beendigung des flüssigen Durchfalls.

ཀུན་གྱི་གཙོ་བོ་ཆིག་ཐུབ་དཀར་པོ་ཡིན། །དང་པོ་པར་པ་ཏ་དང་ཁྲག་རྐང་གཉིས། །གཙོ་བོ་ཆ་མཉམ་གངས་ཆུ་བསྐོལ་གྲང་བཏང་། །

chig thub dkar po wird in der Behandlung von Darminfektionen (Kolitis) als Hauptzutat eingesetzt. Zur Blockade des Eintrittsbereichs der Leber verabreiche man ein Präparat aus den beiden *par pa ta* und *khrag rkang* zusammen mit gekochtem Schneewasser, und zwar lauwarm und in der Menge, die der Menge der Hauptzutat entspricht.

བར་དུ་ཏིག་ཏ་བོང་ང་སྲོ་ལོ་དཀར། །རྔོང་ལེན་བཞི་པོ་གཙོ་བོའི་སུམ་ཆ་སྦྱར། །བསྐོལ་གྲང་ཐང་ངམ་ཕྱེ་མ་ཆུས་སྦྱངས་བཏང་། །

Danach, um die Hitze-Krankheit sofort zu beseitigen, nehme man die folgenden vier

Zutaten: *tig ta*, *bong nga*, *sro lo dkar po* und *hong len*, und zwar in der Menge, die einem Drittel der Menge der Hauptzutat entspricht, und verabreiche dies entweder als kühles Dekokt oder als Pulver, das in Wasser als Absud zubereitet wird.

ཐ་མ་ཚ་བའི་སྟོབས་ཆག་བཅད་རན་དུས། །སྐྱེར་པའི་མེ་ཏོག་གཙོ་བོའི་སུམ་ཆ་སྦྱར། །བ་ཡར་འོ་མར་བཏབ་བཏང་རྒྱུན་ལམ་གཅོད། །

Wenn schließlich die Intensität der Hitze-Krankheit nachlässt, ist der Zeitpunkt gekommen, den Durchfall zu beenden. Man nehme *skyer pa*-Blüten in der Menge, die einem Drittel der Menge der Hauptzutat entspricht, vermische dies mit Milch einer *yar ma*-Kuh[79] und verabreiche dies, um den Durchfall zu beenden.

ཡང་ན་རྒུ་དྲུས་ཆོས་སྨན་ཐོད་པ་དང་། །ཐོག་རུས་རྒྱལ་པོ་ཡིན་པས་སུམ་གཉིས་བཏང་། །གླ་རྩི་དོམ་མཁྲིས་ཨ་བྱག་བོང་ང་དཀར། །རྩི་དམར་ཆུ་རྩ་བྲག་ཞུན་སུམ་ཆ་བཏང་། །འབྲུ་མདོག་དམར་ན་མེ་ཏོག་བྱ་རྐང་སྣོན། །སེར་པོ་དུག་ཉུང་ཟ་ཁུ་སྐྱི་འབྲུ་སྣོན། །རྒྱ་ཤལ་རེ་རལ་བེ་སྣབས་སུག་སྨེལ་སྣོན། །གངས་ཆུ་སྦྱར་བས་རུལ་བསྲུང་ཚ་བ་གཅོག །འབྲུ་བའི་ཐིགས་རིང་ཚད་ལྷག་བྲི་བ་དང་། །ཀ་ར་སྦྱར་ལ་བ་འོ་བསྐོལ་གྲང་དབུལ། །རོ་འདོན་འབྲུ་བ་གཅོད་ཅིང་ལུས་བཅུས་བྱེད། །

Oder man bereite, da *rgu drus*, *chos sman*, [*rang shi*] *thod pa* und *thog rus* königliche Zutaten sind, ein Präparat aus zwei Drittel der Zutat und einem Drittel *gla rtsi*, Bärengalle, *a byag*, *bong nga dkar po*, [*re skon*] *rtsi dmar*, *chu rtsa* und *brag zhun*. Man füge *me tog bya rkang* hinzu, wenn der Stuhl rötlich ist, *dug mo nyung* bei gelblichem, *skyi 'bru* bei *za khu*-ähnlichem Stuhl, *re ral* bei einem Stuhl, der dem Saft von *rgya shal* ähnelt, und *sug smel*, wenn der Stuhl Schleim enthält. Um dann den Abbau des Darms zu verhindern, nehme man das Präparat mit Schneewasser ein, reduziere die Intensität der Hitze-Krankheit, verringere die Häufigkeit des Durchfalls und beseitige die restliche Hitze. Vermischt man das Präparat mit [weißem] Zucker und verabreicht es lauwarm mit gekochter Milch, werden damit die Reste der Krankheit beseitigt, der Durchfall beendet und dem Körper eine Verjüngung ermöglicht.

བྱེ་བྲག་བཙོས་ཐབས་རྒྱ་གཟེར་རྒྱུ་འཁོར་གཉིས། །སྤང་རྩི་ཏོང་ལེན་བོང་ང་སུམ་ཙུ་ཏིག །བྲག་ཁང་སྲོ་ལོ་པར་པ་ཏ་བསྡུས་ཐང་། །ཙ་ཁ་སྒོམ་དང་མི་འདུལ་སྲ་བར་བྱེད། །དམར་ཟལ་བ་ཡི་འོ་མ་མར་དཀར་བསྡུས། །རྒྱུ་མའི་ནད་རྩི་མི་འཛད་འདྲེད་པར་བྱེད། །

79 *yar ma*-Kuh ist ein Muttertier, das im Vorjahr ein Kalb geboren hat.

Spezifisch bereite man zur Behandlung von den beiden *rgyu gzer* und *rgyu 'khor* [das Präparat *sra byed bdun pa* zu], bestehend aus *spang rtsi* [*do bo*], *hong len, bong nga, sum cu tig, khrag rkang, sro lo* und *par pa ta*. Die Gabe des Präparats in Form eines Dekokts blockiert den undichten Eintrittsbereich und schützt die Darmschleimhaut vor Abbau. Wenn das Präparat in Milch und weißer Butter einer rötlichen Kuh mit weißen Flecken gekocht wird, fördert es einen leichten Stuhlgang ohne Beschädigung der Darmschleimhaut.

ཁྱད་པར་རྒྱུ་གཟེར་རྒྱ་བཤལ་བཙོད་ཁུ་ལ། །གུར་ཀུམ་ཨུཏྤལ་ཀ་ར་སྲ་བྱེད་སྦྱར། །སེར་པོ་གི་ཝཾ་སྒྲོ་པུས་སྲ་བྱེད་སྦྱར། །ཁྲག་ཏུ་འཁྲུ་ན་དོམ་མཁྲིས་སྲ་བྱེད་སྦྱར། །

Insbesondere im Fall von *rgyu gzer* mit einem Stuhl in der Farbe des Safts von *rgya bshal* oder *btsod* verabreiche man das Präparat *sra byed* unter Zusatz von *gur kum*, *ut+pal* und weißem Zucker, bei gelblichem Durchfall unter Zusatz von *gi wam* und *sgro pus*[80] und bei blutigem Durchfall von Bärengalle.

རྒྱུ་འཁོར་ཆུ་རྩ་དུད་ཁུ་ཐལ་ཁུ་འདྲ། །ཨ་རུ་མཆུ་སྙུང་སྐྱེར་ཤུན་བ་ལེ་ཀ། །གསེར་གྱི་མེ་ཏོག་སྲ་བྱེད་སྦྱར་ལ་བཏང་། །ཁྲག་ནག་ཤ་རུལ་འཁྲུ་ན་བ་ཤ་ཀ། །སླེ་ཏྲེས་སྲ་བྱེད་སྦྱར་བའི་བསྐུས་ཐང་བཏང་། །

Im Fall von *rgyu 'khor* mit einem Stuhl in ähnlicher Farbe wie *chu rtsa*, Ruß oder Staub verabreiche man das Präparat *sra byed* unter Zusatz von *a ru mchu snyung*, *skyer pa*-Stammrinde, *ba le ka* und *gser gyi me tog*. Wenn der Stuhl blutig sowie dunkel ist und wie fauliges Fleisch aussieht, verabreiche man das Präparat *sra byed* unter Zusatz von *ba sha ka* und *sle tres*.

རྒྱུ་འཁྲོག་དམར་པོར་འཁྲུ་ན་གུར་ཀུམ་དང་། །དོམ་མཁྲིས་ཀ་ར་སྦྱར་བོང་ངའི་ཆིག་ཐང་བཏང་། །ཆུ་སྐྱ་བེ་སྣབས་སུག་སྨེལ་ཀ་ར་སྦྱར། །

Im Fall von *rgyu 'khrog* mit rötlichem Stuhl verabreiche man ein Präparat aus *gur kum*, Bärengalle und [weißem] Zucker sowie ein Dekokt mit einer einzigen Zutat, nämlich *bong nga*, während man im Fall von Buttermilch-ähnlichem Stuhl oder bei Schleim im Stuhl ein Präparat aus *sug smel* und [weißem] Zucker verabreiche.

80 *sgro pus* bezieht sich auf die rötlichen Blüten von *sgro ba shing*.

རྒྱུ་ལྐུགས་ཨ་རུ་མཆུ་སྙུང་བ་ལེ་ཀ། །བསྡུས་ཁུར་གསེར་གྱི་མེ་ཏོག་སུམ་ཅུ་ཏིག །ཏིག་ཏ་བོང་ང་དཀར་པོ་བཏབ་ལ་བཏང་། །ལོང་རྩ་གཉིས་གཏར་གྲོད་པའི་ཆུ་དུགས་བྱ། །དེ་ཡིས་འཁྲུར་མ་འདོད་ན་ འཁྲུ་བའི་ཆིག་ཐུབ་གསུམ་གྱི་སྙེང་དུ་ཨ་བྱག་ཧོང་ལེན་དུག་པུས་དྲི་ཆུར་སྦྱར་བའི་གཉན་བཤལ་བཏང་། །

Im Fall von *rgyu lkugs* verabreiche man ein Dekokt aus *a ru mchu snyung* und *ba le ka* unter Zusatz von *gser gyi me tog, sum cu tig, tig ta* und *bong nga dkar po*, man führe einen Aderlass am *long rtsa* an der rechten und linken Seite der Beine durch und wende Kompressen aus mit Wasser gefülltem Tierdarm an. Wenn diese Behandlung keinen Durchfall auslöst, führe man eine *gnyan bshal*-Purgation aus *'khru ba'i chig thub gsum*[81] vermischt mit *a byag, hong len, dug pus* und Urin durch.

ཟླ་ཕྱེད་ཕར་འདས་རྒྱུ་རིམས་རྙིང་པ་རྣམས། །མཁྲིས་ཕྱེ་བདུན་ནམ་ཨིནྡྲ་བཞི་ཐང་བསྟེན། །འཁྲུ་བ་དྲི་བཅས་དུགས་ཡོད་བཤལ་གྱིས་སྦྱང་། །ཕྱེ་ཐུག་འབྲས་དང་ཆུ་གྲོག་བསྐོལ་གྲང་རྣམས། །བོངས་ཆུང་གྲངས་མང་བཏང་ཞིང་གནོད་ཟས་བསྲུང་། །

Zur Behandlung von chronischen Darminfektionen (Kolitis), die länger als einen halben Monat anhalten, verabreiche man *mkhris phye bdun pa* oder das Präparat *in+dra bzhi thang*. Wenn der Durchfall faulig riecht, leite man die Krankheit mit Purgation (Ableiten über den Darm) aus. Man empfehle die häufige Einnahme von kleinen Mengen Getreidebrei aus Gerstenmehl, Reis und klarer Suppe und man vermeide unbekömmliche Nahrungsmittel.

ཚ་བ་ཚོགས་ནས་བཅད་དུས་སླེབ་པའི་ཚེ། །ཙོང་ཞི་རྩི་མར་གཏྲ་ཆུང་དང་གསུམ། །ཡང་ན་མེ་ཏོག་བྱ་རྐང་ཤ་ནུས་བསྡུས། །བ་ཞོ་ལྷད་པ་སྦྱིན་དང་འབྲས་ཡོས་ཕྱེ། །ཚོས་པར་བཙོས་ལ་ཙེ་གུར་བཏང་བར་བྱ། །ཡང་ན་ད་ཏྲིག་ཀ་པེད་མོན་ཆ་ར། །སླག་དང་ཐ་རམས་འབྲས་ཐུག་བཏབ་པ་འམ། །ཡང་ན་གཙོད་ཁྲག་ཀོད་ཁྲག་སྦྱར་ལ་བཏང་། །ཡང་ན་ཐ་རམ་བྱ་རྐང་བསྡུས་ཁུ་ལ། །སླག་དང་ད་ཏྲིག་ཀ་པེད་མོན་ཆ་ར། །ཞིབ་བཏགས་བཏབ་ལ་ཙེ་གུར་ཡང་ཡང་བཏང་། །

Sobald die Intensität der Hitze-Krankheit zurückgeht und der Zeitpunkt gekommen ist, den Durchfall zu beenden, verabreiche man ein Dekokt aus *cong zhi, rtsi mar* und

81 *'khru ba'i chig thub gsum* ist ein Sammelbegriff für die drei abführenden Zutaten *chu rtsa, thar nu* und *re lcag pa*.

gang+pa chung, oder ein Dekokt aus *me tog bya rkang* und *sha nus*.[82] Oder man koche Joghurt aus Kuhmilch, das Gehirn eines Kaninchens und geröstetes Reispulver und verabreiche davon häufig kleine Gaben. Oder man verabreiche ein Präparat aus *da trig, ka ped, mon cha ra, smag* und *tha rams* vermischt mit Reisbrei oder Blut von Antilope und wildem [Jak]. Oder man koche *tha rams* [1] und *bya rkang*, füge das Pulver von *smag, da trig, ka ped* und *mon cha ra* hinzu und verabreiche davon häufig kleine Gaben.

འཁྲུ་དྲགས་སྣོད་ཀྱི་དྲོད་ཤོར་གྲང་འབྱམས་ན། །སེ་འབྲུ་ལྔ་སྦྱར་རྒྱུ་ཡོང་གསང་ལ་བསྲེག །ཁ་ཟས་ལུག་དང་བ་ལང་རི་དྭགས་ཤ། །མ་རུལ་གསར་པའི་ཚོ་ཁུ་བོངས་ཆུང་བཏང་། །གསར་འཛམ་གླ་བ་རྒྱ་སྐྱེགས་ཤིང་ཐལ་སྦྱར། །ཅོང་ཞིའི་ཕྱེས་བྲན་ཁ་སྐོམ་བག་རེ་བསྟེན། །འཁྲུ་བ་མ་ཆོད་བར་དུ་ཟས་སྤྱོད་གཟབ། །ཅེས་གསུངས་སོ། །

Wenn es aufgrund von übermäßig starkem Durchfall zu einem Verlust der Hitze aus den Hohlorganen oder aufgrund von Kälte zu übermäßig starkem Durchfall kommt, verabreiche man das Präparat *se 'bru lnga pa* und wende an den Dünndarmpunkten Moxibustion an. Man empfehle die Einnahme kleiner Mengen von Brühe aus frischem Fleisch vom Schaf, Rind oder von fleischfressenden Tieren. Man mische frisches, leichtes *chang*, *gla ba* und *rgya skyegs*-Pulver mit *cong zhi*-Pulver und verordne die Einnahme von kleinen Gaben bei Durst. Es ist wichtig, eine geeignete Ernährung und angemessene Verhaltensweisen einzuhalten, bis der Durchfall beendet ist." So wurde gesprochen.

བདུད་རྩི་སྙིང་པོ་ཡན་ལག་བརྒྱད་པ་གསང་བ་མན་ངག་གི་རྒྱུད་ལས་རྒྱུ་གཟེར་གྱི་རིམས་བཅོས་པའི་ལེའུ་སྟེ་ཉི་ཤུ་རྩ་ལྔ་པའོ། །

Dies ist das 25. Kapitel, die „Behandlung von Darminfektionen (Kolitis)", aus dem Tantra der geheimen mündlichen Unterweisung über die acht Zweige des Nektars der Medizin.

Anmerkung des Herausgebers der deutschen Ausgabe:

1 Im tibetischen Text dieses Buches finden sich an dieser Stelle das Wort *tha ram* ohne das sekundäre Suffix „s" (Men-Tsee-Khang 2017: 392). Die korrekte Schreibweise wäre: *tha rams* (vgl. Men-Tsee-Khang 2017: 392, khro ru tshe rnam 2000: 610).

82 Zu *sha nus* gibt es einige Kommentare. Es kann sich auf den Stuhl eines Patienten mit Darminfektion (Kolitis) beziehen oder auf die erste Milch eines Wildtiers, einer Gazelle, eines Esels, Pferds oder Kaninchens.

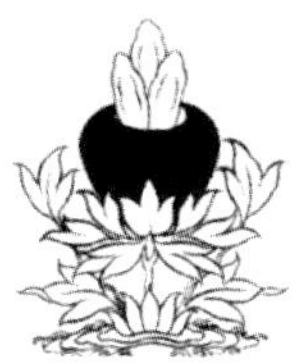

དེ་ནས་དྲང་སྲོང་རིག་པའི་ཡེ་ཤེས་ལ། །དྲང་སྲོང་ཡིད་ལས་སྐྱེས་ཀྱིས་འདི་སྐད་ཞུས། །ཀག་ལྷོག་
རིམས་ལ་རྒྱུ་རྐྱེན་དབྱེ་བ་དང་། །དེ་ཡི་རྟགས་དང་བཅོས་ཐབས་བཤད་དུ་གསོལ། །

Danach richtete der Weise *yid las skyes* folgende Bitte an den Weisen *rig pa'i ye shes*: „Erkläre uns bitte die Ursachen, (mit Krankheit in Zusammenhang stehenden) Umstände, Klassifizierungen, Anzeichen und Symptome sowie Behandlungsmethoden von Infekten in Hals- und Muskelgeweben."

དེ་སྐད་ཞུས་པའི་དོན་ལ་ལན་གསུངས་པ། །རྒྱུ་ནི་ཁྲག་གནས་དུག་ཅན་སྲིན་བུ་བདུན། །ཟངས་
ལྟར་དམར་ཞིང་ཕྲ་ལ་བལྟས་མི་མཐོང་། །སྐད་ཅིག་ཙམ་ལ་མགོ་རྐང་ཁྱབ་རྒྱུ་ནུས། །

Auf diese Bitte antwortete der Meister: „Die Ursache der Krankheit liegt in den sieben Arten von *srin*, die sich im Blut befinden. Sie sind rötlich gefärbt wie Kupfer, so fein, dass man sie mit bloßem Auge nicht erkennen kann, und sie können sich augenblicklich von Kopf bis Fuß durch den ganzen Körper bewegen.

དེ་ལ་རྐྱེན་ནི་རླུང་མཁྲིས་བད་ཀན་འདུས། །སྐྱེད་བྱེད་ཡུལ་དུས་ཟས་སྤྱོད་གདོན་རྐྱེན་གྱིས། །སྲིན་
འཁྲུགས་ལུས་ཟུངས་ཟོས་པས་གཉན་ནད་འབྱུང་། །དེ་ཕྱིར་དཀར་མངར་གནོད་ཅིང་དུག་གིས་
འཇོམས། །

Wenn die mit der Krankheit in Zusammenhang stehenden Umstände, nämlich *rlung*, *mkhris pa*, *bad kan* und *'dus pa*, durch unmittelbare ursächliche Faktoren wie Aufenthaltsort, Jahreszeit, Ernährung, Verhalten und Einflüsse von bösen Geistern verschlechtert werden, erfolgt dadurch eine Störung von *srin*, gefolgt von einer Erschöpfung der körperlichen Bestandteile, was schließlich zur Entwicklung von Infekten führt. Aus diesem Grund sind Milchprodukte und süß schmeckende Substanzen schädlich, während giftige Substanzen diese Zustände beseitigen können.

དབྱེ་བ་བབས་ས་མིང་གིས་ཐ་དད་དེ། །མགོ་ལ་བབས་ན་ཀླད་གཟེར་ཞེས་བྱ་ཞིང་། །གྲེ་བར་གག་པ་ཟེར་སྟོད་ཟེར་ཐུང་སྟེ། །ཕོ་བར་གཉན་གླང་རྒྱུ་མར་རྒྱུ་གཟེར་ལ། །ལྤགས་ལ་མེ་དབལ་ཚིགས་ལ་རྨེན་བུ་སྐྱེད། །ཉྭ་ལ་ཉྭ་ལོག་ཤར་བབས་ལྷོག་པར་བཤད། །ཤ་རུས་རྩར་བེམ་འདུལ་ཕྱིར་འབྲས་ཞེས་བྱ། །

Die Krankheit kann aufgrund der Lokalisation (im Körper) nach verschiedenen Namen klassifiziert werden. Die Krankheit wird *klad gzer* genannt, wenn Sie den Kopf angreift, *zer thung* bei Erkrankung des Oberkörpers, *gnyan glang* bei Erkrankung des Magens, Darminfektionen (Kolitis) bei Erkrankung des Dünndarms, *me dbal* bei Erkrankung der Haut, Wachstum der Lymphknoten bei Erkrankung der Gelenke, *nywa log* bei Erkrankung der Waden, *lhog pa* bei Erkrankung des Muskelgewebes und gutartige Tumore, wenn in Muskeln, Knochen und Leitbahnen ein Taubheitsgefühl und Zersetzung stattfindet.

འོན་ཀྱང་འདིར་རྟ་གག་ལྷོག་གཉིས་སུ་བསྡུ། །

An dieser Stelle kann die Erkrankung jedoch auf zwei Arten zusammengefasst werden: Infekte in Hals und *lhog pa*-Infekte (Infekte im Muskelgewebe).

ལྷོག་པའི་དབྱེ་བ་འབྱུང་བ་ནད་གཞི་རིགས། །

lhog pa-Infekte (Infekte im Muskelgewebe) werden nach Element, Wesensart der Krankheit und Art klassifiziert.

འབྱུང་བས་དབྱེ་ན་ས་མེ་ཆུ་རླུང་བཞི། །

Auf Basis der Elemente gibt es vier Arten dieser Krankheit: *sa lhog, me lhog, chu lhog* und *rlung lhog*.

ནད་གཞིས་དབྱེ་ན་དཀར་ནག་ཁྲ་བོ་གསུམ། །

Auf Basis der Wesensart gibt es drei Arten dieser Krankheit: weiß (kalt), schwarz (heiß) und vielfältig (eine Kombination von beiden).

རིགས་ཀྱིས་དབྱེ་ན་རྒོད་དང་ཡང་རྒོད་དང་། །ཡམ་བུ་ཡུ་མོ་ཞེས་བྱ་བཞི་རུ་བཤད། །

Auf Basis der Art gibt es vier Arten dieser Krankheit: *rgod, yang rgod, yam bu* und *yu mo.*

གག་པ་ཕོ་མོ་བུ་དང་གཉན་གག་གོ །

Infekte im Hals [können nach vier Arten klassifiziert werden]: *pho gag, mo gag, bu gag* und *gnyan gag.*

བརྟག་པའི་ཐབས་ལ་སྤྱི་དང་བྱེ་བྲག་གཉིས། །

Es gibt zweierlei Arten von Diagnosemethoden: allgemeine und spezifische.

སྤྱི་རུ་ངོས་བཟུང་ཕྱི་ནང་གསང་བ་གསུམ། །

Die allgemeine Diagnose kann mittels Untersuchung der drei Manifestationen, nämlich der äußeren, inneren und verborgenen, festgestellt werden.

ཕྱི་རྟགས་སྐྲངས་དབྱིབས་འབྲུམ་པ་ཆུ་བུར་འདྲ། །ཉ་སྦྲུལ་སྡོམ་སྡིག་རྟ་ལྷ་སྦལ་ལྕོང་དང་། །ན་ཆུང་ནུ་མ་ལྟར་སྐྲངས་ཉམ་ང་འཇིགས། །ཁ་དོག་དམར་རམ་ནག་སྐྱ་ཁྲ་བོར་སྐྲངས། །ན་ལུགས་སྐྱུམ་སེར་ཁྲེར་དང་ཚིགས་གཞི་ན། །མགོ་ན་ཁ་ཁ་འཁྱོ་འདར་སྙིང་མི་དགའ། །

Äußere Manifestationen sind Muskelschwellungen in Form von Pickeln oder Bläschen bzw. ähnlich geformt wie ein Fisch, eine Schlange, Spinne, ein Skorpion, Tausendfüßler, Frosch, eine Kaulquappe oder wie die Brüste eines jungen Mädchens. Die Schwellung sieht elendig und furchterregend aus, ist rötlich, bräunlich oder vielfarbig. Es zeigen sich Symptome wie Schüttelfrost, Gelenkschmerzen, Kopfschmerzen, ein bitterer Geschmack im Mund, mentale Ruhelosigkeit, Zittern und Traurigkeit.

ནང་རྟགས་རྩ་ཆུ་རེག་བྱ་རྒྱུན་སྣང་བཞི། །

Die inneren Manifestationen [werden durch] vier [Untersuchungen festgestellt]: Puls, Urin, Haut und Eintrittsbereich.

རྩ་ནི་ཁ་རྒྱག་གཏིང་ཁྲིམས་ཁོང་ན་འདར། །

Der Puls schlägt an der Oberfläche, ist in der Tiefe gespannt und von zittriger Wesensart.

ཆུ་ནག་རླངས་འཐིབས་ཀུ་ཡ་འཁྲུགས་ནས་འོང་། །

Der Urin ist dunkel mit dichtem Dampf und unregelmäßiger Ansammlung von *ku ya*.

རིག་བྱ་ཚོར་མེད་ཡང་ན་བཟོད་པ་ཆུང་། །ཤིན་ཏུ་ཚའམ་ཤིན་ཏུ་གྲང་བར་འགྱུར། །

Die Haut [der geschwollenen Bereiche] ist gefühllos oder empfindlich sowie extrem heiß oder kalt.

རྒྱུ་ན་སྲང་སོག་སྒྲིན་འབྲི་ལ་དང་བ་སྤུ་ལོག །ཨན་སྡོང་འགྲམ་འཕར་སྒལ་མཆན་དམར་ཐིག་འབྱུང་། །

Wenn der Eintrittsbereich untersucht wird, zeigen sich Schwellungen rund um die Schulterblätter, Haarausfall, abstehende Körperhaare, Pulsieren seitlich des ersten Wirbels und rötliche Stellen am Rücken und in den Achselhöhlen.

གསང་རྟགས་ནག་པོ་ མུ་ཟི་ཤུ་དག་གླ་རྩི་ གསུམ་བཏང་དངངས་འདར་ཡིན། །

Wenn man zur Untersuchung der verborgenen Manifestationen das Präparat *nag po gsum*, bestehend aus *mu zi*, *shu dag* und *gla rtsi*, verabreicht und dieses Keuchen und Zittern hervorruft, so sind dies Anzeichen [für Infekte im Muskelgewebe].

བྱེ་བྲག་རྟགས་ལ་ཀློག་པ་གག་པ་གཉིས། །

Es gibt zwei Arten von spezifischen Anzeichen und Symptomen: Infekte im Muskelgewebe und Infekte im Hals.

ཀློག་པའི་རྟགས་ལ་ས་ཀློག་སྐྲངས་བརྟན་སྲ། །སྐྲངས་མདོག་ཐོར་པའི་མགོ་བོ་ནག་པོར་འོང་། །མེ་ཀློག་དམར་ཚ་མཆེད་སྐྲིན་མེས་ཚིག་འདྲ། །ཆུ་ཀློག་འཇམ་བསིལ་ཆུ་བུར་ཆུ་སེར་འཛག །རླུང་

ལྷོག་སྐྲ་གསོབ་མི་བརྟན་འཕར་ཞིབ་བྱེད། །

Die Anzeichen und Symptome von Infekten im Muskelgewebe sind folgende: *sa lhog* zeigt sich durch feste, harte und dunkelfarbige Schwellungen sowie Pickel mit schwarzen Köpfchen. *me lhog* äußert sich mit rötlicher Farbe und einem brennenden Gefühl und verbreitet sich wie Feuer [rasch über den ganzen Körper]. *chu lhog* zeigt eine glatte und kühle Oberfläche, Bläschenbildung und *chu ser*-Ausfluss. *rlung lhog* äußert sich durch blasse, weiche und instabile Schwellungen.

དཀར་པོ་ཟུག་ཆུང་རྩ་ཆུ་ཡི་ཡུལ་གྲང་། །ནག་པོ་ཟུག་ཆེ་རྩ་ཆུ་ཡི་ཡུལ་ཚ། །ཁྲ་བོ་རྟགས་འདྲེས་
ཟུག་གཟེར་ལྡང་དུབ་བྱེད། །

Krankheiten von kalter Wesensart verursachen leichte Schmerzen und zeigen Puls- und Urinmerkmale einer Kälte-Krankheit. Krankheiten von heißer Wesensart verursachen starke Schmerzen und zeigen Puls- und Urinmerkmale einer Hitze-Krankheit. Eine Kombination beider Wesensarten der Krankheit zeigt gemischte Merkmale und verursacht wechselhafte Schmerzen.

རྒོད་ནི་འབྲོས་སྐྱེན་ནད་དྲག་སྐྲངས་པ་སྐྱེན། །ཡང་རྒོད་ཁོང་དུ་འཚོར་སྐྱེན་འཁོར་ལ་ཁྲོ། །ཡམ་
བུ་སྐྲངས་པ་འབར་འབུར་ཡམས་ཐབས་འོང་། །ཡུ་མོ་སྲ་བརྟན་ནད་ཟུག་ཆུང་བའམ། །ཡང་ན་སླེ་
ལ་འདོལ་ཞིང་འགུལ་བ་འོ། །ལ་ལ་ལྷོག་པ་གཉིད་པོ་ཞེས་སུ་འདོགས། །

rgod ist ein Zustand, in dem sich die Schwellungen ausbreiten, rasch wachsen und einen hohen Schweregrad aufweisen. *yang rgod* ist ein Zustand, in dem sich die Schwellung sofort zurückzieht und eine Störung der umliegenden Bereiche verursacht. *yam bu* ist eine epidemische Krankheit, bei der die Schwellungen unregelmäßige Ränder aufweisen. *yu mo* ist ein Zustand, in dem die Pusteln entweder hart, fest und weniger schmerzhaft sind, oder weich und beweglich sind und leicht einreißen. Diese Krankheit heißt auch „*lhog pa gnyid po*".

གག་པ་ངོས་བཟུང་ལྕེ་སྟེང་བད་ཀན་མཐུག །ལྕེ་མཆུ་འགྲམ་དང་རྐན་ཕྱུགས་ཐོར་པ་ཆགས། །གྲེ་
བ་སྐད་འགགས་ཟས་དང་སྐོམ་མི་ཐར། །

Die allgemeinen Anzeichen und Symptome von Infekten im Hals sind ein dicker, weißer Belag der Zunge, die Entwicklung von Pusteln auf Zunge, Lippen, Wangen und weichem Gaumen, eine blockierte Stimme und Schwierigkeiten beim Schlucken von Nahrungsmitteln und Getränken.

ཁྱད་པར་ཕོ་གག་སྐར་ཆེན་ཤར་བ་འདྲ། །མོ་གག་རྒྱ་ཕོར་ཁ་སྦུབ་ལྟ་བུ་སྟེ། །བུ་གག་ཞོ་ཆལ་གཏོར་བ་འདྲ་བར་འོང་། །གཉན་གག་རལ་གྲི་སྐ་མའི་གཞུང་འདྲ་འམ། །རུས་སྦལ་རྒྱབ་དང་ཁྲོ་བོའི་མིག་དང་འདྲ། །མིག་ལ་མ་ཐོགས་ཕྱི་ཡི་རྟགས་ལ་བཟུང་། །

Spezifisch ähnelt *po gag* dem Erscheinen der Venus am Himmel, *mo gag* ähnelt einer umgedrehten Schüssel und *bu gag* sieht ähnlich wie tibetisches Joghurt aus, das ins Wasser geschüttet wurde. *gnyan gag* ähnelt dem mittleren Teil eines Schwertes, dem Panzer einer Schildkröte oder den Augen eines zornigen Mannes. Wenn diese Merkmale nicht sichtbar sind, stelle man die Diagnose anhand der äußeren Anzeichen.

བཅོས་པའི་ཐབས་ལ་ལྷོག་པ་གག་པ་གཉིས། །ཟས་སྤྱོད་བསད་སྦྱང་བཞི་ནི་སྤྱི་རུ་རྒྱུག །ཁྱད་པར་ལྷོག་པ་བྱུག་པ་བསྲེག་པས་བཅོས། །ཁྲེར་ཞུད་འཁྲུམས་དང་ཆུ་སེར་ལོག་པ་མནན། །གག་པ་ཞི་བཞུ་བཅད་པ་གསུམ་གྱིས་བཅོས། །ཡར་རྫོང་མར་རྫོང་ཤོར་བབས་ལོག་གནོན་གཅེས། །

Die Behandlungsmethoden für Infekte im Muskelgewebe und Infekte im Hals sind folgende: Die allgemeine Behandlung beinhaltet Ernährung, Verhalten, beruhigende Heilmittel und ableitende Therapien. Spezifisch behandele man Infekte im Muskelgewebe mit äußeren Anwendungen und Moxibustion. Man wende Behandlungen an, wenn die Entzündung sich verbreitet, versteckt ist oder wandert und wenn sie zur Entwicklung von *chu ser* führt. Man behandele Infekte im Hals mit drei therapeutischen Methoden: Beruhigen, Schmelzen und Beenden. Die Anwendung von zusätzlichen Behandlungen ist wichtig, wenn der Infekt im Hals in den oberen Hafen [das Gehirn] wandert oder in den unteren Hafen [das Herz] abwärts treibt.

དང་པོ་ཁ་ཟས་དཀར་མངར་རུལ་སྐྱུར་སྤང་། །ཕྱེ་ཚོད་རྡལ་ཐུག་ཆུ་ཁྲོག་བསྟེན་པར་བྱ། །

Man empfehle, Milchprodukte sowie süße, verfaulte und saure Nahrungsmittel zu vermeiden. Man empfehle die Einnahme von Getreidebrei aus *rtsam pa* und gerösteter Gerste sowie klarer Suppe.

སྤྱོད་ལམ་ཆགས་པ་ཉིན་གཉིད་དྲག་ཤུལ་དང་། །རྟ་ཞོན་འཁྲོ་འཚིག་ཆུ་རྒལ་མི་སྡུག་སྤང་། །

Man empfehle, sexuelle Aktivitäten, das Schlafen während des Tages, anstrengende Tätigkeiten, Reiten, Ärger, Boshaftigkeit, das Überqueren eines Flusses sowie unhöfliches Benehmen zu vermeiden.

བསད་ཐབས་མཐུན་པ་སྨན་གྱིས་བསད་པ་དང་། །མི་མཐུན་གཉེན་པོས་བསད་པར་བྱ་བ་དང་།
།ནུས་པ་སྔགས་ཀྱིས་བསད་པ་རྣམ་པ་གསུམ། །

Es gibt drei Methoden zur Beseitigung der Krankheit: Beseitigung der Krankheit mit Heilmitteln, wenn [Krankheit und körperliche Bestandteile] zusammenpassen, die Beseitigung durch Gegenmittel [je nach Schweregrad der Krankheit] und die Beseitigung durch die Kraft der Rezitation von Mantren.

མཐུན་པ་གླ་རྩི་བཟང་དྲུག་གུ་གུལ་ནག །ཚ་ན་ག་བུར་གི་ཝཾ་ཙན་དན་བསྣན། །གྲང་ན་ཤུ་དག་ཤིང་
ཀུན་བསྣན་པར་བྱ། །ཡང་ན་ཨ་བྱག་སྟག་ཤ་གུ་གུལ་ནག །གླ་རྩི་ཤུ་དག་ཨ་རུ་སྦྱར་ལ་བཏང་། །

Zur Beseitigung der Krankheit [je nach Wesensart der Krankheit und der körperlichen Bestandteile] verabreiche man ein Präparat aus *gla rtsi,* den sechs hervorragenden Heilmitteln und *gu gul nag po,* unter Zusatz von *ga bur, gi wam* und *tsan dan*, um Krankheiten von heißer Wesensart zu beseitigen, oder unter Zusatz von *shu dag* and *shing kun*, um Krankheiten von kühler Wesensart zu beseitigen. Oder man verabreiche ein Präparat aus *a byag, sngo stag sha, gu gul nag po, gla rtsi, shu dag* und *a ru ra.*

མི་མཐུན་གཉེན་པོས་བསད་ཐབས་རྐྱང་སྦྱོར་དང་། །གཙོ་འཁོར་སྦྲག་དང་མང་སྦྱོར་ཆེན་མོ་
གསུམ། །

Die Beseitigung der Krankheit mit Heilmitteln [je nach Schweregrad der Krankheit] erfolgt mit drei Methoden: einem Präparat aus einer einzigen Zutat, einem Präparat mit einer Haupt- und einer Begleitzutat sowie einem Präparat aus vielerlei Zutaten.

དང་པོ་སྔོན་འགྲོ་བསྡུ་བསད་ཡོག་གནོན་བཞི། །

[Das Präparat aus einer einzigen Zutat kann anhand von] vier [Schritten erklärt werden]: Vorbereitung, Sammlung, Beseitigung und Behandlung von Komplikationen nach der Behandlung.

སྔོན་འགྲོ་རྫས་ ཆིགས་པའི་ཤ་ནས་ཙམ་ནས་དཀར་འབྲུ་གསུམ་སྐྱེ་འབྲུ་གཅིག་རྒྱ་གཡེར་གཅིག་
བཞི་ཆུ་དང་སྦྱར་ལ་བཏང་། །ཉེས་པའི་ཁ་གནོན་ཡོན་ཏན་བརྒྱད་དང་ལྡན། །

Zur vorbereitenden Behandlung verabreiche man ein Präparat aus einer Mischung der folgenden vier Zutaten mit Wasser: Gerstenkorn-große Fleischstücke einer Eidechse, drei Gerstenkörner, ein *skyi 'bru* und ein *rgya gyer*. Dieses Präparat ist mit den acht therapeutischen Eigenschaften ausgezeichnet und unterdrückt das krankhafte *nyes pa*.

བསྡུ་བ་བུར་དཀར་ཆང་སྦྱར་ཕུལ་གང་བཏང་། །རླུང་གནོན་བྱེར་སྡུད་གཉེན་པོས་གསོད་པ་སླ། །

Zur Sammlung [der Krankheit] verabreiche man eine Handvoll weiße Melasse und *chang*. Dies unterstützt die Kontrolle von *rlung*, sammelt [eine Krankheit], die sich verbreitet hat, und ermöglicht eine einfache Behandlung der Krankheit mit den für sie passenden Heilmitteln.

བསད་ལ་སྨན་དང་སྦྱར་ཚད་བཏང་ཐབས་གསུམ། །

Die Beseitigung [der Krankheit] erfordert drei Anweisungen: zum Heilmittel selbst, zur Zubereitungsmethode und zur Gebrauchsanweisung.

སྨན་ནི་ཕྱི་འཛིམ་ནང་འཛིམ་གསང་འཛིམ་གསུམ། །ཕྱི་འཛིམ་ར་དུག་རྩ་བ་དུས་བཀོས་པ། །ནང་
འཛིམ་མགོ་དགུ་མགོ་བདུན་ལྔ་གསུམ་ལ། །གསང་འཛིམ་འབྲས་བུ་ལོ་གཅིག་སྐྱེས་པའོ། །

Das Heilmittel kann aus *phyi 'dzim, nang 'dzim* und *gsang 'dzim* zubereitet werden. *phyi 'dzim* bezieht sich auf zur richtigen Zeit gesammelte *ra dug pa*-Wurzeln. *nang 'dzim* sind Wurzeln, die eine Anzahl von neun, sieben, fünf oder drei aufweisen. *gsang 'dzim* ist eine Wurzel, die ein Jahr lang [aus dem Samen] gewachsen ist.

རྨ་མེད་ཞག་བདུན་མེ་ཡི་སྲིན་ལ་བདུག །

[Man sammle diese Wurzeln], ohne Schaden anzurichten, und lasse sie sieben Tage lang räuchern.

སྦྱར་ཐབས་ནས་ཙམ་ཀ་ར་བཛར་ཕྱེ་དང་། །ལོ་བརྒྱད་ཁྱེའུ་དགེ་སློང་དྲི་ཆུར་སྦྱར། །

Die Zubereitungsmethode besteht aus dem Mischen einer Getreidekorn-großen Wurzel und weißem Pulverzucker mit Urin eines achtjährigen Kindes oder eines Mönchs.

བཏང་ཐབས་མ་སོད་པར་དུ་བསྐུར་ཞིང་བཏང་། །ཇུ་ལ་དབྱུང་སོད་རྟགས་ལུས་སྦྲིད་སོར་མོ་རེངས།

།ཟུག་ཚོགས་སྐྲངས་ཚོམས་རྡུལ་ཆུར་འབྱུང་བ་ཡིན། །

Die Gebrauchsanweisung lautet: Man verabreiche das Heilmittel, löse danach Schwitzen aus, wiederhole das Verfahren, bis die Krankheit vollständig beseitigt ist. Zeichen der Beseitigung der Krankheit sind Taubheitsgefühl des Körpers, Steifheit der Finger, weniger Schmerzen und Schwellungen sowie übermäßiges Schwitzen.

ལོག་གནོན་མིང་པོ་བདུན་གྱི་སྲིང་གཅིག་མ། །རྩ་བ་མེ་ཏོག་དབྱར་དགུན་དུས་དང་བསྟུན། །ཕུན་རེ་བོད་ཚྭ་སྦྱར་བས་སྨན་ལོག་འཇོམས། །སོད་རྟགས་མེད་ཀྱང་གསུམ་གྱི་རེ་རེ་གཅེས། །

Für die Behandlung von Komplikationen nach der Behandlung bereite man ein Präparat aus den Wurzeln und Blüten von im Sommer bzw. im Winter gesammeltem *ming po bdun gyi sring gcig ma*[83] zu, vermische jede Dosis des Präparats mit *bod tshwa,*[84] und verabreiche dies als Gegenmittel für unerwünschte Nebenwirkungen des Heilmittels. Selbst wenn es keine Anzeichen der Beseitigung [der Komplikation] gibt, ist die Einnahme des Präparats nach jeder dreifachen [Verabreichung des beruhigenden Heilmittels] wichtig.

སྦྱོར་བ་འདི་ལ་དམན་ལྷག་ལོག་གསུམ་འགྱུར། །

Das Präparat [aus einer einzigen Zutat] kann durch Unterdosierung, Überdosierung und falsche Dosierung Komplikationen auslösen.

དམན་པ་མ་སོད་གཡག་ཤོར་རྔ་ཆད་འདྲ། །

Eine Unterdosierung des Präparats kann [die Krankheit] nicht beseitigen und ähnelt einem erschöpften Jäger, der einen wilden Jak verfolgt.

སྦྱོར་བ་ལོག་པ་གཡག་མེད་རྔ་རྒྱུག་འདྲ། །

Die falsche Dosierung des Präparats hat eine ähnliche Wirkung, wie ein Jäger, der auf einem Feld auf der Pirsch ist, auf dem sich kein wilder Jak befindet.

དེ་བཞིན་ལྷག་པ་གཡག་སོད་བང་ལྷག་འདྲ། །

83 *ming po bdun gyi sring gcig ma* ist ein Synonym für *brag skya ha bo.*

84 *bod tshwa* ist ein Synonym für *bul tog.*

Genauso ähnelt die Überdosierung des Präparats einem Jäger, der extrem schnell über ein Feld läuft, obwohl der wilde Jak bereits erlegt worden ist.

དེ་ཕྱིར་འདི་ལ་མཁས་པས་གཟབ་པར་རིགས། །

Der kundige [Arzt] sollte daher in dieser Situation umsichtig handeln.

གཙོ་འཁོར་བཅས་ལ་གཉེན་པོ་ཡོད་མེད་གཉིས། །

Es gibt zwei Arten eines Präparats mit einer Haupt- und einer Begleitzutat: eines mit und eines ohne entgiftetes Quecksilber.

མེད་པ་འཛིམ་པ་ཤུ་དག་ར་ཐུག་སྒྲི། །མི་ཡི་དཔྱི་རུས་ཐལ་བ་བཞི་སྦྱར་ཏེ། །ཐུན་ཚད་ནད་སྦྱར་དྲི་ཆུས་སྦྱངས་ལ་བཏང་། །རྔུལ་དབྱུང་སྨན་ནད་བྱུང་ན་སོད་པ་ཡིན། །མ་སོད་བསྐྱར་ཞིང་སོད་ན་ཡོག་གནོན་གཅེས། །

Man bereite das Präparat [ohne entgiftetes Quecksilber] aus *'dzim pa*, *shu dag*, Vorhauttalg eines Geißbocks und *mi yi dpyi rus*-Asche zu, standardisiere die Dosis je nach Schweregrad der Krankheit und verabreiche es, nachdem man es in Urin gereinigt hat. Wenn das Heilmittel Schwitzen auslöst und eine starke Wirkung hervorruft, ist dies ein Anzeichen dafür, dass die Krankheit beseitigt wurde. Man wiederhole die Heilmittelgabe, wenn die Krankheit nicht geheilt werden konnte, und behandele Komplikationen nach der Behandlung, wenn die Krankheit beseitigt ist.

གཙོ་འཁོར་གཉེན་པོར་བཅས་ལ་བཙན་དུག་དང་། །ཨ་རུ་གླ་རྩི་མུ་ཟི་གུ་གུལ་ནག །བཟང་དྲུག་རུ་རྟ་ཤིང་ཀུན་ཤུ་དག་རྣམས། །དྲི་ཆུར་སྦྱར་བའི་རིལ་བུ་སྲན་ཙམ་བྱ། །དངུལ་ཆུ་བསྣན་ཡང་མཆོག་ཏུ་ཤིས་པ་ཡིན། །མ་སོད་བར་དུ་བཏང་ཞིང་རྔུལ་དུ་དབྱུང་། །

Man bereite das Präparat mit entgiftetem Quecksilber aus *btsan dug*, *a ru ra*, *gla rtsi*, *mu zi*, *gu gul nag po*, den sechs hervorragenden Heilmitteln, *ru rta*, *shing kun* und *shu dag* zu, vermische es mit Urin und rolle es in Hülsenfrucht-große Pillen. Die Zugabe von entgiftetem Quecksilber zu diesem Präparat ist äußerst wirksam. Man verabreiche das Präparat und löse Schwitzen aus, bis die Krankheit beseitigt ist.

མང་སྦྱོར་ཆེ་གཅིག་ལུས་གཉིས་བླངས་པའི་ཤས། །གཙོ་བྱས་གདུག་པ་ཅན་གྱི་ཤ་རྣམས་དང་། །གླ་རྩི་གུ་གུལ་མུ་ཟི་ལ་སོགས་པ། །རྡོ་རྩི་སྨོ་ཡི་དྲི་སྨན་སྣ་ཚོགས་དང་། །སེང་ལྡེང་ལ་སོགས་ཚེར་མ་ཅན་རྣམས་དང་། །བཙན་དུག་ལ་སོགས་དུག་སྣ་ཚོགས་ཚད་དང་། །ཚད་དུ་ དུག་སྨན་ཆ་གཅིག་ཚེར་སྨན་ཆ་གཉིས་ཤ་སྨན་ཆ་གསུམ་དྲི་སྨན་ཆ་བཞི་ སྦྱར་ཏེ་རྩི་བཞིན་བཏགས་བྱས་ལ། །དྲི་ཆུས་སྦྲུས་པའི་རིལ་བུར་སྔགས་དབང་བསྒྲུར། །གཉན་ནད་མ་ལུས་ནད་རིགས་ཀུན་ལ་འགྲོ། །ཁྲིད་པར་གག་ལྷོག་འཛོམས་པའི་གཉེན་པོ་ཡིན། །

Für die Zubereitung eines Präparats mit vielerlei Zutaten nehme man als Hauptzutat Fleisch von Tieren, die im Laufe ihres Lebens zwei Gestalten ihres Körpers aufweisen, und füge Fleisch von angriffslustigen Tieren hinzu.[85] Danach erfolgt die Zugabe von *gla rtsi, gu gul, mu zi* usw., allerlei Steinen, *rtsi sman* sowie stark aromatischen Kräutern und Pflanzen mit Dornen wie *seng ldeng* sowie auch verschiedener giftiger Pflanzen wie *btsan dug*. Zur Standardisierung des Präparats nehme man einen Teil giftige Zutaten, zwei Teile dornige Zutaten, drei Teile Fleisch und vier Teile aromatische Zutaten. Man stelle daraus ein Pulver her, knete es mit Urin und rolle es in Pillen. Sodann segne man es durch die Rezitation von Mantren. Diese Pillen können bei allen Arten von Infekten angewendet werden und sind besonders wirkungsvolle Heilmittel zur Beseitigung von Infekten in Hals und Muskelgeweben.

སྔགས་ཀྱིས་བསད་པ་ལྕགས་ཀྱི་བྱ་ཁྱུང་བསྒོམ། །སྔགས་ཆུ་བླུད་ཅིང་སྐྲངས་ཀྱི་མཐའ་ནས་བཏེག །ཨོཾ་ནག་པོ་ཀཱ་ལ་རཀྵ་བད་བད། །སོད་སོད། ཕྱུངས་ཕྱུངས། །སྤུ་གྲི་ཟངས་ཟངས། །ལྕགས་ཀྱི་ལྡེ་ར་མོས་གནོད་བྱེད་འབྱུང་པོའི་སྙིང་ལ་ཟོ། །ནཱ་ག་བྱི་ར་ཡ་སོད། ནཱ་ག་བྱི་མ་ལིང་སོད། །སྨྲ་བ་བཅད་དེ་བཟླས་པས་གཉན་རྣམས་གསོད། །

Die Krankheit wird mithilfe eines Mantras wie folgt beseitigt: Man visualisiere sich selbst als metallene Gottesfigur von Garuda, nehme etwas geweihtes Wasser, sprenkle es auf die Haut am Rand der Schwellung und rezitiere folgendes Mantra: *om nag po kA la rak+Sha rbad rbad, sod sod, phyungs phyungs, spu gri zangs zangs, lcags kyi lder mos gnod byed 'byung po'i snying la zo, nA ga byi ra ya sod, nA ga byi ma ling sod*. Das Rezitieren dieses Mantras, ohne anderweitige Gespräche zu führen, bewirkt die Beseitigung der Infektion.

ཐ་མ་རོ་དབྱུང་རྒྱལ་བློན་ ཐར་ནུ་ཆུ་རྩ་ཧོང་ལེན་ དྲི་ཆུས་སྦྱང་། །བཤལ་ཐེབས་ལྕགས་ཀྱིས་བྲབས་

85 Mit angriffslustigen Tieren sind Schlangen, Spinnen, Krabben usw. gemeint.

ལ་དག་པར་སྦྱང་། །ཡང་ན་བཟང་དྲུག་གླ་རྩི་གུ་གུལ་ནག །ཤུ་དག་མུ་ཟི་སྟག་ཤ་ཤ་ཆེན་དང་། །ལྷོག་དུག་ཐར་ནུ་ཆུ་རྩ་དུག་པུས་པ། །གསེར་གྱི་མེ་ཏོག་ཧོང་ལེན་གི་ཝཾ་རྣམས། །དྲི་ཆུ་སྦྱར་བས་གསོད་སྦྱོང་ཅིག་ཆོད་བྱེད། །

Schließlich leite man die Reste der Krankheit aus, indem man das Präparat *rgyal blon*, bestehend aus *thar nu, chu rtsa* und *hong len,* gemeinsam mit Urin verabreicht. Wenn die Purgation (Ableiten über den Darm) wirkt, verabreiche man austreibende Wirkstoffe, um die Reste erfolgreich auszuleiten. Um die Krankheit gleichzeitig zu beseitigen und auszuleiten, verabreiche man ein Präparat aus den sechs hervorragenden Heilmitteln, *gla rtsi, gu gul nag po, shu dag, mu zi, sngo stag sha, sha chen, lhog dug,*[86] *thar nu, chu rtsa, dug pus, gser gyi me tog, hong len* und *gi wam* vermischt mit Urin.

དེ་ནས་ཁྱད་པར་ལྷོག་པ་བཅོས་པ་ལ། །བྱུག་པ་འཛིམ་པ་མུ་ཟི་སྟག་ཤ་བ། །གླ་རྩི་གུ་གུལ་གཉན་གདུག་(དུག་)ལྷོག་པ་གསོད། །སོ་ཐོག་ཀྱི་ལྕེ་བྲག་སྤོས་ཆུ་རྩ་དང་། །སྤྲུ་རྩ་ཁྱི་སྤྱང་མི་བྲུན་སྐྲངས་པ་འཇོམས། །རུ་གཞོབ་དུད་པ་བྱ་བལ་བྱ་བྲུན་ཏེ། །བྲག་ཞུན་ཤུ་དག་དྲི་ཆུ་ཀུན་གྱི་གྲོགས། །ཞིབ་ལ་སླ་བ་མ་སྐམས་ཡང་ཡང་བྱུག །སྐྲངས་ཚད་མི་བཤིག་འབྲོས་སྣ་ནོན་པ་གཅེས། །མ་ནོན་ཤོག་བུ་སྤུ་ནན་ཕྱིང་ནན་བྱ། །

Danach gibt es folgende spezifische Behandlungen für Infekte im Muskelgewebe: Eine äußere Anwendung aus *'dzim pa, mu zi, sngo stag sha, gla rtsi* und *gu gul nag po* beseitigt die Entzündung des Muskelgewebes, [eine tödliche Infektionskrankheit]. Die Anwendung einer Mischung aus *so thog,*[87] *kyi lce, brag spos, chu rtsa, spru rtsa,* Hund- und Wolfskot sowie *mi brun* lässt die Schwellung abklingen. Man mische verbranntes Horn, *dud pa bya bal,*[88] und Vogelmist mit allen Begleitzutaten, nämlich *brag zhun, shu dag* und Urin, zerstoße alles zu einer wässrigen Paste und trage diese mehrmals auf, bevor sie trocknet. Es ist wichtig, die Paste ausgehend vom *'bros sna,*[89] in Richtung des Mittelpunkts der Schwellung aufzutragen. Wenn diese Anwendung die Verbreitung der Schwellung nicht aufhält, trage man *nan*[90] auf dem *'bros sna* auf und bedecke die Stelle mit Papier, Wolle oder Fell.

86 *lhog dug* ist ein Synonym für *sngo stag sha.*

87 *so thog* bezieht sich auf geschmolzenes Material, das sich im Ofen bilden, wenn Eisenrückstände, Staubpartikeln und Holzkohlenpulver sich vermischen und im Laufe des Schmelzvorgangs zusammenfließen.

88 *dud pa bya bal* ist ein Synonym für *nya phyis.*

89 *'bros sna* bezieht sich auf die Haut am Rand der Schwellung, am Ende des Muskelgewebes und der Leitbahnen.

90 *nan* ist eine medizinische Paste aus medizinischen Zutaten in Pulverform, die lauwarm erwärmt werden, bis eine Paste in der Konsistenz von tibetischem Joghurt entsteht.

བྱུག་པ་ཕྱིང་སྨན་གཉིས་ཀྱིས་མ་སོད་ན། །མེ་ཡིས་བསྲེགས་ལ་ལུང་པའི་མདོ་སྒོ་བཀག །རི་བོའི་རྩེ་ལ་མེ་རྒྱ་གདབ་པ་དང་། །སྲུངས་ཀྱི་ཐ་མ་དམག་གིས་བསྐོར་བ་དང་། །སྟེང་དུ་གནམ་ལྕགས་དབབ་པ་བཞི་ཡིས་བཅོས། །བསྲེགས་རྗེས་ཕྱིང་སྨན་བྱུག་པ་བསྟུན་ལ་བསད། །ཐུབ་པའི་རྟགས་སུ་སྐྲངས་བྲི་ཟུག་གཟེར་ཆོགས། །ཡང་ན་རྣག་ཏུ་ཁུགས་ན་འཚོ་བ་ཡིན། །རྣག་ཏུ་ཁུགས་ནས་ཡན་ལག་བཞིན་དུ་བཅོས། །

Wenn die Schwellung mit äußeren Anwendungen und der Einnahme von Heilmitteln nicht unter Kontrolle gebracht werden kann, führe man eine Moxibustion unter Anwendung der vier, metaphorisch erläuterten Techniken durch. Diese vier Techniken blockieren den Ausgang am unteren Ende eines Tales, entzünden ein Feuer am Gipfel eines Hügels, umstellen den geschwollenen Bereich mit Soldaten und lassen einen Blitz in die Schwellung einschlagen. Nach der Moxibustion beseitige man die Krankheit mit der geeigneten Einnahme von Heilmitteln sowie dem Einsatz von äußeren Anwendungen. Wenn Schwellung und Schmerzen nachlassen oder die Schwellung eitert, ist dies ein Anzeichen dafür, dass der Patient überleben wird. Man behandele die eitrige Schwellung wie eine Wunde auf den Gliedmaßen.

ནད་ལོག་བྲེར་ཞུད་འཁྱམས་དང་ཆུ་སེར་ལོག །

Wenn die Krankheit erneut auftritt, verbreitet sie sich, bleibt latent bestehen, wandert oder verursacht die Ansammlung von *chu ser*.

བྲེར་ལ་རྩ་ཤ་སྐྱི་རྣག་བྲེར་བ་བཞི། །

[Die Krankheit] verbreitet sich in vier [Lokalisationen]: Leitbahnen, Muskelgewebe, Haut und Eiter.

རྩ་བྲེར་མེ་བཙའ་གཏར་ག་སྦྱོངས་ཀྱིས་དགུག །

Wenn sich [die Krankheit] in den Leitbahnen verbreitet, behandele man sie mit Moxibustion, Aderlass und Reinigung der Leitbahnen.

ཤ་བྲེར་ཁྲ་བོ་ནག་པོའི་ཚས་ཀྱིས་དགུག །

Wenn sich [die Krankheit] in den Muskeln verbreitet, behandele man sie mit *khra bo'i chas*[91] und *nag po'i chas.*[92]

སྐྲི་བྲིར་ལྤགས་ལ་བྲིར་བ་སྐམ་རྩིས་དགུག །

Wenn sich [die Krankheit] in der Haut verbreitet, behandele man sie mit einer äußeren Anwendung, welche [die Haut] trocknet.

ཉག་བྲིར་ཁྲུས་ནན་དེ་བ་དང་ཆིངས་ཀྱིས་དགུག །

Wenn sich [die Krankheit] verbreitet und zu Abszessen führt, behandele man sie durch Reinigung, Anwendung von *nan*, Schienen und Verbinden.

ཞུད་པ་གདོན་བཅོས་ཞོ་སྦང་སྦྱར་བས་བསླང་། །ཡང་ན་སྦང་མ་བྱུག་པས་བྲན་ལ་བདུག །

Wenn [die Krankheit] latent bestehen bleibt, bewirke man ihre Manifestation durch Beruhigung der bösen Geister und die Verabreichung eines Präparats aus tibetischem Joghurt und Getreidekörnerschalen oder durch Massagen und Kompressen mit Getreidekörnerschalen.

འཁྲུམས་པ་དོན་འཁྲུམས་རྩ་དྲག་ཛམ་པ་རྒོད། །འཕྲང་བཅད་ཁོང་དུ་བསྡུས་ལ་གཉེན་པོས་བསད། །སྣོད་འཁྲུམས་དང་ག་མི་བདེ་འཁྲུ་སྐྱུག་བྱེད། །བཤལ་གྱིས་སྦྱོང་བ་ཡོག་གནོན་དམ་པ་ཡིན། །

Wenn [die Krankheit] in die Vollorgane wandert, zeigt sich ein starker Puls und Keuchen. Zur Behandlung der Krankheit blockiere man die Eintrittsbereiche, konzentriere die Krankheit und beseitige sie mit heilenden Maßnahmen. Wenn die Krankheit in die Hohlorgane wandert, zeigt sich schlechter Appetit, Durchfall und Erbrechen. Zum Ausleiten der Krankheit führe man eine Purgation (Ableiten über den Darm) durch. Das ist in diesem Fall die wirkungsvollste Therapie.

ཆུ་སེར་ནག་པོར་ཡོག་ན་སྨྱོ་འབོག་བྱེད། །མིག་ལྡོག་སྣ་ནས་ཆུ་སེར་ཁྲག་འཛག་ན། །སྣ་བཤལ་བཏང་ཞིང་ག་བུར་རྒྱལ་བློན་སྦྱར། །དྲུག་པ་བདུན་པ་དཀར་ནག་མཚམས་སུ་བསྲེག །དེ་ལ་སྐྱེད་མེད་ལས་ཀྱིས་འཆི་བ་ཡིན། །

91 *khra bo'i chas* ist eine äußere Anwendung aus *yungs dkar, skyer pa, chu rtsa, btsod und zhu mkhan.*

92 *nag bo'i chas* ist eine äußere Anwendung aus Hundekot, *re lcag pa*, *spyang tsher*-Wurzeln, *btsan dug ser po*, *bong dug dkar po, ra dug sngon po*, Fuchs- und Wolfskot sowie Fasanenmist.

Wenn sich [die Krankheit] zu einer Ansammlung von heißem *chu ser* transformiert, zeigt sich Irresein, Bewusstlosigkeit, ein nach oben gerichtetes Zurückziehen der Augen sowie der Ausfluss von *chu ser* und Blut aus der Nase. [Zur Behandlung dieses Zustands] führe man eine Reinigung der Nase durch, verabreiche das Präparat *ga bur rgyal blon* und wende am sechsten und siebten Wirbel Moxibustion an sowie *brang gzhung dkar nag mtshams*. Wenn sich der Zustand mit der Behandlung nicht bessert, steht aufgrund von karmischen [Eindrücken] der Tod bevor.

གག་པའི་བཅོས་ཐབས་ཞི་བཞུ་བཅད་པ་ཉེ། །

Die Behandlung von Infekten im Hals besteht aus Linderung, Auflösung und Wundreinigung.

ཞི་བ་ཚྭ་བཙོད་འཛིམ་པ་ཕོ་ཚོས་གདབ། །

Zur Linderung [der Krankheit] besprühe man [den betroffenen Bereich mit] *rgya tshwa, btsod*, *'dzim pa* und *pho tshos.*[93]

བཞུ་བ་ཚྭ་ལ་རྒྱ་ཚྭ་མཚུར་གཉིས་གདབ། །

Zur Auflösung [der Krankheit] besprühe man mit *tshwa la*, *rgya tshwa* und den zwei Arten von *mtshur.*[94]

བཅད་པ་རྒྱ་ཚྭ་རུ་རྟ་ཤུ་དག་གདབ། །དེས་མ་ཚོད་ན་ཀྲིང་བུས་བཞར་རྗེས་བསྲེག །

Zur Wundreinigung [der Krankheit] besprühe man mit *rgya tshwa*, *ru rta* und *shu dag*. Wenn diese Heilmittel nicht helfen, entferne man [den betroffenen Bereich] mit einem Skalpell und wende danach Moxibustion an.

གག་པ་གཉན་ཚད་ཁྲེ་བར་འགགས་པའི་ཕྱིར། །འདི་ལ་དཔྱད་མཆོག་སྦྱོངས་འདྲ་གཞན་ན་མེད། །

Infekte im Hals sind schwere Krankheiten, die den Hals blockieren, wofür es außer Purgation (Ableiten über den Darm) keine wirksame äußere Therapie gibt.

93 *pho tshos* ist ein Synonym für *rgya skyegs*.

94 Die zwei Arten von *mtshur* sind *ser mtshur* und *nag mtshur*.

ནད་ལོག་ཡར་རྫོང་ཀླད་ལ་ཞོར་བ་ན། །སྣ་ནས་ཆུ་སེར་འཛག་ཅིང་བླ་འཆོལ་སྨྲ། །དེ་ལ་སྣ་བཤལ་བཏང་ལ་ཆུ་སེར་སྦྱང་། །

Wenn die Krankheit erneut auftritt und in das Gehirn, den oberen Hafen, eintritt, verursacht sie Nasensekret und unzusammenhängendes Sprechen. Zur Behandlung dieses Zustands führe man eine Reinigung der Nase durch, um *chu ser* zu beseitigen.

མར་རྫོང་སྙིང་ལ་ཞོར་ན་ཞེས་པ་སྨྱོ། །ལྕེ་གཞུང་ནག་ལ་ག་བུར་རྒྱལ་བློན་སྦྱར། །དེ་ལ་སྨྱིད་མེད་ཚེ་ཟད་སྤང་བར་བྱ། །ཞེས་གསུངས་སོ། །

Wenn die Krankheit erneut auftritt und in das Herz, den unteren Hafen, eintritt, verursacht sie Irresein und eine dunkle Erscheinungsform auf der mittleren Oberfläche der Zunge. Zur Behandlung dieses Zustands verabreiche man das Präparat *ga bur rgyal blon*. Wenn diese Heilmittel nicht helfen, ist dies ein Zeichen für die vollkommene Erschöpfung der Lebensspanne des Patienten und die Krankheit kann nicht geheilt werden.“ So wurde gesprochen.

བདུད་རྩི་སྙིང་པོ་ཡན་ལག་བརྒྱད་པ་གསང་བ་མན་ངག་གི་རྒྱུད་ལས་གག་ལྷོག་བཅོས་པའི་ལེའུ་སྟེ་ཉི་ཤུ་རྩ་དྲུག་པའོ། །

Dies ist das 26. Kapitel, die „Behandlung von Infekten in Hals und Muskelgewebe“, aus dem Tantra der geheimen mündlichen Unterweisung über die acht Zweige des Nektars der Medizin.

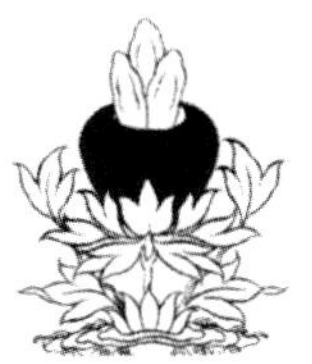

དེ་ནས་དྲང་སྲོང་རིག་པའི་ཡེ་ཤེས་ལ། །དྲང་སྲོང་ཡིད་ལས་སྐྱེས་ཀྱིས་འདི་སྐད་ཞུས། །ཆམ་པའི་རིམས་ལ་རྒྱུ་རྐྱེན་དབྱེ་བ་དང་། །དེ་ཡི་རྟགས་དང་བཅོས་ཐབས་བཤད་དུ་གསོལ། །

Danach richtete der Weise *yid las skyes* folgende Bitte an den Weisen *rig pa'i ye shes*: „Erkläre uns bitte die Ursachen, (mit Krankheit in Zusammenhang stehenden) Umstände, Klassifizierungen, Anzeichen und Symptome sowie Behandlungsmethoden von fieberhaften Erkältungen (Katarrh)."

དེ་སྐད་ཞུས་པའི་དོན་ལ་ལན་གསུངས་པ། །ཆམ་པའི་རྒྱུ་ནི་རིམས་སྤྱི་འདྲ་བ་ལ། །ཁྱད་པར་མི་གཙང་ཟས་སྤྱོད་ཁ་ཟས་འདྲེས། །རྡུལ་ལ་འཆུབ་གྲིབ་ཡོག་རྐྱེན་ལས་འབྱུང་བ་ཡིན། །

Auf diese Bitte antwortete der Meister: „Die Ursachen von fieberhaften Erkältungen (Katarrh) sind im Allgemeinen ähnlich jener von epidemischen Hitze-Krankheiten, insbesondere aber auch ungesunde Ernährung und Verhalten, schwer verdauliche Speisenkombinationen, Einatmen von Staubpartikeln und Verschmutzung.

དབྱེ་བ་གྲེ་ཆམ་གློ་ཆམ་རིམས་ཆམ་དང་། །སྣ་ཆམ་དག་དང་རྣམ་པ་བཞི་ཡིན་ནོ། །

Es gibt vier Arten der Krankheit: *gre cham* [1], *glo cham* [2], fieberhafte Erkältung und Nasenkatarrh.

དེ་རྟགས་དང་པོ་གྲེ་བ་རྐན་མཚུལ་ཚ། །བར་དུ་སྣ་ཆུ་འཛག་ཅིང་མཚུལ་པ་འགགས། །ཐ་མ་སྦྲིད་པ་མང་དུ་བརྡུད་ཅིང་འོང་། །

Die Anzeichen und Symptome von *gre cham* sind folgende. Es beginnt mit einem brennenden Gefühl in Rachen, Gaumen und Nasenhöhle, gefolgt von einer rinnenden Nase und verstopften Nase, bis sich schließlich wiederholtes Niesen einstellt.

གློ་ཆམ་དང་པོ་གྲེ་བ་ཚ་ཞིང་འཛེར། །བར་དུ་གློ་མང་མགོ་དང་བྲང་རྒྱབ་ན། །ཐ་མ་རྣག་ཏུ་ལུ་ཞིང་གློ་གཙོང་འགྱུར། །

Die Anzeichen und Symptome von *glo cham* sind folgende. Es beginnt mit Halsschmerzen und Heiserkeit, gefolgt von anhaltendem Husten, Kopfschmerzen sowie Brust- und Rückenschmerzen, bis sich schließlich Auswurf von Eiter einstellt und sich eine chronische Lungenentzündung entwickelt.

རིམས་ཆམ་མགོ་དང་ཚིགས་གཞི་བྱིན་ཉ་ན། །རོ་སྟོད་མི་བདེ་བརླ་རྐེད་བརྡུངས་སྙམ་བྱེད། །ཁ་ཁ་དང་ག་མི་བདེ་གྲང་ཤུམ་བྱེད། །སྲོད་ལ་ཤ་ཚ་རྨི་ལམ་ཟ་ཟི་མང་། །དེ་ལ་དྲག་ཤུལ་བཅུད་ཤོར་རྒྱས་གྱུར་ན། །ཆམ་པ་སྐྱུར་ཤོར་ཞེས་བྱ་ཤི་བ་མང་། །

Die Anzeichen und Symptome einer fieberhaften Erkältung sind folgende: Kopfschmerzen, Gelenkschmerzen, schmerzende Wadenmuskeln, Beschwerden im Oberkörper, ein Gefühl als ob Oberschenkel und Taille geschlagen würden, ein bitterer Geschmack im Mund, Appetitverlust, Schüttelfrost, erhöhte Hitze des Körpers zur Abenddämmerung und häufige unklare Träume. Wenn sich der Zustand durch die Ausübung von anstrengenden Tätigkeiten und die Einnahme von nahrhaften Speisen verschlechtert, nennt man diese Krankheit, die sehr oft zum Tode führt, *cham pa skyur shor.*

སྣ་ཆམ་སྣ་ཚ་གཡའ་ལ་སྣ་ཆུ་མང་། །

Die Anzeichen und Symptome von Nasenkatarrh sind eine Entzündung und Schmerzen in der Nase sowie eine stark rinnende Nase.

བཙོས་ཐབས་གྲེ་ཆམ་ཟས་སྤྱོད་གཟབ་པས་འཚོ། །

Zur Behandlung von *gre cham* bewirke man einfach eine geeignete Änderung in Ernährung und Verhalten, [damit sich der Patient von der Krankheit erholt].

གློ་ཆམ་ཨ་རུ་ར་ཡི་ཁམ་སྨུར་བྱ། །སྲོ་ལོ་ཤིང་མངར་སྤང་རྒྱན་གྲང་ཐང་བཏང་། །གྲེ་བ་ཚ་འཛེར་ལི་ཤི་དྲུག་པ་སྦྱར། །མཇུག་ཏུ་ཆམ་རྐན་ལུད་པ་མ་ཆོད་ན། །ཉི་ཤུ་རྩ་ལྔས་ཚ་བའི་གཉེན་བཏོན་ལ། །བུར་དཀར་གསར་འཛམ་བསིལ་བཅུད་གློ་རླུང་གསོ། །

Zur Behandlung von *glo cham* lasse man den Patienten *a ru ra* kauen und verabreiche ein kaltes Dekokt aus *sro lo*, *shing mngar* und *spang rgyan*. Zur Behandlung von Halsschmerzen und Heiserkeit wende man das Präparat *li shi drug pa* an. Im Fall einer chronischen Erkältung mit ständiger Schleimbildung verabreiche man das Präparat *ga bur nyi shu rtsa lnga,* um die Reste der Hitze-Krankheit auszumerzen. Man empfehle die Einnahme von weißer Melasse, frischem *chang* und kühlenden, nahrhaften Nahrungsmitteln, um in der Lunge *rlung* wiederherzustellen.

ཚམ་རིམས་སྨྱུང་བར་འདུག་ལ་ཆུ་སྐོལ་བཏུང་། །འབྲས་བུ་གསུམ་དང་སླེ་ཏྲེས་ཏིག་ཏ་དང་། །མ་ནུ་ཧོང་ལེན་ཐང་བཏང་རྔུལ་དུ་དབྱུང་། །ཚ་བ་སྨིན་གསོད་དུས་གཅིག་བྱེད་པ་ཡིན། །དྲི་བཟང་བཞི་དང་ཞོ་སྦྱར་ཚམ་པ་སེལ། །སེ་འབྲུ་སྐྱུ་རུ་ཞོ་སྦྱར་དེ་བཞིན་ནོ། །བ་ལུ་ད་ཏྲིག་སྟར་བུ་ཚ་བ་གསུམ། །ཟི་ར་དབྱི་མོང་ཅི་ཏྲ་ཀ་ཆ་གཉིས། །དྲི་བཟང་བཞི་ལ་ཆ་ཕྱེད་ཀ་ར་སྦྱར། །ལུད་པ་ཚམ་པ་རྒྱས་དང་དབུགས་མི་བདེ། །འཛོམས་པར་བྱེད་ཅིང་སྐད་སྙན་ཡི་ག་འབྱེད། །

Zur Behandlung einer fieberhaften Erkältung sollte der Patient fasten und gekochtes Wasser trinken. Man verabreiche ein Dekokt aus den drei Myrobalanfrüchten, *sle tres*, *tig ta*, *ma nu* und *hong len* und löse Schwitzen aus. Diese Behandlung unterstützt gleichzeitig die Reifung und die Beseitigung der Hitze-Krankheit. Zur Heilung einer fieberhaften Erkältung verabreiche man ein Präparat aus einer Mischung der vier aromatischen Heilmittel oder aus *se 'bru* und *skyu ru ra* mit tibetischem Joghurt. Man verabreiche folgendes Präparat: Man nehme zwei Teile der Mischung aus *ba lu, da trig, star bu,* den drei Wurzelheilmitteln und *zi ra* sowie einen halben Teil der mit weißem Zucker vermischten vier aromatischen Heilmittel. Dieses Präparat klärt den Schleim, behandelt eine akute fieberhafte Erkältung und Atemprobleme, steigert den Appetit und fördert eine wohlklingende Stimme.

སྣ་ཚམ་ཡོས་ཀྱི་རླངས་པས་བདུགས་ན་ཕན། །

Zur wirksamen Behandlung von Nasenkatarrh empfehle man das Inhalieren des Dampfes von gerösteten Getreidekörnern.

ཆུ་འཐུལ་ཆབ་ཚ་ཕྱེ་ཐོད་ཞོ་དར་བསྟེན། །དྲག་ཤུལ་ཉིན་གཉིད་དྲོད་བཅུད་སྤང་བར་བྱ། །

Man empfehle die Einnahme von mit *rtsam pa* besprühtem Wasser, klarer Suppe, einem gekochten Brei aus dem Pulver gerösteter Getreidekörner, tibetischem Joghurt und Buttermilch. Man vermeide anstrengende Tätigkeiten, das Schlafen während des Tages sowie wärmende, nahrhafte Nahrungsmittel.

འགྲམས་ནས་རིམས་སམ་འཁྲུགས་སུ་ཤོར་བ་ན། །བརྟེན་པས་རང་རང་གཞུང་བཞིན་བཅོས་པར་བྱ། །ཞེས་གསུངས་སོ། །

Wenn die Krankheit sich verbreitet und zu einer epidemischen oder unruhigen Hitze-Krankheit transformiert, behandele man sie sorgsam mit den in den jeweiligen Kapiteln genannten Heilmitteln.“ So wurde gesprochen.

བདུད་རྩི་སྙིང་པོ་ཡན་ལག་བརྒྱད་པ་གསང་བ་མན་ངག་གི་རྒྱུད་ལས་ཆམ་རིམས་བཅོས་པའི་ལེའུ་སྟེ་ཉི་ཤུ་རྩ་བདུན་པའོ། །

Dies ist das 27. Kapitel, die „Behandlung von fieberhaften Erkältungen (Katarrh)“, aus dem Tantra der geheimen mündlichen Unterweisung über die acht Zweige des Nektars der Medizin.

Anmerkungen des Herausgebers der deutschen Ausgabe:

1 *gre cham*: „*gre*“ hat die Bedeutung „Hals, Kehle, Rachen bzw. Gaumen“, und „*cham*“ hat die Bedeutung „Erkältung, Verkühlung“. Hierbei handelt es sich somit um eine Verkühlung, deren Symptome hauptsächlich im Bereich des Rachens auftreten.

2 *glo cham*: „*glo*“ hat die Bedeutung „Lunge“, und „*cham*“ hat die Bedeutung „Erkältung, Verkühlung“. Hierbei handelt es sich somit um eine Verkühlung, deren Symptome hauptsächlich im Bereich der Lunge auftreten.

Sammelbegriffe für medizinische Bestandteile

Sammelbegriff	Wylie Transliteration	Englische Übersetzung	Deutsche Übersetzung	Medizinische Bestandteile
Bhayi namnga	*ba yi rnam lnga*	Five parts from a cow	Fünf Teile einer Kuh	Milch, tibetisches Joghurt, Buttermilch, Harn und Kuhdung
Chhuser mensum	*chu ser sman gsum*	Three chhuser medicines	Drei *chu ser* Heilmittel	*spos dkar, thal ka rdo rje* und *so ma ra dza*
Chue shhi	*bcud bzhi*	The four essences	Die vier Essenzen	Fleisch, Butter, *chang* und Melasse
Dhojor gyalpo dhe shhi	*rdo sbyor gyal po sde bzhi*	The four king stones	Die vier Königsteine	*sbal rgyab, mdung rtse, gangs thigs* und *cong zhi*
Dhue tsi nga	*bdud rtsi lnga*	Five nectars	Fünf Nektare	*ba lu, shug pa, mtshe ldum, mkhan skya* und *'om bu*
Draebu sum	*'bras bu gsum*	Three myrobalan fruits	Drei Myrobalanfrüchte	*a ru ra, ba ru ra* und *skyu ru ra*
Dri zang shhi	*dri bzang bzhi*	The four aromatic medicines	Die vier gut riechenden Heilmittel	*shing tsha, sug smel, gan+d+ha pa tra* und *cu gang*
Marpo sum	*dmar po gsum*	The three red medicines	Die drei roten Heilmittel	*tshos, btsod* und *'bri mog*
Ngar sum	*mngar gsum*	The three medicinal sweets	Die drei süßen Heilmittel	Weißer Zucker, Melasse und Honig
Ra sum	*rwa gsum*	Three types of horn	Drei Arten Horn	Horn vom Rhinozeros, Axishirsch und Rotwild
Rue chue sum	*rus bcud gsum*	The three nutritional bones	Die drei nahrhaften Knochen	Fersenbein-Knochen, Steißbein-Knochen und innere Teile von Schulterblatt-Knochen
Sar choe sum	*gsar bcud gsum*	The three fresh essences	Die drei frischen Essenzen	Frisches Fleisch, frische Butter und frisches *chang*
Sil sum	*bsil gsum*	The three cool medicines	Die drei kühlen Heilmittel	*cu gang, gur kum* und *li shi /sug smel*
Tsawa nga	*rtsa ba gsum*	The five root medicines	Die fünf Wurzelheilmittel	*ra mnye, nye shing, lca ba, ba spru* und *gze ma*
Tshana sum	*tshwa sna gsum*	The three types of salt	Die drei Arten Salz	*rgya tshwa, rgyam tshwa* und *kha ru tsha*
Tshawa sum	*tsha ba gsum*	The three hot medicines	Die drei heißen Heilmittel	*sga, pi pi ling* und *pho ba ris*
Tshoe sum	*tshos gsum*	The three natural dyes	Die drei natürlichen Farbstoffe	*rgya tshos, btsos* und *zhu mkhan*
Tshur nyi	*mtshur gnyis*	The two types of Tshur	Die drei Arten Tshur	*ser mtshur* und *nag mtshur*
Zangpo druk	*bzang po drug*	The six superlative medicines	Die sechs hervorragenden Heilmittel	*cu gang, gur kum, li shi, dzA ti, sug smel* und *ka ko la*
Zangpo sum	*bzang po gsum*	The three superlative medicines	Die drei hervorragenden Heilmittel	*dzA ti, sug smel* und *ka ko la*

Stichwortregister – Tibetische Begriffe

Stichwortregister – Deutsche Begriffe

Literatur- und Quellenverzeichnis des Herausgebers

In westlichen Sprachen

Adams, V. (1992) «The production of self and body in Sherpa-Tibetan society» In: Nichter, M (Ed.) *Anthropological Approaches to the study of Ethnomedicine,* Amsterdam: Gordon and Breach Science Publishers.

Adams, V. (2001) «Particularizing Modernity: Tibetan Medical Theorizing of Women's Health in Lhasa, Tibet» In Connor, L. H. and Samuel, G. (Eds.) *Healing Powers and Modernity – Traditional Medicine Shamanism and Science in Asian Societies,* Westport CT: Bergin & Harvey.

Adams, V. (2002) «Randomised controlled crime. Postcolonial sciences in alternative medicine research», Social Studies of Science, Vol. 32, No. 5-6, S. 1-32.

Alphen, J. v. and Aris, A. (Eds.) (1995) *Oriental medicine – An Illustrated Guide to the Asian Arts of Healing*, London: Serindia.

Arya, P. Y. (2001) *Handbuch aller Heilmittel der Traditionellen Tibetischen Medizin*, Bern: O. W. Barth.

Aschoff, J. C. (1996) *Annotated bibliography of Tibetan medicine (1789–1995)*, Ulm: Fabri Verlag.

Aschoff, J. C. and Tashigang, T. Y. (2001) *Tibetan 'Precious Pills'. The Rinchen Medicine. A Tantric Healing System with Great Benefits, Some Problems and Many Secrets*, Ulm: Fabri Verlag.

Avedon, J. F. *et al.* (1998) *The Buddha's Art of Healing – Tibetan Paintings Rediscovered,* New York: Rizzoli.

Badmaev, P. (1991) *The Fundamentals of the Medical Science of Tibet* (a translation of the russian *Osnovy vrachebnoi nauki Tibeta*), Moscow: Nauka.

Beckwith, C. (1979) «The introduction of Greek medicine into Tibet in the Seventh and Eighth Centuries» *Journal of the American Oriental Society*, Vol. 99, S. 297-313.

Berg, M. and Mol, A. (1998) *Differences in Medicine: Unravelling Practices, Techniques and Bodies,* Durham: Duke University Press.

Besch, F. (2003) «Professionalisation among *amchi* in Spiti: discussing the modernization of Tibetan medicine.» Paper presented at the Tibetan Medicine Panel of the 10th Annual International Association of Tibetan Studies (IATS) Conference, St. Hugh's College, Oxford University, Oxford, England, September 6-12, 2003.

Birnbaum, R. (1989) *The Healing Buddha*, Boulder: Shambala.

Boesi, A. (2007) «The Nature of Tibetan Plant Nomenclature» *The Tibet Journal*, Vol. XXXII, No. 1, S. 3-28.

Boesi, A. 2005/2006. Plant Categories and Types in Tibetan Materia Medica. *The Tibet Journal* Vol. XXX No. 4 Sommer 2005 & Vol. XXXI No. 1 Frühling 2006: 67-92.

Boesi, A. and Cardi, F. (2006) Tibetan Medicinal Medicine: Classification and Utilization of Natural Products Used as Materia Medica in Tibetan Traditional Medicine. *Herbalgram*, 71, S. 38-48.

Boesi, A. and Cardi, F. (2009) Cordyceps sinensis Medicinal Fungus. Traditional Use among Tibetan People, Harvesting Techniques, and Modern Uses. *Herbalgram*, 83, S. 52-56.

Cantwell, C. (1995) «The Tibetan medical tradition and Tibetan approaches to healing in the contemporary world» *Kailash*, Vol. 17, No. 3-4, S. 157-184.

Clark, B. (1995) *The Quintessence Tantras of Tibetan Medicine*, Ithaca, New York: Snow Lion.

Clifford, T. (1989) *Tibetan Buddhist Medicine and Psychiatry – The Diamond Healing*, Wellingborough: Crucible.

Craig, S. (2003) «The transmission of efficacy. Shifts in the Form, Meaning, and Content of Tibetan Medical Education», Paper presented at the Tibetan Medicine Panel of the 10th Annual International Association of Tibetan Studies, St. Hugh's College, Oxford University, Oxford, England, September 6-12.2003.

Crozier, R. (1968) *Traditional Medicine in Modern China,* Cambridge: Harvard University Press.

Das, S. C. (1970) *A Tibetan – English Dictionary with Sanskrit Synonyms*, Delhi: Motilal Banatsidass.

Dash, V. B. (1975) «Ayurveda in Tibet» *The Tibet Journal*, Vol. I, No. 1, S. 94-104.

Dash, V. B. (1976) *Tibetan Medicine with special reference to Yoga Sataka*. Dharamsala: Library of Tibetan Works and Archives.

Dash, V. B. (1994-2001) *Encyclopedia of Tibetan medicine. The Tibetan Text of Rgyud bzhi and Sanskrit restauration of Amrta Hrdaya Astanga Guhyopadesha Tantra and expository Translation in English*, Vol. I-VII, Delhi: Sri Satguru Publications.

Dawa, D. (1999) *A Clear Mirrow of Tibetan Medicinal Plants*, Rom: Tibet Domani.

Dawa, D. (2009) *A Clear Mirrow of Tibetan Medicinal Plants, Second Volume*, Dharamsala: Men-Tsee-Khang.

De Koros, C. (1835) «Analysis of a Tibetan Medical Work» *Journal of the Asiatic Society of Bengal*, Vol. I., S. 47–66.

De Rossi Filibeck, E. (1994) *Catalogue of the Tucci Tibetan Fund in the Library of ISMEO*, Vol. I, Roma: Instituto Italiano per il medio ed estremo Orientae.

Department of Education/CTA, Terminology Project (2009) *Glossary of Standardised Terms*, Dharamsala: Sherig Parkhang.

Department of Education/CTA, Terminology Project (2010) *Glossary of Standardised Terms, Serial 2*, Dharamsala: Sherig Parkhang.

Department of Education/CTA, Terminology Project (2011) *Glossary of Standardised Terms, Serial 3*, Dharamsala: Sherig Parkhang.

Dhonden, Y. and Wallace, B. A. (2000) *Healing from the Source – The Science and Lore of Tibetan Medicine*, New York: Snow Lion.

Dhonden, Yeshi (1977) *The Ambrosia Heart Tantra – The secret Oral Teaching on the Eight Branches of the Science of Healing*, Dharamsala: Library of Tibetan Works and Archives.

Dhonden, Yeshi (1986) *Health through Balance*, New York: Snow Lion.

Diemberger, H. (1993) «Blood, sperm, soul and the mountain. Gender relations, kinship and cosmovision among the Khumbo (N. E. Nepal),» in *Gendered Anthropology*. Edited by T. del Valle, S. 88-127. London and New York: Routledge.

Dorjee, P. und Richards, E. (1981) *Tibetan Medicine*, Vol. 2, Dharamsala: Library of Tibetan Works and Archives.

Drungtso, T. T. und Drungtso T. D. (2005) *Tibetian-English Dictionary of Tibetan Medicine and Astrology*, Dharamsala: Drungtso publisher.

Eisenberg, L. (1977) «Disease and Illness – Distinctions between professional and popular Ideas of sickness» *Culture, Medicine and Psychiatry*, Vol. 1, S. 9-23.

Emmerick, R. E. (1977) «Sources of the Rgyud Bzhi» *Zeitschrift der Deutschen Morgenländischen Gesellschaft*, suppl. 1. Vol. III, No. 2, S. 1135-42.

Finkh, E. (1978) *Foundations of Tibetan Medicine*, Vol. I, Somerset: Watkins Publications.

Frankenberg R. (1980) «Medical anthropology and development: a theoretical perspective» *Social Science and Medicine*, Vol. 14, S. 197-207.

Garrett, F. and Schrempf, M. (2003) «What is Bon Medicine? Analysing narratives of illness and healing in the history and practice of lesser known Tibetan medical tradition» IIAS Newsletter, January 2003.

Garrett, F. und Adams, V. (2008) «The three channels in Tibetan medicine», *Traditional South Asian Medicine 8*, S. 86-114.

Gassermann, A. F. und Semichov, B. V. (1963) *Slovar' Tibeto-Latino-Russkikh Nazzvanii Lekartvennogo Rastitel'nogo Sir'ya, Primennya v Tibetskoi Meditsine*, Ulan-Ude: Akademia Nauk USSR.

Gerke, B. (1999a) «On the history of the two Tibetan medical schools Janglug and Zurlug», *AyurVijnana*, Vol. 6, S. 17-25.

Gerke, B. (1999b) «Namthar of Zurkha Lodo Gyalpo (1509-1579)», *AyurVijnana*, Vol. 6, S. 26-38.

Gerke, B. (2002) «On traditional medical education at the Manba Datsan», AyurVijnana, Vol. 8, S. 99-101.

Gerke, B. (2007) «Engaging the subtle body: re-approaching bla rituals among Himalayan Tibetan societies», in M. Schrempf (ed.) *Soundings in Tibetan Medicine. Anthropological and Historical Perspectives. Proceedings of the 10th Seminar of the International Association for Tibetan Studies (IATS) Oxford 2003*, Leiden: Brill Academic Publishers, S. 191-212.

Gerke, B. (2012) *Long Lives and Untimely Deaths: Life-span Concepts and Longevity Practices among Tibetans in the Darjeeling Hills, India*. Leiden: Brill Academic Publishers.

Gerke, B. (in press) «What is subtle about the medical body in Tibet?» *Between Mind and Body: Subtle Body Practices in Asia and the West*. eds. G Samuel and J Johnston. New York: Routledge Press.

Goldstein, M. (Ed.) (2004) *The New Tibetan – English Dictionary of Modern Tibetan*, Neu Delhi: Munshiram Manoharlal.

Hofer, T. and Rungaldier, S. (2001) «Health care and medical systems in the Karakorum and Himalyan Regions», In *Encounters – Integrated Regional Development in Pakistan, Nepal and Bhutan*, Vienna: Mountains 2001. S. 291-307.

Holmes, K. (1995) «Portrait of a Tibetan doctor: Khenpo Troru Tsenam», In Alphen, J. v. and Aris, A. (Eds.) *Oriental medicine – An Illustrated Guide to the Asian Arts of Healing*, London: Serindia. S. 109-141.

Hsu, E. (1999) *The Transmission of Chinese Medicine*, Cambridge: Cambridge University Press.

Hübotter, F. (1957) Chinesische-Tibetische Pharmakologie und Rezeptur, Ulm-Donau: Haug Verlag.

Jäger, K. (1999) *«Nektar der Unsterblichkeit», Zwei Kapitel aus der Tibetischen Kinderheilkunde*, Engelsbach: Verlag Dr. Hänsel-Hohenhausen.

'jam dpal rdo rje (1971) *An Illustrated Tibeto-Mongolian Materia Medica of Ayurveda*, New Delhi: International Academy of Indian Culture.

Janes, C. (2002) «Buddhism, Science, and the market: the globalisation of Tibetan medicine», *Anthropology and Medicine*, Vol. 9, No. 3, S. 268-289.

Janes, C. R. (1995) «The Transformation of Tibetan Medicine», *Medical Anthropologist Quarterly*, Vol. 9, No. 1, S. 6-39.

Janes, C. R. (1999) «The Health Transition, global modernity and the crisis of traditional medicine: the Tibetan case», *Social Science and Medicine*, Vol. 48, S. 1803-1820.

Janes, C. R. (2001) «Tibetan Medicine at the Crossroads: Radical Modernity and the social Organisation of Traditional Medicine in the Tibet Autonomous Region, China», In Connor, L. H. and Samuel, G. (Eds.) *Healing Powers and Modernity – Traditional Medicine Shamanism and Science in Asian Societies*, Westport CT: Bergin & Harvey.

Jing-Feng, C. (1995) «Traditional Medicine in China Today», In Alphen, J. v. and Aris, A. (Eds.) *Oriental medicine – An illustrated Guide to the Asian Arts of Healing*, London: Serindia.

Kapstein, M. T. (2001) *The Tibetan Assimilation of Buddhism: Conversion, Contestation and Memory*, Oxford: Oxford University Press.

Karmay, S. (1987) L'Ame et Le Turquoise: Un Rituel Tibetain. *L'Ethnographie* 83, S. 97-130.

Karmay, S. G. (1998) «A general introduction to the history and Doctrines of Bon», In Karmay, S. G. *The Arrow and the Spindle: Studies in History, Myths, Rituals and Beliefs in Tibet*, Kathmandu: Mandala Book Point.

Kilty, G. (2009) *Mirror of Beryl – A Historical Intodruction of Tibetan Medicine*, Boston: Wisdom Publications.

Kletter, C. und Kriechbaum, M. (2001) *Tibetan Medicinal Plants*, Stuttgart: CRC Press, Scientific Publishers.

Kloos, S. (2004) *Tibetan medicine among the Buddhist Dards of Ladakh*. Wiener Studien zur Tibetologie und Buddhismuskunde, No 57, Vienna: Arbeitskreis für Tibetologie und Buddhistische Studien der Universität Wien.

Kuhn, A. (1994) «Ladakh: A Pluralistic medical system under acculturation and domination», In Sich, D. a. Waltraud, G. (Eds.) *Acculturation and Dominition in Traditional Asian Medical Systems*, Stuttgart: Franz Steiner.

Lalou, M. (1941/1942) «Texte medical tibétain», *Journal Asiatique*, 233, S. 209-211.

Leslie, C. (1976) *Asian Medical Systems – A Comparative Study*, Berkeley: University of California Press.

Leslie, C. und Allen, Y. (Eds.) (1992) *Paths to Asian Medical Knowledge*, Berkeley: University of California Press.

Lo, V. (2004) «The Dunhuang Medical Manuscripts» Paper presented at the IASTAM Regional Conference, Brunai Gallery, Dezember 2. 2004.

Lo, V. and Cullen, C. (forthcoming) *Medieval Chinese Medicine – The Dunhuang Medical Manuscripts*, London & New York: Routledge.

Martin, D. (2007) An early Tibetan history of Indian medicine. In *Soundings in Tibetan Medicine. Anthropological and Historical Perspectives. Proceedings of the 10th Seminar of the International Association for Tibetan Studies (IATS) Oxford 2003*, ed. M. Schrempf. Leiden, Boston: Brill Academic Publishers, S. 307-23.

McKay, A. (2003) «Himalayan Medical encounters: the establishment of Western Biomedicine in Tibet» Paper presented at the Tibetan Medicine Panel of the 10th Annual International Association of Tibetan Studies, St. Hugh's College, Oxford University, Oxford, England, September 6-12.2003.

Men-Tsee-Khang (1997) *Fundamentals of Tibetan Medicine*, Dharamsala: Men-Tsee-Khang Publications.

Men-Tsee-Khang (1999) *Men-Tsee-Khang*, Dharamsala: Men-Tsee-Khang Publications.

Men-Tsee-Khang (2008) *The Basic Tantra and The Explanatory Tantra from the Secret Quintessential Instructions on the Eight Branches of the Ambrosia Essence Tantra*, Dharamsala: Men-Tsee-Khang Publications.

Men-Tsee-Khang (2011) *The Basic Tantra and The Explanatory Tantra of Tibetan Medicine*, Dharamsala: Men-Tsee-Khang Publications.

Men-Tsee-Khang (2011) *The Subsequent Tantra*, Dharamsala: Men-Tsee-Khang Publications.

Meyer, F. (1990) «Théorie et pratique de l'examen des pouls dans un chapitre du rGyud-bzhi». In *Indo-Tibetan Studies: Papers in Honour and Appreciation of Professor David L. Snellgrove's Contribution to Indo-Tibetan Studies*, ed. T Skorupski, Tring: The Institute of Buddhist Studies. S. 209-56.

Meyer, F. (1992) «Introduction – The Tibetan medical paintings of Tibet», In Parfinovich, Y., Dorji, G., Meyer, F. (Eds.) *Tibetan Medical Paintings. Illustrations to the Blue Beryl Treatise of Sangye Gyamtso*, London: Serindia.

Meyer, F. (1995) «Theory and Practice of Tibetan Medicine», In Alphen, J. v. and Aris, A. (Eds.) *Oriental medicine – An illustrated Guide to the Asian Arts of Healing*, London: Serindia. S. 109-141.

Millard, C. (2002) *Learning Processes in a Tibetan Medical School* PhD. Dissertation, University of Edinburgh: Department of Social Anthropology.

Molvray, M. (1988) *Tibetan Medicine*, Vol. 11, Dharamsala: Library of Tibetan Works and Archives.

Nichter, M. and Lock, M. (2000) *New Horizons of Medical Anthropology*, London and New York: Routledge.

Pelto, P. J. and Pelto, G. H. (1990) «Research designs in Medical anthropology», In Johnson, T. M. and C. F. Sargent (Eds.) *Medical Anthropology: Contemporary Theory and Method*, New York: Praeger.

Ploberger, F. (2006a) *Die Grundlagen der Traditionellen Chinesischen Medizin*, Schiedlberg: Bacopa.

Ploberger, F. (2006b) *Die Grundlagen der Tibetischen Medizin*. Eine Übersetzung des Buches «Fundamentals of Tibetan Medicine» der Men-Tsee-Khang Publication, Schiedlberg: Bacopa.

Ploberger, F. (2006c) *Westliche und traditionell chinesische Heilkräuter*, München: Urban & Fischer.

Ploberger, F. (2011) *Das große Buch der westlichen Kräuter aus Sicht der Traditionellen Chinesischen Medizin*, Schiedlberg: Bacopa.

Pordié, L. (2001) «Research and International aid: A possible meeting. The case of Nomad RSI in Ladakh», *Ladakh Studies*, Vol. 15, S. 33-42.

Posdneev, A. M. (1908) *Uchebnik Tibetskoi Meditsiny*, Vol. 1, Saint Petersburg: Imperatorskaia Akademia Nauk.

Powers, J. (1995) *Introduction to Tibetan Buddhism*, Ithaca, New York: Snow Lion.

Rechung, R. J. K. (1973) *Tibetan Medicine*, Berkeley and Los Angeles: University of California Press.

Rehmann, J. (1811) *Beschreibung einer Tibetanischen Handapotheke*, Saint Peterburg: F. Drechsler.

Samuels, G. (1993) *Civilised Schamans: Buddhism in Tibetan societies*, Kathmandu: Mandala Book Point.

Schicklgruber, C. (1992) «Grib: On the Significance of the Term in a Socio-Religious Context», in *Tibetan Studies: Proceedings of the 5th Seminar of the International Association for Tibetan Studies – Narita 1989*, Vol. 2, eds. S. Ihara and Z. Yamaguchi (Narita: Naritasan Shinshoji), S. 723-734.

Seitelberger, S. (2010) Therapie in der Tibetischen Medizin. Eine medizingeschichtliche und sozialanthropologische Studie anhand ausgewählter Kapitel des tibetisch-medizinischen Basiswerkes rGyud bzhi. Mag. phil. thesis (Diplomarbeit). Wiener Universität, Wien.

Shankar, D. and Manohar, R. (1995) «Ayurveda Today – Aryurveda at the Crossroads», In Alphen, J. v. and Aris, A. (Eds.) *Oriental medicine – An illustrated Guide to the Asian Arts of Healing*, London: Serindia. S. 109-141.

Sperling, E. (1992) «Miscancellous remarks on the history of Byang la stod», *China Tibetology* (special issue), S. 272-277.

Stein, R. A. (1972) *Tibetan Civilisation*, Stanford: Stanford University Press.

Steinmann, B. (2001) *Les Enfants du Singe et de la Démone: Mémoires des Tamangs, récits himalayens.* Paris: Société d'Ethnologie collection Recherches sur la Haute Asie.

Taube, M. (1980) «Tibetische Autoren zur Geschichte der rGyud-bzhi», *Acta Orientalica Academicae Scientiarum Hungaricae Tomus,* XXXIV No. 1-3, S. 297-304.

Taube, M. (1981) *Beiträge zur Geschichte der medizinischen Literatur Tibets* (*Contributions to the History of Tibetan Medical Literature*), St. Augustin: VGH Wissenschaftsverlag.

Tsenam, Khenpo Troru (1995) «Tibetan Medicine today – A view from Tibet», In Alphen, J. v. and Aris, A. (Eds.) *Oriental medicine – An illustrated Guide to the Asian Arts of Healing*, London: Serindia. S. 109-141.

Unkrig, W. A. (1953) *Zur Einführung* (*Introduction*), In Korvin-Kranisky, P. C. v. *Die Tibetische Medizin Philosophie* (*Tibetan Medical Philosophy*), Zürich: Origo.

Wangdu, P. 1996. *Shel dkar chos 'byung – History of the 'White Crystal'. Religion and politics of Southern La stod*, Vienna: Austrian Academy of Science.

Winder, M. (1987) «Vaidurya», In Meulenbeld, G. J. and Wujastyk, D. (eds.): *Studies on Indian Medical History*, Groningen: Egbert Forsten.

Wylie, T. V. (1959) «A Standard System of Tibetan Transcription», *Harvard Journal of Asiatic Studies,* Vol. 22, S. 261-276.

Yonten, P. (1998) *Dictionary of Tibetan Materia Medica*, Neu Delhi: Montal Bandarsidas.

Young, A. (1982) «Anthropologies of Illness and sickness», *Annual Review of Anthropology*, Vol. 11, S. 257-285.

Zhabon, Y. (2003) «Desi Sangye Gyatsho (1653-1705) on the Succession of Medical Knowledge in the Tibetan Chang and Zur Schools», *Archiv orientální – Quarterly Journal of African and Asian Studies*, Vol. 71, No. 3, S. 465-477.

Zhao, Z. I. (2010) «Identification of medicinal plants used as Tibetan Traditional Medicine Jie-Ji», *Journal of Ethnopharmacology*, Vol. 132, S. 122-126.

In tibetischer Sprache

bdud rtsi 'gyur med (1989) *gso ba rig pa'i gzhung rgyud don snying po dgos 'dod kun'byung zhes bya ba lhun sdings sman grong gyi khyad bcos*, Lanzhou: kan su'u mi rigs dpe skrun khang.

bod ran skyong ljongs sman rtsi khang (2006) *bod lugs gso rig tshig mdzod chen mo*, Peking: mi rigs dpe skrun khang.

'bras klu bstan pa bkra shis (2002) *sems sems byung dan blo'i rab dbye che long tsam brjod pa*, Dharamsala: bod gzhung sman rtsi khang (Tibetan Medical & Astrological Institute).

bstan 'dzin chos grags (2001) *'byung ba bzhi las lus nad gnyen po bdag nyid gcig par 'brel tshul*, Dharamsala: bod gzhung sman rtsi khang.

byang pa rnam rgyal grags bzang (1395-1475) (2001) *bshad rgyud kyi 'grel chen bdud rtsi'i chu rgyun*. («*Great Commentary on the Explanatory Tantra (bshad rgyud): The Stream of Ambrosia*»). Series: *bod kyi gso rig dpe rnying phyogs sgrigs gangs ri dkar po'i phreng ba*, Chengdu: si khron dpe skrun khang.

dga' ba'i rdo rjes (1995) «*'khrungs dpe dri med shel gyi me long*», Peking: Minority Publishing House.

dung dkar blo bzang 'phrin las (2002a) *mkhas dbang dung dkar blo bzang 'phrin las mchog gis mdzad pa'i bod rig pa'i tshig mdzod chen mo shes bya rab gsal*, Peking: krung go'i bod rig pa dpe skrun khang.

dung dkar blo bzang 'phrin las (2002b) *dung dkar tshig mdzod chen mo*, Delhi: Tibetan Cultural and Religious Publication Centre.

khro ru tshe rnam (2000) *gso rig rgyud bzhi'i 'grel chen drang srong zhal lung*, Sichuan: mi rigs dpe skrun khang (Minority Publishing House).

krang dbyi sun (2003) «*bod rgya tshig mdzod chen mo*», Peking: mi rigs dpe skrun khang (Minority Publishing House).

mkhyen rab nor bu (2001) *lha ldan sman rtsis khang gi chos spyod bzhugs so*, Dharamsala: bod gzhung sman rtsi khang (Tibetan Medical & Astrological Institute).

pad+ma rdo rje (2011) *sA ra'i thugs bcud gso rig rgyud chen man ngag rgyud kyi dka' 'grel zhes bya bzhugs so*, Dharamsala: bod gzhung sman rtsi khang (Tibetan Medical & Astrological Institute).

'phrin las, byams pa (1991) *gangs ljongs gso rig bstan pa'i nyin byed rim byong gyi rnam thar phyogs bsrigs*, Dharamsala: bod gzhung sman rtsi khang (Tibetan Medical & Astrological Institute).

'phrin las, byams pa & Wang Lei (Cai Jingfeng, English translator and annotator) (1988) *Tibetan Medical Thankas of the Four Medical Tantras*, Lhasa: People's Publishing House.

'phrin las, skal bsang (1997) *bod kyi gso rig byung 'phel gyi lo rgyus*. (Historical Account on the Origin and Development of Tibetan Medicine), Shanxi: krung go'i bod kyi shes rig dpe skrun khang (hran hri zhin par khang).

rtsom sgrig yu yon lhan khang (1990) *krung go'i gso rig kun 'dus las bod kyi gso ba rig pa*, Lhasa: bod ljong mi dmang dpe skrun khang.

sangs rgyas rgya mtsho ([1702] 1970). *gso rig sman gyi khog 'bugs*, Leh, Ladakh: Sonam W. Tashigang.

sangs rgyas rgya mtsho ([1687–88] 1982) *gso ba rig pa'i bstan bcos sman bla'i dgongs rgyan rgyud bzhi'i gsal byed baidur sngon po'i malli ka* («Blauer Beryl»), Lhasa: bod ljong mi dmang dpe skrun khang.

skyem mpa tshe dbang ([1479] 1997) *mkhas dbang skyem pa tshe dbang mchog gis mdzad pa'i rgyud bzhi'i 'grel pa bzhug so*, Dharamsala: bod gzhung sman rtsi khang (Tibetan Medical & Astrological Institute).

sman rtsi khang gnas dpar sde tshen (1997a) *pod kyi gso rig slob deb, stod cha*, Dharamsala: bod gzhung sman rtsi khang (Tibetan Medical & Astrological Institute).

sman rtsi khang gnas dpar sde tshen (1997b) *pod kyi gso rig slob deb, stod cha, smad cha*, Dharamsala: bod gzhung sman rtsi khang (Tibetan Medical & Astrological Institute).

tshul khrim skal bzang (2008) «*bod kyi gso rig dang a yur we dha krung dbyi'i sman gzhung bcas las bstan b'i skye dngos sman rdzas kyi dpar ris dang lag len btus*», Dharamsala: Men-Tsee-Khang Publications.

ye pa bsod nams rin chen (2009) «*pod kyi srol rgyun sman rtsi rig pa'i dpyad yig mu tig phreng mdzes*», Dharamsala: Library of Tibetan Works & Archives.

zla ba (2003) *pod kyi gso rig las sman rdzas sbyor bzo'i lag len gsang sgo 'byed pa'i lde mig*, Dharamsala: Rig Drag Publcation.

Über den Herausgeber

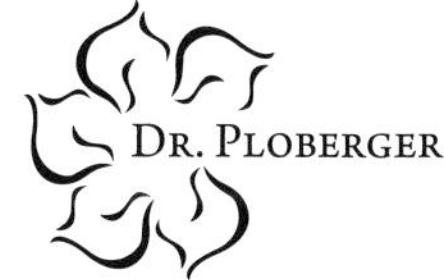

Univ.-Lektor Dr. med. Florian Ploberger B. Ac., MA

TCM-Arzt, Tibetologe. Internationale universitäre und interdisziplinären Lehrtätigkeit und zahlreiche Publikationen. Präsident der ÖAGTCM. Von der Direktion des MenTsee-Khang (Institut für Tibetische Medizin und Astrologie in Dharamsala, Nordindien) mit der Übersetzung des bedeutendsten Werkes der Tibetischen Medizin *(rgyud bzhi)* beauftragt. Direktor der „Alliance of Research and Development of Traditional Medicine, Complementary Medicine and Integrative Medicine" der Fudan University in Shanghai. 2018 wurde er zum Mitglied der Redaktion des „International Journal of Chinese Medicine" ernannt.

Weitere Informationen finden Sie unter www.florianploberger.com